Ultraschall-Kursbuch

Ultraschall

Kursbuch

Nach den Richtlinien der DEGUM und der KBV

**Herausgegeben von
Günter Schmidt**

mit einem Geleitwort von G. Rettenmaier

Mit Beiträgen von

B. Beuscher-Willems
L. Brügmann
C. Görg
K. Görg
C. Jakobeit
G. van Kaick
C. Martin
G. Schmidt
W. B. Schwerk
J. Stein

3., überarbeitete und erweiterte Auflage

793 Abbildungen in über 900 Einzeldarstellungen,
53 Schemata, 43 Tabellen

**1999
Georg Thieme Verlag
Stuttgart · New York**

Anschriften

Dr. Barbara Beuscher-Willems
Abt. Gastroenterologie
Medizinische Klinik II
Klinikum Heilbronn GmbH
Am Gesundbrunnen
74078 Heilbronn

Dr. Ludwig Brügmann
Evangelisches Krankenhaus –
Bernhard-Weiss-Klinik
Dr.-Stelbrink-Straße 47
57223 Kreuztal-Kredenbach

Prof. Dr. Christian Görg
Klinikum der Philipps-Universität
Zentrum für Innere Medizin
Baldingerstraße/Lahnberge
35043 Marburg

Dr. Konrad Görg
Klinikum der Philipps-Universität
Zentrum für Innere Medizin
Baldingerstraße/Lahnberge
35043 Marburg

PD Dr. Christian Jakobeit
Johanniterkrankenhaus
Siepenstr. 33
42477 Radevormwald

Prof. Dr. Gerhard van Kaick
Deutsches Krebsforschungszentrum
Onkolog. Diagnostik und Therapie
Im Neuenheimer Feld 280
69120 Heidelberg

Dr. Christoph Martin
Am Kätzenbach 35
71334 Waiblingen

Dr. Günter Schmidt
Evangelisches Krankenhaus –
Bernhard-Weiss-Klinik
Dr.-Stelbrink-Straße 47
57223 Kreuztal-Kredenbach

Prof. Dr. med. W. B. Schwerk
3. Med. Klinik des Städt.
Krankenhauses,
Lehrkrankenhaus der Christian-Albrechts-Universität
Chemnitzstr. 33
24116 Kiel

Joachim Stein
Rennbaumer Str. 78
42349 Wuppertal

Die Deutsche Bibliothek – CIP-Einheitsaufnahme

Ultraschall-Kursbuch : nach den Richtlinien der DEGUM und der KBV ; 43 Tabellen / hrsg. von Günter Schmidt. Mit einem Geleitw. von G. Rettenmaier. Mit Beitr. von B. Beuscher-Willems ... – 3., überarb. und erw. Aufl. – Stuttgart ; New York : Thieme, 1999

Printed in Germany
Satz: Druckhaus „Thomas Müntzer",
D-99947 Bad Langensalza,
gesetzt auf Apple Macintosh

Druck: Grammlich, D-72124 Pliezhausen

ISBN 3-13-119103-1 1 2 3 4 5 6

Wichtiger Hinweis:

Wie jede Wissenschaft ist die Medizin ständigen Entwicklungen unterworfen. Forschung und klinische Erfahrung erweitern unsere Erkenntnisse, insbesondere was Behandlung und medikamentöse Therapie anbelangt. Soweit in diesem Werk eine Dosierung oder eine Applikation erwähnt wird, darf der Leser zwar darauf vertrauen, daß Autoren, Herausgeber und Verlag große Sorgfalt darauf verwandt haben, daß diese Angabe **dem Wissensstand bei Fertigstellung des Werkes** entspricht.

Für Angaben über Dosierungsanweisungen und Applikationsformen kann vom Verlag jedoch keine Gewähr übernommen werden. **Jeder Benutzer ist angehalten**, durch sorgfältige Prüfung der Beipackzettel der verwendeten Präparate und gegebenenfalls nach Konsultation eines Spezialisten festzustellen, ob die dort gegebene Empfehlung für Dosierungen oder die Beachtung von Kontraindikationen gegenüber der Angabe in diesem Buch abweicht. Eine solche Prüfung ist besonders wichtig bei selten verwendeten Präparaten oder solchen, die neu auf den Markt gebracht worden sind. **Jede Dosierung oder Applikation erfolgt auf eigene Gefahr des Benutzers**. Autoren und Verlag appellieren an jeden Benutzer, ihm etwa auffallende Ungenauigkeiten dem Verlag mitzuteilen.

Vorwort zur 3. Auflage

Die Ultraschalldiagnostik hat seit dem Erscheinen der 1. Auflage des Kursbuches eine ungebremste technische Weiterentwicklung erfahren, vor allem im Bereich der Schallkopftechnik, der Bildverarbeitung und in der Signalverstärkung bei der farbkodierten Doppler-Sonographie.

Unter Einbeziehung dieser neuen technischen Möglichkeiten (Multi-D-Array-Schallköpfe, SicScape-Technologie, Harmonic Imaging, Power-Duplex-Mode und Kontrastmitteldopplersonographie) erreicht der Ultraschall vor allem mit der kontrastverstärkten Farbdoppleruntersuchung eine der Angio-Computerdiagnostik vergleichbare Aussage z. B. bei der Differenzierung von fokalen Leberläsionen. Einige Beispiele hierfür sind in die 3. Auflage dieses Buches aufgenommen.
Der Aufbau dieses Buches bleibt trotz der Aktualisierungen in Bild und Inhalt dem ursprünglichen Zweck eines kursbegleitenden Lernbuches treu. Darin ist auch die 3. Auflage den früheren Auflagen gleich.
Somit wurde auch an dem Prinzip festgehalten, daß eine Abbildung für einen ganzen Bewegungsablauf steht (ähnlich wie in der Architektur, wo mit statischen Mitteln Bewegung ausgedrückt werden soll; in vielen Gesprächen mit Herrn Prof. Dr. Wolfgang Meisenheimer, Düsseldorf, haben wir über die Frage, wie und ob überhaupt Bewegung dargestellt werden kann, diskutiert. Seine Hinweise und Anregungen aus einem medizinfremden und doch verwandten Fachbereich habe ich dankbar aufgenommen).
Die zu bewältigende Aufgabe des Ultraschall-Untersuchers liegt vor allem darin, im bewegten Bild die sonographische Diagnose zu erarbeiten und diese bildlich festzuhalten!

Meinem Anspruch auf weitgehenden Ersatz alter Bilder ist der Verlag uneingeschränkt und unter Hinnahme von einem erheblichen Herstellungsaufwand nachgekommen. Hierfür und für die gute, vertrauensvolle Zusammenarbeit bin ich Herrn Dr. med. Scherb, Frau Marion Ueckert M. A. und Herrn Rolf Dieter Zeller, deren Geduld ich mit meinen vielen Wünschen, Änderungen und Korrekturen allzuoft strapaziert haben mag, außerordentlich dankbar.

Kreuztal, im Dezember 1998 Günter Schmidt

Danksagung

Als ich meine Vorstellung eines kursbegleitenden Ultraschall-*Lernbuches* Frau Dr. Vera Scholz von der Medizinischen Universitätsklinik Düsseldorf, Abteilung für Ernährung und Stoffwechsel (zuvor Erziehungswissenschaftliches Institut der Universität) vortrug, spürte ich sofort ihre Kompetenz und Erfahrung für die Strukturierung und Didaktik eines solchen Vorhabens. Beim Erstellen eines Kurscurriculums stand sie uns mit ihren Ideen beratend zur Seite. Ich bin hierfür besonders dankbar.

Der ständige Austausch mit meinem Kollegen, Herrn Dr. Ludwig Brügmann, sein selbstverständliches Mittragen der großen Belastungen in der Zeit der Buchfertigung, unsere gemeinsamen, oft mühevollen, aber auch immer wieder anspornenden, reichen Erfahrungen in der Kursausübung seit 1980 waren die Vorraussetzungen für das Gelingen des Buches und die Quellen, aus denen wir schöpfen konnten.

Zudem brachte der ständige Erfahrungsaustausch mit Seminarleitern von DEGUM und mit unseren Kursreferenten aus der Arbeitsgruppe von Herrn Professor Schwerk, Marburg, und Herrn Professor Greiner, Wuppertal, das Kurscurriculum immer wieder ein großes Stück in der Bemühung um Strukturierung und Wissensanpassung weiter.

Vielen Kollegen bin ich für ihre Beratung in speziellen Fragen dankbar, so Herrn Dr. Manfred Crone, Radiologische Abteilung, Ev. Jung-Stilling-Krankenhaus, Siegen, und Herrn Dr. Wolf-Peter Müller, Nuklearmedizin, Ev. Jung-Stilling-Krankenhaus, Siegen, dem ich die Ultraschallbilder der Immunthyreoiditis und Riedel-Struma verdanke.

Mein besonderer Dank gilt Frau Ulrike Berger M. A., die mir bei der Manuskriptdurchsicht und -korrektur immer zur Seite stand und „unnachsichtig“ die Weiterbearbeitung der Kapitel vorwärts trieb.

Sodann bitte ich an dieser Stelle meine Mitarbeiterinnen und Mitarbeiter im Krankenhaus um Verständnis, wenn ich sie bei der manchmal langatmigen Fertigung von Ultraschallbildern allzusehr in ihrer Sonographietätigkeit beeinträchtigt und aufgehalten habe, so Frau Dr. Hildegard Greiten, Frau Regina Kluge, Herrn Armin Bender, Herrn Harald Bischof, Herrn Dr. Stephan Künstler und Herrn Peter Tremmel.

Während der dreieinhalbjährigen Arbeit an diesem Buch gab es nie einen Augenblick, in dem ich mich vom Thieme Verlag nicht betreut gefühlt hätte. So spürte ich in der feinfühligen Begleitung, kompetenten Beratung und den vielen kreativen Anregungen meines Lektors Herrn Dr. Jürgen Lüthje und seiner Mitarbeiterin Frau Sabine Bartl M. A. ihre Freude am Gelingen des „Kursbuches“. Ihnen danke ich besonders herzlich. Mein Dank gilt ebenso Frau Marion Ueckert M. A. für die rasche redaktionelle Bearbeitung sowie Herrn Manfred Lehnert für die vielen einfallsreichen Ideen bei der graphischen Gestaltung des vorliegenden Buches.

Meine Familie, Gudrun †, Eckart, Henning und Thilo, möge mir verzeihen, wenn ich ihnen Zuwendung und Zeit entzogen habe, die statt ihnen der Erstellung dieses Buches zugekommen ist; ich bitte sie und auch meine Freunde um Verständnis und Nachsicht.

Es war uns Autoren ein besonderes Anliegen, den Ultraschall-Lernenden den „Einblick“ in die Bauchorgane zu erleichtern. Hierzu hat Frau Dr. B. Beuscher-Willems in kreativer Arbeit Photomontagen gefertigt, die es auch dem Anfänger ermöglichen können, Schnittführung und Ultraschallanatomie auf Anhieb zu verstehen.

So soll das vorliegende Buch den fortgeschrittenen Studenten, den in der Sonographie beginnenden Ärzten, aber auch den Erfahrenen ein Lern- und Nachschlagebuch sein.

Kreuztal, im Sommer 1994 *Günter Schmidt*

Geleitwort

Den ersten Ultraschallkursen 1974 hatte ich als Motto vorangestellt: „Die Sonographie ist eine lehr- und lernbare diagnostische Methode geworden.“ Das war gleichsam eine Erwiderung auf die Meinung noch vieler Ärzte, das sonographische Diagnostizieren sei vor allem eine Sache der Intuition. Tatsächlich waren die sonographischen Befunde auch damals schon klinisch und pathologisch-anatomisch abgestützt.

Seither hat sich der Lehr- und Lernstoff ungeheuer vermehrt, in dem Maße, wie sich die Sonographie immer neue Felder der Anwendung erschlossen und sich gleichzeitig verfeinert hat. Die bewährte Dreistufigkeit der Sonographiekurse trägt nicht nur dem größeren Stoffumfang Rechnung. Vielmehr soll der Lernende in den Zeiten zwischen den Kursen das theoretisch Gehörte in täglichen Untersuchungen intensiv und selbstkritisch praktizieren und üben. Dann werden seine Fragen und Probleme allmählich andere sein als zuvor: es wird Zeit für die nächste Kursstufe – oder für den individuellen Feinschliff, den man sich bei der Hospitation bei einem Meister angedeihen lassen kann.

Das dreistufige Kurssystem hat der Kreis der Seminarleiter in der Sektion Innere Medizin der DEGUM viele Jahre lang hinsichtlich Lehrinhalten und Didaktik gefördert. Die Seminarleiter haben stets Klarheit und Qualität gefordert und konnten so auch nach außen, im berufspolitischen Feld, Maßstäbe für eine kompetente sonographische Ausbildung setzen, die anerkannt sind. Ein hoher Qualitätsstandard galt in diesem Kreis immer, ungeschrieben zwar, aber gleichwohl gültig – wie die englische Verfassung. Jetzt ist die Sonographie in ein gewisses Reifestadium gelangt und die Zeit für eine Bestandsaufnahme der Lehrinhalte gekommen. Die Autoren dieses Kursbuches der Sonographie haben ihre eigenen Lehrerfahrungen, die Essenz der Probevorträge sowie Diskussionen im Seminarleiterkreis konzentriert und diesen Katalog der Lernziele erstellt, und zwar didaktisch entsprechend dem dreistufigen Kurssystem gegliedert. Das ist der wesentliche Unterschied zu den nach Organen gegliederten Lehrbüchern und Atlanten. So gibt dieses Buch eine klare Orientierung für die Ausbilder wie für die Kursanten bezüglich der Rangfolge der Aufgaben.

An eine „Kanonisierung“ dieser Kurseinteilung ist indessen nicht gedacht. Weiterhin wird und soll es persönliche Färbungen etwa bei der Untersuchungstechnik oder bei der Verteilung von Schwerpunkten geben. Die Vielfalt um ein festes Gerüst herum ist erwünscht, und wir streben sie ausdrücklich an. Sie garantiert auch fernerhin die Lebendigkeit der Sonographie. Der Lernzielkatalog liegt nun vor. Jetzt ist es die Aufgabe der Kursleiter und der Kursanten, miteinander das Fleisch an das tragende Skelett zu modellieren.

Prof. Dr. med. *Gerhard Rettenmaier*
Vorsitzender der Sektion Innere Medizin
Deutsche Gesellschaft für Ultraschall
in der Medizin DEGUM

Böblingen, im Sommer 1994

Bevor Sie sich in Ihr Ultraschall-Kursbuch vertiefen...

Um was für ein Buch handelt es sich?

Um ein Ultraschall-*Kursbuch*, wobei die Betonung auf dem Wort „Kurs“ liegt. Reihenfolge und Inhalte der Kapitel orientieren sich streng am Aufbau der Kurse, die von der DEGUM und der KBV anerkannt und empfohlen sind.

Für wen wurde das Buch geschrieben?

- Für alle Teilnahmer (also Lernende und Lehrende) eines Ultraschallkurses als Begleitbuch,
- für alle, die nicht an einem Kurs teilnehmen, als übersichtliches und didaktisch ausgefeiltes Lehrbuch.

Was erreiche ich mit diesem Buch?

Nach dem Studium des Buches und der entsprechenden praktischen Übungen sind Sie in der Lage:

- das sonographische Vokabular zu verstehen und richtig zu benutzen,
- eine Ultraschalluntersuchung selbständig auszuführen,
- einen Befund verläßlich zu erheben und
- eine sonographische Diagnose und Differentialdiagnose korrekt zu erstellen.

Wie orientiere ich mich innerhalb des Buches?

Entsprechend dem von der DEGUM und der KBV empfohlenen Kursaufbau gliedert sich das Buch in 3 Hauptabschnitte:

1. einen Grundkurs mit Einführungsseminar,
2. einen Fortgeschrittenen- und Aufbaukurs und
3. einen Abschlußkurs.

Jeder Kurs beginnt mit einer Inhaltsübersicht und einer Definition der in diesem Kurs zu erreichenden Lernziele.

Wie orientiere ich mich innerhalb eines Kapitels?

Jeder Kurs besteht aus mehreren Kapiteln mit einer Übersicht zum Einstieg und einer Zusammenfassung zum Abschluß.

Innerhalb der Kapitel werden folgende Elemente unterschieden:

- Ultraschallabbildungen,
- Schemazeichnungen,
- Tabellen und
- Sonographische Zeichen (im Text mit SZ gekennzeichnet), die für ein bestimmtes Krankheitsbild bzw. einen bestimmten anatomischen Sachverhalt typisch und damit für die Diagnosefindung essentiell sind.

Welche zusätzlichen Informationen bietet das Buch?

- Eine Übersicht über alle benutzten Schnittebenen und deren Benennung zu Beginn des Buches sowie
- eine Normwerttabelle auf dem Umschlagdeckel am Ende des Buches.
- Ein Verzeichnis über die grundlegende Literatur zum Thema „Ultraschalldiagnostik“ am Ende des Buches und
- eine Liste der Adressen, bei denen Sie kostenlos die „Richtlinien zur Sonographieausübung“ erhalten, im Anhang.

Inhaltsverzeichnis

1 Grundlagen, Ultraschallanatomie und Einführung in die Ultraschalldiagnostik mit Darstellung leicht erkennbarer Organkrankheiten (Einführung und Grundkurs)

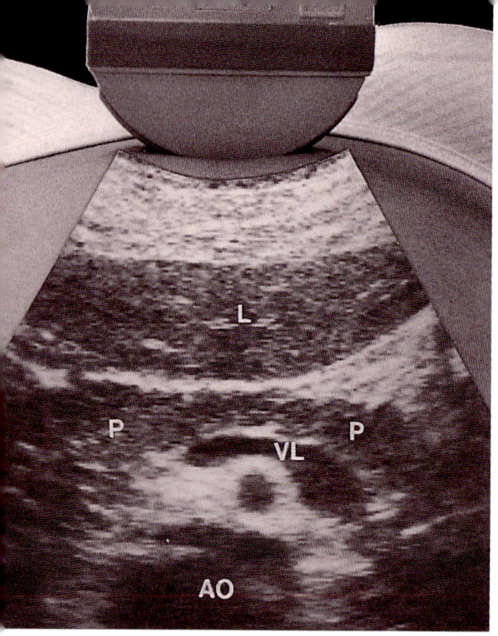
L
P
VL
P
AO

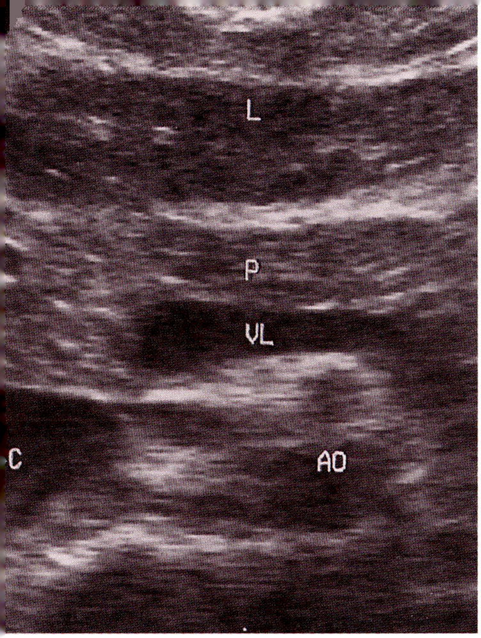
L
P
VL
C
AO

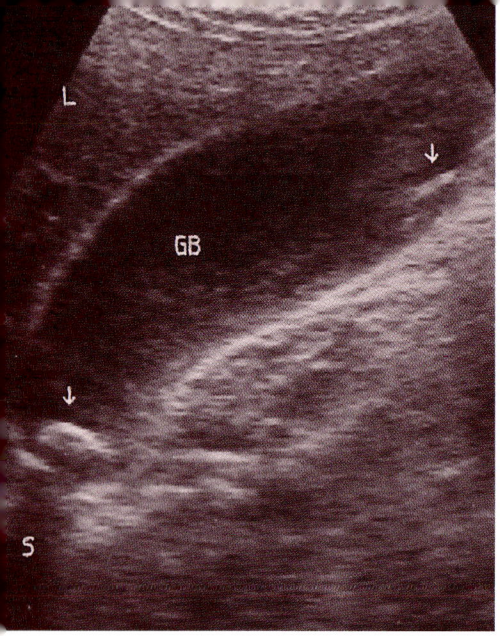

2 Sonographische Diagnostik besonderer oder schwierig erkennbarer Organkrankheiten (Fortgeschrittenen- und Aufbaukurs)

G. Schmidt

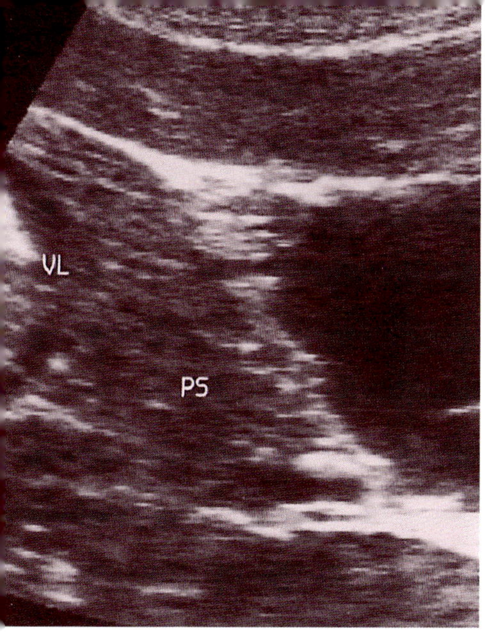

3 Spezielle Organdiagnostik, Differentialdiagnostik sowie ultraschallgesteuerte Therapieverfahren (Abschlußkurs)

G. Schmidt

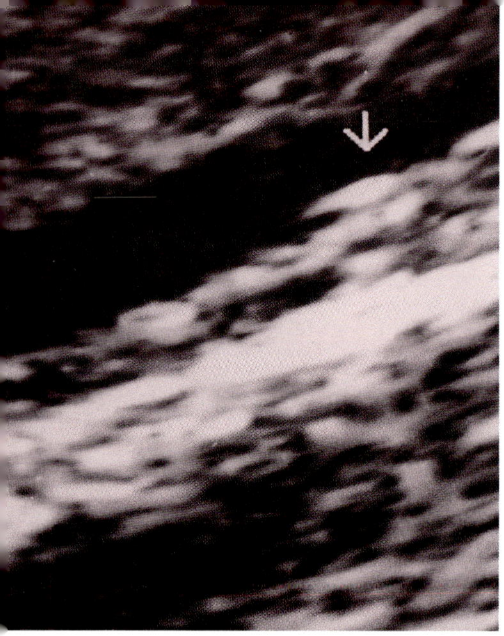

1

Einführung und Grundkurs

Grundlagen, Ultraschallanatomie und Einführung in die Ultraschalldiagnostik mit Darstellung leicht erkennbarer Organkrankheiten

Einführung

Richtlinien der KBV und Empfehlungen der DEGUM zur Qualifikation in der Ultraschalldiagnostik

Physikalisch-technische Grundlagen

Einstellung des Ultraschallgerätes

Bildartefakte

Sonographische Untersuchungstechnik und Schnittebenen

Dokumentation von Ultraschallbildern

Grundkurs

Abdominelle und retroperitoneale Gefäße

Sonographie der Gallenblase und Gallenwege, Gallensteine

Sonographie der normalen Leber, chronische Leberkrankheiten

Sonographie des normalen Pankreas, akute Pankreatitis

Sonographische Nierenanatomie und Nierenfehlbildungen

Sonographie der Milz

Lymphknotensonographie

Lernziel Einführung

Die Einführung vermittelt zunächst die für die Ultraschalldiagnostik nötigen physikalisch-technischen Informationen. Darüber hinaus erläutert sie die sonographisch-anatomischen Grundlagen der verschiedenen Organe.

Ultraschalltechnik: Begriffe wie Schallausbreitung, Schallwellenveränderung an Grenzflächen und Auflösung getrennter Bildpunkte sowie Sendeintensität, Eindringtiefe und Tiefenausgleich sollen erklärt und Beispiele für die praktische Anwendung genannt werden können.

Geräteeinstellung: Der untersuchende Arzt soll in der Lage sein, Helligkeits- und Kontrastregelung am Monitor und Gesamtverstärkung, Tiefenausgleich und Nah- und Fernbereichseinstellung regulieren zu können. Kriterium für eine gute Geräteeinstellung ist eine homogene Dichte der Leber.

Bildartefakte: Die häufigsten physikalischen Bildphänomene und Bildartefakte wie Schallschatten, Schallverstärkung, Wiederholungsechos, Spiegel- und Bogenartefakte sollen als irreale Echophänomene gewußt, bei der Untersuchung erkannt und erklärt werden können.

Ultraschallschnittebenen: Eine Ultraschalluntersuchung soll in definierten Schnittebenen durchgeführt werden, die in den praktischen Übungen erlernt werden müssen. Bei richtiger Einstellung sind die typischen Leitstrukturen (Gefäße) und Organe (Leber, Niere, Pankreas, Gallenblase, Milz, Harnblase) in mindestens zwei Ebenen zu erkennen und sollen von den Kursteilnehmern benannt werden können.

Lernziel Grundkurs

Im Grundkurs werden sonographische Zeichen und Diagnosekriterien für pathologische Befunde leicht erkennbarer Organkrankheiten erlernt.

Gefäße: Parietale und viszerale Äste der Aorta, Zuflüsse der V. cava inferior und der V. portae sollen aufgezählt und in den praktischen Übungen nach Möglichkeit dargestellt werden können; unter Einhaltung der Schnittebenen sollte dies bei der Aorta, dem Truncus coeliacus und der A. mesenterica superior, der V. cava inferior sowie der V. portae mit venöser Konfluenz immer gelingen.

Gallenblase/Gallenwege: Bei der Darstellung der Gallenblase in mehreren Ebenen müssen ihre Form- und Funktionsvarianten gekannt werden. Kriterien für Sedimente und Steine sollen genannt und in den praktischen Übungen gezeigt werden. Die Schnittebene zur Gallengangdarstellung kann eingeübt werden.

Lebersonographie: Leberlappen, venöse und portale Gefäßverläufe sowie Leberkonturen spiegeln den anatomischen Leberaufbau wider; sie sollen daher sonographisch dargestellt werden können.
Diagnosekriterien für diffuse Leberkrankheiten wie Fettleber, chronische Hepatitis und Leberzirrhose sollen erlernt werden.

Pankreassonographie: Geläufige anatomische „Aufsichtbilder" müssen für die Sonographie in Tiefendarstellungen (ventral-dorsal; „Hantel- oder Bockwurstform") umgesetzt werden. Um Sichteinschränkungen zu vermeiden, sind Untersuchungshilfen anzuwenden und zu üben. Die typischen Zeichen der akuten Pankreatitis müssen gewußt werden. Dazu ist die Kenntnis der normalen Struktur, Größe und Kontur und die Abweichungen bei der akuten Pankreatitis und deren Begleiterscheinungen notwendig.

Nierensonographie: Die anatomischen Nierenstrukturen (Rinde, Markpyramiden, Nierenbecken und Sinus renalis sowie Gefäße) sollen sonographisch gesehen und anatomische Varianten oder Fehlbildungen benannt werden können. Einfache Struktur- und Formveränderungen wie Zysten sollen bereits erkannt und zugeordnet werden können. Dazu ist die Kenntnis der Zystenkriterien wichtig.

Milz- und Lymphknotensonographie: Die Milz soll in verschiedenen Schnittebenen dargestellt und in ihrer Größe (Länge, Dicke, Breite) vermessen werden; die Normwerte sollen bekannt sein.
Strukturveränderungen wie fein- und grobnoduläre Lymphominfiltrate, Infarkte und Abszesse sollen differenziert und Rupturzeichen erkannt werden können. Die für eine Tumordiagnostik wichtigen Lymphknotenstationen entlang der typischen Gefäßleitschienen sind zu benennen.

Einführung

Richtlinien der KBV und Empfehlungen der DEGUM zur Qualifikation in der Ultraschalldiagnostik

Gerhard van Kaick

Zur Entwicklung der Ultraschallkurse

Es gibt folgende Möglichkeiten, sich in der Ultraschalldiagnostik zu qualifizieren (Schema 1.**1**):

1. im Rahmen der Facharztweiterbildung,
2. außerhalb der Facharztweiterbildung; entweder
- durch eine ständige bzw. begleitende Tätigkeit in der Sonographie oder
- durch die Teilnahme an Ultraschallkursen.

Das vorliegende Buch soll den Qualifikationsweg über Ultraschallkurse unterstützen und begleiten. Ultraschallkurse wurden in den siebziger Jahren eingeführt. Ein entscheidender Beweggrund für das Entstehen der Kurse war das Interesse der niedergelassenen Kollegen, diese damals neue Untersuchungsmethode zu erlernen.
In den späten siebziger und frühen achtziger Jahren umfaßte die Kursausbildung einen Grund- und Aufbaukurs von jeweils 5 Tagen. Die Theorie wurde durch praktische Übungen ergänzt. Die KBV-Richtlinien von 1985 erweiterten diese Ausbildung um einen Abschlußkurs von 3 Tagen. Außerdem hatten die Teilnehmer den Nachweis über die Durchführung von 400 sonographischen Untersuchungen und deren Dokumentationen bei dem Kursleiter des Abschlußkurses zu erbringen.
Dies waren die Voraussetzungen, um bei der regionalen KV einen Antrag auf Genehmigung zur Abrechnung von Leistungen der Ultraschalldiagnostik stellen zu können. Die betreffende KV fordert bis heute die Vorlage von 40 in Bild und Text dokumentierten sonographischen Untersuchungen. Wenn diese Dokumentationen einwandfrei waren, lud die KV den Antragsteller zu einem Kolloquium ein.
Den Experten der Deutschen Gesellschaft für Ultraschalldiagnostik (DEGUM) war sehr früh bewußt, daß die stark untersucherabhängige sonographische Diagnostik einer besonderen Qualitätskontrolle bedarf. Die DEGUM engagierte sich bereits in den siebziger Jahren für die Qualifikation von Ärzten, die Ultraschallkurse durchführen, sogenannten Seminarleitern. Wer von der DEGUM als Seminarleiter anerkannt sein wollte, mußte sich bestimmten Prüfungen unterziehen. Der DEGUM-Seminarleiter wurde bald zu einem Begriff für qualifizierte Ultraschallehrer. Diese Seminarleiter bzw. die von ihnen durchgeführten Seminare wurden in der Regel von den regionalen KVen und Ärztekammern ohne Einschränkung anerkannt.
Die Richtlinien von 1985 sahen neben der Ausbildung über die Ultraschallkurse auch eine Ausbildung in Kliniken und größeren Praxen vor. Voraussetzung war eine 4monatige ganztägige oder 24monatige begleitende Tätigkeit in der Sonographie, wobei für die Abdominaldiagnostik mindestens 400 Untersuchungen durchzuführen waren. Voraussetzung war ferner, daß der Ausbilder durch die KV anerkannt war.

Neue KBV-Richtlinien vom 1. 4. 93

Die Sonographie hat sich im letzten Jahrzehnt weiterhin in starkem Maße quantitativ und qualitativ entwickelt. Sie ist heute in fast allen medizinischen Fachbereichen ein wesentlicher Teil der Diagnostik; entsprechend hat sich die Indikationsstellung vervielfältigt. Nicht zuletzt hat die Ultraschallgerätetechnik große Fortschritte gemacht. Daher wurde es erforderlich, die KBV-Richtlinien den genannten Entwicklungen anzupassen.
Grundtendenz der neuen KBV-Richtlinien ist die noch stärkere Verankerung der sonographischen Qualifikation in die Weiterbildung (Schema 1.1). So heißt es in § 4 der neuen Ultraschallvereinbarung:

> § 4
> „Soweit die Weiterbildungsordnung in einem Fachgebiet für eine Weiterbildung in der Ultraschalldiagnostik den Erwerb eingehender Kenntnisse, Erfahrungen und Fertigkeiten vorschreibt, gilt die fachliche Befähigung durch die Vorlage ausreichender Zeugnisse gemäß § 11 Abs. 1 als nachgewiesen.“

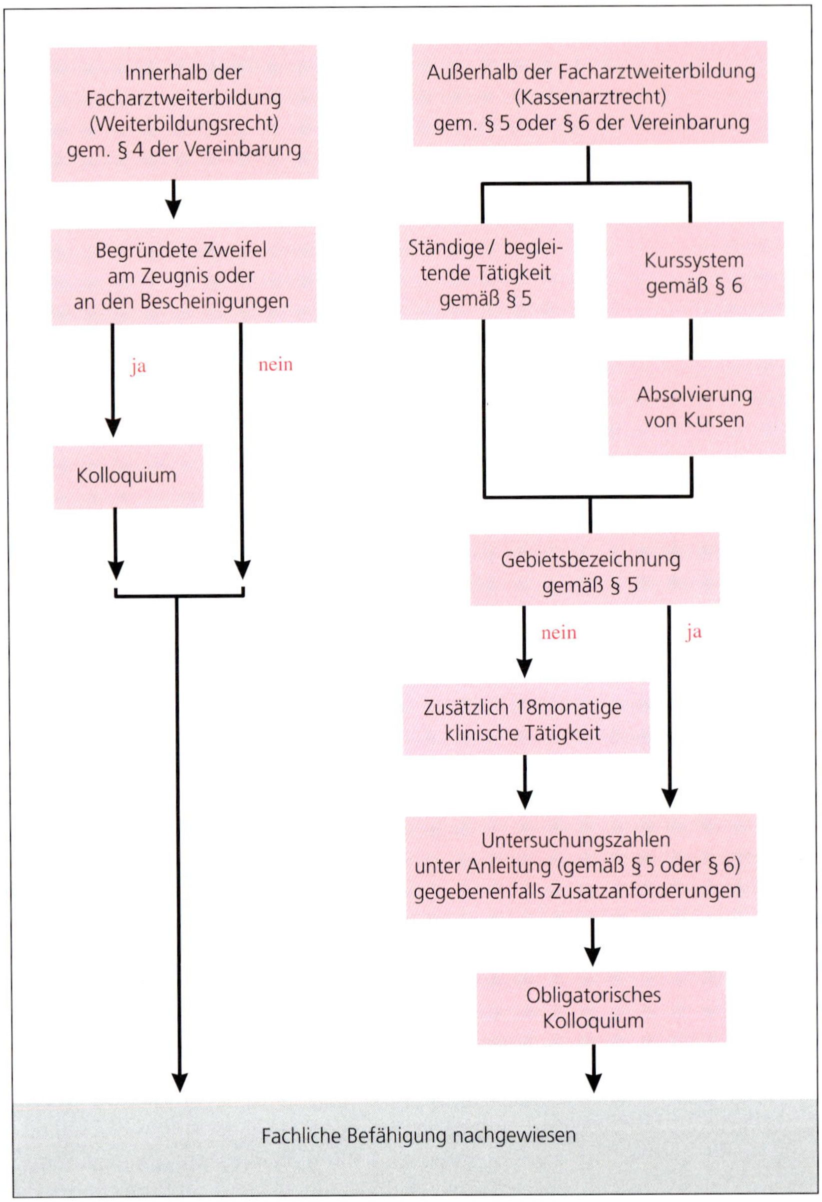

Schema 1.1
Übersicht über Qualifikationsmöglichkeiten und Anforderungen

Dieser Passus unterstreicht, daß die im Rahmen der Weiterbildung erlernte Ultraschalldiagnostik, die durch entsprechende Zeugnisse belegt ist, in der Regel keine weiteren Kontrollen durch die regionalen Kassenärztlichen Vereinigungen erfordert.
Nur wenn begründete Zweifel am Zeugnis oder den vorgelegten Bescheinigungen auftreten, ist die Sonographiekommission berechtigt, ein Kolloquium zu verlangen. Ansonsten gilt die fachliche Befähigung als nachgewiesen. Einschränkend muß aber hier vermerkt werden, daß die sonographischen Aktivitäten während der Weiterbildungszeit in den vorgelegten Zeugnissen detailliert erklärt werden müssen. Dies gilt vor allem für Fachbereiche, in denen mehrere sonographische Schwerpunkte möglich sind, wie z. B. für die innere Medizin mit gastroenterologischer, kardiologischer oder angiologischer Ausrichtung. Gleiches gilt für die Bereiche der Chirurgie, Radiologie, Pädiatrie usw.
Wird die Qualifikation für die Sonographie außerhalb der Facharztweiterbildung erworben, gelten die §§ 5 und 6 der neuen Ultraschallvereinbarung. In § 5 heißt es:

§ 5
„Soweit eine fachliche Qualifikation nicht nach § 4 nachgewiesen wird, kann die fachliche Befähigung in der Ultraschalldiagnostik durch eine ständige oder begleitende Tätigkeit erworben werden. Dabei sind folgende Voraussetzungen zu erfüllen und durch die Vorlage ausreichender Zeugnisse gemäß § 11 Abs. 1 nachzuweisen:

Für jeden der in Abs. 2 genannten Anwendungsbereiche eine mindestens 4monatige ständige oder mindestens 24monatige begleitende Tätigkeit in der Ultraschalldiagnostik unter Anleitung.
Die Anleitung hat bei einem zur Weiterbildung nach der Weiterbildungsordnung entsprechend ermächtigten Arzt oder einem gemäß § 7 in der Ultraschalldiagnostik qualifizierten Arzt stattzufinden.
Erbringung der in Abs. 2 genannten Anforderungen und ggf. Zusatzanforderungen für den jeweiligen Anwendungsbereich."

Für den Bereich Abdomen und Retroperitoneum einschließlich Nieren sind mindestens 400 Untersuchungen gefordert. Voraussetzung: Facharzt für Allgemeinmedizin, Chirurgie, innere Medizin oder diagnostische Radiologie. Liegt keine dieser Facharztausbildungen vor, wird der Nachweis einer mindestens 18monatigen ständigen klinischen oder vergleichbar ständigen praktischen Tätigkeit im Fachgebiet Chirurgie oder innere Medizin verlangt.
Wichtig ist in diesem Paragraphen der Punkt 1d: „Erfolgreiche Teilnahme an einem Kolloquium gemäß § 11 Abs. 4 nach Erfüllung der genannten Voraussetzungen". Dies bedeutet, daß ein Kolloquium bei diesem Weg der Ausbildung obligat ist.
Die §§ 6 und 9 der neuen Vereinbarung enthalten wichtige Informationen über den Weg der Qualifikation durch Ultraschallkurse, daher werden die wesentlichen Abschnitte daraus zitiert.

§ 6
Erwerb der fachlichen Befähigung durch Ultraschallkurse
(1) Soweit eine Weiterbildung nach §§ 4 oder 5 nicht nachgewiesen wird, kann die fachliche Befähigung in der Ultraschalldiagnostik durch Ultraschallkurse erworben werden. Dabei sind folgende Voraussetzungen zu erfüllen und nachzuweisen:

a) Erbringung der in § 5 genannten Untersuchungszahlen unter der Anleitung
   - eines gemäß § 7 qualifizierten Arztes oder
   - eines Arztes, der die Berechtigung für die Ausführung und Abrechnung von Leistungen in der vertragsärztlichen Versorgung des jeweils in § 5 genannten Anwendungsbereiches besitzt oder
   - bei einem zur Weiterbildung nach der Weiterbildungsordnung entsprechend ermächtigtem Arzt
b) Erbringung der in § 5 aufgeführten Zusatzanforderungen im jeweiligen Anwendungsbereich
c) Erfolgreiche Teilnahme an folgenden Kursen, die unter der Anleitung eines gemäß § 7a–d (Qualifikation der Ausbilder) in der Ultraschalldiagnostik qualifizierten Arztes stattfinden:
   1. *Grundkurs* über Indikationsbereich und physikalisch-technische Basiskenntnisse unter Einschluß praktischer Übungen. (. . .)
   2. *Aufbaukurs* zur Korrektur und Verbesserung der Untersuchungstechnik unter Einschluß praktischer Übungen.
      Der Aufbaukurs kann durch eine Hospitation, die eine mindestens 4wöchige ständige Tätigkeit umfaßt, ersetzt werden, die unter Anleitung eines gemäß § 7 (Qualifikation der Ausbilder) in der Ultraschalldiagnostik qualifizierten Arztes durchgeführt wird. (. . .)
   3. *Abschlußkurs* zur Vervollständigung der Kenntnisse und Fähigkeiten. Vorangehend ist die nach § 5 jeweils erforderliche Anzahl von durchgeführten Ultraschalluntersuchungen in Form von schriftlichen und apparatetypischen sowie den fachlichen Anforderungen genügenden Dokumentationen nachzuweisen, soweit sie nicht bereits im Aufbaukurs (Nr. 2) anerkannt wurden. (. . .)
      Das vom Kursleiter auszustellende Zertifikat über die Teilnahme am Abschlußkurs muß insbesondere folgende Angaben enthalten:
      - Anwendungsbereich und Kursinhalt.
      - Bestätigung, daß höchstens 10 Kursteilnehmer gleichzeitig in einer Ausbildungsgruppe unterwiesen wurden.
      - Anzahl der vorgelegten Dokumentationen, wenn die schriftliche und apparatetypische Dokumentation den fachlichen Anforderungen genügen.
      - Bestätigung der erfolgreichen Abschlußprüfung.
      - Beurteilung der Befähigung des Antragstellers zur selbständigen Durchführung von ultraschalldiagnostischen Untersuchungen des jeweiligen Anwendungsbereiches.
d) Erfolgreiche Teilnahme an einem Kolloquium gemäß § 11 Abs. 4 nach Erfüllung der vorgenannten Voraussetzungen.

§ 9 Genehmigungsverfahren

(1) Anträge auf Genehmigung zur Ausführung und Abrechnung von Leistungen der Ultraschalldiagnostik sind an die zuständige Kassenärztliche Vereinigung zu stellen.
(2) Dem Antrag auf Genehmigung zur Ausführung und Abrechnung von Leistungen der Ultraschalldiagnostik sind insbesondere beizufügen:

1. Zeugnisse gemäß § 11 Abs. 1 oder Zertifikate gemäß § 6 Abs. 1c (Ultraschallkurse) für den Nachweis der fachlichen Befähigung
2. Nachweis der Erfüllung der Anforderungen an die apparative Ausstattung gemäß § 8 und der Anlage I. Der Nachweis kann durch die Gewährleistung des Herstellers, daß das verwendete Gerät diesen Anforderungen entspricht, geführt werden.
3. Bei Erwerb der fachlichen Befähigung nach § 5 (ständige/begleitende Tätigkeit):
   Soweit die Anleitung nicht von einem zur Weiterbildung nach der Weiterbildungsordnung entsprechend ermächtigten Arzt durchgeführt wurde, der Nachweis, daß die Anleitung des Antragstellers bei einem gemäß § 7 (Qualifikation der Ausbilder) qualifizierten Arzt stattgefunden hat. Auf diesen Nachweis kann verzichtet werden, wenn der zuständigen Kassenärztlichen Vereinigung die fachliche Qualifikation gemäß § 7 dieses Ausbilders bereits nachgewiesen ist.
4. Bei Erwerb der fachlichen Befähigung nach § 6 (Ultraschallkurse):
   a) Die Nachweise, daß die Kurse bei einem gemäß § 7a–d (Qualifikation der Ausbilder) qualifizierten Kursleiter und die Anleitung des Antragstellers bei einem gemäß § 6 Abs. 1a qualifizierten Arzt stattgefunden haben. Auf diese Nachweise kann verzichtet werden, wenn der zuständigen Kassenärztlichen Vereinigung die fachliche Qualifikation des Kursleiters und des anleitenden Arztes bereits nachgewiesen ist.
   b) Bestätigung des gemäß § 6 Abs. 1a anleitenden Arztes, daß die geforderten Untersuchungszahlen unter seiner Anleitung erbracht wurden.
   c) Für jeden der in § 5 genannten Anwendungsbereiche sind 40 Dokumentationen von Patientenuntersuchungen vorzulegen. Dabei müssen mindestens die Hälfte der Dokumentationen pathologische Befunde und die Untersuchungen aus allen Organen bzw. Untersuchungsgebieten der beantragten Anwendungsbereiche repräsentativ enthalten sein.

In § 6 wird weiterhin ausgeführt, daß zwischen Grund- und Abschlußkurs ein Zeitraum von mindestens 9 Monaten liegen muß. Außerdem gelten für die Durchführung der Kurse in den jeweiligen Anwendungsbereichen spezielle Anforderungen. Für Abdomen und Retroperitoneum einschließlich Nieren sowie Thoraxorgane ohne Herz einschließlich Schilddrüse werden für den Grund- und Aufbaukurs jeweils 30 Stunden gefordert an mindestens 4 aufeinanderfolgenden Tagen und für den Abschlußkurs 16 Stunden an mindestens 2 aufeinanderfolgenden Tagen.

Leitlinien für die Durchführung und Dokumentation der Ulltraschalluntersuchung

Dokumentation der geforderten 400 Untersuchungen am Ende der Kursausbildung

Eine wesentliche Änderung in den neuen Richtlinien ist die Forderung, daß die 400 eigenen Untersuchungen nicht mehr selbständig, z. B. in der eigenen Praxis, durchgeführt werden können, sondern unter Aufsicht eines anerkannten Ausbilders oder eines Arztes, der die KV-Zulassung für die Durchführung der Sonographie besitzt, oder eines Arztes, der im Rahmen der Weiterbildung zur Durchführung der Sonographie ermächtigt ist.
Bei den Kursteilnehmern bestehen häufig Unklarheiten bezüglich der **Durchführung dieser 400 sonographischen Untersuchungen**. Einige wichtige Punkte seien kurz angesprochen:
1. Untersuchungen während der verschiedenen Kurse können nicht in diese 400 Dokumentationen mit eingebracht werden.
2. Die 400 Untersuchungen betreffen einzelne Patienten, nicht einzelne Organe. Eine vollständige Oberbauchdiagnostik ist jedoch nicht erforderlich, d. h. auch die Sonographie, z. B. ausschließlich der Gallenblase, zählt als Untersuchung.
3. Die Untersuchungen müssen bildlich dokumentiert sein, d. h. eine ausschließliche Vorlage von schriftlichen Befunden ist nicht ausreichend, da diese

für den überprüfenden Arzt keine ausreichende Information über die Qualität der Untersuchung vermittelt.

Die **bildliche Dokumentation** muß folgende Punkte berücksichtigen:
- Identifikation des Patienten,
- Dokumentation der Schnittrichtung,
- gute Bildqualität.
- Darstellung eines pathologischen Befundes in 2 Ebenen.

Die **schriftliche Befundung** muß Fragestellung, Befund und Beurteilung getrennt aufführen. Formblätter werden in der Regel zugelassen. Die Beurteilung soll einem Kommentar für den einweisenden Arzt entsprechen. Selbstverständlich müssen Bild und Text in Übereinstimmung stehen. (Es ist nicht selten, daß z. B. ein Tumor in einem Organ beschrieben wird, welcher nicht oder nur unzureichend abgebildet wurde!) Die Zahl der Abbildungen pro Untersuchung ist nicht festgelegt. Sie sollte sich dem Befund bzw. Untersuchungsziel anpassen. Viele Bilder von minderer Qualität und ohne rechten Bezug zur Fragestellung zeugen nicht von sonographischer Kenntnis!

Dokumentation der geforderten 40 Untersuchungen im Rahmen der Antragstellung bei der Kassenärztlichen Vereinigung

Die Vorlage der 400 Dokumentationen bei dem Leiter des Abschlußkurses muß unterschieden werden von den 40 Dokumentationen, die die regionale KV bei Antragstellung sehen möchte. Für diese 40 Dokumentationen gelten höhere Qualitätsanforderungen. Die einzelnen KVen haben Leitlinien für die Gestaltung der Dokumentation von Ultraschalluntersuchungen veröffentlicht. Diese haben in den einzelnen Regionen unterschiedliche Ausprägungen; sie sind jedoch vom Tenor her weitgehend übereinstimmend. So gelten in den vier KVen Baden-Württembergs ähnliche Empfehlungen. Als Beispiel sei aus den *Leitlinien der KV Nordbaden* zitiert:

„Die **Gesamtdokumentation im Rahmen des Antragsverfahrens** der Ultraschallrichtlinien umfaßt die Vorlage der Befunddokumentationen von 40 Patientenuntersuchungen. Dabei müssen mindestens 10 pathologische Befunde in der Gesamtdokumentation enthalten sein. Die Dokumentation muß reichhaltig gegliedert sein, d. h. es müssen Untersuchungen aus allen Organ- bzw. Untersuchungsgebieten des beantragten Anwendungsbereiches repräsentativ enthalten sein. Wird die Genehmigung für mehrere Anwendungsbereiche beantragt, ist für jeden Bereich gesondert eine vollständige Dokumentation vorzulegen.

Bilddokumentation: Für jede Patientenuntersuchung sind bei einer Dokumentation nach dem B-Bild-Verfahren mindestens drei Aufnahmen erforderlich (gilt nicht für geburtshilfliche Dokumentation und die Dokumentation der Säuglingshüfte). Die Bildaufnahmen sind als Einzelpositiv in einem Format einzureichen, das ohne zusätzliche optische Hilfsmittel eine einwandfreie Beurteilung erlaubt. Dias, Negative, Kleinbildaufnahmen oder Videobänder und anderes sind nicht zulässig. Die Aufnahmen oder Registrierungen müssen eindeutige Patientenidentifikationen aufweisen, die Lage des Schallkopfes (Schnittebene) bzw. die Ableitungsstelle müssen aus der Dokumentation eindeutig hervor gehen. Für die übrigen Verfahren (Registrierung) sind die Protokolle/Aufzeichnungen in der für das jeweilige Verfahren üblichen Weise zu erstellen."

Befunddokumentation: Es gelten hier im wesentlichen die Anforderungen für Aufbau und Inhalt der Befundniederlegung.
1. Patientenidentifikation.
2. Untersuchungsdatum.
3. Fragestellung/Verdachtsdiagnose, die zur sonographischen Untersuchung führte.
4. Beschreibung des sonographischen Befundes.
5. Enddiagnose aus der sonographischen Untersuchung mit Stellungnahme zur ursprünglichen Fragestellung.
6. Unterschrift des untersuchenden Arztes.

Bei Untersuchungsergebnissen mit pathologischen Veranderungen sollen die Ergebnisse detailliert niedergelegt werden, insbesondere sollen die für die entsprechenden Diagnosen relevanten Parameter beschrieben werden.
Bei der schriftlichen Dokumentation im Rahmen des Antragsverfahrens wird erwartet, daß auch bei Untersuchungen ohne pathologischen Befund eine schriftliche Dokumentation umfassend gestaltet wird.
Schließlich wird darauf hingewiesen, daß Bild- und Schriftdokumentation je Patient und Untersuchung eindeutig zusammenzuführen sind und nicht als getrennte Unterlagen angenommen werden können.

Leitlinien für die Bild- und Schriftdokumentation in der kassenärztlichen Praxis

Nach Erteilung der Genehmigung für die Abrechnung sonographischer Leistungen durch die KV hat sich der Arzt dennoch weiteren Qualitätskontrollen durch die Sonographiekommission der regionalen KV zu stellen. Von Kursteilnehmern wird in diesem Zusammenhang oft die Frage gestellt, welche Kriterien für die Bild- und Schriftdokumentation hierbei zu beachten sind. Bei diesen Qualitätskontrollen werden in der Regel 15–20 Dokumentationen von Ultraschalluntersuchungen eines Quartals geprüft; dafür gelten folgende Leitlinien:

„1. Die Gestaltung der Dokumentation obliegt grundsätzlich dem Kassenarzt. Er ist in der Wahl der Dokumentation frei. Diese generelle Freiheit wird allerdings durch die Erfordernisse der Qualitätskontrolle eingeschränkt. Andererseits hat die Dokumentation so zu erfolgen, daß eine Qualitätskontrolle durch Dritte möglich ist."

Bilddokumentation: Für jede durchgeführte abgerechnete Organuntersuchung ist mindestens ein Bild anzufertigen, das bei den Patientenunterlagen aufbewahrt werden muß. Bei Normalbefunden ist es zulässig, die untersuchten Organe gegebenenfalls auf einem Bild darzustellen; auch teilweise Darstellung kann genügen; dagegen ist bei einem pathologischen Befund eines Organes dieses als Einzelbild und vollständig zu dokumentieren (am besten in 2 Ebenen!). Die technische Durchführung der Dokumentation ist dem einzelnen Arzt überlassen. Die Bilddokumentation ist jedoch in einem Format einzureichen, das ohne zusätzliche optische Hilfsmittel eine einwandfreie Beurteilung erlaubt.

Schriftliche Dokumentation: Bei Untersuchungsergebnissen mit pathologischen Veränderungen sollen die Ergebnisse detailliert wiedergegeben werden – insbesondere müssen die für die entsprechenden Diagnosen relevanten Parameter beschrieben werden. Bei Fehlen eines pathologischen Befundes sind kurze Anmerkungen zulässig.

Qualitätsforderungen der DEGUM

Es besteht ein eigenartiges Dreieckverhältnis um die sonographische Qualifikation, das von den Ärztekammern, der Kassenärztlichen Bundesvereinigung und den Experten, vor allem den Sektionsleitern und Seminarleitern der DEGUM, gebildet wird.
Die Ärztekammern sind für die Weiterbildung zuständig, d. h. soweit die Weiterbildungsordnung eingehende Kenntnisse in der Sonographie vorschreibt, liegt die Qualifikation für die Sonographie im Aufgabenbereich der Kammer.
Die KBV hat das Recht, die Qualifikation zu prüfen für Ärzte/Ärztinnen, die außerhalb der Weiterbildung die sonographische Qualifikation erworben haben (und sofern Zweifel an der sonographischen Qualifikation im Rahmen der Weiterbildung bestehen).
Unabhängig von diesen mehr standespolitisch-organisatorischen Gesichtspunkten geht es den sonographischen Experten der DEGUM sowie der Fachgesellschaften um die Qualität der Ausbildung als solche.
Die Lernziele der Ultraschallkurse, die aus vielen Erfahrungen von DEGUM-Seminarleitern zusammengetragen wurden und immer wieder verbessert werden, sind in diesem Buch den jeweiligen Kursabschnitten vorangestellt und werden kommentiert.

Testate: In allen Kursen, zumindest jedoch im Abschlußkurs, müssen die Teilnehmer ihr Wissen durch Testate überprüfen lassen. Als Hauptthemen der Testate sind zu berücksichtigen:
- physikalische Grundlagen,
- theoretische sonographische Fragen,
- praktische Untersuchungsaufgaben,
- Erkennung typischer pathologischer Befunde und Variationen des Normalen.

Fachliche Anforderungen an Kurs- oder Seminarleiter

Der Status des DEGUM-Seminarleiters ist inzwischen für alle in der DEGUM vertretenen Fachrichtungen zu erwerben. Voraussetzung ist die Mitgliedschaft in der DEGUM, Facharzt auf dem zu lehrenden sonographischen Gebiet, langjährige praktische und theoretische Erfahrungen in der Sonographie, aktive Teilnahme an Ultraschallkursen als Supervisor oder als Referent, Vorträge oder Veröffentlichungen auf dem Gebiet der Sonographie sowie begründete Empfehlungen der Kandidaten durch mindestens drei anerkannte Seminarleiter, die Referate des Betreffenden bei Kursen bereits gehört haben.
Ein anerkannter DEGUM-Seminarleiter hat das Recht, seine Zeugnisse mit den entsprechenden Seminarleiterplaketten zu versehen, die von der DEGUM vergeben werden.
Nicht alle Ultraschallkurse werden von DEGUM-geprüften Seminarleitern durchgeführt. Die KBV hat daher auch versucht, für die Qualifikation der

Ausbilder eine Mindestempfehlung zu geben. Sie ist in § 7 der neuen Ultraschallvereinbarung zusammengefaßt, der besagt, daß qualifizierte Ausbilder Ärzte sein können, „die auf ihrem Fachgebiet nach der Weiterbildungsordnung ermächtigt sind, oder Ärzte, die andere in der Ultraschalldiagnostik anleiten und ausbilden".
Folgendes wird vorausgesetzt:

- Erfüllung der fachlichen und apparativen Voraussetzungen,
- mindestens 36monatige eigenverantwortliche Tätigkeit in dem betreffenden Bereich der Ultraschalldiagnostik,
- die 10fache Zahl der geforderten Untersuchungszahlen (s. § 5),
- eine abgeschlossene fachärztliche Weiterbildung.

Dies sind vergleichsweise bescheidenere Anforderungen. Zwischen Ausbilder und Kursleiter wird dabei nicht unterschieden.

Perspektiven der Ultraschallkurse

Obwohl die früheren und neueren Ultraschallrichtlinien der KV die Qualifikation für die Sonographie zunehmend in die Weiterbildung verlagern, besteht ein ungemindertes Interesse an den Ultraschallkursen. Wie ist das zu erklären?

Es gibt wenig Ultraschalleinrichtungen, die von einem erfahrenen Leiter geführt werden, der für die Untersuchungsqualität und Ausbildung Sorge trägt. In vielen Krankenanstalten ist die Regelung so, daß die jüngeren Assistenten jeweils im Rotationsverfahren einige Monate sonographisch tätig sind. Die Einführung und die Überwachung der Untersuchung wird häufig durch im Ultraschall erfahrene Kollegen/-innen gewährleistet, was aber unter dem täglichen Zeitdruck oft nicht in dem gewünschten Umfang möglich ist.
Aus dieser Situation entstehen das Bedürfnis und der Wunsch, gerade der jüngeren Assistenzärzte, im Rahmen von Kursen systematisch in die Ultraschalldiagnostik eingeführt zu werden. Die Zusammensetzung der Kursteilnehmer hat sich dementsprechend im Laufe der Jahre verändert. Während früher niedergelassene Ärzte dominierten, sind es heute zum großen Teil jüngere Assistenzärzte /-innen. Von daher erklärt sich auch, daß die Teilnahme am Grundkurs grundsätzlich stärker ist als an Aufbau- und Abschlußkursen. Den Lehrinhalten des Grundkurses kommt deshalb eine ganz besondere Bedeutung zu. Die großen Themengebiete für diesen Kurs sind Ultraschallphysik, sonographische Anatomie, systematische Darstellung der sonographischen Pathologie und die praktischen Übungen in der Untersuchungstechnik. Mit diesen Kenntnissen ausgestattet, sind die Assistentinnen und Assistenten besser in der Lage, die Ultraschallausbildung in der Klinik zu beginnen.

Physikalisch-technische Grundlagen

J. Stein und C. Martin

ÜBERBLICK

Einführend werden am Beispiel der Fledermaus Ultraschallvorgänge erklärt und sodann einfache physikalisch-technische Zusammenhänge für die Ultraschallanwendung in der Medizin dargestellt.
Erzeugung, Ausbreitung und Eigenschaften von Ultraschallwellen beim Auftreffen auf Grenzflächen werden erläutert. Der zweite Abschnitt erläutert neben den Eigenschaften verschiedener Schallsonden die technischen Versionen der Bilderzeugung in der Ultraschalldiagnostik.

Physikalische Grundlagen

In der Biologie ist Ultraschall bei Fledermäusen als Orientierungssinn und Ortungsverfahren für Beutetiere bekannt. Fledermäuse senden über den Kehlkopf Ultraschall-Lautfolgen aus. Diese „Ortungslaute“ von wenigen Millisekunden Dauer werden durch Schallbündelung über den geöffneten Mund oder über Nasenlöcher und Nasenaufsätze zu einer „Schallkeule“ in Flugrichtung gebündelt.
Neben der Ortung können Fledermäuse auch die Relativgeschwindigkeit der Beutetiere über Frequenzänderungen der empfangenen Signale bestimmen: Fliegen sie auf ein Insekt zu, werden die ausgesandten Ortungslaute zu kürzeren Wellenlängen und damit höheren Frequenzen „zusammengeschoben“ („Doppel-Effekt“).
Da in der Optik die Wellenlänge für eine optimale Abbildung nur halb so groß sein sollte wie das zu erkennende Objekt, würde bei der Fledermaus die maximal abbildbare Objektgröße bei 20 kHz etwa 17 mm betragen; es werden aber viel kleinere Beutetiere erkannt. Wahrscheinlich tragen komplexe Interaktionen des auftreffenden Schalles in Form von „Kriechwellen“ um das Hindernis herum dazu bei, daß wesentlich kleinere Objekte erkannt werden können. Streuungs- und Beugungsvorgänge mögen ähnlich den Vorgängen bei der Organabbildung eine Rolle spielen (s. unten).

Impuls-Echo-Verfahren

Bei Schallwellen, wie sie bei der Fledermaus, in der Seefahrt oder industriellen Technik, vor allem aber in der Medizin zur Anwendung kommen (Schema 1.2), sind folgende Eigenschaften von Bedeutung:

- In Luft, Flüssigkeiten und im menschlichen Gewebe breiten sich Ultraschallwellen nahezu ausschließlich als Longitudinalwellen infolge Verdichtungs- und Verdünnungszonen des jeweiligen Mediums aus; somit sind Schallwellen an Materie gebunden; im Vakuum können sich daher keine Ultraschallwellen ausbreiten.
- Die Ausbreitungsgeschwindigkeit von Schallwellen ist in allen Stoffen relativ niedrig (im Bereich der Lichtgeschwindigkeit), so daß sich durch elektronische Meßtechnik Laufzeiten sehr präzise bestimmen und nach dem Zeit-Weg-Prinzip mit Entfernungen korrelieren lassen.
- Schallwellen werden an Grenzflächen von Medien ganz oder teilweise reflektiert. Der Reflexionsgrad (Verhältnis von auftreffender Schallintensität zum durchlaufenden Schallanteil = „Impedanz“) wird von den Wellenwiderständen (Produkt aus Dichte und Schallgeschwindigkeit) im Medium bestimmt.

Zur Erzeugung eines Ultraschallbildes wird im Puls-Echo-Verfahren eine kurze Serie von Ultraschallwellen ausgesendet und die Dauer bis zum Eintreffen des von einer Grenzfläche reflektierten

Echos gemessen. Über die Schallgeschwindigkeit läßt sich hieraus die Entfernung der Grenzfläche bestimmen.
Technisch wird dies durch den „Piezoeffekt" ermöglicht. Keramiken bzw. bestimmte Kristalle erzeugen durch ihre Verformung beim Anlegen einer Wechselspannung Schallwellen. Anschließend arbeitet der Kristall als Empfänger und wandelt die reflektierten Schalldruckwellen wieder in elektrische Energie um, die elektronisch zu einem Bild verarbeitet werden.
Die Qualität der Ultraschalldiagnostik hängt von zwei Forderungen an Schallwelleneigenschaften ab:
- möglichst hohes Auflösungsvermögen,
- ausreichende Eindringtiefe.

Da zwar das Auflösungsvermögen mit kurzen Schallwellen steigt, die Eindringtiefe aber abnimmt, (und umgekehrt bei langwelligem Schall), stehen sich diese Anforderungen konträr gegenüber.
Für die diagnostische Anwendung ergibt sich bei einer annähernd konstanten Schallausbreitung im Weichteil-/Flüssigkeitsgewebe von etwa 1500 bis 1600 m/s (in Luft 331, im Knochen 3500 m/s; Ultraschallgeräte sind auf einen Mittelwert von 1540 m/s geeicht) ein für eine optimale Abbildung erforderlicher Wellenlängenbereich von 1,5 bis 0,15 mm.
Nach der Formel

$$\text{Wellenlänge } \lambda = \frac{\text{Schallwellengeschwindigkeit c}}{\text{Frequenz f}}$$

errechnet sich daraus ein für die Ultraschalluntersuchung optimaler Frequenzbereich von 1–10 MHz (Tab. 1.**1**).

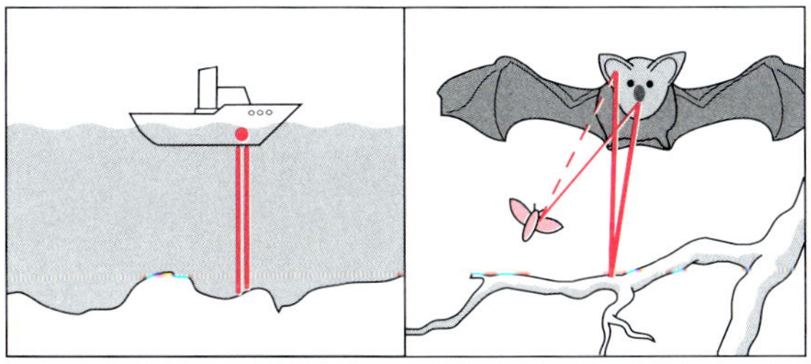

Schema 1.**2**
Impuls-Echo-Prinzip, angewandt z. B. beim Echolot in der Seefahrt oder bei der Orientierung von Fledermäusen. Nach Aussendung eines kurzen Schallimpulses kann über den Zeitverzug des Echos die Entfernung des Reflektors ermittelt werden. Fledermäuse gewinnen aus dem Echosignal zusätzliche Informationen über Geschwindigkeit und Flügelschlag möglicher Beutetiere. Hierbei nutzen sie Frequenzverschiebungen im Echo aus, hervorgerufen durch den Doppler-Effekt

Tabelle 1.**1** Richtwerte für Auflösung und Abbildungstiefen in Abhängigkeit von der Frequenz

Frequenz MHz	Auflösung axial mm	Auflösung lateral mm	Abbildungstiefe mm
3,5	1	2	160
5	0,6	1,2	100
7,5	0,4	0,8	50

Doppler-Effekt

Eine weitere grundlegende Eigenschaft von Wellen stellt der Doppler-Effekt dar, benannt nach dem Erstbeschreiber Christian Doppler (1842).
Bewegen sich Schallsender und Schallempfänger aufeinander zu oder voneinander weg, so ändert sich die Frequenz der empfangenen Schallwellen, da nach dem Weg-Zeit-Gesetz das Produkt aus Zeit und Geschwindigkeit gleich dem zurückgelegten Weg ist. Die Änderung der Frequenz bei Annäherung oder Entfernung von einer Schallquelle ist uns von vorbeifahrenden Rettungswagen ein wohlvertrautes Phänomen (Schema 1.**3**).
Das Doppler-Verfahren eignet sich in der Medizin zur Messung von Blutströmen in Gefäßen und im Herzen sowie zum Nachweis der Gefäßversorgung und Durchblutung von Gewebestrukturen.

Ausbreitungscharakteristik von Schallwellen

Zum Verständnis einiger Schallphänomene in der Sonographie sei an ein paar aus der Strahlen- und Wellenoptik vertraute Begriffe erinnert (zu den hier-

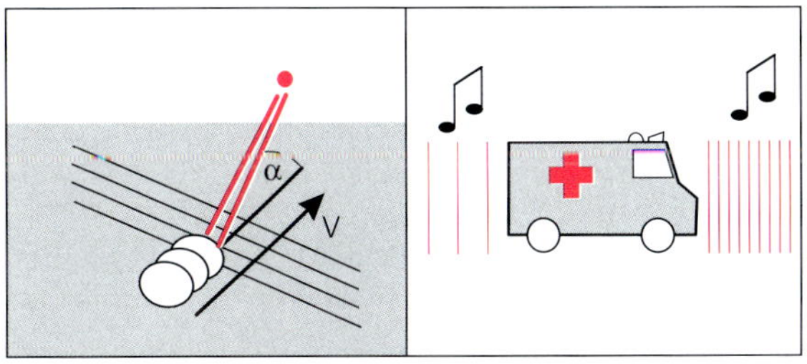

Schema 1.**3a** u. **b**
Doppler-Effekt (nach Felix u. Ramm). Die Doppler-Frequenzverschiebung hängt von der Relativgeschwindigkeit zwischen Schallquelle und Empfänger ($V_{relativ} = V \cdot \cos a$) ab. Bei der Untersuchung einer Blutströmung darf die Sonde daher nicht senkrecht zur Gefäßachse gehalten werden (cos 90 = 0)

mit verbundenen Artefakten s. Kapitel 1, S. 19ff):
- Reflexion,
- Streuung,
- Brechung,
- Absorption, Dämpfung.

Reflexion

In biologischen Geweben werden Schallwellen teilweise reflektiert, teilweise transmittiert. Impedanzunterschiede an Grenzflächen bewirken eine Summe rücklaufender Echosignale, die zu einem sonographischen Bildaufbau entsprechend dem anatomischen Organ führt. Mit zunehmendem Schallwellenwiderstand (akustische Impedanz) erhöht sich der Reflexionsgrad bis zur totalen Reflexion bei sehr hohen Dichteunterschieden, wie wir sie beim Übergang von Weichteilgewebe zu Knochen, Kalk oder zu Luft antreffen. Totalreflexionen rufen im Sonogramm Echos mit hoher Intensität („hochamplitudisches Echo“) hervor, so daß dahinterliegende Strukturen nicht mehr durchschallt und dargestellt werden können, da sie im „Schallschatten“ liegen.

Streuung

Da Schallwellen in biologischen Geweben nicht nur an den Organoberflächen auf akustische Grenzflächen treffen, sondern auch ubiquitär innerhalb der Organe, kommt es zu vielfachen ungerichteten Reflexionen, die als Streuung bezeichnet werden. Die von solchen Streuzentren rücklaufenden Echos tragen in ihrer Summe wesentlich zu einer Organabbildung bei; ohne sie wäre eine Darstellung z. B. gerundeter Konturen kaum möglich.
Reflexion und Streuung an glatten und rauhen Flächen sind im Schema 1.4 schematisch dargestellt.

Brechung

Schallwellen werden an schräg zur Ausbreitungsrichtung liegenden Grenzschichten gebrochen. Dies

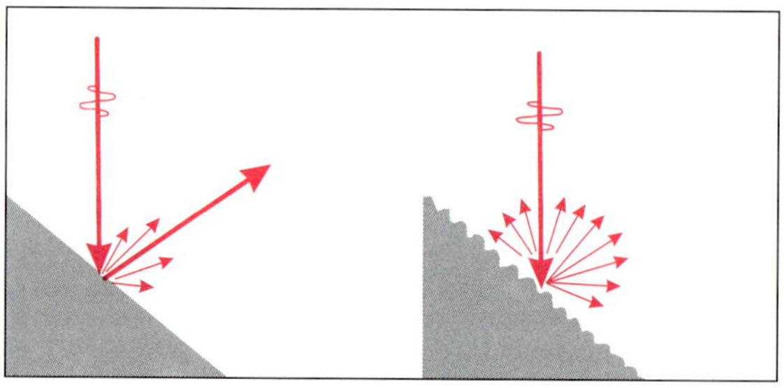

Schema 1.4
Reflexion und Streuung von Schallwellen an einer glatten und einer „rauhen“ Oberfläche

tritt besonders bei glatten Grenzflächen hoher akustischer Impedanz auf, wenn Körperstrukturen wie akustische Linsen wirken (Mehrfachspiegelungen!) und virtuelle Bilder im Sonogramm erzeugen (Mehrfachspiegelungen; „Doppelbildartefakte“).

Absorption und Dämpfung

Schallwellen, die nicht reflektiert werden, „verlieren“ sich durch räumliche Verteilung im Gewebe oder werden absorbiert und somit energetisch in Wärme umverteilt. Diese Gewebewirkung ist nach den Feststellungen einer Kommission der WHO bei der diagnostischen Anwendung von Ultraschall im niedrig energetischen Bereich unbedenklich. Ein anderer Teil erfährt beim Durchlaufen von Organen durch Reflexion, Streuung und Brechung eine Dämpfung seiner Schallintensität. Absorption und Dämpfung führen zu einem erheblichen Energieverlust, wodurch mit zunehmender Eindringtiefe Echos mit abnehmender Intensität empfangen werden. Dieser Verlust wird gerätetechnisch durch Tiefenausgleichsregler ausgeglichen (s. unten).

Technische Grundlagen

Zur Darstellung von Echosignalen in Diagrammen oder Abbildungen werden Kurven (A-mode) oder Graustufen (B-mode) verwendet. Die Darstellung der Echosignale erfolgt in den meisten Ultraschallgeräten im B-mode. Durch Einblendung von Geschwindigkeiten kann über eine Doppler-Frequenzverschiebung und Farbkodierung ein „Falschfarbenbild“ erstellt werden.
Auf die technischen Verfahren wird im folgenden eingegangen.

Signaldarstellung und Bildrekonstruktion

A-mode-Verfahren

Die technisch einfachste Darstellung der Echosignale ist die Amplitudenwiedergabe wie bei Messungen mit dem Oszillographen. Sie beruht auf einer Amplitudenauslenkung in einer einzeiligen Darstellung. Die von mehreren Grenzflächen zurückkehrenden Echos werden entsprechend der Laufzeit als hintereinander geschaltete Amplituden dargestellt. Dieses Verfahren wird als A-mode (Amplitudenmodulation) bezeichnet. Neben der Qualitätskontrolle, z. B. in der

Schweißnahttechnik, findet es noch in der Echoenzephalographie, der Augenheilkunde und im HNO-Bereich Anwendung.

B-mode-Verfahren

Hierbei („Brightness"-Modulation) wird ein zweidimensionales Schnittbild erzeugt, welches zeilenförmig mit ca. 120 Bildzeilen wie ein Fernsehbild aufgebaut wird und wie dieses Bildinformationen über Helligkeitsunterschiede liefert. Dazu werden unterschiedliche Echointensitäten als Bildpunkte unterschiedlicher Dichte zu Helligkeits- oder „Grauwert"-Stufen (Graustufendarstellung) elektronisch verarbeitet. A- und B-mode-Verfahren sind in Schema 1.**5 a** u. **b** beispielhaft dargestellt. Die entsprechenden B-Bilder können, wenn sie in einer Folge von 25–30/s aufgebaut werden, als bewegte Bildfolge ähnlich einem Film ablaufen (Real-time-Verfahren).

M-mode-Verfahren

Dieses Verfahren wird zur Registrierung von Bewegungsabläufen, z. B. an Herzklappen und Herzwänden eingesetzt (schon auf dem ersten Ultraschallkongreß 1949 wurde über die Herzbewegung im A-mode-Verfahren von Keidel berichtet!). Wird eine Bildzeile aus dem B-Bild (bei unbewegtem Schallkopf) in schneller Folge aneinandergereiht, so kann die Bewegung von Organstrukturen über ein Orts-Zeit-Diagramm aufgezeichnet werden („Time-motion" = TM-Verfahren; alle Verfahren sind noch einmal in Schema 1.**6** zusammengefaßt).

CW-Doppler

Im CW-Doppler (Continuous-wave) werden zwei piezoelektische Elemente verwendet, wobei ein Element kontinuierlich sendet und das andere die reflektierten Ultraschallimpulse empfängt. Eine Tiefenlokalisation ist hiermit nicht möglich. Die zurückkehrenden Echos werden auf ihr Frequenzspektrum im Vergleich zur ausgesandten Frequenz analysiert, akustisch und gegebenenfalls optisch dargestellt. Aus der Frequenzverschiebung lassen sich Strömungsrichtung und Flußgeschwindigkeit errechnen.

Die Anwendung erstreckt sich hauptsächlich auf die Gefäßstenosediagnostik oberflächennaher Gefäße (z. B. A. carotis) sowie die Erfassung hoher Flußgeschwindigkeiten im Herzen.

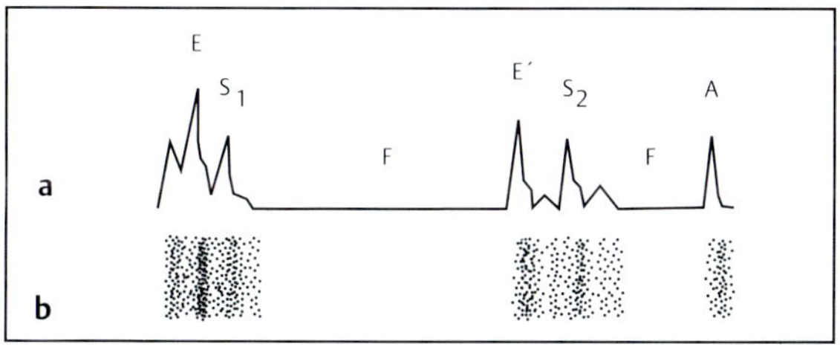

Schema 1.**5a** u. **b**
A- und B-mode-Verfahren am Beispiel der Kieferhöhle:
a A-mode-Signal. **b** B-mode-Darstellung: Übertragung der Amplitudenhöhen in Helligkeitspunkte.
E = Eintrittsecho (Knochen), E´= Eintrittsecho (Knochenleiste oder Polyp), S_1 = Schleimhaut, S_2 = verdickte Schleimhaut, f = Flüssigkeit, A = Austrittsecho

PW-Doppler

Im Unterschied zum CW-Doppler wird beim PW-Doppler-Verfahren (Puls-wave) nur ein piezoelektrisches Element verwendet, welches alternierend als Sender und Empfänger dient. Über ein in der Empfangszeit vorgegebenes Meßtor werden die Echosignale registriert. Dadurch können Tiefe und Weite des Meßvolumens („sample volume") bestimmt und ein Blutfluß ortsselektiv erfaßt werden.

Duplexsonographie

Die Kombination von CW- und PW-Doppler mit dem B-Bildverfahren wird als Duplexsonographie bezeichnet. Dopplerstrahl und Meßtor können unter Sichtkontrolle eingestellt werden.

CFM-Sonographie (Farbdoppler-Sonographie)

Zu der Grauwertdarstellung im B-Bild wird bei der CFM-(color-flow-mapping) Sonographie zusätzlich die Doppler-Funktion über Doppler-Meßtore eingesetzt. Die hiermit meßbaren Frequenzverschiebungen in Blutgefäßen werden elektronisch farblich kodiert. Üblich ist, die auf den Schallkopf zulaufenden Strömungen rot und die sich entfernenden blau zu belegen. Die Farbskala kann zusätzlich mit weiß, gelb, türkis und grün ergänzt werden, womit Turbulenzen und Flußprofile besser erkennbar werden.

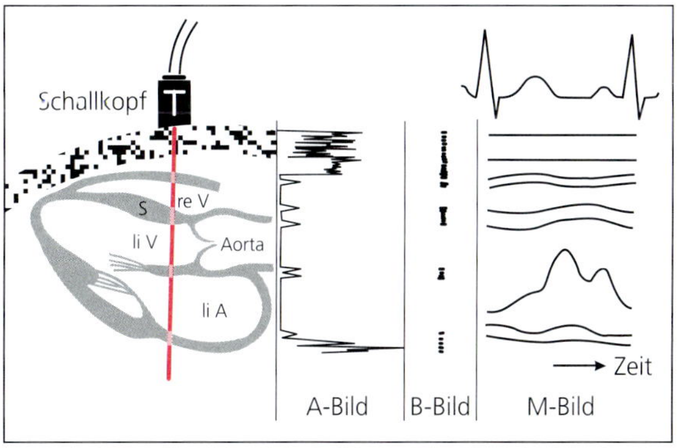

Schema 1.**6**
Entstehung des A-, B- und M-Bildes

Applikator-(Scanner-)typen

Moderne Scanner (Schallkopf mit Elektronik für gerichtete Ultraschallabstrahlung und Richtstrahlempfang) tasten die Körperorgane so rasch ab, daß pro Sekunde mehr als 20 vollständige Bilder mit über 100 Bildzeilen erzeugt werden (Real-time-Scanner). Man spricht von dynamischer Darstellung im Gegensatz zu dem noch selten eingesetzten Compound-Scan mit statischer, zusammengesetzter Darstellung. Die Real-time-Scanner werden nach der Geometrie der Bildabtastung unterschieden in (Schema 1.7):

- Linearscanner: parallele Abtastung,
- Konvexscanner (Curved-array-Scanner): gefächerte Abtastung,
- Sektorscanner: radiale, fächerförmige Abtastung.

Linearscanner

In ihm sind bis zu 512 Wandlerelemente linear angeordnet, die elektronisch in Gruppen angesteuert werden können, um die Dichte des Zeilenrasters und die Bildqualität zu erhöhen.
Zu den Vorzügen gehört die geometriegetreue Abbildung und die Möglichkeit der Schallbündelung (Fokussierung), zu den Nachteilen die große Auflagefläche (schlechte Schallfenstereigenschaft).

Konvexscanner

Als Linearscanner sind hier die Wandlerelemente lediglich auf einer konvexen Schallkopfoberfläche angeordnet, wodurch bei kleinerer Ankopplungsfläche eine größerflächige Bilddarstellung im Tiefenbereich ermöglicht wird.

Sektorscanner

Bei dem mechanischen Sektorscanner werden die Wandlerelemente durch eine mechanische Drehung in unterschiedliche Positionen gebracht, so daß sich die Ultraschallimpulse radial ausbreiten und eine sektorförmige Abbildung möglich wird.
Beim elektronischen Sektorscanner befinden sich (wie bei einem Linearscanner) bis zu 128 Elemente in linearer Anordnung. Durch phasenverschobene Ansteuerung („phased-array“) wird das Schallfeld über das Untersuchungsgebiet geschwenkt, so daß ein sektorartiges Bild entsteht.

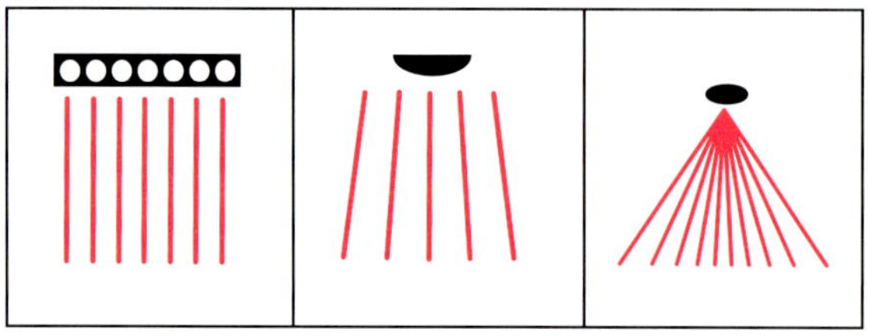

Schema 1.7
Abtastung bei Linear-, Konvex- und Sektorscannern

Signalbeeinflussung

Eindringtiefe und Auflösung sind frequenzabhängig: je höher die Frequenz, um so besser die Auflösung, um so geringer aber die Eindringtiefe. So kann z. B. der Nahbereich (Schilddrüse, Halsgefäße) mit 7,5 MHz, der Fernbereich (tiefe Bauchorgane) mit 2 oder 3 MHz am besten abgebildet werden. Jedoch ist die Feinstruktur der Schilddrüse bei 7,5 MHz erheblich besser als z. B. die tiefen Leberabschnitte mit einer Frequenz von 2,5 MHz. So kann bestimmten Frequenzbereichen sowohl eine maximale Eindringtiefe als auch ein Maß für die Auflösung zugeordnet werden, wobei eine axiale und eine laterale Auflösung unterschieden werden.

Axiale Auflösung

Ein Schallimpuls kann günstigenfalls mit 2(–3) Wellenlängen in Längsrichtung (axial) ausgesandt werden. Da die maximale Auflösung zweier getrennter Punkte in Längsrichtung einer halben Impulslänge, also etwa einer Wellenlänge entspricht, beträgt die Auflösung bei einer verwendeten Frequenz von 3,5 MHz etwa 0,5 (–1) mm. Die Berechnung erfolgt nach der Formel

$$\frac{\text{Fortpflanzungsgeschwindigkeit c}}{\text{Frequenz f}} =$$

$$\frac{1540\ \text{m/s} = 1{,}540 \times 10^{6}\ \text{mm/sec}}{3{,}5\ \text{MHz} = 3{,}5 \times 10^{6}/\text{sec}} = \sim 0{,}5\ \text{mm}$$

Laterale Auflösung

Betrachtet man die Form eines ausgesendeten Schallimpulses und seine Ausdehnung in die Tiefe (Schallfeld), so hat er im Nahbereich entsprechend dem Schallkopf eine breite Form, konvergiert in der Fokuszone taillenförmig, um in der Tiefe mit abnehmender Intensität und Auflösung zu divergieren. Der entstehende Schallraum wird „Schallkeule“ genannt.
Im Fokusbereich mit einer geringen lateralen Ausdehnung von 3–4 Wellenlängen befindet sich der Bereich der größten lateralen Auflösung (Schema 1.7). Bei einer Frequenz von 3,5 MHz eines hochauflösenden Gerätes beträgt die laterale Diskriminierung etwa 2 mm (Trennung zweier nebeneinander auf einer Schallkeule liegenden Objektpunkte).

Fokussierung

Eine Steigerung der Auflösung kann auch über die Verschiebung des Fokusbereiches erzielt werden: Eine konkave Wölbung der Sonde (Hohlspiegeleffekt) oder eine zusätzliche Sammellinse verjüngen das Schallfeld in Ausbreitungsrichtung. Bei mechanischen Fokussierungen ist eine Verschiebung des Fokus nicht möglich (Fix-Fokus-System; hier kann der Fokusbereich durch Verwendung einer Wasservorlaufstrecke verändert werden).
Bei elektronischen Fokussierungen (Phasenverschiebung mehrerer Schallquellen) gelingt eine Verschiebung in beliebige Tiefen (eine Anzeige im Gerät weist darauf hin, ob der Untersucher den Fokus auch in den gewünschten Tiefenbereich eingestellt hat; Schema 1.**8**).

Signalverarbeitung

Preprocessing

Durch elektronische Verzögerungs- und Integralglieder können beim Empfang der Echos die Signalqualität und Auflösung noch verbessert werden. Diese Signalverarbeitung vor der Speicherung dient der Verbesserung der Bildqualität und wird als Preprocessing bezeichnet.

Postprocessing

Bei allen Ultraschallgeräten können Sonogramme gespeichert und z. B. durch Änderung der Kennlinie (Graustufenskala) bearbeitet werden. So bewirkt das Postprocessing eine Kontrastverstärkung zwischen kleinen (Weichteilgewebe) und großen Signalen (Kalk- oder Knochenstruktur), indem es Helligkeitsunterschiede (Graustufenbereiche) entweder hervorhebt oder unterdrückt.

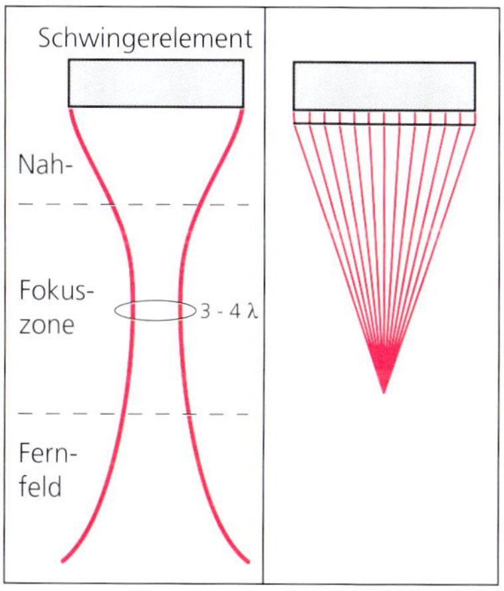

Schema 1.**8**
Schallkeule und elektronische Fokussierung (nach Röthlin, Bouillon und Klotter)

Tiefenausgleich

Ultraschallwellen werden im Gewebe durch Absorption gedämpft. Daher sind später eintreffende Echosignale, die aus größerer Tiefe kommen, schwächer als frühe. Dieser störende Dämpfungseffekt wird durch die TGC-Regelung (Time-gain-compensation) behoben, bei der später eintreffende Signale höher verstärkt werden. Regler an den Geräten können daher so eingestellt werden, daß (z. B. bei der Leberdurchschallung) in jeder Tiefe ein gleichmäßig helles Bild besteht.

Gesamtverstärkung (Gain)

Wie bei einem Lautsprecherregler am Radio kann am Ultraschallgerät eine Gesamtverstärkung verändert werden, wenn Körperumfang oder Gewebebeschaffenheit eine Veränderung über den gesamten Tiefenbereich fordern. Die Einstellung der Gesamtverstärkung (Empfangsverstärkung) sollte immer mit der Sendeintensität (die vom Schallkopf ausgehende Sendeleistung) abgestimmt werden. Zu hohe Schallintensitäten führen zu einer Nivellierung der Grauabstufung und zu einem „überstrahlten" Bild.

ZUSAMMENFASSUNG

In der Ultraschalldiagnostik werden Schallwellen von ca. 1–10 MHz durch piezoelektrische Elemente in Form von Schallimpulsen ausgestrahlt und wieder empfangen. Im Echoverfahren können Entfernung (Laufzeit) und Geschwindigkeit (Doppler-Verschiebung) eines Reflektors bestimmt werden. Reflexion, Brechung, Streuung und Dämpfung bewirken verschiedene Schallphänomene und Artefakte. So müssen nicht immer Ortswiedergaben von Echos den tatsächlichen Gewebegrenzflächen entsprechen. Sonogramme werden zumeist im B-mode dargestellt. Linear- und Konvexscanner haben infolge der elektronischen Fokussierung eine bessere Schallfeldcharakteristik, Sektorscanner ein besseres Eingangsfenster und ein breiteres Tiefenfeld.
Gerätespezifische Eigenschaften können zudem über eine Signalbeeinflussung und Signalverarbeitung zu einer Bildqualitätsverbesserung beitragen.

Einstellung des Ultraschallgerätes

L. Brügmann

ÜBERBLICK

Es werden die Bedeutung und die Art und Weise einer guten Monitor- und Geräteeinstellung aufgezeigt, um Fehlinterpretationen zu vermeiden.

Die Ultraschall-Schnittbildmethode ist durch gründliches theoretisches und praktisches Wissen so zu vervollkommnen, daß sich der Untersucher seiner Befunde sicher sein muß. Wesentlich ist die ständige Eigenkritik und die gelegentliche Kontrolle der Befunde durch komplementäre Verfahren.
Eine exakte Diagnose ergibt sich aus der Erfahrung und der Gewissenhaftigkeit, vor allem aber auch aus einer optimalen Geräteeinstellung, die von Patient zu Patient und von Organ zu Organ ständig angepaßt werden muß. Hierbei bewährt es sich, die linke Hand auf dem Bedienungsfeld liegenzulassen, während die rechte Hand den Schallkopf führt.

Monitoreinstellung

Zunächst wird der Monitor eingestellt. Er ist mit einem Helligkeits- und einem Kontrastregler versehen und kann entsprechend der gewünschten Untersuchung eingestellt werden, um einen guten Bildeindruck zu erhalten. Hierzu wird zu Beginn die Helligkeit in der Weise reguliert, daß die Randstrukturen und die Grundhelligkeit auf dem Monitor zu differenzieren sind. Danach wird der Kontrast so eingestellt, daß sämtliche Grautöne am Graukeil erkennbar sind.

Grundeinstellung des Ultraschallgerätes

Nach Einstellung des Monitors wird zur Grundeinstellung üblicherweise die Leber eines gesunden Probanden im subkostalen Schrägschnitt rechts mit kranialem Strahlengang so geschallt, daß auf dem Monitorbild Lebergewebe erscheint.
Es hat sich bewährt, als erstes die Sendeleistung so hochzuregulieren, daß der Nahbereich gerade eben erkennbar ist. Anschließend wird die Gesamtverstärkung in der Weise eingestellt, daß eine Überstrahlung vermieden wird. Erst danach erfolgt die Regulierung der Tiefenverstärkungskurve, die eine homogene Echodichte des Organs und eine einheitliche Bildhelligkeit bewirkt. In der Regel handelt es sich um Schieberegler, die in cm-Abschnitten wirksam sind.
Häufige Fehler bei der Geräteeinstellung sind durch eine zu hohe oder zu niedrige Gesamtverstärkung, durch einen verstärkten oder zurückgedrehten Tiefenausgleich sowie durch ein übersteuertes Nah- oder Fernfeld bedingt. Dadurch entstehen dann zu „harte" Bilder, „überstrahlte" Bilder, zu „schwarze" Bilder oder unterschiedliche Abbildungsqualitäten in verschiedenen Bildabschnitten. Das Resultat ist immer eine schlechte Bildqualität und dadurch ein erheblicher Informationsverlust. Während jeder Untersuchung muß das Gerät – je nach Erfordernis – nachgestellt werden. Hierfür existieren die Bildparameter-Regler, wie z. B. die Abstrahlintensität und der Dynamikbereich, sowie die Regler für die Bildcharakteristik, wie z. B. die Gesamtverstärkung.

ZUSAMMENFASSUNG

Nach Monitoreinstellung (Helligkeit und Kontrast) wird die Grundeinstellung des Ultraschallgerätes in folgender Reihenfolge durchgeführt: zunächst Einstellung der Sendeleistung, dann Regulierung der Gesamtverstärkung und der Tiefenverstärkungskurve sowie der Bildparameter und der Bildcharakteristik.

Bildartefakte

L. Brügmann

ÜBERBLICK

Nach Definition und physikalischer Erklärung werden die wichtigsten Bildartefakte vorgestellt, erläutert und praktisch wichtige Beispiele angeführt.

Definitionsgemäß handelt es sich bei den Bildartefakten um Echos, die keiner anatomischen Struktur entsprechen. Ihre Entstehung beruht nach Bönhof darauf, daß der Bildaufbau nicht alle physikalischen Phänomene berücksichtigt. Artefakte sind methodenimmanent, teilweise sehr störend, andererseits aber auch aufschlußreich. Die wichtigsten Artefakte sind die Schallschattenartefakte, die dorsale Schallverstärkung, das Rauschen, die Wiederholungsechos einschließlich Resonanzartefakte und Ring-down-Artefakte, der Zystenrandschatten, die Schichtdickenartefakte, die Spiegel- und die Bogenartefakte.

Schallschattenartefakt

Es ist ein sehr bekanntes Phänomen, welches immer dann auftritt, wenn Schallwellen an akustischen Grenzflächen (z. B. Luft) sehr stark reflektiert oder in einem Medium absorbiert werden (z. B. Gallenblasenstein, Knochen). Der reflektierte Impuls erzeugt ein sehr starkes Echo an der akustischen Grenzfläche, dorsal hiervon ist dann im Schatten keine Aussage mehr möglich (Schema 1.**9** u. Abb. 1.**1**).

Dorsale Schallverstärkung

Auch dieses Phänomen ist recht bekannt und spielt in der Diagnostik eine sehr große Rolle. Es handelt sich hierbei um eine bedeutsame Charakteristik echofreier Strukturen (z. B. Zysten), da hier kein Energieverlust besteht und eine Echoverstärkung resultiert. Der allgemeingebräuchliche Begriff „Schallverstärkung" ist nicht korrekt, da es sich eigentlich nur um eine nicht so starke Ab-

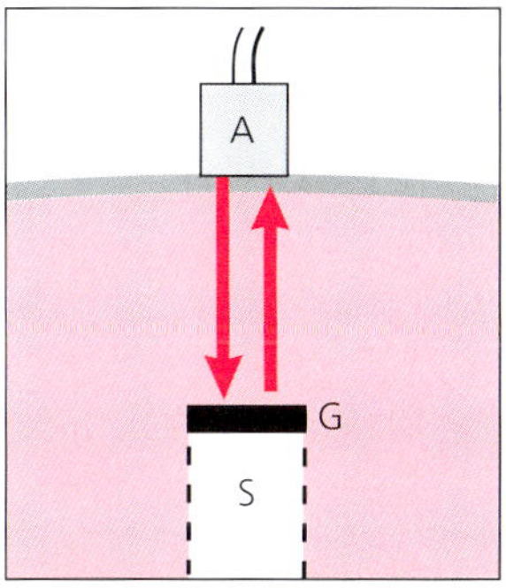

Schema 1.**9**
Schallschattenartefakt: Hinter einem starken Reflektor (z. B. Gallenstein) entsteht eine Schattenzone (S) durch Reflexion und Absorption; A = Applikator

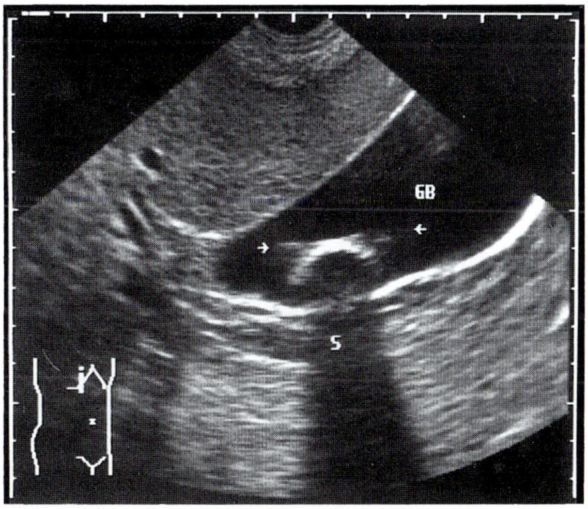

Abb. 1.**1**
Schallschattenartefakt: Gallenblasenstein mit typischem Schallschatten (S). Die Pfeile deuten auf einen Bogenartefakt (s. S. 24)

schwächung handelt. Die Impulse werden deutlich gedämpft und erscheinen aus diesem Grund echodichter, dies gilt dann als zusätzlicher diagnostischer Hinweis. Man bedenke, daß dies aber nicht nur für Zysten, sondern auch für andere liquide Strukturen wie zentrale Einschmelzungen, Abszesse und anderes gilt (Schema 1.**10** u. Abb. 1.**2**).

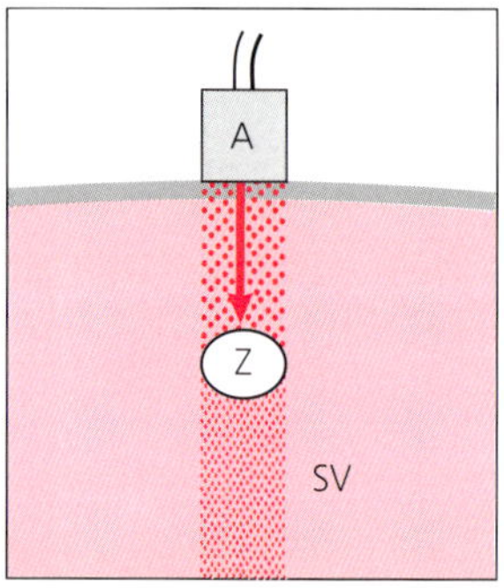

Schema 1.**10**
Dorsale Schallverstärkung: Hinter Flüssigkeit (Z) werden Schallwellen weniger abgeschwächt, es entstehen also echodichtere Schallimpulse; SV = „Schallverstärkung"

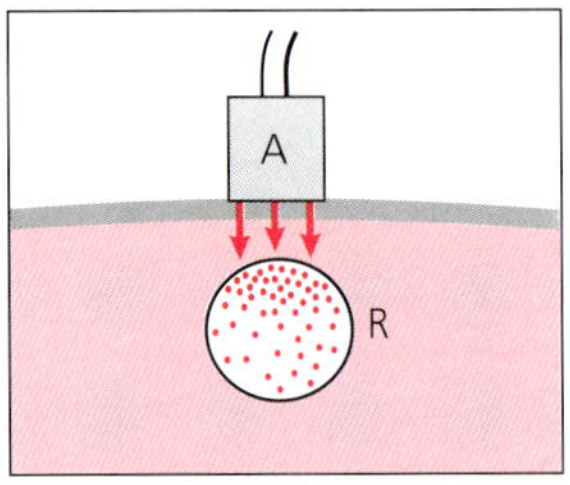

Schema 1.**11**
Rauschen: Durch eine Verstärkung der schallkopfnahen Abbildungsschichten kommt es zu zahlreichen feinen Echos in zystischen Organen

Rauschen (Synonym: Streuechos)

Bei diesem Artefakt handelt es sich um multiple kleine Reflexe besonders in oberflächennahen Abschnitten echofreier Strukturen (Gallenblase, Harnblase, Leber- und Nierenzysten), die zu einem milchig-nebligen Eindruck führen. Das Rauschen entsteht in der Elektronik des Ultraschallgerätes und wird durch eine Verstärkung der schallkopfnahen Organstrukturen hervorgerufen. Durch Reduktion der Gesamtverstärkung und durch Fokusänderung verschwindet dieses Phänomen (Schema 1.**11** u. Abb. 1.**3**).

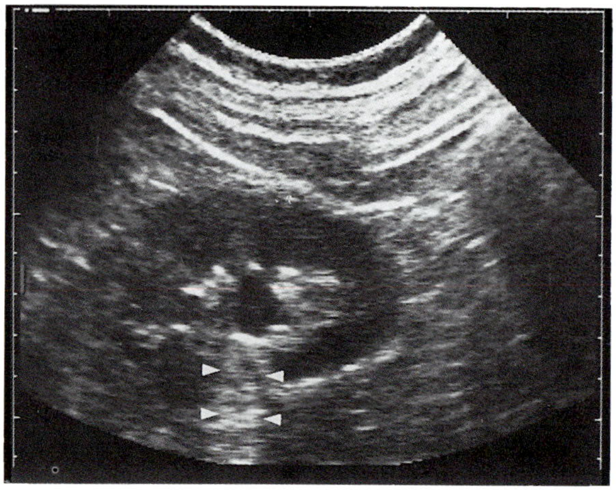

Abb. 1.**2**
Dorsale Schallverstärkung: Peripelvine Nierenzyste mit dorsaler Schallverstärkung (Pfeile)

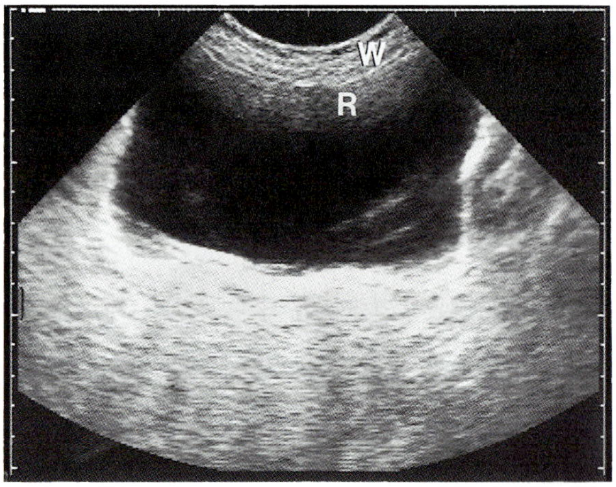

Abb. 1.**3**
Rauschen: Harnblasenquerschnitt. Beachte die parallel angeordneten Echos ventral. Es handelt sich um Wiederholungsechos (W, s. S. 21) und die direkt dorsal davon liegenden multiplen feinen Echos, das sogenannte Rauschen (R)

Wiederholungsechos (Synonyma: Vielfachechos, Mehrfachreflexionen, Reverberationen)

Bei hintereinanderliegenden Grenzflächen mit hohem Impedanzsprung kommt es zu hellen Banden besonders in der Gallenblase, der Harnblase und in Zysten. Die Ultraschallwellen laufen mehrfach hin und her, brechen sich an der Rückseite, kehren zur Vorderseite zurück, werden dort aber nur partiell zum Empfänger zurückgelassen und zum überwiegenden Teil zur Rückfläche reflektiert. Dieser „Iterationsvorgang" wiederholt sich ununterbrochen, und so baut sich schließlich eine Säule linearer Echos auf, die als Artefaktlinien zueinander und zur Applikatoroberfläche parallel verlaufen. Je näher der Reflektor an der Körperoberfläche liegt, desto größer ist die Zahl der Wiederholungsechos, die zur Tiefe hin jedoch immer echoärmer werden (Schema 1.**12** u. Abb. 1.**4**).

Bei besonders hartem Aufprall der Schallwellen (Luft, Metall) kommt es zu dem Phänomen des

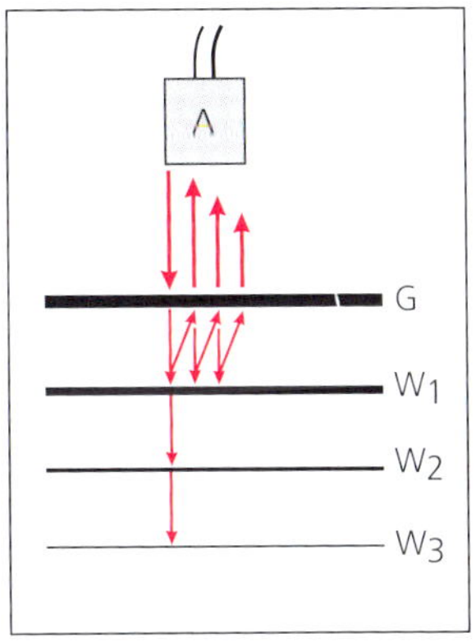

Schema 1.**12**
Wiederholungsechos: Schematische Darstellung einer reflexkräftigen Grenzfläche (G) mit typischen parallelen bandförmigen, immer echoärmeren Wiederholungsechos (W) dorsal

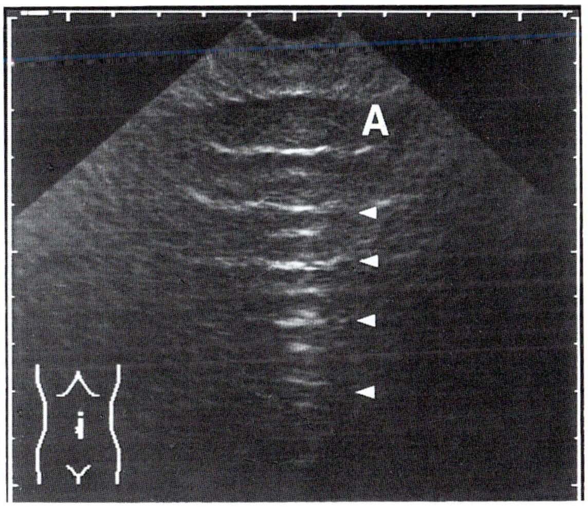

Abb. 1.**4**
Wiederholungsechos: Längsdarstellung einer sehr stark verkalkten Aorta abdominalis (A) mit zur Tiefe hin parallelen Artefaktlinien (Pfeile)

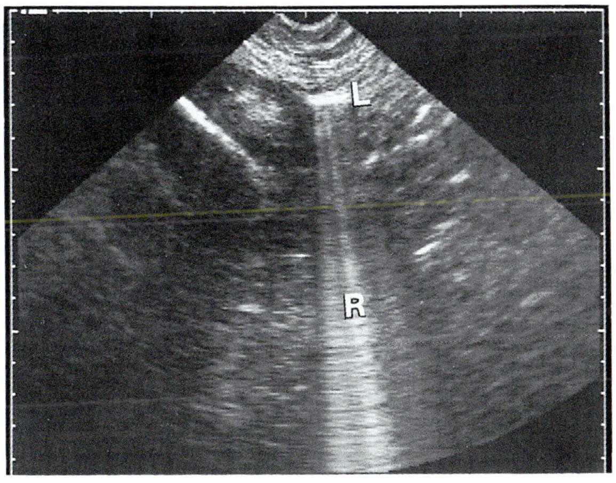

Abb. 1.**5**
Resonanzartefakt: Treffen Schallwellen hart auf Luft (L), entsteht ein Resonanzartefakt (R). Durch geringe Verschiebung des Applikators verschwindet dieses störende Artefakt

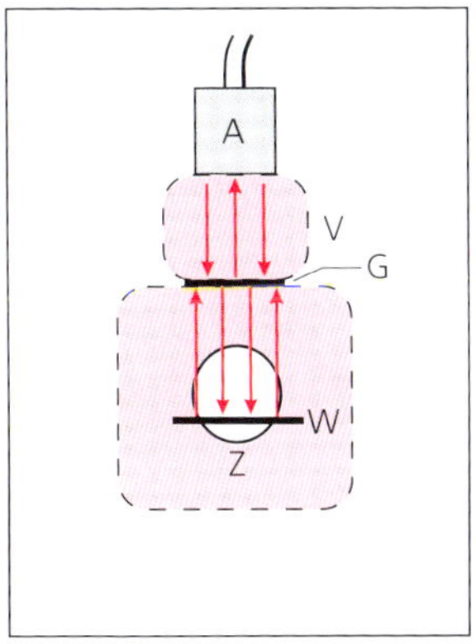

Schema 1.**13**
Vorlaufstreckenartefakt: Die Grenzschicht (G) zwischen der Vorlaufstrecke (V) und dem zu untersuchenden Objekt stellt einen harten Reflektor dar. Die Schallwellen werden teils reflektiert, teils in das Organ mit der Zyste (Z) weitergeleitet. Es baut sich eine Säule linearer Echos auf, wobei sich die Grenzschicht besonders in der Zyste darstellt

Resonanzartefaktes (Synonym: Kometenschweif, Abb. 1.**5**) bzw. des Ring-down-Artefaktes, da der Impedanzsprung hier besonders groß ist, und es qualitativ und quantitativ zu besonders vielen Reverberationen kommt. Regelmäßig werden Wiederholungsechos durch eine schlechte Ankopplung des Applikators in Projektion auf die ersten Millimeter der Haut – trotz ausreichendem Kontaktgel – sowie an der Grenzfläche zwischen einer Zyste und direkt benachbarten luftgefüllten Darmschlingen beobachtet. Besonders eindrucksvoll stellt sich das Wiederholungsecho auch beim sogenannten „Vorlaufstreckenartefakt" dar (Schema 1.**13**).

Zystenrandschatten (Synonym: Abtropfphänomen)

Die Brechung und Streuung von Schallwellen am Rand flüssigkeitsgefüllter Hohlräume bei tangentialem Auftreffen führt zu einer schmalen Schallschattenzone („lateral-shadowing") nicht hinter dem Objekt, sondern hinter der lateralen Reflexgrenze. Dieser Schallschatten entsteht durch Energieverlust (Schema 1.**14** u. Abb. 1.**6**).

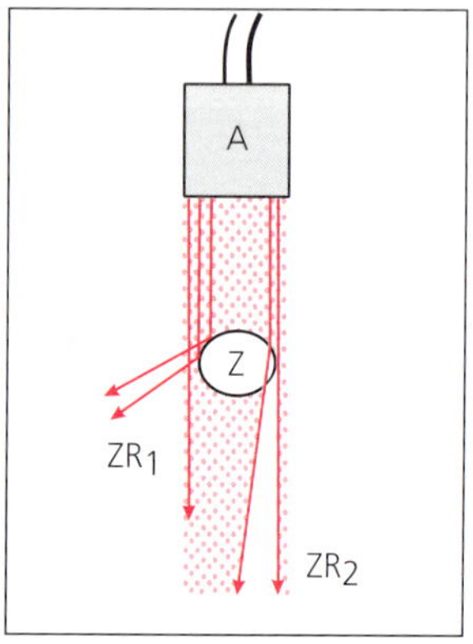

Schema 1.**14**
Zystenrandschatten: Vom Applikator (A) auf eine Zyste auftreffende Schallwellen können am Zystenrand gestreut (1) oder gebrochen (2) werden. In beiden Situationen entstehen durch Energieverlust Zystenrandschatten

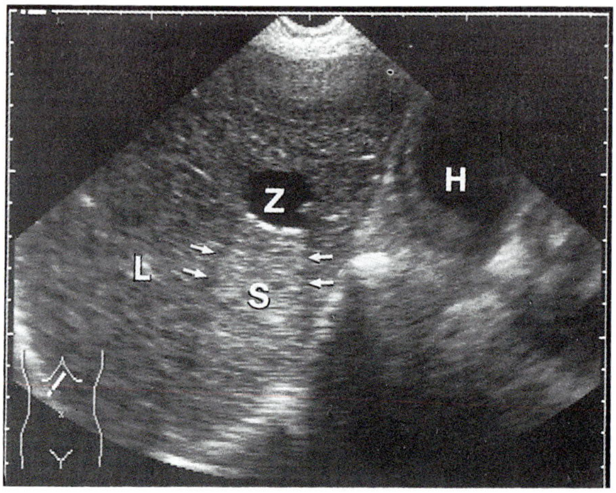

Abb. 1.**6**
Zystenrandschatten: Leberzyste (Z) mit Schallverstärkung (S) und zartem Zystenrandschatten (Pfeile); H = Herz, L = Leber

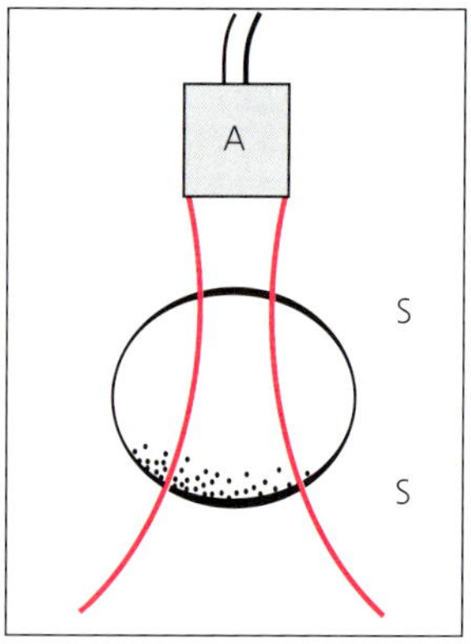

Schema 1.**15**
Schichtdickenartefakt: Die ventrale und dorsale Wand des zystischen Hohlorganes stellt sich verdickt und unschärfer dar; S = Schichtdickenartefakt

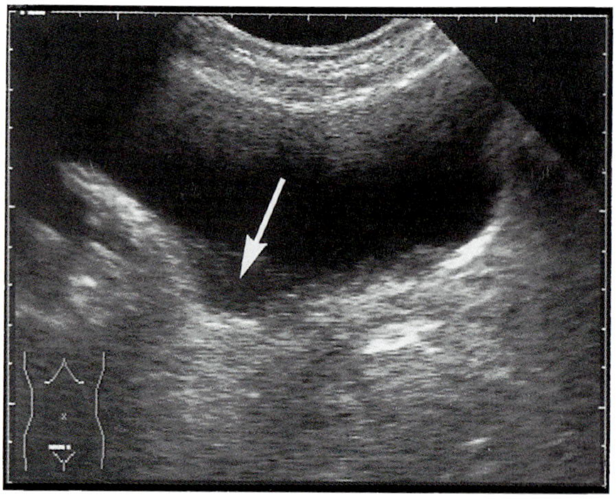

Abb. 1.**7**
Schichtdickenartefakt: Querschnitt durch die Harnblase mit teilverdickt und unscharf wirkender Wand, besonders dorsal (Pfeil)

Schichtdickenartefakt (Synonym: Randartefakt)

Bei diesem Artefakt handelt es sich um einen feinen Saum wandständiger Binnenechos flüssigkeitsgefüllter Organe. Die Wände erscheinen an charakteristischen Stellen unschärfer und dicker.
Die Ursache liegt in einem schrägen Auftreffen der Schallkeule auf eine Grenzfläche zwischen reflexkräftigem und reflexlosem Material. Durch die Schallkeulenbreite entsteht eine begrenzte räumliche Auflösung. Diese Artefaktechos sind unter Umständen mit Sedimenten in Zysten oder in der Gallenblase zu verwechseln (Schema 1.**15** u. Abb. 1.**7**).

Spiegelartefakt

Schallwellen, die auf ein schräges Reflexband (Zwerchfell) aufprallen und vorher eine weniger

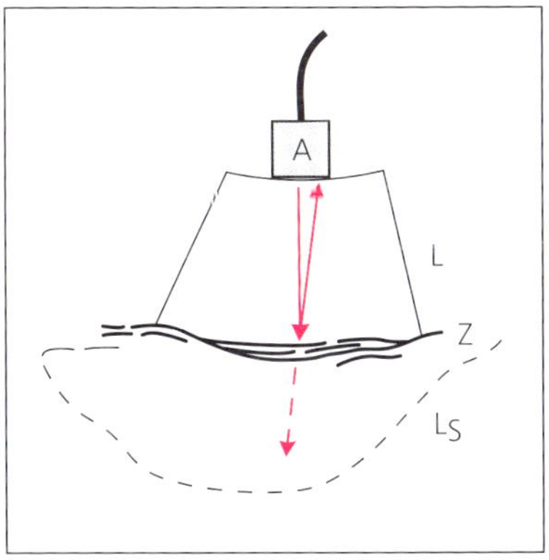

Schema 1.**16**
Spiegelartefakt: Schematische Darstellung der am Zwerchfell (Z) reflektierten Schallwellen in der Leber (L) mit dem Trugbild einer „Spiegelartefakt"-Leber (L_s)

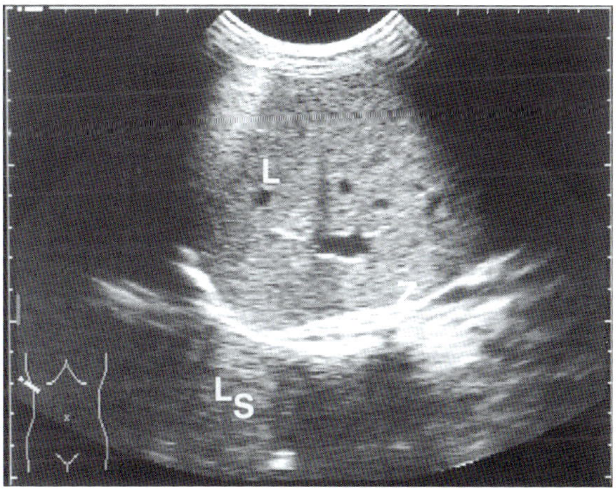

Abb. 1.**8**
Spiegelartefakt: Interkostalschnitt der Leber (L) mit homogener Struktur. Durch Spiegelartefakte bandförmig verdicktes Zwerchfell (Z) und teildargestellte Leber supraphrenisch (Ls)

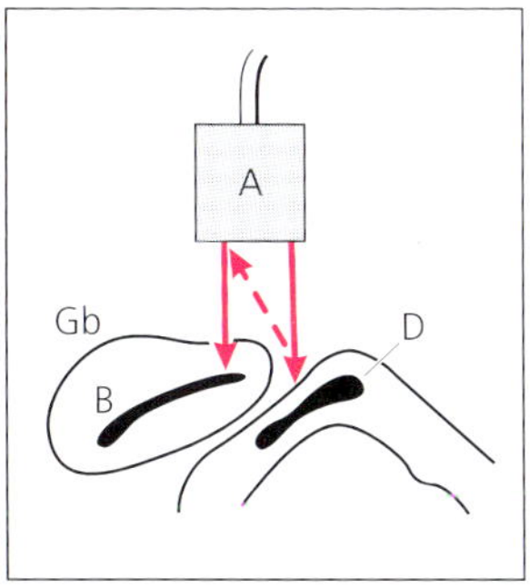

Schema 1.**17**
Bogenartefakt: Darmluft (D) ist ein starker Reflektor und wird, wenn sie neben der Gallenblase (Gb) liegt, in diese hineinprojiziert. Ursächlich ist der nicht senkrecht unter einem aktivierten Element liegende Reflektor, der jedoch noch innerhalb der Schallkeulenbreite liegt; B = Bogenartefakt

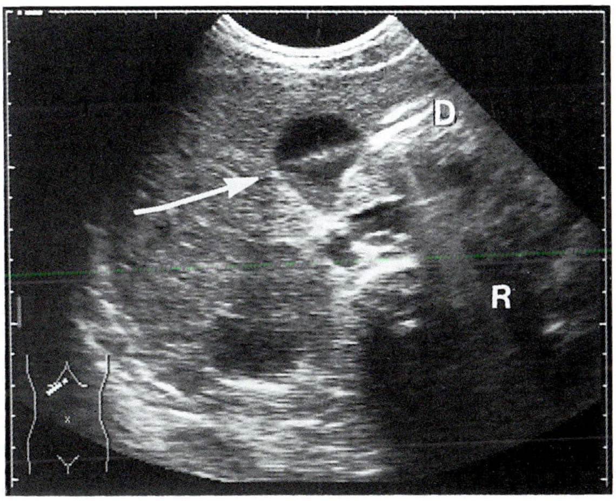

Abb. 1.**9**
Bogenartefakt: Der Pfeil weist auf ein Bogenartefakt in einer steinfreien Gallenblase, hervorgerufen durch benachbarte Duodenalluft (D). Beachte auch das angedeutete Resonanzartefakt (R)!

echogene Struktur durchlaufen, bilden diese Struktur gelegentlich durch Mehrfachreflexionen hinter dem Reflexband spiegelbildlich ab („Trugbild", „Pseudoecho"). Diese Artefakte haben ihre Erklärung in einer doppelten Laufzeit des Schalls durch reflexionsbedingte Veränderungen der Schallrichtung. Die doppelte Wegstrecke (Laufzeit) täuscht eine schallkopffernere Abbildung vor. Bekannt ist die bandartige inhomogene Zwerchfellstruktur und die Abbildung von Leber- und Milzstrukturen supraphrenisch (Schema 1.**16** u. Abb. 1.**8**). Besonders eindrucksvoll sind spiegelbildliche Abbildungen kleiner Leberzysten, Angiome oder Metastasen.

Bogenartefakt

Dieses Artefakt entsteht an starken Reflektoren (wie z. B. Luft im Darm, an Konkrementen oder Knochen) und wird dann in echoarmen und echofreien Organabschnitten erkennbar. Es handelt sich um ein regelmäßig anzutreffendes Phänomen der B-Bild-Untersuchung. Gelegentlich wird es mit Septen und Sediment verwechselt. Das Bogenartefakt entsteht, weil beim Aufbau eines Monitorbildes die Schallkeulenbreite vernachlässigt wird. Der Empfänger registriert die Nebenkeulen zusammen mit der Hauptkeule und ordnet sie dieser zu. Aus diesem Grund wird das Objekt falsch abgebildet. Als Beispiel sei das Bogenartefakt in einer steinfreien Gallenblase genannt, welches von benachbart liegenden Darmstrukturen ausgeht. Weiterhin auch solche in der Harnblase, im Aszites und in großen Gefäßen (Schema 1.**17** u. Abb. 1.**9**). Durch geringes Kippen des Applikators und durch Ändern der Schnittebene sind Bogenartefakte leicht zu eliminieren.

ZUSAMMENFASSUNG

Für eine exakte Bildinterpretation ist die Kenntnis von Bildartefakten unerläßlich. Besonders bedeutsam für eine sonographische Diagnose sind die Schallschattenartefakte und die dorsale Schallverstärkung. Zur Feindiagnostik in Zysten spielen aber auch das Rauschen, die Wiederholungsechos, die Zystenrandschatten sowie die Schichtdickenartefakte und die Bogenartefakte eine große Rolle.
Artefakte sind dann besser verständlich, wenn man sich die Mühe macht, physikalische und technische Hintergründe des Bildaufbaus und der Bildentstehung zu studieren.

Sonographische Untersuchungstechnik und Schnittebenen

B. Beuscher-Willems

ÜBERBLICK

Eine kurze Skizzierung der Untersuchungsbedingungen und des Untersuchungsablaufs ist den Schnittebenen vorangestellt. Es folgt die Beschreibung der einzelnen Schallkopfpositionen, die notwendig sind, um alle erforderlichen Schnittebenen einzustellen. Mit entsprechenden Bildern wird der Text verdeutlicht.

Untersuchungstechnik

Voraussetzungen

Um ein bestmögliches Ergebnis zu erzielen, sollte die Ultraschalluntersuchung am nüchternen Patienten am Morgen durchgeführt werden, denn die Untersuchung fordert die Geduld des Untersuchers und des Patienten. Eine Ausnahme macht hier die Notfalluntersuchung.
Einer besonderen Vorbereitung bedarf es in der Regel nicht. Der Patient wird in Rückenlage auf einer nicht zu weichen Liege gelagert.

Untersuchungsablauf

Die Untersuchung des gesamten Abdomens erfolgt zunächst in den Standardschnittebenen (s. Schema 1.**18**). Die Reihenfolge der Untersuchung ist nicht streng vorgegeben. Jeder Untersucher sollte sich jedoch an ein bestimmtes Schema gewöhnen, um keinen Schnitt zu vergessen. Wir schlagen vor, nacheinander die in Schema 1.**18** skizzierten Schnittebenen im Gegenuhrzeigersinn einzustellen. Der mediane Längs- und Querschnitt wird vom Xyphoid bis zur Symphyse durchgeführt.
Die Organe werden durch Kippbewegung des aufliegenden Schallkopfes fächerförmig durchmustert. Jedes Organ wird mindestens in zwei senkrecht aufeinanderstehenden Ebenen durchschallt. Bei Lageanomalie und bei besonders interessierenden Organstrukturen werden dann auch atypische, organangepaßte Schnittebenen angewandt. Diese Schnittebenen können nach wichtigen Leitstrukturen ausgerichtet werden (Abb. 1.**11**)
Ähnlich wie bei der Computertomographie kommen dünne Körperscheiben entsprechend der Ultraschallausbreitung (sowohl in der Breite als auch in der Tiefe) zur Darstellung (Schema 1.**19**).

Transversalschnitt

Am Monitor und bei der Bilddokumentation erscheint bei den Transversalschnitten die rechte Körperhälfte immer am linken Bildrand, die linke Körperhälfte immer am rechten Bildrand.

Longitudinalschnitt

In den Longitudinalschnitten erscheinen die kranialen Körperanteile immer am linken Bildrand, während die kaudalen Anteile rechts abgebildet werden. Die obere Bildkante zeigt immer den ventralen Körperanteil, und der untere Bildrand zeigt immer die dorsalen Körperanteile.

Schnittebenen

Oberbauchquerschnitt

Der Schallkopf wird senkrecht in Rechts-links-Ausrichtung unterhalb des Xyphoids aufgesetzt (Abb. 1.**10**).

Der Schallkopf wird so lange leicht gedreht und gekippt, bis die gesuchten Leitstrukturen bestmöglich zur Darstellung kommen (Abb. 1.**11**).
Zur Darstellung kommen auf dem Ultraschallbild von links nach rechts: rechter Leberrand, eventuell Gallenblase, Pankreaskopf, V. lienalis, Pankreaskorpus, Anteile des Pankreasschwanzes. Von ventral nach dorsal: linker Leberlappen, eventuell Magen, Pankreas, V. lienalis, A. mesenterica superior, V. cava (links), eventuell linke Nierenvene, Aorta abdominalis (mittig im Bild) sowie Wirbelkörper.

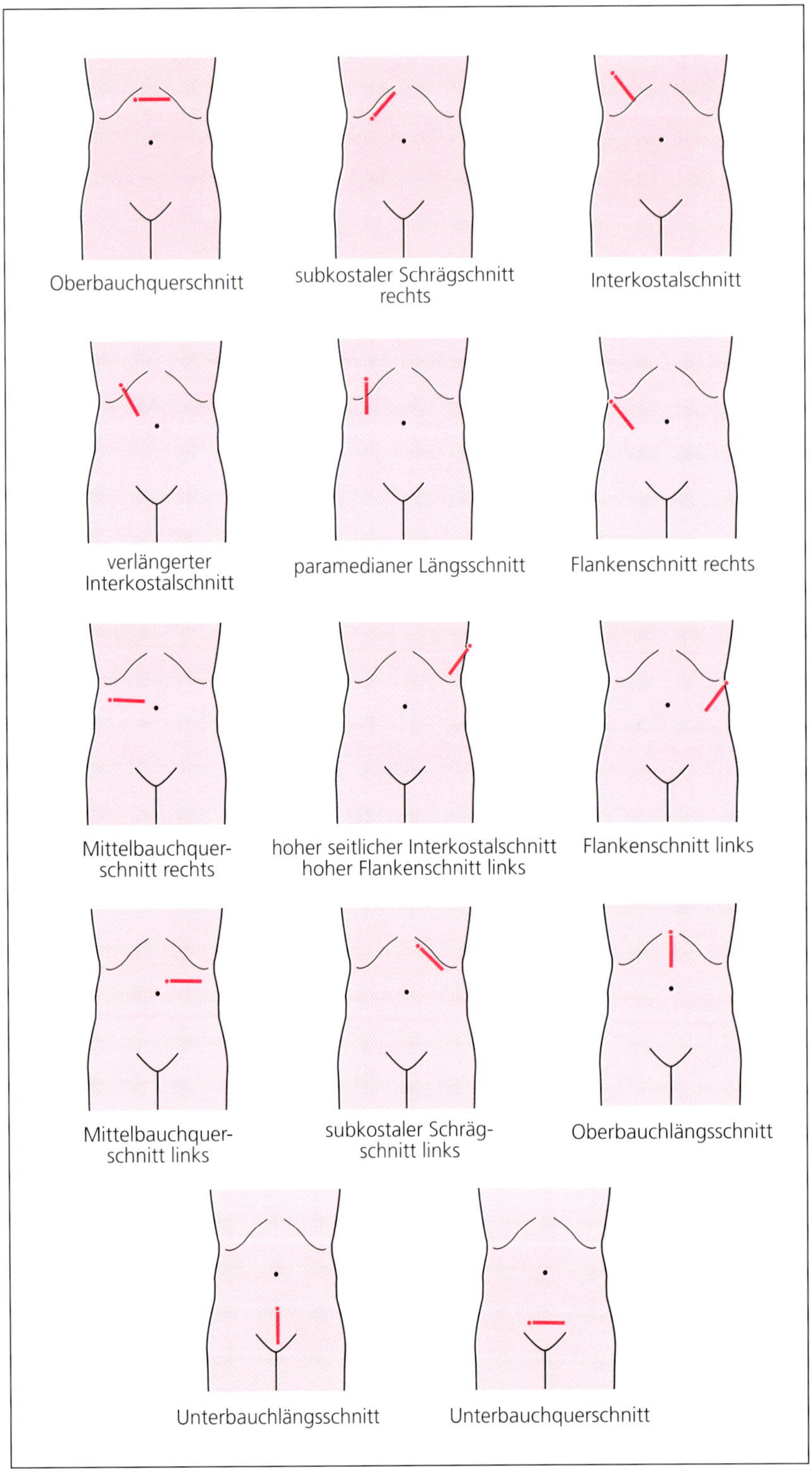

Schema 1.**18** Standardschnittebenen mit Zusatzschnittebenen

Wird der Schallkopf etwas nach links kranial in den verlängerten Interkostalschnitt links gedreht, so kommt der Pankreasschwanz ganz zur Darstellung. Gelegentlich macht jedoch eine Darmgasüberlagerung die Einsicht unmöglich.

Subkostaler Schrägschnitt

Der Schallkopf wird unterhalb und im Verlauf des Rippenbogens aufgesetzt (Abb. 1.**12**). Der rechte Oberbauch wird von mediokranial nach laterokaudal und von ventral nach dorsal durchschallt (Abb. 1.**13**). In dieser Position kommen bei tiefer Inspiration der rechte Leberlappen mit dem Lebervenenstern (im Längsschnitt) und seiner Einmündung in die dorsal liegende V. cava zur Darstellung. Pfortaderäste sind meist angeschnitten, das Zwerchfell ist als heller reflexreicher Streifen dorsokranial der Leber in der Tiefe am unteren Bildrand zu erkennen.

Interkostalschnitt rechts

Der Schallkopf wird in der gedachten Verbindungslinie von Schulter und Nabel in einem Interkostalraum aufgesetzt (Abb. 1.**14**). So kommt ein Großteil des rechten Leberlappens zur Darstellung (Abb. 1.**15**). Dabei liegen die kranialen Leberabschnitte im Bild links, die ventralen an der Bildoberkante.

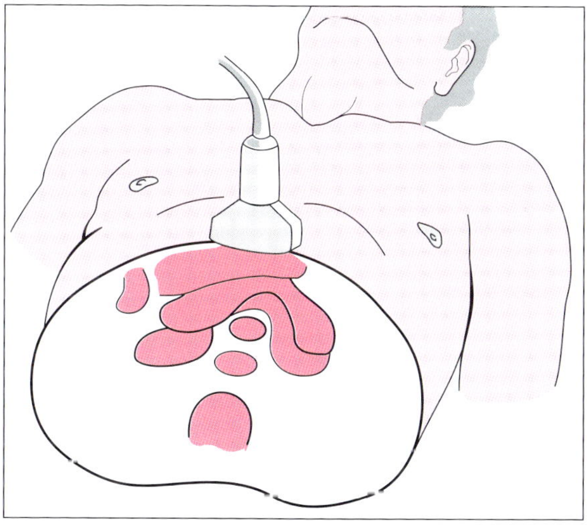

Schema 1.**19**
Schemazeichnung einer Körperscheibe

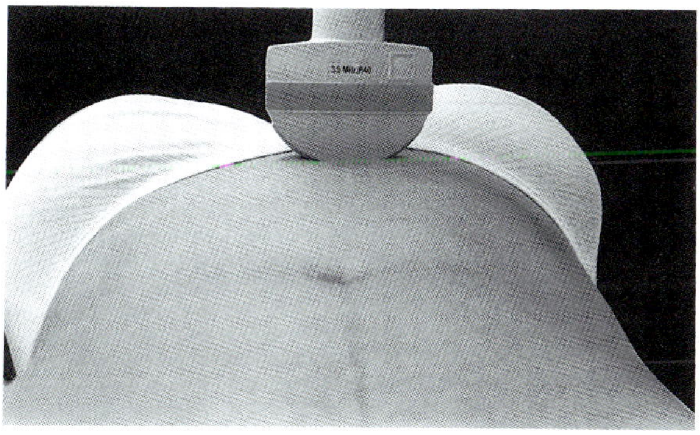

Abb. 1.**10**
Oberbauchquerschnitt

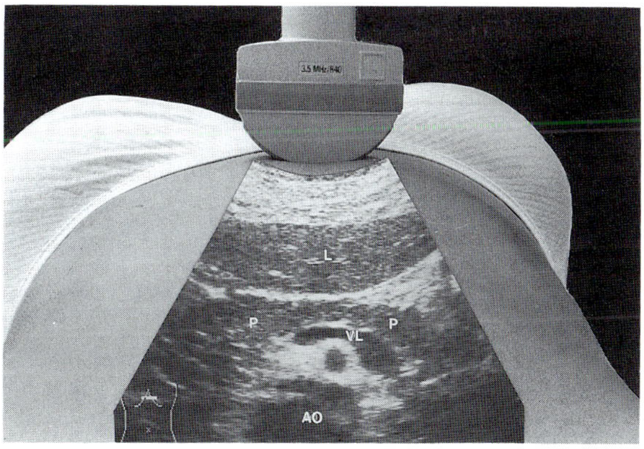

Abb. 1.**11**
Oberbauchquerschnitt; L = Leber, P = Pankreas, VL = Vena lienalis, AO = Aorta

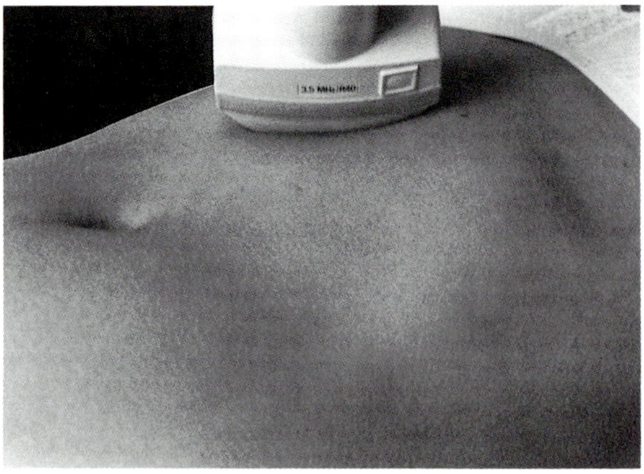

Abb. 1.**12**
Subkostaler Schrägschnitt rechts

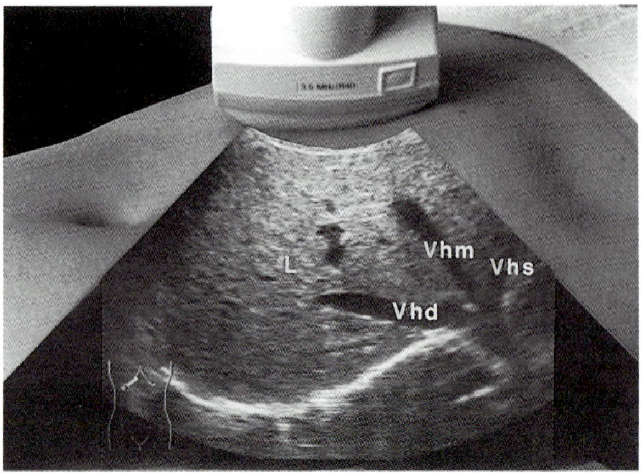

Abb. 1.**13**
Subkostaler Schrägschnitt rechts; L = Leber, Vhd = V. hepatica dextra, Vhm = V. hepatica media, Vhs = V. hepatica sinistra

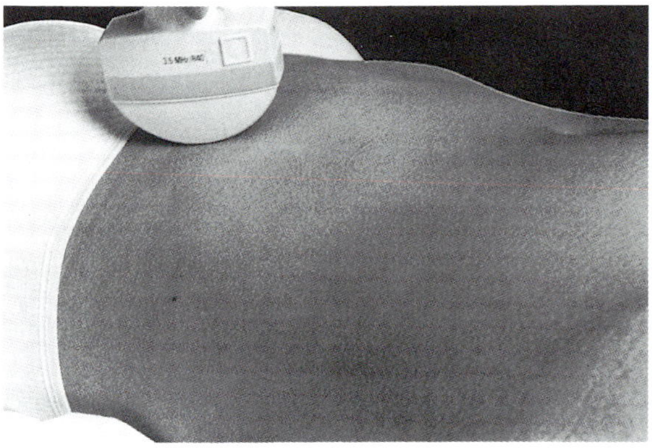

Abb. 1.**14**
Interkostalschnitt rechts

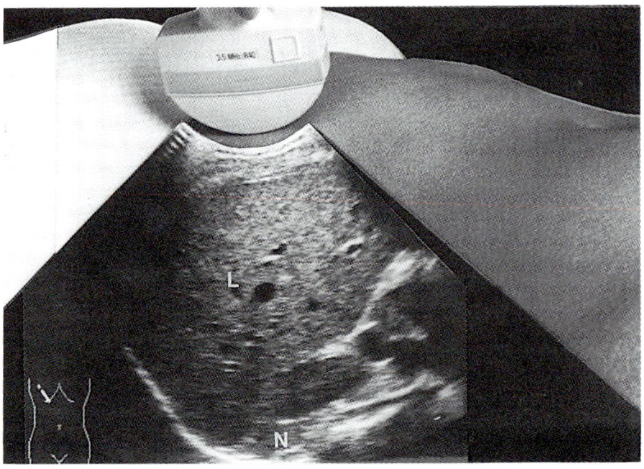

Abb. 1.**15**
Interkostalschnitt rechts; L = Leber, N = Niere

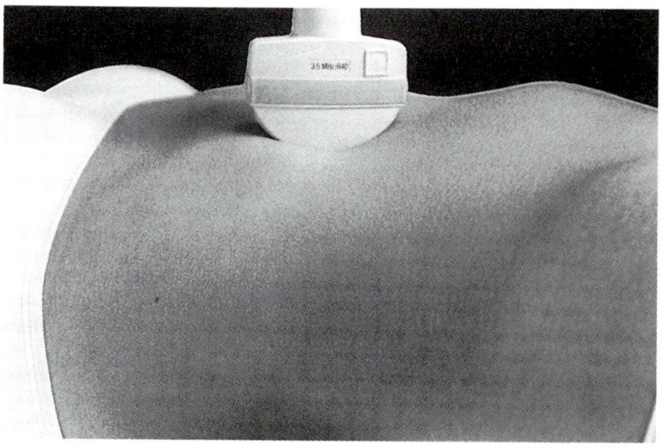

Abb. 1.**16**
Verlängerter Interkostalschnitt rechts

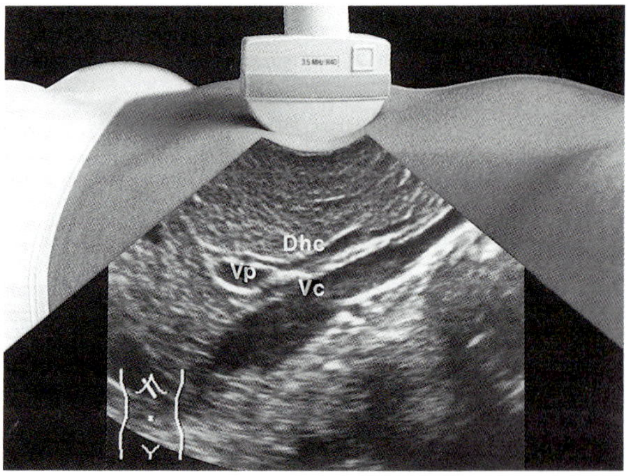

Abb. 1.**17**
Verlängerter Interkostalschnitt rechts; Dhc = Ductus hepatocholedochus, Vp = V. porta, Vc = V. cava

Verlängerter Interkostalschnitt

Der Schallkopf wird aus dem Interkostalschnitt in Richtung Nabel verschoben und unterhalb des Rippenbogens aufgesetzt (Schulternabelschnitt) (Abb. 1.**16**). In Höhe der Leberpforte stellen sich so in annähernd paralleler Anordnung von ventral nach dorsal Anteile des rechten Leberlappens, der Ductus hepatocholedochus, die V. portae sowie die V. cava dar (Abb. 1.**17**). Die Darstellung der Leberpforte gelingt meist in Linksseitenlage unter Inspiration noch besser.

Wird der Schallkopf aus dieser Position entlang des Rippenbogens ein wenig nach lateral verschoben (Abb. 1.**18**), so wird die Gallenblase im Längsschnitt dorsal des Leberunterrandes sichtbar (Abb. 1.**19**).

Paramedianer Längsschnitt rechts

Der Schallkopf wird seitlich der Mittellinie rechts in Längsrichtung am Rippenbogen aufgesetzt (Abb. 1.**20**) und so lange geringfügig verschoben, bis ein guter Einblick der Leber erfolgt. In diesem Schnittbild (Abb. 1.**21**) zeigt sich ventral der rechte Leberlappen, der von kranial nach kaudal spitz zuläuft. Die Gallenblase überragt den kaudalen Leberrand im Längsschnitt. Die V. cava liegt dorsal der Leber.

Rechtsseitiger Flankenschnitt

Durch weiteres Verschieben des Schallkopfes aus dem verlängerten Interkostalschnitt nach lateral gelingt der Flankenschnitt (Abb. 1.**22**). Dorsal der

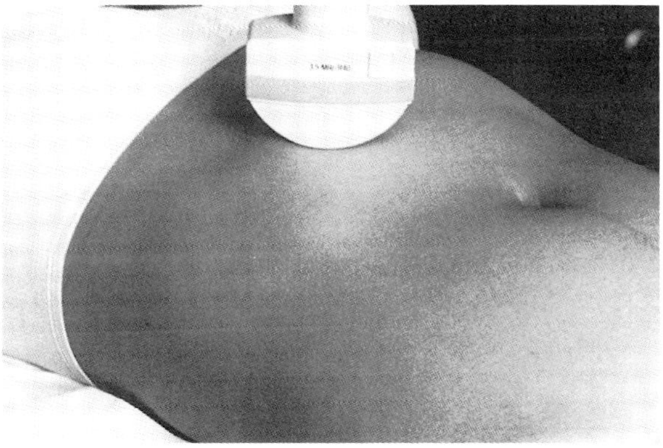

Abb. 1.**18**
Verlängerter Interkostalschnitt rechts

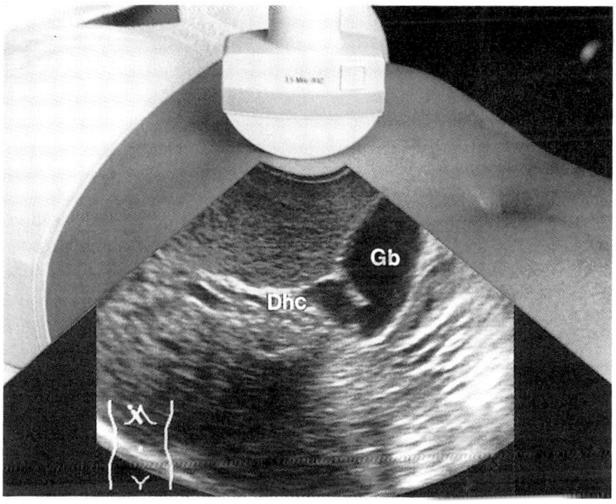

Abb. 1.**19**
Verlängerter Interkostalschnitt rechts; Dhc = Ductus hepatocholedochus, Gb = Gallenblase

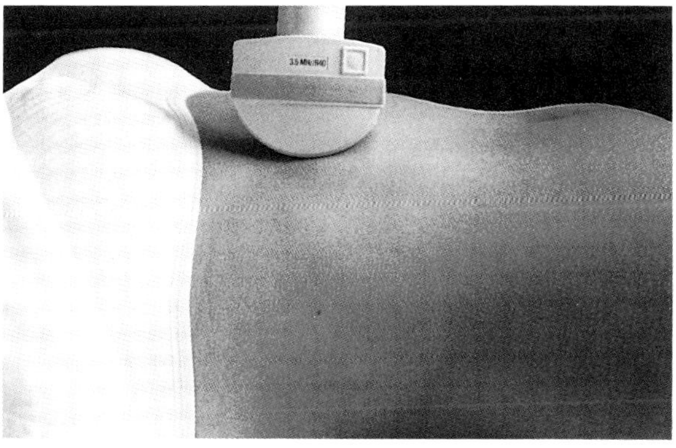

Abb. 1.**20**
Paramedianer Längsschnitt rechts

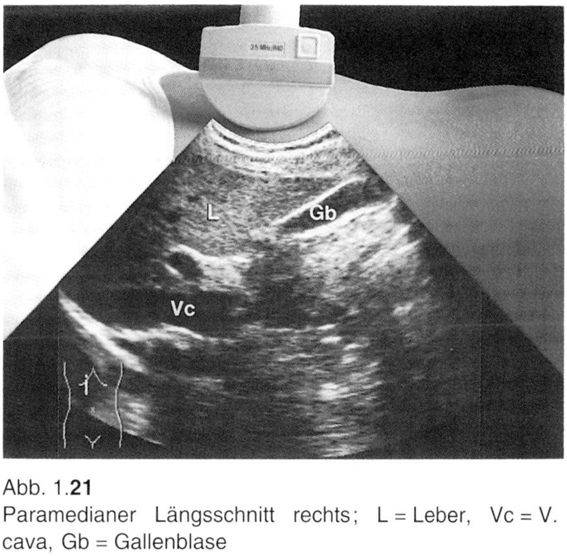

Abb. 1.**21**
Paramedianer Längsschnitt rechts; L = Leber, Vc = V. cava, Gb = Gallenblase

Leber kommt dann die rechte Niere im Längsschnitt zur Darstellung (Abb. 1.**23**). Auf dem Bild erscheint der kraniale Nierenpol links unten, der kaudale Pol rechts oben, entsprechend der anatomischen Lage, wobei die Niere in ihrer Länge sich von dorsalkranial nach ventrokaudal erstreckt.

Rechtsseitiger Mittelbauchquerschnitt

Bei dieser Schnittebene wird der Schallkopf unterhalb des Rippenbogens aufgesetzt (Abb. 1.**24**) und so lange verschoben, bis die Niere mit ihrem Hilus und den austretenden Gefäßen abgebildet wird (Abb. 1.**25**). Bei schlanken Patienten können Gallenblase, V. cava und Aorta mitabgebildet werden.

Hoher seitlicher Interkostalschnitt links

Der Schallkopf wird seitlich im Verlauf der Rippen in einen Zwischenrippenraum aufgesetzt (Abb. 1.**26**). Meist muß der Schallkopf nach ventral gekippt werden (Abb. 1.**27**). So wird die Milz unterhalb des Zwerchfells mit dem Milzhilus in ihrem Längsdurchmesser dargestellt (Abb. 1.**28**). Gelegentlich ist zur besseren Beschallung eine Rechtsseitenlage notwendig.

Linksseitiger Flankenschnitt

Wird der Schallkopf in gleicher Ausrichtung aus dem hohen Interkostalschnitt nach kaudal geführt

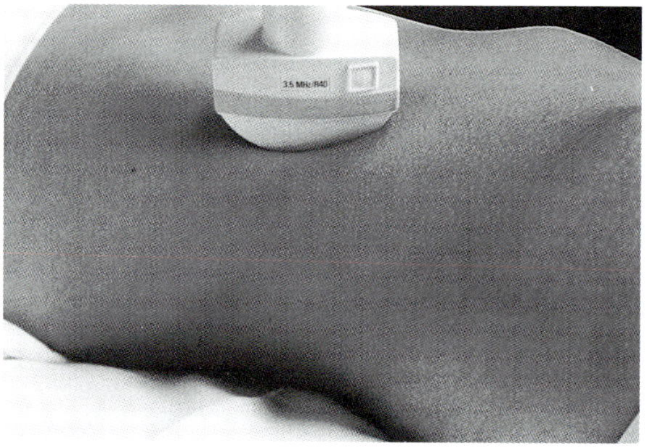

Abb. 1.**22**
Flankenschnitt rechts

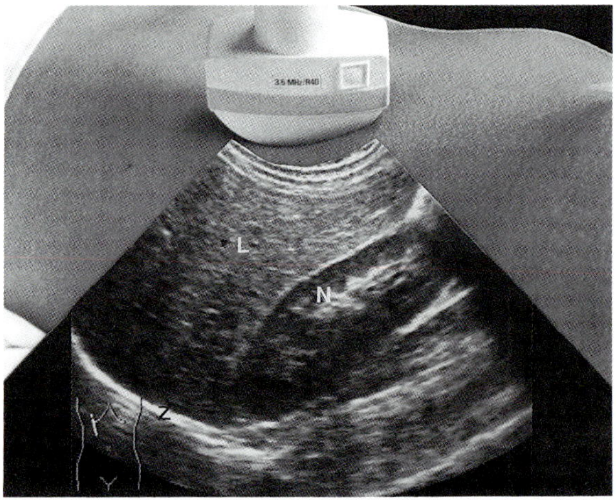

Abb. 1.**23**
Flankenschnitt rechts; L = Leber, N = Niere, Z = Zwerchfell

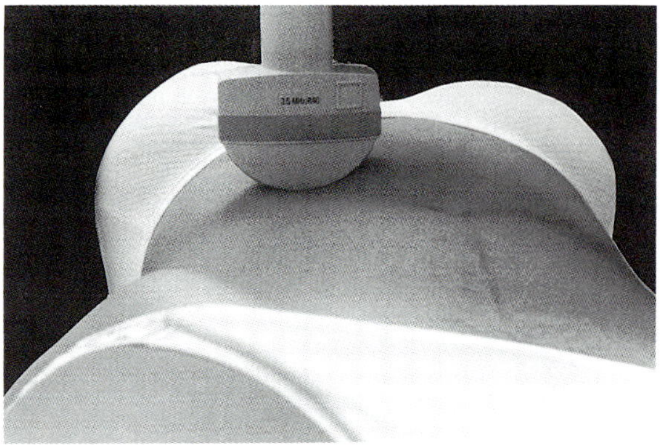

Abb. 1.**24**
Mittelbauchquerschnitt rechts

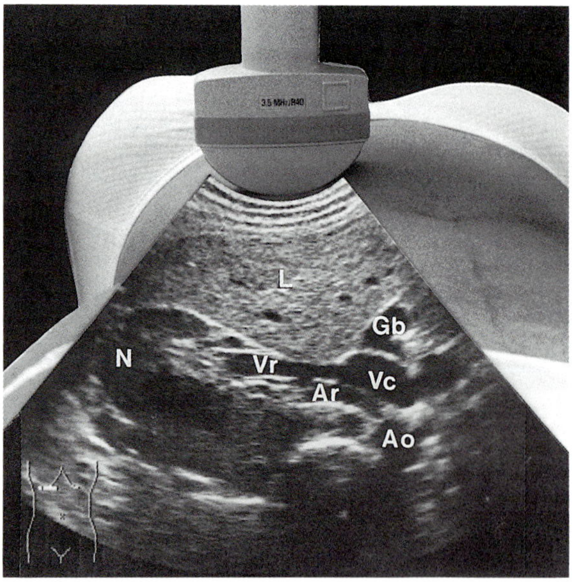

Abb. 1.**25**
Mittelbauchquerschnitt rechts; L = Leber, N = Niere, Vr = V. renalis, Gb = Gallenblase, Vc = V. cava, Ar = A. renalis, Ao = Aorta

(Abb. 1.**29**), so erscheint die linke Niere im Längsschnitt dorsal der Milz (Abb. 1.**30**). Meist ist eine tiefe Inspiration notwendig, damit die Niere nach kaudal rutscht und der kraniale Nierenpol dorsal der Rippe zu erkennen ist.

Linksseitiger Mittelbauchquerschnitt

Der Schallkopf wird in der horizontalen Ausrichtung im linken Mittelbauch aufgesetzt und leicht in die Bauchdecke eingedrückt (Abb. 1.**31**). Wie auf der rechten Seite kommt in dieser Schnittebene die linke Niere im Querschnitt zur Darstellung (Abb. 1.**32**). Die Darstellung der linken Niere ist etwas erschwert, da das günstige Schallfenster der Leber fehlt. Daher muß hier oft mit deutlichem Druck die Sicht durch Wegdrücken der Darmluft verbessert werden.

Linksseitiger subkostaler Schrägschnitt

Der Schallkopf wird hier unterhalb des linken Rippenbogens in der gedachten Verbindungslinie zwischen rechter Schulter und linker Hüfte aufgesetzt (Abb. 1.**33**). Der Schallkopf wird in die Bauchdecke eingedrückt und in Richtung der linken Schulter gekippt. Bei tiefer Inspiration und oft erst in Rechtsseitenlage des Patienten kann die Milz im Querschnitt, insbesondere wenn sie vergrößert ist, dargestellt werden (Abb. 1.**34**).

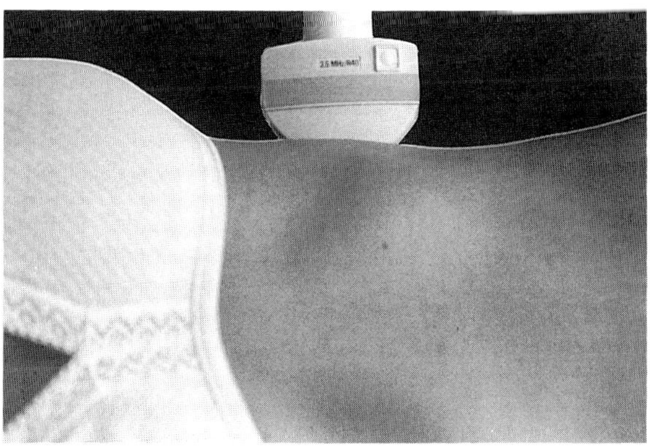

Abb. 1.**26**
Hoher seitlicher Interkostalschnitt links (hoher Flankenschnitt links)

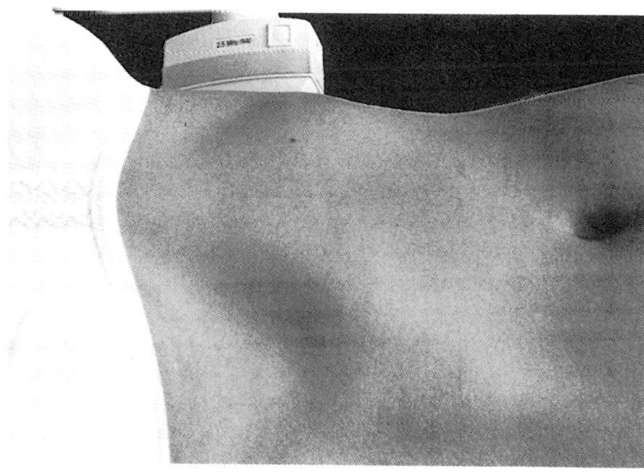

Abb. 1.**27**
Hoher seitlicher Interkostalschnitt links (hoher Flankenschnitt links) nach ventral gekippt

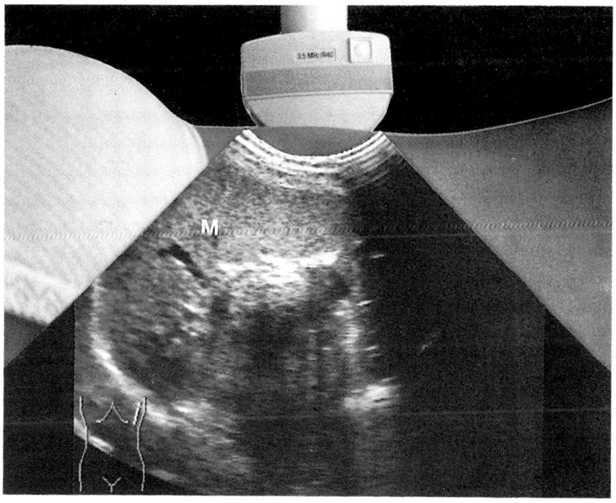

Abb. 1.**28**
Hoher seitlicher Interkostalschnitt links (hoher Flankenschnitt links); M = Milz

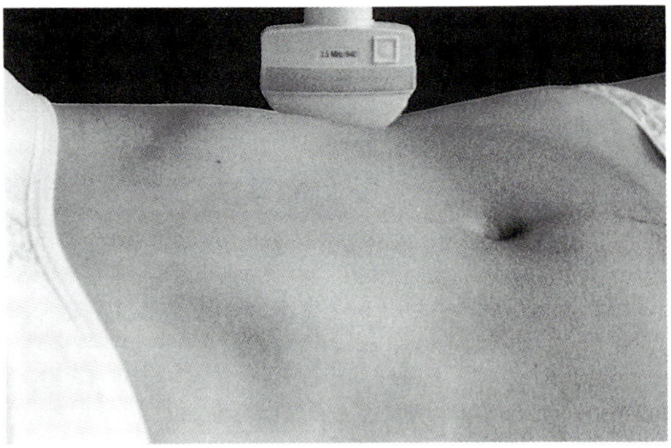

Abb. 1.**29**
Flankenschnitt links

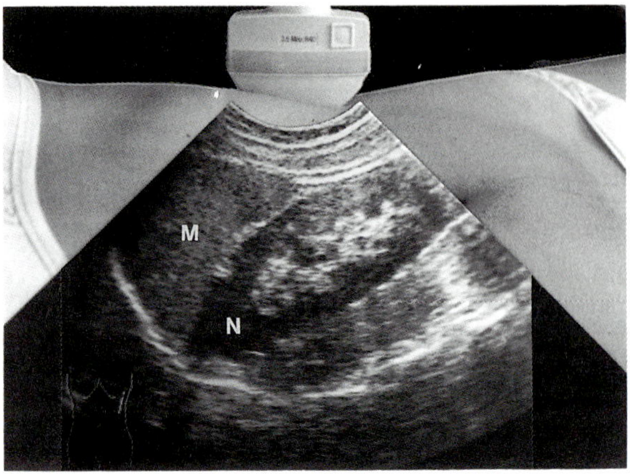

Abb. 1.**30**
Flankenschnitt links; M = Milz, N = Niere

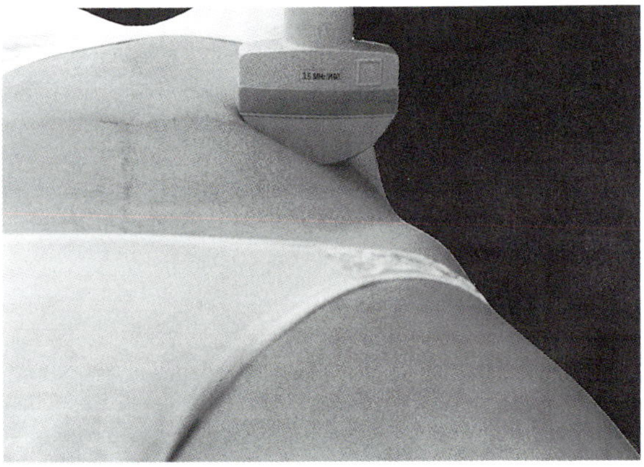

Abb. 1.**31**
Mittelbauchquerschnitt links

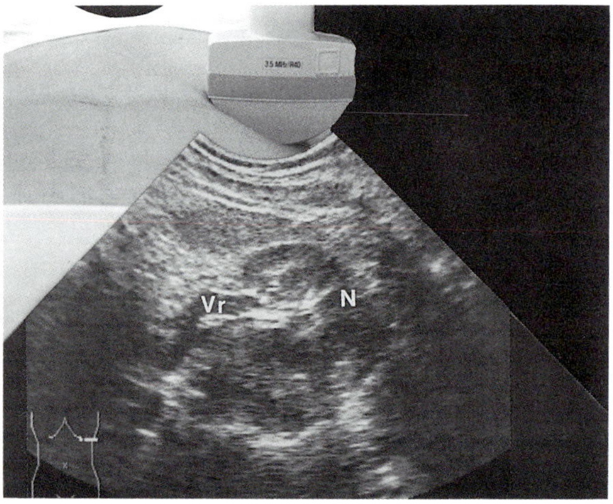

Abb. 1.**32**
Mittelbauchquerschnitt links; N = Niere, Vr = V. renalis

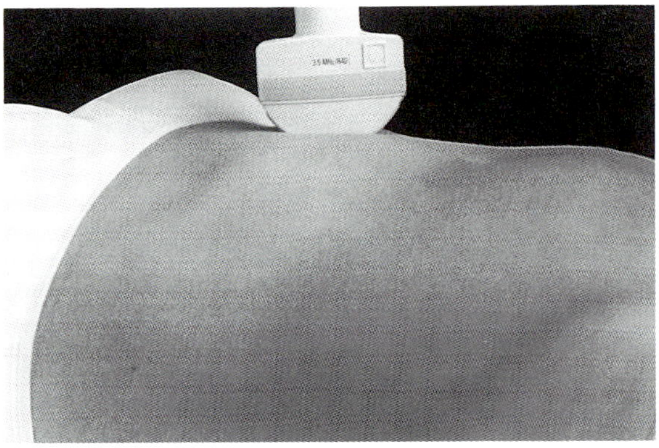

Abb. 1.**33**
Subkostaler Schrägschnitt links

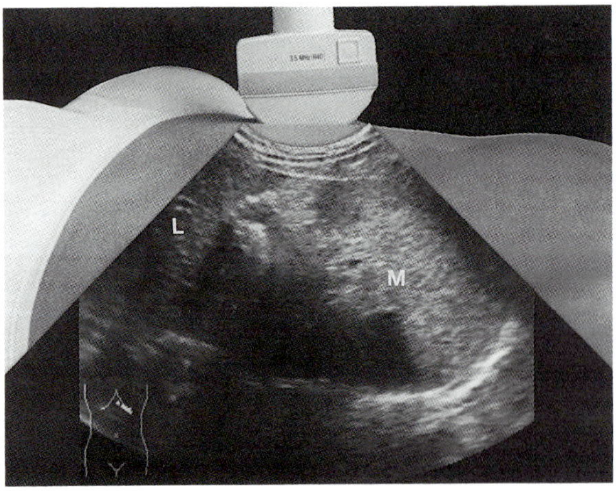

Abb. 1.**34**
Subkostaler Schrägschnitt links; L = Leber, M = Milz

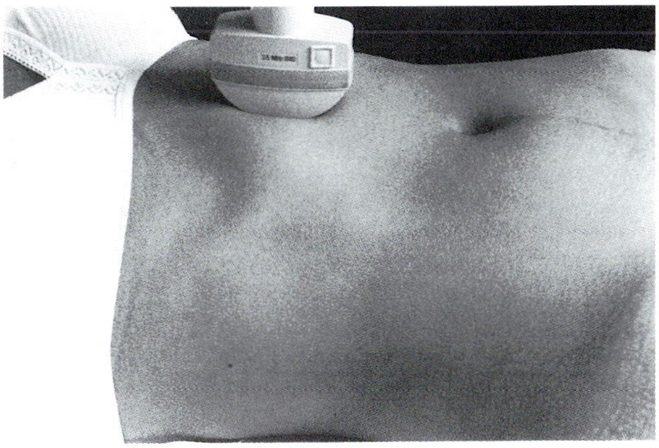

Abb. 1.**35**
Oberbauchlängsschnitt

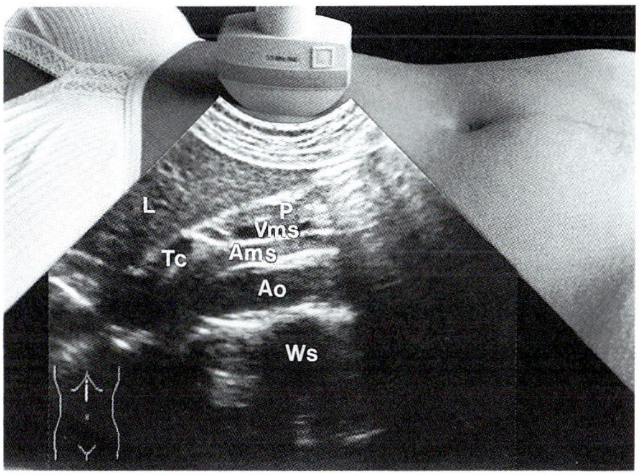

Abb. 1.**36**
Oberbauchlängsschnitt; L = Leber, P = Pankreas, Tc = Truncus coeliacus, Vms = V. mesenterica superior, Ams = A. mesenterica superior, Ao = Aorta, Ws = Wirbelsäule

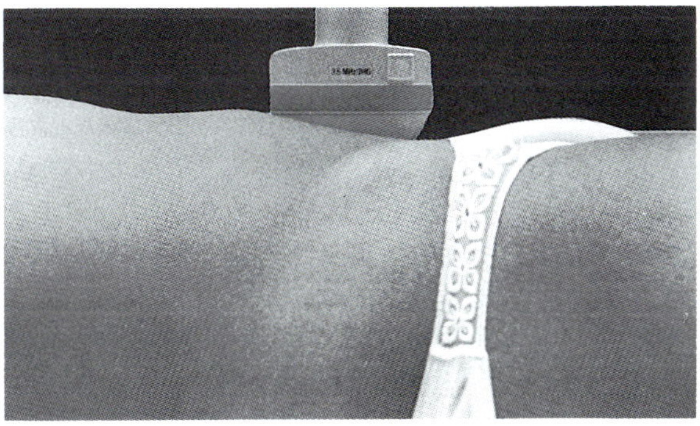

Abb. 1.**37**
Unterbauchlängsschnitt

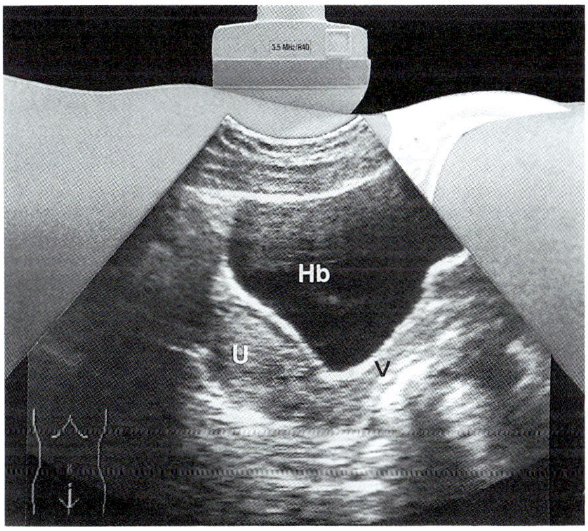

Abb. 1.**38**
Unterbauchlängsschnitt; Hb = Harnblase, U = Uterus, V = Vagina

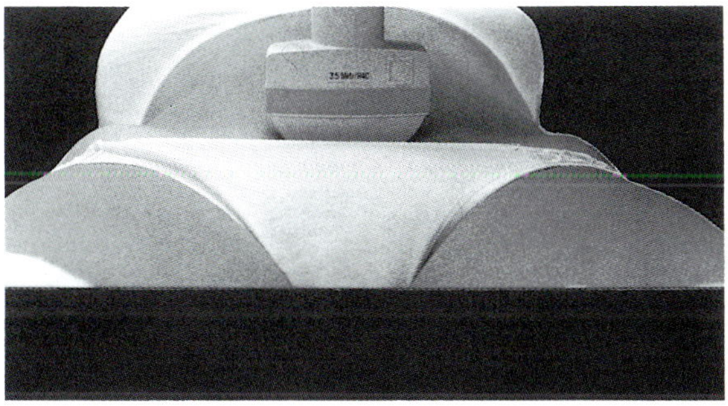

Abb. 1.**39**
Unterbauchquerschnitt

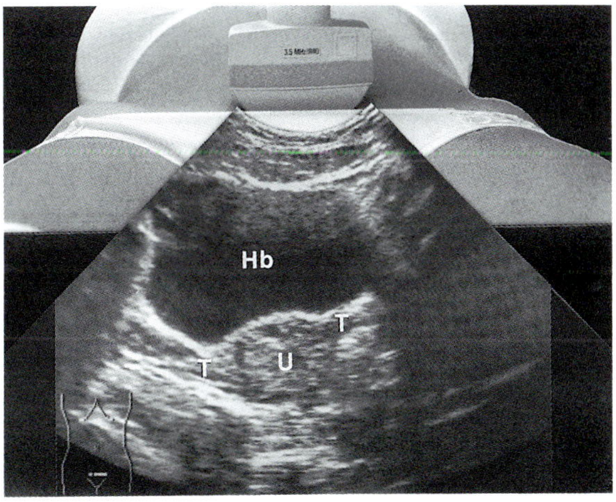

Abb. 1.**40**
Unterbauchquerschnitt; Hb = Harnblase, U = Uterus, T = Tube

Oberbauchlängsschnitt

Der Schallkopf wird in Längsausrichtung mittelständig unterhalb des Xyphoids aufgesetzt (Abb. 1.**35**). In Höhe des epigastrischen Winkels erkennt man dorsal der Leber den Abgang des Truncus coeliacus aus der Aorta und gelegentlich die Aufzweigung in die A. lienalis und die A. gastrica sinistra. Wenige Zentimeter kaudal geht die A. mesenterica superior ventral aus der Aorta ab. Ventral liegt ein Anteil des rechten Leberlappens. Dorsal der Aorta erscheinen die Wirbelkörper (Abb. 1.**36**). Die Aorta kann nach kaudal bis zur Bifurkation verfolgt werden. Diese liegt etwa in Nabelhöhe. Durch leichtes Drehen nach rechts oder links können auch die Iliakalgefäße dargestellt werden und bis zu den Femoralgefäßen verfolgt werden. Die Cava verläuft parallel der Aorta und ist an ihrer Doppelpulsation zu erkennen. Im Oberbauch liegt sie dorsal des Lobus caudatus des rechten Leberlappens.

Unterbauchlängsschnitt

Durch kontinuierliches Verschieben des Schallkopfes bis zur Symphyse (Abb. 1.**37**) kommt die Harnblase im Längsschnitt zur Darstellung (Abb. 1.**38**). Dorsal der Harnblase liegt der Uterus mehr kranial gerichtet bzw. die Prostata mehr kaudal am Blasenboden.

Unterbauchquerschnitt

Der Schallkopf wird oberhalb der Symphyse in horizontaler Ausrichtung auf die Bauchdecke aufgesetzt (Abb. 1.**39**). Es erscheint die gefüllte Harnblase im Querschnitt (Abb. 1.**40**). Dorsal der Harnblase kommt an der Blasenhinterwand der Uterus mit Anteilen der Tuben zur Darstellung. Gelegentlich kann man an der dorsalen Wand die Einmündung der Ureter erkennen.

ZUSAMMENFASSUNG

Die sonographischen Schnittebenen werden zur besseren Orientierung in Transversal- und Longitudinalschnitte unterteilt. Allen Schnittebenen werden die Organe zugeordnet, die mit ihnen untersucht werden. Eine Übersicht der Standardschnittebenen zeigt Tab. 1.**2**.

Tabelle 1.**2** Übersicht der Standardschnittebenen

Standardschnittebenen	Abgebildete Organe
Transversalschnitte	
1. Oberbauchquerschnitt	– Leber, Magen, Pankreas, Gefäße
2. subkostaler Schrägschnitt rechts	– Leber, Gallenblase
3. subkostaler Schrägschnitt links	– Magen, Milz
4. Unterbauchquerschnitt	– Harnblase, Rektum, Uterus, Tuben, Prostata
Longitudinalschnitte	
1. Interkostalschnitt (Schulter-Nabel-Schnitt)	– Leber, Leberpforte, Gallenblase, Gallenwege
2. Flankenschnitt rechts	– Leber, Niere
3. Flankenschnitt links	– Milz, Niere
4. Oberbauchlängsschnitt	– Leber, Magen, Pankreas, Gefäße
5. Unterbauchlängsschnitt	– Harnblase, Rektum, Uterus, Prostata

Dokumentation von Ultraschallbildern

L. Brügmann

ÜBERBLICK

In diesem Kapitel werden die wichtigsten Möglichkeiten der bildlichen und schriftlichen Dokumentation einer Ultraschalluntersuchung vorgestellt, erläutert und bewertet.

Wie bei anderen bildgebenden Verfahren ist auch bei der Ultraschalluntersuchung eine Bilddokumentation vorgeschrieben. Zusätzlich muß eine schriftliche Befundung erfolgen, welche die Bilddokumentation ergänzt.

Es besteht die Pflicht zu einer mindestens 10jährigen Aufbewahrung der Dokumentation sowohl als Nebenpflicht aus dem Arztvertrag, dem Krankenhausaufnahmevertrag als auch aus der ärztlichen Berufsordnung.

Nach Schmidt werden heute folgende Anforderungen an das System und die Materialien gestellt:

1. Wiedergabetreue.
2. Bequemlichkeit.
3. Dauerhaftigkeit.
4. Zugänglichkeit.
5. Sofortige Verfügbarkeit.
6. Dokumentation zu Vergleichszwecken.
7. Bildaufzeichnung für Lehre und Forschung.

Der Videoprinter hat sich durchgesetzt, dies vor allen Dingen wegen des niedrigen Anschaffungspreises und der geringen Bildkosten sowie der deutlich besseren Bildqualität in den letzten Jahren. Besonders bedeutsam bei den Videoprintern ist die Grauwertdifferenzierung, die Auflösung (mindestens 640 Punkte × 512 Zeilen und 64 Grauwertstufen) sowie der Einbau eines Speichers. Nur erwähnt werden sollen hier noch die weiteren Möglichkeiten der Bilddokumentation:

1. Videoband-Dokumentation (häufig in Kombination mit Printer) mit dem Vorteil der Bewegungsabläufe, aber dem Nachteil der etwas erschwerten Zugänglichkeit.
2. Polaroid-Sofortbildkamera.
3. 35 mm-Kleinbildkamera.
4. Multiformatkamera.
5. Laserplatte.
6. Digitaler Videorekorder.

Der **schriftliche Befund** kann „frei" diktiert werden oder nach bestimmten Richtlinien und Schemen. Häufig werden auch standardisierte Bögen benutzt, in denen die untersuchten Organe und pathologischen Veränderungen nur angekreuzt werden müssen und eine kurze Bemerkung hinzugefügt werden kann. In naher Zukunft werden sich aber wahrscheinlich EDV-gestützte Systeme durchsetzen, wie sie in einigen Zentren seit Jahren erfolgreich angewandt werden. Elektronische Datenverarbeitung bei der Ultraschall-Dokumentation bedeutet vermehrte Genauigkeit, eine größere Objektivität, eine bessere Vergleichbarkeit, eine Basis für die dringend notwendige Qualitätskontrolle und eine höhere Schnelligkeit.

Welche Art der Dokumentation auch immer gewählt wird, der Befundbericht sollte kurz und prägnant alle bedeutsamen Befunde umfassen; dabei sind sowohl die pathologischen als auch die Normalbefunde zu beschreiben. Auch eine eventuell vorhandene schlechte Darstellbarkeit eines Organs muß erwähnt werden.

Wichtig ist eine sofortige Dokumentation im Anschluß an die Untersuchung, da sonst wesentliche Details vergessen werden.

Jeder Untersucher soll sich unbedingt bemühen, das „sonographische Vokabular" zu benutzen, welches in den Grund-, Aufbau- und Abschlußkursen gelehrt wird.

Ein schriftlicher Befund ist zunächst einmal nur eine Beschreibung und enthält nur bei besonders eindeutigen Befunden in der zusammenfassenden Beurteilung eine (sonographische) Diagnose.

ZUSAMMENFASSUNG

Die bildliche und schriftliche Dokumentation von Ultraschallbefunden ist zwingend notwendig. Eine ideale Kombination besteht aus Videobandaufnahmen in Kombination mit einem Videoprinter und dem sofort verfügbaren schriftlichen EDV-Befund.

Abdominelle und retroperitoneale Gefäße

G. Schmidt

ÜBERBLICK

Die drei großen Gefäßsysteme der Aorta und Arterien, der unteren Hohlvene mit Zuflüssen und der Pfortadervenen werden in ihrer Topographie und sonographischen Anatomie besprochen. Neben dem Verlauf der Aorta selbst wird auf deren parietale und viszerale Äste eingegangen. Es folgt die Darstellung der V. cava inferior und ihrer Zuflüsse, insbesondere die der Nieren- und Lebervenen.
Als dritte Gefäßgruppe wird das Pfortadervenensystem mit den zufließenden Eingeweidevenen (V. coronaria ventriculi, Vv. mesenterica superior und inferior, V. lienalis) besprochen.

Neben der Erkennung von krankhaften Veränderungen, wie z. B. von Aortenaneurysmen oder Venenstauungen, dient die sonographische Darstellung abdomineller und retroperitonealer Gefäße vor allem zur Orientierung im Bauchraum.
Da Gefäße flüssigkeitsgefüllt sind, stellen sie sich sonographisch echofrei oder weitgehend echofrei dar; Arterien haben infolge verstärkter Wandreflexionen eine feine Binnenstruktur.

Arterielles Gefäßsystem

In ihrem Wandaufbau besteht das arterielle Gefäßsystem aus Intima, Media und Adventitia. Die Intima der Aortenwand setzt sich aus der Endothelzellschicht und feinen elastischen Fasernetzen, die Media als dickste Schicht aus konzentrischen elastischen Faserplatten und -netzen sowie eingelagerten Muskelzellen und die Adventitia ebenfalls aus elastischen Fasern und Muskelfasern, aber auch aus Blutgefäßen, zusammen.
Die Arterien weisen im Unterschied zur Aorta in der Media statt der elastischen Fasern reichlich glatte Muskulatur auf.

Aorta abdominalis: Anatomie und Topographie

Sonographische Anatomie

Die Aorta abdominalis reicht vom Hiatus aorticus des Zwerchfells in Höhe des 12. Brustwirbelkörpers über eine Länge von etwa 14 cm bis zur Aufteilung in die Iliakalarterien in Höhe des 4. Lendenwirbelkörpers. Sie verläuft links vor der Lendenwirbelsäule und gleicht sich in ihrem Verlauf deren Biegungen an. Sonographisch fällt die Aorta im Oberbauchlängsschnitt als glattes, hart pulsierendes, weitgehend echofreies Gefäßband auf. Die Dreischichtung der Aortenwand ist sonographisch bei starker Vergrößerung erkennbar. Im Querschnitt bildet sich die Aorta als Scheibe ab; im Oberbauch liegt sie leicht links der Wirbelsäule hinter Leber, Pankreas und V. lienalis (Abb. 1.**41** u. 1.**42**).

Sonographische Topographie

Dorsal der Aorta liegt die Wirbelsäule in einem Abstand von kaum mehr als 5 mm. Die Wirbelkörpervorderkanten bilden sich sonographisch im Oberbauchlängsschnitt konkav, die Bandscheiben konvex ab; im Querschnitt bildet die Wirbelsäule eine konvexbogige breite Schattenzone.

In den hohen Oberbauchschnitten ist die Aorta hinter dem Schallfenster der Leber gut erkennbar; weiter kaudalwärts zieht das Pankreas über sie hinweg, dann überlagert Darmluft den distalen Gefäßabschnitt. Sie kann, ebenso wie die Iliakalgefäße, erst durch Kompression und Wegschieben luftgefüllter Darmschlingen sichtbar gemacht werden.
Unmittelbar subdiaphragmal ist der Aortendurchmesser bis 25 mm, unterhalb bis 20 mm noch normal (Abb. 1.**43** u. 1.**44**).

Parietale und viszerale Äste der Aorta

Die Aorta gibt, bevor sie sich kurz unterhalb des Nabels in die Aa. iliacae communes aufteilt, parietale und viszerale Äste ab (Tab. 1.**3**; Schema 1.**20**):

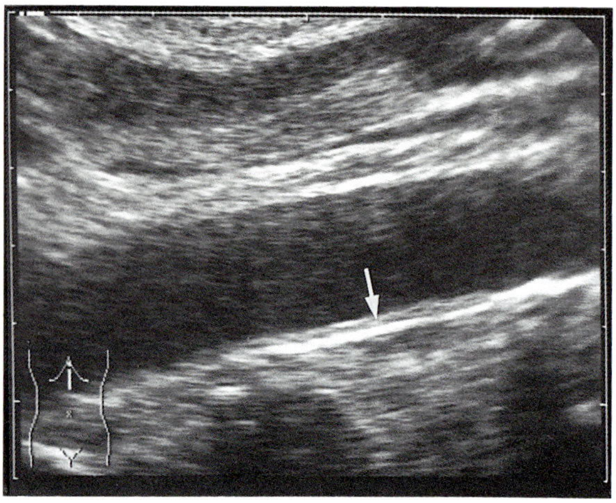

Abb. 1.**41**
Aorta abdominalis, Oberbauchlängsschnitt: weitgehend echofreies („hart pulsierendes") Gefäß. Dorsale Wand angedeutet dreischichtig erkennbar (Pfeil)

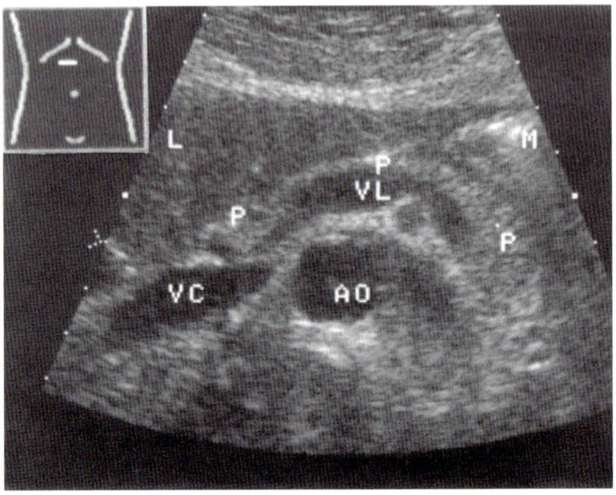

Abb. 1.**42**
Aorta abdominalis, Oberbauchquerschnitt: quer getroffene große Bauchgefäße; die Aorta (AO) scheibenförmig annähernd rund vor der Wirbelsäule und links von der V. cava inferior (VC) dargestellt; vor ihr liegen (von ventral nach dorsal) die Leber (L), das Pankreas (P) und die V. lienalis (VL); M = Magen

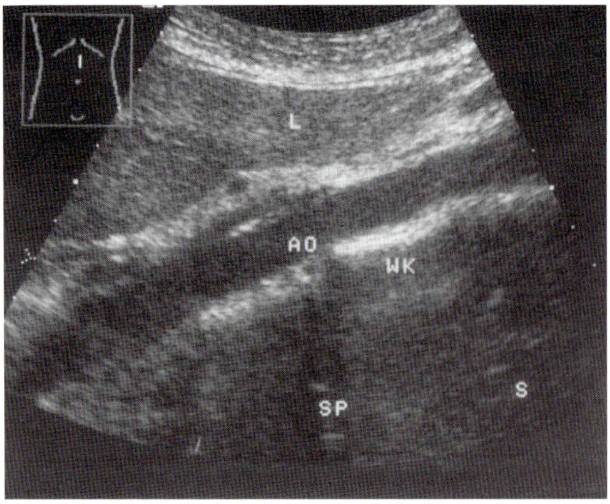

Abb. 1.**43**
Topographie der Aorta (AO) von subphrenisch (links im Bild) bis kurz vor die Bifurkation: Längsverlauf vor den Wirbelkörpern (WK) und den Bandscheiben (durch sie hindurch den Spinalkanal, SP). Ventral die V. mesenterica superior (VMS); L = Leber

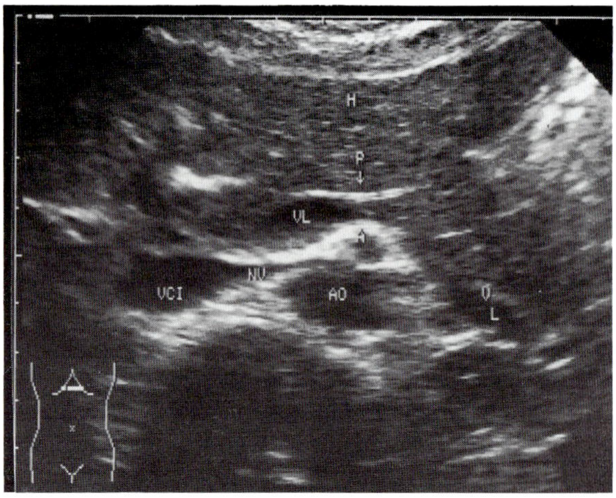

Abb. 1.**44**
Topographie der Aorta (AO) in Höhe der linken Nierenvene (NV): Diese zieht über die Aorta zur V. cava (VCI). Ventral die A. mesenterica superior (A), V. lienalis (VL), das Pankreas (P) mit Pankreasgang (Pfeil) und der linke Leberlappen (H)

Tabelle 1.3 Äste der Aorta

Parietale Äste
Aa. lumbales
Aa. iliacae communes
Viszerale Äste
Truncus coeliacus
– A. gastrica sinistra
– A. lienalis
– A. hepatica communis
A. mesenterica superior
Aa. renales
A. mesenterica inferior

Parietale Äste

Die parietalen Aortenäste sind paarig. Während die Lumbalarterien sonographisch von untergeordneter Bedeutung sind, fällt den Aa. iliacae dagegen durch ihre topographische Lage im kleinen Becken, aber auch durch Veränderungen wie Aneurysmabildung, eine wichtige Rolle zu.

Aa. iliacae communes: Die sonographische Darstellung der Aortenbifurkation mit beiden Gefäßen kann nur durch seitliche Untersuchung von rechts oder links unter Kippung des Schallkopfes darge-

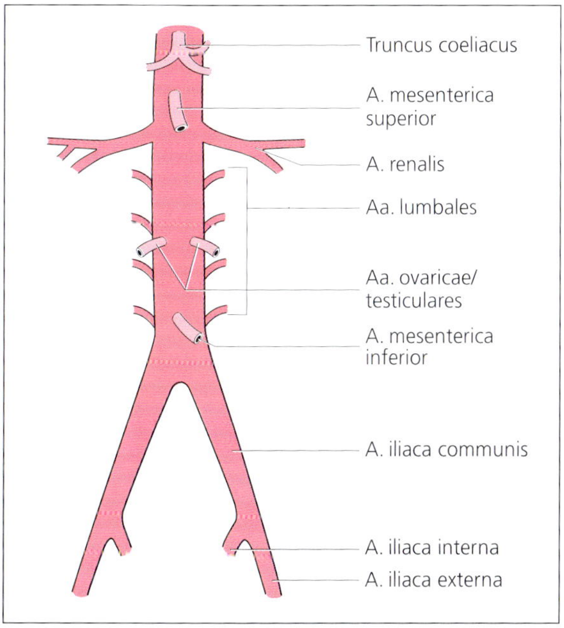

Schema 1.**20**
Parietale und viszerale Äste der Aorta

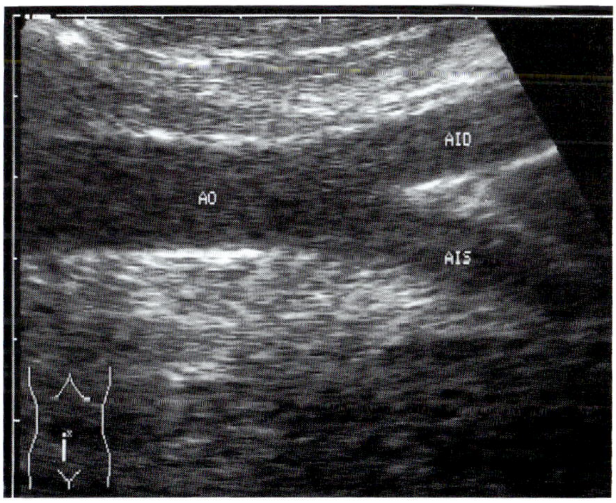

Abb. 1.**45**
Aortenbifurkation, von schräg rechts nach links geschallt: dadurch ist die Aufteilung gabelförmig erkennbar; die rechte Iliakalarterie (AID) liegt somit schallkopfnah, die linke (AIS) – fern; AO = distale Aorta abdominalis

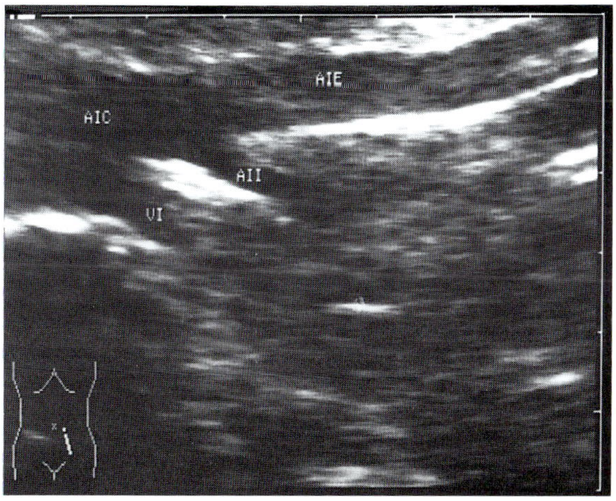

Abb. 1.**46**
Aufteilung der A. iliaca communis (AIC) in die A. iliaca externa und interna (AIE, AII). Bei zusätzlicher Darstellung der Venen (VI) ergeben sich manchmal unübersichtliche Gefäßverhältnisse

stellt werden, womit eines der beiden Gefäße applikatornah, das andere applikatorfern liegt; bei strenger sagittaler Einstellung ist natürlich immer nur ein Gefäßabgang aus der Aortenbifurkation darzustellen (Abb. 1.**45**). Auch die rechte und linke A. iliaca communis mit ihrer Aufteilung in die A. iliaca externa und interna wird ebenfalls bei etwas schräger Applikatorhaltung sichtbar. Die Gefäße folgen dann der Konkavität des kleinen Beckens bis zu den Femoralarterien (Abb. 1.**46**, 1.**47** u. 1.**61**).

Viszerale Äste

Die Eingeweidearterien dienen einmal der Orientierung im Bauchraum, zum anderen auch der Erkennung von atypischen Gefäßverläufen, von Stenosen oder Aneurysmen. So werden einerseits die Nierenarterienabgänge zur Feststellung der Ausdehnung eines Aortenaneurysmas aufgesucht. Andererseits können die Nierenarterien und die A. mesenterica superior selbst Aneurysmen entwickeln oder Stenosierungen aufweisen (s. Kapitel 2).

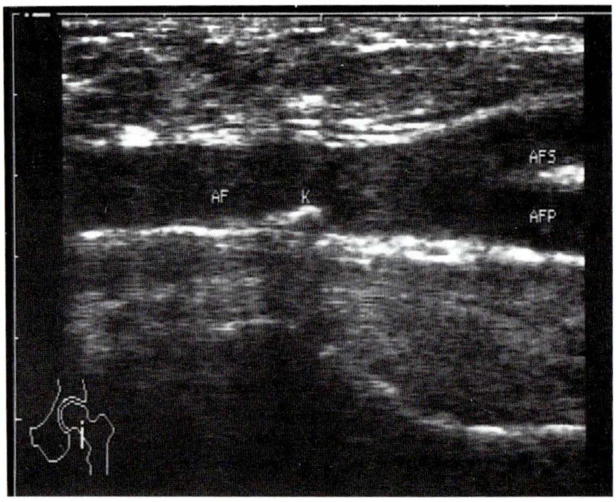

Abb. 1.**47**
A. femoralis (AF) vor der Aufteilung in die A. femoralis superficialis (AFS) und A. femoralis profunda (AFP); K = arteriosklerotischer Plaque mit Kalk

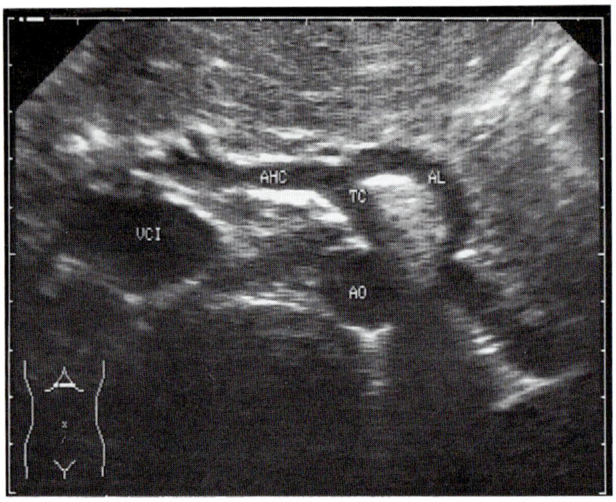

Abb. 1.**48**
Truncus coeliacus (TC), aus der Aorta (AO) nach ventral entspringend; Oberbauchquerschnitt. Aufteilung in A. hepatica communis (AHC, nach rechts verlaufend) und A. lienalis (AL, nach links verlaufend); VCI = V. cava inferior

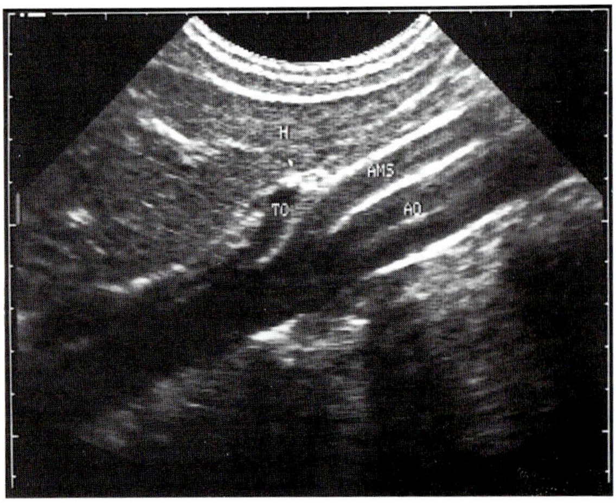

Abb. 1.**49**
Truncus coeliacus (TC), Oberbauchlängsschnitt; Abgang des TC unmittelbar kranial vom Abgang der A. mesenterica superior (AMS); AO = Aorta, H = Leber

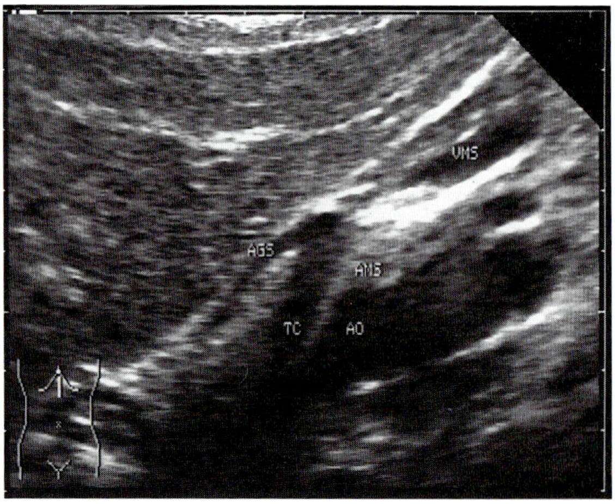

Abb. 1.**50**
Aus dem Truncus (TC) entspringt mit nach links-kranial gerichtetem Verlauf die A. gastrica sinistra (AGS); VMS = V. mesenterica superior, AO = Aorta, AMS = Abgang der A. mesenterica superior

Truncus coeliacus: Bald nach seinem Abgang aus der Aorta in Höhe der Überkreuzung des medialen Zwerchfellschenkels teilt sich der Truncus coeliacus in drei Äste auf:

A. gastrica sinistra,
A. hepatica communis und
A. lienalis.

Entsprechend der Anatomie ist auch im sonographischen Bild der nach ventralwärts gerichtete Stamm erkennbar, der sich kurz darauf in seine Äste aufzweigt; dabei kommen große Variationen vor.
Um die Aufteilung in die seitlichen Gefäßabgänge sonographisch abzubilden, wird der Applikator in Höhe des Xiphoids quer aufgesetzt und dann leicht nach kaudal verschoben. Dabei nehmen die Gefäße die Form eines umgekehrten Ankers oder – gebräuchlicher – die eines doppelten Angelhakens an. Im entsprechenden Längsschnitt zweigt der Truncus als erstes Gefäß kurz vor der A. mesenterica superior aus der Aorta ab (Schema 1.**21**, Abb. 1.**48** u. 1.**49**).

A. gastrica sinistra: Sie verläuft schwer erkennbar zwischen den Stämmen der Leber- und Milzarterie nach kranial links zur Kardia hin (die Darstellung gelingt besser im Längsschnitt, Abb. 1.**50** u. 1.**51**).

A. lienalis: Sie geht nach links seitlich ab und schlängelt sich am Oberrand des Pankreas nach links in die Bauchtiefe; in diesem Abschnitt gleicht sie in ihrem Verlauf sehr der V. lienalis (Abb. 1.**70**). Oft wird sie in ihren Windungen quer angeschnitten und kann dann mit einer Pankreaszyste verwechselt werden (Abb. 1.**48**, 1.**51** u. 1.**52**).

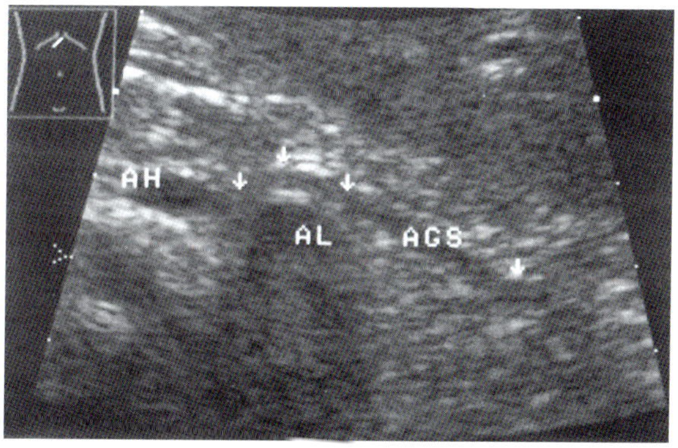

Abb. 1.**51**
A. gastrica sinistra (Pfeil; AGS), aus den Schenkeln der Milzarterie (AL) und A. hepatica communis (AH) entspringend und nach links kranial verlaufend. Oberbauchquerschnitt; AO = Aorta mit Abgang des Truncus coeliacus

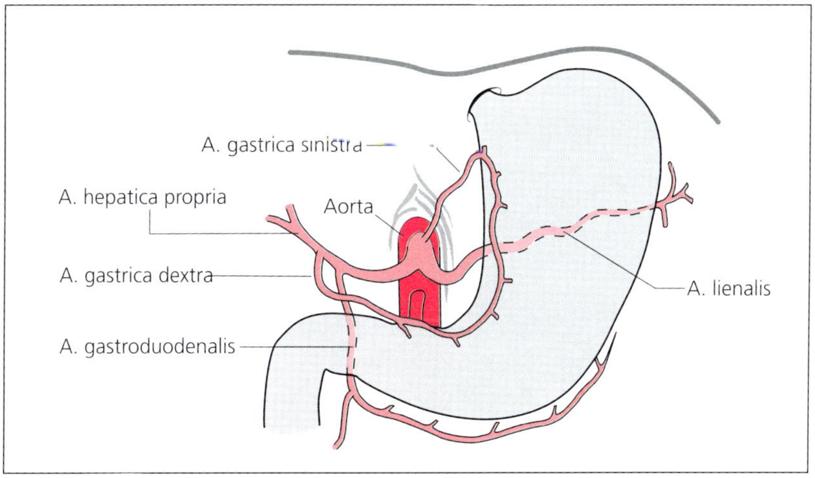

Schema 1.**21**
Aufteilung des Truncus coeliacus in seine Äste

A. hepatica communis: Kurz nach ihrem Abgang quer nach rechts entspringt aus ihr die A. gastroduodenalis und die schwächere A. gastrica dextra. Als A. hepatica propria zieht dann die Leberarterie zur Leberpforte (Abb. 1.**48** u. 1.**53**).

A. mesenterica superior: Sie schließt sich unmittelbar dem Abgang des Truncus coeliacus aus der Aorta an, verläuft parallel mit dieser nach kaudal und gibt einige Äste an Pankreas, Jejunum und Ileum ab. Im Oberbauchquerschnitt liegt sie als punkt- oder scheibenförmiger Gefäßquerschnitt links ventral der Aorta (Abb. 1.**49** u. 1.**54**).

Aa. renales dextra et sinistra: Dem Abgang der Mesenterialarterie folgen gleich die Nierenarterienabgänge. Sie wenden sich im rechten Winkel von der Aorta seitlich den Nieren zu; die rechte Nierenarterie verläuft dabei hinter der V. cava inferior. Atypische Verläufe und Doppelungen kommen vor. Mit dem Eintritt in den Nierenhilus verzweigen sie

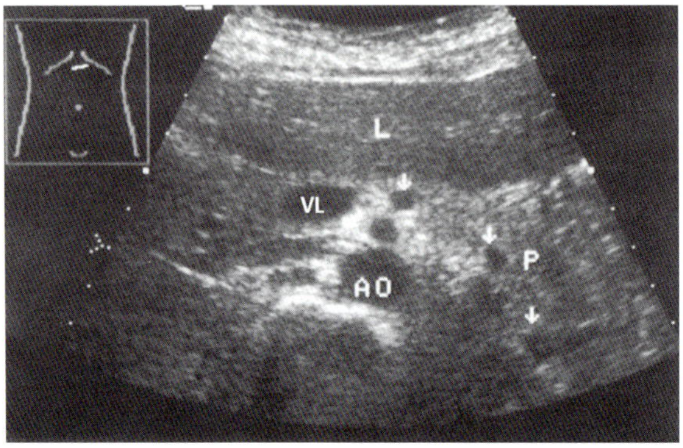

Abb. 1.**52**
Geschlängelte, quergetroffene A. lienalis (Pfeile), manchmal als „zystische Pankreasläsion" in Pankreaskorpus und -schwanz (P) fehlgedeutet. Schräger linker Oberbauchquerschnitt, L = Leber, Ao = Aorta, VL = V. lienalis

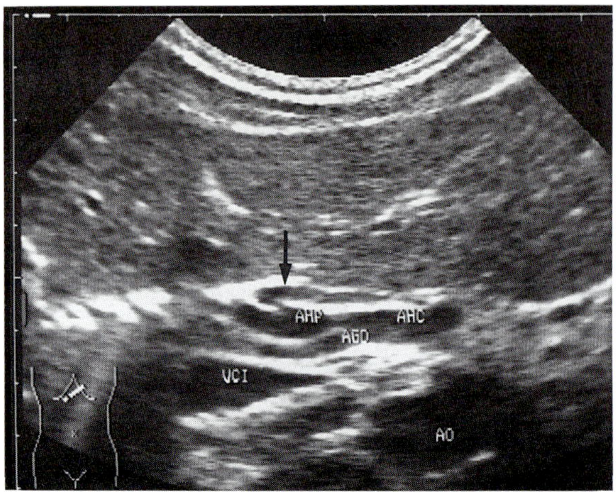

Abb. 1.**53**
A. hepatica communis (AHC) mit dem Abzweig der A. gastroduodenalis (AGD) nach dorsal und kaudal (zum Bulbus duodeni). Aus der verbleibenden A. hepatica propria (AHP) entspringt die A. gastrica dextra mit ihrem Verlauf nach ventral und links (Pfeil). Schräger Oberbauchquerschnitt; AO = Aorta, VCI = V. cava inferior

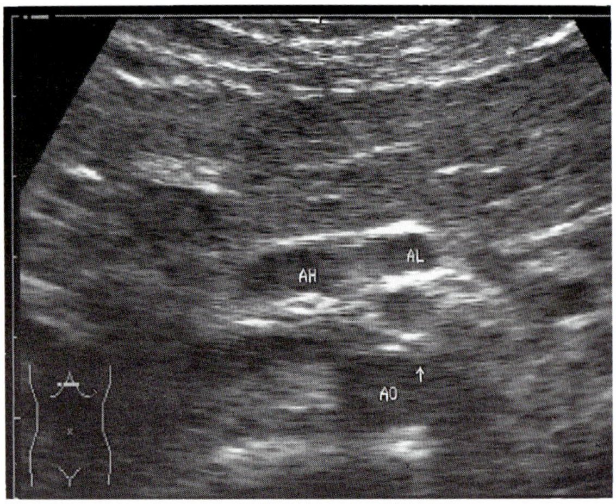

Abb. 1.**54**
Abgang der A. mesenterica superior (Pfeil) aus der Aorta (AO; als Nebenbefund zwei kleine arteriosklerotische Plaques). Sie liegt ventral links zwischen ihr und der A. lienalis (AL); AH = A. hepatica unmittelbar nach Aufzweigung des Truncus coeliacus

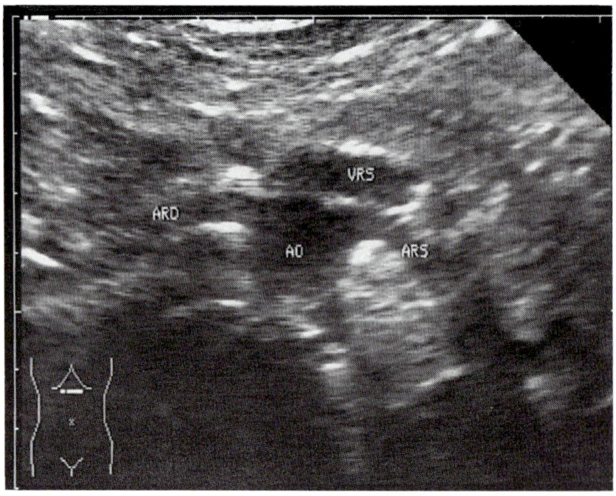

Abb. 1.**55**
Rechte und linke A. renalis (ARD, ARS) in ihrem Abgang aus der Aorta (AO); VRS = linke Nierenvene, über die Aorta hinwegziehend

sich in mehrere stärkere Äste (Abb. 1.**55** sowie 1.**56a** u. **b**).

A. mesenterica inferior: Zuletzt entspringt die A. mesenterica inferior aus der Aorta am Beginn des unteren Aortendrittels, biegt nach links und versorgt die linken unteren Darmabschnitte (Abb. 1.**57**).
A. mesenterica superior und interior bilden (wie die A. gastrica sinistra und gastrica dextra) Anastomosen (und Coriolan-Anastomosen).
Dies erklärt, warum eine Stenose noch keine Angina abdominalis hervorruft.

Venöses Gefäßsystem: V. cava inferior und Zuflüsse

V. cava inferior

Die V. cava inferior (VCI) verfügt entsprechend den Aortenästen über parietale und viszerale Zuflüsse, nämlich die Vv. iliacae communes und

a 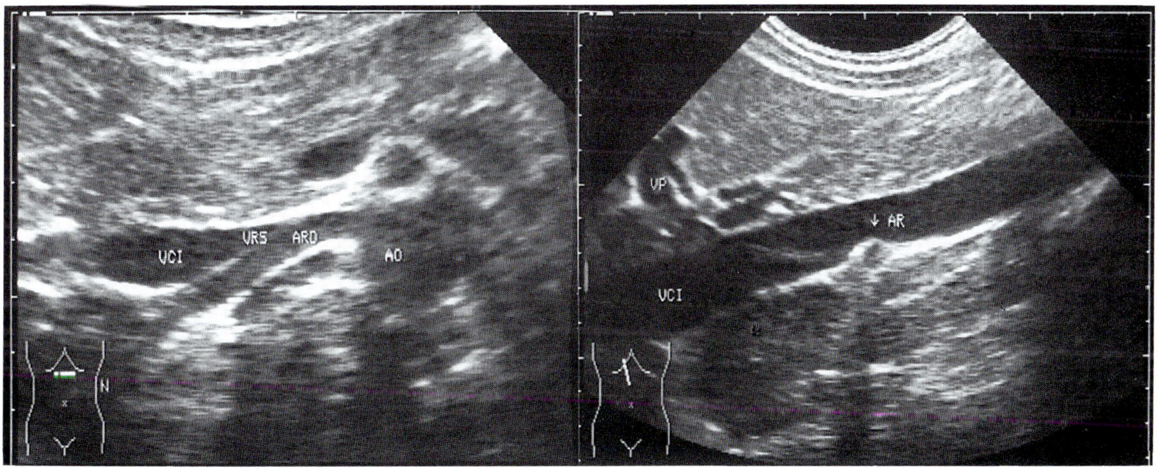 b

Abb. 1.**56a** u. **b**
A. renalis dextra: Von der Aorta (AO) verläuft sie nach rechts unter der V. cava inferior (VCI) hindurch zur rechten Niere; VP = V. portae, VRS = linke Nierenvene:
a Oberbauchquerschnitt; ARD = A. renalis dextra
b Oberbauchlängsschnitt; AR = A. renalis dextra

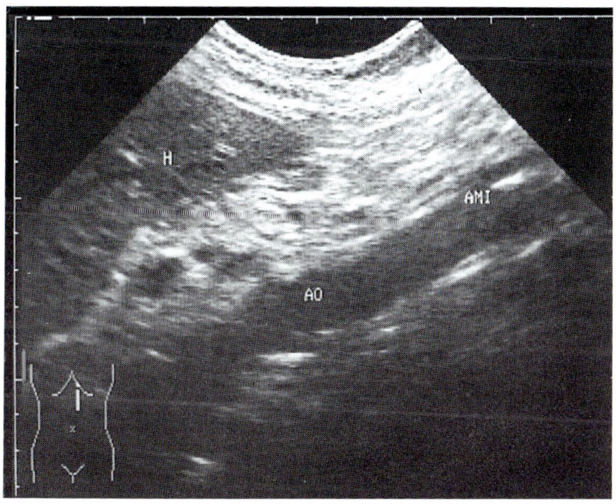

Abb. 1.**57**
Abgang der A. mesenterica inferior (AMI) aus der Aorta (AO), Verlauf nach links kaudal. Obermittelbauchlängsschnitt; H = Leber

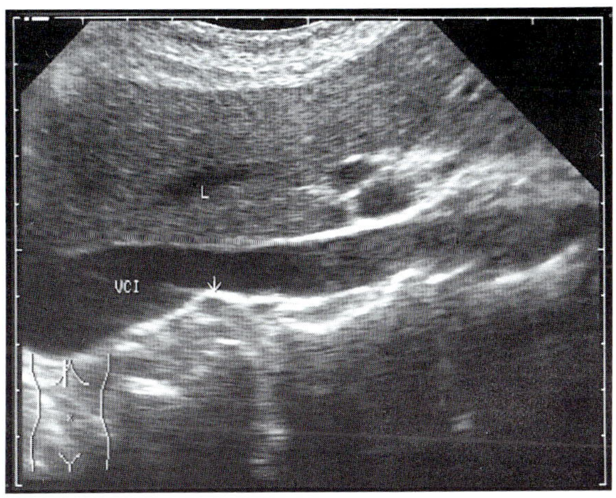

Abb. 1.**58**
V. cava inferior (VCI), Längsschnitt. Charakteristisch die „weiche" Pulsation und die Kaliberschwankungen. Pfeil: A. renalis dextra; L = Leber

Vv. lumbales sowie die Vv. renales und Vv. hepaticae. Die VCI verläuft rechts parallel der Aorta. Sie zeigt in Abhängigkeit von Atmung und Bauchdruck ausgeprägte Kaliberschwankungen, so daß die Angabe eines Querdurchmessers nur mit Einschränkung zu bewerten ist; annähernd kann ein Wert bis 20 mm insbesondere in der späten Inspirationsphase und am Ende der Exspiration noch als normal gelten (Abb. 1.**58**–1.**60a** u. **b**)

Neben der atemabhängigen Kaliberschwankung weist die VCI im Vergleich zur Aorta eine „weiche“ Konsistenz auf, indem sie schon durch leichten Druck vollständig komprimierbar ist und leicht Impressionen von Nachbarorganen aufnimmt. Zudem weist sie eine echofreie Binnenstruktur und im bewegten Bild eine typische Doppelpulsation auf. In der Bauchquerschnittsuntersuchung hat sie eine querovale Form (Abb. 1.**42** u. 1.**44**).

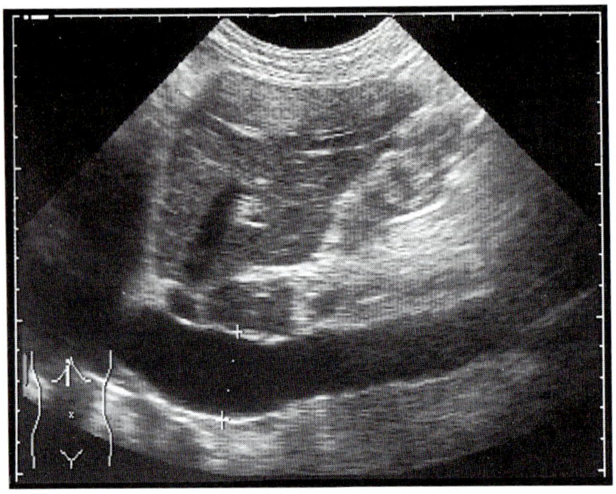

Abb. 1.**59**
V. cava inferior subdiaphragmal vor der Mündung in den rechten Vorhof (bei Rechtsherzinsuffizienz; Lichtungsweite 29 mm!)

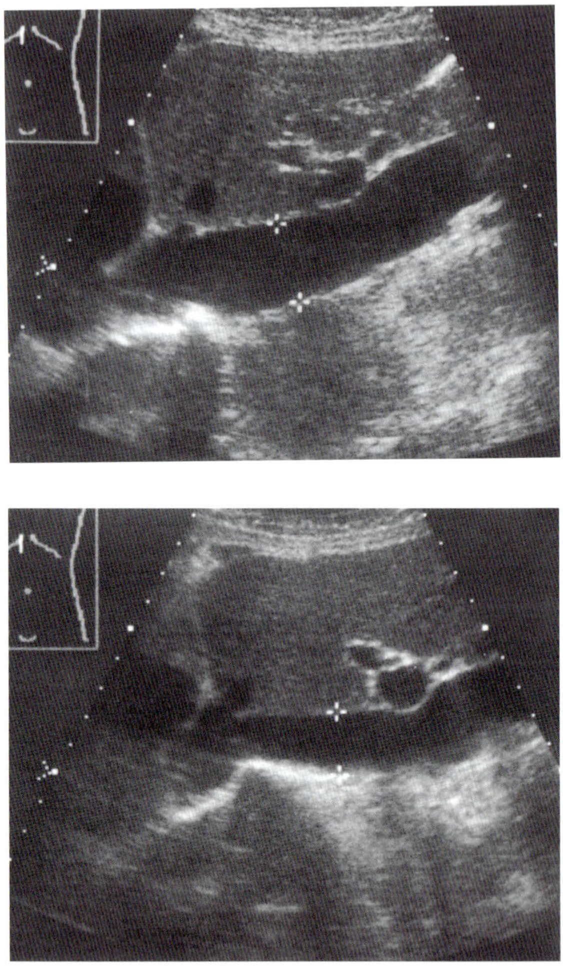

a

b

Abb. 1.**60a** u. **b**
V. cava (Distanzmarke), atemabhängiger Füllungszustand. Verläßlicher für eine Stauung ist die fehlende Atemschwankung und mangelnde Kompressibilität; hier physiologische Kaliberabnahme während der Inspiration:
a Exspiration
b Inspiration

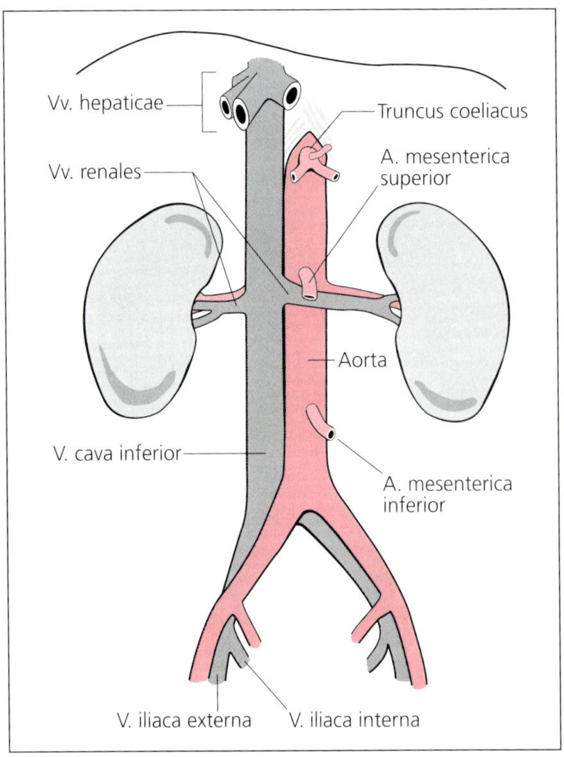

Schema 1.**22**
Venöse Zuflüsse der V. cava inferior

Ein gelegentlich zu beobachtendes „Erythrozytenrauschen" (in Flußrichtung schwimmende feinflockige Reflexe) ist Ausdruck von Strömungsphänomenen.

Zuflüsse der V. cava inferior

Vv. iliacae communes: Parallel zu ihren gleichnamigen Arterien (Schema 1.**22**) verlaufen die Vv. iliacae communes dorsal im kleinen Becken und vereinigen sich nach dem Zusammenfluß von V. iliaca externa und interna zur V. cava inferior (Abb. 1.**61**).

Vv. renales dextra et sinistra: Die Nierenvenen verlaufen ventral der Nierenarterien. Die rechte Nierenvene hat einen kurzen Weg zur VCI, die linke mit der Überkreuzung der Aorta einen weiten. Hier staut sich die linke Nierenvene in ihrem Verlauf zwischen Aorta und A. mesenterica superior

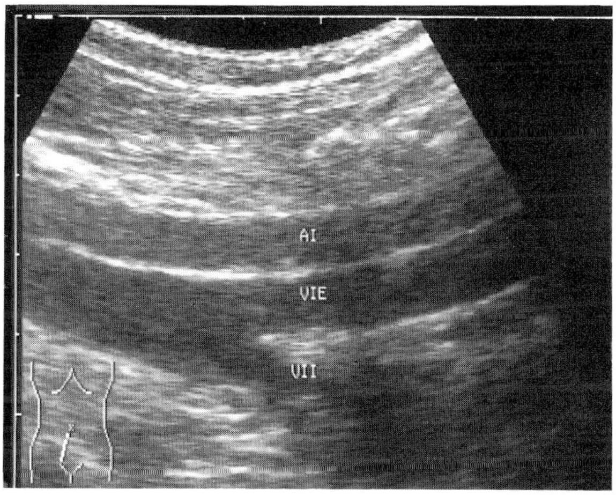

Abb. 1.**61**
Rechte V. iliaca, Zusammenfluß aus V. iliaca externa und interna (VIE, VII). Ventral die Arterie (AI)

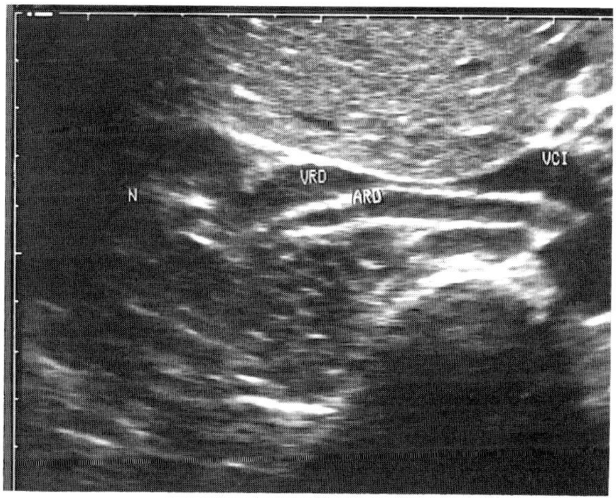

Abb. 1.**62**
V. renalis dextra (VRD) mit der Einmündung in die V. cava inferior (VCI), Oberbauchquerschnitt rechts. Die Nierenarterie (ARD) liegt üblicherweise dorsal der Vene; N = Niere

a

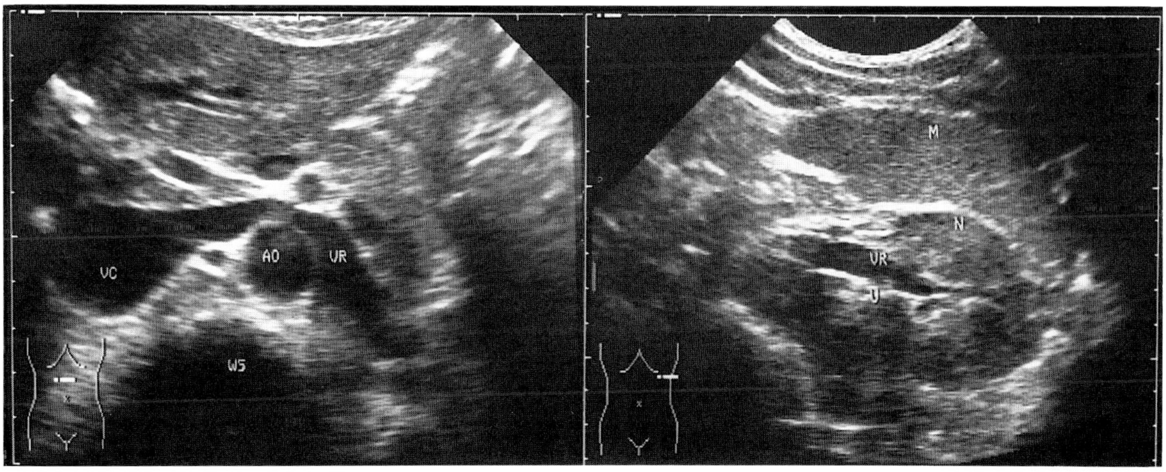

b

Abb. 1.**63a** u. **b**
V. renalis sinistra (VR), Verlauf von der linken Niere (N; b) über die Aorta (AO) bis zur unteren Hohlvene (VC); WS = Wirbelsäule, U = Ureter, M = Milz

deutlich auf, so daß sie breitlumig sichtbar wird (Abb. 1.**62** sowie 1.**63a** u. **b**).

Vv. hepaticae: Kurz vor dem Durchtritt der VCI durch das Zwerchfell und Mündung in den rechten Vorhof werden die drei Lebervenen in die VCI aufgenommen. Rechte, mittlere und linke Lebervene verlaufen dabei sternförmig nach medial-kranial (Abb. 1.**64** sowie 1.**65**). Auch sie zeigen deutliche atemabhängige Kaliberschwankungen, so daß ihre vor der Einmündung gemessene Lumenbreite von normal nicht mehr als 10 mm nur ein annähernder Wert ist.

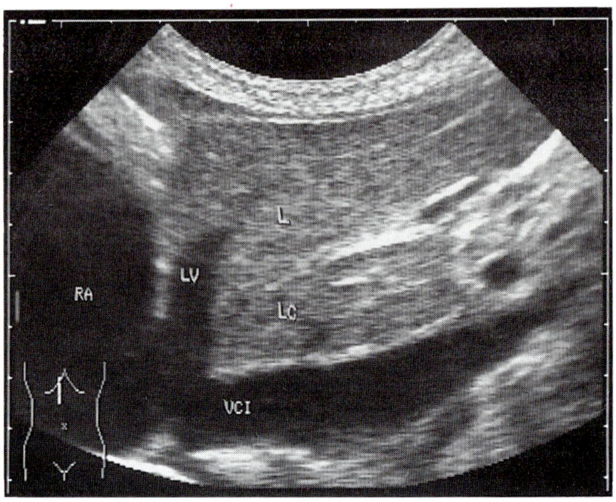

Abb. 1.**64**
Einmündung einer Lebervene (LV) in die V. cava inferior (VCI) unmittelbar vor dem rechten Vorhof (RA); L = Leber, LC = Lobus caudatus

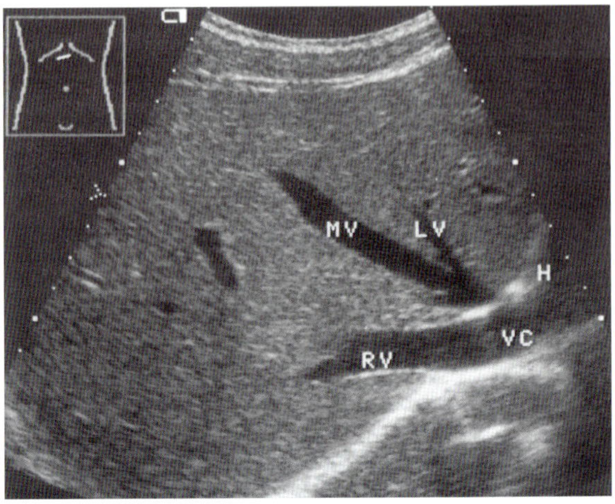

Abb. 1.**65**
Rechte, mittlere und linke Lebervene (RV, MV, LV), hier gestaut, vor der Mündung in die V. cava (VC) und den rechten Herzvorhof (H)

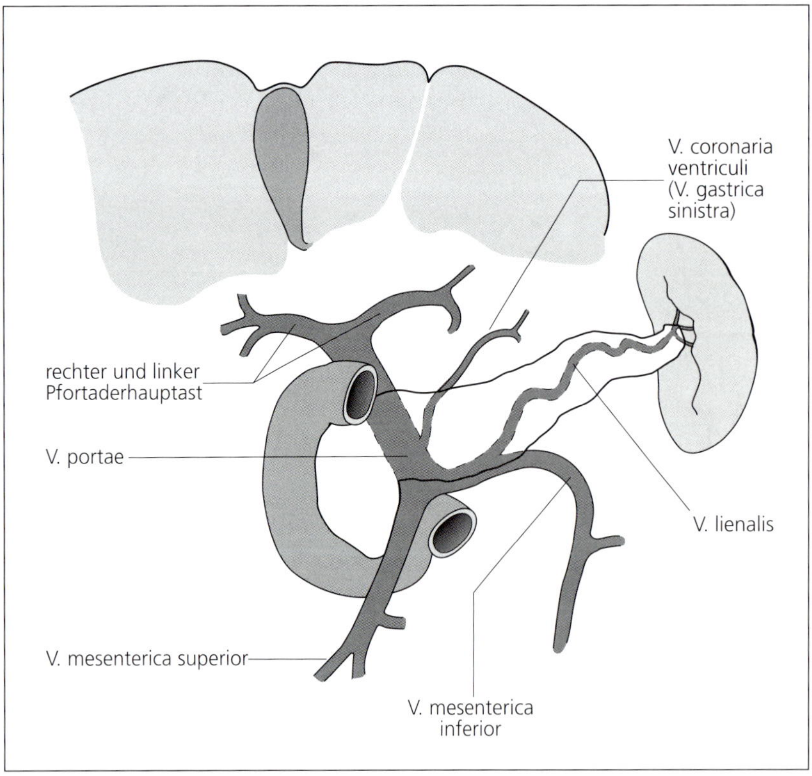

Schema 1.**23**
V. portae und ihre Zuflüsse

Venöses Gefäßsystem: V. portae und Zuflüsse

V. portae

Die Pfortader entsteht als 6–8 cm langes großes Bauchgefäß aus dem Zusammenfluß von Eingeweidevenen. Sie liegt hinter dem Pankreaskopf im Lig. hepatoduodenale und erreicht hier ihre maximale Lumenbreite von 13 mm. Sie dringt nach kurzem, schräg nach kranial rechts gerichteten Verlauf in die Leberpforte, wo sie nur eine Breite bis 11 mm erreicht. Hier teilt sie sich T-förmig in einen rechten und einen linken Ast auf und verzweigt sich weiter zu einem Kapillarsystem (im Unterschied zu anderen Körpervenen, die sich – ohne Aufteilungen – zu größeren Gefäßen vereinigen!). Aus diesem Kapillarnetz gehen die Lebervenen hervor (Schema 1.**23**; Abb. 1.**66a** u. **b**).

Ein Teil des Pfortaderblutes stammt aus dem venösen Abfluß viszeraler Aortenäste (z. B. A. lienalis, A. mesenterica superior); andere viszerale Arterien (Aa. renales) haben ihren venösen Abfluß direkt in die VCI.

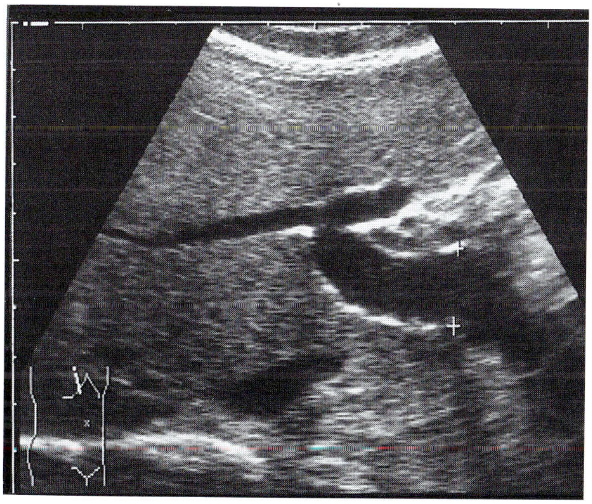

a

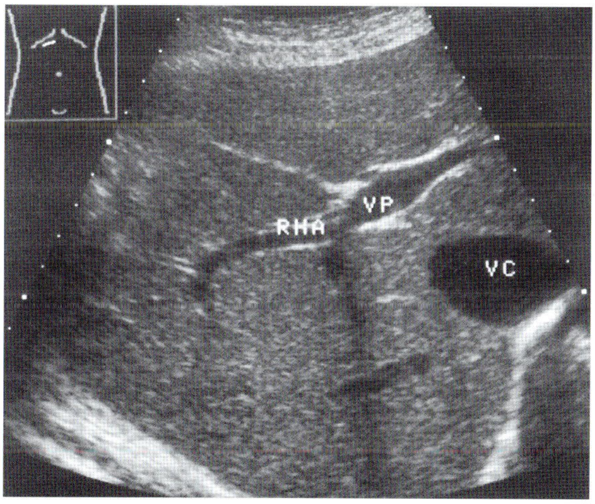

b

Abb. 1.**66a** u. **b**
V. portae:
a Längsschnitt vom Verlauf im Lig. hepatoduodenale (Distanzmarken) bis zur T-förmigen Aufteilung in der Leberpforte in den rechten und linken Pfortaderhauptast
b Diese Hauptäste bilden (Oberbauchquerschnitt) in der Leber die charakteristischen rechten (RHA) und linken Hauptäste (VP; Aufteilungsstelle der Pfortader), VC = V. cava inferior

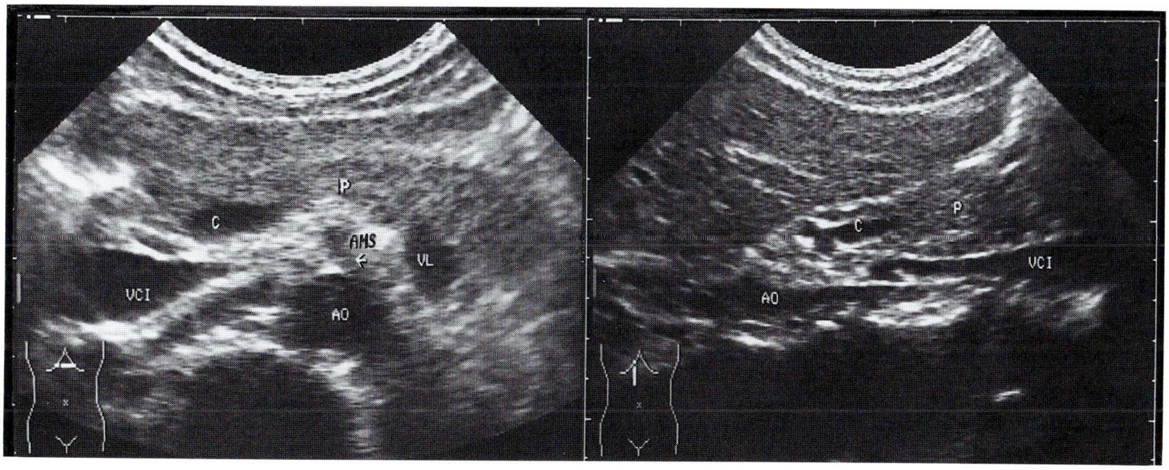

a b

Abb. 1.**67a** u. **b**
Venöser Konfluenz im Oberbauchquer- und -längsschnitt:
a Konfluenz (C) im Querschnitt am Kaudalrand des Pankreas (P), Zufluß von der V. lienalis (VL)
b Konfluenz (C) im Längsschnitt, Zufluß von der V. mesenterica superior im Pankreaskopf (P); AO = Aorta, VCI = V. cava inferior, AMS = A. mesenterica superior

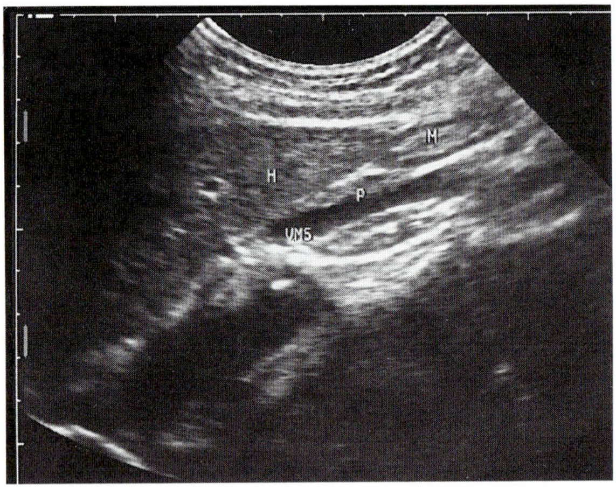

Abb. 1.**68**
V. mesenterica superior (VMS) in der Rinne des Pankreaskopfes (P). Paramedianer Oberbauchlängsschnitt rechts; M = Magen, H = Leber

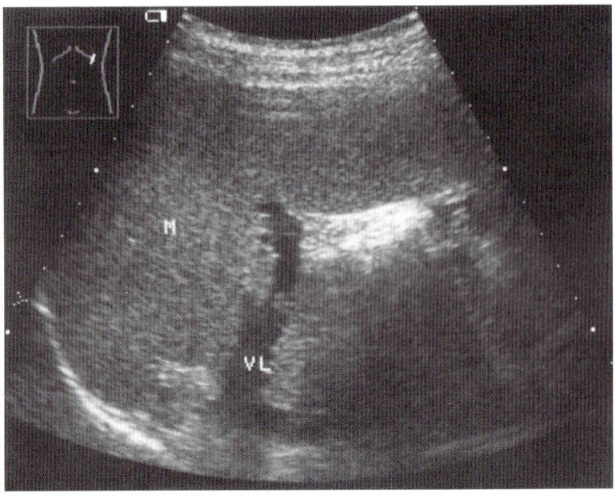

Abb. 1.**69**
V. lienalis (VL) im Milzhilus (Splenomegalie, erheblich vergrößerter Längen- und Tiefendurchmesser, bei Leberzirrhose). Sie nimmt im weiteren Verlauf Magen- und Pankreasvenen auf; M = Milz

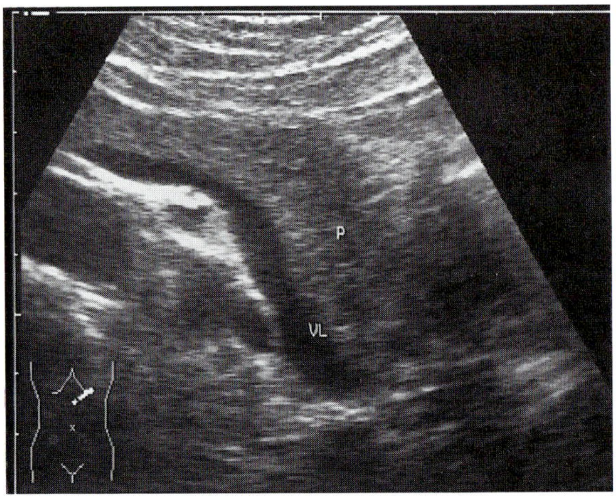

Abb. 1.**70**
V. lienalis (VL), Verlauf am Dorsalrand der Bauchspeicheldrüse. Schräger Oberbauchquerschnitt links zur Darstellung des Pankreasschwanzbereiches (P)

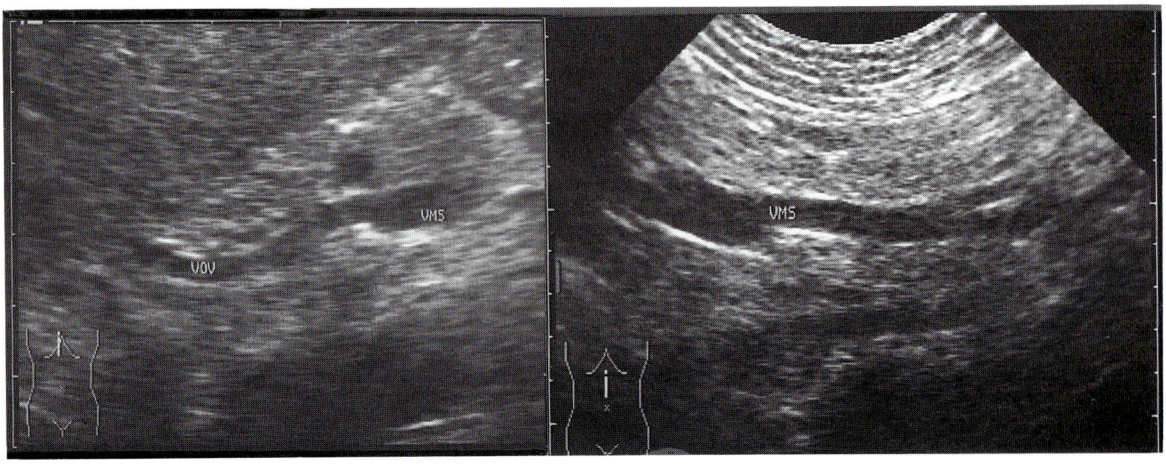

a b

Abb. 1.**71a** u. **b**
Oberbauchlängsschnitt. Verlauf der V. mesenterica superior (VMS) zum Konfluenz. In ihrer kranialen Fortsetzung fließt die V. coronaria ventriculi (VCV) zu

Venöser Konfluenz und Venenzuflüsse

Die Pfortader wird aus Eingeweidevenen gebildet (Schema 1.**23**, Tab. 1.**4**).

Tabelle 1.**4** Zuflüsse der V. portae im venösen Konfluenz

Von kaudal:	V. mesenterica superior,
	V. mesenterica inferior
Von kranial:	V. coronaria ventriculi
Von links:	V. lienalis

Mit dem Zusammenfluß der drei Eingeweidevenen bildet der venöse Konfluenz eine dorsal im Pankreaskopf vor der VCI gelegene ovaläre Auftreibung, die einen Markierungspunkt im Oberbauch darstellt. Er ist der Beginn der Pfortader (Abb. 1.**67a** u. **b**).
Die V. mesenterica inferior mündet meist in die V. lienalis, gelegentlich auch direkt in den Konfluenz.

V. mesenterica superior: Sie nimmt als Eingeweidevene Blut aus dem Jejunum, Ileum und rechtsseitigen Kolon auf und zieht von kaudal kommend über den Processus uncinatus in einer Rinne im Pankreaskopf zum Konfluenz.
Sonographisch läßt sie sich als echofreies Gefäß rechts und ventral von der zugehörigen Arterie darstellen.
Im Oberbauchquerschnitt wird ihre Lagebeziehung zu den übrigen Bauchgefäßen noch einmal deutlich: die A. mesenterica superior verläuft links ventral von der Aorta, die Vene weiter rechts mehr ventral! (Abb. 1.**67** u. 1.**68**).

V. lienalis: Sie hat eine erhebliche Bedeutung in der sonographischen Pankreaslokalisation und bei Pankreaserkrankungen. Zu ihrer Darstellung wird der Schallkopf im Oberbauchquerschnitt vom Xiphoid aus über den Truncus coeliacus hinweg leicht nach kaudal bewegt und fußwärts gekippt. Dabei soll der Patient den Unterbauch vorwölben und einatmen, damit lufthaltige Darmschlingen durch die tiefer tretende Leber beiseite geschoben werden und die Leber dann als Schallfenster dienen kann (Abb. 1.**67a**). Die Milzvene liegt dorsal und kranial vom Pankreas. Sie stellt sich sonographisch als ein horizontal gestelltes Komma dar, da sie in ihrem Verlauf über Wirbelsäule und retroperitoneale Gefäße hinwegzieht. Weiter zur Milz hin ist sie schwer zu verfolgen und erst wieder im Milzhilus von lateral zu sehen (Abb. 1.**69** u. 1.**70**).

V. coronaria ventriculi, V. mesenterica inferior: Beide werden in der Routinesonographie nicht dargestellt, da ihnen hier praktisch keine Bedeutung zukommt.
Gelegentlich gelingt es, die V. coronaria ventriculi als Verlängerung der V. mesenterica superior über den Konfluenz hinaus zu sehen. Beide Gefäße können sich aber im Rahmen der portalen Hypertension erheblich über ihre normale Lumenweite hinaus verbreitern (eine Lumenbreite der V. coronaria ventriculi über 4 mm gilt als pathologisch). Dann nehmen sie infolge Strömungsumkehr an portalen Umgehungskreisläufen teil (Abb. 1.**71a** u. **b**; s. auch Kapitel 2, S. 192–202, Abb. 2.**150** u. 2.**173**).

ZUSAMMENFASSUNG

Die Aorta abdominalis ist sonographisch als hart pulsierendes, nicht ganz echofreies Band links vor der Wirbelsäule sichtbar. Sie ist für die Orientierung im Bauchraum das wichtigste Gefäß.
Ihre parietalen und viszeralen Äste sind in der Tab. 1.**3** genannt. Der Truncus coeliacus gibt die bedeutsamen Eingeweidearterien A. gastrica sinistra, A. hepatica communis und A. lienalis ab.
Die V. cava inferior liegt rechts von der Aorta und begleitet diese in ihrem Verlauf. Sie unterscheidet sich von ihr durch die weiche Doppelpulsation, die echofreie Binnenstruktur und ihren atemabhängigen Füllungszustand.
Die Nierenvenen liegen ventral ihrer Arterien, weshalb die rechte Nierenarterie unter der V. cava hindurchzieht. Die linke Nierenvene nimmt einen weiten Weg über die Aorta hinweg.
Die Lebervenen als große viszerale Zuflüsse treffen am kranialen und medialen Leberrand unmittelbar vor ihrer Mündung in die V. cava inferior sternförmig zusammen.
Die V. portae wird von der Milzvene, der oberen Gekrösevene (V. mesenterica superior) und der Magenkranzvene (V. coronaria ventriculi) gebildet; ihr Zusammenfluß (venöser Konfluenz) ist der Ursprung der Pfortader.

Sonographie der Gallenblase und Gallenwege, Gallensteine

G. Schmidt

ÜBERBLICK

Die Darstellung der Topographie, Form und Funktionszustände der Gallenblase gehen der Besprechung von Gallenblaseninhalten (Sedimentationen, Kristallaggregaten, Steinen) und ihrer sonographischen Charakteristika voraus. Es folgen die sonographische Anatomie und die Schnittebenen zum Auffinden des Gallenganges sowie Beispiele von Gallengangsteinen.

Die normale Gallenblase: Fehlbildungen, Formvarianten, Funktionszustände

Topographie und sonographische Untersuchung

Die Gallenblase überragt nur mit ihrem Fundus die Leber. Korpus und Hals schmiegen sich der Fossa vesicae felleae der viszeralen Leberfläche an und sind mit ihr bindegewebig verbunden.
Nach rechts wird sie vom rechten Leberlappen, nach links vom Lobus quadratus begrenzt. Die dorsale Gallenblasenwand liegt meist im Korpus bzw. Halsbereich dem Bulbus duodeni und Antrum an, während die rechte Kolonflexur die Gallenblase mehr im Fundus überlagert und die Steindiagnostik erschwert (Schema 1.**24**, Abb. 1.**72**). In ihrer Längsachse richtet sich die Gallenblase nach kaudal, ventral und rechts (Abb. 1.**73**).
In den einzelnen Schnittebenen für die sonographische Gallenblasendarstellung trifft der paramediane Längsschnitt in der Medioklavikularlinie die Gallenblase annähernd längs, der darauf senkrecht stehende Schnitt quer. Eine dritte Möglichkeit bietet der verlängerte Interkostalschnitt in linker Schräglage des Patienten mit Schallkopfrichtung in der Schulter-Nabel-Linie. Die Gallenblase liegt dann am Leberunterrand zwischen rechter Niere und der V. cava inferior, die links hinter ihr nach kranial zieht. Ist die Gallenblase ganz in die Lebersubstanz eingebettet, kommt sie nur im Interkostalschnitt zur Darstellung (Abb. 1.**74**).

Größe

Exakte Angaben zur Größe sind wegen der großen Variationsbreite der Gallenblase wenig hilfreich. Sie kann auch ohne krankhafte Veränderung bis zu 12 cm lang und 5 cm breit sein und 30–60 ml Gallenflüssigkeit enthalten. Diese anatomischen Werte können auch sonographisch gemessen und das Volumen errechnet werden. Die dazu benötigten Maße ergeben sich aus dem größten Längsdurchmesser, der Tiefe und der Breite (Abb. 1.**75a** u. **b**). Das Produkt der so gewonnenen Meßwerte

$$L\,(cm) \cdot B\,(cm) \cdot T\,(cm) \cdot 0{,}5$$

(Faktor für eine vereinfachte Ellipsoidformel) ergibt annähernd das Volumen (ml).

Struktur

Als flüssigkeitsgefülltes Hohlorgan zeigt die Gallenblase die für eine Zyste typischen Kriterien:
- echofreie Binnenstruktur,
- relative distale „Schallverstärkung",
- glatte Begrenzung.

Die Schallverstärkung kommt infolge der nach Flüssigkeitspassage ungemindert auftreffenden Schallenergie als „Überstrahlung" zustande. Durch Beugung und Streuung an der Grenzfläche der tangential getroffenen seitlichen Wand entstehen beidseits in die Tiefe ziehende zarte Schallschattenbänder („Lateral shadowing", Abb. 1.**76**).

Binnenechos im Lumen der Gallenblase sind pathologisch und können Sludge, Steinen, Polypen oder Tumoren entsprechen.

Die Gallenblasenwand hat eine Dicke bis 3 mm in nicht kontrahiertem Zustand, wobei die Messung (wegen der möglichen Einbeziehung der dorsal anliegenden Magen/Darmwände) an der leberseitigen Wand erfolgen sollte.

Formen und Formvarianten

Als die klassische Form gilt die Birnenform. Bei dieser verjüngt sich die Gallenblase zum trichterförmigen oder bajonettartig geknickten Infundibulum, über das sie in den Ductus cysticus mündet. Anatomische Formvarianten sind die kugelige, die langgestreckte und die gewinkelte Gallenblase (Tab. 1.**5**, Abb. 1.**77**–1.**80**).

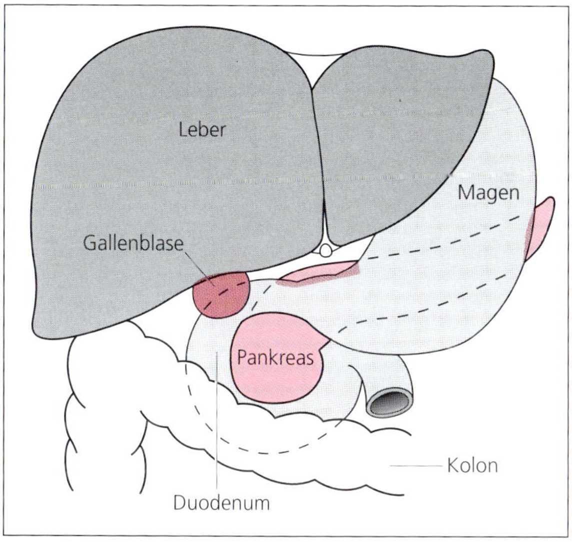

Schema 1.**24**
Topographische Beziehung der Gallenblase zu den Nachbarorganen

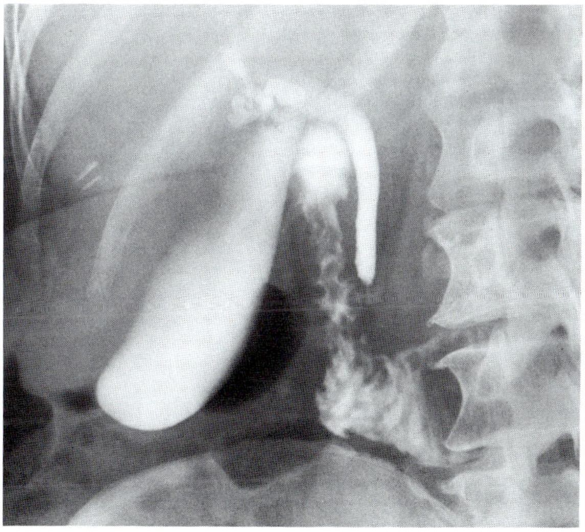

Abb. 1.**72**
ERCP-Bild des Gallenganges, der Gallenblase und des Duodenums. Die Längsachse der Gallenblase zeigt nach kaudal und leicht nach rechts

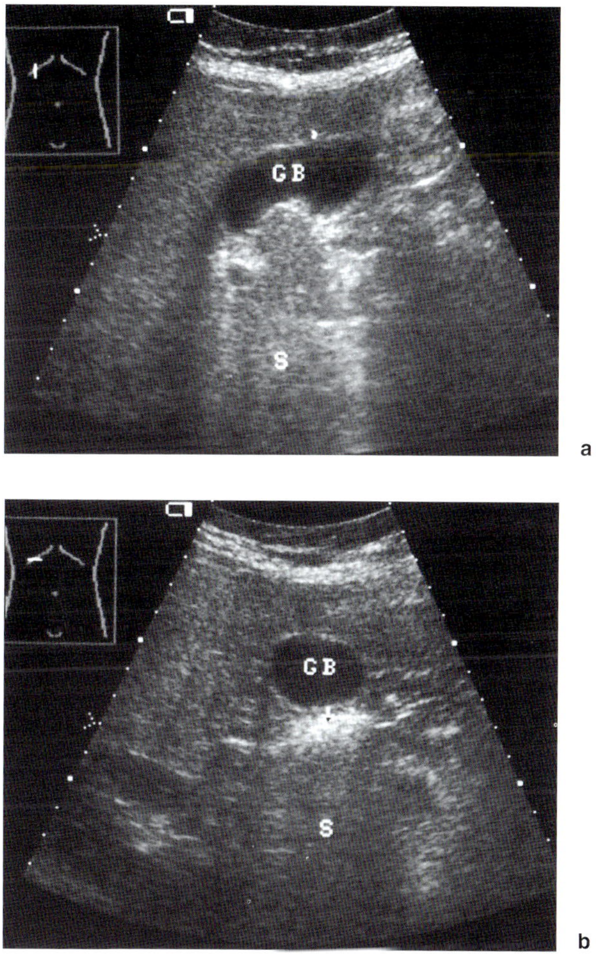

Abb. 1.73**a** u. **b**
Gallenblase (GB) im Oberbauchlängs- und -querschnitt. Duodenalluftimpression von dorsal (Pfeil) mit Schallschatten (S)

a Längsschnitt
b Querschnitt

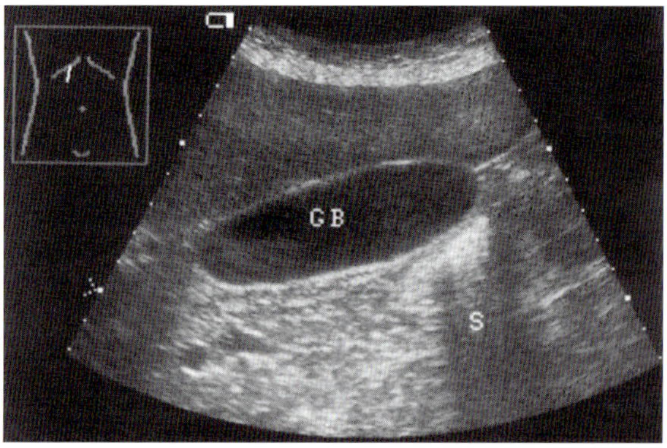

Abb. 1.**74**
Die Gallenblase (GB) ist in die Leber eingebettet. Schulter-Nabelschnitt in linker Schräglage; S = Duodenalluft mit Schallschatten (S)

a 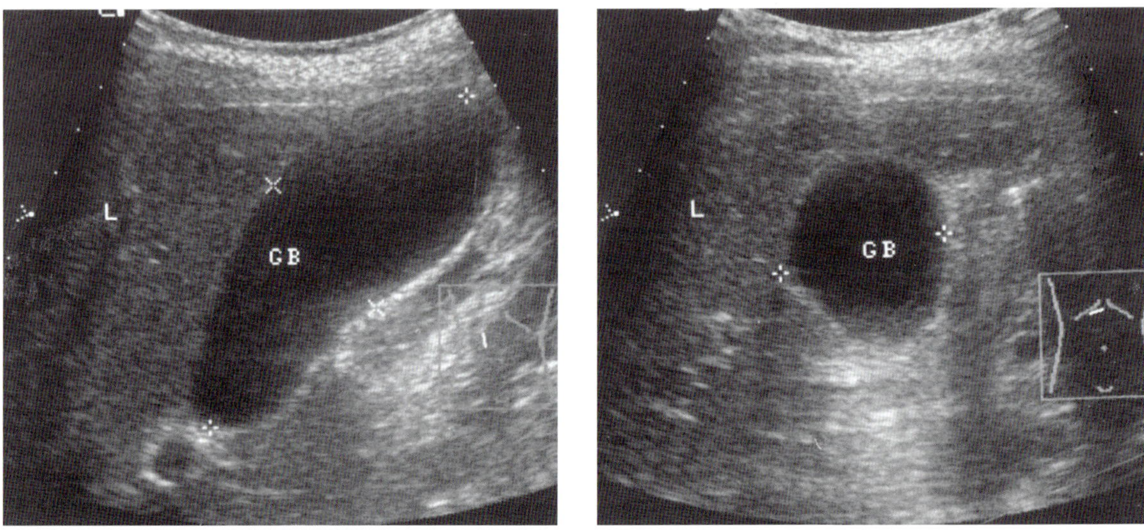 b

Abb. 1.**75a** u. **b**
Größenmessung (Distanzmarken) der Gallenblase (GB) in zwei Ebenen:
a Längsschnitt
b Subkostalschnitt, Stauungsgallenblase bei akuter Pankreatitis; L = Leber

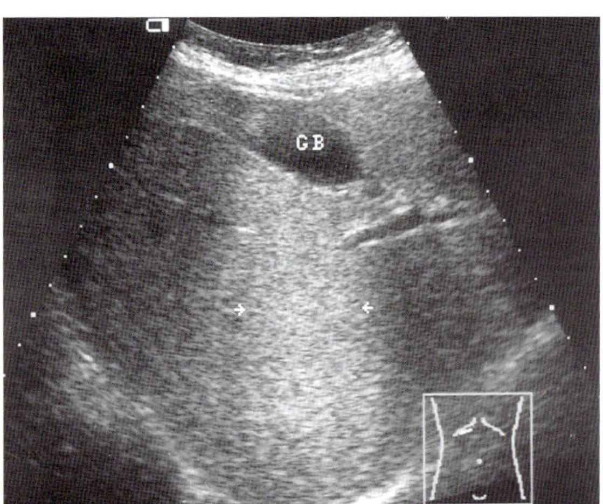

Abb. 1.**76**
Schallverstärkung gegenüber der normalen Leberstruktur infolge deutlichem Echo-Plus-Effekt (Pfeile) distal der Gallenblase (GB). Subkostaler Schrägschnitt

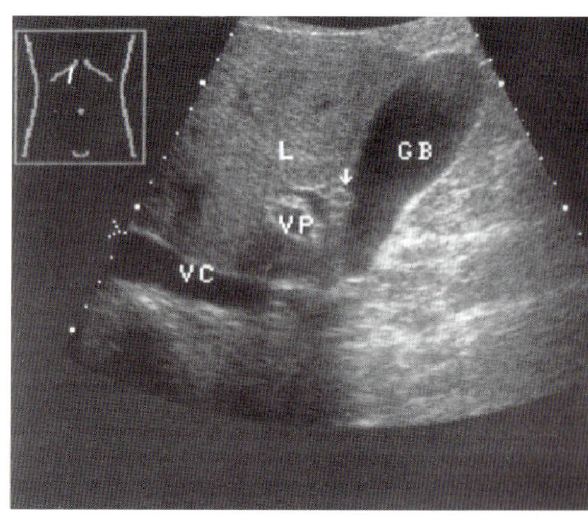

Abb. 1.**77**
Birnenförmige Gallenblase (GB), Pfeil: A. hepatica. VP = V. portae, L = Leber, VC = V. cava

Tabelle 1.5 Formvarianten, Fehlbildungen, Funktionszustände

Formvarianten
- kugelig
- langgestreckt
- gewinkelt

Fehlbildungen
- Septen
- Doppelbildung
- Divertikel
- Hypoplasie, Aplasie

Funktionszustände
- kontrahiert
- gestaut

Gewinkelte Gallenblase: Von Septierungen kann sie dadurch unterschieden werden, daß sich beim Drehen des Schallkopfes die vermuteten Septen in Knickbildungen auflösen; die so fehlgedeuteten echogenen Leisten entpuppen sich dann als Biegefalten. Ist der Fundus der Gallenblase spitzwinklig nach kranial (ventral- oder dorsalwärts) umgeschlagen, nimmt diese die Form einer phrygischen Mütze an (Abb. 1.**81**).

Fehlbildungen

In Tab. 1.**5** sind die wichtigsten Fehlbildungen aufgeführt.

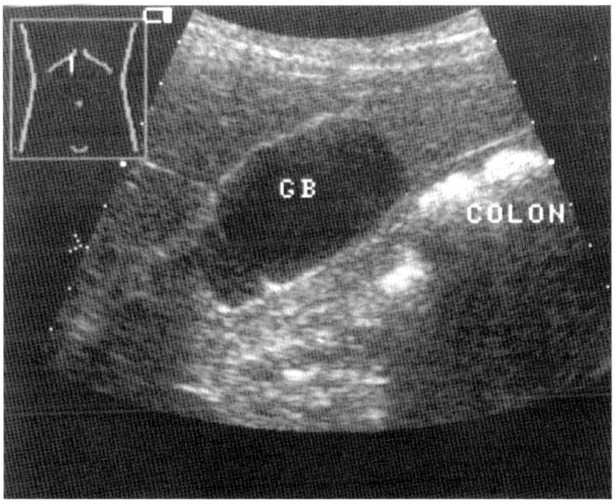

Abb. 1.**78**
Kugelige Gallenblase (GB) im paramedianen Oberbauchlängsschnitt rechts; Kolonluft am Fornix

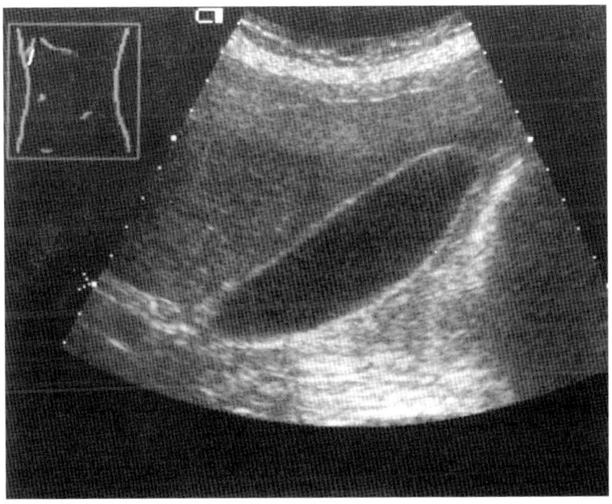

Abb. 1.**79**
Längliche Gallenblase

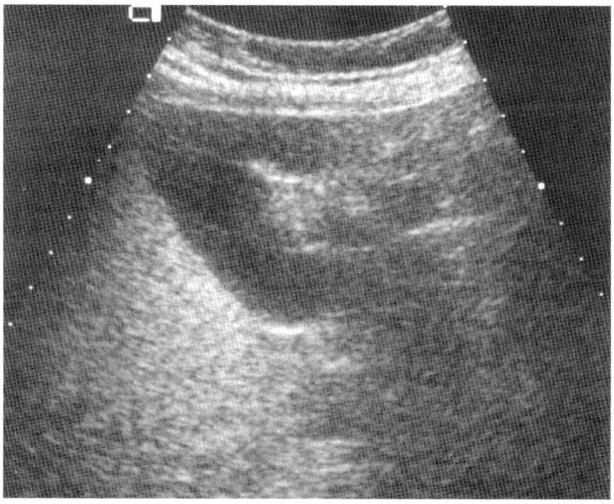

Abb. 1.**80**
Mehrfach gewinkelte Gallenblase. Verlängerter Interkostalschnitt

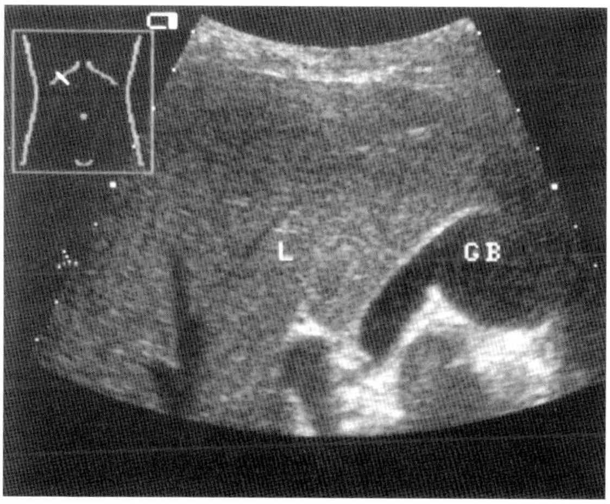

Abb. 1.**81**
Im Fundus abgewinkelte Gallenblase (GB): „Phrygische Mütze" („Jakobinermütze"); der überhängende Zipfel war bei den Jakobinern ausgestopft, wie es der Gallenblasenzipfel oft mit Steinen ist (s. Abb. 1.**84a**) L = Leber

Septierte Gallenblase: Bindegewebige Membranen können in Form von Septen die Gallenblase in zwei oder mehrere miteinander in Verbindung stehende Räume unterteilen. (Bei spiralförmig angeordneten Einschnürungen im Gallenblasenhals handelt es sich um Heister-Klappen, Abb. 1.**82a** u. **b** sowie 1.**83**.)

Doppelte Gallenblase: Ist ein Septum längs und komplett (Untersuchung in mehreren Ebenen!), und sind zwei Gallengänge vorhanden, liegt eine doppelte Gallenblase vor.

Hypoplasie, Agenesie: Einer nicht auffindbaren Gallenblase liegt selten einmal eine Hypoplasie oder Agenesie zugrunde; zuvor müssen andere Ursachen wie Schrumpf- oder Steingallenblase oder eine „echogene Galle" (s. Kapitel 2, S. 160, Tab. 2.**2**) ausgeschlossen werden. Doppelte Gallenblase und Gallenblasenagenesie sind extrem selten.

Gallenblasendivertikel: Divertikel sind abgegrenzte bzw. gestielte Wandausstülpungen der Gallenblase. Wegen der Begünstigung der Steinentstehung sind sie als pathologisch anzusehen. Häufigste Lokalisationen sind Fornix und Infundibulum

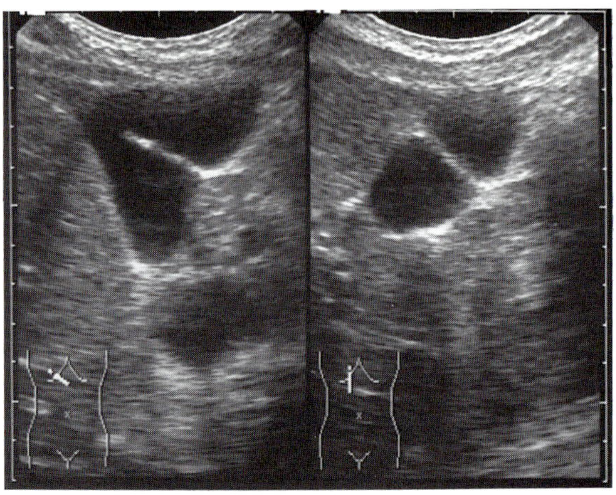

a b

Abb. 1.**82a** u. **b**
Septierte Gallenblase, zwei Ebenen:
a Es zeigt sich ein langes echogenes Septum, welches die Gallenblase in zwei Kompartimente teilt
b Die Gallenblase imponiert wie zweigeteilt

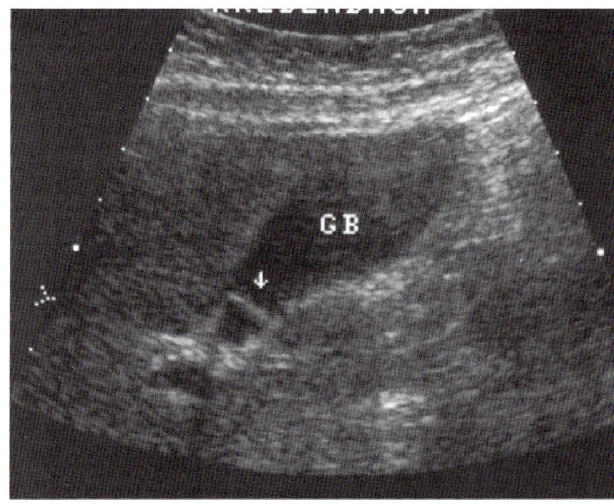

Abb. 1.**83**
Septenartig betonte Heister-Klappe: echogene spiralförmige Leiste im Gallenblaseninfundibulum (Pfeil); GB = Gallenblase

a
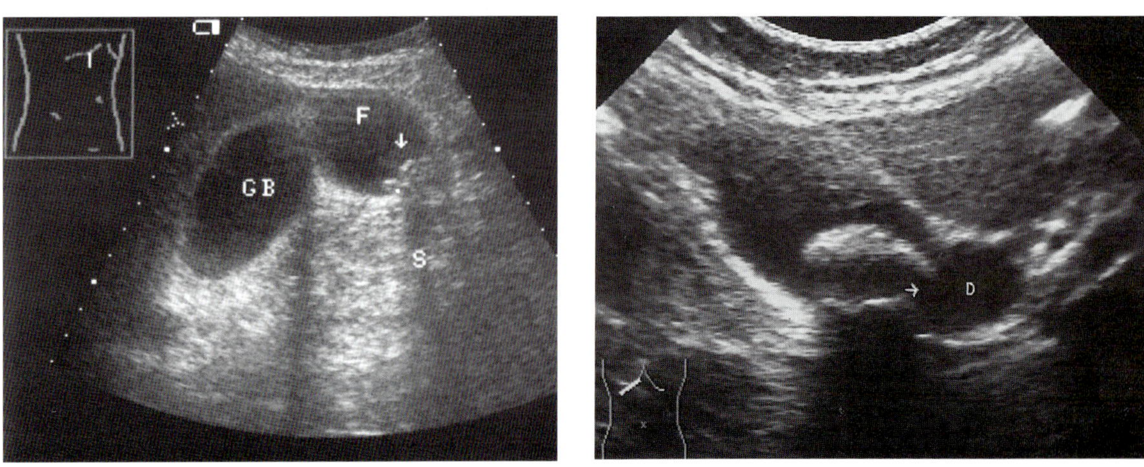

b

Abb. 1.**84a** u. **b**
Segmentabschnürungen und Divertikel:
a Formixsegmentabschnürungen (F) (Sanduhrform mit annähernder Phrygischer Mütze und Steinbildung infolge Entleerungsstörung, Pfeil); S = Schallschaften, GB = Gallenblasenkorpus
b Im Infundibulum (DD Hartmann-Tasche, Pfeil = Divertikeleingang, daneben ein Gallenblasenstein, durch die divertikelbedingte Motilitätsstörung in seiner Entstehung begünstigt)

(differentialdiagnostisch „Hartmann-Tasche", Abb. 1.**84a** u. **b**).

Funktionszustände

Zu den Funktionszuständen gehören die kontrahierte und die gestaute Gallenblase.

Kontrahierte Gallenblase: Nicht mit der Frage: „Sind Sie nüchtern?, sondern besser mit: „Was haben Sie gegessen?" oder „Haben Sie heute morgen schon geraucht?" sollte der Verdacht auf eine kontrahierte Gallenblase hinterfragt werden; sie ist nämlich bei ihrer verdickt und echogen wirkenden Wand und dem weitgehend entleerten Lumen schwer aufzufinden (Abb. 1.**85**). Da auch Steine schlecht sichtbar sind, sollte die Gallenblasendiagnostik am nüchternen Patienten erfolgen.

Stauungsgallenblase: Wird eine voluminöse, atonische Gallenblase bei einer Leberzirrhose angetroffen, sollte diese „Stauungsgallenblase" nicht als Hydrops fehlgedeutet werden. Sie spricht nicht oder nur ungenügend auf eine Reizmahlzeit oder hormonelle Stimulation mit Cholezystokinin an (Abb. 1.**86**).

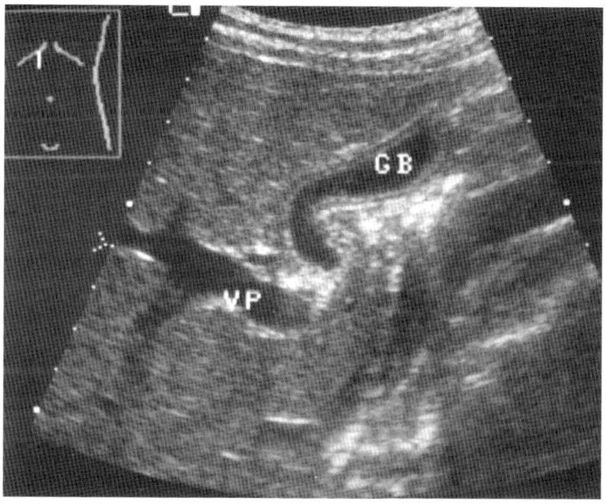

Abb. 1.**85**
Kontrahierte Gallenblase (GB), daher funktionsbedingt geschichtete und „verdickte" Wand; VP = V. portae

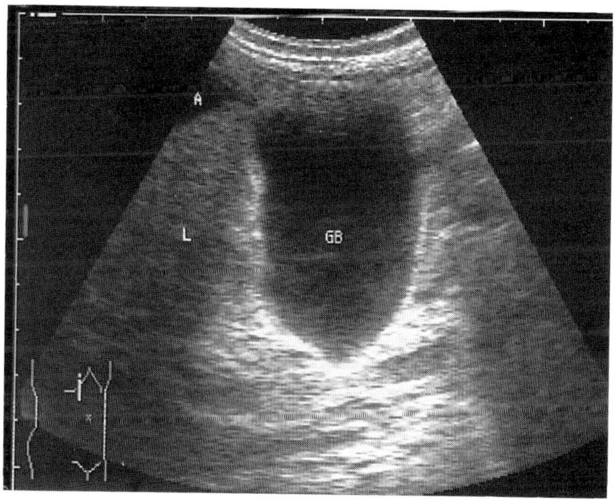

Abb. 1.**86**
Atonische Stauungsgallenblase (GB) bei Leberzirrhose; (keine Entzündung, kein Abflußhindernis, somit kein Hydrops) A = Aszites, L = Leber

a

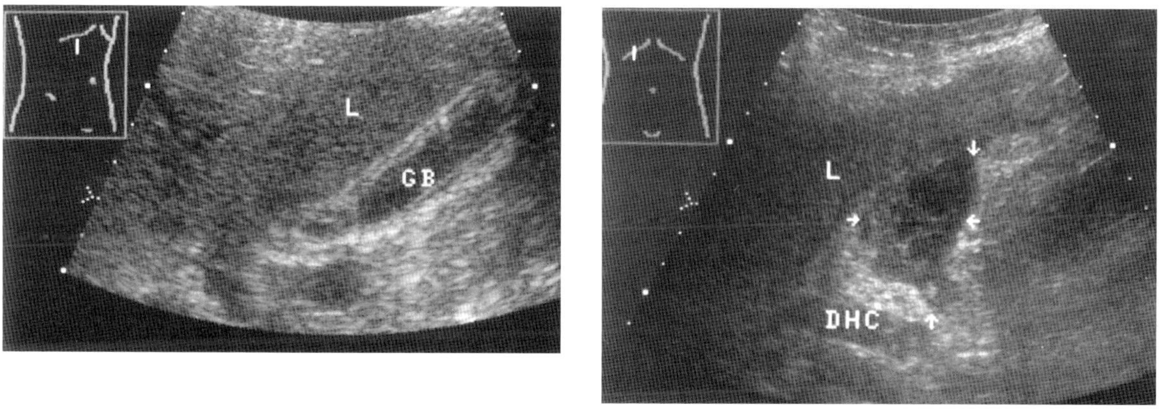

b

Abb. 1.**87a** u. **b**
a Kontrahierte oder teilgefüllte Gallenblase (GB); L = Leber. Frage: „Sind Sie nüchtern?" „ja!" (Die Lösung ergibt sich aus Abb. 1.**118**)
b „Pseudogallenblase" (Pfeile) infolge Serom/Bilom, Hämatom oder Abszeß im Gallenblasenbett; L = Leber, DHC = Ductus hepatocholedochus

Selbst unter Berücksichtigung aller Varianten der Gallenblase können Fehlinterpretationen dazu führen, eine Gallenblase an einem Ort zu sehen, wo sie nicht ist (Abb. 1.**87b**–1.**90**; s. Kapitel 2, S. 175f., Abb. 2.**95** sowie 2.**101a** u. **b**, 3.**206**) Tab. 1.**6** gibt eine Übersicht über die häufigsten Fehlinterpretationen.

Tabelle 1.**6** Fehlinterpretationen der Gallenblase

„Pseudogallenblase“ (nach Cholezystektomie)
Gallengangzyste
Leber-, Nieren-, Pankreaszysten
Flüssigkeitsgefüllte Magen-Darm-Abschnitte (Antrum, Jejunumschlinge nachn bilio-digestiver Anastomose)
„Gefangener“ Aszites
Aortenaneurysma

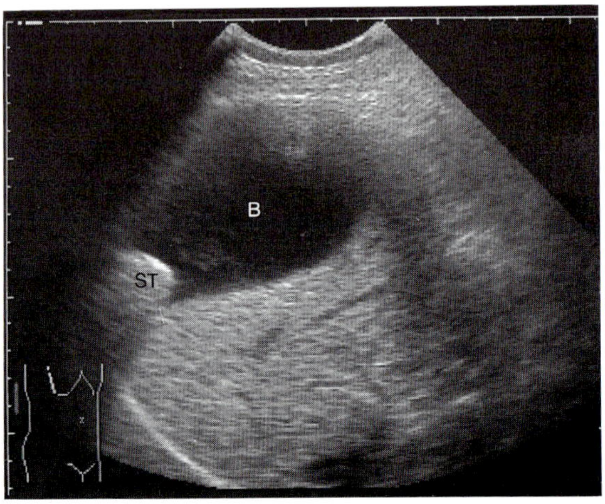

Abb. 1.**88**
Zustand nach endoskopischer Cholezystektomie: „verlorener Gallenstein“. Sonographisch subphrenisch rechts ein eine Gallenblase vortäuschendes Bilom (B), operativ bestätigt; ST = Cholesterinstein mit Schallschatten

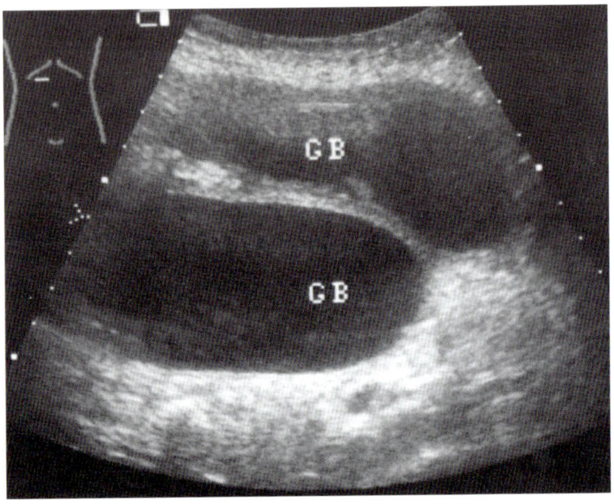

Abb. 1.**89**
Abszeß, „gefangener Aszites“, doppelte Gallenblase (GB)? Klinisch: akuter rechter Oberbauch, tastbarer Hydrops. Operative Klärung: ventral entzündlich verbackene Darmschlinge

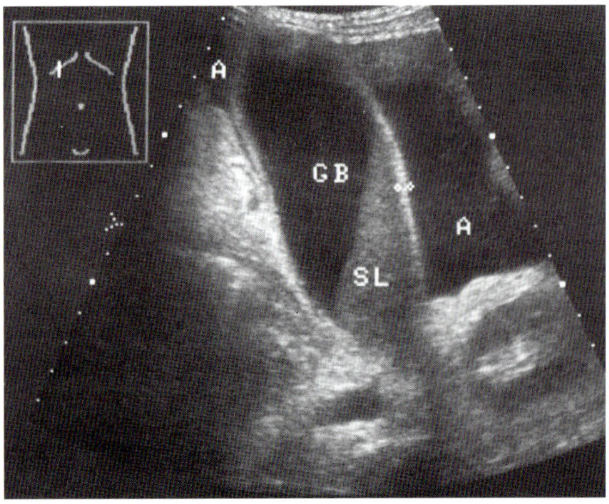

Abb. 1.**90**
a „Gefangener Aszites“ (A), eine Gallenblase vortäuschend, **b** Gallenblase (GB) mit Sludge (SL)

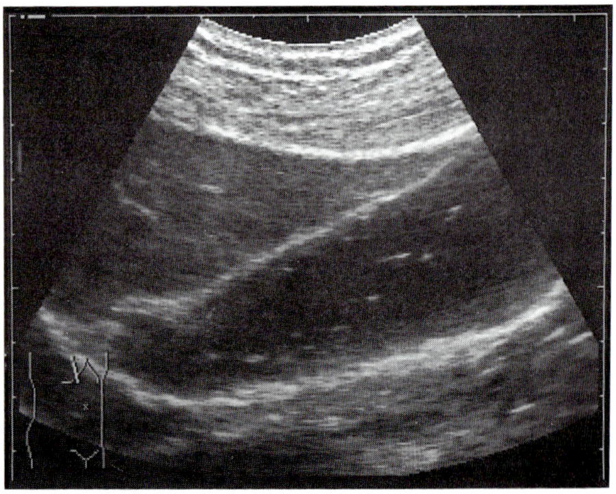

Abb. 1.**91**
Gallenblase mit echogenen Kristallaggregaten (strichförmige Reflexe im Lumen, die nur bei rascher Umlagerung aufwirbeln!)

Gallenblasensedimente und Gallenblasensteine

Kristallbildungen und Sedimentformen

Die üblichen, in der Gallenblase sonographisch an ihren mehr oder weniger echogenen Binnenstrukturen erkennbaren Inhalte sind in SZ 1.**1** aufgeführt.

Kristallaggregate, Mikrolithen: Gelegentlich erscheint der Gallenblasenboden mit echogenem Bodensatz belegt. Bei rascher und wiederholter Drehung des Patienten wirbeln dann nicht selten nadelförmige oder polygonale echogene Komplexe auf, die Kristallaggregaten bzw. Mikrolithen entsprechen. Sie zeigen keine Schallschattenzone (Abb. 1.**91**).

Gallenblasensludge: Ein anderes schwach echogenes Sediment ist der Gallenblasenschlick oder „Sludge", der sich flachbogig ohne Schallschattenzone am Gallenblasenboden anhäuft. Er hat Boluscharakter und bewegt sich bei Umlagerung zähflüssig mit (Abb. 1.**92**). Schon nach wenigen Tagen einer Nahrungskarenz läßt er sich infolge

SZ 1.1 Gallenblasensedimente

Kristallaggregate
Aufwirbeln länglicher/polygonaler Echos

Sludge
Bolus- oder bandförmige Schicht niedriger Echogenität am Gallenblasenboden

Echogene Gallenblase
leberähnliche (-identische) Gallenblasenstruktur durch Sludge, Detritus, eingedickte Galle

Gries
echogene Schicht am Gallenblasenboden mit kumulativer Schallschattenzone

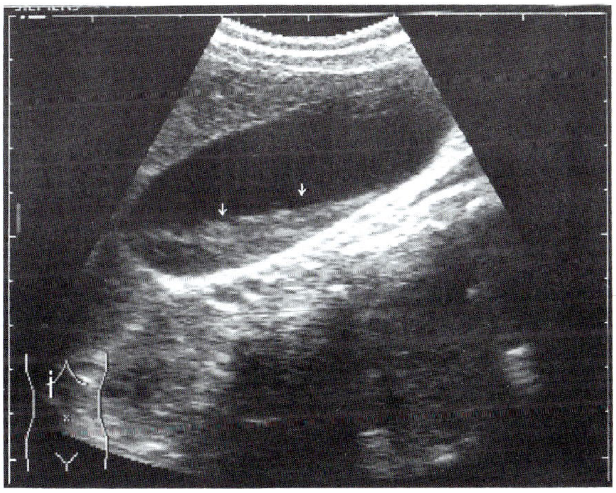

Abb. 1.**92**
Gallenblasensludge (Pfeile). Der träge Sludgebolus hat sich am Gallenblasenboden ausgebreitet

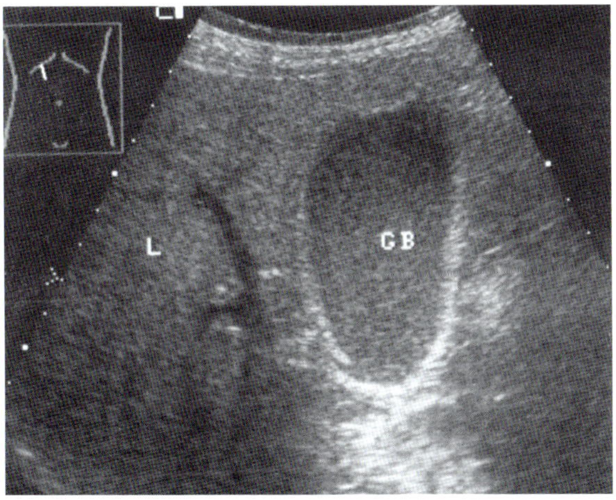

Abb. 1.**93**
Echogene Gallenblase (GB): vollständige Sludgefüllung; L = Leber

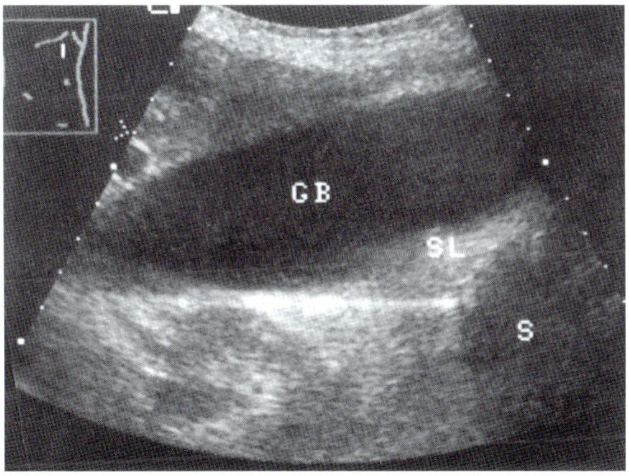

Abb. 1.**94**
Gallenblasengries: feine körnige Echozone mit Schallschatten (S) am Boden der Gallenblase (GB) mit Sludge (SL)

Eindickung der Gallenflüssigkeit sonographisch nachweisen. Er kann zu echogener Krümelbildung und biliärer Obstruktion führen.

Echogene Gallenblase: Eine vollständig mit Sediment oder „eingedickter Galle" ausgefüllte Gallenblase führt zu einer Veränderung ihrer Struktur, die kaum von der Leberstruktur abzugrenzen ist. Diese Veränderungen werden mit dem Begriff „echogene Gallenblase" belegt (Abb. 1.**93**).
Die Abgrenzung zum Gallenblasenempyem (s. Kapitel 2, S. 157) ist schwierig; beide zeigen eine leberähnliche Struktur, die echogene Gallenblase eher fein und regelmäßig. Steine finden sich bevorzugt beim Empyem.

Gallenblasengries: Wenn ein Bodensatz so echogen ist, daß er Schallschatten hervorruft, handelt es sich dagegen um Gallenblasengries (Abb. 1.**94**).
Sludge besteht aus Cholesterin- und Kalziumbilirubinat-Kristallen und kommt in folgenden Erscheinungsformen vor: geschichtet, schwimmend, polypoid, tumorös und als „Tapetensludge".

Gallenblasensteine

Der bei einer abdominellen Ultraschalluntersuchung am häufigsten anzutreffende krankhafte Befund ist der Gallenstein. Im westlichen Europa haben jeder 10. Mann und jede 5. Frau Gallensteine.

a

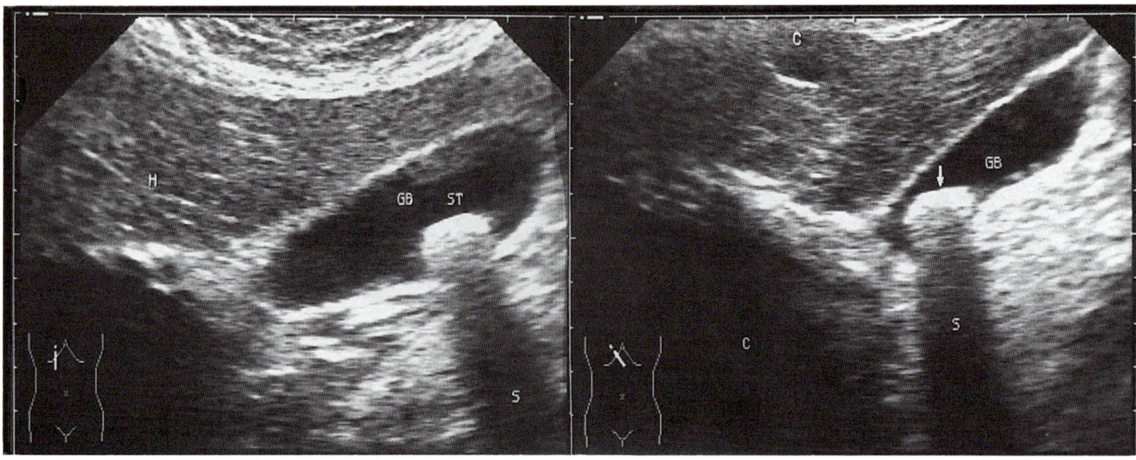

b

Abb. 1.**95a** u. **b**
Gallenblasenstein; nach vorübergehender Umlagerung ist der Stein ins Infundibulum (Pfeil) gerollt, „Rolling stone" (**b**); H = Leber, GB = Gallenblase, ST = Stein, S = Schallschatten, C = Leberzysten:
a Längsschnitt
b Nach Umlagerung

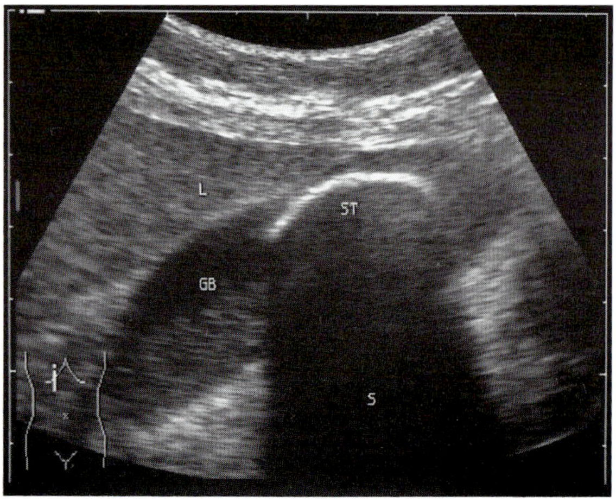

Abb. 1.**96**
Ein 32 mm breiter Tonnenstein (St) der Gallenblase (GB); S = Schallschatten, L = Leber

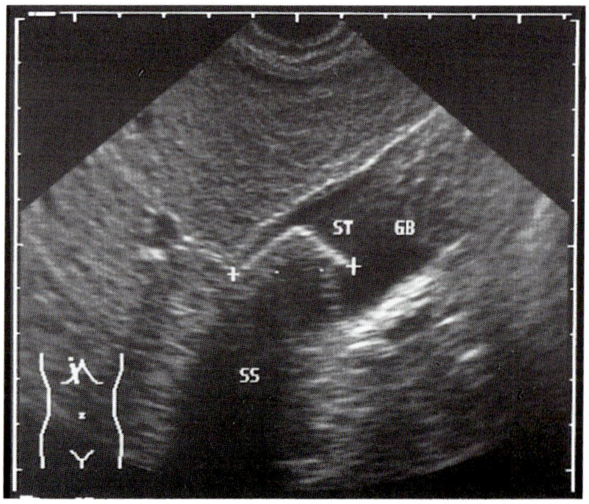

Abb. 1.**97**
Dreieckförmiger Stein (ST); GB = Gallenblase, SS = Schallschatten

Die Sonographie ist zur einfachsten und sichersten Untersuchungsmethode in der Gallensteindiagnostik geworden. Der „helle" Steinreflex im „dunklen" reflexfreien Medium der Gallenflüssigkeit führt mit dem zugehörigen Schallschatten zu einer hohen diagnostischen Trefferquote (bis 100%).
Der übliche Steinreflex ist entsprechend der Steinoberfläche haubenförmig und scharf begrenzt. Der hinter dem Steinoberflächenreflex liegende Steinanteil befindet sich in der Schallschattenzone, so daß er verdeckt wird. Charakteristisch für einen Stein ist seine Beweglichkeit („Rolling-stone-Phänomen", Abb. 1.**95a** u. **b** sowie 1.**96**).
Somit sind Gallenblasensteine durch folgende Eigenschaften definiert (SZ 1.**2**):

SZ 1.**2** Sonographische Gallenblasensteinkriterien

Steinreflex
Schallschatten
Beweglichkeit

Tonnensteine: Große, die Gallenblase weitgehend ausfüllende Solitärsteine werden als Tonnensteine bezeichnet (Abb. 1.**96**).

Maulbeersteine: Mit höher auflösender Technik kann sonographisch auch auf die Steinoberfläche

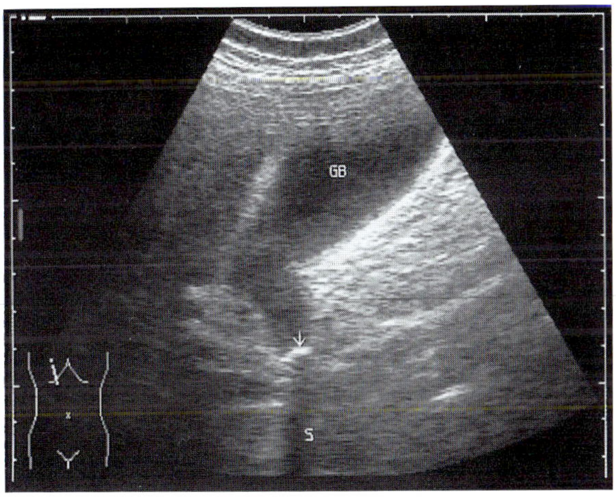

Abb. 1.**98**
Infundibulumstein, schwer sichtbar (Pfeil); S = Schallschatten, GB = Gallenblase

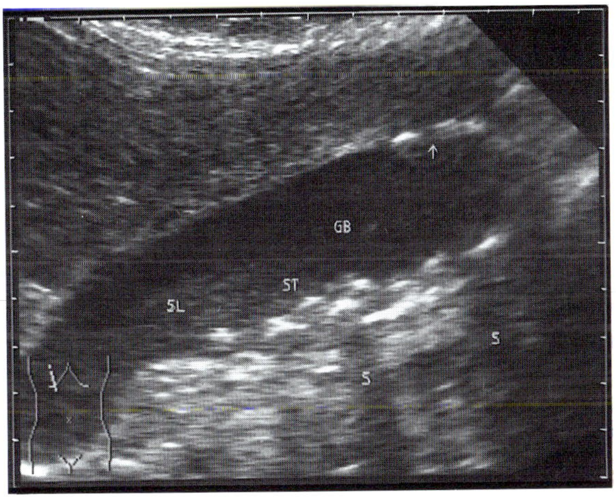

Abb. 1.**99**
„Gefangene Steine" (Pfeil) an der ventralen Funduswand, keine Lageveränderung im Stehen! GB = Gallenblase, SL = Sludge, ST = Steine, S = Schallschatten, L = Leber

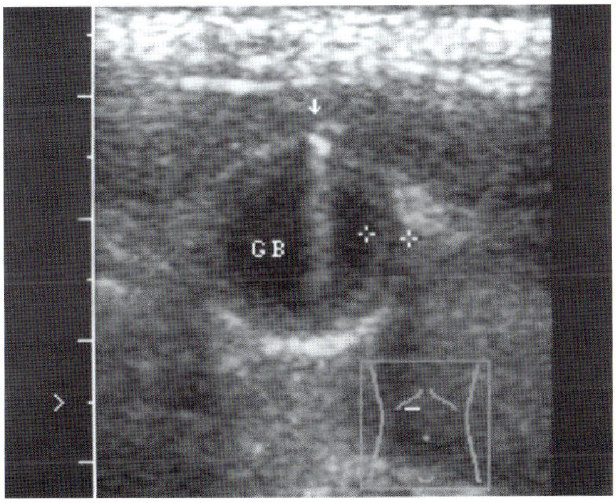

Abb. 1.**100**
Cholesteatose: Cholesterinkristalleinlagerung (Pfeil) in die Gallenblasenwand. Typisch das Reverberationsphänomen distal des harten Reflexes; GB = Gallenblase mit verdickter Wand (Distanzmarken; angedeutete Cholesteatose auch in Abb. 1.**87a**)

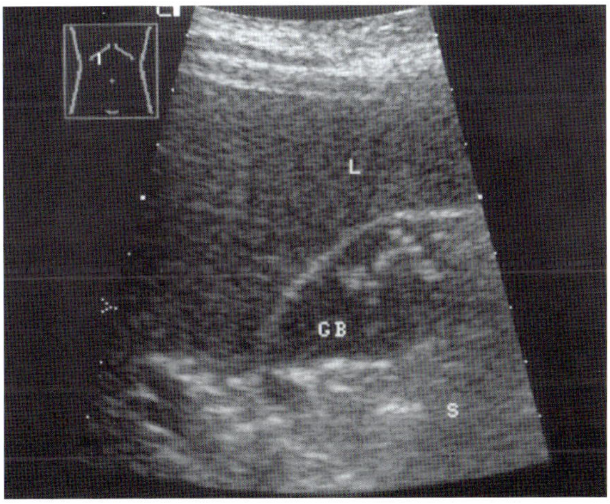

Abb. 1.**101**
„Schwebende Steine" (helle Steinreflexe mit inkompletten Schallschatten in der Gallenblase [GB]), S = inkompletter Schallschatten, L = Leber

geschlossen und z. B. ein Maulbeerstein (Pigmentkalkstein) erkannt werden (Abb. 1.**105**).

Facettierte Steine: Während manche Steine plattig sind oder eine irreguläre Oberfläche zeigen, haben facettierte Steine eine Pyramidenform (Abb. 1.**97**; aus der Form eines Steines kann keine Steinzusammensetzung abgeleitet werden!).

Infundibuläre Steine: Steine im Infundibulum, aber auch im Gallenblasenfundus (differentialdiagnostisch Kolonluft!) bzw. flach am Gallenblasenboden gelegene Steine, oder solche in einer gewinkelten Gallenblase, sind schwer und oft nur an ihrer Beweglichkeit oder ihren Schallschatten zu erkennen (Abb. 1.**98**).

Gefangene Steine: Mancher Stein ist auch in die Mucosaschicht als Folge von Entzündungen eingeklemmt bzw. inkrustiert. Hier trifft das Kriterium der Beweglichkeit nicht zu (Abb. 1.**99**)!

Cholesteatose: Gefangenen Steinen ist eine Cholesteatose der Gallenblase zum Verwechseln ähnlich. Die stark reflexogenen Cholesterinkristalleinlagerungen in die Wand führen im reflexfreien Gallen-

a 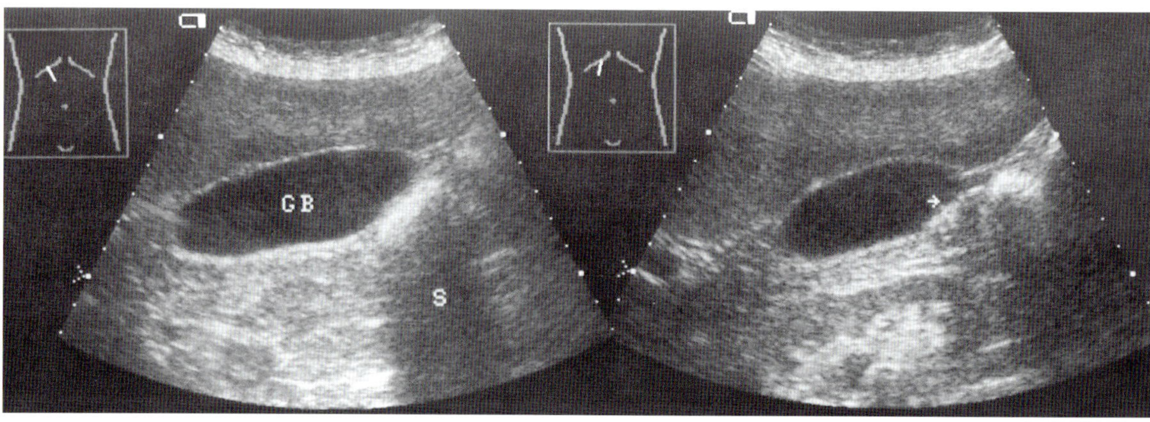 b

Abb. 1.**102a** u. **b**
Kleine Fornixsteine der Gallenblase:
a Im üblichen Schnitt nicht zu sehen; Fornix von Kolonluft (Reflexzone mit Schallschatten, S) leicht imprimiert.
b Nachweis von kleinen Steinchen im Fornix (Pfeil) in einem etwas versetzten Schnitt. Treffsicherheit bei diesen Steinen unter einer Größe von 3 mm im Fornix unter 60%.

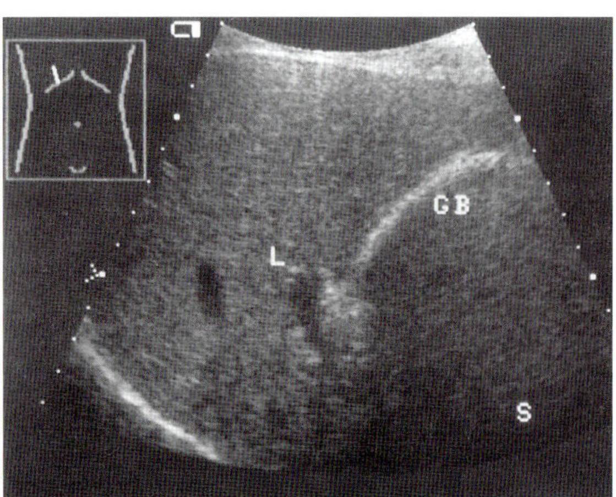

Abb. 1.**103**
„Steingallenblase“: feine, bandförmige (bei Vergrößerung sich in Einzelechos auflösende) Steine in der Gallenblase (GB), die zu einem Summationsschallschatten (S) mit Überlagerung der übrigen Gallenblase führen

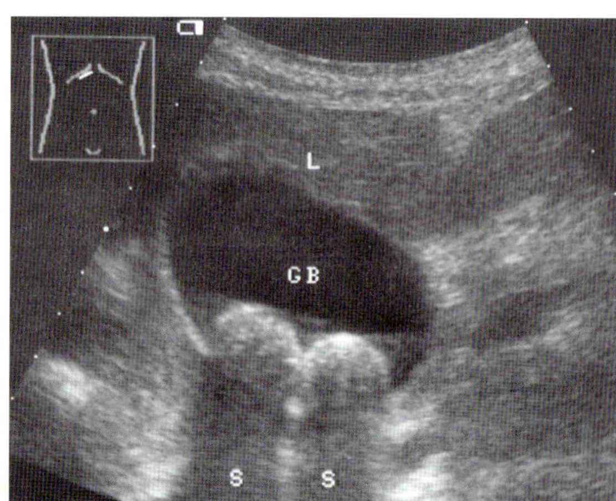

Abb. 1.**104**
Cholesterinsteine und Schallschatten (S), flaues Eintrittsecho und erkennbare Steinbinnenstruktur; GB = Gallenblase, L = Leber

medium zu charakteristischen Wiederholungsechos (Reverberation; Abb. 1.**100**).

Schwebende Steine: Steine, die nicht sedimentieren, sondern in der Flüssigkeit „schweben", können als Cholesterinsteine angesehen werden, wenn nicht ein eitriger Gallenblaseninhalt vorliegt (Abb. 1.**101**; s. Kapitel 2, S. 159, Abb. 2.**58a** u. **b** sowie 2.**68**).

Steinzahl und Steingröße

In der Befunddokumentation sind Steinzahl und Steingröße anzugeben.

Ein einzelner Stein wird als Solitärkonkrement bezeichnet; mehrere (bis etwa fünf Steine) sind sonographisch zählbar. Darüber hinausgehende Steinmengen werden als multiple Steine beschrieben. Manchmal fällt bei der Sonographie nur ein echogener Bodensatz oder eine „Wandverdickung" auf; nach Umlagerung kann sich dieser in einzelne

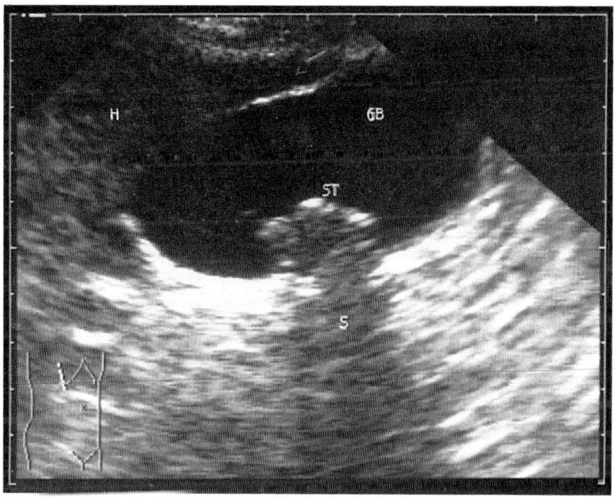

Abb. 1.**105**
Maulbeerstein (ST). Die strichförmigen harten Echos entsprechen Teilverkalkungen (Pigmentkalkstein), GB = Gallenblase, H = Leber

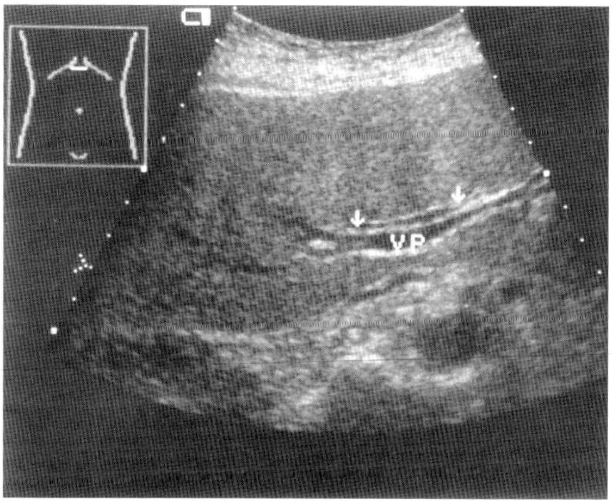

Abb. 1.**106**
Hoher Oberbauchquerschnitt: rechter und linker Pfortaderhauptast (VP). Ventral davon Gallengang (Ductus hepaticus, Pfeile)

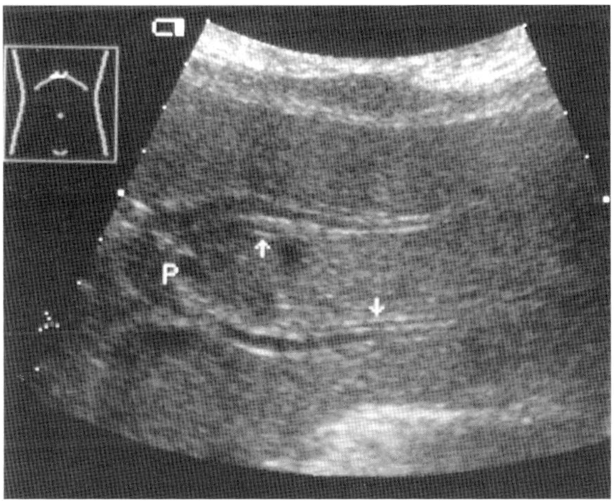

Abb. 1.**107**
Hoher Oberbauchquerschnitt. Ventraler und dorsaler Ast des linken Pfortaderhauptstammes (P). Hier verläuft der Gallengang jeweils im Inneren des liegenden U der Portaläste (Pfeile), also bei dem dorsalen Ast ventral, bei dem ventralen Ast dorsal

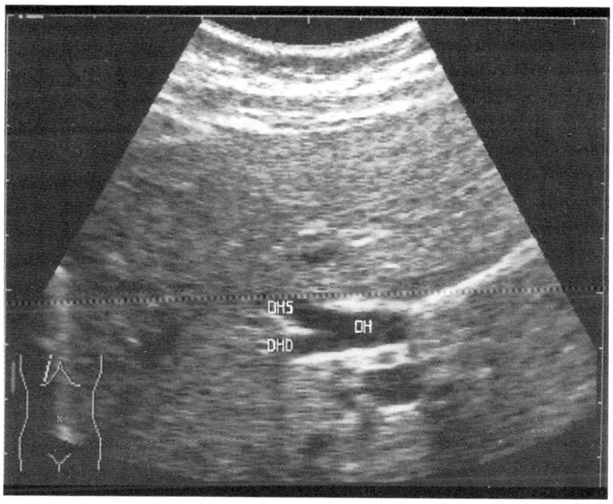

Abb. 1.**108**
Hepatikusgabel mit rechtem (DHD) und linkem (DHS) Ductus hepaticus. Hoher annähernd parasagittaler Längsschnitt rechts; DH = Ductus hepaticus

feine Steine auflösen (Abb. 1.**72**, 1.**95** sowie 1.**102 a** u. **b**).

Steingallenblase: Ist die Gallenblase vollständig mit Steinen gefüllt, ohne daß ein Lumen erkennbar wäre, wird sie als Steingallenblase bezeichnet.
Die Steinreihe, auf die die Schallstrahlen zuerst auftreffen, verursacht einen breiten, die übrigen Gallenblasenanteile verdeckenden Summationsschallschatten (Abb. 1.**103**).
Sonographisch kann die Steingallenblase schwer von einer Porzellangallenblase mit der teilweise oder vollständig verkalkten Gallenblasenwand (s. Kapitel 2, S. 162, Abb. 2.**66** u. 2.**67**) oder von Darmluft unterschieden werden (die Steingallenblase weist oft noch feinbogige Oberflächenkonturen mit einem Saum restlicher Gallenflüssigkeit auf, während bei der Porzellangallenblase die Wandverkalkung eine glatt begrenzte vollständige oder teilweise Reflexzone bewirkt).
Die aus der Röntgendiagnostik bekannte „Kalkmilchgalle" entspricht sonographisch meist einer Steingallenblase oder steingefüllten Gallenblase.

a 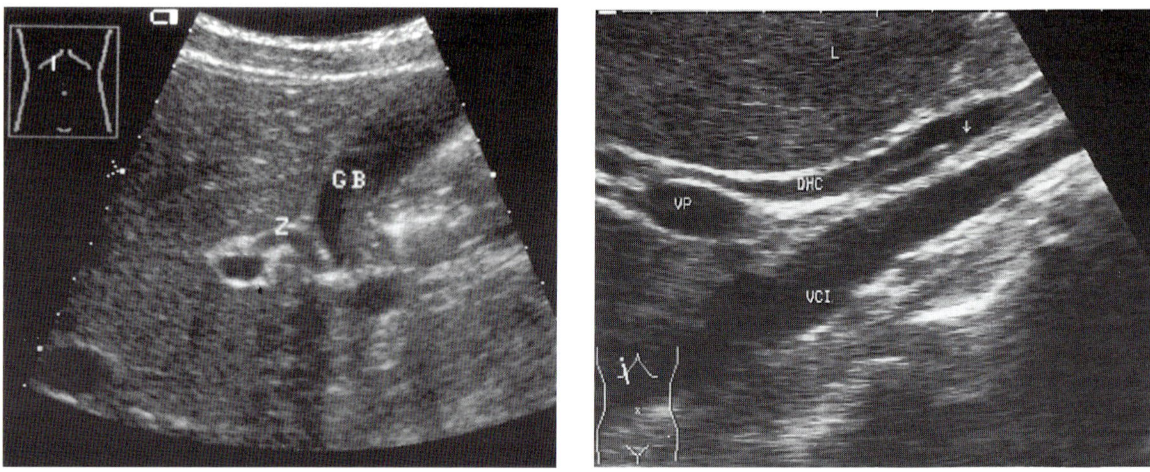 b

Abb. 1.**109 a** u. **b**

a Bajonettförmiges Infundibulum (Normalbefund) mit Übergang in den Ductus cysticus (Z)

b Vereinigung (Pfeil) von Ductus cysticus und Ductus hepaticus zum Ductus choledochus. Verlängerter Interkostalschnitt (Schulter-Nabelschnitt) rechts bzw. paramedianer Längsschnitt; DHC = Ductus hepatocholedochus, Ductus hepaticus communis, VP = V. portae, VCI = V. cava inferior, L = Leber, GB = Gallenblase

a 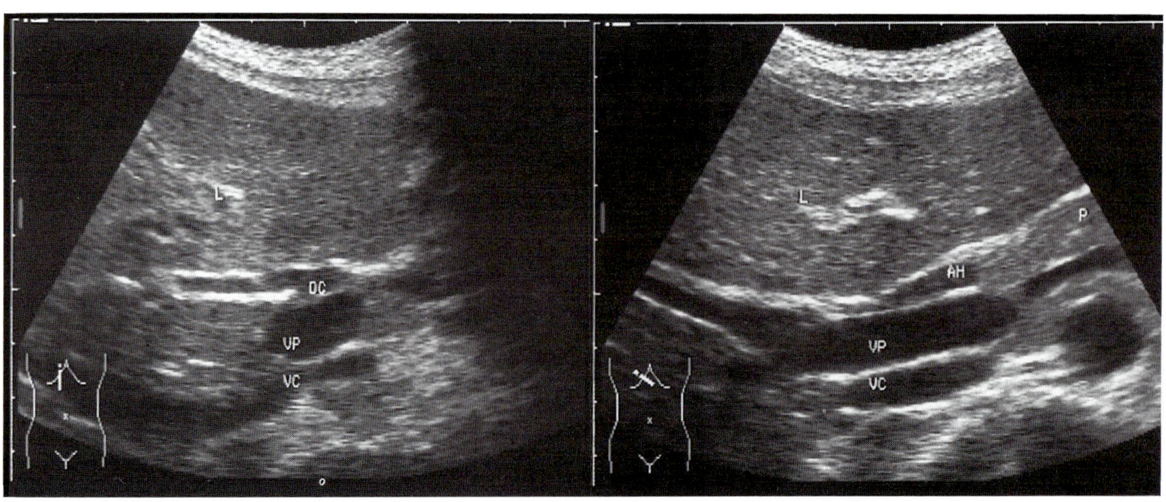 b

Abb. 1.**110 a** u. **b**

Gallengang und A. hepatica in verschiedenen Schnittebenen:

a Im Längsschnitt ventral der V. portae (VP) der Gallengang (DC)

b Im annähernden Querschnitt die A. hepatica (AH); VC = V. cava, L = Leber, P = Pankreaskopf

Steinzusammensetzung

Vom sonographischen Aspekt her kann nur bedingt auf die Steinzusammensetzung geschlossen werden.

Cholesterinkristallsteine: Lassen Steine bei der Sonographie ein homogen kristallines Binnenstrukturmuster mit teilweiser Schalldurchlässigkeit erkennen, ohne daß ein harter Oberflächenreflex zu einer unmittelbaren Schattenzone führt, kann dies auf einen hohen Cholesterinanteil hinweisen, besonders wenn Steine noch schweben (auf Kalkanteile weist eine harte Reflexschale hin; Abb. 1.**88**; 1.**104**).

Kalksteine, Mischsteine: Hierbei entsteht ein stark echogenes Eintrittsecho mit unmittelbarem Schallschatten, der tiefer gelegene Steinanteile verdeckt (Abb. 1.**96**); hin und wieder zeigt auch ein Cholesterinstein teilweise ausgebildete Kalksicheln; zwischen den Verkalkungen kann der Schall noch hindurchtreten, so daß der Stein teilweise noch durchschallbar ist (Kalk-Cholesterin- und eventuell Pigment-Mischstein, Abb. 1.**105**).

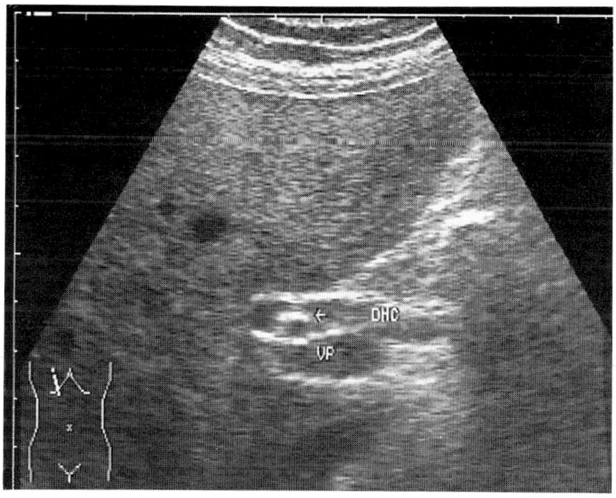

Abb. 1.**111**
Impression des Ductus hepatocholedochus (DHC) durch die A. hepatica propria (Pfeil); durch arteriosklerotische Plaque eine Steinaussparung vortäuschend; VP = V. portae

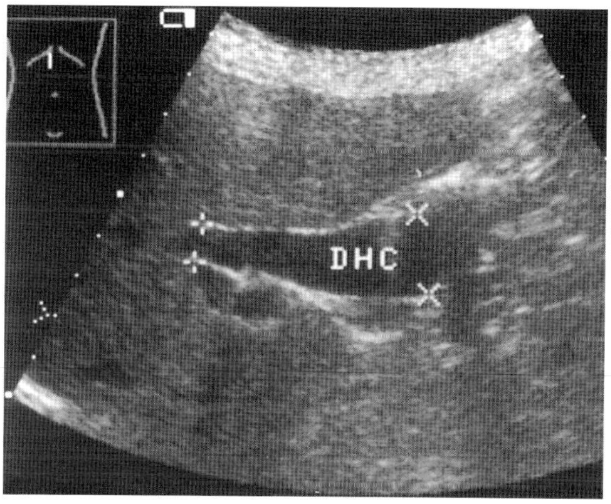

Abb. 1.**112**
Atonisch weiter distaler Gallengang (DHC, Distanzmarken). Keine Obstruktion

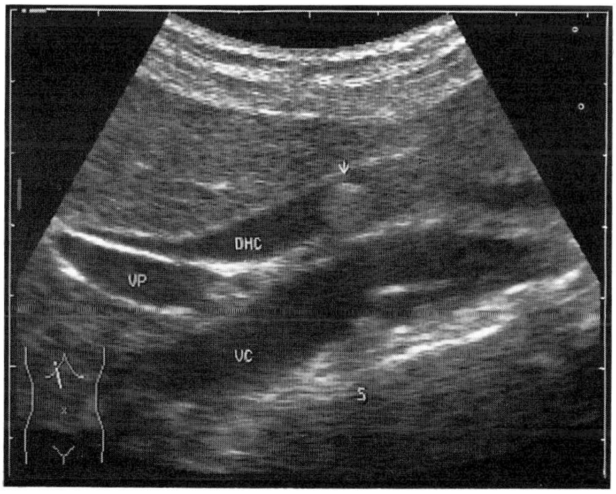

Abb. 1.**113**
Gallengangstein (Pfeil) mit inkompletter Schallschattenzone (S): flauer Steinreflex und inkompletter Schallschatten sprechen für einen Pigmentstein (in der ERCP mit Steinextraktion nachgewiesen). Zufallsbefund bei leichtem Gallengangaufstau, normale Cholestasewerte; DHC = Ductus hepatocholedochus, VP = V. portae, VC = V. cava

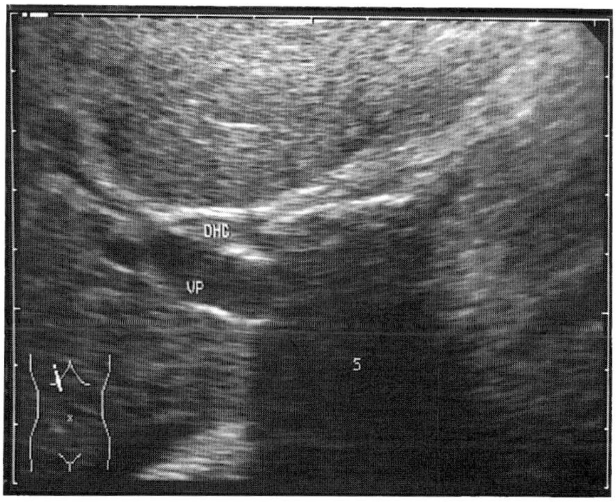

Abb. 1.**114**
Großer Gallengangstein mit Schallschatten (S) im nicht aufgeweiteten (!) Ductus hepatocholedochus (DHC)

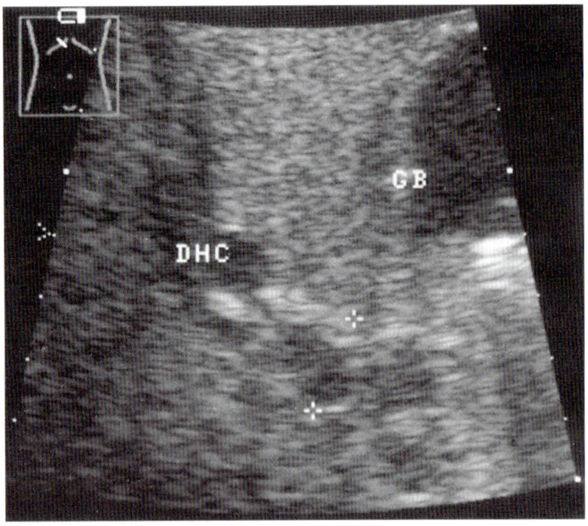

Abb. 1.**115**
Schlecht abgrenzbarer, aufgeweiteter und schummriger Gallengang (DHC; Distanzmarken) infolge schwer erkennbarer zahlreicher Steinaussparungen; keine Schallschatten

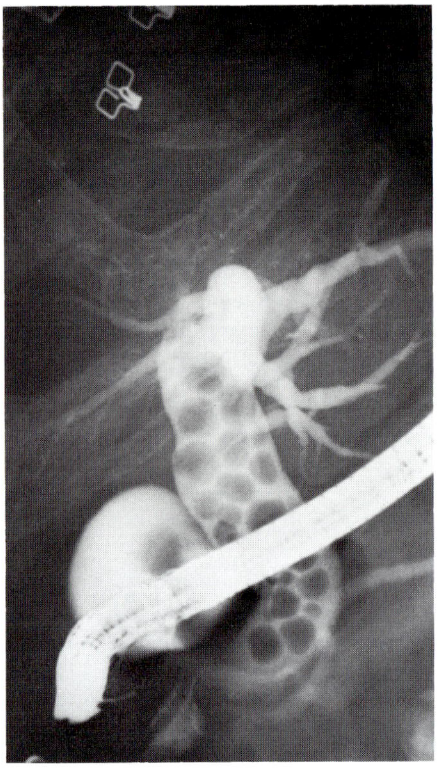

Abb. 1.**116**
Zur Abb. 1.**115** passendes ERCP-Bild: der Gallengang ist mit Steinen ausgefüllt. Die flaue sonographische Gangdarstellung erklärt sich durch das geringe Flüssigkeitsmedium

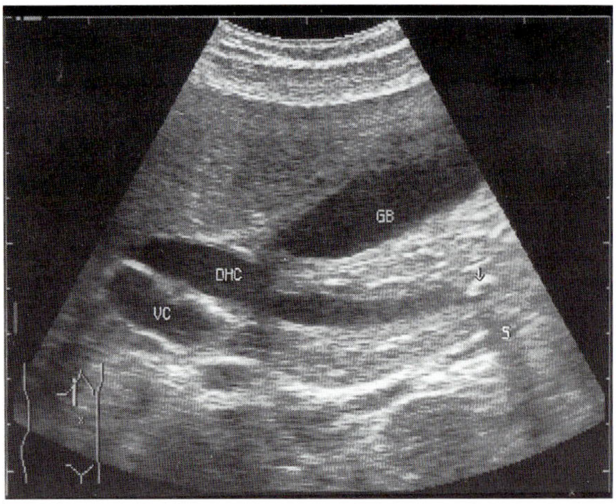

Abb. 1.**117**
Präpapillärer Stein (Distanzmarken, Pfeil) mit Schallschatten (S); wegen überlagernder Darmluft sind diese Steine nicht immer so gut zu sehen; die beste Schnittebene ist der paramediane Längsschnitt im rechten Oberbauch (Verlauf des präpapillären Ductus choledochus Abb. 1.**73**). DHC = Ductus hepatocholedochus, VC = V. cava, GB = Gallenblase

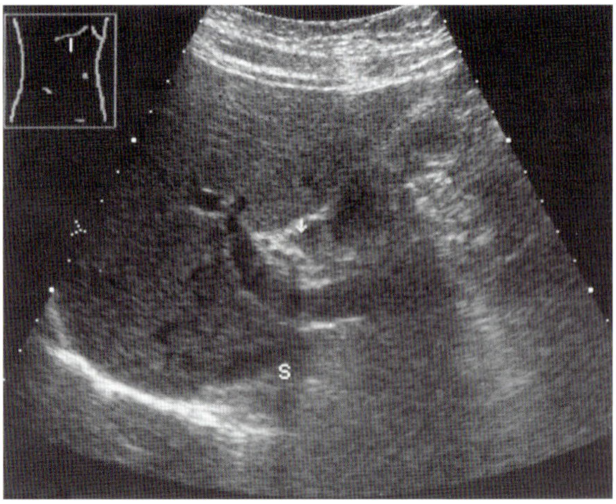

Abb. 1.**118**
Zwei Zystikussteine, einer (Pfeil) mit Schallschatten (S). (CT-Diagnose: chronische Cholezystitis, s. Abb. 1.**87a**; passager Ventil-Steinmechanismus mit nur teilweiser Gallenblasenfüllung!)

Pigmentsteine: Multiple, polygonale, nicht schwebende Steine sind häufig Pigmentsteine. Sie kommen unter anderem bei Hämolysen (vergrößerte Milz!) vor und finden sich gehäuft als Gallengangsteine. Sonographisch können sie ein inhomogenes Binnenmuster zeigen; sie können in ihren übrigen akustischen Eigenschaften zwischen Cholesterin- und Kalksteinen liegen oder vollständig durchschallbar sein. Sie haben meist nur eine inkomplette Schattenzone (Abb. 1.**105** u. 1.**113**).

Sonographische Stein-Treffsicherheit: Sie ist abhängig von der Erscheinungsform von Gallenblasensteinen und ihrer Lokalisation:

- Heller Reflex und Beweglichkeit (Häufigkeit 67%) ergeben eine Treffsicherheit von 100%.
- Kein Gallenblasenvolumen (Häufigkeit 18%): 95%.
- Fehlender Schallschatten und Größe unter 3 mm (Häufigkeit 12,5%): 61%.

Bei Steinlokalisation im Fundus oder Infundibulum vermindert sich die Treffsicherheit noch weiter.

Sonographie der ableitenden Gallenwege, Gallengangsteine

Topographie und sonographische Anatomie

Im Anfang bereitet das Auffinden der extrahepatischen Gallenwege große Schwierigkeiten. Daher wird besonders auf die Topographie und sonographische Anatomie der Gallengänge eingegangen.

Die intrahepatischen Gallengänge sind bei subtiler sonographischer Untersuchung ventral der Pfortaderäste als feine echofreie Bändchen zu erkennen; dazwischen oder dorsal verläuft die Leberarterie. Rechter und linker Ductus hepaticus treffen winklig in der Leberpforte zum etwa 4–6 cm langen Ductus hepaticus communis zusammen. Dieser Bereich der Hepatikusgabel läßt sich sonographisch unter guten Bedingungen darstellen, insbesondere wenn kräftige oder erweiterte Gallenwege vorliegen (Abb. 1.**106**–1.**108**).

Der Ductus cysticus ist aufgrund seines gewundenen Verlaufes kaum darzustellen. Er vereinigt sich, von dorsal kommend, mit dem Ductus hepaticus zum Ductus choledochus. Der Beginn des Ductus choledochus ist somit nur in Ausnahmefällen auszumachen, so daß der gesamte Gallengang als Ductus hepatocholedochus bezeichnet wird. Meist mündet der Ductus choledochus gemeinsam mit dem Ductus pancreaticus nach einer kurzen Passage durch den dorsalen Pankreaskopf im Duodenum (Abb. 1.**109a** u. **b**; s. S. 86–88, Abb. 1.**169**–1.**171**).

Der Ductus choledochus nimmt präpapillär einen nach dorsal und kaudal gerichteten Verlauf. So wird dieser Abschnitt am besten in einem rechtsparamedianen Oberbauchlängsschnitt untersucht; ist dagegen der Schallkopf schräg oder quer gerichtet, kann der Ductus choledochus mit der ebenfalls ventral der Pfortader gelegenen A. hepatica propria verwechselt werden. Die Pulsation und gegebenenfalls eine Doppler-Untersuchung können in der Differenzierung weiter helfen.

Die Überkreuzung der A. hepatica ist sonographisch gut sichtbar, da diese den Gallengang imprimiert (nie umgekehrt, so daß insbesondere bei arteriosklerotischen Plaques Steinaussparungen vorgetäuscht werden können, Abb. 1.**110a** u. **b** sowie 1.**111**).

Die sonographisch gemessene normale Gallengangweite beträgt bis 5 mm; bei Zustand nach Cholezystektomie, bei ausgeschalteter Gallenblase (Zystikusverschluß) oder auch altersatonisch kann das Gangsystem einmal weiter sein (Abb. 1.**112**).

Gallengangsteine

Wie Gallenblasensteine sind auch Gallengangsteine an ihrem Echo und Schallschatten diagnostizierbar. Jedoch ist ihr Erkennen wesentlich schwieriger, weil sich einmal Gangsteine wegen des fehlenden echofreien Mediums der Gallenflüssigkeit nicht genügend von der Umgebung abheben (fehlender Impedanzunterschied), zum anderen die reflektierende Steinoberfläche bei im Gallengang entstandenen weichen Pigmentsteinen nur zu einem schwachen Echo führt. Entsprechend zeigt sich nur in 20% eine komplette Schallschattenzone (Abb. 1.**113**–1.**116**).

Präpapilläre Steine: Hier hindert die Duodenalluft an der Steinabgrenzung, auch wenn dieser groß ist. Erst durch Kompression und Wegdrücken der Darmluft wird der Stein besser sichtbar (Abb. 1.**117**).

Zystikussteine: Nur dann sind in der Regel Zystikussteine zu sehen, wenn der Zystikus dilatiert und die Gallenblase hydropisch ist (Abb. 1.**118**).

ZUSAMMENFASSUNG

Topographisch nimmt die zwischen rechtem Leberlappen und Lobus quadratus gelegene Gallenblase eine enge Beziehung zum Antrum bzw. Duodenum und zur rechten Kolonflexur auf. Sie ist sonographisch in drei Schnittebenen (parasagittaler Längsschnitt, Schulter-Nabel-Schnitt und subkostaler Schrägschnitt) darstellbar. Formvarianten sind Winkelungen, Septierungen; Funktionszustände geben gelegentlich zu Fehlbeurteilungen Anlaß (Tab. 1.**5**).

Sedimentationen, Kristallaggregate und Steine führen zu Binnenstrukturen in der ansonsten echoleeren Gallenblase. Steine sind durch ihren Steinreflex, den Schallschatten und die Steinbeweglichkeit („Rolling stones") charakterisiert. Zahl, Form und Steinzusammensetzung müssen im sonographischen Befund beschrieben werden.

Die Gallengangdarstellung ist schwierig; die Untersuchung erfolgt im Schulter-Nabel-Schnitt, präpapillär im parasagittalen Längsschnitt.

Gallengangsteine können sich insbesondere bei versteckter Steinlokalisation (Zystikus, präpapillärer Abschnitt) wegen des geringen umgebenden Flüssigkeitsmediums und dem meist weichen Eintrittsecho der sonographischen Diagnose entziehen.

Sonographie der normalen Leber, chronische Leberkrankheiten

G. Schmidt

ÜBERBLICK

Nach einer Einführung in Anatomie und Feinstruktur der Leber wird die normale Organmorphologie am sonographischen Bild erläutert. Es folgen die Schnittebenen für die Leberdarstellung sowie die allgemeine sonographische Beschreibung („Vokabular") einer Gewebestruktur am Beispiel der Leber. Anschließend werden chronische Leberkrankheiten von der Fettleber über die chronische Hepatitis bis zu den sonographischen Kriterien für eine Leberzirrhose besprochen.

Aufbau der Leber und sonographische Untersuchung

Anatomischer Aufbau

Die Leber weist eine Zwerchfellfläche (Facies diaphragmatica) und eine Eingeweidefläche (Facies visceralis) auf. Beide treffen ventrokaudal im scharfrandigen Margo inferior und dorsokranial in der Pars affixa des Zwerchfells zusammen.

Die diaphragmale (ventrokraniale) Fläche ist durch das Mesohepaticum ventrale (Lig. falciforme) mit der vorderen Bauchwand verbunden. Anatomisch trennt es den größeren rechten vom kleineren linken Leberlappen (Schema 1.**25**).

Die viszerale (dorsokaudale) Fläche wird durch Furchen, die annähernd ein H bilden, unterteilt (Schema 1.**26**). Die Querfurche stellt die Leberpforte mit der Pfortaderaufteilung in den rechten

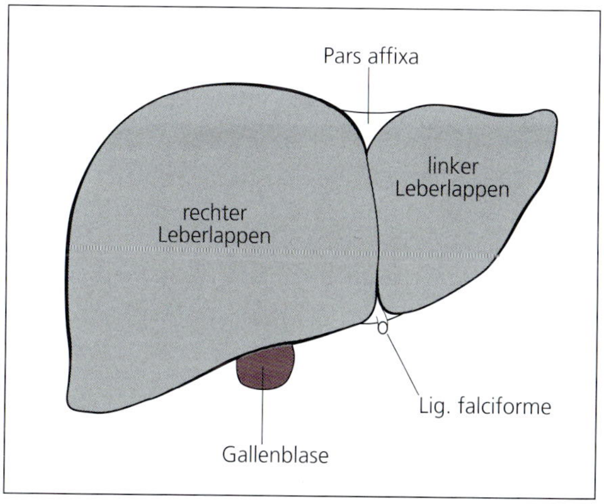

Schema 1.**25**
Anatomischer rechter und linker Leberlappen, Facies diaphragmatica

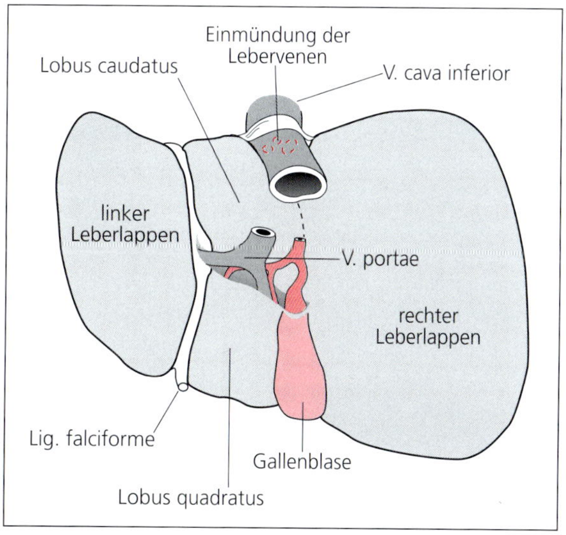

Schema 1.**26**
Facies visceralis der Leber

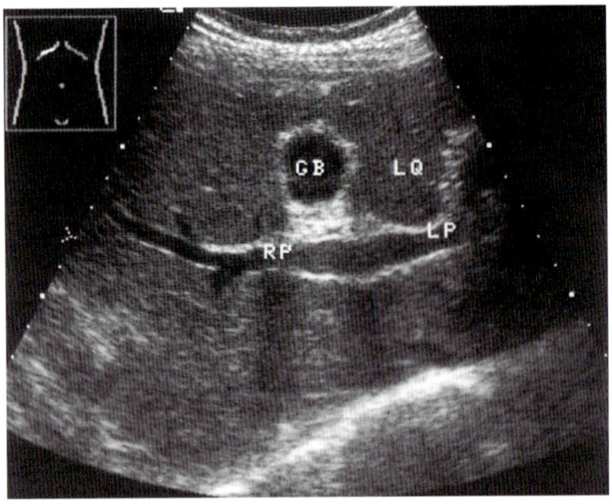

Abb. 1.**119**
Subkostaler Schrägschnitt vom Lebervorderrand (schallkopfnah, im Bild oben) durch die Leberpforte (RP, LP = rechter und linker Ast der V. portae) in die Leberkuppe. GB = Gallenblase, LQ = Lobus quadratus

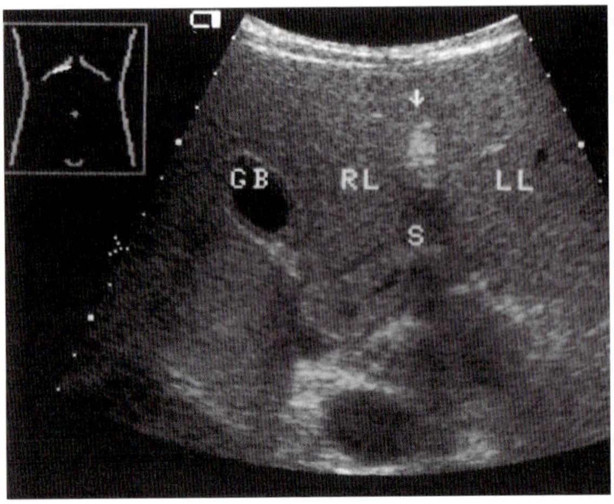

Abb. 1.**120**
Oberbauchquerschnitt nach kranial in die Leber hinein: rechter und linker Leberlappen (RL bzw. LL), durch das echogene Lig. teres (Pfeil, Schallschatten, S) getrennt

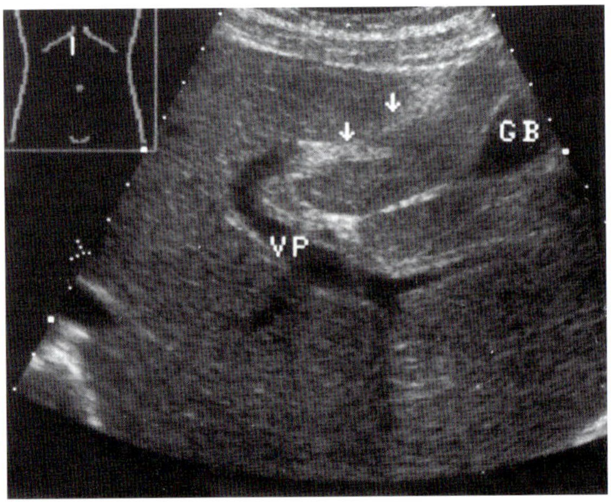

Abb. 1.**121**
Annähernder Oberbauchlängsschnitt: Parabelförmiger Bogen der Pfortader (VP) in den linken Pfortaderhauptstamm, aus dem nach ventral zur vorderen Bauchwand das Lig. teres (Pfeile) mit der obliterierten V. umbilicalis abzweigt; GB = Gallenblase

a

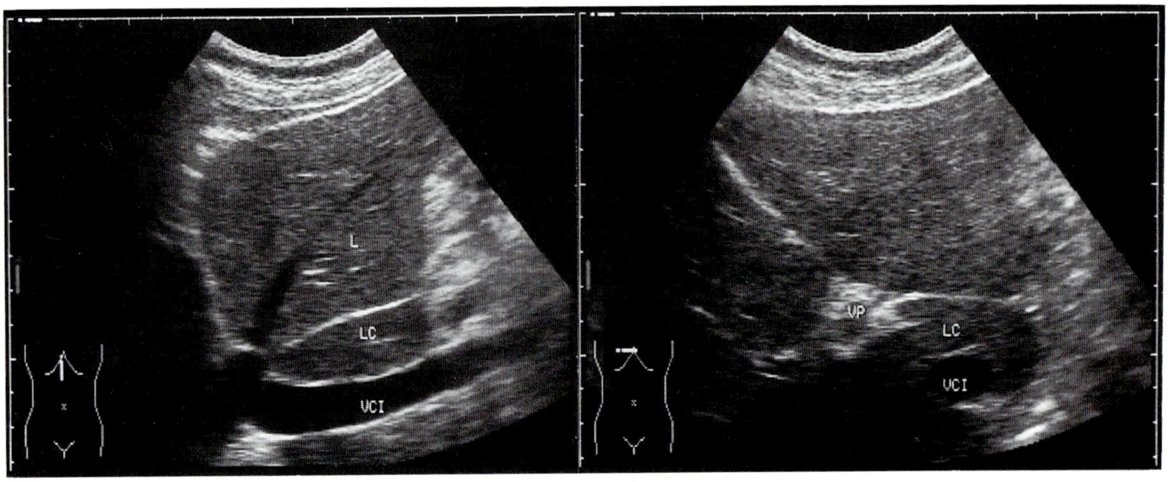

b

Abb. 1.**122a** u. **b**
Ventral der V. cava inferior (VCI) liegt weit kranial der Lobus caudatus (LC); VP = V. portae, L = Leber:
a Kranialer Oberbauchlängsschnitt **b** Kranialer Oberbauchquerschnitt

und linken Ast dar (Abb. 1.**119**). Die linke Längsfurche (von der Unterfläche aus gesehen) wird durch den Einschnitt der Chorda venae umbilicalis (Lig. teres, Abb. 1.**120** u. 1.**121**) gebildet, die in einer Rinne oder in einem von Leber umschlossenen Kanal liegt und im Lig. falciforme zur vorderen Bauchwand zieht. Die rechte Furche ist durch das Gallenblasenbett und den Einschnitt der V. cava inferior gegeben. Die Felder des „H" werden kranial vom Lobus caudatus und kaudal vom Lobus quadratus ausgefüllt (Schema 1.**26**, Abb. 1.**122a** u. **b** sowie 1.**123**).

Feingeweblicher Aufbau

Die Leber besteht aus den Leberläppchen mit ihrem zentralen Venenast und den sie umgebenden Portalfeldern mit Portalvenenästen, kleinen Gallengängen und den Ästen der A. hepatica (Abb. 1.**124**; 1.**144** sowie 1.**154** u. 1.**155**). Die Venen ziehen an Volumen zunehmend nach kranial und medial, um im Bereich der Pars affixa der Leber als rechte, mittlere und linke Lebervene unmittelbar vor dem rech-

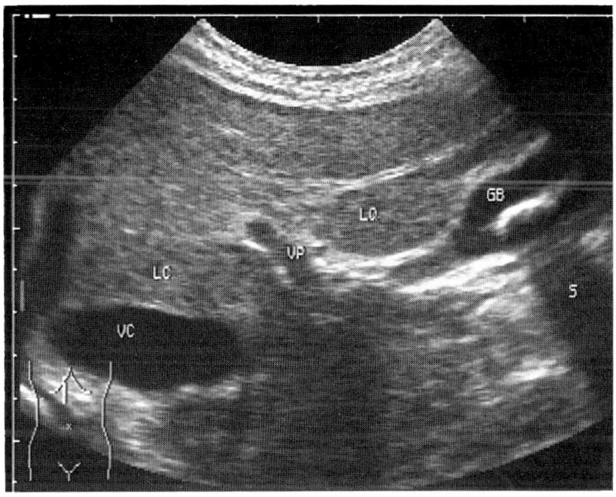

Abb. 1.**123**
Kaudaler Oberbauchlängsschnitt: Lobus quadratus (LQ) links neben der Gallenblase (GB) am Leberunterrand. Die V. portae (VP) verläuft zwischen ihm und dem Lobus caudatus (LC), so daß er ventral vor diesem Gefäß liegt; VC = V. cava inferior, S = Schallschatten eines Gallenblasensteines

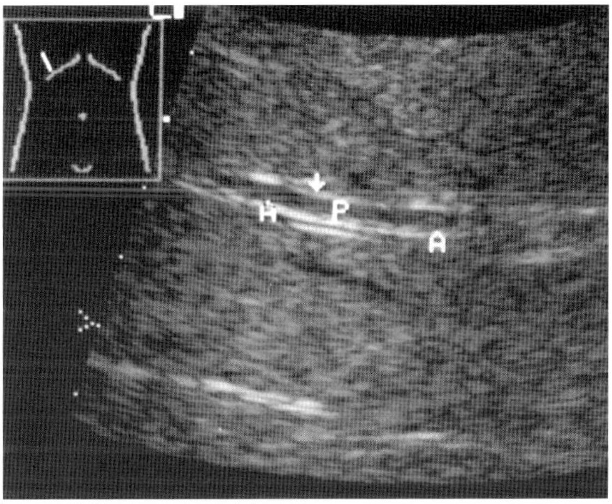

Abb. 1.**124**
Periportale Gefäße: Meist liegt der Gallengang (Pfeil) ventral, die Arterie (A) dorsal der Pfortader (P; Ausnahme: linker ventraler Pfortadersegmentast des U-förmigen Pfortaderschenkels, S. 61, Abb. 1.**107** u. S. 76, Abb. 1.**144**)

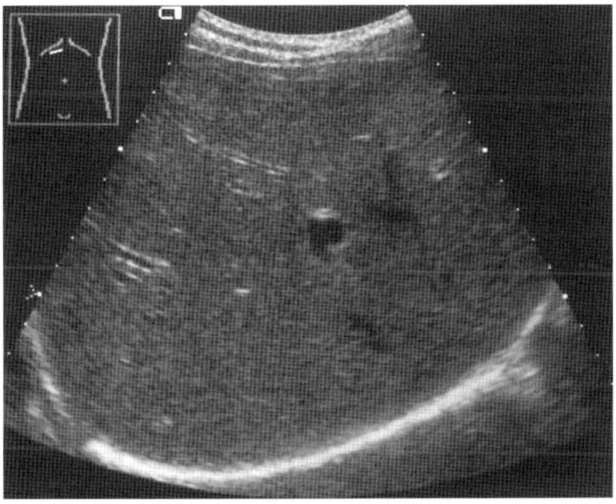

Abb. 1.**125**
Subkostaler Schrägschnitt rechts durch die Leber vom Margo inferior zur Leberkuppe mit Darstellung des echogenen Zwerchfells (im Bild unten)

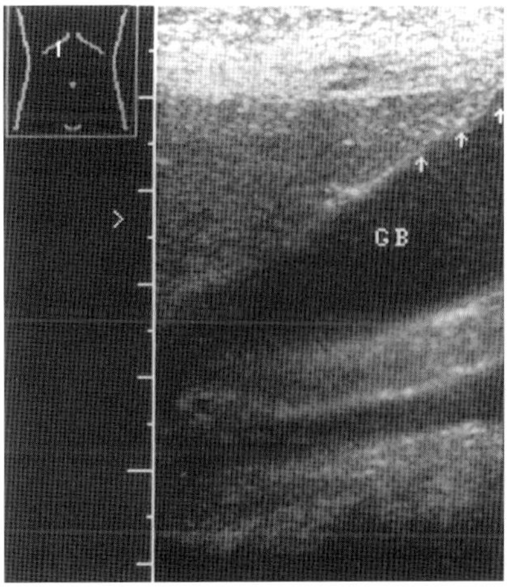

Abb. 1.**126**
Paramedianer Oberbauchlängsschnitt. Darstellung des Leberunterrandes (Pfeile) mit der Gallenblase (GB)

ten Vorhof in die V. cava inferior zu münden (Abb. 1.**122a** u. **b** sowie 1.**125**; S. 46, Abb. 1.**64** u. 1.**65**).

Sonographische Untersuchung

Um alle Bereiche der Leber einsehen zu können, werden folgende Schnittebenen angewendet (Tab. 1.**7**, Abb. 1.**125**–1.**128**):

Tabelle 1.**7** Schnittebenen zur sonographischen Leberuntersuchung

Längsschnitt (mediane oder parasagittale Schnitte rechts, mit Darstellung der Gallenblase und der Niere)
Subkostaler Schrägschnitt rechts und links (Darstellung des rechten und linken Leberlappens; häufig wird letzterer bei der Untersuchung vergessen!)
Rechter lateraler Interkostalschnitt (laterale Leberanteile; Leberkuppe!)

Dazu soll entweder der Patient den Atem anhalten und der Untersucher fächerförmig die Leber in allen Abschnitten des rechten und linken Lappens durchschallen, oder der Patient atmet ein und aus, und der Untersucher hält den Schallkopf ruhig, um dabei die Leber zu durchschallen (Schema 1.**27**).

Leberstruktur

Sie wird am besten durch die Einstellung der Leber im subkostalen Schrägschnitt rechts beurteilt. Das typische sonographische Bild wird durch Reflexe an kleinsten Grenzflächen in der Größenordnung von 0,1–1 mm, durch Gefäße, Gefäßwände sowie die Leberkapsel hervorgerufen.

Ob eine Leberstruktur als „echonormal", „echodicht" (Fettleber) oder „echoarm" (Leberstauung bei Herzinsuffizienz) beurteilt wird, unterliegt mehr dem subjektiven Eindruck als einer objektiven Feststellung. Daher sollte die im Normalfall gering echoärmere Nierenstruktur zum direkten Vergleich herangezogen werden. Die normale Leberstruktur ist fein und homogen von mittlerer Echogenität (Abb. 1.**128**; die Nieren sind dagegen etwas echoärmer, das Pankreas eher gering echoreicher).

Anhand der Leberstruktur können ganz allgemein die Qualitäten einer Gewebetextur abgeleitet werden. Reflexe werden nach ihrer Intensität und ihrer Verteilung im Gewebe beurteilt (Tab. 1.**8**).

Während die Venenwände nur bei orthograd getroffener Gefäßwand Reflexe zeigen, ruft das portale Bindegewebe einschließlich der Gefäßwandstrukturen eine kräftige bandförmige Reflexzone hervor (Abb. 1.**119**).

Manchmal geben die portalen Gefäßwände außergewöhnlich starke Reflexe, die (quergetroffen) als ein „Sternenhimmel" imponieren (Abb. 1.**129**). Dieser Befund ist eine Normvariante und stellt keine Fibrose dar.

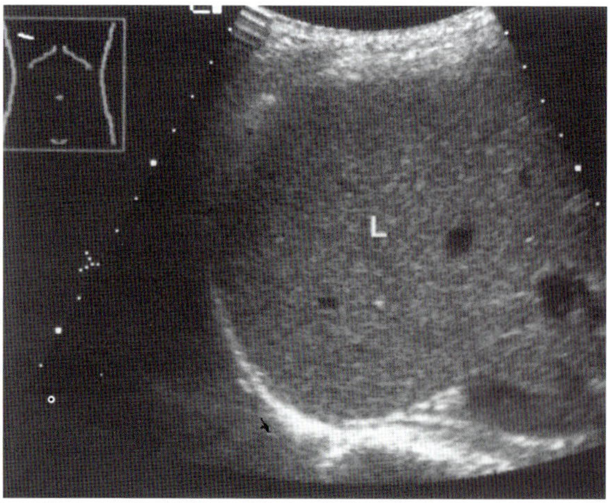

Abb. 1.**127**
Hoher Interkostalschnitt rechts mit den laterokranialen Abschnitten der Leber (L) und des Zwerchfells mit dem angeschnittenen Sinus phrenico-costalis und Luftüberlagerung: Dieser Schnitt ist unbedingt bei der Frage subphrenischer Abszesse anzuwenden

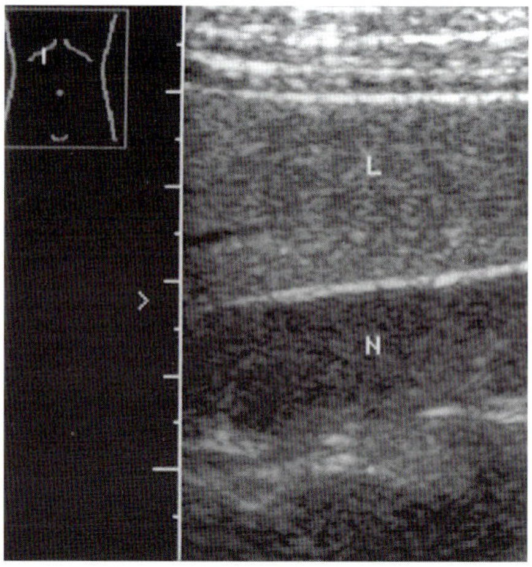

Abb. 1.**128**
Ventraler lateraler Oberbauchlängsschnitt rechts: Vergleich von Leber- und Nierenstruktur; L = Leber, N = Niere

Tabelle 1.**8** Echoreflexe und sonographische Gewebestruktur

Reflex	Struktur
Intensität	
– intensiv (große, dicht stehende Reflexe)	– echoreich/echodicht
– wenig intensive (kleine, locker stehende Reflexe)	– echoarm/echofrei
Verteilung	
– gleichmäßig	– homogen (regulär)
– ungleichmäßig	– inhomogen (irregulär)

Form und Kontur

Der Leberunterrand ist im Längsschnitt bis 45 Grad spitzwinklig, die Ventral- und Dorsalflächen sind plan oder leicht bikonvex (Abb. 1.**128**). Im Querschnitt sieht der linke laterale Leberrand ähnlich spitzwinklig aus wie der Leberunterrand im Längsschnitt. Weiter kranial wird er allerdings zunehmend stumpf (Abb. 1.**130**).
Abnorme Furchen und akzessorische Lappen verändern Form und Kontur der Leber (Abb. 1.**131a** u. **b**–1.**133**).

Lebergröße

Bei entsprechender Erfahrung des Untersuchers kann die Lebergröße als normalgroß oder vergrößert geschätzt werden. Messungen sind wegen der konstitutionellen Schwankungen problematisch; bei asthenischen Menschen können zu große, bei pyknischen zu kleine Werte gemessen werden. Für besondere Fragestellungen kommen zwei Meßverfahren in Betracht:

1. Im sonographischen Längsschnitt wird in Höhe der Medioklavikularlinie der Leberunterrand auf der Bauchhaut markiert und der Oberrand durch Perkussion bestimmt. Das Maß ist mit 10 ± 1 cm um etwa 2–3 cm kleiner als das der zweiten Methode.
2. Hier wird am besten mit dem Sektorschallkopf vom rechten Rippenbogen aus die Lebertiefe vom Leberunterrand bis zur Zwerchfellkuppel bestimmt (Abb. 1.**134**). Danach gelten für die Lebergröße die in Tab. 1.**9** angegebenen Anhaltswerte:

Tabelle 1.**9** Lebergröße

Normal:	12–13 cm
Mäßig vergrößert:	14–16 cm
Stark vergrößert:	17–20 cm

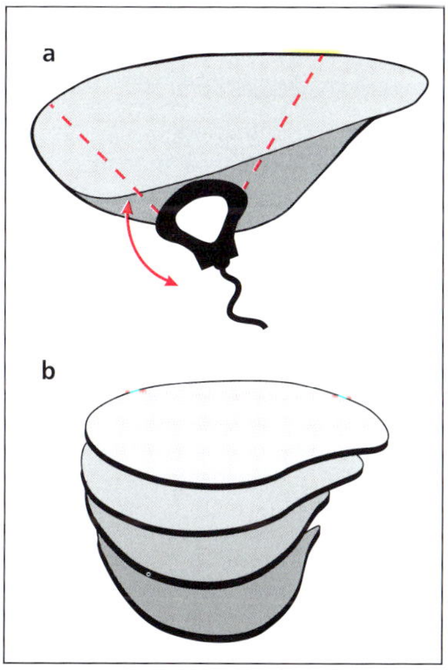

Schema 1.**27a** u. **b**
Ultraschalluntersuchung der Leber:
a „Fächerförmiges“ Durchschallen
b „Scheibenförmige“ Ultraschallschnittbilder

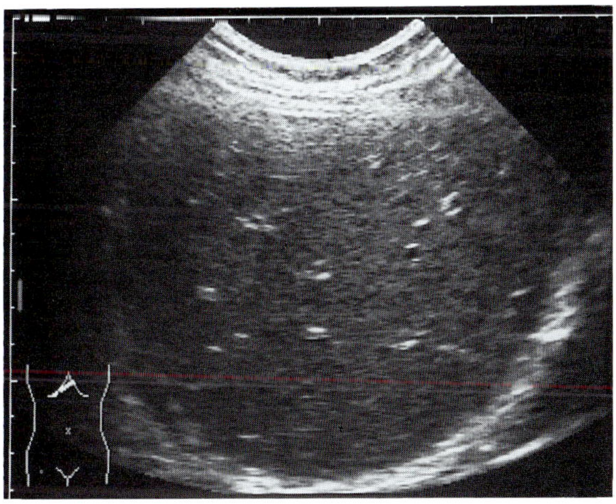

Abb. 1.**129**
Scharfe echogene Periportalfelder: „Sternenhimmel“, Normalvariante, keine Leberkrankheit

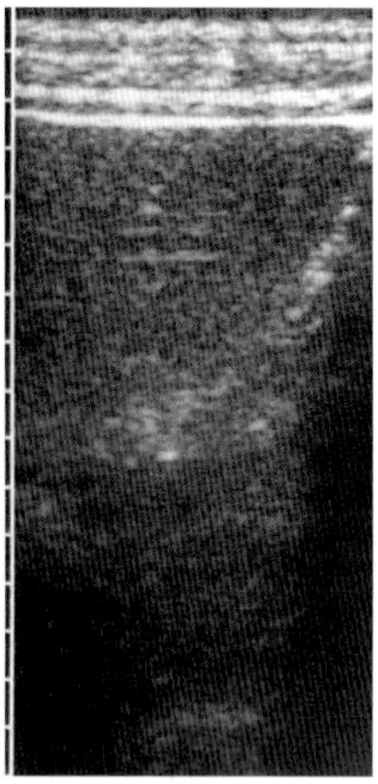

Abb. 1.**130**
Stumpfwinkliger linker kranialer Leberrand

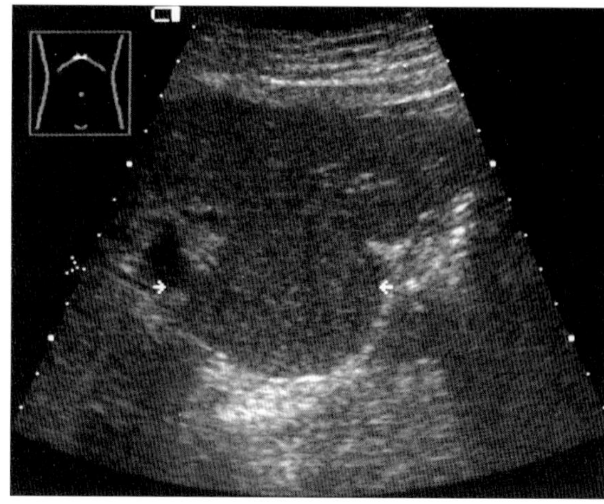

Abb. 1.**131**
Akzessorischer Leberlappen links (Pfeile), so daß der linke Leberrand eine tiefe Kerbe aufweist

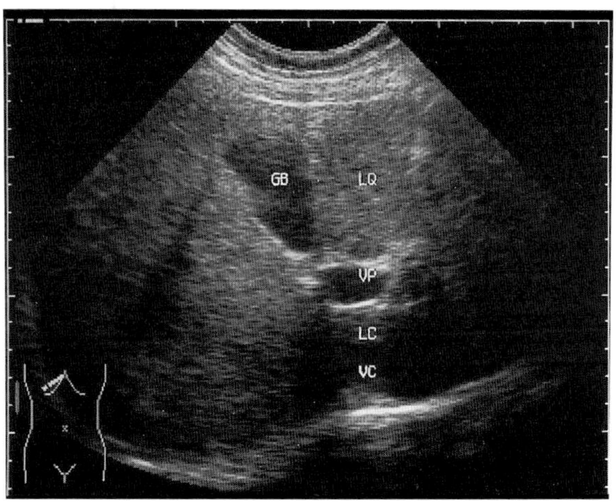

Abb. 1.**132**
Segmentabschnürungen am Leberunterrand, die den Lobus quadratus (LQ) mit tiefen Furchen abgrenzen; GB = Gallenblase, VP = V. portae, LC = angeschnittener Lobus caudatus, VC = V. cava

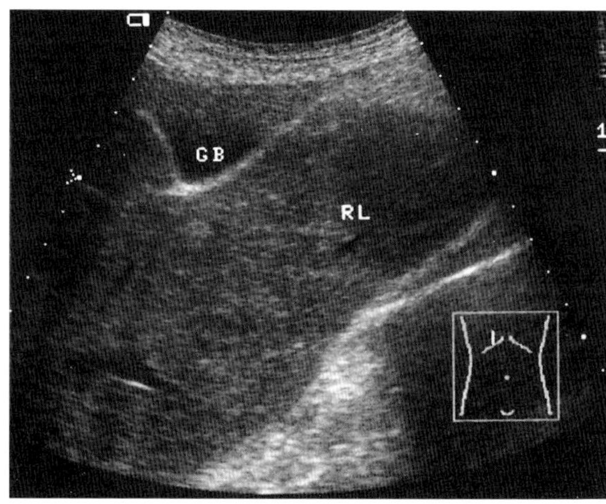

Abb. 1.**133**
Riedel-Lappen (RL): Klobig aufgetriebener, die Gallenblase (GB) überragender akzessorischer Leberlappen

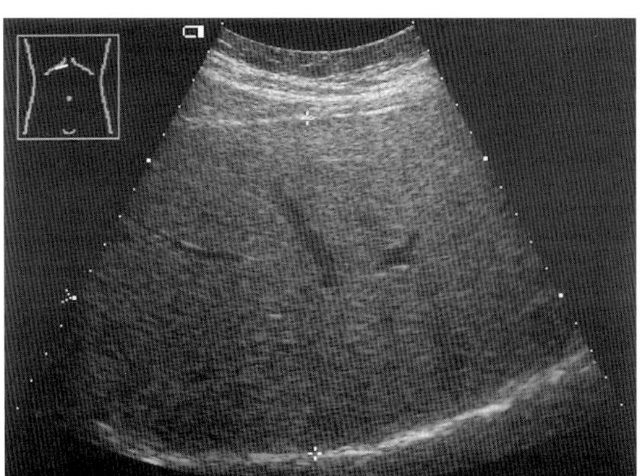

Abb. 1.**134**
Durchmesser der Leber vom ventralen Leberunterrand zur Leberkuppe in Medioklavikularlinie (Distanzmarken). Subkostaler Schrägschnitt rechts

Chronische Leberkrankheiten

Speicherkrankheiten

Fettleber und Amyloidose sind Speicherkrankheiten der Leber. Beide sind sonographisch sehr unterschiedlich: die Amyloidose zeigt zwar die gleiche verrundete Form, aber eine deutliche Echoarmut, die Fettleber eine vermehrte Echogenität.

Fettleber: Die häufigste diffuse chronische Leberveränderung ist die Fettleber. Als Ursachen kommen in erster Linie Alkohol und Diabetes mellitus in Betracht. Sonographisch ist sie gut an der homogen verdichteten Struktur mit der typischen schallkopffernen Schallabschwächung erkennbar.
Fibrosen oder diffuse Infiltrationen können zu gleichartigen Veränderungen führen, so daß in der Beurteilung am besten die Umschreibung „wie bei", „passend zu" oder „entsprechend" einer Fettleber verwendet werden sollte.
Charakteristisch für eine Fettleber sind die in SZ 1.**3** aufgeführten Kriterien (Abb. 1.**135a** u. **b** sowie 1.**136**).

a 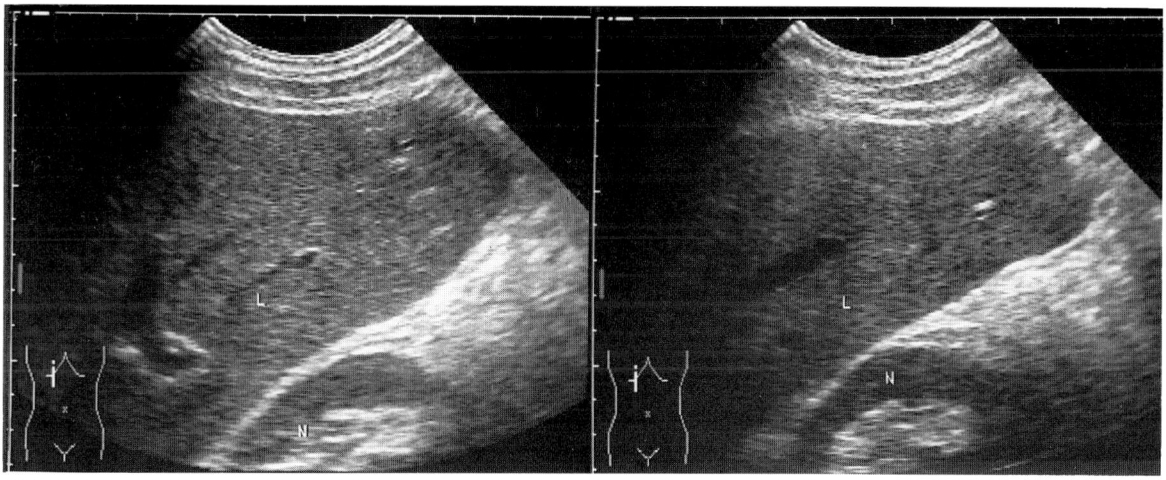 b

Abb. 1.**135a** u. **b**
Fettleber, zwei Längsschnitte rechter lateraler Oberbauch: Als Fettleberkriterien gelten die Strukturverdichtung der Leber (L) im Vergleich zur Niere (N) und ein verrundeter Leberunterrand:
a Erst nach Tiefenausgleich bis zur normalen Nierenstruktur kommt die eigentliche dichte Leberstruktur zur Darstellung
b Ohne Korrektur erscheint diese fälschlicherweise normal

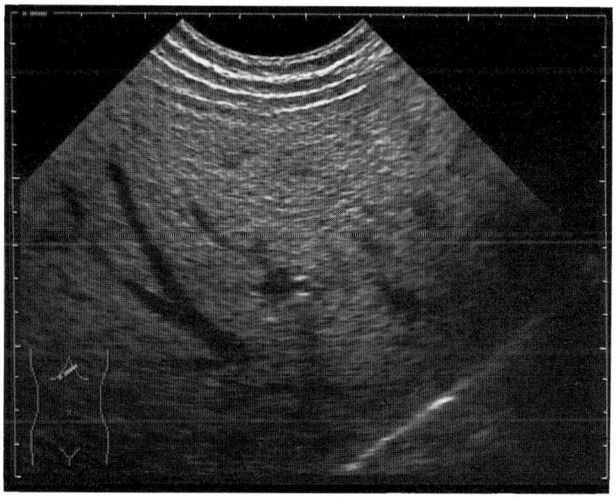

Abb. 1.**136**
Fettleber mäßigen Grades. Die Lebervenen sind noch gut erkennbar

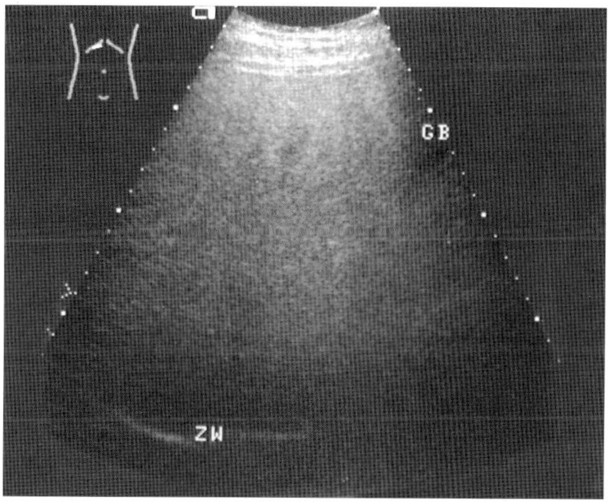

Abb. 1.**137**
Mit Zunahme der Fettspeicherung werden die Venen komprimiert, verdämmern und verlieren sich in der distalen Schallschwächung; durch Streuung kommt es zu einer verwaschenen Struktur (chronische alkohol-toxische Hepatose; ZW = Zwerchfell, GB = Gallenblase)

SZ 1.**3** Sonographische Fettleberkriterien

- Zunahme der Echogenität des Leberparenchyms (sogenannte „weiße Leber") infolge verstärkter Reflexion und Schallabsorption an den Grenzflächen der fettspeichernden Leberzellen
- Schallenergieverlust mit applikatorferner (distaler) Schallschwächung (Notwendigkeit des Tiefenausgleichs und Strukturüberprüfung im Vergleich zur Niere)
- Verrundung der Leberränder und Zunahme der Konvexität der Leberflächen mit stumpferem Randwinkel durch die prall elastische vergrößerte Leber

Die Gefäße sind bei der einfachen Fettleber geradlinig gezeichnet und noch gut abgegrenzt. Sie verdämmern und die Portaltraktbegrenzungen verschwinden, wenn infolge von Umbauvorgängen Kompressionseffekte hinzukommen. Dann ist die Abgrenzung zur Zirrhose schwierig (Abb. 1.**137** u. 1.**138**). Nicht immer zeigt sich eine Verfettung durch eine gleichmäßige Strukturverdichtung, es finden sich auch inhomogene Verfettungen (Abb. 1.**139**; s. Kapitel 2 „Fokale Leberveränderungen").

Entzündliche Leberkrankheiten

Je stärker die Umbauvorgänge mit Bindegewebsbildung und Gefäßveränderungen sind, um so eher kann die Sonographie in der Diagnostik entzündlicher Leberkrankheiten eingesetzt werden.

Akute Hepatitis: Wie die chronisch persistierende ist die akute Hepatitis allenfalls indirekt an ent-

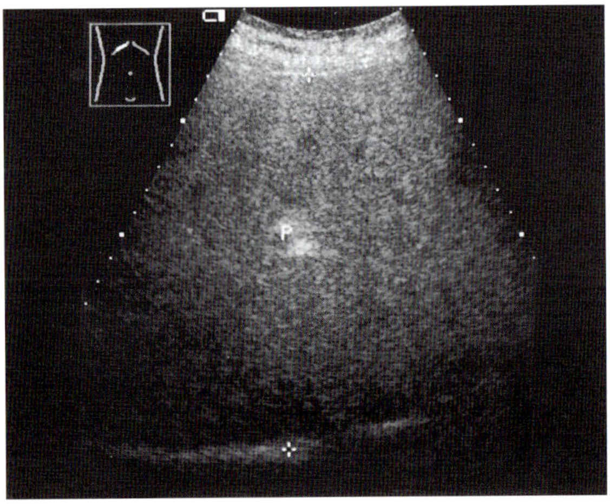

Abb. 1.**138**
Alkoholtoxische Leberzirrhose. Die Struktur ist deutlich gröber, Venen und Portaläste fehlen, die übrigen Strukturveränderungen entsprechen denen der Fettleber; P = verdämmerter Portalast

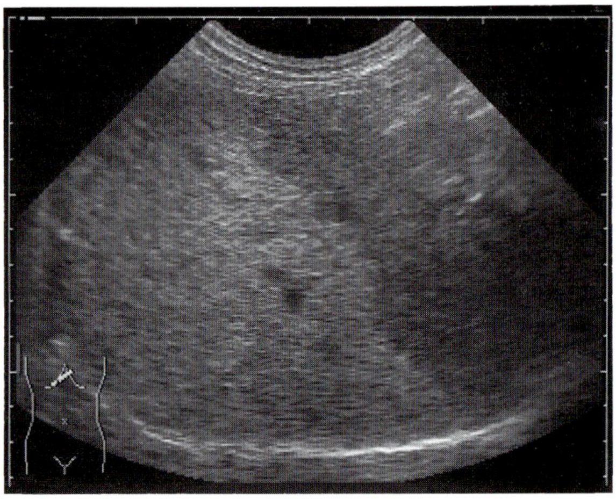

Abb. 1.**139**
Unterschiedlich ausgeprägte Verfettung, rechts deutlich verfettete, links annähernd normalstrukturierte Leber: rechts-links-differente Verfettung (die Grenzlinie entspricht nicht der anatomischen Lappengrenze)

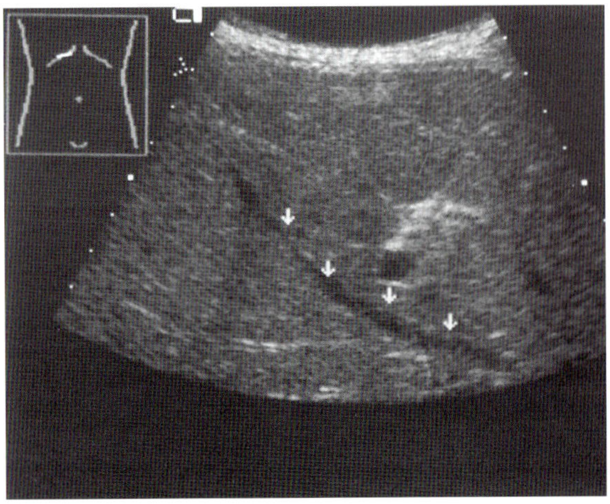

Abb. 1.**140**
Fortgeschrittene chronische C-Hepatitis mit Übergang in Zirrhose (laparoskopisch chronisch aggressive Hepatitis, histologisch: Frühform einer Leberzirrhose): Veränderungen der Lebervenen (Pfeile) mit Kaliberschwankungen; leichte Strukturvergröberung

zündlich geschwollenen Lymphknoten oder der Milzvergrößerung erkennbar (S. 122, Abb. 1.**260**).

Chronisch aggressive (aktive) Hepatitis: Sichere sonographische Kriterien für die chronische Hepatitis gibt es nicht; es zeichnen sich aber bereits erkennbare Umbauvorgänge ab. Solche Hinweise sind in SZ 1.**4** zusammengefaßt und mit sonographischen Beispielen belegt (Abb. 1.**140**–1.**143**).

SZ 1.**4** Sonographische Hinweise auf eine chronische Hepatitis

Grobkörnige Struktur
Feine Kaliberschwankungen der Lebervenen
Verwaschene Portaltraktbegrenzungen, grenzwertige/ beginnend verbreiterte Pfortader
Wellige Randkontur, diskontinuierlich abgebildete Leberkapsel (schwer erkennbar)
Splenomegalie

a 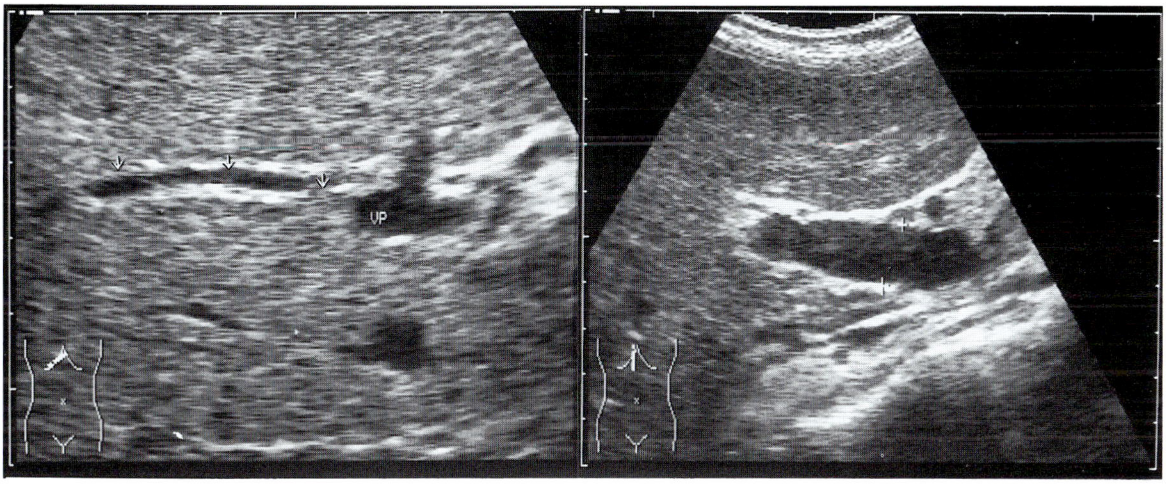 b

Abb. 1.**141 a** u. **b**
Gleiche Patientin wie in Abb. 1.**140**; Veränderungen an den Portalvenen: Kalibersprung. Distanzmarken: extrahepatische V. portae, VP = intrahepatische V. portae:
a Unregelmäßigkeiten (Pfeile)
b Beginnende Pfortaderverbreiterung

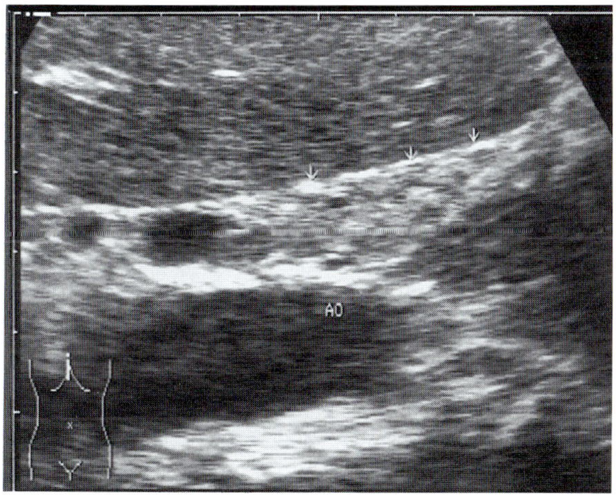

Abb. 1.**142**
Gleiche Patientin wie in Abb. 1.**140** sowie 1.**141 a** u. **b**: feine Unregelmäßigkeit auch in der Leberkontur, sichtbar an den Kapseldiskontinuitäten (Pfeile), noch keine Buckelbildung, Ao = Aorta

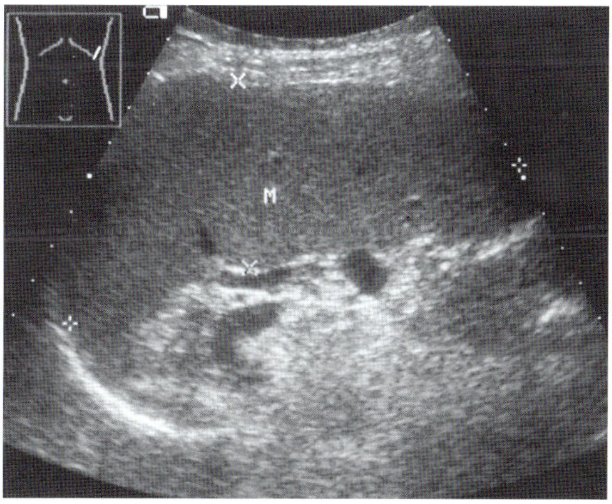

Abb. 1.**143**
Gleiche Patientin wie in den Abb. 1.**140**–1.**142**: Milzvergrößerung (M; Distanzmarken)

Chronische Cholangitis: Die Abgrenzung einer chronischen Cholangitis von der chronischen Hepatitis gelingt durch den Nachweis verbreiterter intrahepatischer Gallenwege. Ein welliger extrahepatischer Gallengang deutet auf eine primär sklerosierende und ein Abflußhindernis wie Stein oder Tumor auf eine sekundäre Cholangitis hin. Die Fibrose ist beiden gemeinsam (Abb. 1.**144**).

Leberzirrhose: Hier finden sich neben den indirekten Zeichen auch direkte Veränderungen, an denen eine Leberzirrhose sonographisch sicher erkannt werden kann (SZ 1.**5**).

SZ 1.5 Sonographische Kennzeichen der Leberzirrhose

Direkte Zeichen
Vergrößerung, Verplumpung des Lobus caudatus
Feinkörnige bis grobknotige scheckige Struktur
Wellige bis bucklige Kontur, klobiger Rand
Kaliberunregelmäßigkeit der Venen, „gestutzter" zentraler Pfortaderbaum durch Kaliberabnahme der kleinen Äste
Rekanalisierte Umbilikalvene

Indirekte Zeichen
Pfortaderverbreiterung über 11 mm (intrahepatisch), über 13 mm (extrahepatisch)
Milzvergrößerung
Aszites

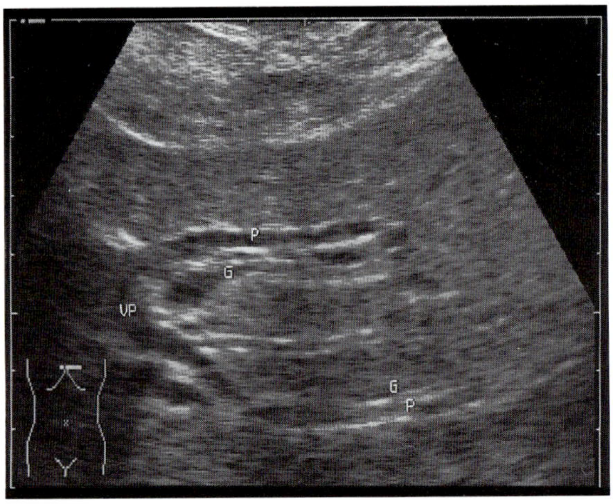

Abb. 1.**144**
Chronisch sklerosierende Cholangitis: Abschnittsweise Erweiterung und Unregelmäßigkeit der intrahepatischen Gallengänge (G), hier jeweils dorsal des ventralen bzw. ventral des dorsalen Portalastes (P) des linken Pfortaderhauptstammes

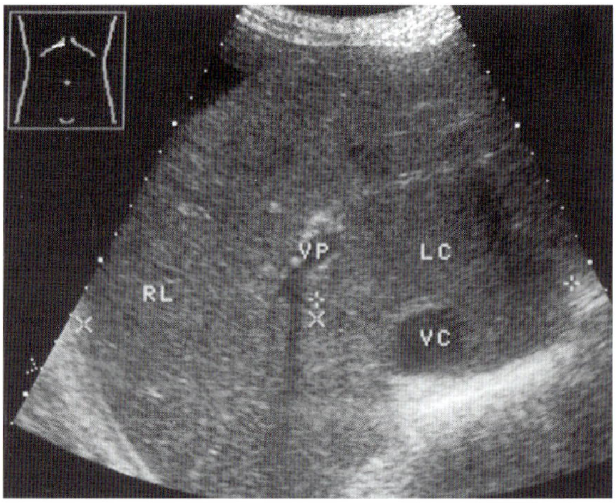

Abb. 1.**145**
Dekompensierte Leberzirrhose: Vergrößerter Lobus caudatus ventral der V. cava (VC). Verhältnis Lobus caudatus (LC) rechtem Leberlappen (RL) 1,1:1; Distanzmarken; VP = V. portae

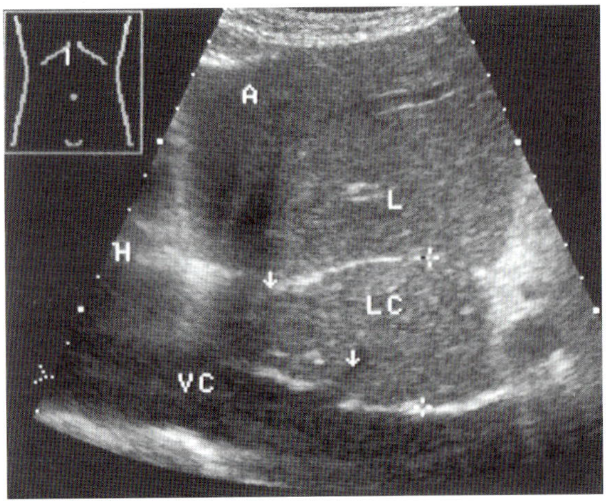

Abb. 1.**146**
Dekompensierte Leberzirrhose, Längsschnitt: Ballonierter Lobus caudatus (LC, Distanzmarken); L = Leber, VC = V. cava inferior mit Einmündung der Lebervenen und einer eigenen Vene des LC (Pfeile), A = Aszites, H = Herz

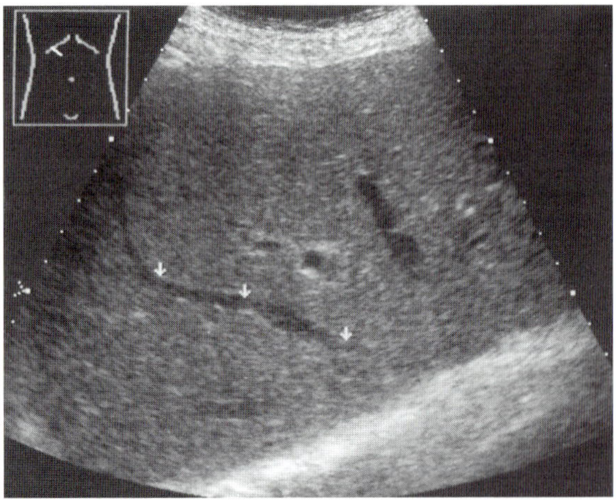

Abb. 1.**147**
Kleinknotige alkoholtoxische Leberzirrhose: diskrete Strukturvergröberung und leichte Zunahme der Echogenität, distale Schallabschwächung (durch Tiefenausgleich ausgeglichen; eine chronisch toxische Hepatose oder eine Fibrose kann gleiche Veränderungen machen!). Kaliberschwankung der Lebervene (Pfeile)

Direkte Zeichen

Lobus caudatus

Die Lebergröße schwankt je nach Zirrhoseart und Stadium der Erkrankung beträchtlich; der rechte Leberlappen neigt eher zur Verkleinerung, der linke wird eher größer. Der wegen seiner Pfortaderversorgung funktionell zum linken Leberlappen gehörige Lobus caudatus nimmt daher an der Vergrößerung teil.
Seine Vermessung geschieht im Oberbauchquerschnitt im Bereich der V. cava mit der Schallrichtung nach kranial. Die Breite des Lobus wird bis zum Ende des dargestellten Pfortaderastes gemessen und der des rechten Leberlappens gegenübergestellt. Der Quotient aus beiden (LC : RL) überschreitet normal nicht 0,55. Werte ab 0,7 sprechen für eine Zirrhose (Abb. 1.**145** u. 1.**146**).

Struktur

Bei der Leberzirrhose gibt es starke Variationen von körnig bis knotig oder scheckig. Dabei ist der Gesamteindruck des Leberaufbaues unruhig und irregulär; manchmal kann jedoch die Struktur noch annähernd normal erscheinen. Die Veränderung betrifft im allgemeinen die ganze Leber; jedoch kommen auch unterschiedlich ausgebildete Umbauzonen vor.
Regeneratknoten zeigen sich als kleinere echoarme noduläre Herde in der Leber oder als Höcker an der

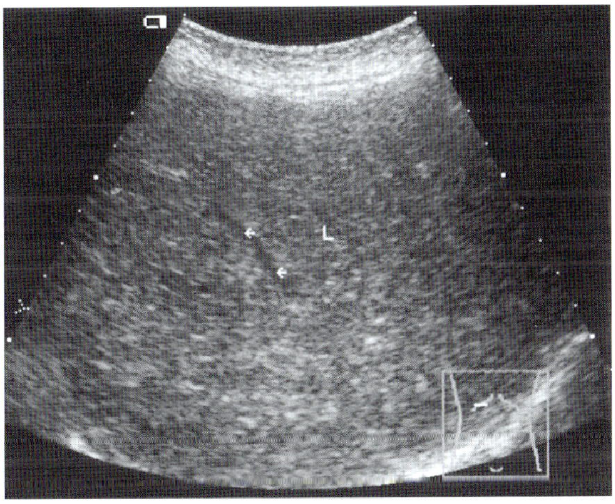

Abb. 1.**148**
Komplette B-Virus-Leberzirrhose (L): Deutliche Strukturvergröberung und -inhomogenität; Pfeile: deformierte Lebervene

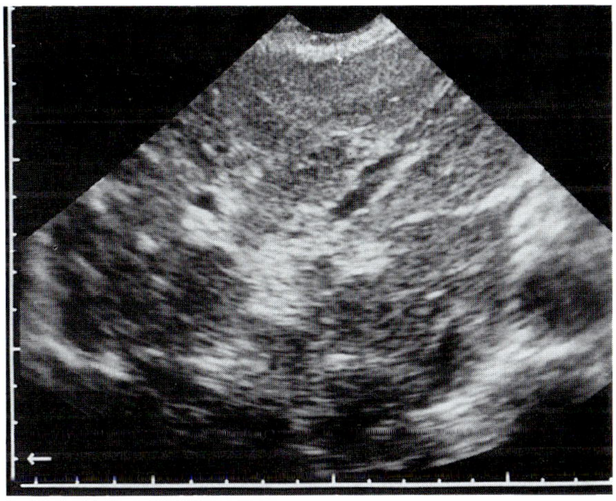

Abb. 1.**149**
Hepatitische Leberzirrhose, sonographischer Zufallsbefund: fortgeschrittene portale Fibrose mit großen echoreichen Fibrosearealen. Dadurch grobscheckiges Muster

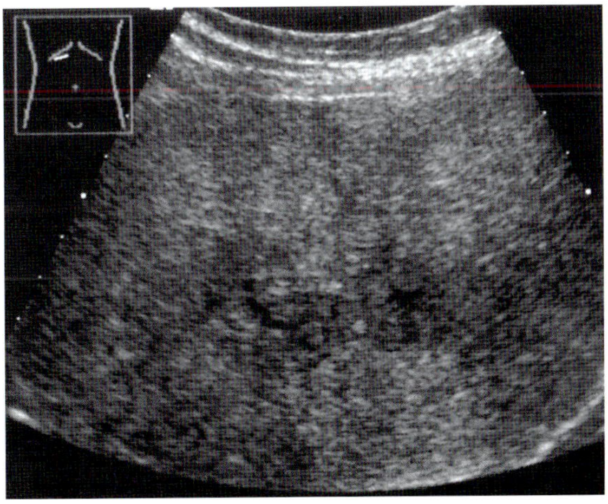

Abb. 1.**150**
Unterschiedlich ausgebildete granulomatöse Leberzirrhose (Morbus Boeck, histologisch) mit intensiv grobkörniger-scheckiger Struktur

a

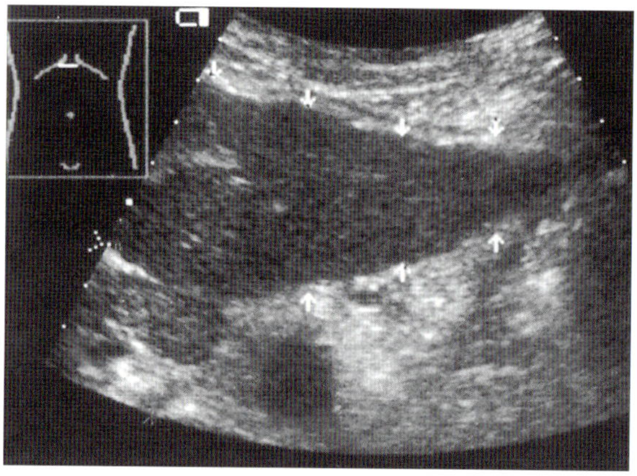

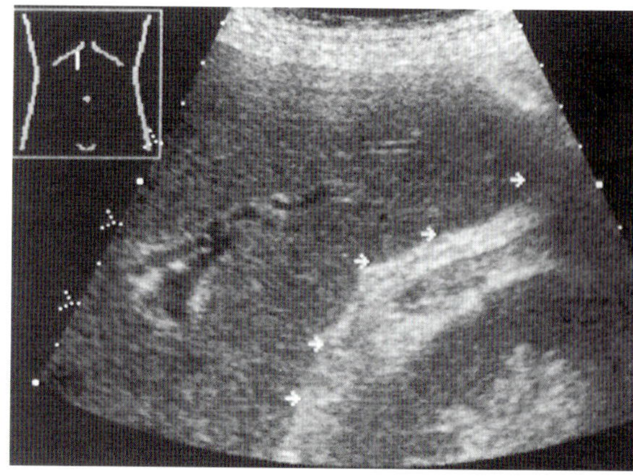

b

Abb. 1.**151a** u. **b**
Leberzirrhosekonturen:
a Hepatitische Leberzirrhose, starrer linker Leberrand (Pfeile)
b Toxische Zirrhose, buckliger Leberunterrand (Pfeile)

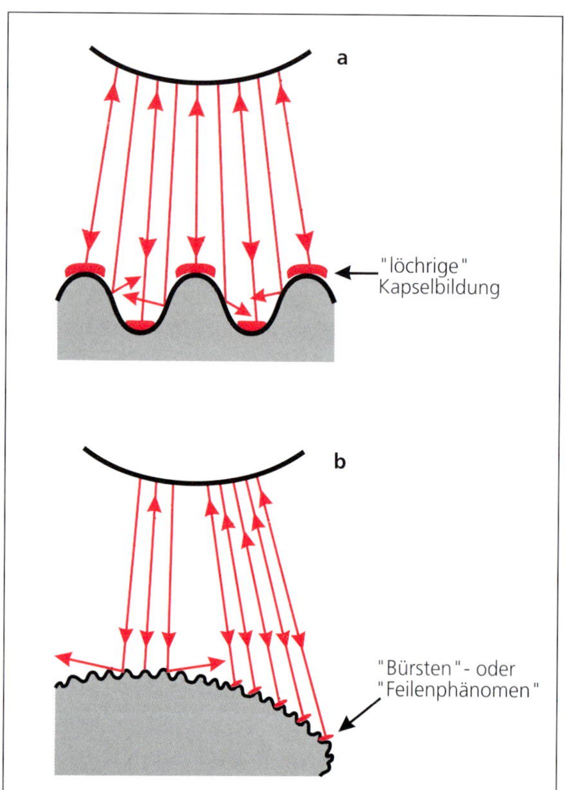

Schema 1.**28a** u. **b**
Diskontinuierliche Kapselabbildung:
a Grobhöckrige Leberoberfläche mit „Bogenartefakten"
b Feinhöckrige Leberoberfläche mit „Bogenartefakten" (nach Rettenmaier)

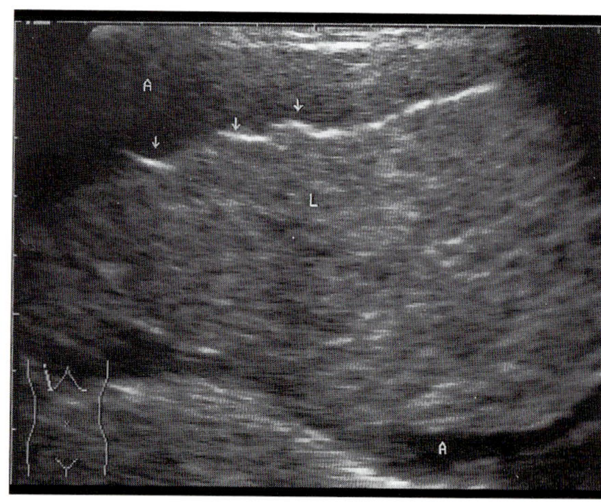

Abb. 1.**152**
Dekompensierte alkoholtoxische Leberzirrhose: verdickte Leberkapsel; die an den Seiten der Regeneratknoten seitwärts reflektierten Schallwellen werden nicht mehr vom Schallkopf aufgefangen, so daß ein „löchriger" oder „dachziegelartiger" Kapseleindruck (Pfeile) vermittelt wird, S. 198, Abb. 2.**165** und S. 199, Abb. 2.**166**); L = Leber, A = Aszites

Leberoberfläche (Abb. 1.**147**–1.**150**, 1.**151a** u. **b** u. 1.**152**).
Die unterschiedlichen Zirrhoseformen können auch verschiedene sonographische Strukturmuster zeigen.

Hepatitische Leberzirrhose: Sie zeigt eher grobe Strukturmuster und eine wellige bis höckrige Kontur (Abb. 1.**148**–1.**151a** u. **b**; S. 199, Abb. 2.**166**).

Alkoholtoxische Leberzirrhose: Ihre Struktur ist reflexreich und weist wie die Fettleber eine deutliche Schallabschwächung auf (Abb. 1.**147**, 1.**152**, 1.**153** u. 1.**156**).

Kardiale Stauungszirrhosen: Sie sind von echoarmer Struktur, weisen glatte Konturen auf und haben verbreiterte Gefäße, ansonsten zeigen sie keine der aufgeführten Kriterien, S. 202, Abb. 2.**176**).

Kontur

Die Veränderung der Oberflächenkontur wird deutlicher an der viszeralen als an der diaphragmalen Fläche.
Der Leberunterrand wird bikonvex verrundet, plump und klobig. Die Konturverplumpung zeigt sich oft deutlicher an der Impression der Gallenblase (Abb. 1.**151a** u. **b**).
Die bei der Leberzirrhose häufige Kapselfibrose zeigt sich als kräftiges echogenes Band. Bei einer kleinknotigen Leberoberfläche splittert sich die Kapsel durch Streustrahlung auf; bei der grobhöckrigen Zirrhose prallen die Schallwellen an den Knotenhängen seitlich ab. Nur die auf den Höcker-

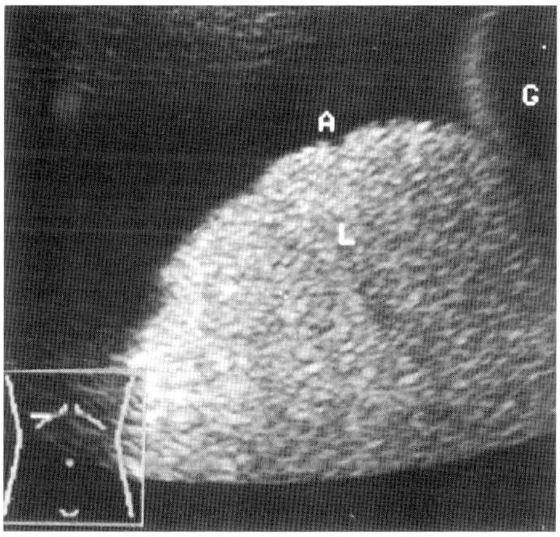

Abb. 1.**153**
Feinknotige dekompensierte toxische Leberzirrhose (L) mit Aszitesbildung (A): Aufgesplitterte Kapsel (Bürsten- und Feilenphänomen); A = Aszites, G = Gallenblase

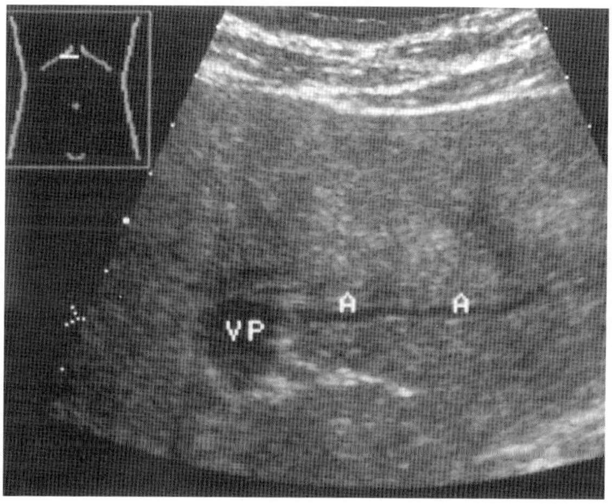

Abb. 1.**154**
Leberzirrhose. Die dorsal des linken Phortaderastes (hier nicht dargestellt) ziehende Arterie (A) nimmt an Kaliber zu und wird sichtbar; VP = V. portae

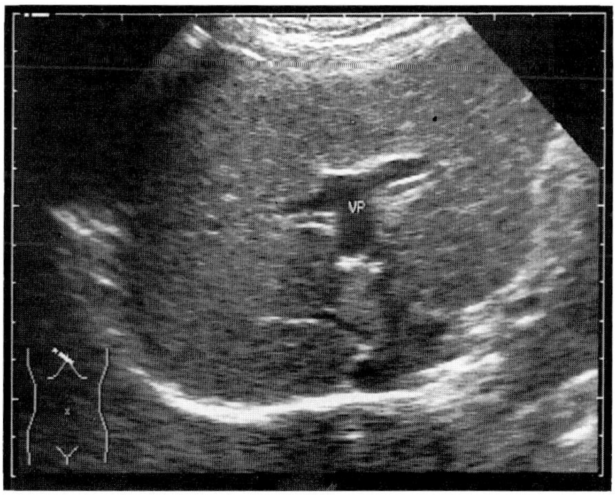

Abb. 1.**155**
Hepatitische Leberzirrhose. „Gestutzte“ linke Portalsegmentäste nach der Aufteilung des Hauptstammes (VP); Konturabbrüche („T-shirt“-Form; dorsal der Portaläste verbreiterte Leberarterien)

kuppen reflektierten Wellen gelangen wieder zum Schallkopf zurück und bilden die Kapsel ab, so daß diese „löchrig" erscheint. Bei schrägem Einfall der Schallstrahlen entstehen zum Teil auch durch Bogenartefakte verlängert erscheinende Reflexe, die zu einem „Bürstenphänomen" oder zur „Dachziegelform" führen (Schema 1.**28**, Abb. 1.**152** u. 1.**153**).

Gefäße

Die Lebervenen weisen Kaliberunregelmäßigkeiten auf, werden schummrig oder verschwinden, die Arterien verstärken sich und werden hinter Portalästen sichtbar (Abb. 1.**154** u. 1.**155**).
Der zentrale Pfortaderbaum wird durch Kaliberabnahme der Seitenäste „gestutzt", an den peripheren Portalästen geht die charakteristische „Uferbefestigung" verloren (Abb. 1.**155**; S. 193, Abb. 2.**148**).

Rekanalisierte Nabelvene

Sie ist Folge der portalen Hypertension (S. 195, Abb. 2.**152**–2.**154**) und sollte immer bei entsprechenden Fragestellungen untersucht werden, gegebenenfalls auch im Duplexverfahren, um eine hepatofugale Strömungsumkehr zu erkennen. Die Nabelvene wird im Längsschnitt paramedian rechts aufgesucht, wo sie vom linken Pfortaderast ausgehend parabelförmig im Lig. teres zur vorderen Bauchwand zieht (Abb. 1.**156a** u. **b**).

a

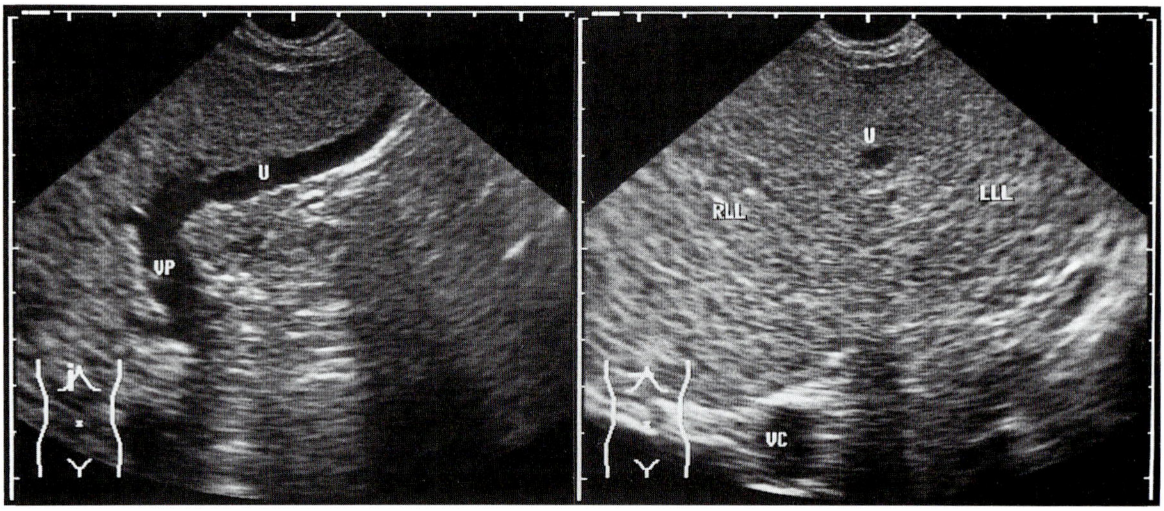

b

Abb. 1.**156a** u. **b**
Gleicher Patient wie Abb. 1.**153**:
a Rekanalisierte Paraumbilikal-/Nabelvene (U) im Lig. teres, vom linken Portalhauptstamm (VP) ausgehend, medianer Längsschnitt
b Zwischen rechtem und linkem Leberlappen (R LL; L LL) Umbilikalvene im Querschnitt (U); VC = V. cava

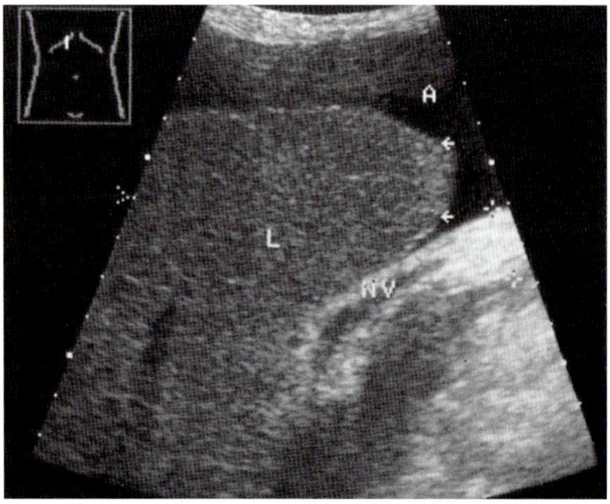

Abb. 1.**157**
Aszites (A) perihepatisch. Feine Kapselaufsplitterung, Randverplumpung, rekanalisierte Nabelvene (NV), körnige Struktur und verdämmerte Gefäße machen das Bild der Leberzirrhose (L) aus

Indirekte Zeichen

Alle indirekten Zeichen für eine portale Hypertension sind durch die Pfortaderdruckerhöhung selbst hervorgerufen; sie kommen aber auch bei anderen Erkrankungen vor.

Verbreiterung der V. portae

Sie ist bei der Zirrhose ein verläßliches Zeichen; die physiologische Atemschwankung ist aufgehoben. Bei Werten über 17 mm Gefäßlumenbreite droht eine Ösophagusvarizenblutung! (Abb. 1.**141 a** u. **b**; S. 193, Abb. 2.**149a** u. **b**).

Milz

Wie die chronische Hepatitis geht auch die Leberzirrhose meistens mit einer Splenomegalie einher, wenngleich dies ein uncharakteristisches Zeichen ist (Abb. 1.**143**).

Aszites

Er findet sich häufig im fortgeschrittenen Zirrhosestadium. Aszites ist kein Beweis für eine Zirrhose; er findet sich z. B. auch bei der chronischen Rechtsherzinsuffizienz mit Stauungsfibrose der Leber, pankreatogen, bei Peritoneal- bzw. diffuser Bauchmetastasierung oder einer Peritonealtuberkulose.
Kennzeichnend ist im Beginn ein echofreier Randsaum um Leber oder Milz; bei massiver Ausprägung schwimmen Leber, Milz und Därme in der echofreien Flüssigkeit, wodurch gerade die Leberkonturunregelmäßigkeiten besonders eindrucksvoll sichtbar werden (Abb. 1.**152**, 1.**153** u. 1.**157**).

ZUSAMMENFASSUNG

Die viszerale Leberfläche mit der H-förmigen Gliederung durch Gallenblasenbett, Pfortader, V. cava inferior sowie den kranialen Lobus caudatus und kaudalen Lobus quadratus wird anhand der sonographischen Leberanatomie erklärt und die Gefäßarchitektur anhand sonographischer Beispiele besprochen.
Die Leberuntersuchung erfolgt im Längsschnitt, subkostalen Querschnitt rechts und links sowie im hohen Interkostalschnitt rechts, wobei alle Abschnitte fächerförmig durchschallt werden müssen.
Unter den chronischen Leberkrankheiten ist die Fettleber an der gröberen echogenen Struktur mit der schallkopffernen Schallabschwächung und der Randverplumpung (SZ 1.**3**) erkennbar. Die chronische Hepatitis zeigt eine leichte Strukturvergröberung, Veränderungen an Venen und Pfortader sowie Kontur- und Kapselunregelmäßigkeiten (SZ 1.**4**). Auch die Leberzirrhose weist diese Veränderungen auf, allerdings wesentlich ausgeprägter. Zusätzlich finden sich oft noch eine Vergrößerung des Lobus caudatus und Zeichen der portalen Hypertension wie signifikante Pfortaderverbreiterung, rekanalisierte Nabelvene und Aszites (SZ 1.**5**).

Sonographie des normalen Pankreas, akute Pankreatitis

G. Schmidt

ÜBERBLICK

Wegen der oftmals schwierigen sonographischen Pankreasdarstellung werden Topographie, sonographische Anatomie und Untersuchungshilfen ausführlich besprochen. Die akute Pankreatitis mit der Gefahr eines schweren Verlaufes und zahlreicher Komplikationen bedarf der intensiven Überwachung. Hierzu bietet die Sonographie wegen der guten Beurteilbarkeit der Organveränderungen sowie der leichten Erkennung und Kontrolle von Komplikationen als jederzeit verfügbares bildgebendes Verfahren sehr gute Voraussetzungen. Zu den einzelnen Schweregraden und Verläufen werden jeweils sonographische Beispiele gezeigt und erläutert.

Normales Pankreas: Topographie, sonographische Anatomie und Untersuchungstechnik

Organmorphologie

Die Bauchspeicheldrüse entspricht in ihrem morphologischen Aufbau einer zusammengesetzten tubulo-alveolären Drüse, die einmal Insulin und Glukagon (innere Sekretion) und zum anderen bikarbonat- und fermenthaltigen Bauchspeichel (äußere Sekretion) bildet.
Als Drüsenverband von locker miteinander verbundenen Läppchen liegt die Bauchspeicheldrüse ihrer Umgebung direkt ohne eine gesonderte Kapsel an.

Lage

Das Pankreas erstreckt sich als schmales, S-förmig gestaltetes, längliches Organ vom duodenalen C nach links kranial bis zur Milz (Schema 1.**29**). Es liegt retroperitoneal vor der oberen Lendenwirbelsäule und wird teilweise vom Magen bedeckt (Abb. 1.**158**).
Die zwischen Pankreas und Magen gelegene Bursa omentalis ist sonographisch nur dann sichtbar,

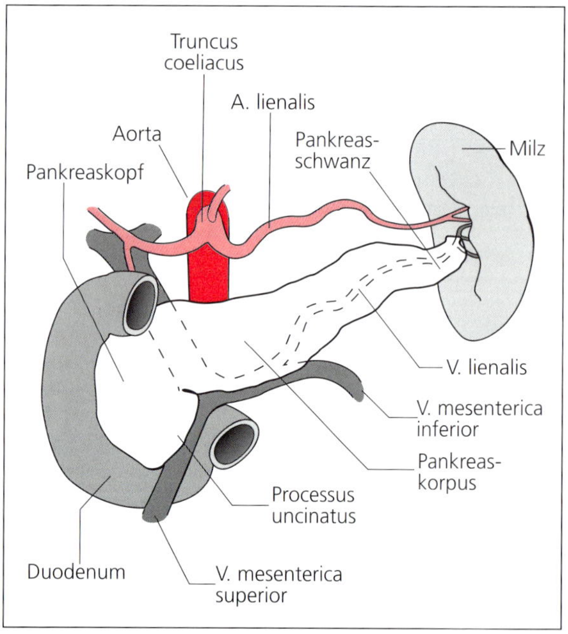

Schema 1.**29**
Topographische Lage des Pankreas

wenn sich in ihr Flüssigkeit ansammelt, wie z. B. bei der akuten Pankreatitis (Abb. 1.**189**).
Der Pankreasschwanz reicht bis in den Milzhilus. Hierdurch erklären sich einmal das bei der akuten Pankreatitis anzutreffende Exsudat im Nieren-Milz-Winkel, zum anderen auch der linksseitige Pleuraerguß. Der Pankreaskörper liegt quer in Oberbauchmitte ventral der Aorta, der Pankreaskopf ventral der V. cava inferior. Dem bogenförmigen Verlauf des Duodenums folgend, biegt sich der Pankreaskopf (im sonographischen Körperquerschnitt) nach dorsal, kaudal und sodann ein wenig nach links zum Processus uncinatus hin. Durch die so entstehende Rinne zieht die V. mesenterica superior von intra- nach retroperitoneal zum venösen Konfluenz (Abb. 1.**159**–1.**161**).

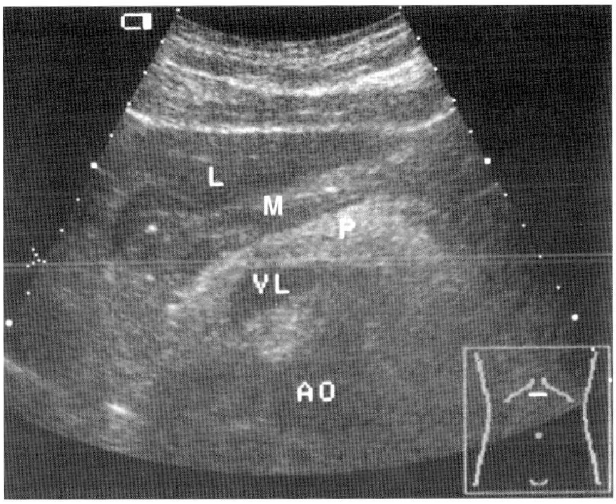

Abb. 1.**158**
Oberbauchquerschnitt. Hinter der Leber (L) liegt der Magen mit seiner echoarmen Vorder- und Hinterwand (M). Dahinter das konvex gebogene echoreichere Pankreas (P) mit der V. lienalis (VL), AO = Aorta

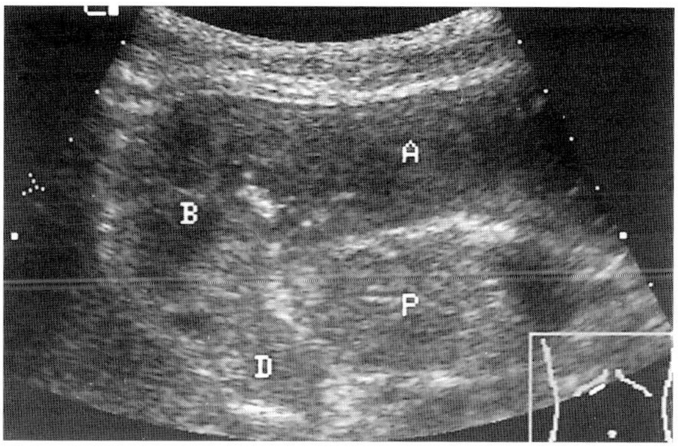

Abb. 1.**159**
Topographische Pankreaslage, Oberbauchschrägschnitt: Das Pankreas (P) wird rechts vom Bulbus duodeni und der duodenalen C-Schlinge (B, D, flüssigkeitshaltig) begrenzt. A = Antrum

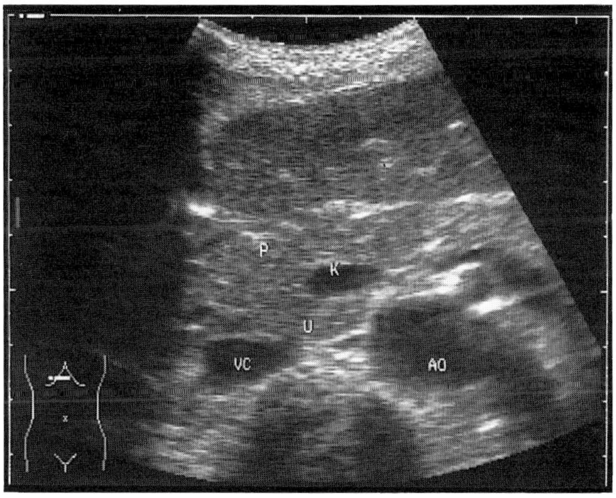

Abb. 1.**160**
Topographische Pankreaslage, Oberbauchquerschnitt. Das Pankreas (P) liegt retroperitoneal vor den großen Bauchgefäßen, der Pankreaskopf vor der V. cava inferior (VC). Ein nach links reichender Zipfel des Processus uncinatus (U) ist angeschnitten und bildet die Rinne für die (auf den Betrachter zulaufende und im venösen Konfluenz [K] mündende) V. mesenterica superior; P = Pankreaskopf, AO = quer geschnittene Aorta abdominalis

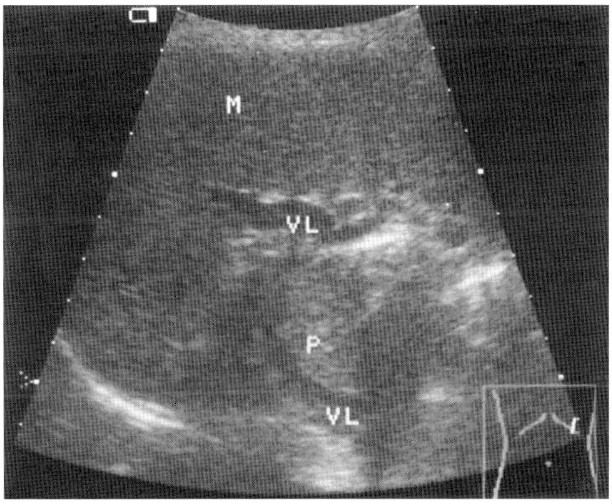

Abb. 1.**161**
Topographische Pankreaslage, Flankenschnitt links. Darstellung des Pankreasschwanzes (P) im Milzhilus (M; VL = V. lienalis)

Form

Das Pankreas weist zwei für die sonographische Untersuchung wichtige Verlaufsrichtungen auf; einmal eine S-förmige Krümmung vom Duodenum zur Milz (Schema 1.**29**, Abb. 1.**176**), zum anderen eine konvexe Biegung über die Wirbelsäule und die großen Bauchgefäße hinweg. Letztere gibt dem sonographischen Bild seine „Bockwurst"-, Hantel-, Komma- oder Kaulquappenform, je nachdem welche Abschnitte des Organs dickenmäßig überwiegen (Abb. 1.**162** u. 1.**163**).

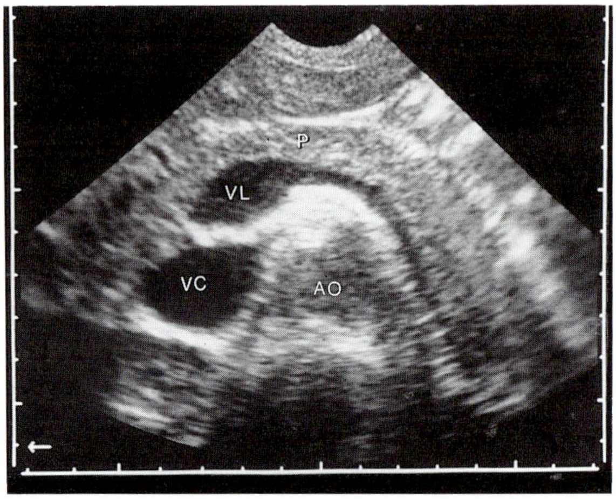

Abb. 1.**162**
Oberbauchquerschnitt. „Bockwurstform" des Pankreas (P): konvexbogige Form, alle Abschnitte gleich dick; AO = Aorta, VC = V. cava, VL = V. lienalis

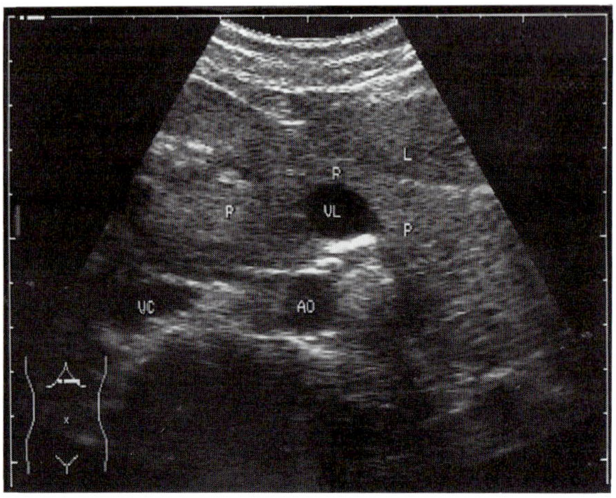

Abb. 1.**163**
Oberbauchquerschnitt: Hantelform des Pankreas (P) infolge dünnen Pankreaskorpus; jugendliches echoarmes Pankreas; L = Leber, VL = V. lienalis, AO = Aorta, VC = V. cava inferior

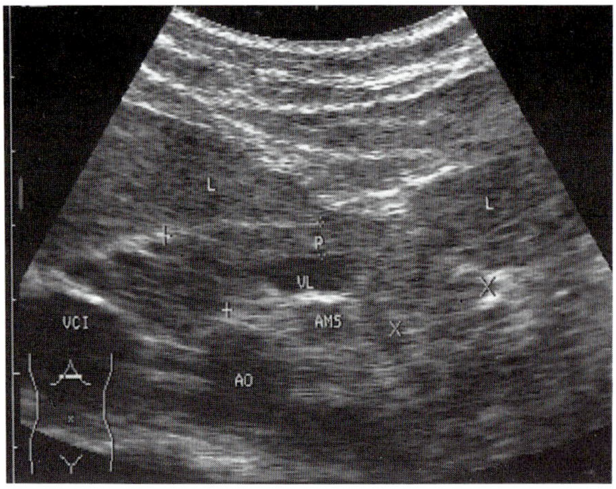

Abb. 1.**164**
Größenmessung des in seiner Länge dargestellten Pankreas (P) mit seinen verschiedenen Abschnitten des Kopfes, Körpers und Schwanzes; L = rechter und linker Leberlappen, VL = V. lienalis, AO = Aorta, VCI = V. cava inferior, AMS = A. mesenterica superior

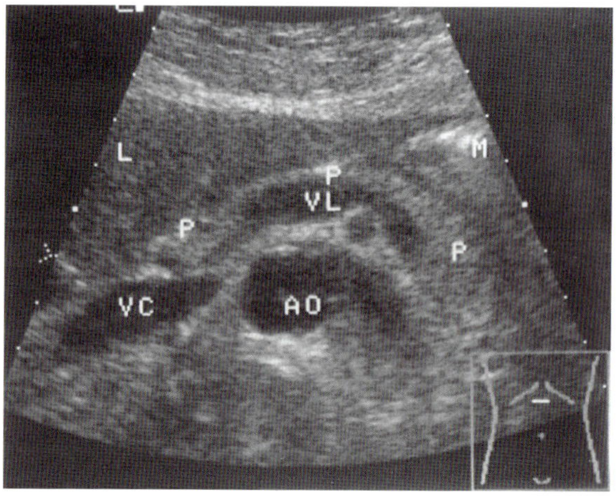

Abb. 1.**165**
Alterspankreas einer 72jährigen Patientin: alle Abschnitte des Pankreas (P) sind schmal; L = Leber, AO = Aorta, VC = V. cava, VL = V. lienalis, M = Magenkorpus

Größe

Aus den Formvariationen ergeben sich auch unterschiedliche Maße der einzelnen Pankreasabschnitte. So werden Kopf, Körper und Schwanz bei gezielten Fragestellungen jeweils getrennt vermessen (dies gilt im übrigen für alle umschriebenen Befunde, wie z. B. Zyste oder Tumor). Dabei sollte die Verbindungslinie der Meßpunkte auf der Organgrenzfläche senkrecht stehen; die V. lienalis wird bei der Messung ausgespart (Abb. 1.**164**). Die so gewonnenen Meßwerte des in seiner Längsausdehnung abgebildeten Pankreas geben die Organdicke (-tiefe) wieder. Die Normwerte betragen für den

- Pankreaskopf 2,5–3 cm,
- Pankreaskörper <1,8 cm,
- Pankreasschwanz 2,5–3 cm.

Die Größenverhältnisse können interindividuell und altersabhängig schwanken. Eine Organvergrößerung wird z. B. bei der akuten Pankreatitis gefunden. Eine Verkleinerung (neben einer Atrophie als Endzustand der chronischen Pankreatitis, s. Kapitel 3, S. 289ff., oder nach Teilnekrose bzw. Teilresektion) entspricht bei alten Menschen in der Regel einer Altersatrophie (Abb. 1.**165**).

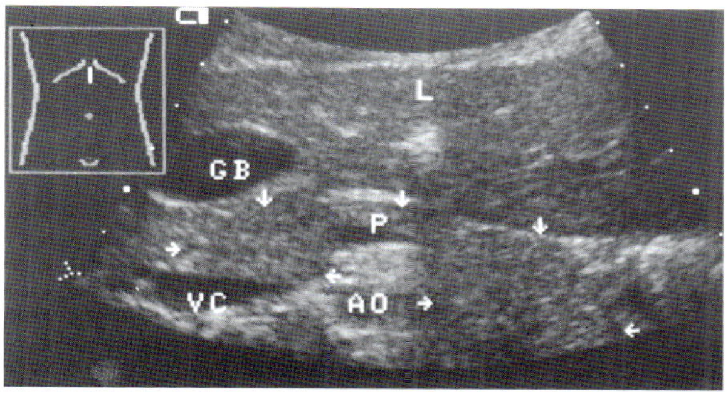

Abb. 1.**166**
Pankreas (P; Pfeile) eines Jugendlichen im Oberbauchquerschnitt: normale, gegenüber der Leber (L) geringfügig echoreichere Struktur; AO = Aorta, VC = V. cava inferior, GB = Gallenblase

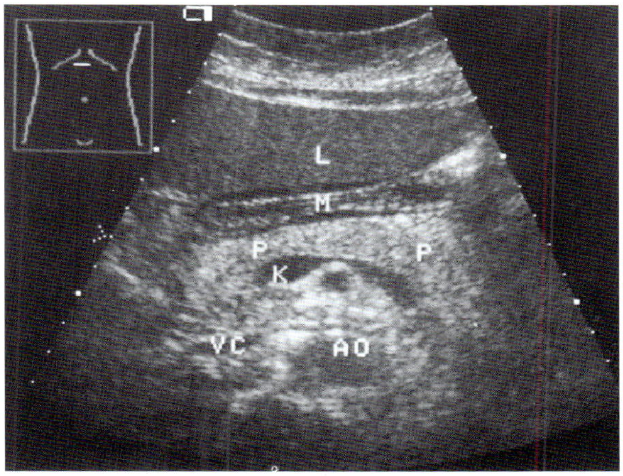

Abb. 1.**167**
Pankreas (P) einer älteren Diabetikerin; L = Leber, K = venöser Konfluenz, VC = V. cava, AO = Aorta, M = Magen

a 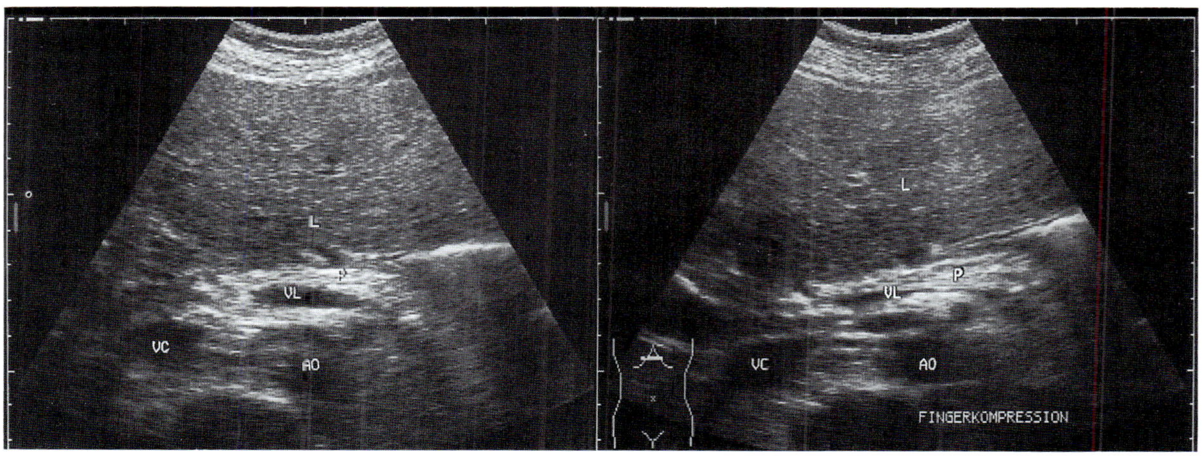 b

Abb. 1.**168a** u. **b**
a Echoreiches Pankreas (P); Fibrose?
b Fingerkompression: Impression der V. lienalis (VL), nicht aber des Pankreas. Pankreasfibrose infolge Hämochromatose; sekundärer Diabestes mellitus, Leberzirrhose, Kardiomyopathie; L = Leber, AO = Aorta, VC = V. cava

Echostruktur

Die normale Struktur des Pankreas ist feinkörnig und homogen, die Echogenität ist ähnlich oder etwas intensiver als die der Leber. Sie schwankt auch mit dem Alter; so finden wir bei Jugendlichen eine gegenüber der Leber geringere, bei älteren Menschen eine eher intensivere Echogenität. Besonders bei älteren Diabetikern kann das Organ im Sinne einer Lipo- oder Fibromatose eine echoreiche Struktur annehmen (Abb. 1.**163**, 1.**166**, 1.**167** u. 1.**172**).

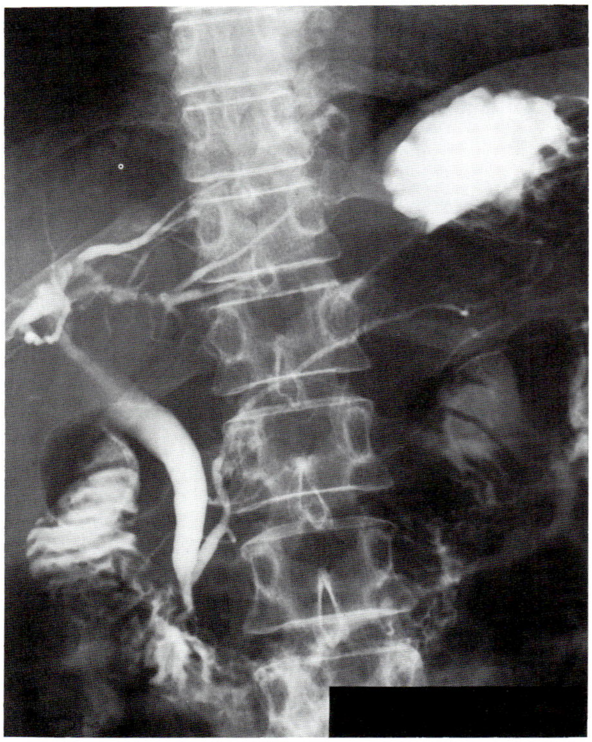

Abb. 1.**169**
Röntgenbild (ERCP): Lagebeziehung des präpapillären gemeinsamen nach kaudal gerichteten Verlaufes von Gallen- und Pankreasgang im Pankreaskopf (der doppelkontrastierte Magen überlagert das Pankreas)

a

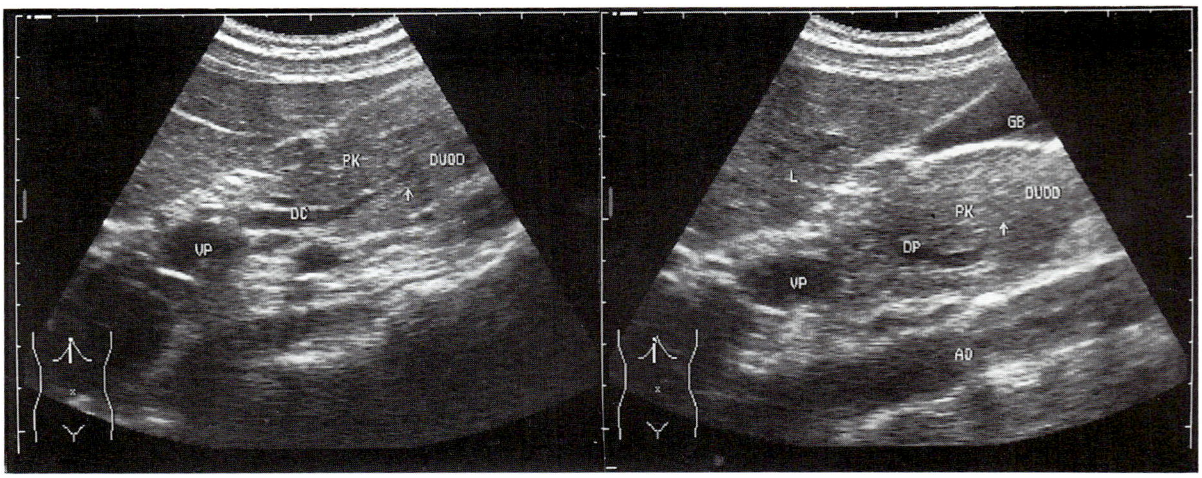

b

Abb. 1.**170a** u. **b**
Gering erweiterter präpapillärer Pankreasgang (gering verschobene Oberbauchlängsschnitte):
a Mündung des Ductus choledochus (DC) auf der Papilla Vateri (Pfeile; akute Pankreatitis; kein präpapilläres Gallengangskonkrement! GB = Gallenblase, VP = V. portae, PK = Pankreaskopf, L = Leber, AO = Aorta)
b Mündung des Ductus pancreaticus (DP)

Konsistenz

Als eine Hilfe zur Beurteilung, ob eine normale Struktur und Konsistenz oder eine Fibrose bei chronischer Pankreatitis vorliegt, dient die Beobachtung der „En-bloc"-Bewegung durch die Aortenpulsation oder die Aufhebung der Kompressibilität bei der Fingertastung (Abb. 1.**168a** u. **b**; die „En-bloc"-Bewegung läßt sich ganz gut erahnen, wenn z. B. die Abb. 3.**121**, S. 294, angesehen wird).

Ausführungsgang

Mit den End- und Schaltstücken an den zentroazinären Zellen beginnt der Ductus pancreaticus. Er verläuft als Hauptgang (Wirsung-Gang) zur Papilla duodeni maior (Vateri), nachdem er vorher Seitenäste aufgenommen und den Nebengang (Santorini-Gang) zur Papilla minor hin abgegeben hat. Im Kopfbereich läuft er eine kurze Strecke parallel zum Ductus choledochus, bevor beide in der Regel

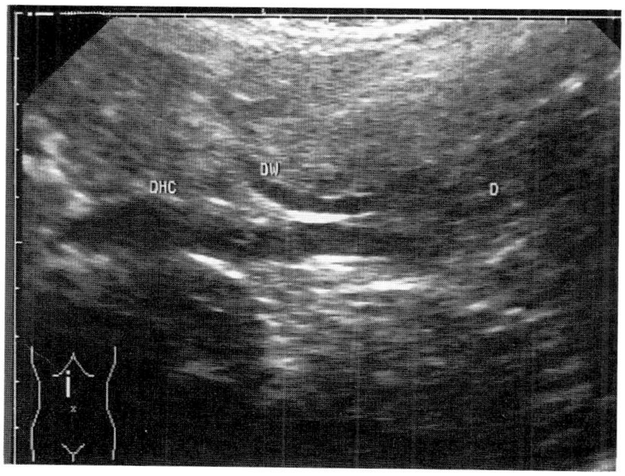

Abb. 1.**171**
Paralleler präpapillärer Verlauf von Ductus wirsungeanus (DW) und Ductus choledochus (DHC) vor der Mündung ins Duodenum (D). Oberbauchlängsschnitt

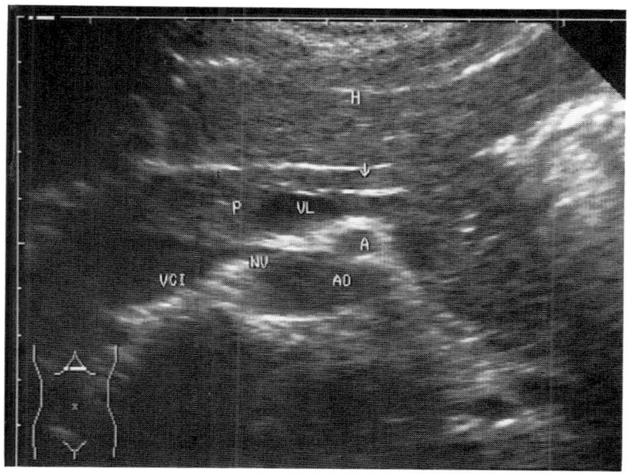

Abb. 1.**172**
Normales jugendliches Pankreas (P), Oberbauchquerschnitt: Der Ductus pancreaticus ist als zartes doppelspuriges Bändchen (Pfeil) sichtbar; H = Leber, VL = V. lienalis, AO = Aorta, VCI = V. cava inferior, NV = linke Nierenvene, A = A. mesenterica superior

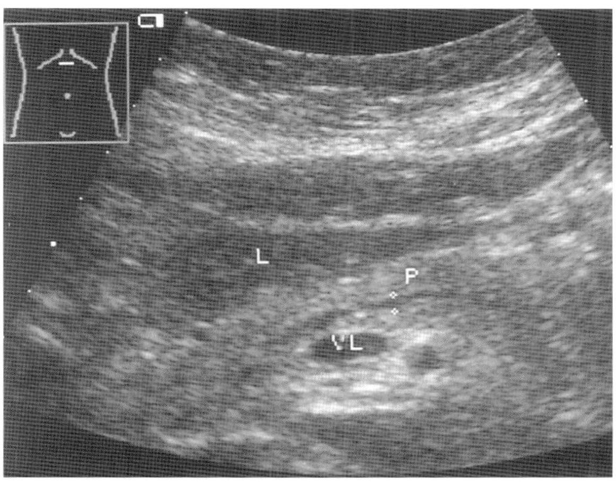

Abb. 1.**173**
Grenzwertiger Pankreasgang (Distanzmarken) bei Gallensteinleiden (häufiger Befund!); P = Pankreas, L = Leber, VL = V. lienalis

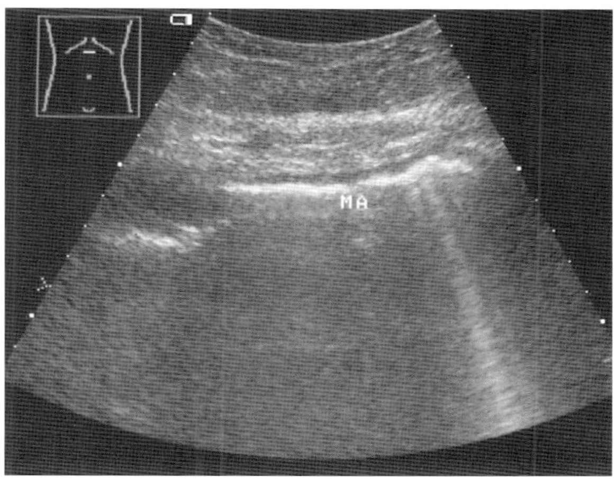

Abb. 1.**174**
Postprandiale Untersuchung: Bauchspeicheldrüse durch den geweiteten und luftgefüllten Magen (Ma) überlagert

gemeinsam auf der Papille münden (Abb. 1.**169**–1.**171**). Der Ductus pancreaticus ist bei der sonographischen Routineuntersuchung in der Regel nicht sichtbar; bei subtiler Untersuchung zeigt er sich jedoch meist als feines echogenes Doppelbändchen. Er darf normal bis 2 mm weit sein (Abb. 1.**172**, 1.**173** u. 1.**177**). Kriterien für eine pathologische Verbreiterung sind ein Durchmesser von mehr als 3 mm und eine unregelmäßige Kontur (S. 293, Abb. 3.**120a** u. **b**).

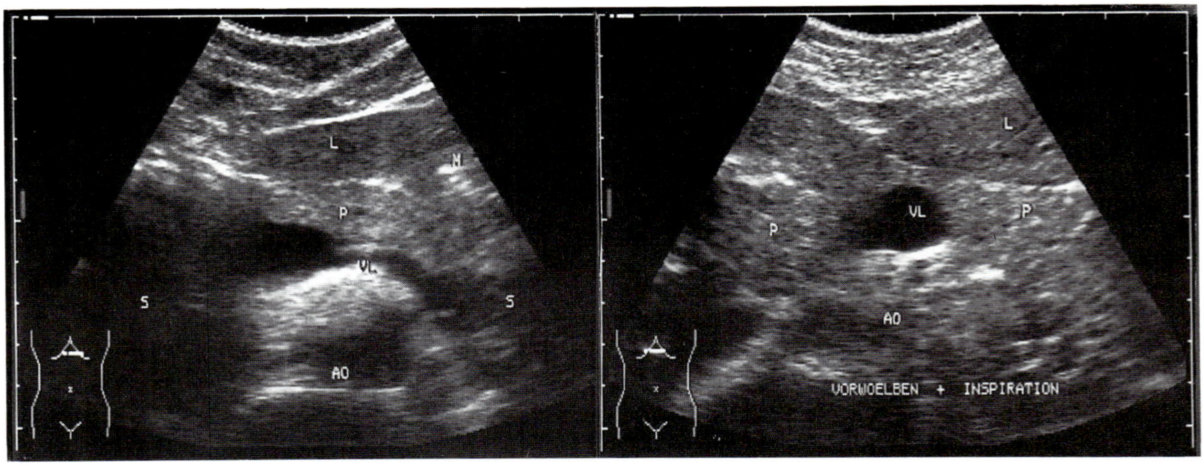

Abb. 1.**175a** u. **b**
Darstellbarkeit des Pankreas (P):
a Luftüberlagerung durch Magenkorpus (M) und Antrum mit Schallschattenzonen (S)
b Nach Vorwölben des Unterbauches und zusätzlicher Inspiration: alle Pankreasabschnitte einsehbar! L = Leber, VL = V. lienalis, AO = Aorta

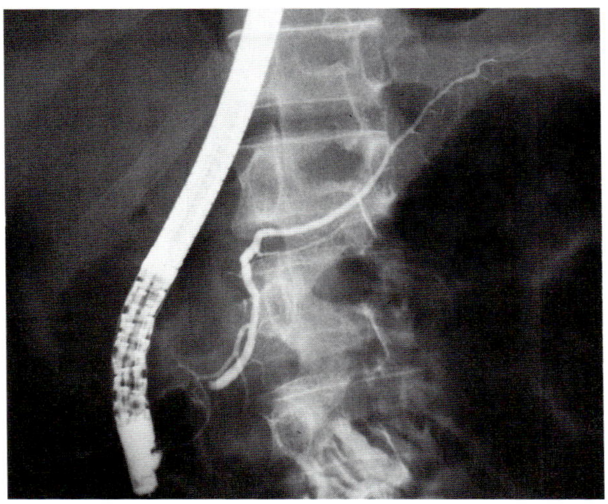

Abb. 1.**176**
Pankreasgangdarstellung in der ERCP: Der Verlauf geht von links oben zunächst schräg nach kaudal rechts, biegt im Korpus nahezu horizontal nach rechts seitlich ab, um im Kopf wieder steil nach kaudal zu ziehen; mannigfache Variationen kommen vor

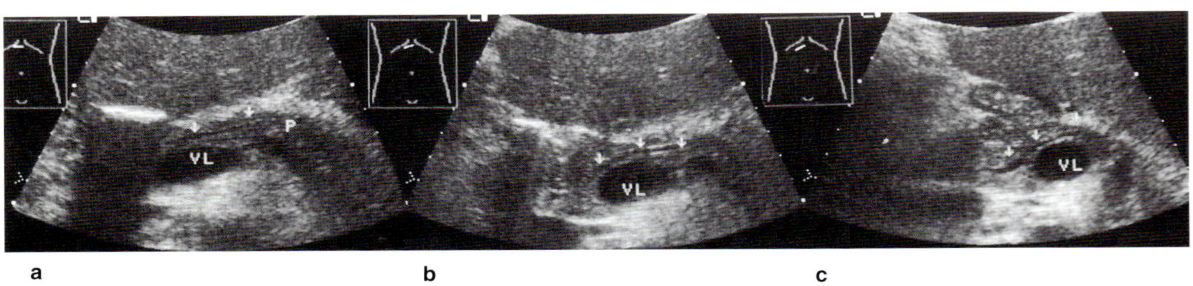

Abb. 1.**177a–c**
Sonographische Pankreasgangdarstellung (Pfeile) bis zur Papille in entsprechenden Schnittebenen. P = Pankreas, VL = V. lienalis

Untersuchungsgang

Die Pankreasdarstellung gehört mit zu den schwierigsten sonographischen Untersuchungen und bereitet auch dem Erfahrenen immer wieder Probleme, weil das Pankreas in etwa 10% selbst unter Anwendung aller Hilfsmittel nur ungenügend abgebildet werden kann.

Die Untersuchung beginnt mit dem Oberbauchquerschnitt in Rückenlage des Patienten. Der Schallkopf wird in Höhe des Xiphoids quer aufgesetzt, um zunächst den Truncus coeliacus mit seinen Ästen zu finden. Durch leichtes Kippen oder Verschieben des Schallkopfes nach kaudal kommt die V. lienalis zur Darstellung. Sie liegt am Hinterrand und etwas kranial vom Pankreas; sie ist dann sicher angetroffen, wenn der Übergang in die V. portae verfolgt werden kann (Schema 1.**29**).

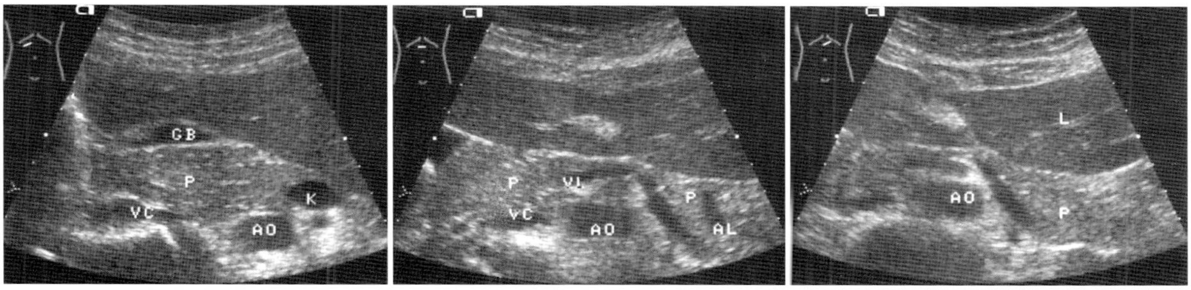

a b c

Abb. 1.**178a–c**
Vollständige Darstellung aller Pankreasabschnitte durch Ausrichtung des Schallkopfes entsprechend dem anatomischen Organverlauf (s. Abb. 1.**176**); AO = Aorta, VL = V. lienalis, GB = Gallenblase, K = venöser Konfluenz, AL = A. lienalis, L = Leber:

a Oberbauchschrägschnitt rechts zur Darstellung des Pankreaskopfes (P) vor der V. cava (VC)
b Oberbauchquerschnitt mit Darstellung des Pankreaskorpus und Anteilen vom Kopf und Schwanz (P)
c Schräger Oberbauchquerschnitt links mit Darstellung des Pankreasschwanzes (P)

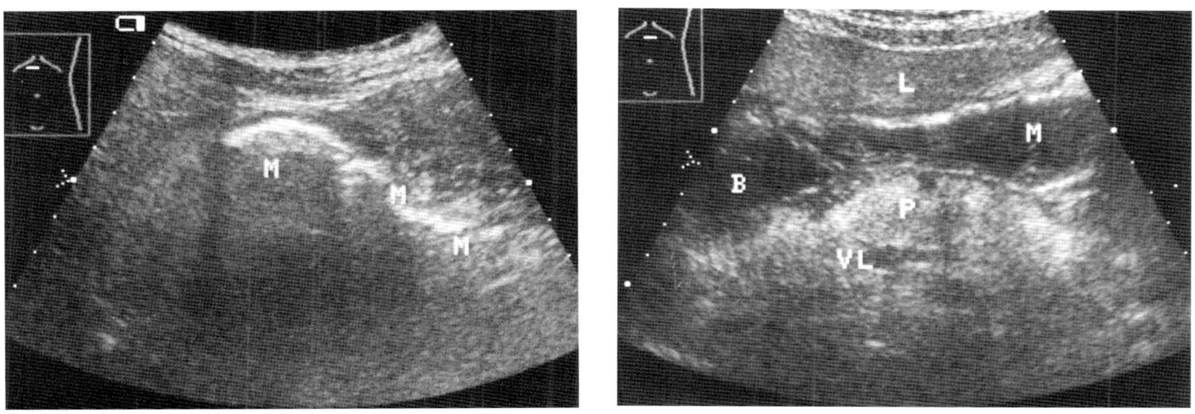

a b

Abb. 1.**179a** u. **b**

a Pankreasüberlagerung durch luftgefüllten Magen (M); Magenvolvulus
b Flüssigkeitsfüllung des Magens (M), um das Pankreas (P) beurteilen zu können. VL = V. lienalis, L = Leber, B = Bulbus duodeni

Untersuchungshilfen

Wenn die über der Bauchspeicheldrüse liegenden Schattenzonen der überlagernden Luft von Magen, Duodenum und Querkolon eine Beurteilung erschweren oder unmöglich machen, können folgende Untersuchungshilfen zur Schaffung eines für die Schallwellen durchlässigen Fensters angewendet werden:

1. Nüchternuntersuchung

Mit der Nahrungsaufnahme werden lufthaltige Speisen und Getränke sowie echogene Nahrungsbestandteile eingenommen, die die Sicht auf die Bauchspeicheldrüse erschweren (Abb. 1.**174**). Daher sollte die Untersuchung früh morgens nüchtern erfolgen; blähende Speisen am Vorabend der Untersuchung sind zu vermeiden.

2. Inspiration, Vorwölben des Unterbauches

Mit der Inspiration wandert die Leber als echoarmes Schallfenster über die Bauchspeicheldrüse und schiebt Magen und Darm nach kaudal oder seitlich, so daß der Blick auf das Pankreas frei wird. Dasselbe kann auch durch Vorwölben des Unterbauches erzielt werden; beides zusammen vermag noch wirkungsvoller zu sein. Auch im Stehen ist die Bauchspeicheldrüse besser einsehbar (Abb. 1.**175a** u. **b**).
Gegenteilig wirkt die Inspiration bei Patienten mit athletischem Habitus und ausgeprägter Brustatmung, weil sich dann der hoch gelegene Magen über die Bauchspeicheldrüse schiebt.

3. Kompression

Durch ein Zusammenpressen der Bauchdecken und Beiseitedrängen lufthaltiger Darmschlingen gelingt es gerade bei fettleibigen Menschen, den Weg für die Darstellung des Pankreas zu bahnen. Dabei sind Sektorschallköpfe mit ihrem schmalen Echoeintritt besser geeignet als breite Linearschallköpfe.

4. Lagerung, Applikatorstellung

Magenluft sammelt sich immer im höchsten Abschnitt an, bei linker Schräglage im Antrum und Bulbus, bei rechter Schräglage im Fornix. In linker Schräglage ist daher der Pankreaskörper und Schwanz, in rechter der Kopf besser einsehbar. Zur vollständigen Darstellung aller Pankreasregionen muß die Lage des Schallkopfes jeweils dem Organverlauf angepaßt werden; dies wird am besten verständlich, wenn der Pankreasverlauf anhand einer röntgenologischen Gangdarstellung verfolgt wird: Der Pankreaskopf richtet sich im rechten Oberbauch nach kaudal-rechts, der Pankreasschwanz nach kranial-links aus (Abb. 1.**176**–1.**178**).

5. Flüssigkeitsfüllung des Magens

Ein flüssigkeitsgefüllter Magen kann auch als Schallfenster dienen. Hierzu können entweder 500 ml Flüssigkeit (z. B. Tee) über einen Strohhalm, gegebenenfalls mit folgender Untersuchung im Sitzen oder eine Flasche eines Entschäumers (Polysiloxan) getrunken werden (Abb. 1.**179a** u. **b**).
Gelingt es trotz Anwendung dieser Maßnahmen nicht, die Bauchspeicheldrüse darzustellen, und kann auch in einer späteren Wiederholungsuntersuchung keine Beurteilbarkeit erzielt werden, muß an folgende anatomische oder pathologische Besonderheiten gedacht werden (Tab. 1.**10**).

Tabelle 1.**10** Ursachen für ein nicht darstellbares Pankreas

Verwachsungen
Ileus
Zwerchfellparese
Magenvolvulus

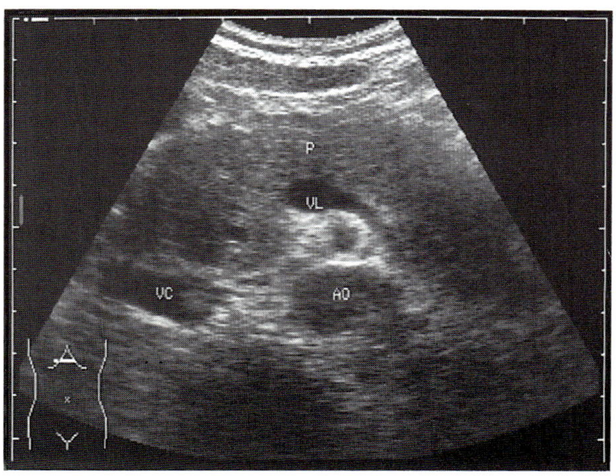

Abb. 1.**180**
Akute Pankreatitis; Struktur ödematös fleckig, aufgelockert, alle Abschnitte des Pankreas (P) verdickt; AO = Aorta, VC = V. cava. VL = V. lienalis

Akute Pankreatitis

Nach der Marseiller Pankreatitis-Nomenklatur von 1984 wird die Pankreatitis in eine akute und eine chronische Form eingeteilt. Die akute Pankreatitis ist durch plötzlich einsetzende Bauchschmerzen und eine Pankreasenzymerhöhung gekennzeichnet. Sie kann rezidivieren. Klinisch wird eine milde Verlaufsform von einer schweren unterschieden.

Verlaufsformen

Morphologisch ist die milde Verlaufsform (Stadium I) der akuten Pankreatitis durch ein interstitielles Ödem und peripankreatische Fettgewebsnekrosen, die schwere Form (Stadium II und III) durch massive intra- und peripankreatische Fettgewebsnekrosen, Parenchymnekrosen und Blutungen gekennzeichnet.

Ödematöse Pankreatitis: Die Sonographie zeigt im Stadium I eine ödematöse Auflockerung („ödematöse interstitielle Pankreatitis"). Das Organ kann vergrößert und verwaschen echoarm strukturiert sein, zeigt aber keine nekrotischen Einschmelzungen (Abb. 1.**170a** u. **b** sowie 1.**180**).

Hämorrhagisch – nekrotisierende Pankreatitis: Im Stadium II finden sich zusätzlich umschriebene, im Stadium III ausgedehnte Nekrosen („hämorrhagisch-nekrotisierende Pankreatitis"), die sich sonographisch durch unscharf begrenzte, echoarm bis echofreie Areale in der Bauchspeicheldrüse darstellen (Abb. 1.**181**).

Die Sonographie ist in der Erkennung der Nekrosen der Computertomographie ebenbürtig, diese vermag aber zusätzlich bei Kontrastmittelgabe vitales Gewebe (Ödem) von avitalem (Nekrose) sowie von Blutungen zu differenzieren.

Sonographische Diagnostik – Organveränderungen

Im ganz frühen Stadium können die oben genannten Veränderungen noch fehlen, so daß die Diagnose der akuten Pankreatitis sonographisch in den ersten Stunden kaum möglich ist; lediglich Organdolenz, Strukturverwaschenheit und ein Subileus können auf die akute Pankreatitis hinweisen; die Sonographie gibt anfangs auch noch keine sicheren Hinweise auf die Verlaufsform.

Die sonographische Diagnose der akuten Pankreatitis setzt sich aus direkten Organveränderungen und indirekten Begleitzeichen zusammen (SZ 1.**6**).

Größenzunahme

Das erste und im Anfang verläßlichste Zeichen der akuten Pankreatitis ist die Größenzunahme. Sie kann umschrieben (z. B. „Rinnenpankreatitis" des

a 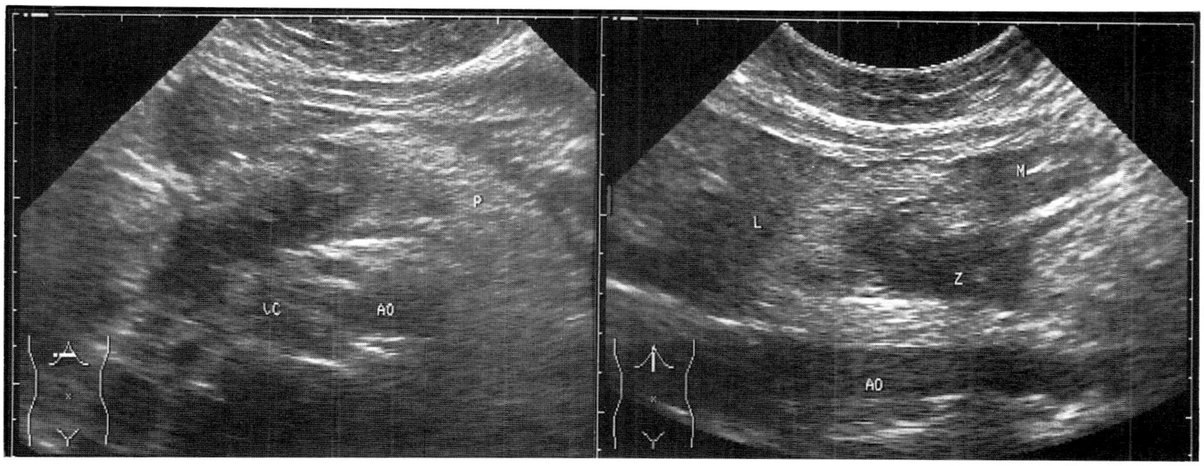 b

Abb. 1.**181a** u. **b**
Akute nekrotisierende Pankreatitis, liquide Einschmelzungen mit echofreien zystischen Nekrosezonen (Z) im Pankreaskopf/-korpus (P); L = Leber; M = Magen, AO = Aorta, VC = V. cava:
a Oberbauchquerschnitt **b** Oberbauchlängsschnitt

SZ 1.6 Sonographische Kennzeichen der akuten Pankreatitis

Organveränderungen (direkte Zeichen)
- diffuse oder segmentale Organvergrößerung
- echoarme, verwaschene, lockere oder scheckig heterogene Struktur.
- umschriebene echofreie/echodichte Läsionen (Einblutungen, Nekrosen, Kalkspritzer)

Begleitphänomene (indirekte Zeichen)
- peripankreatische Flüssigkeiten; Aszites, Pleuraerguß
- Nekrosestraßen
- Abszesse, Pseudozysten

Kopfes oder die isolierte Pankreasschwanzpankreatitis) oder diffus sein, wobei die ursprüngliche Form erhalten oder polyzyklisch verändert ist. Massive Größenzunahmen auf das 3- bis 4fache können auf einem vom Pankreas nicht abgrenzbaren peripankreatischen Ödem beruhen (Abb. 1.**180** u. 1.**182**).

Konturveränderung

Bei der ödematösen Pankreatitis sind die Konturen noch scharf, werden aber mit der Schwere verwaschen. Umschriebene Konturveränderungen wer-

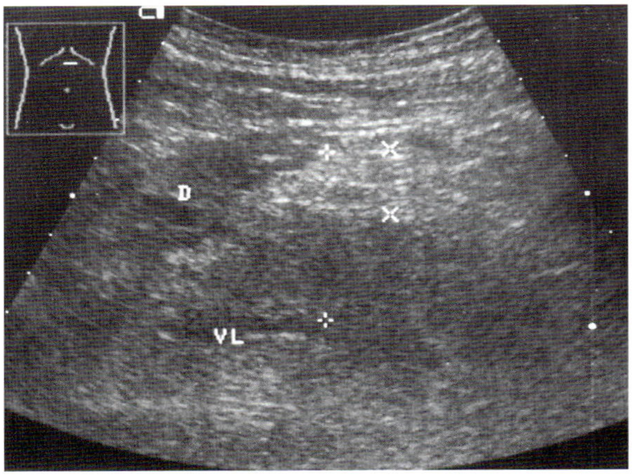

Abb. 1.**182**
Akute ödematöse Pankreatitis, Oberbauchquerschnitt. Deutlich verdicktes Pankreaskorpus (Distanzmarken) mit aufgelockerter echoarmer Struktur, unscharfe Begrenzung, die durch peripankreatisches Ödem/Fettgewebsnekrose/Koagel bedingt sein können; D = Duodenum, VL = V. linealis

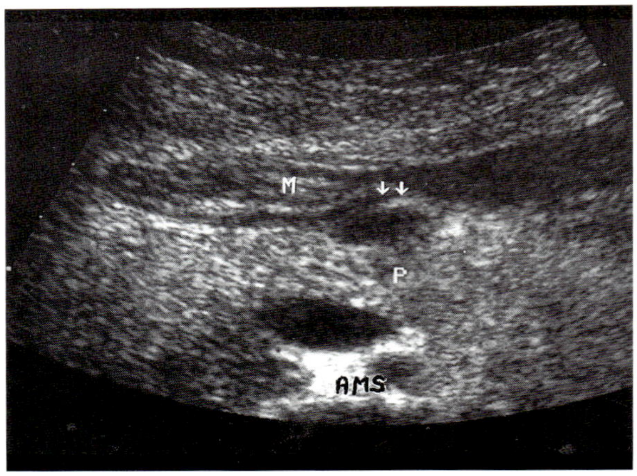

Abb. 1.**183**
Akute nekrotisierende Pankreatitis: kleine zystische Formation (Pfeile) im Pankreaskorpus (P), die die Pankreaskontur vorwölbt und die Hinterwand des Magens (M) eindellt, AMS = A. mesenterica superior

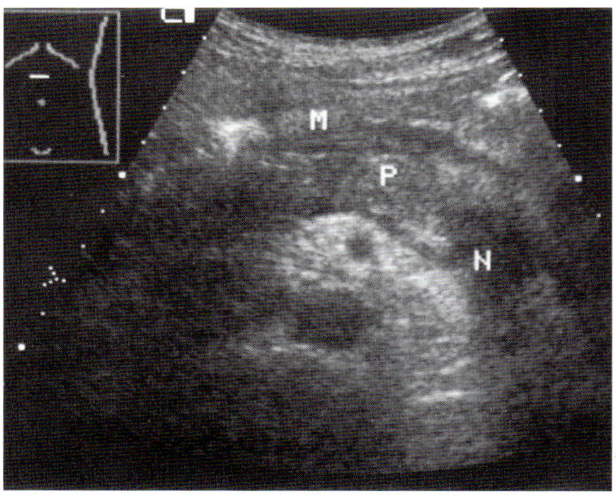

Abb. 1.**184**
Akute hämorrhagisch-nekrotisierende Pankreatitis: echoarmes inhomogenes Pankreas (P), Nekrose (N) in Pankreasschwanz. M = Magen

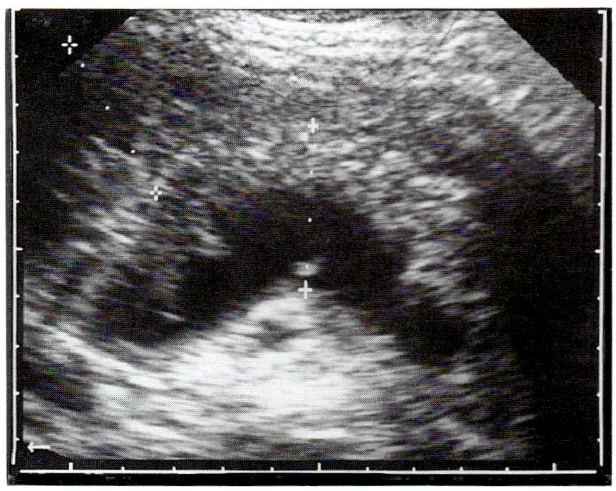

Abb. 1.**185**
Akute hämorrhagisch-nekrotisierende Pankreatitis: ausgedehnte Nekrosezonen (Distanzmarken in Bildmitte) mit peripankreatischer Flüssigkeit (Distanzmarken links oben); Oberbauchquerschnitt

den durch fokales Ödem oder Einblutungen hervorgerufen (Abb. 1.**183**).

Strukturveränderung

Bei der akuten Pankreatitis variiert die Echogenität von Fall zu Fall. Aber auch im Verlauf der Pankreatitis kommen in unterschiedlicher Häufigkeit, je nach Stadium und Dauer der Krankheit, verschiedene Abfolgen vor, wobei die ödematös echoarme aufgelockerte und verwaschene Struktur am häufigsten, die heterogene (oder auch einmal echoreiche) selten sind.

Liquide und semiliquide Anteile entsprechen intrapankreatischen Nekrosen oder Einblutungen; semisolide und solide Strukturen Koageln, Detritus und Fettgewebsnekrosen (SZ 1.**6**; Abb. 1.**184**–1.**186**).

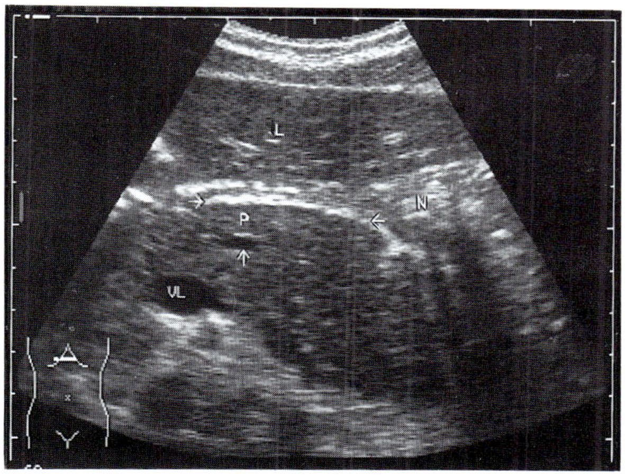

Abb. 1.**186**
Akute Pankreatitis (24jähriger Patient, Pancreas divisum, gleicher Patient wie in Abb. 1.**171** u. 1.**180**); geringe Gangektasie hier des gewordenen Ductus Santorini (Pfeil) (Pfeil; solche umschriebenen Korpus-Gangektasien sind für ein Pancreas divisum, welches zu rezidivierenden Pankreatitiden prädisponiert, typisch; höhergradige Gangerweiterungen kommen eher bei der chronischen Pankreatitis vor); VL = V. lienalis, P = Pankreas, L = Leber, N = Nahrungsreste im atonischen Magen, horizontale Pfeile = peripankreatische Fettgewebsnekrosen

Pankreasgangveränderung

In der Akutphase wird der Pankreasgang durch das Ödem komprimiert; er kann sich aber auch betont oder, insbesondere bei biliären oder akut exazerbierten chronischen Pankreatitiden, erweitert darstellen (Abb. 1.**170b**, 1.**171** u. 1.**186**).

Rückbildungsphase

Nach Abklingen der Akutphase sind die Veränderungen noch Wochen und Monate später nachweisbar und nicht gut von einer Fibrose infolge einer rezidivierenden oder chronischen Pankreatitis zu unterscheiden; lediglich die Verhärtung bei der Fingerpalpation und die fortgeleitete Aortenpulsation

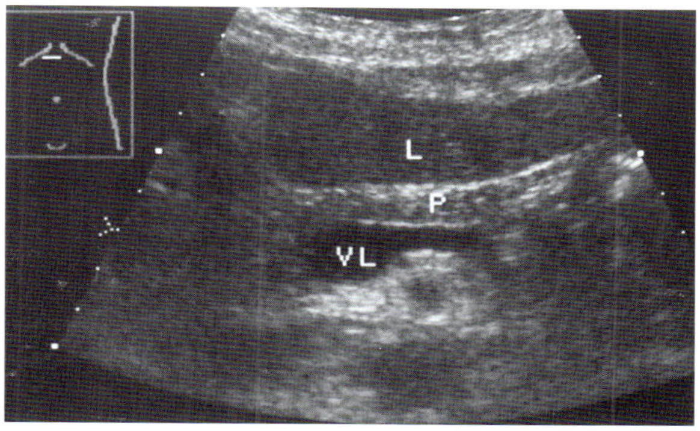

Abb. 1.**187**
Ältere Pankreatitis: gezähnelte Kontur durch Schrumpelung nach Ödembildung; VL = V. lienalis, P = Pankreas, L = Leber

Ultraschallbefunde im Verlauf der akuten Pankreatitis

Pankreatitisstadium	Pankreassonogramm
Frühphase 1 – 2 Tage	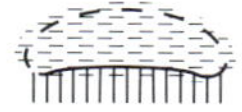
Hauptphase 2 – 5 Tage	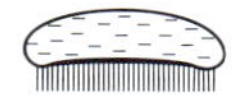
Rückbildungsphase früh 5 – 14 Tage	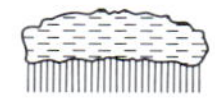
spät 0,5 – 3 Monate	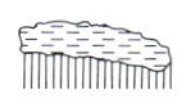

Schema 1.**30**
Ultraschallbefunde im Verlauf der akuten Pankreatitis (nach Fuese u. Gebel)

(s. oben) können Hinweise für eine Fibrose geben (Schema 1.**30**, Abb. 1.**187**).

Begleitphänomene und Komplikationen

Im Rahmen der akuten Pankreatitis treten Begleitphänomene auf, die als indirekte Zeichen die Diagnose stützen. Sie finden sich sowohl peripankreatisch als auch in weiterer Umgebung und in anderen Körperhöhlen (Tab. 1.**11**).

Tabelle 1.**11** Begleitphänomene und Komplikationen der akuten Pankreatitis

Peripankreatische Flüssigkeit
Aszites (intraperitoneal), Pleuraerguß
Nekrosestraßen
Abszesse (retroperitoneal, mesenterial)
Pseudozysten

Peripankreatische Exsudate

Sie hüllen das Pankreas mit feinen echofreien Bändern ein und lassen es dadurch besonders gut abge-

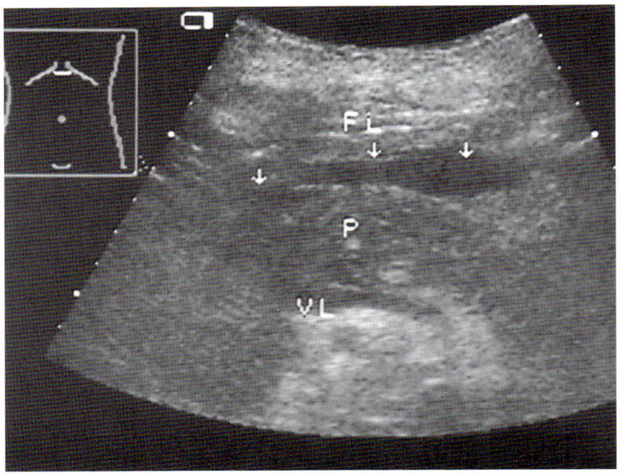

Abb. 1.**188**
Akute Pankreatitis: peripankreatische, das Organ abgrenzende Flüssigkeit (Pfeile, Fl); P = Pankreas, VL = V. lienalis

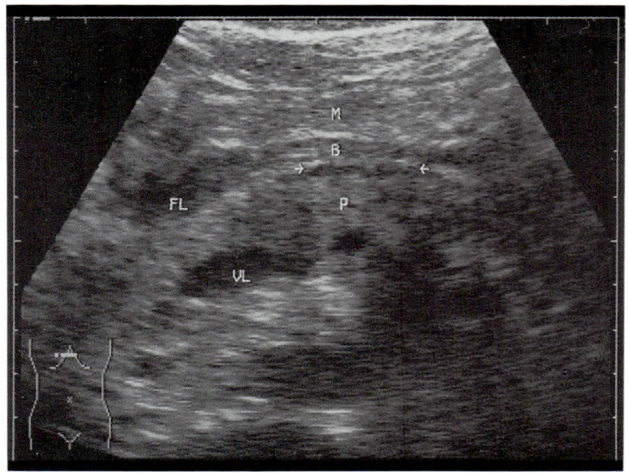

Abb. 1.**189**
Akute Pankreatitis: Bursaerguß (FL, B). Ventral Magen (M), dorsal peripankreatische Flüssigkeit (Pfeile), Pankreas (P) und V. lienalis (VL)

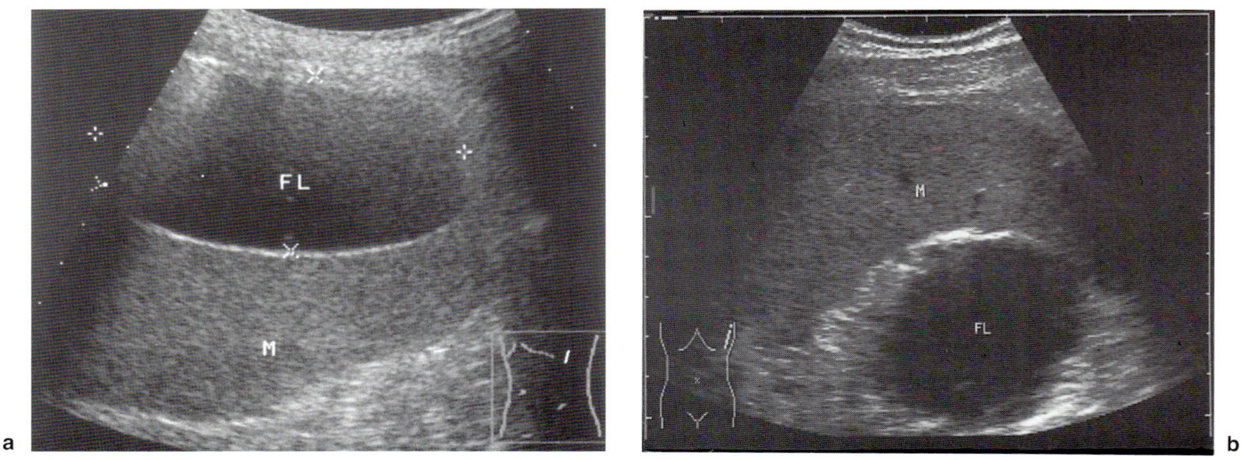

Abb. 1.**190 a** u. **b**
Peripankreatische Flüssigkeit infolge hämorrhagisch-nekrotisierender Pankreatitis:
a Flüssigkeit (FL, Distanzmarken) perisplenisch, Entleerung durch sonographisch gesteuerte Punktion
b Flüssigkeit (FL) im Milzhilus, 4 Wochen nach Pankreatitisbeginn, beginnende Pseudozyste; VL = V. lienalis, M = Milz

grenzt erscheinen; das Exsudat kann auch transperitoneal in die Bursa omentalis einwandern (Abb. 1.**188**–1.**190a** u. **b**).

Aszites und Pleuraerguß

Entweder durch Austritt von Pankreassaft oder durch entzündliche Mitreaktion der serösen Häute kommt es zu intrakavitären Flüssigkeitsansammlungen. Sie finden sich intrapleural als linksseitiger Pleuraerguß und intraabdominell in Rezessus und Zwickeln (perihepatisch, perisplenisch, perirenal, mesenterial zwischen Darmschlingen und im Douglas) (Abb. 1 **191**–1.**194**).

Nekrosestraßen

Im Verlauf der Pankreatitis sind Nekrosen durch tryptische Gewebeeinschmelzungen in der Umgebung verursacht. Die Ausbreitung verläuft in präformierte Räume (Schema 1.**31**, Tab. 1.**12**):

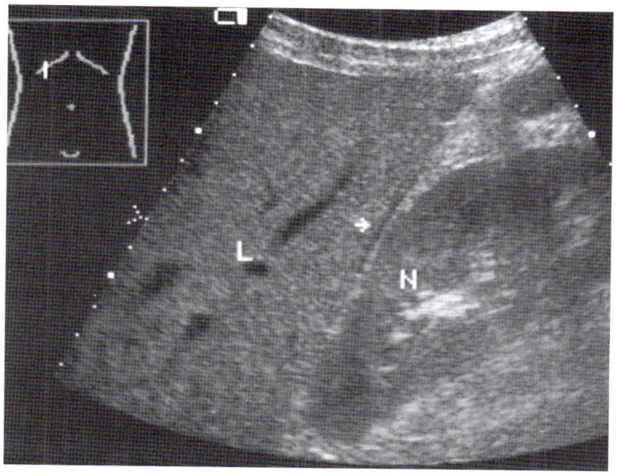

Abb. 1.**191**
Akute hämorrhagisch-nekrotisierende Pankreatitis, perihepatisches (Pfeil) Exsudat; N = Niere

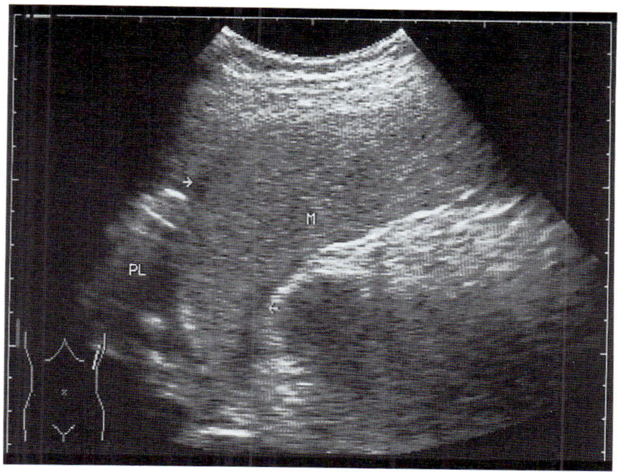

Abb. 1.**192**
Akute Pankreatitis: Pleuraerguß (PL) und Aszites (Pfeile); M = Milz

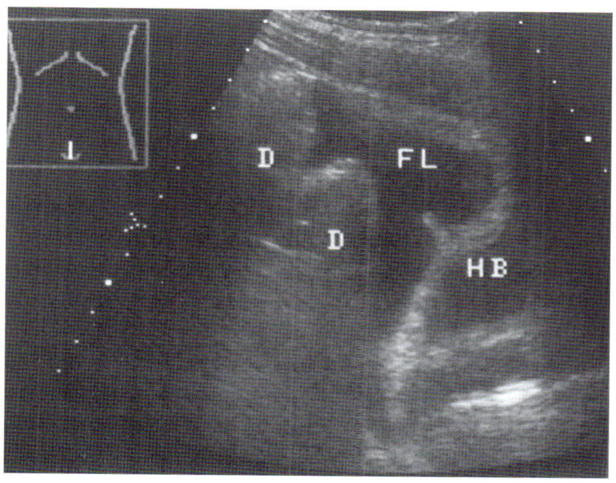

Abb. 1.**193**
Akute Pankreatitis: Flüssigkeit (FL) zwischen Darmschlingen (D) supravesikal (gleicher Patient wie in Abb. 1.**188**, 1.**191**). Unterbauchlängsschnitt, HB = Harnblase

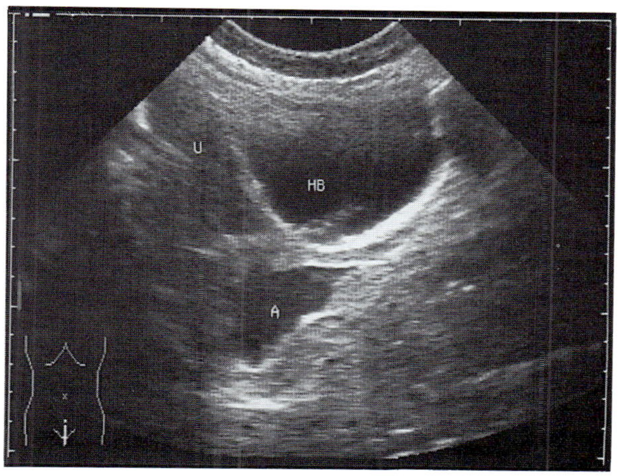

Abb. 1.**194**
Akute Pankreatitis, 47jährige Frau: Aszites (A) retrovesikal im Douglas, Unterbauchlängsschnitt; HB = Harnblase, U = Uterus

a 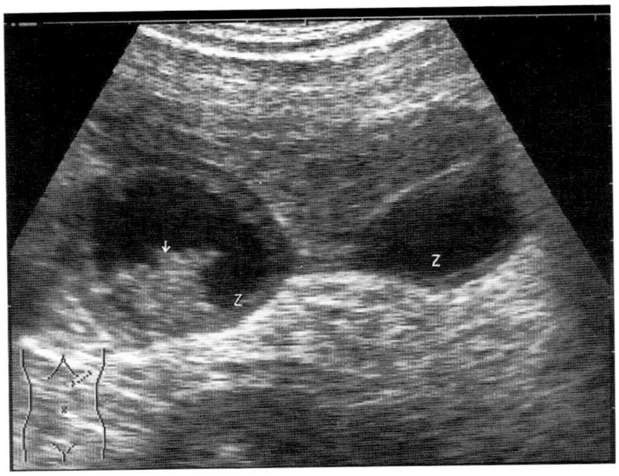

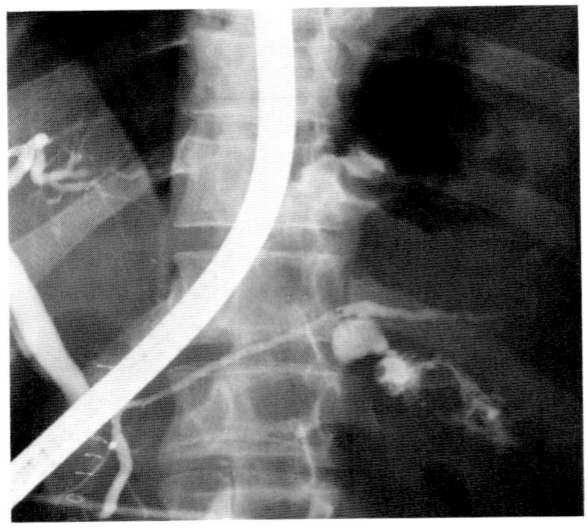 b

Abb. 1.**195 a** u. **b**
Infizierte Nekrosezone im linken Obermittelbauch:
a Zwischen Darmwänden zystische Formationen (Z) mit Binnenstruktur (Pfeil). Klinisch: Rezidivierende Fieberschübe
b ERCP: Pankreasgangfistel in das Mesenterium

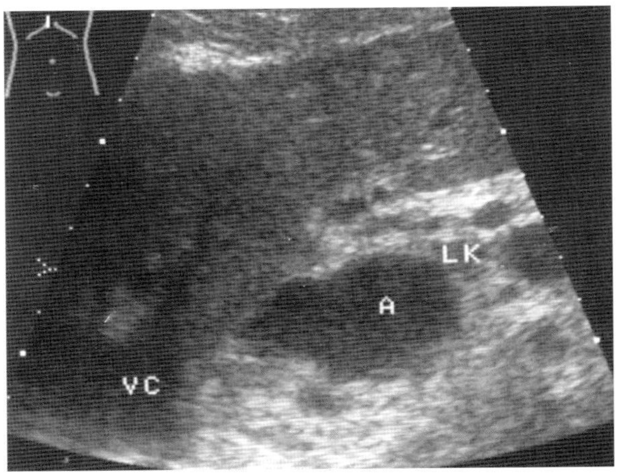

Abb. 1.**196**
Chronische biliäre Pankreatitis; Fieber, Leukozytose: subhepatischer Abszeß (A), Lymphknoten (LK). Evakuation durch Abszeßpunktion (70 ml); VC = V. cava

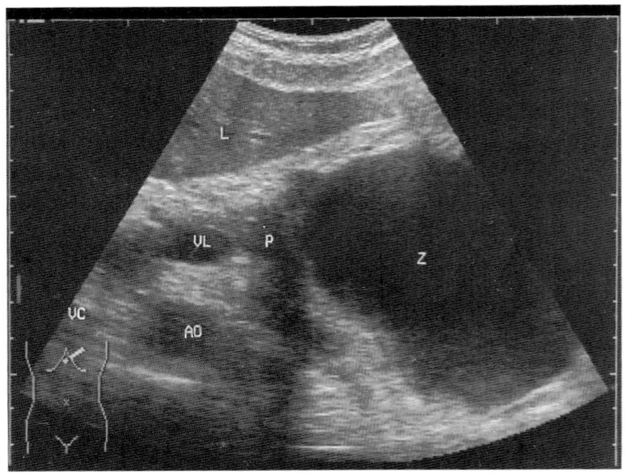

Abb. 1.**197**
Große Pankreaspseudozyste (Z); P = Pankreaskorpus, L = Leber, VL = V. lienalis, AO = Aorta, VC = V. cava

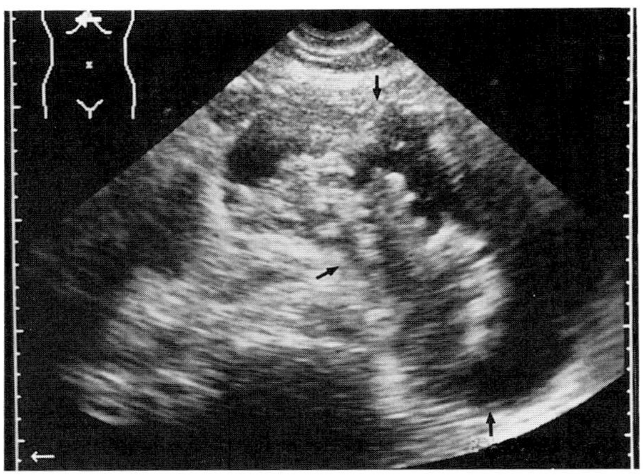

Abb. 1.**198**
Riesige Pseudozyste (Pfeile) nach akuter Pankreatitis. Heterogene Struktur durch Detritus und nekrotisches Material (Operation)

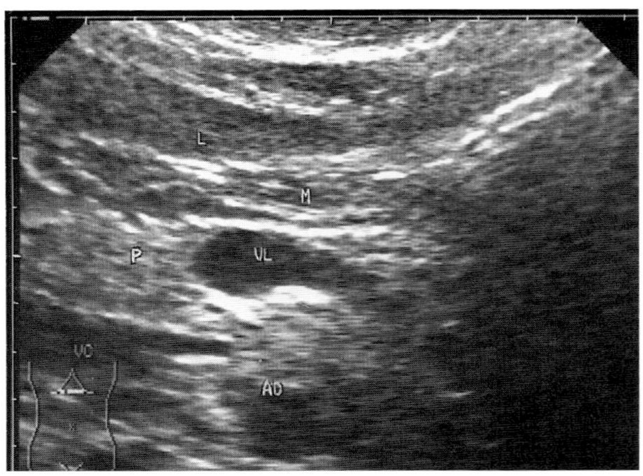

Abb. 1.**199**
Zustand nach nekrotisierender Pankreatitis, gleiche Patientin wie in Abb. 1.**185**: Schwund des Pankreaskorpus, L = Leber, P = Pankreaskopf, VL = V. lienalis, AO = Aorta, VC = V. cava, M = Magen

Tabelle 1.**12** Nekrosestraßen bei akuter Pankreatitis

Vorderer und hinterer Pararenalraum
Mesenterial
Mesokolisch
Links subphrenisch

Sie neigen einerseits zur Infektion und Abszeßbildung, andererseits zur Membranbildung durch das umgebende Gewebe und Pseudozystenentstehung. Sonographisch zeichnen sich Nekrosen durch inhomogene echoarme bis echofreie Straßen oder abgegrenzte Massen aus, die oft durch echoreiche Binnenstrukturen auflockern (Abb. 1.**195**).

Abszesse

Sie grenzen sich meist rund oder polyzyklisch ab und haben eine inhomogene Struktur mit echogenem Material. Bei Fieber im Rahmen einer Pankreatitis ist nach ihnen zu suchen (Abb. 1.**196**).

Pseudozysten

Nach 6–8 Wochen entwickeln sich aus zystischen Formationen Pseudozysten durch Bildung einer entzündungsbedingten Membran des umgebenden Gewebes. Diese werden, wenn sie sich nicht spontan zurückbilden, punktiert oder drainiert. Nur noch atypische und komplizierte Pseudozysten bedürfen der Operation (Abb. 1.**197** u. 1.**198**).
Das Ausmaß der Organzerstörung ist oft erst nach Monaten, nach der Rückbildung der Veränderungen oder Beseitigung von Nekrosen und Zysten, sonographisch beurteilbar (Abb. 1.**199**).

ZUSAMMENFASSUNG

Das Pankreas ist in seiner retroperitonealen Lage, bedeckt von Magen, Dünndarm und Dickdarm, sonographisch schwer zu untersuchen, und es bedarf einer längeren Erfahrung, alle Abschnitte von Schwanz, Körper und Kopf zu sehen. Untersuchungshilfen sind Inspiration und Vorwölben des Unterbauches, spezielle Lagerung, und, bei nicht zu beseitigenden Hindernissen, Flüssigkeitsfüllung des Magens zur Schaffung eines Schallfensters.
Die akute Pankreatitis zeigt in Abhängigkeit von Schwere und zeitlichem Abstand unterschiedliche Veränderungen von einem nur echoarm geschwollenen Organ (ödematöse Pankreatitis) bis hin zu heterogenen liquiden/soliden Strukturveränderungen (hämorrhagisch-nekrotisierende Pankreatitis).
Die Diagnose kann sonographisch gestellt werden, wenn typische Veränderungen (Vergrößerung, echoarme Struktur, Nekrosen, Begleitergüsse und -exsudate; SZ 1.**6**) vorliegen.
Komplikationen in Form von Abszessen, Pseudozysten und Gallenwegobstruktion sind ebenfalls gut sonographisch erkennbar.

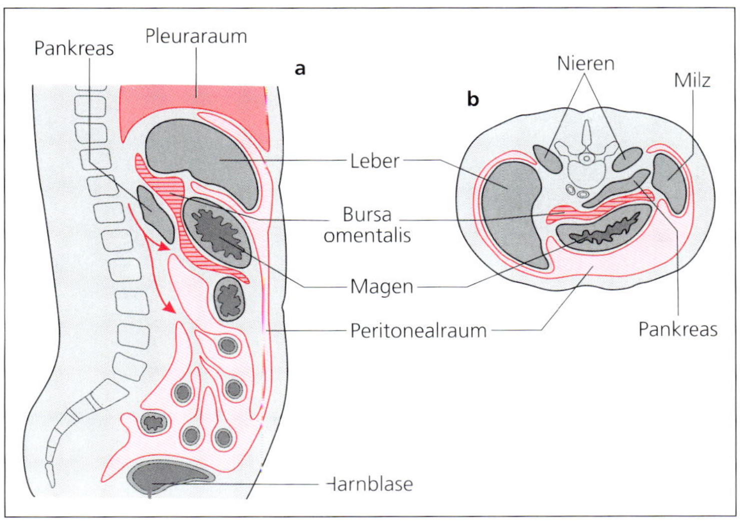

Schema 1.**31 a** u. **b**
Aszitesentwicklung in Pleura (punktiert), Peritonealhöhe (grau), Omentum minus (schraffiert) sowie Nekrosestraßen ins Mesenterium (Pfeile), pararenal und subphrenisch:
a Sagittalschnitt
b Horizontalschnitt

Sonographische Nierenanatomie und Nierenfehlbildungen

G. Schmidt

ÜBERBLICK

Es werden neben der Nierentopographie, Nierenfeinstruktur und der sonographischen Anatomie besondere Befunde in Form von Fehlbildungen der Niere wie Dystopien, Doppelnieren, angeborene Harnwegobstruktionen und Nierenzysten/Zystennieren sowie deren sonographische Charakteristika besprochen.

Topographie der Nieren: Feinaufbau und sonographische Nierenanatomie

Topographie

Die Nieren liegen retroperitoneal beidseits der Wirbelsäule auf den Mm. quadratus lumborum und psoas maior, nach deren Lage sich die Nieren ausrichten. So verlaufen sie in ihren Längsachsen nach kaudal divergierend und heben sich in ihren unteren Polen infolge der Lendenlordose nach ventral an. Somit schneiden sich ihre Querachsen, verlängert gedacht, vor der Wirbelsäule nahezu in einem rechten Winkel. Bei Atembewegungen gleiten die Nieren auf der Lendenmuskulatur entlang (Abb. 1.**200**).
Die Nieren werden vom perirenalen Fettgewebe umgeben, das sich sonographisch gelegentlich als gröber strukturierte Hülle um die Nieren zeigt und nur durch die Atemverschieblichkeit von der Muskulatur zu unterscheiden ist; manchmal kann die Fettkapsel voluminöse Formen annehmen (Abb. 1.**201**). Die bindegewebige Nierenkapsel ist dagegen nicht sichtbar.

Feinaufbau

Die Nieren geben als symmetrisch angeordnete Drüsen ihr Sekret über die Harnkanälchen in das Nierenbecken ab. Die Urinbildung beginnt in den Bowman-Kapseln der Malpighi-Körperchen, die sich aus den Glomerula und der Kapsel zusammensetzen. Die gewundenen und geraden Abschnitte des Harnkanälchen mit der Henle-Schleife leiten zu den ca. 12 Sammelrohren, die auf den Papillen der Markpyramiden münden (Schema 1.**32**, Abb. 1.**202**). Die Malpighi-Körperchen und die gewundenen Harnkanälchen bilden (einschließlich der Columnae renales) die Nierenrindensubstanz, die gestreckten Harnkanälchen und Sammelrohre als Markpyramiden die Nierenmarksubstanz. Nierenrinde und Nierenmark zusammen machen das Parenchym aus.
Die Nierenpapillen werden von Nierenbeckenkelchen als häutige Schläuche eingefaßt; Kelchhälse, Nierenbecken und Ureter schließen sich an (Schema 1.**33**).

Sonographische Nierenanatomie

Der anatomische Nierenaufbau spiegelt sich im sonographischen Bild wider. Parenchym mit Rinden- und Marksubstanz sowie Nierenbecken und Anteile des Sinus renalis summieren sich unter entsprechenden sonographischen Bedingungen zu definierten Bereichen innerhalb des gesamten Organs.

Nierenparenchym

Eine gedachte Linie zwischen den Basen der Markpyramiden grenzt im sonographischen Bild Rinden-

und Marksubstanz ab. Die Marksubstanz ist durch die flüssigkeitsreichen Pyramiden sonographisch echoarm. Die Columnae renales sind Fortsätze der Rindensubstanz zwischen den Markpyramiden (Abb. 1.**203**).

Sinus renalis

In den Nierenhilus dringen neben dem Ureter Blutgefäße ein und verzweigen sich in einer mit Fettgewebe angefüllten „Grube", dem Sinus renalis, welcher das geschlossene Schlauchsystem des Nierenbeckens umgibt.

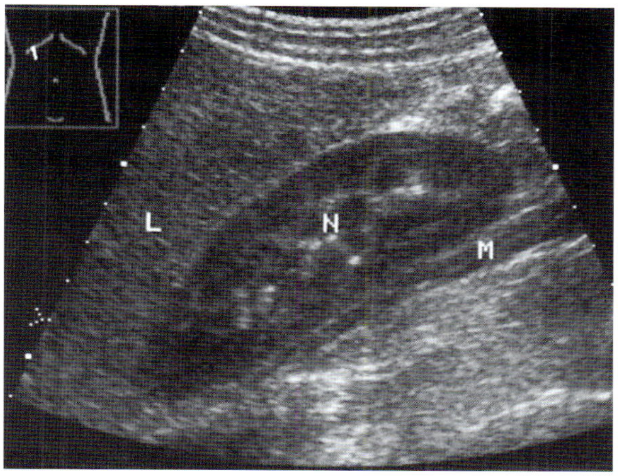

Abb. 1.**200**
Rechte Niere (N) im Flankenschnitt: Die Längsachse ist infolge der Lendenlordose nach ventral angehoben; M = M. psoas maior und M. quadratus lumborum, L = Leber

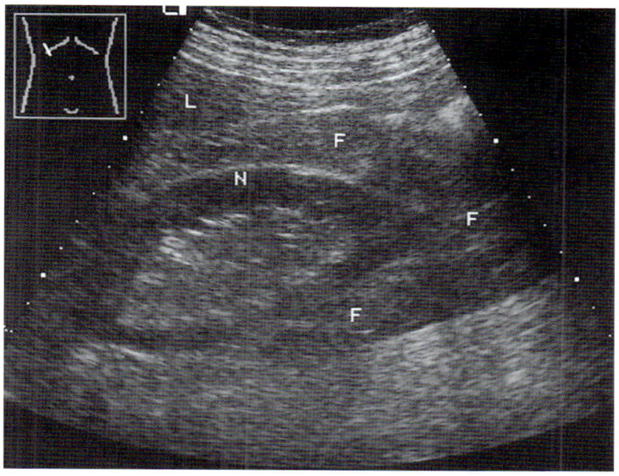

Abb. 1.**201**
Um die rechte Niere (N) eine ausgeprägte, gegenüber dem Nierenparenchym echogenere, Fettkapsel (F); L = Leber

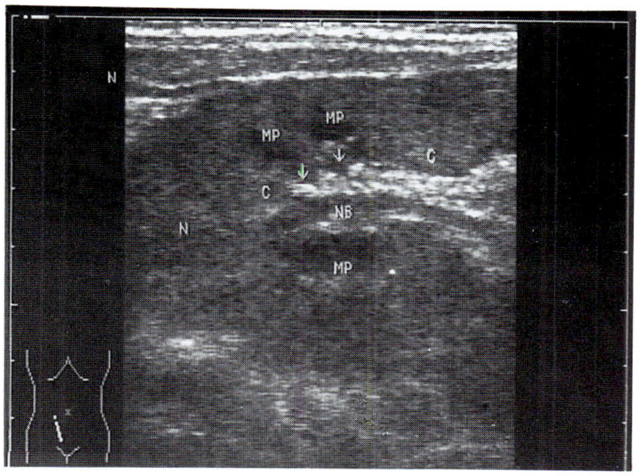

Abb. 1.**202**
Transplantatniere: echoarme Markpyramiden (MP), die über die Pyramidenspitzen („Papillen", Pfeile) Harn in das Nierenbecken (NB) abgeben, 7 5-MHz-Schallkopf; N = Niere, C = Columnae renales

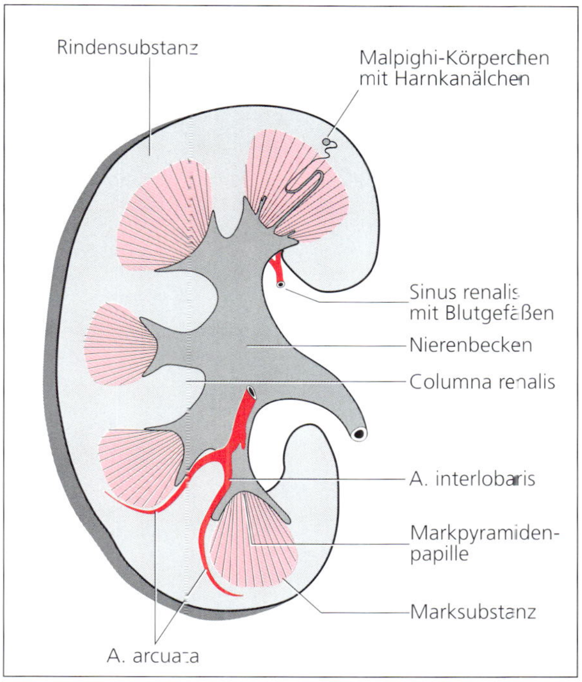

Schema 1.**32**
Schnitt durch die Niere mit Darstellung von Rinde (gepunktet), Markpyramiden (Streifen), Nierenbecken (schattiert) sowie eines Malpighi-Körperchens mit dem Harnkanälchen

Die sich im sonographischen Bild in der Mitte der Niere summierenden Anteile des Nierenbeckenkelchsystems, der Blut- und Lymphgefäße und des Fettgewebes des Sinus renalis stellen das echoreiche Zentrum der Niere dar. Es wird von dem ventralen und dorsalen Parenchym umgeben, so daß sich ein Oval um die zentralen Nierenstrukturen formt (Schema 1.**34**, s. Abb. 1.**202**, 1.**203** u. 1.**204**).

Nierenbecken

Das normalerweise flüssigkeitsfreie Nierenbecken ist sonographisch nicht sichtbar. Sind jedoch Nierenkelche und Nierenbecken durch Harnwegobstruktion vermehrt flüssigkeitsgefüllt, bildet sich das Nierenbeckenkelchsystem mit dem Ureterabgang als echofreie Hohlraumstruktur ab, wodurch der Sinus renalis eingeengt und schmaler wird (Abb. 1.**205**).

Blutgefäße

Die Verästelung der Blutgefäße erfolgt noch im Bereich des Sinus renalis. Starke Äste treten zwischen Markpyramiden und Columnae renales in die Nierensubstanz ein, biegen sich als Vasa arcuata parallel zur Nierenoberfläche um und münden in die Glomerula. Die Aa. arcuatae stellen sich bisweilen an der Rinden- und Mark-Grenze als reflexreiche Doppelspur (Arterienwand) mit zentralem echofreiem Bändchen dar.

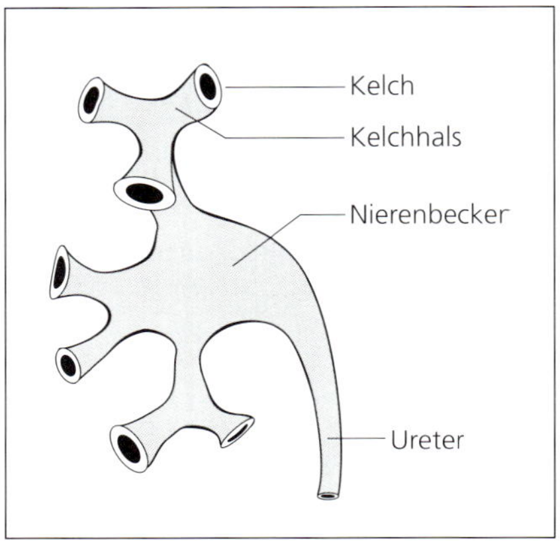

Schema 1.**33**
Nierenbecken mit Ureter, Kelchhälsen und Kelchen

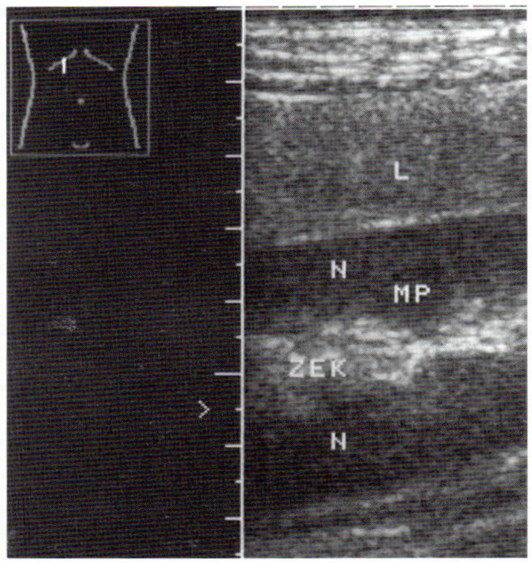

Abb. 1.**203**
Rechte Niere (N), Oberbauchlängsschnitt. Ventrales und dorsales echoarmes Parenchym um den echoreichen zentralen Komplex (ZEK) des Sinus renalis; MP = Markpyramide

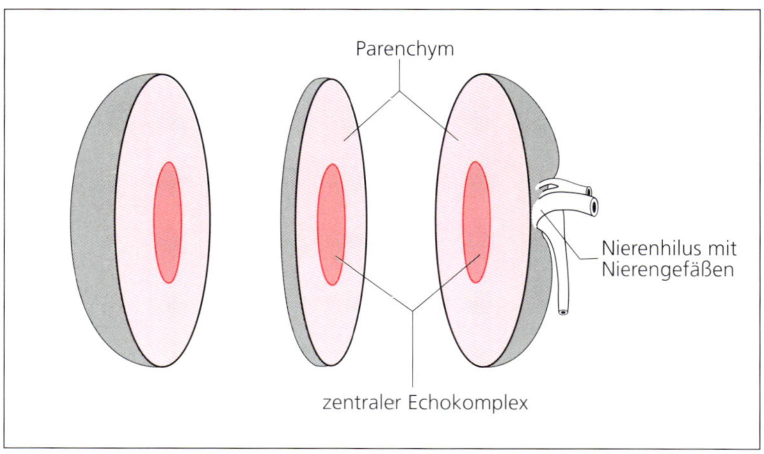

Schema 1.**34**
Schematisierter Ultraschallschnitt durch die Nierenlängsachse mit dem Oval des Parenchyms und dem zentralen Echokomplex

Die Venen laufen innen parallel, sammeln sich zu größeren Stämmen im Sinus renalis und bilden die V. renalis. Die Verzweigungen der Nierengefäße im Nierenhilus und ihre Hauptstämme, die A. und V. renalis, können bisweilen sonographisch verfolgt werden (Abb. 1.**204**, 1.**206** sowie 1.**207a** u. **b**, Abb. 3.**203**).

Untersuchungsgang

Die rechte Niere läßt sich durch das Schallfenster der Leber gut darstellen; lediglich der untere Pol wird von der rechten Kolonflexur überlagert und ist durch den Schallschatten der Darmluft verdeckt. Dann sollte die Niere besser von dorsal geschallt werden, wobei dann der dorsale Parenchymmantel schallkopfnah und somit im Bild oben liegt!

Bei der Darstellung der linken Niere fehlt ein Schallfenster, so daß sie besser vom dorsolateralen Flankenschnitt aus untersucht wird, um der Luftüberlagerung von Kolon und Magenfornix zu entgehen. Die durch die Schattenzonen der 11. und 12. Rippe verdeckten Nierenabschnitte können durch die Atemverschiebung eingesehen werden (Abb. 1.**208a** u. **b**).

Nierengröße

Die sonographisch im Flanken- und Oberbauchquerschnitt bestimmten Längs- und Querdurchmesser entsprechen nicht exakt dem anatomischen und auch nicht dem röntgenologischen Wert, da die Nieren in mehreren Richtungen gekippt sind und

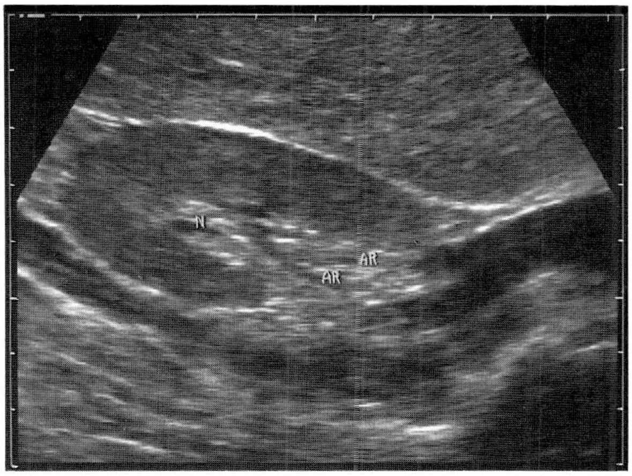

Abb. 1.**204**
Rechte Niere, Querschnitt: echoreiches Oval des zentralen Nierensinus (N). Segmentarterien der A. renalis (AR). Zusammenfluß der Segmentvenen zur V. renalis (rechts im Bild)

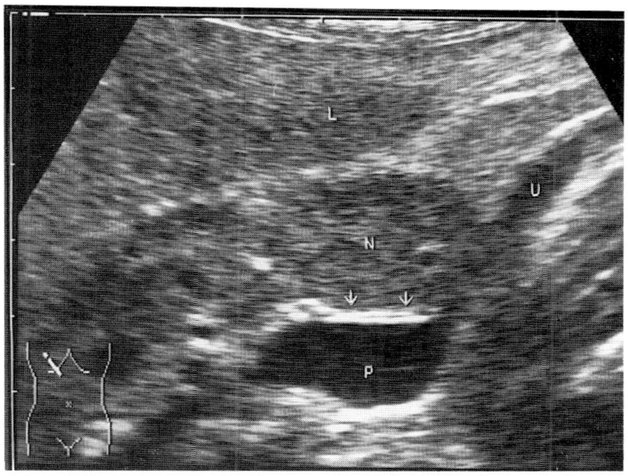

Abb. 1.**205**
Nierenaufstau rechts; Nierenbeckenwand und Sinus zeigen sich als feines echogenes Bändchen (Pfeile); L = Leber, N = Niere, U = Ureter, P = Pyelon

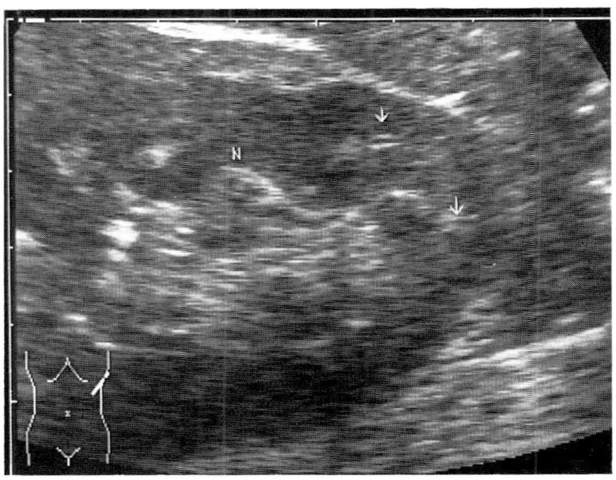

Abb. 1.**206**
Vasa arcuata (Pfeile) an der Rinden-Markgrenze; N = Niere

diese Ebenen sonographisch nicht genau eingestellt werden können.

Daher sind die sonographischen Werte etwa 1 cm geringer als die anatomischen und betragen im Mittel für die

- Länge 10–11,5 cm,
- Breite 5–7 cm,
- Dicke 3–5 cm

(beider Parenchymanteile; die eines Parenchymmantels 1,3–2 cm).

Für die Klinik ist das Verhältnis von ventraler und dorsaler Parenchymdicke zum Nierenbecken von Bedeutung, da es eine Aussage über die Parenchymsubstanz zuläßt. Es beträgt üblicherweise 2 : 1, zeigt aber eine deutliche Altersabhängigkeit (Abb. 1.**209** u. 1.**210**; Tab. 1.**13**).

Tabelle 1.**13** Parenchym-Pyelon-Relation

Alter (Jahre)	Relation
<40	1,8–2,0 : 1
40–60	1,7 : 1
>60	1,1 : 1

a
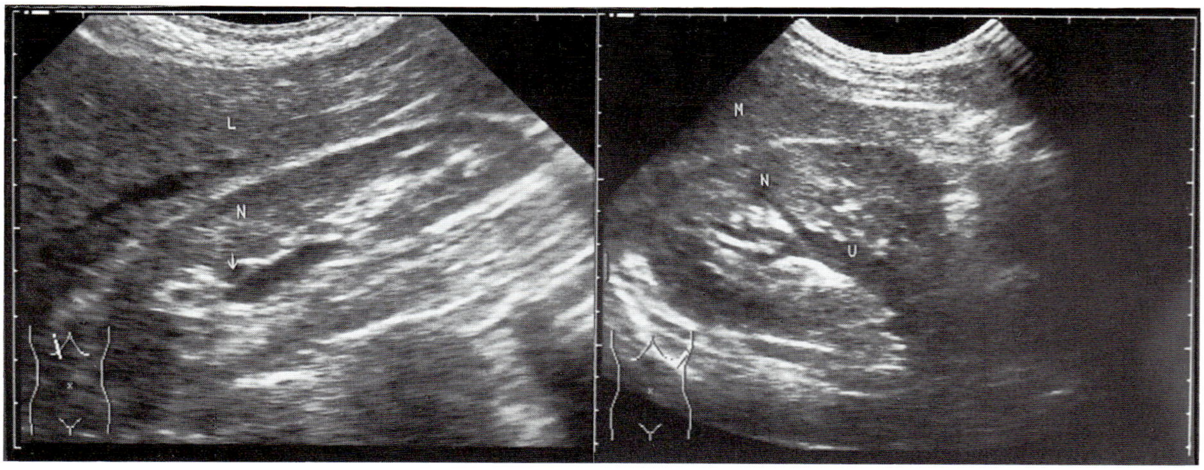
b

Abb. 1.**207a** u. **b**
Nierengefäße:
a Angeschnittener Arterienast (Pfeil). Das echofreie Band entspricht der Nierenvene
b Aufzweigung der Nierenvene (V) im Sinus renalis; L = Leber, M = Milz, N = Niere

a
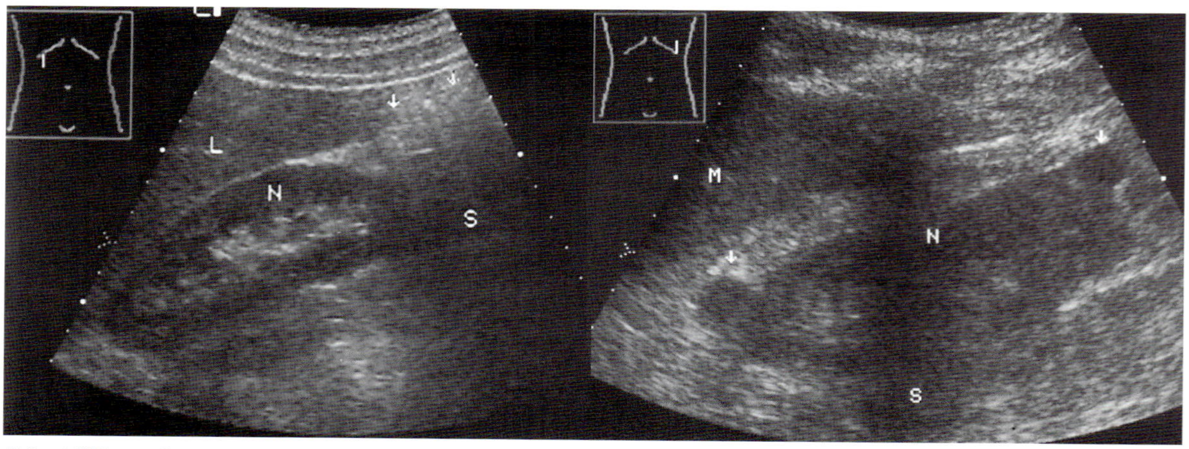
b

Abb. 1.**208a** u. **b**
Rechte und linke Niere:
a Der kaudale Pol der rechten Niere ist durch die Schallschattenzone (S) der Kolonluft (Pfeile) verdeckt
b Die linke Niere ist durch Schallschatten (S) der 11. Rippe verdeckt; N = Niere, L = Leber, M = Milz, Pfeile: Subkapsuläre Zysten

Nierenstruktur und -form

Der Sinus renalis mit seinem Fett- und Gefäßbindegewebe führt zu einem inneren echogenen Oval, welches den „zentralen Echokomplex" der Niere ausmacht. Ein alters- oder krankheitsbedingter Parenchymschwund kann durch eine Zunahme des Sinusfettes („Fettgewebsvakatwucherung") und damit des Sinusdurchmessers kompensiert werden (Abb. 1.**210** u. 1.**211**).

Das Nierenparenchym ist in der Struktur schwach echogen, wobei sich die Markpyramiden deutlich reflexärmer abgrenzen.

Eine „normale" Nierenstruktur ist nur indirekt im Vergleich zur Leber- oder Milzstruktur zu bestimmen; sie ist gegenüber dieser gering echoärmer. Kinder haben eine etwas dichtere oder – auf die Leber oder Milz bezogen – echogleiche Nierenstruktur (Abb. 1.**209** sowie 1.**212a** u. **b**).

Nierenoberfläche

Die normale Nierenoberfläche ist flachbogig konvex und glatt. Unregelmäßigkeiten kommen als

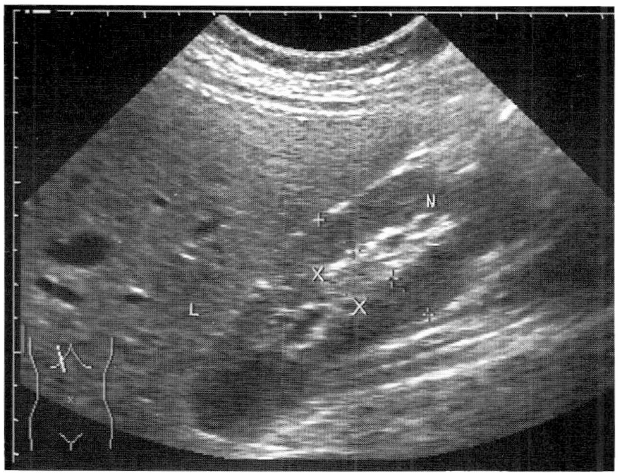

Abb. 1.**209**
Die Dicke von ventralem und dorsalem Parenchym der Niere (N) in Relation zur Pyelonbreite ergibt das Parenchym-Pyelon-Verhältnis (hier normale Relation, Distanzmarken); L = Leber

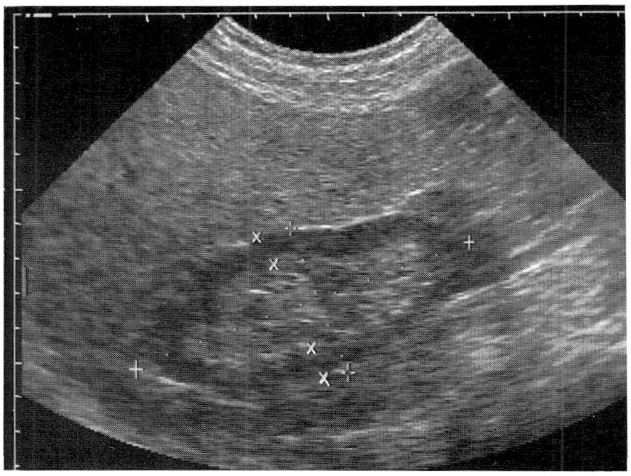

Abb. 1.**210**
Längen- und Dickendurchmesser sowie Parenchymdickenmessung der Niere (Distanzmarken: Längenmessung vom kranialen zum kaudalen Pol, Dickenmessung von ventral nach dorsal; die Breite wird in der Querachse (s. Abb. 1.**204**) bestimmt. Altersniere; vermindertes Parenchym zugunsten des verbreiterten Sinus renalis („Fettgewebsvakatwucherung")

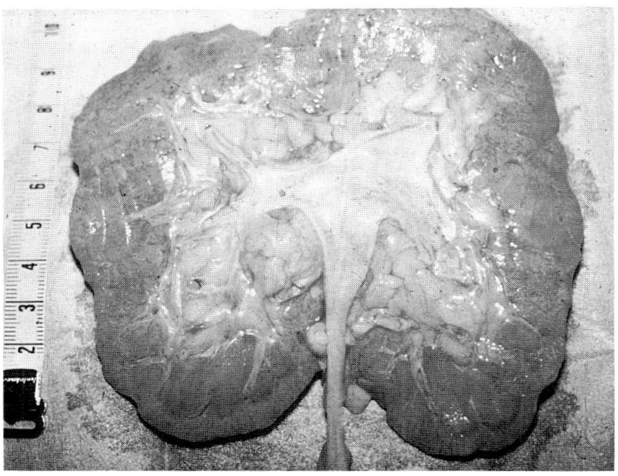

Abb. 1.**211**
Sinusfett; pathologisch-anatomisches Bild: Das aufgeschnittene Nierenbecken ist von vermehrtem Sinusfett umgeben

Formvarianten vor, so der laterale („physiologische") Nierenbuckel links und die Oberflächenwellung bei einer fetalen Lappung („Renkulierung"). Gelegentlich wird im Längsschnitt bei ventrodorsaler Schallrichtung eine Einziehung am lebernahen Parenchym erkennbar. Sie entspricht dem angeschnittenen Nierenhilus und kann als Formvariante stärker hervortreten, wodurch der Einschnitt besonders auffällig wirkt (Abb. 1.**213**–1.**215a** u. **b**).

Nierenfehlbildungen

Fehlbildungen der Niere zeigen sich als anlagebedingte Störungen in Zahl und Position, in Harntransportstörungen oder Zystenbildungen (Tab. 1.**14**).

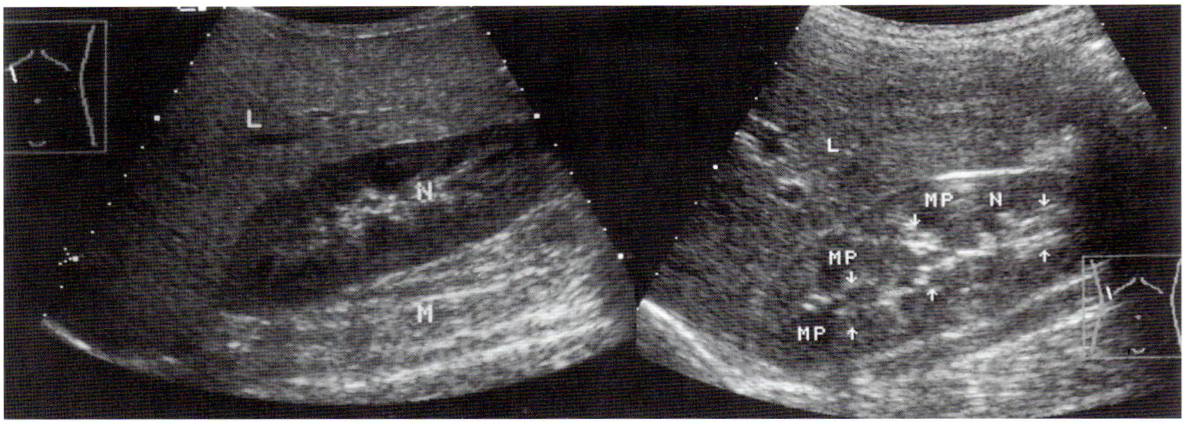

a b

Abb. 1.**212a** u. **b**
Nierenstruktur im Vergleich zur Leberstruktur: Altersabhängigkeit der Echogenität:
a Echoarme Niere einer 41jährigen
b Echogleiche Niere einer 22jährigen; Flankenschnitte; L = Leber, N = Niere, MP = Markpyramide, Pfeile = Sinus-renalis-Komplex, M = Lendenmuskulatur

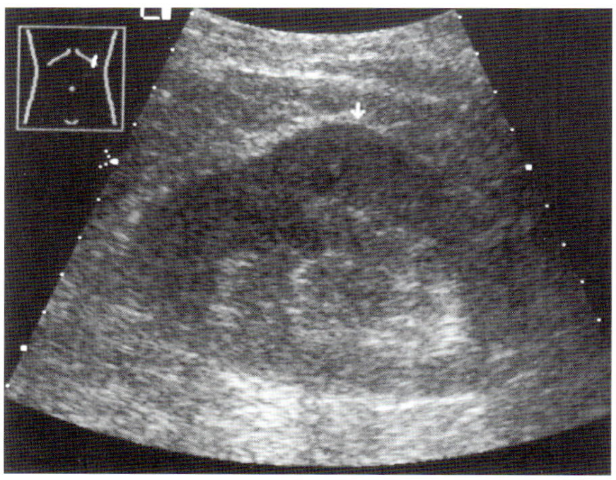

Abb. 1.**213**
Lateraler physiologischer Nierenbuckel (Pfeil); parenchymidentische Struktur, kein Tumor!

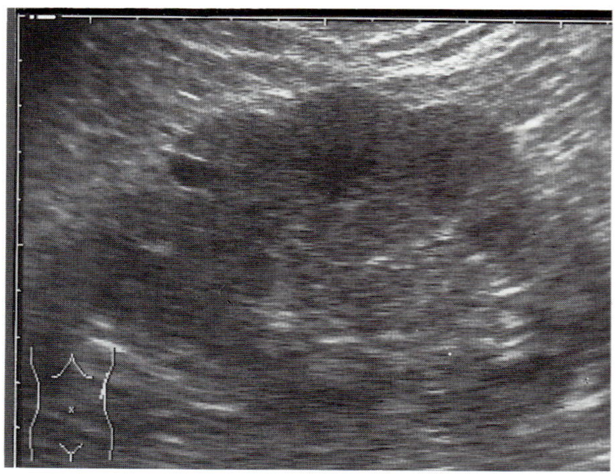

Abb. 1.**214**
Renkulierung im Sinne einer fetalen Lappung, laterale Parenchymoberfläche (Flankenschnitt, daher im Bild oben) grob gewellt. Keine Parenchymausdünnung

Tabelle 1.**14** Nierenfehlbildungen

Anomalien von Zahl und Position
– Aplasie, Hypoplasie
– Doppelniere
– Malposition (Ektopie), Malrotation
Hydronephrose, Hydroureter
– ektope Uretermündung mit Obstruktion (Ureterozele)
– ektope Uretermündung mit Refluxsyndrom
– Ureterabgangsstenose
– Kelchdivertikel, Megakalix
Nierenzysten, Zystennieren
– einfache Zysten
– multiple Zysten
– polyzystische Nierendegeneration

Anomalien von Zahl und Position

Auf ihrer embryonalen Wanderung vom Becken in den kranialen Retroperitonealraum können Entwicklungsstörungen der Uretersprossen Nierenfehlbildungen an Zahl und Position induzieren.

Nierenagenesie, Nierendystopie: Wird bei der Routinesonographie die Niere nicht an typischer Stelle gefunden, kann sie malpositioniert sein oder fehlen. Eine kompensatorisch vergrößerte kontralaterale Niere weist dann auf eine Nierenagenesie hin, wobei auch eine atypische Lage (dystope Niere bzw. Malposition der Niere) oder eine Hypoplasie in Betracht zu ziehen sind; beide Fehlbildungen, Malposition und Hypoplasie, kommen auch kombiniert vor (Abb. 1.**216** u. 1.**217**).

Doppelniere: Entwicklungsgeschichtlich wird eine Doppelnierenanlage durch ein doppelt angelegtes Hohlsystem induziert. Im Ultraschallbild ist sie an einer vollständigen Parenchymbrücke zu erkennen, die den ventralen und dorsalen Parenchymmantel verbindet. Mehrfach-Brückenbildungen kommen vor; die Nieren müssen nicht vergrößert sein (Abb. 1.**218** u. 1.**219**) Im Ausscheidungsurogramm finden sich als Äquivalent ausgezogene Kelchhälse und ein dendritisches Nierenbecken.
Vollständige ausgebildete Doppelnieren zeigen ein doppeltes Nierenbecken mit einem doppelt angelegten Ureter; ihre sonographischen Kennzeichen sind in SZ 1.**7** (Abb. 1.**220**–1.**222 a** u. **b**) aufgeführt.
Unvollständige Parenchymbrücken stellen sich als Parenchymzapfen dar (Abb. 1.**223**).

Hufeisennieren: Verschmelzen beide Nieren über ihre kaudalen Pole, liegt eine Hufeisenniere vor. Dann finden wir die unteren Pole nach medial-kaudal ausgezogen und miteinander über der Aorta ver-

SZ 1.7 Sonographischer Nachweis von Doppelnieren

Parenchymbrücken
Parenchymeinziehung über Parenchymbrücken
Vergrößerte Nieren mit Parenchymbrücken
Doppeltes Nierenbecken, Doppelureter

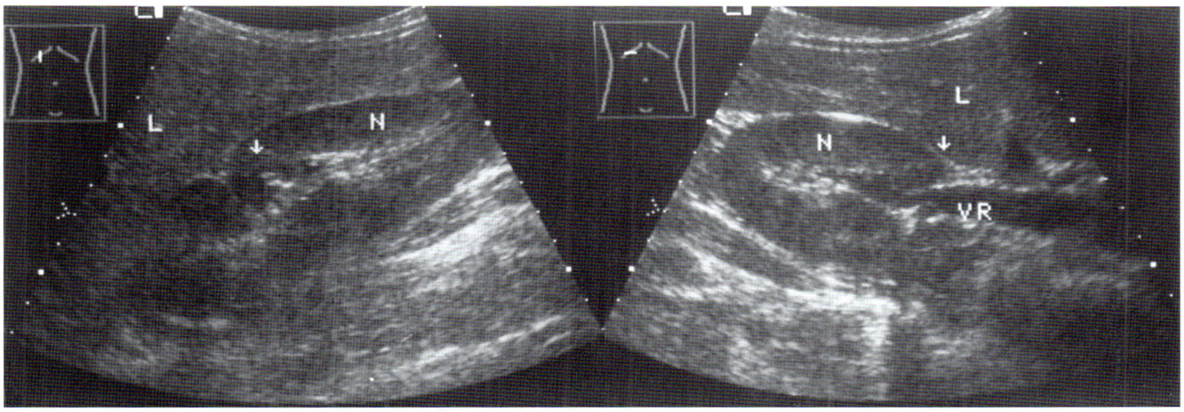

a b

Abb. 1.**215 a** u. **b**
Rechte Niere (N):
a Längsschnitt: Einziehung an der leberseitigen Nierenkontur (Pfeil)
b Querschnitt: Die Einziehung entspricht dem angeschnittenen Hilus, aus dem die V. renalis (Pfeil) austritt (ventrale Parenchymlippe im Hilusbereich gegenüber der dorsalen verkürzt!); VR = V. renalis, L = Leber

einigt, gelegentlich über eine fibröse Brücke. Sehr selten können die Nieren auch einmal dystop im Unterbauch ventral miteinander verschmolzen sein (Abb. 1.**224a–c** u. 1.**225**; S. 129 Abb. 1.**284**).

Hydronephrosen und Hydroureter

Ureterfehlmündungen oder Ureterabgangsstenosen, die zu Hydronephrosen führen, finden sich meistens bei einer doppelten Ureter- und Nierenanlage. Kennzeichnend ist das dilatierte echofreie Hohlsystem der Niere mit schmalem oder sogar fehlendem Parenchym (Sackniere). Der Aufstau kann über den massiv gewundenen Ureter bis zur Harnblase verfolgt werden.

Ureterozele: Bei subtiler Untersuchung gelingt es, als Ursache der Hydronephrose eine Ureterfehlmündung oder Ureterozele aufzudecken (Abb. 1.**226a–c** sowie 1.**227a** u. **b**).

Kelchektasien: Kelchdiverdikel, Mega- bzw. Hydrokalix sehen zystisch aus und haben oft eine längliche Form; sie neigen im Kelch oder Kelchhals zur Steinbildung (Abb. 1.**228a** u. **b**).

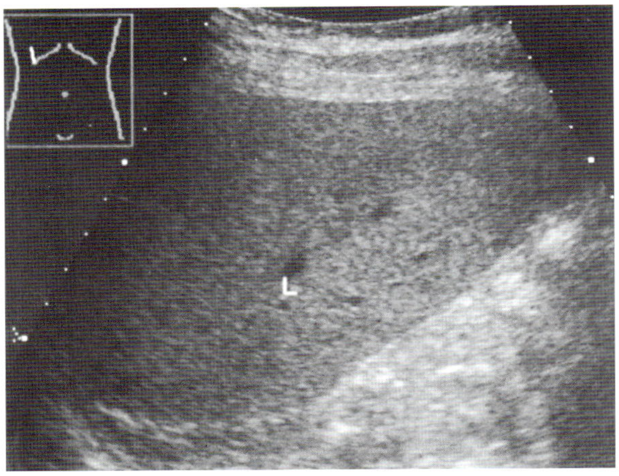

Abb. 1.**216**
Nierenaplasie rechts zunächst vermutet; die rechte Nierenloge ist leer.

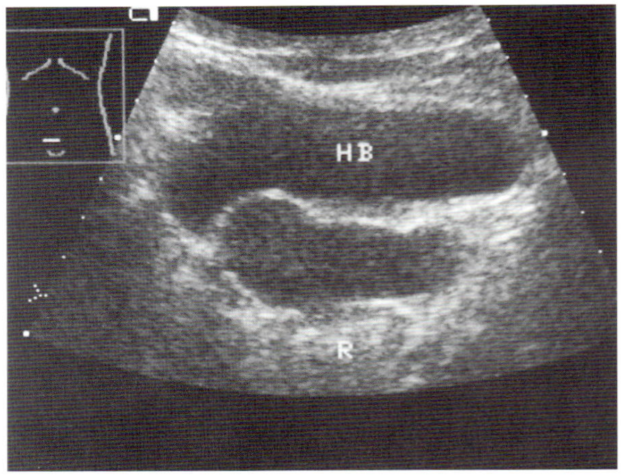

Abb. 1.**217**
Malpositionierte und hypoplastische Niere im Unterbauch zwischen Harnblase (HB) und auf der embryonalen Wegstrecke von kleinen Becken nach kranial (gleicher Patient wie in Abb. 1.**216**). R = Rektum

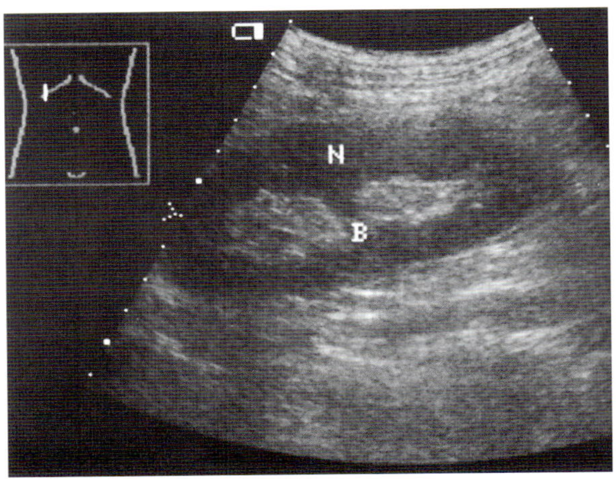

Abb. 1.**218**
Parenchymbrücke (B), rechte Niere (N), isoechogen zum Parenchym. Sie zieht vom ventralen zum dorsalen Parenchym

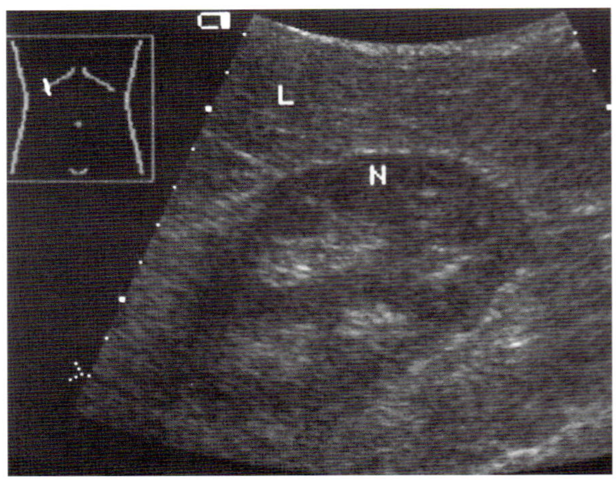

Abb. 1.**219**
Mehrfache Parenchymbrücken. L = Leber, N = Niere

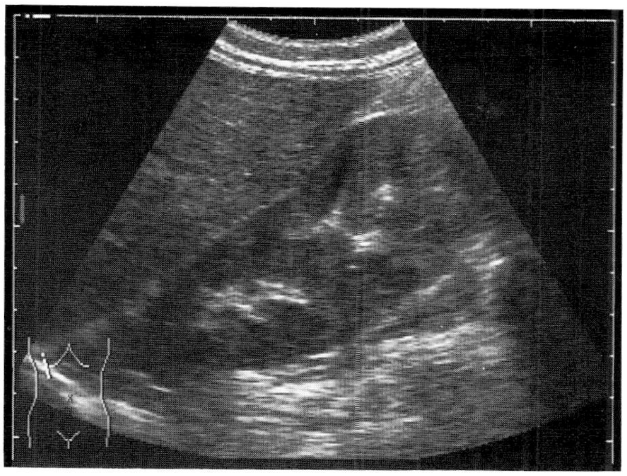

Abb. 1.**220**
Langgestreckte Niere rechts mit Parenchymbrücke, auf eine Doppelniere hinweisend

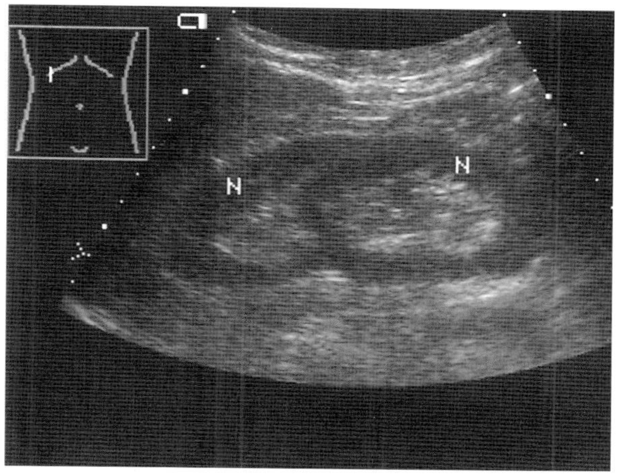

Abb. 1.**221**
Doppelniere (N, N) mit Parenchymbrücke und dorsaler Parenchymeinziehung

a
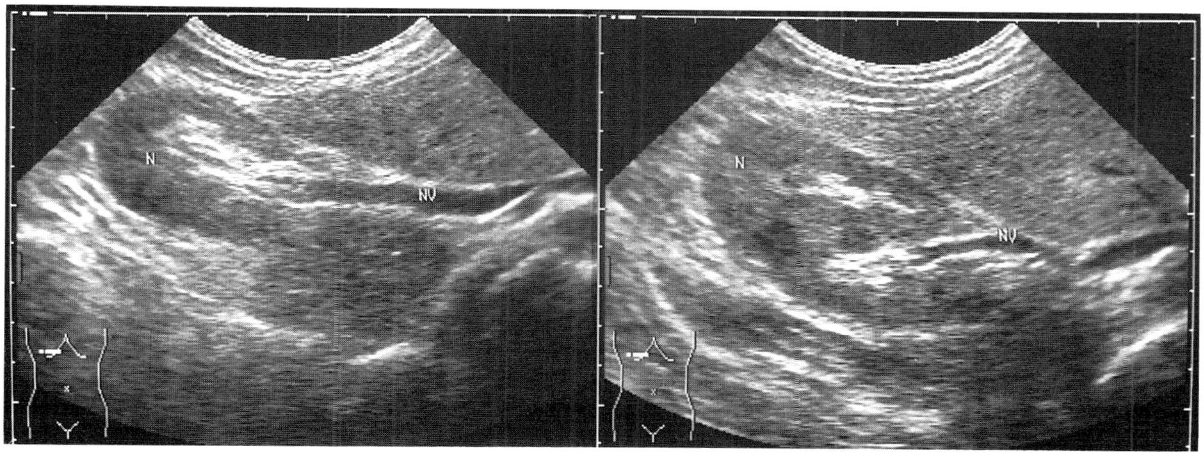

b

Abb. 1.**222a** u. **b**
Doppelniere (N) rechts, Darstellung beider Nierenbecken mit den zugehörigen Nierenvenen (NV) und der Parenchymbrücke; zwei versetzte Nierenquerschnitte

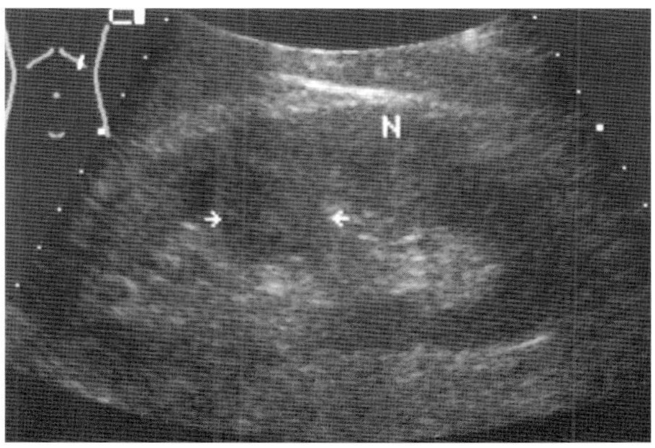

Abb. 1.**223**
Parenchymzapfen linke Niere (Pfeile; N). Oft sind diese nur unvollständig ausgebildete Brücken oder entsprechen hypertrophierten Columnae renales

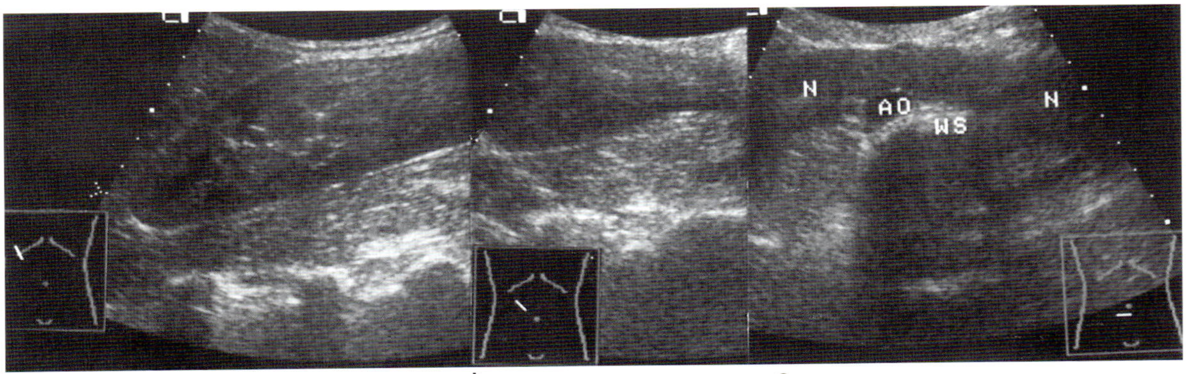

Abb. 1.**224a–c**
Hufeisenniere (N). Bildserie vom Flankenschnitt rechts (**a**) über kaudale Schrägschnitte (**b** u. **c**). AO = Aorta, WS = Wirbelsäule

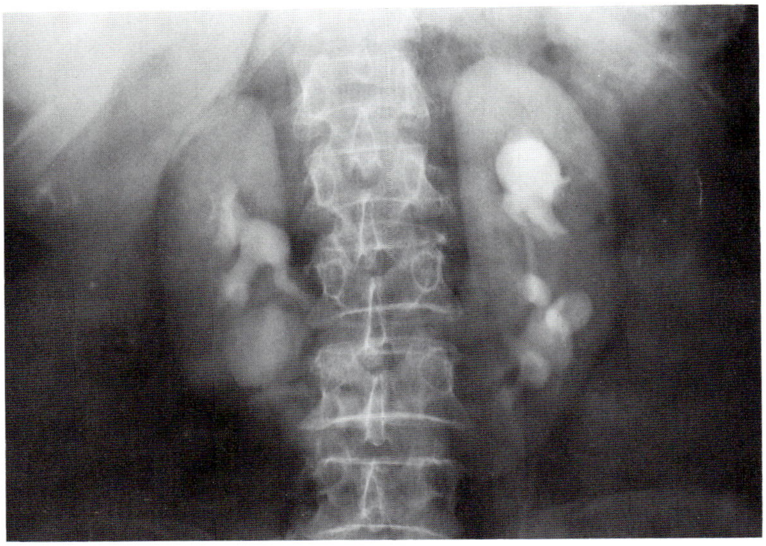

Abb. 1.**225**
Hufeisenniere, Röntgenbild: typische Hufeisenform in Aufsicht!

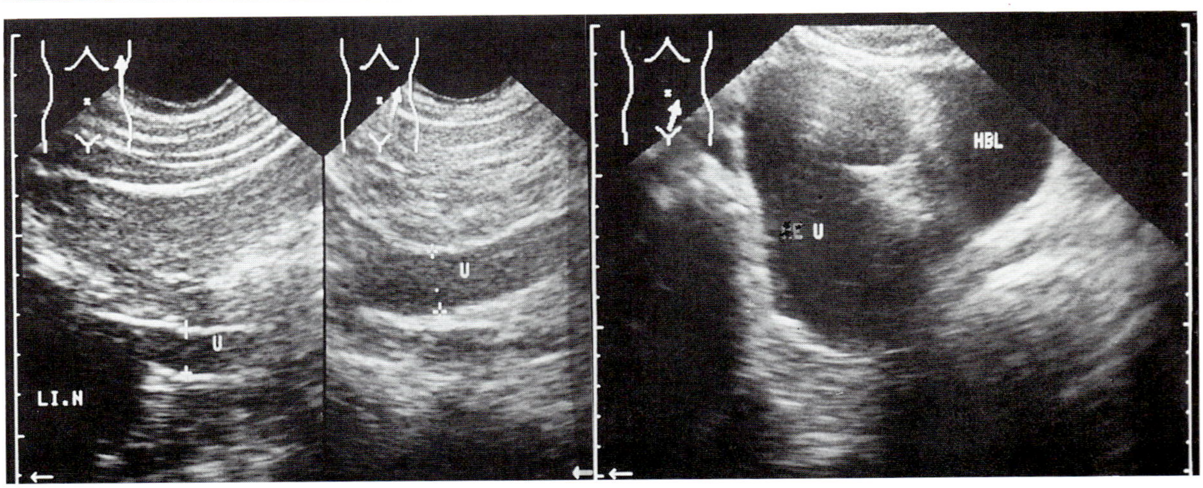

Abb. 1.**226a–c**
Hydronephrose, Hydroureter (U) links:
a u. **b** Niere (linke Niere) nur noch als „Wassersackniere" erkennbar; massiv aufgeweiteter Ureter (U)
c Supravesikaler Hydroureter (U) vor seiner ektopen Mündung in die Harnblase (HBL)

a

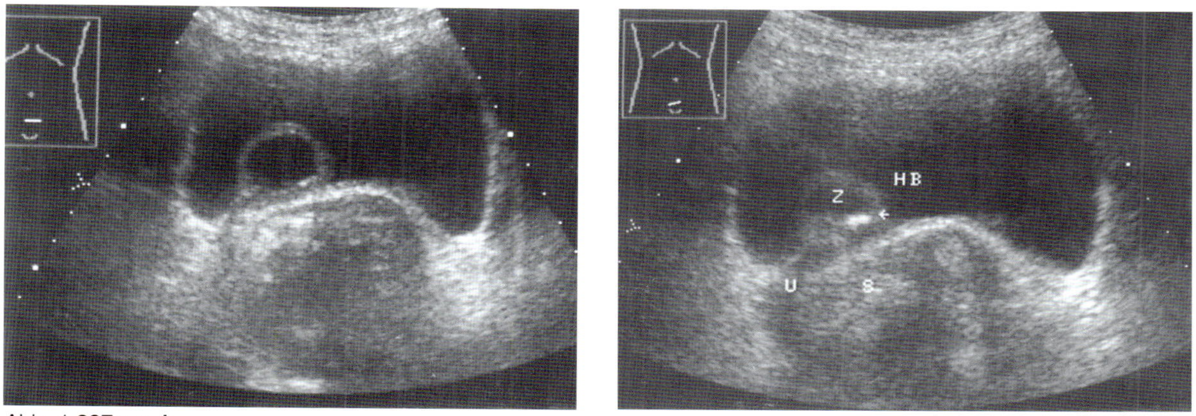

b

Abb. 1.**227** **a** u. **b**
Ureterozele rechts:
a Runde Membran des in die Harnblase vorgewölbten aufgestauten Ureters, Querschnitt
b Im Schrägschnitt Darstellung des gestauten Ureters (U) und eines in der Ureterozele (Z) gelegenen Steines (Pfeil); S = Schallschatten, HB = Harnblase

a

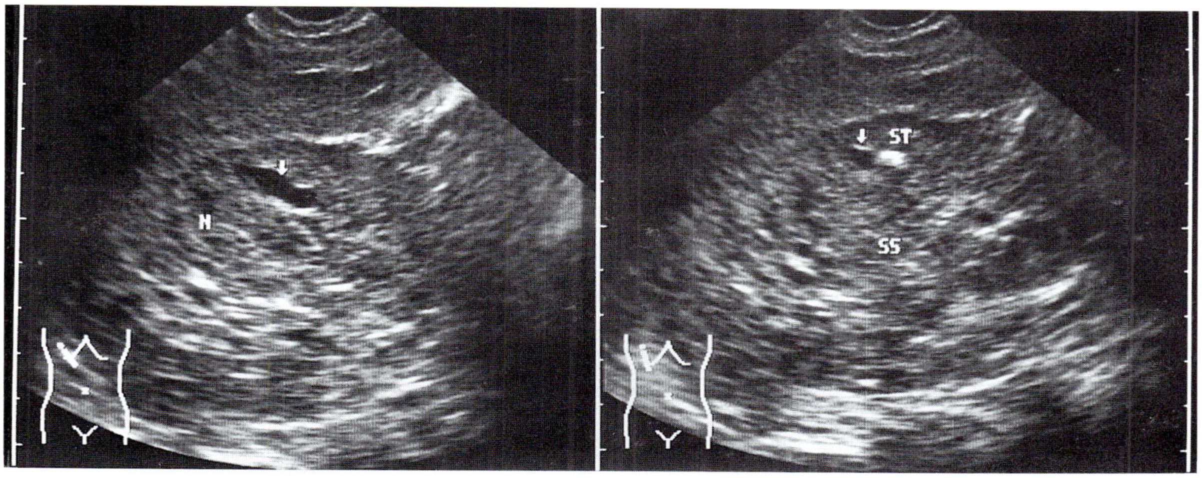

b

Abb. 1.**228** **a** u. **b**
Niere (N) eines 12jährigen Jungen:
a Kelchektasie bzw. Kelchhalsdivertikel (Pfeil) **b** Steinbildung (ST) mit Schallschatten (SS)

Nierenzysten und Zystennieren

Die am häufigsten anzutreffenden und sonographisch mit bis 98% Sicherheit zu diagnostizierenden Veränderungen an den Nieren sind zystische Läsionen. Entweder stellen sie Dysplasien im Sinne von Fehlbildungen (primäre Zysten) dar, oder sie sind altersbedingt degenerativer Natur bzw. sekundär durch entzündliche oder exogen toxische Einwirkungen erworben.
Primäre Zysten (zu den sekundären s. Kapitel 2, S. 209) gehen, so bei den pararenalen und kortikalen Zysten, in der Regel von Harnkanälchen, seltener auch von der Glomerulumkapsel aus; dagegen werden parapelvine Zysten meist von Lymphgefäßerweiterungen gebildet.

Die sonographischen Merkmale von einfachen Nierenzysten entsprechen echofreien, glatt und scharf begrenzten dünnwandigen Raumforderungen; pararenale und kortikale Zysten verhalten sich sonomorphologisch wie Zysten anderer Organe und zeigen dementsprechend die typischen Zystenkriterien (SZ 1.**8**).
Nierenzysten werden entsprechend ihrer Lage in pararenale, kortikale und parapelvine Zysten eingeteilt (Schema 1.**35**, Tab. 1.**15**).

SZ 1.**8** Sonographische Zystenkriterien

Rund
Glatt begrenzt
Echofrei
Verminderte Schallschwächung
(„Echo-Plus-Effekt“) hinter Zysten

Tabelle 1.**15** Einteilung der Nierenzysten

Pararenale (perirenale, subkapsuläre) Zysten
Kortikale (Rinden-) Zysten
Parapelvine (peripelvine) Zysten

Pararenale Zysten: Obwohl sie als „Rucksackzysten“ (nach Rettenmaier) klar zu erkennen sind und keiner weiteren Diagnostik bedürfen, gelingt manchmal ihre sichere Zuordnung zur Niere nicht, da sie oft keinen Zusammenhang mit der Niere erkennen lassen; im Milz-Nieren-Winkel könnten Zysten auch von Milz und Pankreasschwanz ausgehen. Eine Untersuchung in tiefer In- und Exspiration hilft meist weiter (Abb. 1.**229** u. 1.**230**).

Rindenzysten: Im Nierenparenchym gelegene Zysten werden als Kortex- oder Rindenzysten angesprochen und haben wie die parapelvinen Zysten eine runde Form und eine echofreie Binnenstruktur. Sie sind von sekundären Zysten bei entzündlichen Nierenparenchymkrankheiten abzugrenzen (Abb. 1.**231**; S. 211, Abb. 2.**196**).

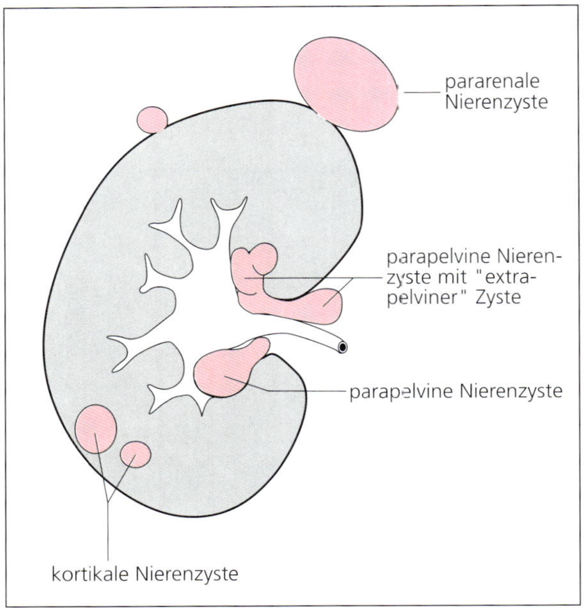

Schema 1.**35**

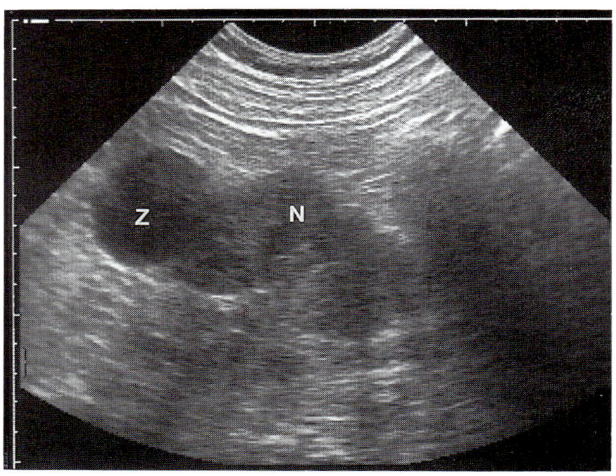

Abb. 1.**229**
Subkapsuläre Zyste (Z, „Rucksackzyste“), der Nierenoberfläche aufsitzend; N = Niere

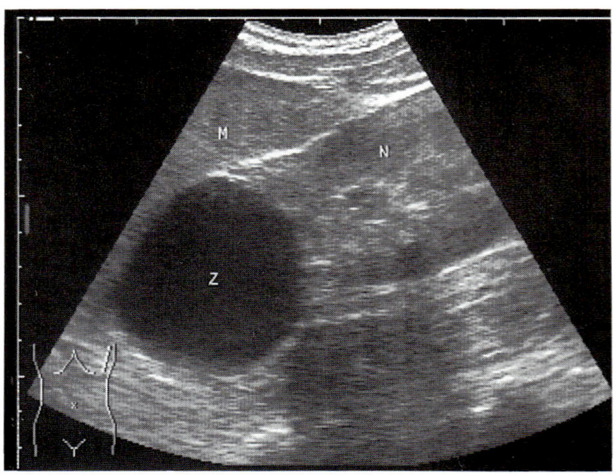

Abb. 1.**230**
Obere Polzyste (Z) der linken Niere (N), im Nieren-Milz-Winkel gelegen; differentialdiagnostisch: Pankreas-, Milz- oder auch Leberzyste; M = Milz

Parapelvine Zysten: Infolge Raummangel nehmen sie oft eine ovaläre Form an und erscheinen nicht mehr ganz echofrei, insbesondere wenn sie flach und klein sind. Selten ragen sie als „extrapelvine" Zysten aus dem Nierenbecken heraus. Zysten enthalten gelegentlich durch Septen zarte, echoreiche Bandstrukturen (Abb. 1.**232**–1.**234**).

Multiple Nierenzysten: Obwohl sie als multiple, in Zahl, Form und Größe unterschiedlich ausgebildete Läsionen erhebliche Raumforderungen darstellen, bleibt die Nierengröße normal und das Parenchym erhalten.

Differentialdiagnostisch sehen aufgeweitete Kelche infolge einer obstruktiven Kelchektasie (ausgeprägter Harnstau) Nierenzysten sehr ähnlich, so daß insbesondere bei parapelvinen Nierenzysten Kelchektasien abgegrenzt werden müssen (Abb. 1.**235** u. 1.**236**).

Polyzystische Nieren: Sie führen als „Zystennieren" bzw. „polyzystische Nierendegeneration der Erwachsenenform" dagegen zu einer erheblichen Nierenvergrößerung; unzählige Zysten heben die Parenchymstruktur und den zentralen Echokomplex infolge Überstrahlung von noch erhaltenen

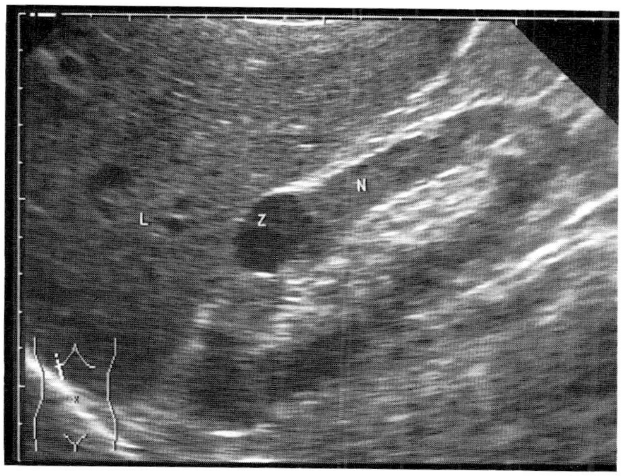

Abb. 1.**231**
Rindenzyste (Z) rechts, die die Kontur leicht vorwölbt; N = Niere, L = Leber

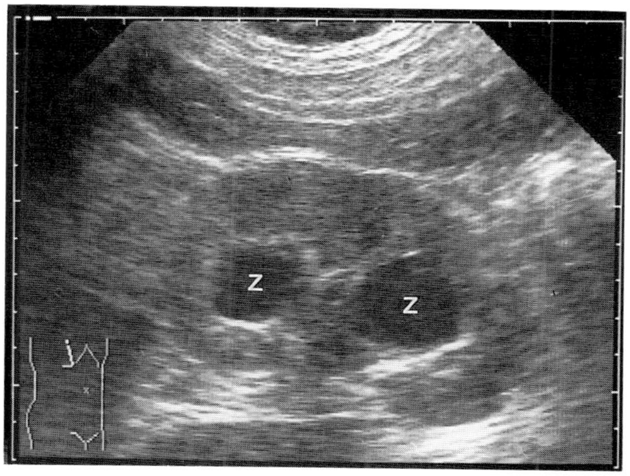

Abb. 1.**232**
Zwei große parapelvine Nierenzysten (Z) der rechten Niere

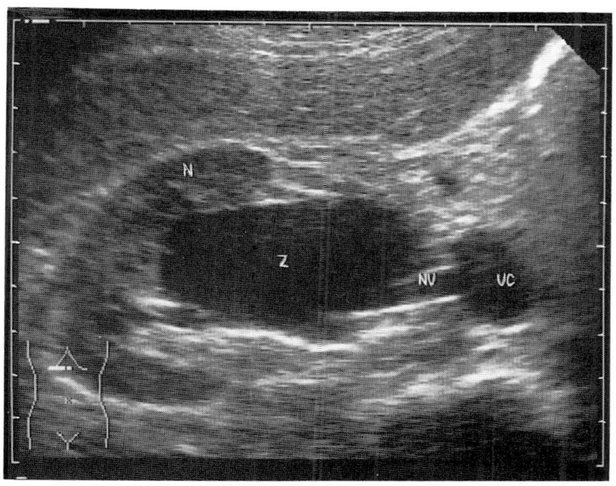

Abb. 1.**233**
Parapelvine Zyste (Z), die sich aus dem Hilus der rechten Niere (N) herauszwängt („extrahiläre" Zyste). Oberbauchschrägschnitt rechts; VC = V. cava, NV = Nierenvene

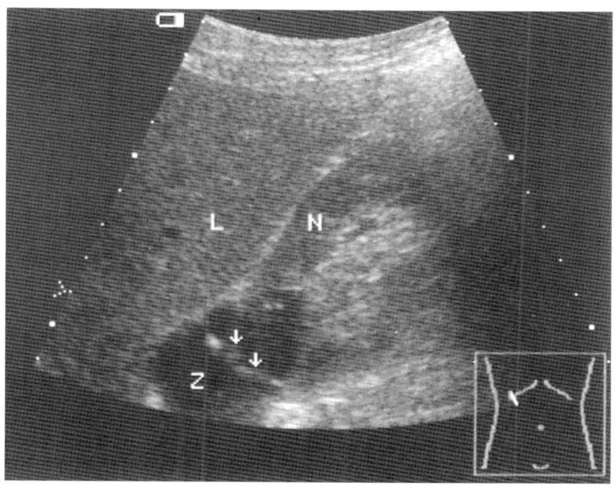

Abb. 1.**234**
Subkapsuläre Nierenzyste (Z) rechts mit Septierungen (Pfeile); N = Niere, L = Leber

Organanteilen auf. Die Veränderungen betreffen beide Nieren und gehen in über 40% mit Leberzysten (auch Pankreaszysten) einher. Die frühkindliche Variante ist dagegen in der Regel einseitig (Abb. 1.**237**).

ZUSAMMENFASSUNG

Die Niere besteht aus dem sonographisch echoarmen Parenchym (Nierenrinde mit Malpighi-Körperchen, Nierenmark mit Sammelrohren und Harnkanälchen) und dem echogenen Nierenbecken. Die Echogenität wird vorwiegend durch Gefäßwände, Bindegewebe und Fett des Sinus renalis bedingt. Fehlbildungen der Niere sind häufig und kommen in Zahl und Position, als angeborene Harnwegobstruktionen und vor allem als Zysten vor. Nierenzysten werden ihrer Lage nach als pararenale Zysten, Rindenzysten und parapelvine Zysten (die meist Lymphzysten entsprechen) eingeteilt. Multiple Zysten lassen Nierengröße und Struktur erkennen, Zystennieren dagegen nicht mehr.

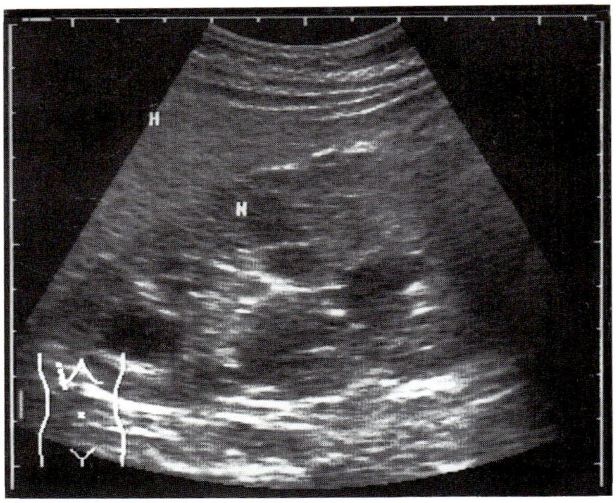

Abb. 1.**235**
Multiple Nierenzysten; Nierenparenchym (N) abgrenzbar, Niere normal groß; H = Leber

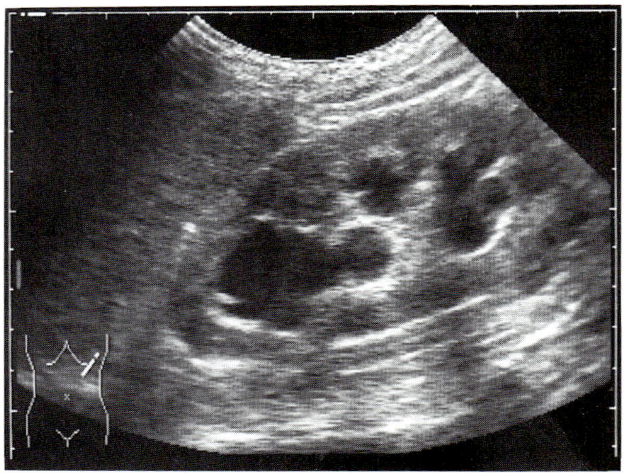

Abb. 1.**236**
Massive Harnstauniere links mit ausgeprägter Kelchektasie, Zysten vortäuschend; ostiumnaher Harnblasentumor

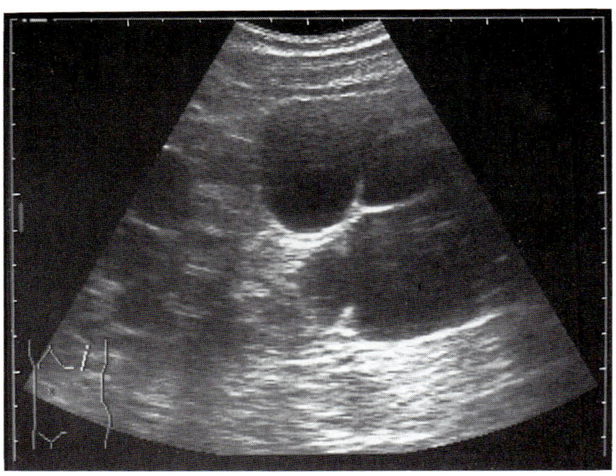

Abb. 1.**237**
Polyzystische Nierendegeneration beider Nieren: Parenchym der linken Niere durch multiple große und kleine Zysten nicht abgrenzbar, Nieren vergrößert, Konturen aufgehoben, fehlende Parenchymabgrenzung und Schwund des zentralen Echokomplexes

Sonographie der Milz

C. Görg, K. Görg und W. B. Schwerk

ÜBERBLICK

Zunächst werden neben dem Befund der Splenomegalie allgemein fokale und diffuse parenchymatöse Strukturveränderungen der Milz besprochen. Anschließend erfolgt im speziellen die Darstellung der malignen Milzläsionen. Auf die große Variabilität sonographischer Erscheinungsformen benigner Milzherde wird eingegangen, und auf die Bedeutung der sonographischen Verlaufsbeobachtung zur Diagnosesicherung und zum Erkennen von Komplikationen wird hingewiesen.

Die Milz ist im Vergleich zu anderen abdominellen Organen normalerweise sehr schwer radiologisch zu beurteilen, und zwar besonders wegen der Überlagerung durch ihre Nachbarorgane. Der Einsatz von Schnittbildverfahren, so auch der Sonographie, hat diese diagnostische Lücke geschlossen. Neben der Milzgrößenbestimmung können zunehmend fokale und diffuse parenchymatöse Milzprozesse sonographisch diagnostiziert und charakterisiert werden.

Technik

In rechter Seitenlage bei maximaler Spreizung der Interkostalräume wird der Schallkopf in der linken Axillarlinie zwischen unterem Rippenbogenrand und Beckenkamm parallel zum Rippenlängsverlauf aufgesetzt und leicht kranial unter den Rippenbogen gekippt. Auf diese Weise gelingt es bei maximaler Inspiration häufig, die gesamte Milz bis zum Zwerchfell darzustellen. Bei kleiner Milz entzieht sich gelegentlich der obere Milzpol der Beurteilbarkeit, weil er überlagert und schlecht atemverschieblich ist. Mit ihrer medialen Unterfläche grenzt sie bei ventraler Schalleinstrahlung an den Magen, bei mehr dorsaler Schnittführung an die linke Niere. Im Bereich des Hilus gewinnt auch der Pankreasschwanz Kontakt zur Milz (Milzvene als Leitgefäß zur Darstellung der Bauchspeicheldrüse).

Im klinischen Alltag erfolgt die sonographische Milzgrößenbestimmung durch Messen der größten Länge und Tiefe. Bei sonographischer Darstellung des Hilus erfolgt die Längenbestimmung im größten kranio-kaudalen Durchmesser, die Tiefenbestimmung durch Messung des Abstandes zwischen Milzhilus und lateraler Milzoberfläche (s. Abb. 1.**69**, S. 48).
Sonographisch kann man von einer Milzvergrößerung sprechen, wenn mindestens zwei Ausdehnungsrichtungen die Normwerte (12 cm Länge, 4 cm Tiefe) überschreiten. Auf die Anfrage der Breite (normal bis 7 cm) wird gewöhnlich bei der routinemäßig durchgeführten Milzgrößenbestimmung verzichtet (s. Abb. 2.**161**, S. 197).

Splenomegalie

Die Splenomegalie ist ein häufiges Symptom bei fast allen Milzerkrankungen. Als Ursache kommen unter anderem die portale Hypertension, Infektionskrankheiten und hämatologische Systemerkrankungen in Frage. Seltene Gründe sind eine Pfortaderthrombose, Amyloidose, Speicherkrankheiten und die Rechtsherzinsuffizienz. Die Echotextur bleibt bei unspezifischen Splenomegalien homogen. Des weiteren erlauben aber Milzgröße und Echogenität sonographisch grundsätzlich keine Rückschlüsse auf das zugrundeliegende Krankheitsbild.

Fokale und diffuse parenchymatöse Milzläsionen

Milzherdbefunde sind selten und lassen sich nach Literaturangaben in weniger als 1% der abdominellen Sonographien diagnostizieren. Aufgrund eigener Untersuchungen konnte eine Häufigkeit von 0,2–0,3% festgestellt werden. Fokale Läsionen stellen den Ultraschalluntersuchenden vor differentialdiagnostische Probleme und sind ohne Klinik oder Verlaufsbeobachtung schwierig ätiologisch zu differenzieren. Gewöhnlich erfolgt eine Klassifizierung bzw. Charakterisierung bezüglich ihrer Echogenität, der Größe, der Begrenzung und der Form. Dabei lassen sich echofreie, im Vergleich zum umgebenden Milzparenchym hyporeflektive (echoarme), isoechogene und hyperreflektive (echoreiche) sowie komplexstrukturierte Herde differenzieren. Bezüglich der Größe der Herde können kleinnoduläre von großnodulären Läsionen unterschieden werden, wobei hiervon ein weiteres Befallsmuster, der sogenannte „diffuse Befall", charakterisiert durch eine fleckige Strukturinhomogenität des gesamten Organs oder größerer Teile, abgegrenzt werden kann. Insbesondere die Begrenzung (glatt oder irregulär) bzw. die Form der Läsion (rund, oval oder keilförmig) ergibt weitere wichtige Informationen.

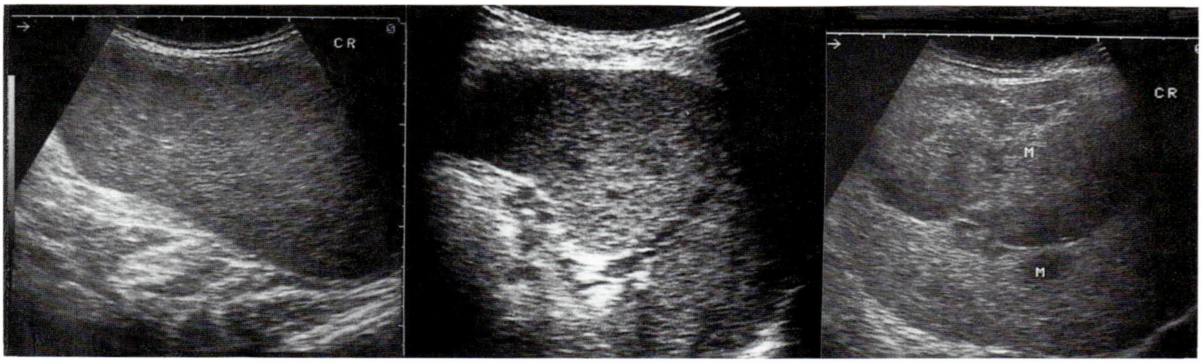

a b c

Abb. 1.**238 a–c**
Lymphominfiltration der Milz:
a Diffuse Strukturinhomogenität der Milz bei niedrigmalignem Non-Hodgkin-Lymphom
b Kleinnoduläre Milzherde bei Morbus Hodgkin
c Großnoduläre Milzherde (M) bei hochmalignem Non-Hodgkin-Lymphom

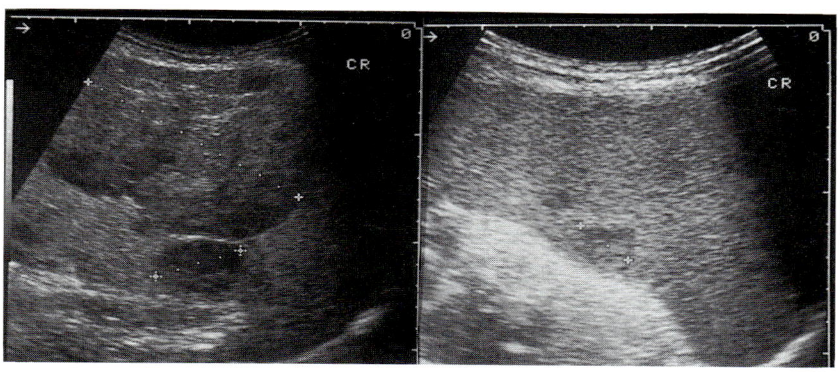

a b

Abb. 1.**239 a** u. **b**
Großnoduläre Milzläsion bei hochmalignem Non-Hodgkin-Lymphom:
a Vor Chemotherapie
b Nach Chemotherapie

Maligne Milzherde

Ca. 40% der fokalen bzw. diffusen Milzläsionen können letztlich als maligne angesehen werden. Gesichert wird die Dignität

1. durch den charakteristischen sonomorphologischen Befund,
2. durch sonographische Verlaufsbeobachtung,
3. durch gegebenenfalls durchzuführende interventionelle Maßnahmen.

Lymphominfiltration der Milz

In über 80% der Fälle mit maligner Infiltration der Milz liegt ein malignes Lymphom zugrunde. Neben einer diffusen Strukturinhomogenität können kleinnoduläre von großnodulären Herden differenziert werden (Abb. 1.**238a–c**). Die Läsionen stellen sich überwiegend echoarm dar. Ein diffuser bzw. kleinnodulärer Befall ist typisch für niedrigmaligne Lymphome. Hochmaligne Lymphome zeigen in der Regel fokale, meist großnoduläre Herde. Der Morbus Hodgkin zeigt kein typisches Infiltrationsmuster. Aufgrund rascher Rückbildung unter spezifischer Therapie sind interventionelle Maßnahmen zur Diagnosesicherung meist unnötig (Abb. 1.**239a** u. **b**).

Milzmetastasen

Sie sind im Vergleich zu Lebermetastasen extrem selten und zeigen ein variables sonomorphologi-

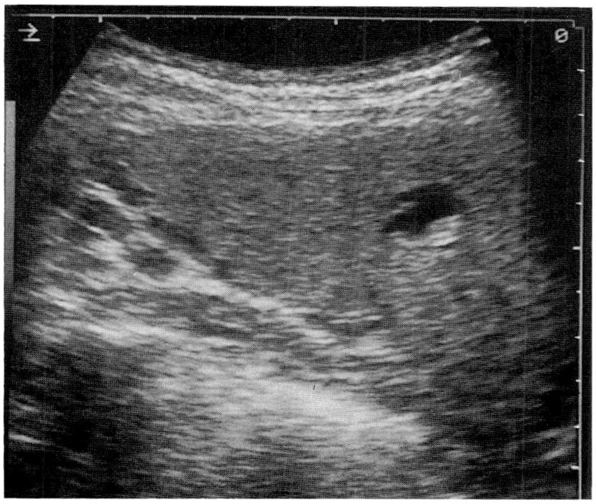

Abb. 1.**240**
Zystische Milzläsion bei diffus metastasiertem Zystadenokarzinom des Ovars

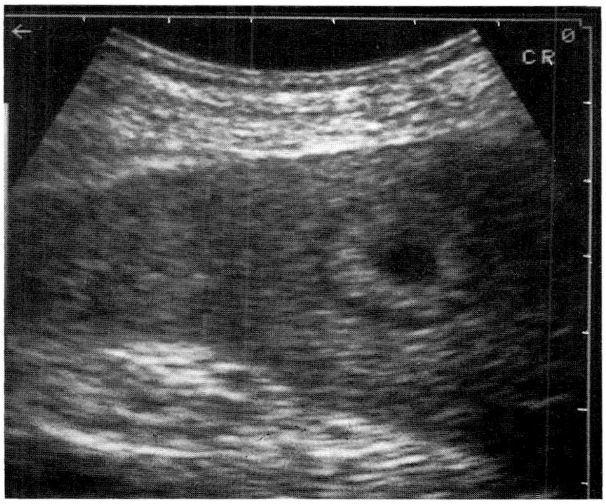

Abb. 1.**241**
Echogener Milzherd mit zentraler Liquidefikation und haloniertem Randsaum bei metastasiertem Kolonkarzinom

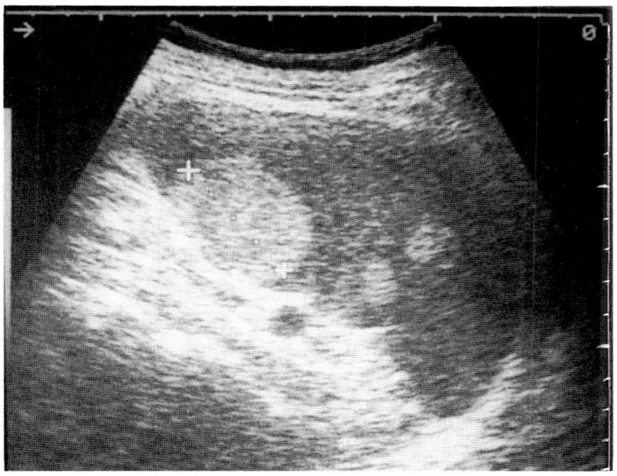

Abb. 1.**242**
Echogene Milzherde, scharf begrenzt im Sinne von Milzhämangiomen (durch CT bestätigt)

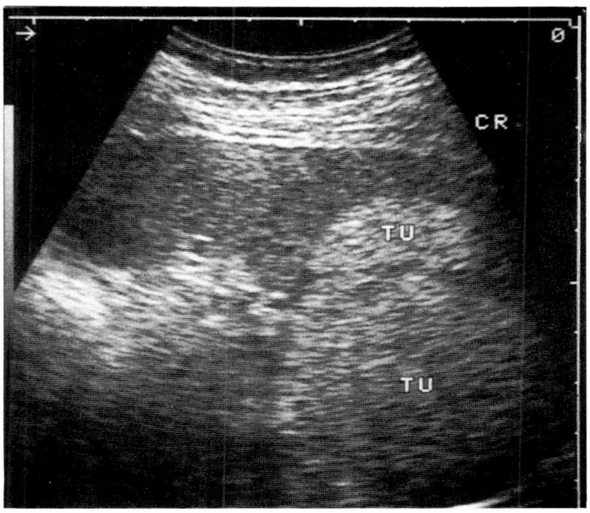

Abb. 1.**243**
Großer echogener Milztumor (TU) bei asymptomatischem Patienten im Sinne eines Hämangioms (durch CT bestätigt)

sches Erscheinungsbild. Der für Malignität typische echoarme Randsaum (Halo) ist in der Milz seltener als in der Leber nachzuweisen. Bei therapeutischer Konsequenz sollte die Dignität zytohistologisch gesichert werden (Abb. 1.**240** u. 1.**241**).

Benigne Milzherde

Gutartige Milzläsionen zeigen eine große Variabilität des sonographischen Erscheinungsbildes und werden durch Hinzunahme klinischer Befunde und durch ergänzende interventionelle Maßnahmen diagnostiziert.

Echoreiche Milzherde

Sie bereiten gewöhnlich die größten differentialdiagnostischen Schwierigkeiten. Ihr sonomorphologisches Erscheinungsbild ist gekennzeichnet durch solitäre oder multifokale, gewöhnlich homogene, echoreiche, glatt begrenzte Formationen (Abb. 1.**242**). Aufgrund eigener Erfahrung sind sie im Verlauf größtenteils konstant und somit als benigne Milzherde anzusehen (Häufigkeit von ca. 0,02%). Neben dem Splenom muß in die Differentialdiagnose echoreicher Milztumoren vor allem das Hämangiom (Abb. 1.**243**) einbezogen werden, welches abhängig von der Dichte der reflexogenen Gefäßwand ihrer kapillären oder kavernösen Komponente als unterschiedlich reflexogene Raumforderung im Milzparenchym erkennbar ist.

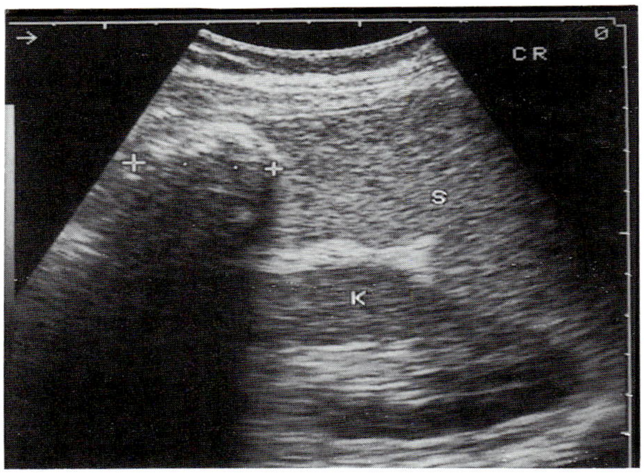

Abb. 1.**244**
Verkalktes Milzhämangiom (durch CT bestätigt); K = Niere, S = Milz

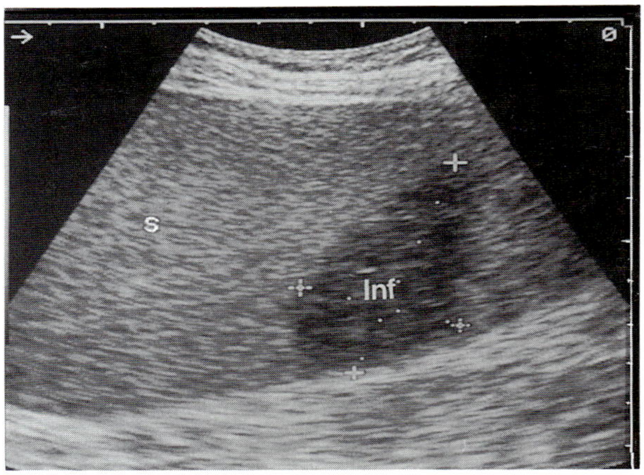

Abb. 1.**245**
Keilförmige echoarme Milzläsion im Sinne eines Milzinfarktes (Inf) bei myelodysplastischem Syndrom

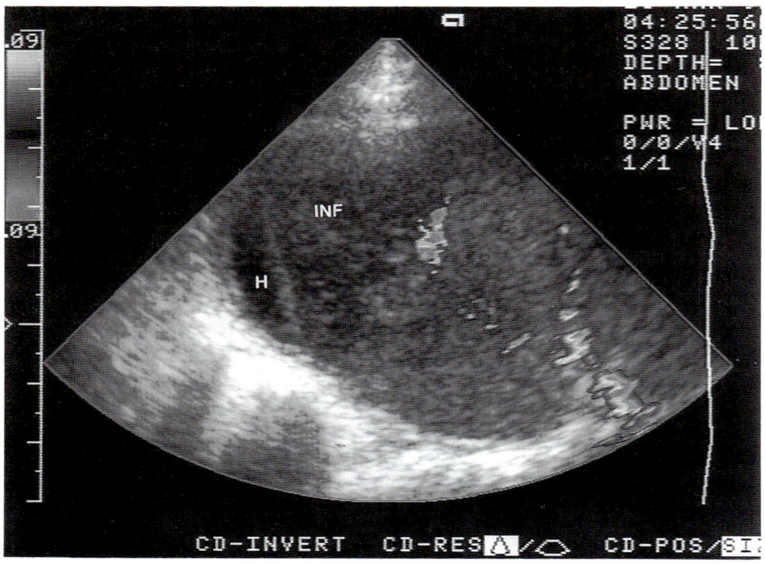

Abb. 1.**246**
Duplexsonographie eines Milzinfarktes (INF) mit regelrechter Perfusion des angrenzenden Milzparenchyms. Zusätzlich kleine subkapsuläre Hämatombildung (H)

Milzverkalkungen

Sie sind selten und meist ätiologisch nicht eindeutig einzuordnen. Sie werden gelegentlich als Narbenzustand nach Infektionen, malignen Infiltrationen oder Infarkten beobachtet. Aber auch Zysten oder Hämangiome neigen zu Verkalkungen (Abb. 1.**244**).

Milzinfarkte

Die keilförmige hyporeflektive Läsion (Abb. 1.**245**) wird zwar als typische Infarktform angegeben, findet sich nach eigener Erfahrung aber in lediglich 40%. Abhängig von der sonographischen Schnittführung stellt sich das Infarktgebiet im Querschnitt rund bzw. oval dar. Das große Spektrum der sonographischen Erscheinungsformen des Milzinfarkts beruht auf unterschiedlichen pathomorphologischen Prozessen wie Ödembildung, Nekrose, Einschmelzung, Narbenbildung oder Fibrose. In ca. 20% treten postinfarzielle Komplikationen im Sinne von

1. zunehmender Liquidefizierung des Infarktareals,
2. Entwicklung von subkapsulären Hämorrhagien (Abb. 1.**246**),
3. Nachweis freier Flüssigkeit im Abdomen (Abb. 1.**247a** u. **b**) sowie
4. Pseudoaneurysmata oder arteriovenöse Fisteln auf (Abb. 1.**248a** u. **b**).

a 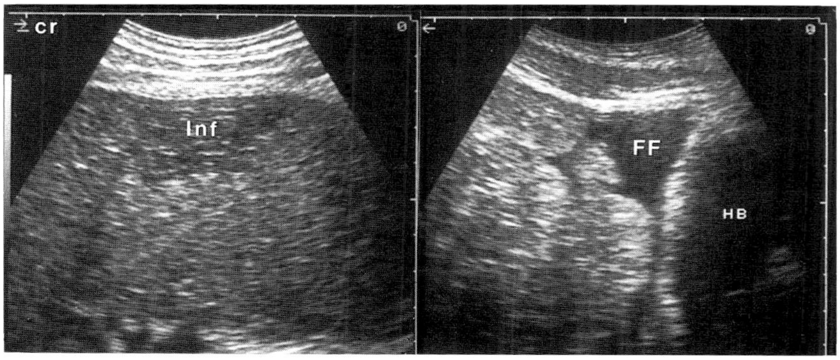 b

Abb. 1.**247a** u. **b**
Entwicklung von subkapsulären Hämorrhagien:
a Keilförmige Milzläsion im Sinne eines Infarktes (Inf) bei Endokarditis
b Vorübergehend freies Blut (FF) im Abdomen (durch Punktion bestätigt); HB = Harnblase

a 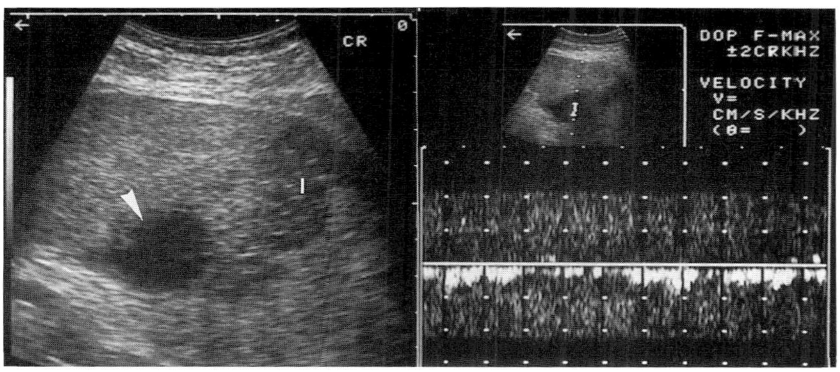 b

Abb. 1.**248a** u. **b**
Arteriovenöse Fisteln:
a Irregulär begrenzter Milzinfarkt (I) bei Endokarditis
b Innerhalb der echofreien Läsion (Pfeil) konnten duplexsonographisch Strömungsphänomene nachgewiesen werden im Sinne einer arteriovenösen Fistel

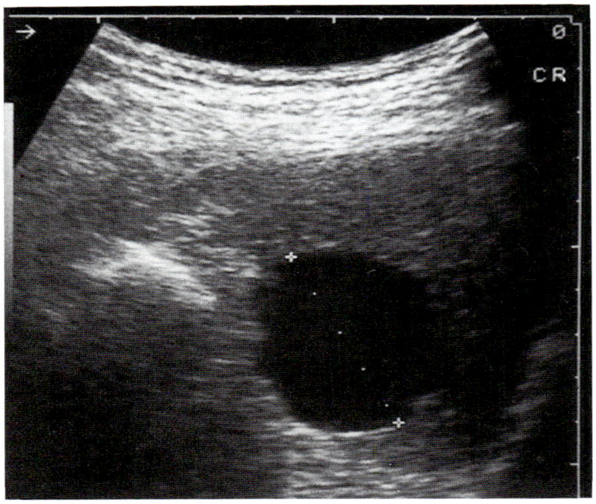

Abb. 1.**249**
Glattbegrenzte vollkommen echofreie Milzzyste

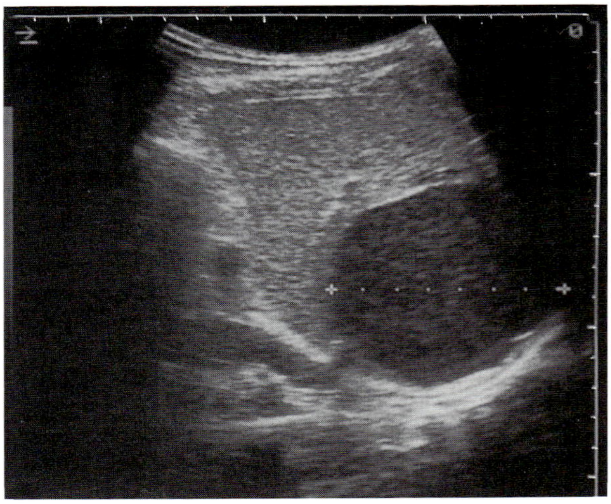

Abb. 1.**250**
Glattbegrenzte hypoechogene Milzzyste

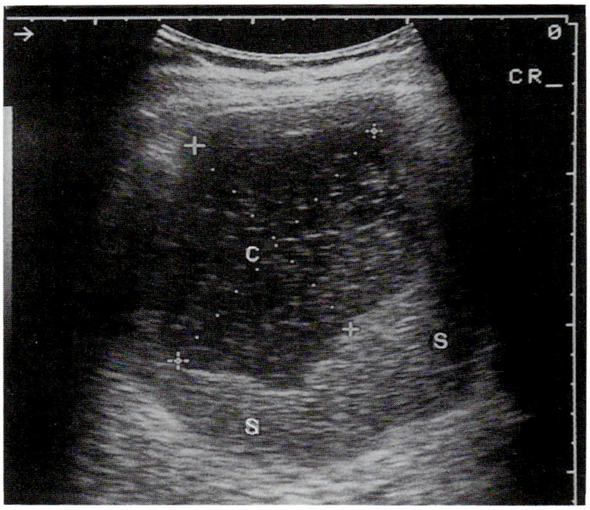

Abb. 1.**251**
Irregulär begrenzte große Milzzyste (C) mit feinen Binnenechos; S = Milz

a 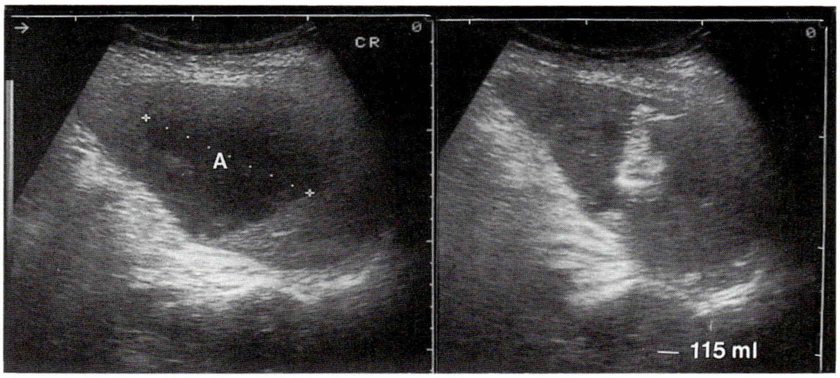 b

Abb. 1.**252 a** u. **b**
Echofreie Milzläsion bei Zustand nach Magenperforation:
a Durch Feinnadelpunktion konnte ein Abszeß (A) diagnostiziert werden
b Der Abszeß (115 ml) konnte evakuiert werden

Zur Erkennung dieser Risikofaktoren, die gegebenenfalls eine Splenektomie zur Folge haben, sind trotz hoher Selbstheilungstendenz von Milzinfarkten kurzfristige sonographische Kontrollen notwendig.

Milzzysten

Bei den nichtparasitären Milzzysten wird zwischen dysontogenetischen echten Zysten und nichtepithelialisierten Pseudozysten unterschieden. Sonographische Kriterien der Zyste sind die rundliche, gut

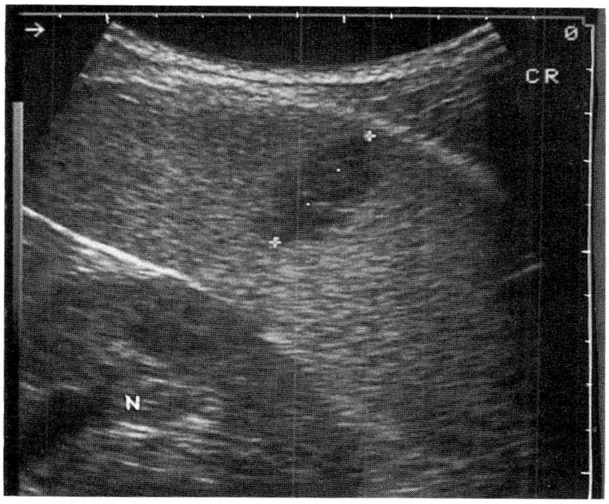

Abb. 1.**253**
Kleiner echoarmer Milzherd bei septischem Patienten. Durch Feinnadelpunktion konnte ein Abszeß diagnostiziert werden

a

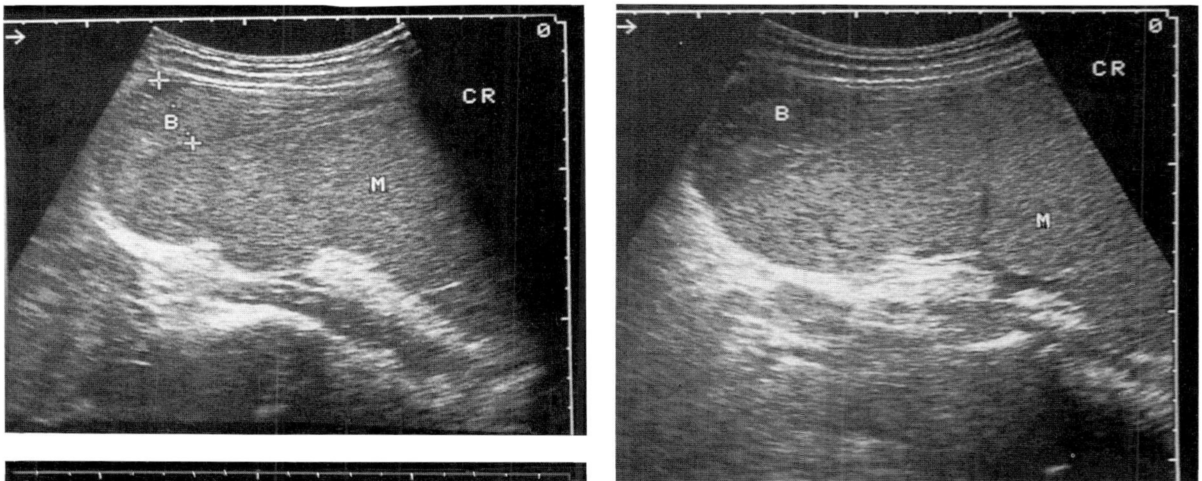

b

Abb. 1.**254a** u. **b**
Milzruptur:
a Echogene subkapsuläre Milzläsion (B) im Sinne einer spontanen Milzruptur bei infektiöser Mononukleose
b Zunehmender Echogenitätsverlust der Blutung bei der Kontrollsonographie einige Tage später; M = Milz

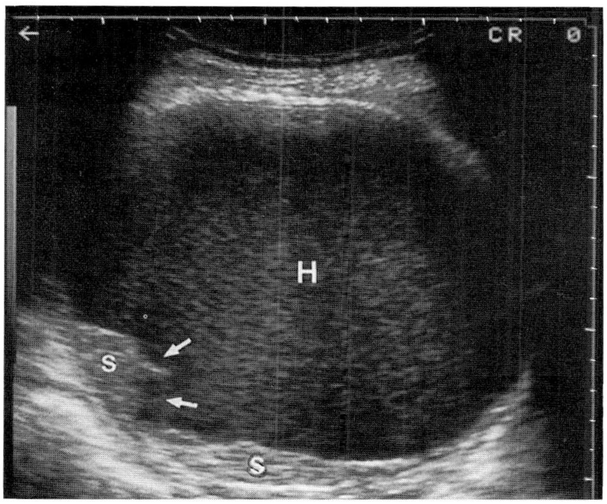

◀
Abb. 1.**255**
Große zystische Läsion mit Binnenechos. Es wurde ein Trauma vor 6 Monaten angegeben. Der Pfeil markiert Restmilzgewebe (S). Die Splenektomie ergab eine große posttraumatische Pseudozystenbildung (H) der Milz

abgrenzbare meist echofreie Zone mit distaler Schallverstärkung (Abb. 1.**249**). Die in 75% vorherrschenden Pseudozysten entstehen vorwiegend posttraumatisch, seltener nach Abszessen und Infarkten. Bei ca. 20% der Patienten mit Milzzysten lassen sich intrazystische Binnenechos als Ausdruck korpuskulärer Anteile nachweisen. Diese Formationen sind sonographisch von Milzabszessen nicht immer abzugrenzen (Abb. 1.**250** u. 1.**251**).

Milzabszesse

Sonographisch lassen sich unterschiedliche Formen von Milzabszessen unterscheiden. Auf der einen Seite findet sich das „klassische" Erscheinungsbild des Makroabszesses mit solider, komplexer oder liquider Echomorphologie meist als fokale Läsion imponierend. Diese Herde bedürfen einer raschen Diagnose und Therapie zur definitiven Heilung (s. Kapitel 3), (Abb. 1.**252a** u. **b** sowie 1.**253**).

Davon abzugrenzen sind die heute zunehmend diagnostizierten Mikroabszesse, die sich meist multifokal, irregulär begrenzt, kleinnodulär und echoarm darstellen. Als Risikogruppe finden sich immunsupprimierte Patienten. Ursächlich liegt in den meisten Fällen eine (hepato-)lienale Kandidose zugrunde. Dabei sind solche Herde von Lymphominfiltrationen sonographisch nicht zu differenzieren. Klinische Symptomatik, sonographischer Befund und serologische Untersuchungsergebnisse ermöglichen jedoch in den meisten Fällen eine hinreichend sichere Diagnose.

Milzruptur

Es lassen sich traumatische von nichttraumatischen Milzverletzungen unterscheiden (Abb. 1.**254a** u. **b**, 1.**255** sowie 1.**256a** u. **b**). Als Zeichen der Milzverletzung lassen sich

1. intraperitoneale freie Flüssigkeit,
2. subkapsuläres Hämatom,
3. intralienale Liquidefizierung und
4. Parenchymeinrisse der Milz

sonographisch darstellen.

Eine auf Ultraschallbefunden basierende Schweregradeinteilung von Milzverletzungen ist möglich, allerdings hängt die endgültige Therapieentscheidung zusätzlich von klinischen Befunden ab.

ZUSAMMENFASSUNG

Neben dem häufigen Symptom der Splenomegalie sind fokale Milzläsionen selten. Maligne Milzherde werden durch den sonographischen Befund, klinische Daten, den Verlauf und gegebenenfalls Punktion gesichert. In über 80% der Fälle liegt ein malignes Lymphom vor. Benigne Milzherde zeigen eine große Variabilität des sonographischen Erscheinungsbildes. Die Diagnose wird auch hier durch den sonographischen Befund (z. B. Verkalkung, Zysten), zusätzliche klinische Daten (Infarkt, Abszeß, Ruptur), den Verlauf (Infarkt, echoreiche Herde, Ruptur) und interventionelle Maßnahmen (Abszeß) gestellt.

a 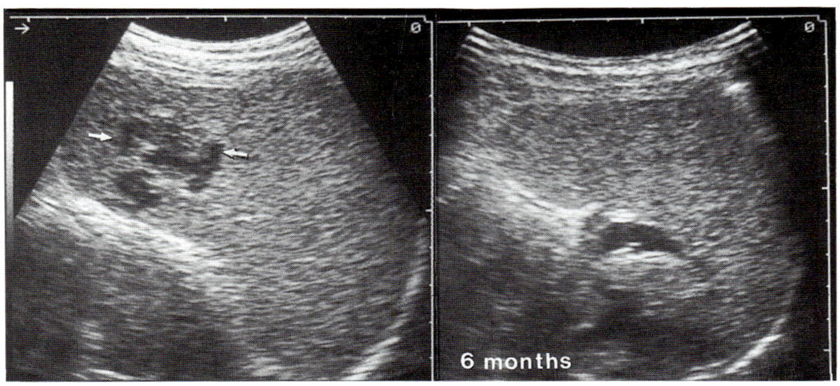 b

Abb. 1.**256a** u. **b**
Milzruptur:
a Inhomogene echoarme irreguläre Läsion der Milz (Pfeile) nach einem Trauma im Sinne einer intralienalen Milzruptur
b Spontane Ausheilung bei der Kontrollsonographie ein halbes Jahr später

Lymphknotensonographie

G. Schmidt

ÜBERBLICK

Nach der Einführung in Feinaufbau und sonographische Anatomie folgen Beispiele für die drei hauptsächlichen Ursachen von Lymphknotenschwellungen: die entzündlichen, metastatischen und lymphombedingten. Bei den metastatischen werden die einzelnen Lymphabflußgebiete der parietalen und viszeralen Lymphknotengruppe eingehender besprochen, bei den Lymphomen deren Besonderheiten erwähnt. Es schließt sich eine Übersicht über die Differentialdiagnose an.

Feinaufbau und sonographische Anatomie

Feinaufbau

Lymphknoten sind als rundliche oder ovaläre Organe in Lymphbahnen eingeschaltet. Ihre Größe reicht von 2–30 mm.
Die lymphoide Substanz wird in der Rinde von den Rindenknötchen, im Mark von den Marksträngen gebildet. Umgeben sind Lymphknoten von einer festen Kapsel, durch die Blut- und Lymphgefäße ein- und austreten.

Sonographische Anatomie

Normale Lymphknoten entgehen wegen ihrer Kleinheit und ihres fehlenden Impedanzunterschiedes zum umgebenden Fett- und Bindegewebe der sonographischen Darstellung. Dagegen lassen sich vergrößerte Lymphknoten ab einer Größe von 0,5–1 cm erkennen (Abb. 1.**257** u. 1.**262**).
Eine sonographische Differenzierung in entzündliche oder maligne Lymphknotenschwellung gibt es nicht; so können große, konfluierende Lymphknotenschwellungen bei einer Lymphadenitis mesenterica tumorartig sein oder die eines Bronchialkarzinoms klein und ovalär und eher entzündlich imponieren. Dennoch soll auf besondere Merkmale der einzelnen Gruppen hingewiesen werden.

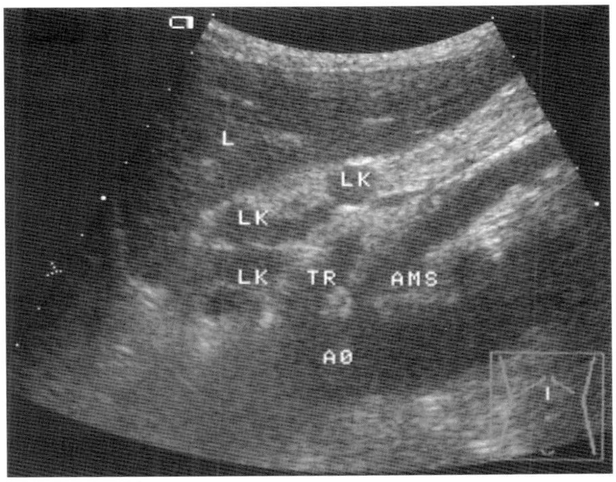

Abb. 1.**257**
Etwa 10 mm großer Lymphknotentumor (LK) eines hochmalignen Non-Hodgkin-Lymphoms um den Truncus coeliacus (TR) herum. AO = Aorta, AMS = A. mesenterica Superior, L = Leber

Entzündliche Lymphknoten

Periphere Lymphknoten

Entzündlich geschwollene Lymphknoten werden in der Regel im Unterschied zu malignen kaum größer als 2 cm.
Tastbare periphere Lymphknoten stellen sich sonographisch glatt begrenzt, länglich bis ovalär geformt und echoarm dar. Eine mehr oder weniger ausgeprägte echogene Binnenzone („Hilusfettzeichen“) stellt das sonographische Korrelat von zentralen Fett- und Bindegewebsstrukturen dar, die sich vom echoarmen Randsinus deutlich abheben können (Abb. 1.**258a** u. **b** sowie 1.**259**).

Infradiaphragmale Lymphknoten

Intraabdominelle entzündliche Lymphknotenschwellungen können bei einigen Organkrankheiten sonographisch dargestellt werden.

a
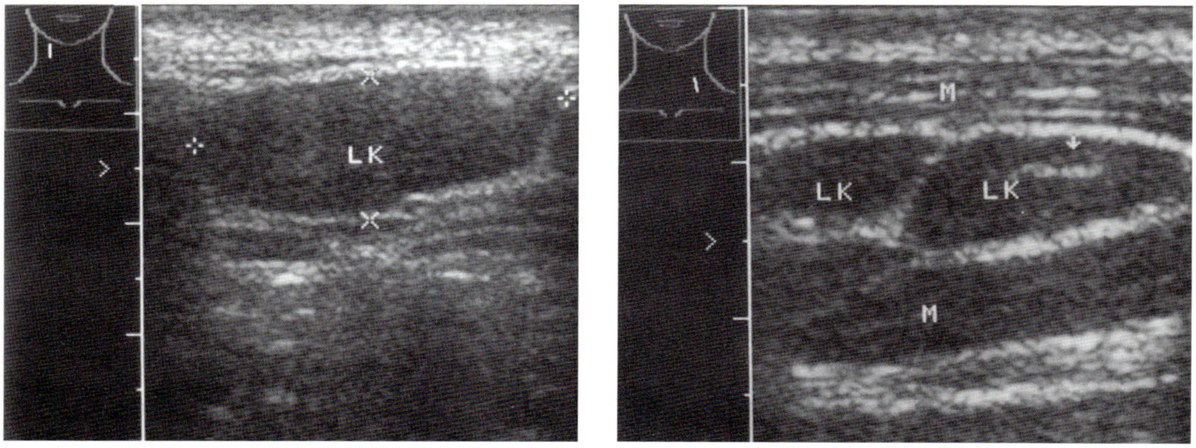

b

Abb. 1.**258a** u. **b**
Zervikale Lymphknoten (LK; Morbus Pfeiffer):
a Oberflächlich; die Längen-/Breitenrelation >2:1 (Distanzmarken) spricht für Benignität
b Tiefe zervikale Lymphknoten, Pfeil = „Hilusfettzeichen“; M = Halsmuskulatur

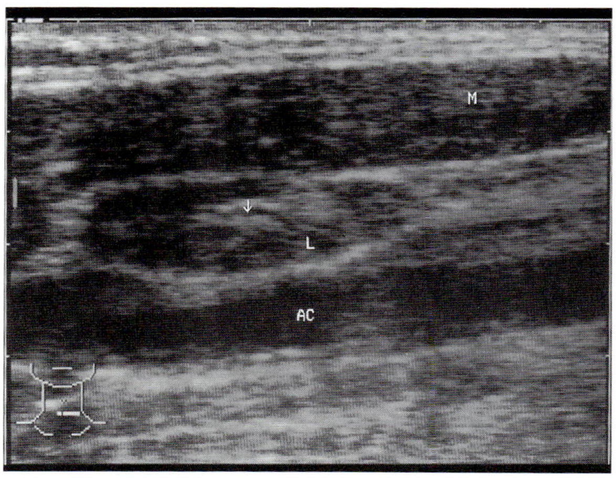

Abb. 1.**259**
Unspezifische Lymphadenitis: Ovaläre Lymphknotenschwellung (L) mit „Hilusfettzeichen“, zentrales Blutgefäß (Pfeil; stark deformierte Gefäße sollen für Malignität sprechen)

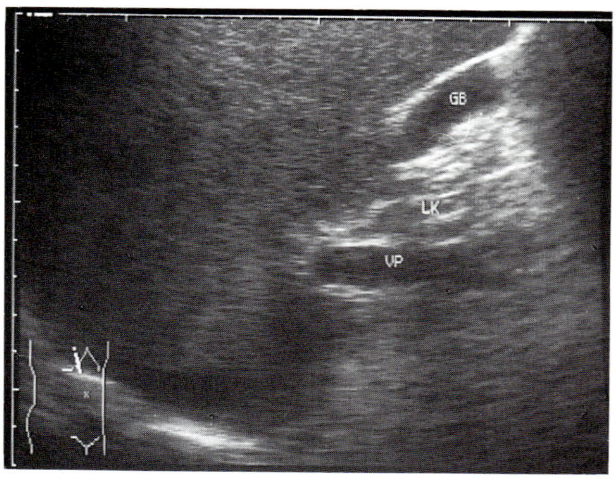

Abb. 1.**260**
Periportaler Lymphknoten (LK) bei akuter (medikamententoxischer) Hepatitis; VP = V. portae, GB = Gallenblase

Akute Hepatitis: Die Sonographie ist nicht das Verfahren, um eine akute Hepatitis diagnostisch zu sichern. Der einzige verläßliche sonographische Befund ist die in 72% nachweisbare Schwellung von Leberpfortenlymphknoten (Abb. 1.**260**).
Neben der Virushepatitis werden sie auch bei anderen Hepatitiden (Medikamenten- oder Pfeiffer-Hepatitis gefunden.

Chronisch entzündliche Leber-Gallenwegs-Krankheiten: Hier finden sie sich in 16% und können sich mit Abklingen des floriden Stadiums zurückbilden (Abb. 1.**261**).

Lymphadenitis mesenterica und chronisch entzündliche Darmkrankheiten: Bei der Lymphadenitis mesenterica kommen perlschnurartig im Mesenterium angeordnete, echoarme rundliche bis ovaläre Lymphknotenschwellungen mit und ohne Ileitis vor. Die Lymphknoten können auch eine erhebliche Größe erreichen und verbacken. Dann sind metastatische Lymphknoten in die Differentialdiagnose einzubeziehen.
Bei chronisch entzündlichen Darmkrankheiten sind Lymphknotenschwellungen eher kleiner und schwer zu sehen (Abb. 1.**262** u. 1.**263**).

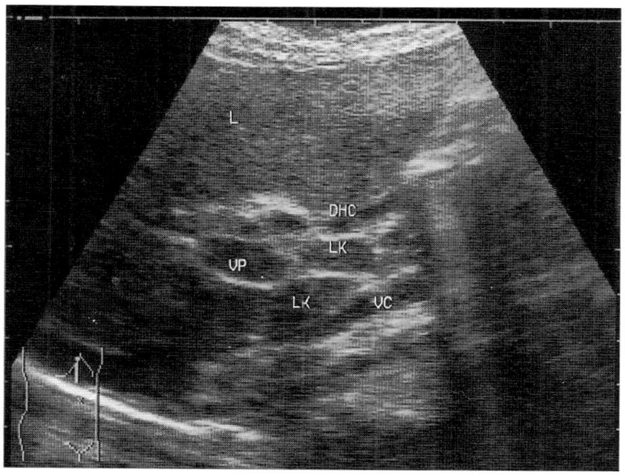

Abb. 1.**261**
Periportale Lymphknoten (LK) bei chronischer sklerosierender Cholangitis; DHC = Ductus hepatocholedochus, VP = V. portae, VC = V. cava

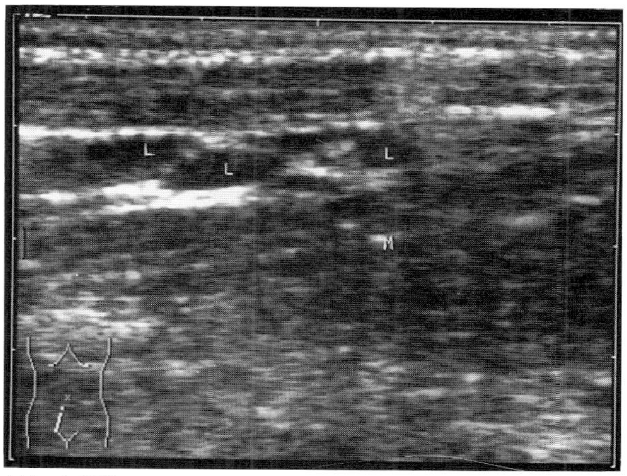

Abb. 1.**262**
Lymphadenitis mesenterica: Lymphome (L) zwischen Bauchwand und Lendenmuskulatur (M). 13jähriges Kind, Appendizitisverdacht

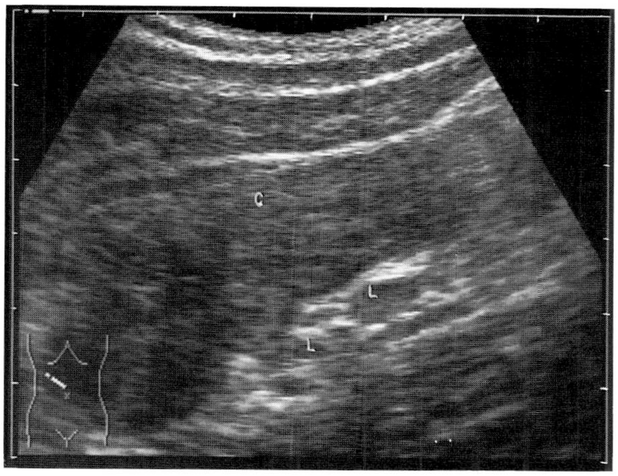

Abb. 1.**263**
Retrokolische Lymphknoten (L) bei Morbus Crohn des terminalen Ileums; C = atonisch weitgestelltes und flüssigkeitsgefülltes Kolon

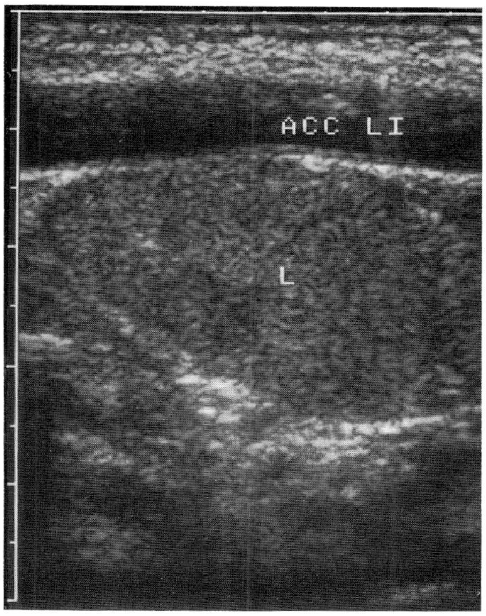

Abb. 1.**264**
Zervikale Lymphknotenmetastase (L, Kolonkarzinom) hinter der linken A. carotis communis (ACC LI)

Lymphknotenmetastasen

Form und Struktur

Lymphknotenmetastasen weisen ein aggressives Wachstum mit Gefäßkompressionen und Invasionen auf. Ihre Form ist gegenüber entzündlichen Lymphknoten prall ovalär oder rund und meist schlechter abgrenzbar, die Struktur eher echoreich inhomogen (Abb. 1.**264**).

Lage

Metastatisch infiltrierte Lymphknoten liegen vornehmlich im unmittelbaren Lymphabflußgebiet des Ursprungstumors; jedoch metastasieren z. B. das Bronchialkarzinom oder auch das maligne Melanom in verschiedene Körperregionen, so auch intraabdominell (Abb. 1.**264**–1.**266**).
Bei den infradiaphragmalen Lymphknoten können parietale und viszerale Stationen unterschieden werden. Sie drainieren unterschiedliche Organe: die (überwiegend retroperitoneal gelegenen) parietalen Lymphknoten die unteren Extremitäten und die Organe des kleinen Beckens mit Rektum und Hoden, die viszeralen die Verdauungsorgane unter Einschluß von unterem Ösophagus und Kolon (Schema 1.**36**).

Parietale (retroperitoneale) Lymphknoten

Die Lymphknoten des kleinen Beckens sind nur bei voller Harnblase zu sehen (Abb. 1.**267**; wegen der Darmgasüberlagerung ist hier die CT-Untersuchung der Sonographie überlegen).
Iliakale Lymphknotenpakete kommen bei Tumoren der Urogenitalorgane und des Rektums vor.
Paraaortale und parakavale Lymphknoten sind häufig. Ventral der großen retroperitonealen Gefäße von Aorta und V. cava sind sie leicht, dorsal schwerer zu sehen; ein vergrößerter Abstand über 5(–10) mm zwischen Aortenhinterwand und Wirbelkörpervorderkante kann auf sie hinweisen (Abb. 1.**268**–1.**270**).
Lymphknotenmetastasen können zu Kompressionen anderer Organe oder von Blutgefäßen führen, was besonders bedrohlich bei der Ummauerung der großen Körpervenen (z. B. der Jugularvenen oder der V. cava mit oberer oder unterer Einflußstauung im Sinne eines V.-cava-Syndroms) werden kann (Abb. 1.**271**).

Viszerale Lymphknotenmetastasen

Hier unterscheiden wir die obere und untere mesenteriale, die zöliakale Lymphknotengruppe und die der Leberpforte; ihr metastatischer Befall weist auf den Ausgangstumor hin (Tab. 1.**16**).

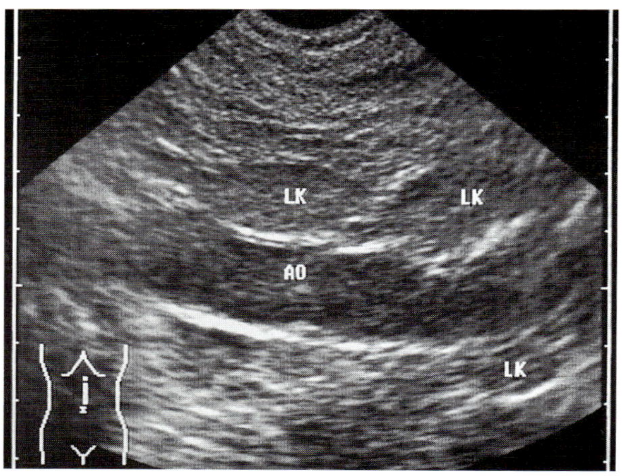

Abb. 1.**265**
Prä- und retroaortale Lymphknotenmetastasen (LK): malignes Melanom; AO = Aorta

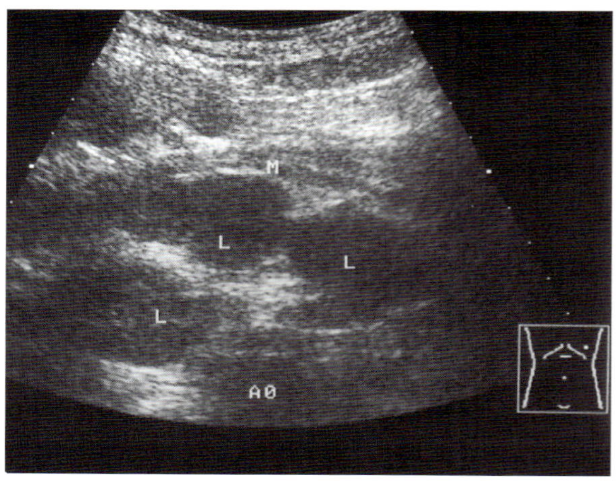

Abb. 1.**266**
Lymphknotenmetastase (L) eines kleinzelligen Bronchialkarzinoms; AO = Aorta, M = Magen

Tabelle 1.16 Viszerale Lymphknotenstation und Beziehung zum Ausgangstumor

Untere mesenteriale Lymphknotenmetastasen	– linksseitiges Kolon, Sigma
Obere mesenteriale Lymphknotenmetastasen	– rechtsseitiges Kolon, Dünndarm, Pankreas
Zöliakale Lymphknotenmetastasen	– unterer Ösophagus, Magen
Lymphknotenmetastasen der Leberpforte	– unterer Ösophagus, Magen, Kolon, Leber, Gallenblase, Pankreas, Urogenitalsystem

Untere mesenteriale Lymphknotenmetastasen: Die unteren mesenterialen Lymphknoten liegen im Einzugsbereich der A. mesenteria inferior: ventral der Beckengefäße, der Aortenbifurkation und der distalen Aorta. Sie drainieren Sigma und linksseitiges Kolon (Abb. 1.**272a** u. **b**).

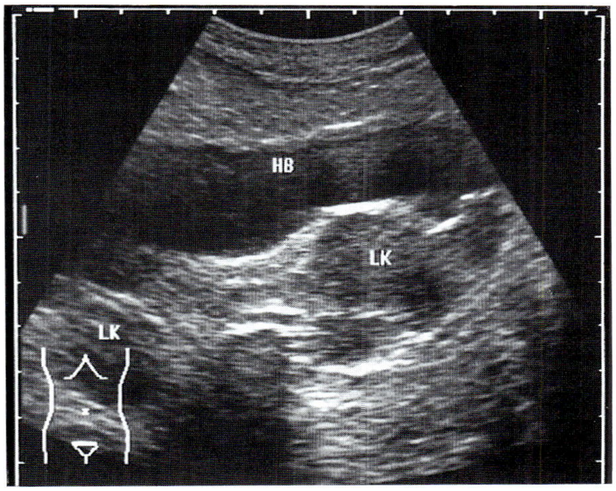

Abb. 1.**267**
Präsakrale Lymphknotenmetastasen (LK; retrovesikal) eines Rektumkarzinoms; HB = Harnblase

Obere mesenteriale Lymphknotenmetastasen: Sie umfassen die Lymphknotenstationen von rechtsseitigem Kolon, von Anteilen des Pankreaskopfes und -korpus sowie vom Dünndarm, die dem Einzugsbereich der A. mesenterica superior entsprechen (Abb. 1.**273** u. 1.**274**).

Zöliakale Lymphknotenmetastasen: Die Lymphknoten im Aufzweigungsbereich des Truncus coeliacus stellen das Abflußgebiet von Ösophagus und Magen dar. Sie liegen kranial des Abganges der A. mesenterica superior bis subdiaphragmal (Abb. 1.**275** u. 1.**276**).

Metastasen der Leberpfortenlymphknoten: Die Leberpforte ist der Bereich zwischen Lobus quadratus und Lobus caudatus der viszeralen Leberfläche. Diese Lymphknoten liegen in unmittelbarer Nachbarschaft der Pfortader und treten hier bei entzündlichen und malignen Erkrankungen des hepato-biliären Systems auf (Abb. 1.**277** u. 1.**278**).

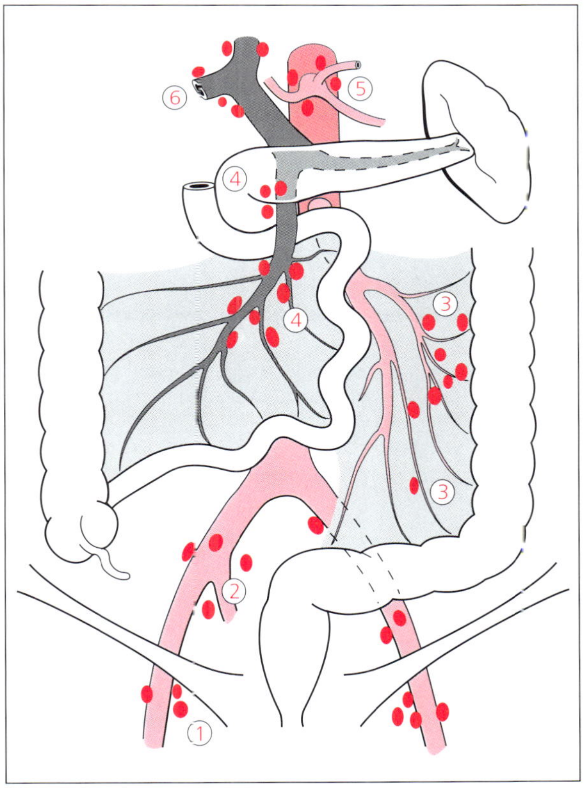

Schema 1.**36**
Infradiaphragmale Lymphknotenstationen:
1 = parietale Lymphknoten (Leiste)
2 = parietale Lymphknoten (iliakal)
3 = viszerale Lymphknoten (untere mesenteriale Gruppe)
4 = viszerale Lymphknoten (obere mesenteriale Gruppe)
5 = viszerale Lymphknoten (zöliakale Gruppe)
6 = viszerale Lymphknoten (Leberpforten – Lymphknoten)

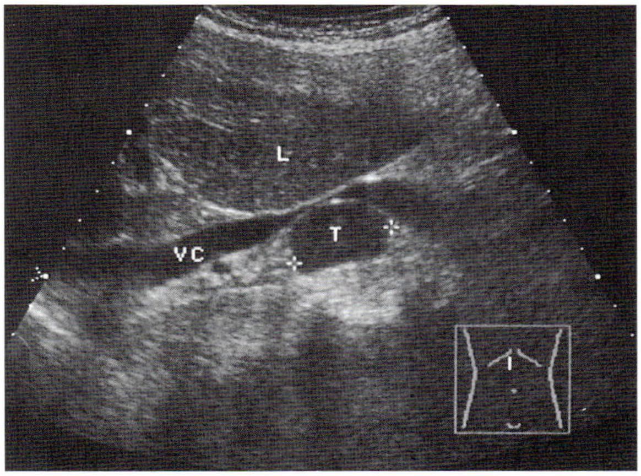

Abb. 1.**268**
Retrokavale Lymphknotenmetastasen (Distanzmarken, T) eines Sigmakarzinoms; VC = V. cava, L = Leber

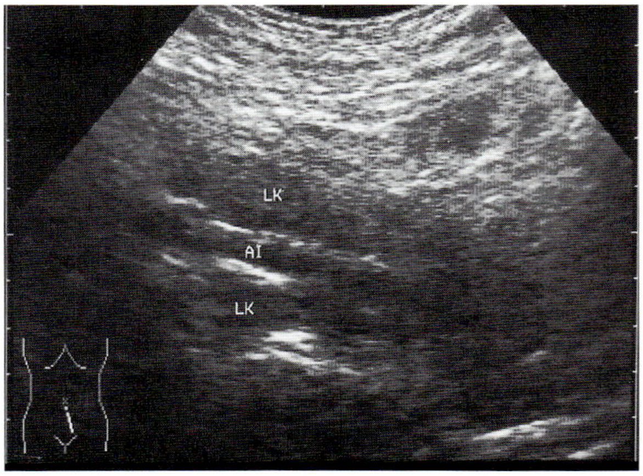

Abb. 1.**269**
Iliakale Lymphknotenmetastasen (LK) eines metastasierenden Harnblasenkarzinoms; AI = linke A. iliaca

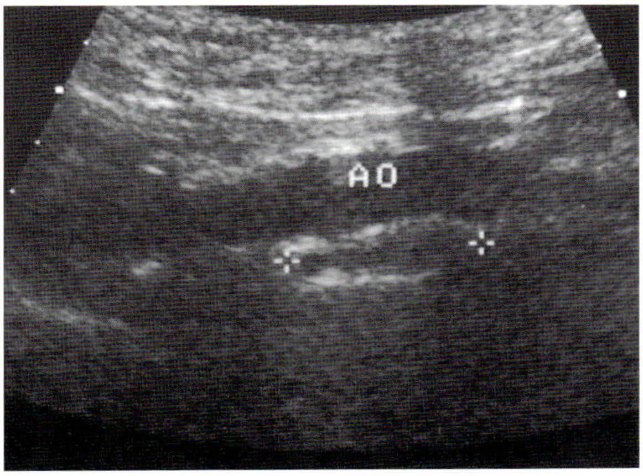

Abb. 1.**270**
Retroaortale Lymphknoteninfiltrate (LK) eines niedrigmalignen Non-Hodgkin-Lymphoms; AO = Aorta

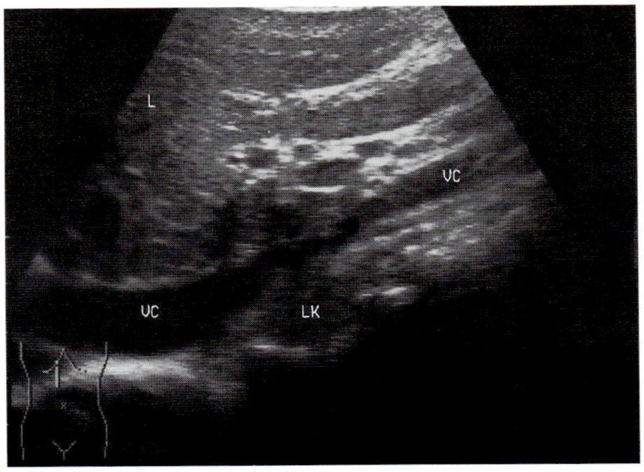

Abb. 1.**271**
Perikavale Lymphknotenmetastasen (LK) eines primären cholangiozellulären Leberkarzinoms mit Kavainfiltration und Ausbildung eines unteren V.-cava-Syndroms; VC = V. cava, L = Leber

a
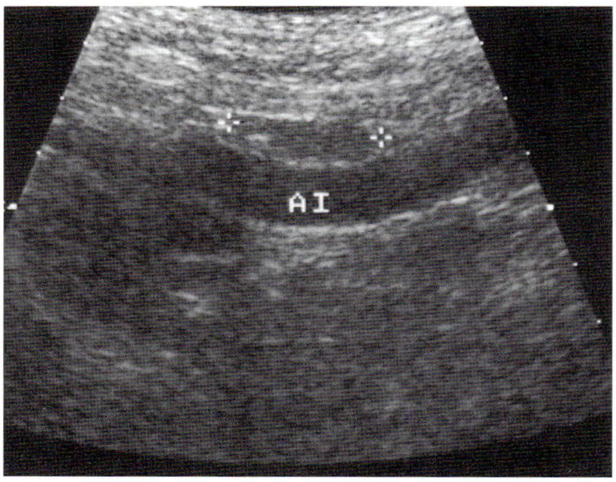

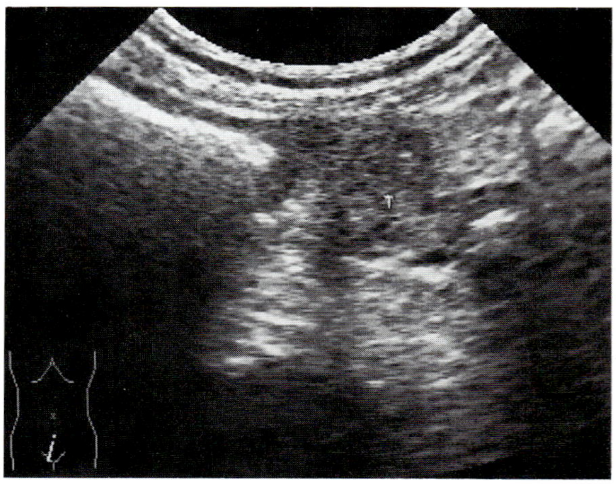

b

Abb. 1.**272a** u. **b** Lymphknotenmetastase:
a Untere mesenteriale Lymphknotenmetastase präiliakal (Distanzmarken); AI = A. iliaca
b Tumorlokalisation im Sigma (T) mit geblähtem, vorgeschaltetem Darm; AI, VI = A. und V. iliaca

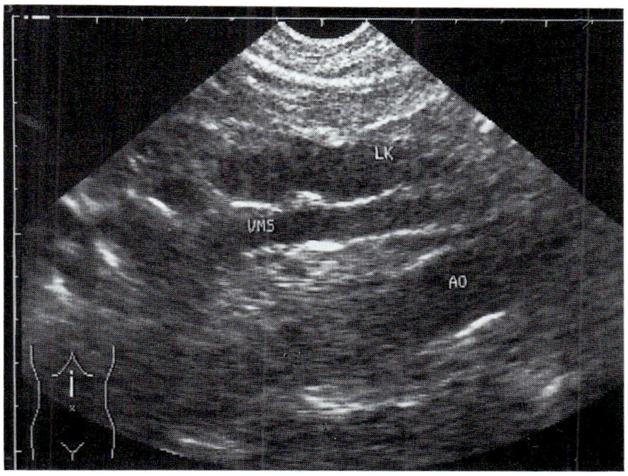

Abb. 1.**273**
Obere mesenteriale Lymphknotenmetastasen (LK) eines Colon-transversum-Karzinoms. VMS = V. mesenterica superior. Oberbauchlängsschnitt; AO = Aorta, VMS = V. mesenterica superior

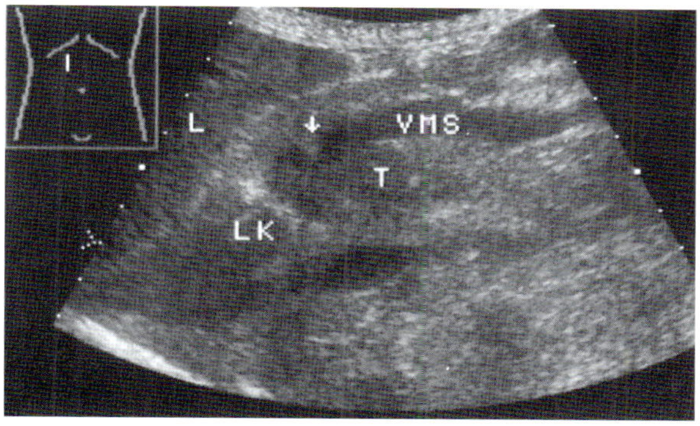

Abb. 1.**274**
Obere mesenteriale Lymphknotenmetastasen (LK, T, Pfeil) eines Pankreaskarzinoms; VMS = V. mesenterica superior, L = Leber

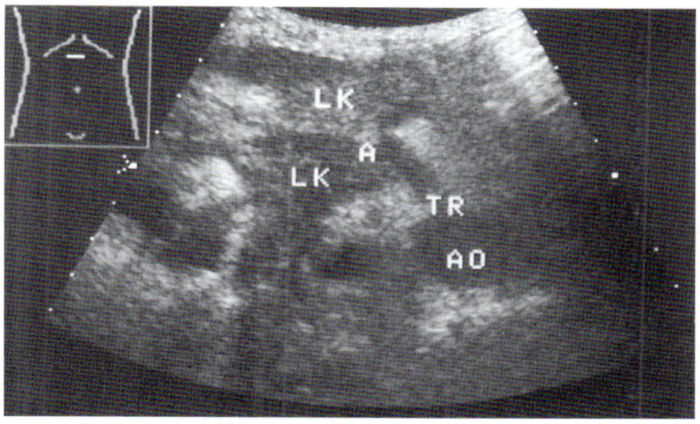

Abb. 1.**275**
Zöliakale Lymphknotenmetastasen (LK): Ummauerung des Truncus coeliacus (TR), der Aa. hepatica (A) und lienalis. Pankreaskopf-Karzinom; AO = Aorta

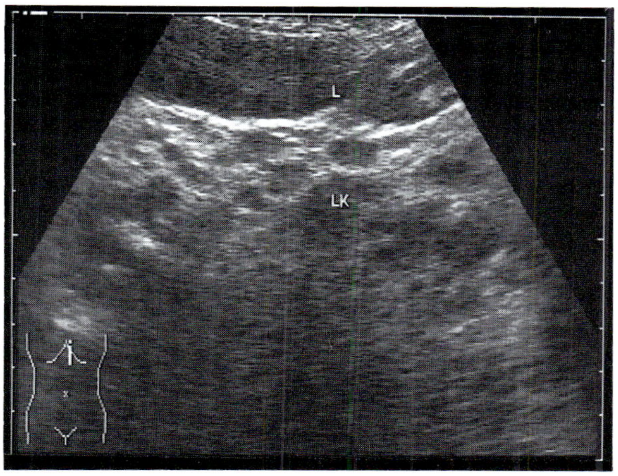

Abb. 1.**276**
Dorsal der Leber (L) ausgedehnte feine bis gröbere Lymphknotenmetastasen (LK) bis subdiaphragmal reichend. Subkardiales Magenkarzinom. Hoher paraaortaler Oberbauchlängsschnitt links

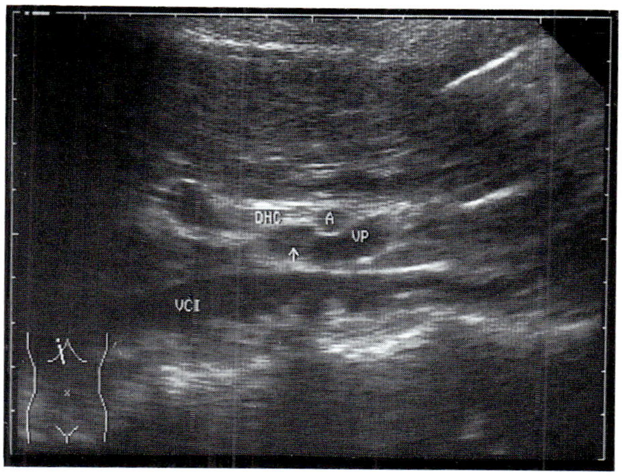

Abb. 1.**277**
Leberpfortenlymphknoten (Pfeil) zwischen Gallengang (DHC) und V. portae (VP) bei einem operativ nicht im Gesunden entfernbaren Magenkarzinom; intraoperativ keine Lymphknotenmetastasen; VCI = V. cava inferior, A = A. hepatica

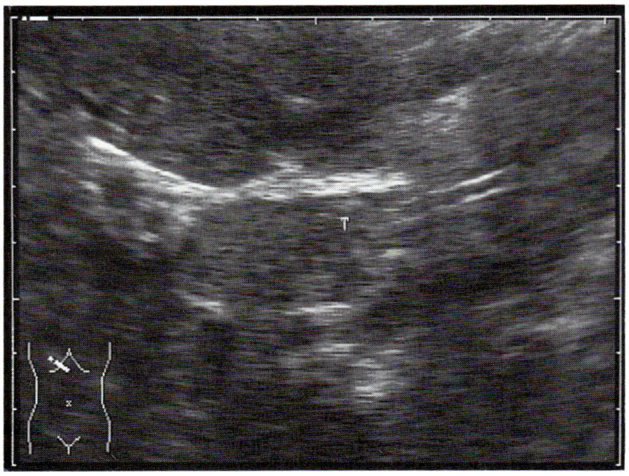

Abb. 1.**278**
Leberpfortenlymphknoten (T) bei Gallenblasenkarzinom. Auf dem Bild rechts des Tumors kommt der Gallengangsdrain mit seiner echogenen doppelspurigen Wand zur Darstellung

Maligne Lymphome

Form und Struktur

Die Lymphknoten eines malignen Lymphoms haben eine prall ovaläre bis dreieckförmige oder runde Form. Strukturell fallen sie durch ihre ausgesprochen echoarme und nahezu homogene Struktur auf. Im Gegensatz zu einem metastatischen Befall führen sie zwar auch zu Verdrängungen, aber nicht zu Infiltrationen (Abb. 1.**279**).

Lage

Generalisierte Lymphknotenschwellungen mit Befall verschiedener Lymphknotenstationen kommen am häufigsten bei malignen Non-Hodgkin-Lymphomen vor (Abb. 1.**280**). Paraaortale und mesenteriale Lymphknoten sind bei Erstmanifestation von Non-Hodgkin-Lymphomen bereits in rund 50% befallen. Zusammenhängende Lymphknotenplatten entlang der intraabdominellen (viszeralen, auch retroperitonealen) Gefäße führen bei langstreckig zu verfolgendem Gefäß zu einer „Sandwichform", welche charakteristisch für ein malignes Lymphom ist und gegen Metastasen spricht (Abb. 1.**281** u. 1.**282**). Während ein diffuser Befall schlecht erkennbar ist, ist ein nodaler Befall von Leber und Milz sonographisch ähnlich einer Metastasierung gut diagnostizierbar (Abb. 1.**283**).
Mit einem extranodalen Befall ist in 20–40% zu rechnen (z. B. Gastrointestinaltrakt, Niere; s. auch Kapitel 2 und Kapitel 3).

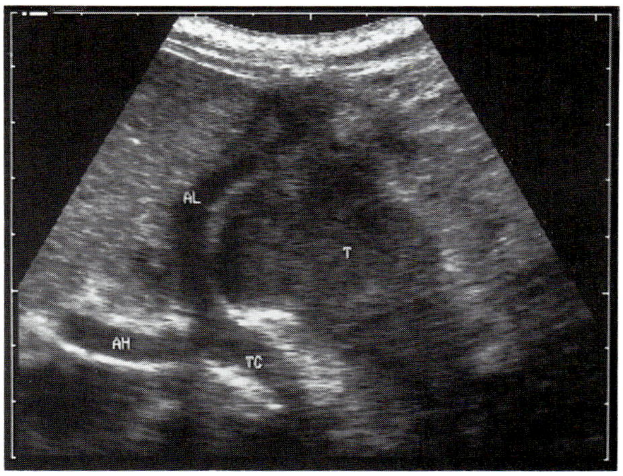

Abb. 1.**279**
Hochmalignes Non-Hodgkin-Lymphom, zöliakale Lymphknoten: echoarmer Lymphknotentumor (T) mit Verdrängung der A. lienalis (AL); TC = Tr. coeliacus, AH = A. hepatica

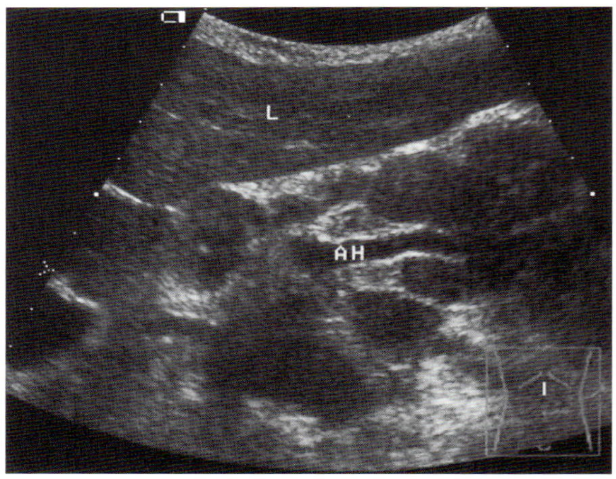

Abb. 1.**280**
Multiple Lymphknotenmetastase im Oberbauch bei einem hochmalignen Non-Hodgkin-Lymphom; AH = A. hepatica, L = Leber

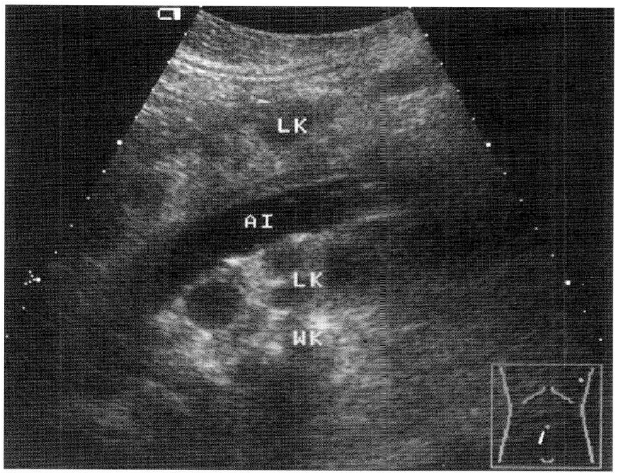

Abb. 1.**281**
Lymphknotenpakete (LK) um die A. iliaca (AI). Hoch-malignes Non-Hodkin-Lymphom

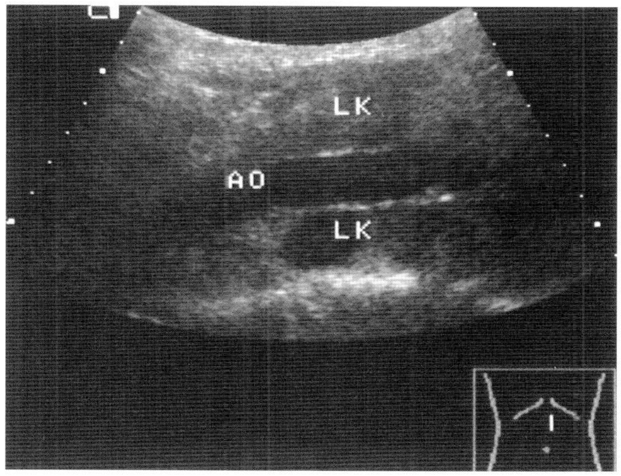

Abb. 1.**282**
„Sandwich-sign" durch Lymphknotenpakete (LK) periaortal (AO). Niedrig malignes Non-Hodgkin-Lymphom

Abb. 1.**283**
Gleicher Patient wie in Abb. 1.**279**: Grobnoduläre echoarme Lymphknoteninfiltrate in der Milz. Hoch malignes Non-Hodgkin-Lymphom

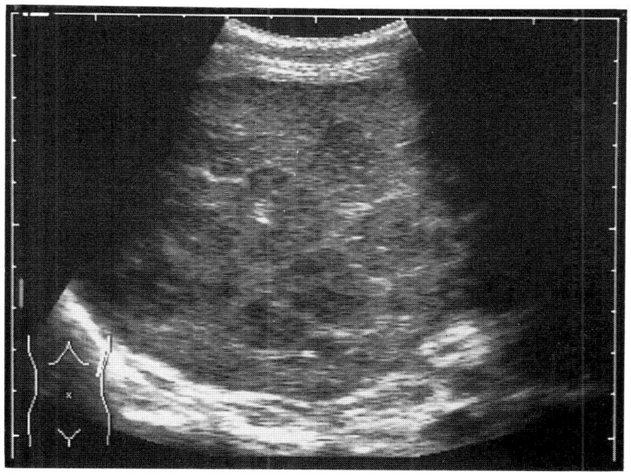

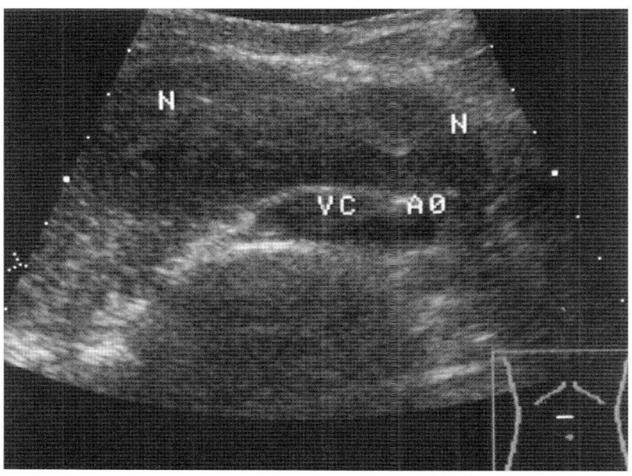

Abb. 1.**284**
Echoarme lymphknotenähnliche Formation vor den großen Bauchgefäßen: Hufeisenniere (N); AO = Aorta, VC = V. cava

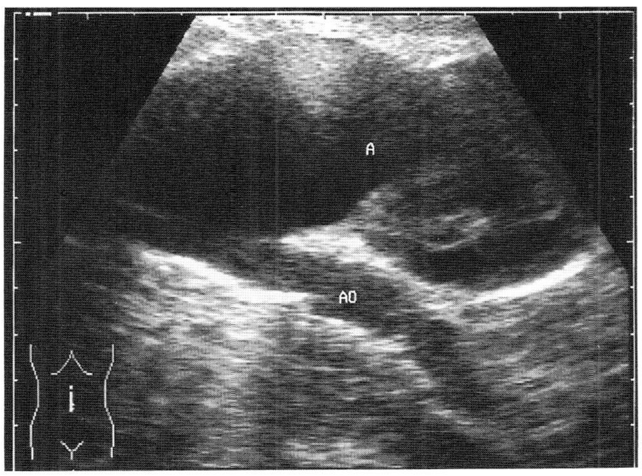

Abb. 1.**285**
Oberbauchlängsschnitt: Vortäuschung präaortaler Lymphknotenpakete durch ein Aortenaneurysma (A). Ao = distale Aorta abdominalis

Differentialdiagnose

Manche pathologischen Befunde im Bauchraum sind auf den ersten Blick kaum von Lymphomen unterscheidbar:

Hufeisenniere: Der präaortale Anteil einer Hufeisenniere gleicht in Struktur und Lage Lymphknoten und ist von diesen nur durch die Verbindung zu den kranial weiter zu verfolgenden Nieren abgrenzbar (Abb. 1.**284**).

Atypisches Aortenaneurysma: Abscheidungsthromben eines Aortenaneurysmas weisen ebenfalls Lage- und Strukturmerkmale von paraaortalen Lymphknotenpaketen auf (Abb. 1.**285**).

Lobus caudatus: Ein echoarm transformierter Lobus caudatus bei Leberzirrhose imponiert oft als präkavales Lymphom (Abb. 1.**286**).

Dünndarmileus: Atonisch weitgestellte, mit Darminhalt gefüllte Darmschlingen sind durch ihre Kompressibilität und Formveränderlichkeit von Lymphknoten zu unterscheiden (Abb. 1.**287**).

Nebenmilz: Meist liegen Nebenmilzen im Milzhilus und können somit als Milzhiluslymphom fehl-

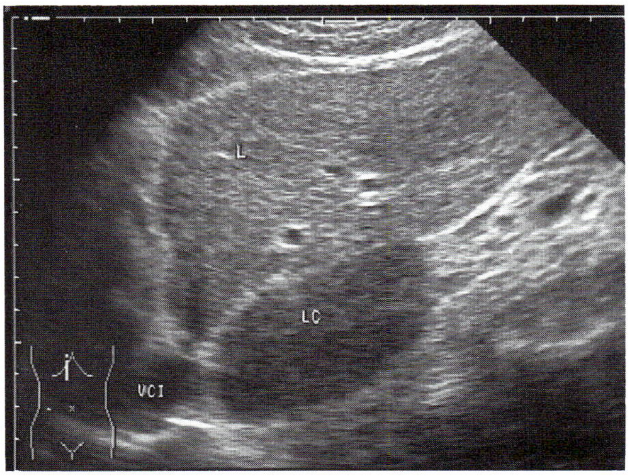

Abb. 1.**286**
Echoarmer Lobus caudatus (LC), ventral der V. cava (VCI) gelegen; L = Leber

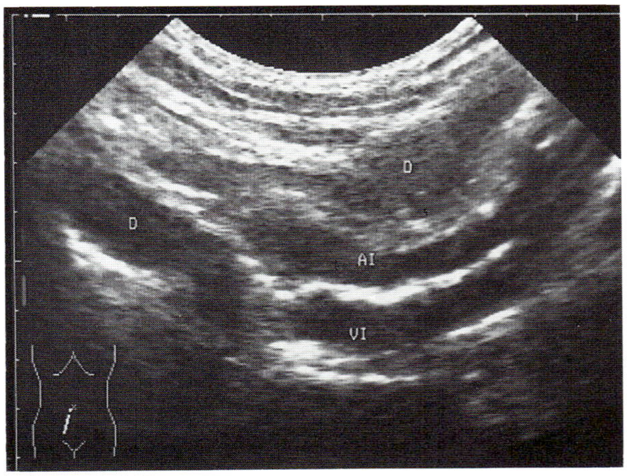

Abb. 1.**287**
Subileus: flüssigkeitsgefüllte Darmschlingen (D) vor den Iliakalgefäßen (AI; VI; vgl. Abb. 1.**272a**)

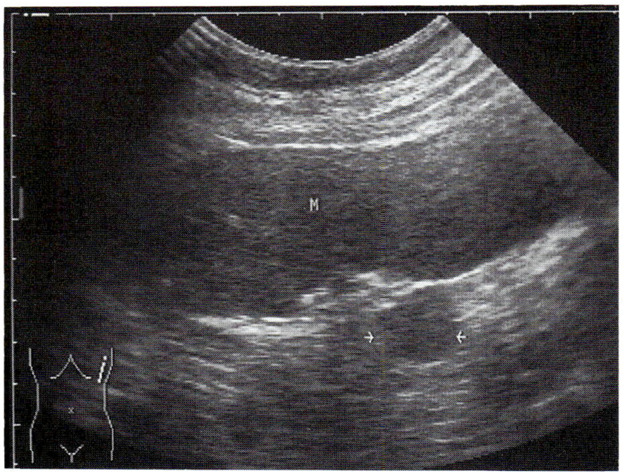

Abb. 1.**288**
Nebenmilz im Milzhilus (Pfeile); M = Milz

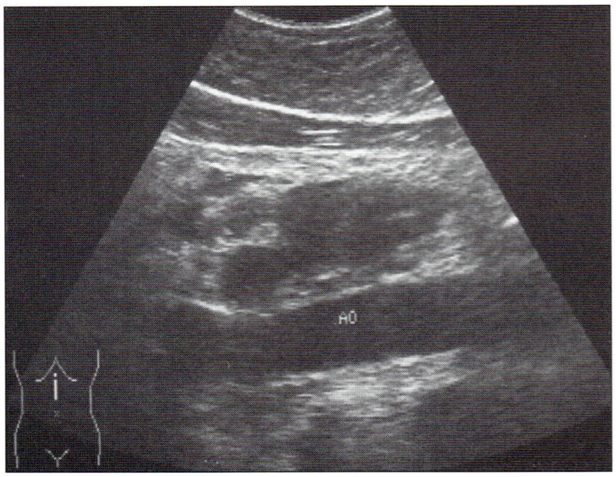

Abb. 1.**289**
Präaortaler Abszeß postoperativ nach perforierter Appendizitis (Klinik und eventuell echogene Gasblasen, hier angedeutet, können auf diese Genese hinweisen) AO = Aorta

gedeutet werden; gelegentlich kommen sie auch am unteren Milzpol vor (Abb. 1.**288**).

Retroperitoneale Fibrose (Morbus Ormond): Wie in der Differentialdiagnose des Aortenaneurysmas läßt sich die retroperitoneale Fibrose mit ihren reflexarmen paraaortalen Massen auch von Lymphknotenpaketen kaum unterscheiden (Abb. 2.**22**, S. 142); in der Regel weist eine beidseitige Harnwegsobstruktion auf den Morbus Ormond hin (s. Kapitel 2, S. 230, Abb. 2.**249**).

Präaortaler Abszeß: Er weist die typische, echoarm-inhomogene Struktur auf. Anamnese und Klinik sind für die Diagnose und die Abgrenzung von Lymphknoten entscheidend (Abb. 1.**289**).

ZUSAMMENFASSUNG

Obwohl es bei Lymphknotenschwellungen keine sicheren Kriterien für Benignität oder Malignität gibt, werden auch aus didaktischen Gründen entzündliche und metastatische Lymphknotenschwellungen sowie solche infolge maligner Lymphome gesondert besprochen. Entzündliche Lymphknoten haben meist eine ovaläre Form. Ein „Hilusfettzeichen" kann für Benignität sprechen. Intraabdominelle Lymphknotenschwellungen kommen bei der akuten Hepatitis, bei chronischen entzündlichen Leberkrankheiten sowie bei akuten und chronischen entzündlichen Darmkrankheiten vor.

Bei Tumoren der Verdauungs- und Urogenitalorgane müssen die zugehörigen Lymphknotenstationen (Tab. 1.**16**) gekannt und im Rahmen des Tumorstaging oder der Tumornachsorge mit untersucht werden.

Infiltrierte Lymphknoten im Rahmen maligner Lymphome können alle Lymphknotenstationen im Bauchraum mehr oder weniger ausgedehnt befallen. Sie erscheinen eher betont echoarm. Ein „Sandwichtyp" spricht für ein malignes Lymphom und gegen andere Formen der Lymphknotenschwellungen. Ein abdomineller und besonders ein mesenterialer Lymphknotenbefall kommt eher beim malignen Non-Hodgkin-Lymphom als beim Morbus Hodgkin vor.

2

Fortgeschrittenen- und Aufbaukurs

Sonographische Diagnostik besonderer oder schwierig erkennbarer Organkrankheiten

Pathologische Veränderungen des arteriellen und venösen Gefäßsystems

Entzündliche und tumoröse Gallenblasen-, Gallenwegkrankheiten

Fokale Leberveränderungen

Portale Hypertension

Akute und chronische Nierenerkrankungen

Urogenitalorgane

Lernziel Fortgeschrittenen- und Aufbaukurs

Eingehend werden die Erkrankungen der Bauchorgane besprochen. Die Diagnosekriterien für typische sonographische Befunde sollen am Ende des Aufbaukurses bekannt sein.

Pathologische Gefäßveränderungen: Arteriosklerose und Aneurysmen sind sonographisch gut anhand der typischen Kriterien diagnostizierbar; die Aneurysmaausdehnung ist sonographisch zu bestimmen. Die Zeichen für eine Venenthrombose können in der Kompressionssonographie gezeigt werden.

Gallenblasen-Gallenweg-Krankheiten: Erkennen und Beschreiben der akuten und chronischen Cholezystitis sowie des Gallenblasenkarzinoms. Gallenblasenwand sowie Steingröße sollen vermessen werden können. Durch Darstellung des ganzen Gallengangverlaufes sind Lokalisation und Art eines Abflußhindernisses zu bestimmen.

Fokale Leberveränderungen: Fokale Leberveränderungen lassen sich bei Anwendung der drei Schnittebenen und einer fächerförmigen Durchschallung der Leber erkennen. Struktur und Form zonaler Fettverteilungen, Abszesse, Hämangiome und Lebermetastasen sollen gewußt und bei der Untersuchung anhand entsprechender Zeichen differenziert werden können.

Portale Hypertension: Da die Prognose einer Leberzirrhose auch vom Ausmaß einer portalen Hypertension (Ösophagusvarizen) abhängt, ist es wichtig, deren Zeichen zu kennen, um gezielt danach zu suchen.

Akute und chronische Nierenkrankheiten: Die drei Hauptursachen für eine chronische Niereninsuffizienz – Glomerulonephritis, interstitielle Nephritis und diabetische Nephropathie – sind sonographisch zu unterscheiden; entsprechende Kriterien sind zu benennen. Nierenzell- und Nierenbeckenkarzinom sowie Nierensteine zeigen typische Normabweichungen, deren Kenntnis notwendig ist.

Urogenitalorgane: Nierenkoliken lassen oft auf einen Nieren-Ureteraufstau schließen. Unter Anwendung entsprechender Schnittebenen können erweitertes Nierenbecken und Ureter in definierten Abschnitten dargestellt, die Schweregradeinteilung einer Harntransportstörung beurteilt und das Hindernis (Stein, Tumor) erkannt werden. Normabweichungen im Genitalsystem (Prostataadenom, -karzinom, Uterus- und Ovarveränderungen) sollen erkannt werden.

Pathologische Veränderungen des arteriellen und venösen Gefäßsystems

G. Schmidt

ÜBERBLICK

Nach einer pathophysiologischen Einführung in die Arteriosklerose werden sonographische Beispiele an der Aorta gezeigt. Der Besprechung der Charakteristika des Aortenaneurysmas und seiner Komplikationen folgt die Darstellung arteriosklerotischer Läsionen an den Arterien.
Im zweiten Kapitelabschnitt werden Erkrankungen der Venen, insbesondere die Venenthrombosen und deren sonographische Diagnostik, mittels Venenkompressionssonographie dargestellt (venöses Portalsystem, s. Kapitel 2, S. 192).

Aorta und Arterien

Krankhafte Veränderungen an den Arterien in Form einer Arteriosklerose finden sich regelmäßig bei alten Menschen; sie nehmen an Intensität zu und verlagern sich hin zu jüngeren Altersstufen, wenn Risikofaktoren wie Hypertonie, Hypercholesterinämie, Nikotinabusus oder Diabetes mellitus mit Fettstoffwechselstörung hinzukommen.
Das zufällig sonographisch gefundene Aortenaneurysma gehört zu den wichtigsten krankhaften Veränderungen des arteriellen Gefäßsystems.
Arteriosklerotische Plaques und Aneurysmen sind bei der Ultraschall-Routineuntersuchung gut erkennbar.

Arteriosklerose

Typisch für eine Arteriosklerose sind arteriosklerotische Plaques, die aus lipidhaltigen Atheromen bestehen und mit einer Bindegewebskappe überdeckt sind. Durch Ulzerationen, Nekrosen und Verkalkungen werden einfache Plaques zu komplizierten arteriosklerotischen Läsionen, die sowohl rupturieren als auch oberflächlich thrombosieren können. Hier besteht neben der Intimaläsion bereits infolge Verdünnung der Media eine Gefäßwandschwäche, aus der sich ein Aneurysma entwickeln kann.
Aus dem Elastizitätsverlust der Gefäßwand entstehen Gefäßwandveränderungen und Lumeneinengungen einerseits, Kaliberschwankungen, Dilatationen und Gefäßschlängelungen mit entsprechender Längenzunahme andererseits.

Arteriosklerotische Aortenläsionen

Zu den arteriosklerotischen Läsionen der Aorta gehören die Aortenektasie bzw. Aortenelongation und die Aortensklerose mit ihren Komplikationen einschließlich des Aneurysmas.

Aortenektasie, Aortenelongation: Unter einer Aortenektasie wird eine Verbreiterung der Aorta über 25 bis unter 30 mm verstanden; eine darüber hinausreichende Verbreiterung entspricht einem Aneurysma.
Zu der Verbreiterung kann eine Elongation mit Schlängelung („Kinking") hinzu kommen (Abb. 2.**1**, 2.**6** u. 2.**8**). Von einem geschlängelten Aortenverlauf ist eine ähnliche Lage- und Verlaufsänderung infolge einer Verkrümmung der Wirbelsäule abzugrenzen, deren Biegungen die Aorta übernimmt (Abb. 2.**2**).

Aortensklerose: Die typischen sonographischen Merkmale einer Arteriosklerose werden im folgenden am Beispiel des gut einsehbaren Organs der Aorta besprochen.
In ihrer einfachen Läsion zeigt eine atheromatöse Plaque sonographisch eine echogene (hoher Cholesteringehalt!) flache Erhabenheit, die keine Schallschattenbildung zeigt. Wölbt sie sich, von einer Bindegewebskappe überzogen, stärker in die Aortenlichtung vor, entsteht eine Protuberanz (Abb. 2.**3** u. 2.**4**).
Ein diffus arteriosklerotisches Gefäß kann sehr selten einmal für Schallwellen wie ein Spiegel wirken und infolge Wiederholungsechos (Reverberationen) zu Mehrfachreflexionen der Aorta führen (s. Kapitel Bildartefakte, S. 21; Abb. 2.**5b**).

Komplizierte arteriosklerotische Läsionen: Finden sich sonographisch schollige reflexdichte Platten mit Schallschatten, die, wie einfache Läsionen, in das Lumen protuberieren und stenosieren können, liegt eine komplizierte arteriosklerotische Läsion vor. Auf sie kann sich eine Thrombushaube aufpfropfen (Abb. 2.**5a** u. **b** – 2.**8**).

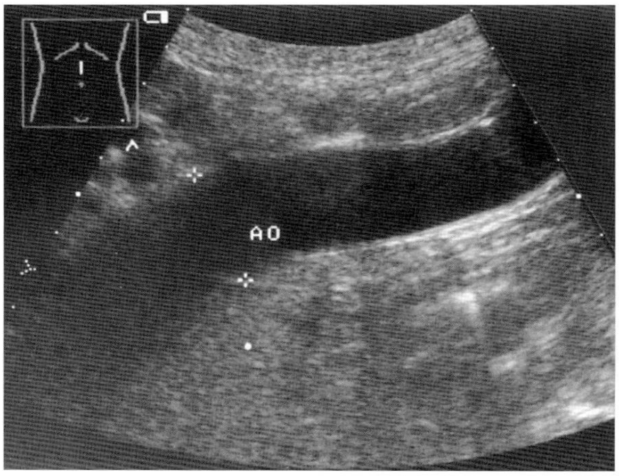

Abb. 2.**1**
Aortenelongation (AO, Distanzmarken) bei Aortenklappeninsuffizienz

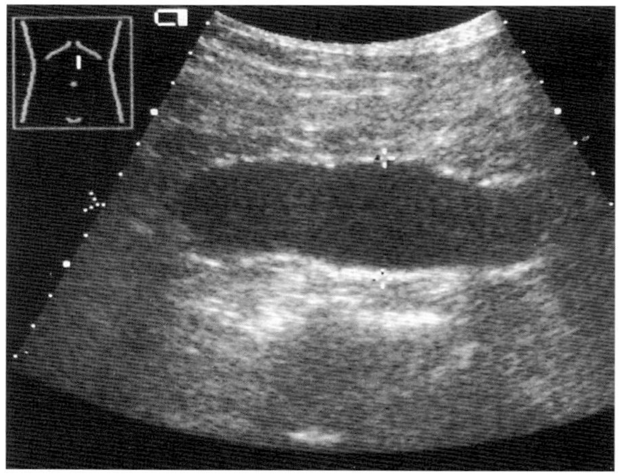

Abb. 2.**2**
Aortenektasie, mit 30 mm grenzwertig zum langstreckigen Aneurysma. Die Darstellbarkeit der Aorta nur über eine kurze Strecke spricht für ein seitliches Kinking; gleiches Bild auch bei S-förmiger Verbiegung der Wirbelsäule, deren Verlauf sich die Aorta anpaßt

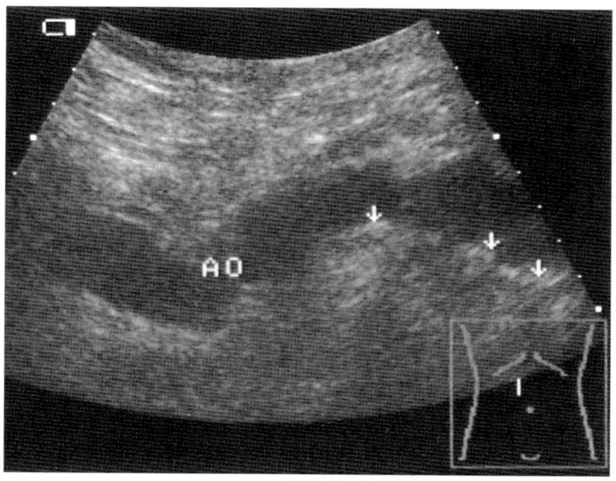

Abb. 2.**3**
Aortensklerose mit arteriosklerotischen Plaques (Pfeile) und „Kinking", Aufnahme von rechts-seitlich; AO = Aorta

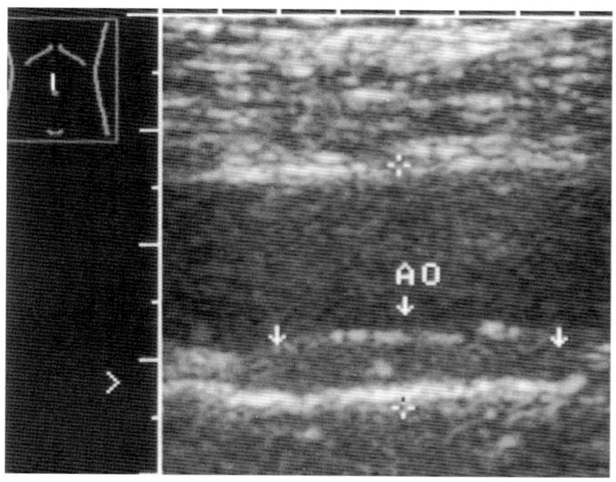

Abb. 2.**4**
Protuberierende Aortensklerose; vorgewölbte, mit einer bindegewebigen Kappe überzogener Plaque (Pfeile); AO = Aorta, Distanzmarken

Aortenaneurysma

Als Folge arteriosklerotischer Läsionen mit Schwächung der Wandstruktur – oder selten einmal als traumatische Schädigung – kann es zu einer umschriebenen Erweiterung über 30 mm und somit zur Entwicklung eines Aneurysmas kommen. Statistisch findet es sich bei 3% aller Menschen. In 75% ist die Aorta abdominalis betroffen, hier ganz überwiegend der infrarenale Abschnitt.
Aneurysmen haben die Tendenz zur Größenzunahme. Dabei gilt, je größer das Lumen, desto kleiner der maximal tolerierte Gefäßdruck. Daraus folgt, daß bei Aneurysmen über 7 cm mit einer baldigen Ruptur (50% innerhalb eines Jahres) zu rechnen ist. Aus der durchschnittlichen jährlichen Wachstumsgeschwindigkeit über 5 cm großer Aneurysmen von 0,6 cm (asymptomatische kleinere Aneurysmen 0,2 cm) ergibt sich, daß große symptomatische Aneurysmen bald der Operation zugeführt werden müssen. Kleine unter 5 cm bedürfen der $^1/_4$- bis $^1/_2$jährlichen sonographischen Kontrolle mit Bestimmung ihrer Wachstumsgeschwindigkeit.

Folgende Aneurysmaformen werden unterschieden (s. Schema 2.**1**):

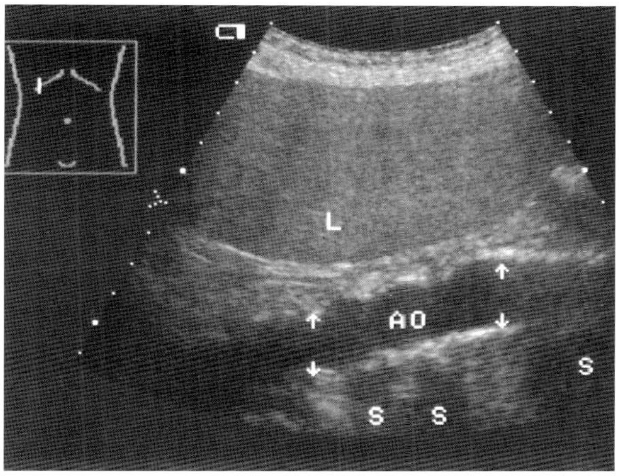

a

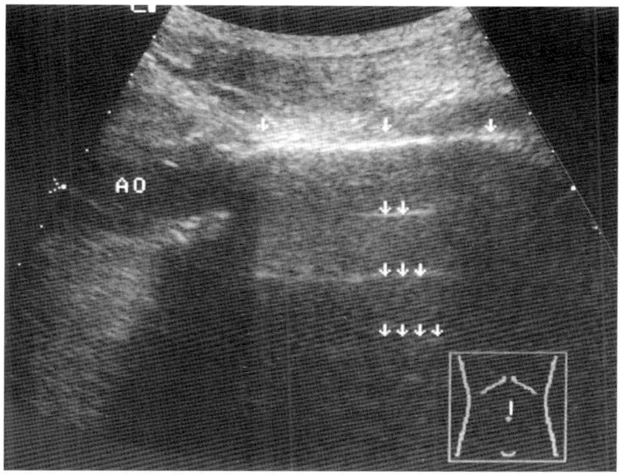

b

Abb. 2.5**a** u. **b**
Komplizierte Läsion: verkalkende Arteriosklerose, sonographisch echogene Platte (Pfeile): AO = Aorta, L = Leber:
a Mit einzelnen Schallschatten (S)
b Breite Kalkplatte an der Ventralwand mit Mehrfachreflexionen (Pfeile)

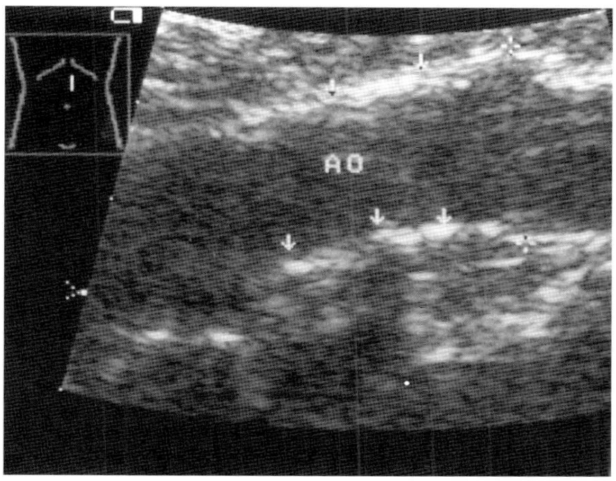

Abb. 2.**6**
Verkalkende Arteriosklerose (Pfeile) mit Schallschatten (S), Ektasie der Aorta (AO), Ausschnittsvergrößerung

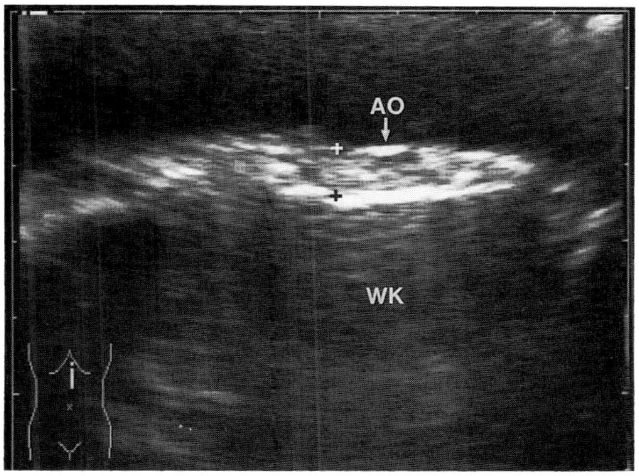

Abb. 2.**7**
Dickplattige langstreckige komplizierte arteriosklerotische Läsion (Pfeil, Distanzmarke; 80jähriger alterskachektischer Mann mit allgemeiner Arteriosklerose); AO = Aorta, WK = Wirbelkörper

- Aneurysma verum
  - sackförmig
  - fusiform
- Aneurysma dissecans
- Aneurysma spurium

Bei der häufigsten Aneurysmaform des Aneurysma verum sind alle Wandschichten in die Ausbuchtung einbegriffen. Zwei unterschiedliche Formen werden unterschieden:

Sackförmiges Aneurysma verum: Hier ist das Aneurysma sackförmig in eine Richtung hin entwickelt.

SZ 2.1 Sonographische Zeichen des Aortenaneurysmas

Umschriebene Gefäßerweiterung über 30 mm
Gefäßwandverkalkung
Echoreiches thrombotisches Material
Nachweis einer Pulsation

Fusiformes Aneurysma verum: Die Aneurysmaentwicklung findet spindelförmig in alle Richtungen statt (Abb. 2.**9** u. 2.**10**).
Das Aneurysma verum ist sonographisch durch folgende Merkmale gekennzeichnet (SZ 2.**1**).

Arteriosklerotische Plaques oder Thromben in einer umschriebenen Erweiterung beweisen ein Aneurys-

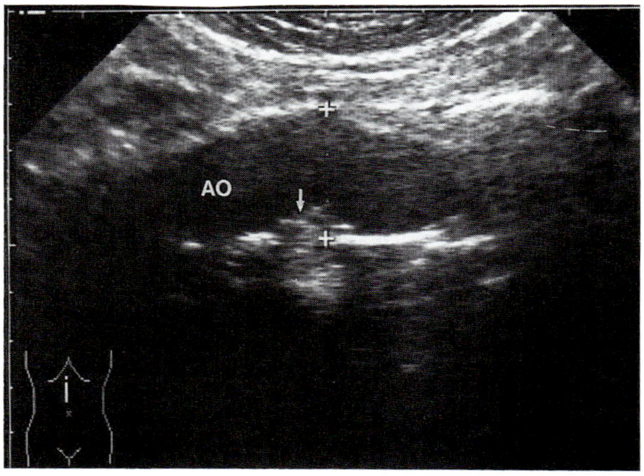

Abb. 2.**8**
Protuberierende komplizierte arteriosklerotische Läsion mit Thrombushaube auf einer Skleroseplatte (Pfeil). Ektasie der Aorta (AO) mit einem Tiefendurchmesser von 28 mm

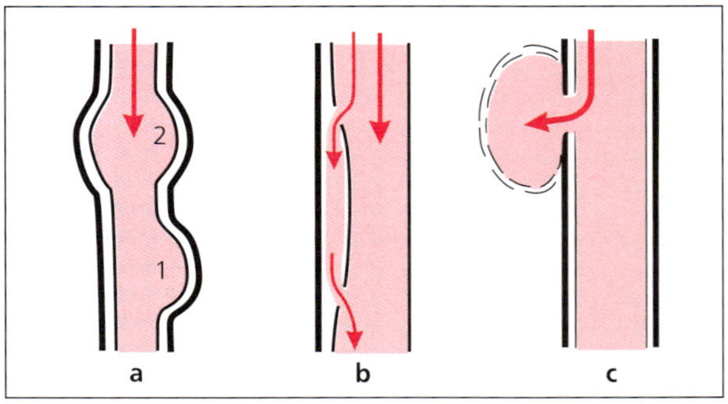

Schema 2.**1 a–c**
Arterielle Aneurysmaformen:
a Aneurysma verum
  1 sackförmig
  2 spindelförmig (fusiform)
b Aneurysma dissecans
c Aneurysma spurium

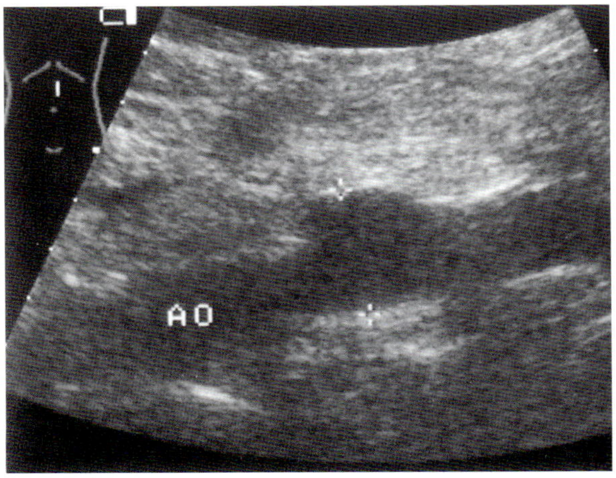

Abb. 2.**9**
Sackförmiges Aortenaneurysma. Nach ventral rechts gerichtetes Aneurysma (Distanzmarken); AO = Aorta

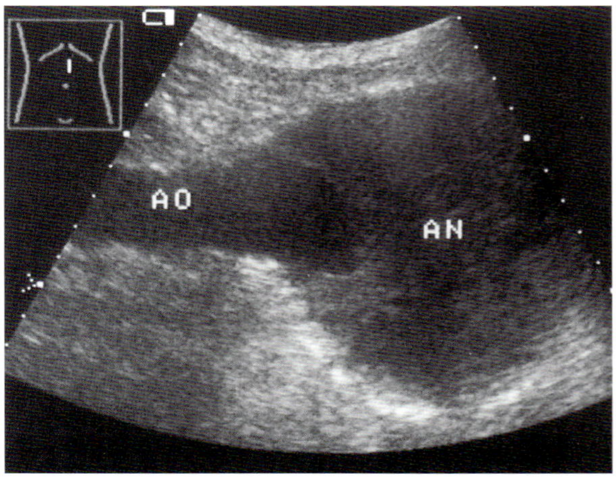

Abb. 2.**10**
Fusiformes (spindelförmiges) Aneurysma (AN) der Aorta (AO)

ma. Intraluminale Abscheidungsthromben erscheinen als homogene, schwach echogene, geschichtete Massen, zwischen denen zentral oder randständig das echofreie Restlumen der Aorta liegt. Manchmal wird das thrombotische Material reperfundiert, so daß zwei Lichtungen erscheinen (Abb. 2.**11**–2.**13**). Häufig kommen zwiebelschalig geschichtete Thromben mit unterschiedlicher Echogenität vor. Echoarme Saumbildungen zwischen Gefäßwand und Thrombus können serosanguinolenter Flüssigkeit entsprechen, die (dopplersonographisch) nicht an Pulsationen teilnehmen. Die verlangsamte Strömung führt auch zu Turbulenzen, die infolge Zusammenballungen von Erythrozyten reflexogene Flockungen („Erythrozytenrauschen") bewirken. Dagegen kann thrombotisches Material pulssynchron wie Seegras in der Strömung wehen (Abb. 2.**12**–2.**16**).

Bei der sonographischen Beurteilung von Aortenaneurysmen sind zwei Angaben unverzichtbar: Größenausdehnung mit der Angabe der Beziehung zu den Nierenarterien (infrarenal, suprarenal) und die kaudale Begrenzung mit der Frage der Einbeziehung der Beckenarterien (Abb. 2.**16** u. 2.**17**; eine thorakale Ausdehnung ist mit der TEE zu klären).

Suprarenal ausgebreitetes Aneurysma: Da die suprarenale Ausbreitung eines Aneurysmas schwer zu beurteilen ist, werden die sonographischen Beurteilungskriterien hierfür in SZ 2.**2** genannt.

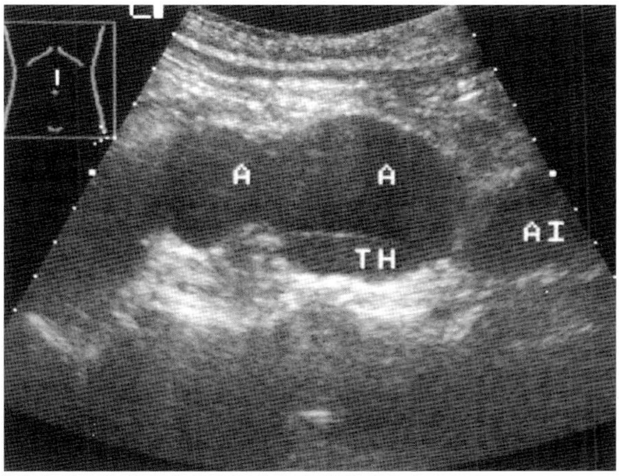

Abb. 2.**11**
Doppelaneurysma (A); Lumenweite unter 30 mm, Gesamtdurchmesser unter Einschluß der wandständigen thrombotischen Läsion (TH, DD umschriebene Dissektion) über 30 mm, somit Aneurysma; AI = A. iliaca (ektatisch)

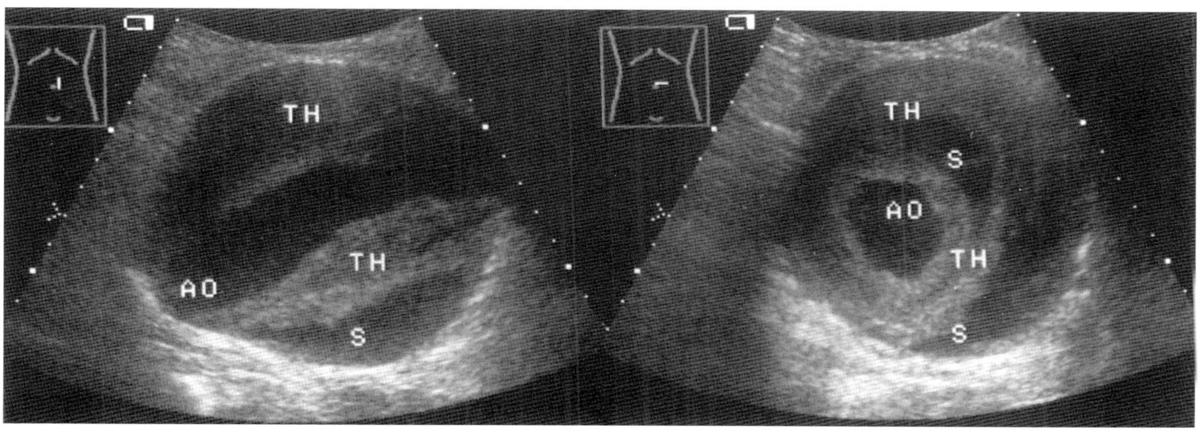

Abb. 2.**12a** u. **b**
Aortenaneurysma, exzentrisches Lumen (AO) mit Abscheidungsthromben (TH; serosanguinolente Flüssigkeit; S):
a Längsschnitt
b Querschnitt

SZ 2.2 Sonographische Zeichen für eine Aneurysmaausdehnung oberhalb der Nierenarterienabgänge

Direkte Darstellung des Nierenarterienabganges aus dem Aneurysma
Kraniale Aneurysmabegrenzung oberhalb einer horizontalen Linie Nierenhilus/Aorta
Über 9,5 cm Abstand von der Bifurkation bis zum Aneurysmaoberrand

Aneurysmaperforation: Schwere Komplikationen des Aortenaneurysmas sind die gedeckte und die freie Perforation.

Die gedeckte geht mit einer überwiegend retroperitonealen Blutung, die zu starken Lendenschmerzen führt, einher. Sonographisch findet sich ein echofreier Saum um, neben oder hinter dem Aneurysma.
Die frei perforierte Blutung führt rasch in einen schweren (meist irreversiblen) Blutungsschock; sonographisch läßt sich freie intraabdominelle Flüssigkeit nachweisen (Abb. 2.**18** u. 2.**19**; hier lag die Ruptur intrathorakal!).

Aneurysma dissecans: An der intraluminal flottierenden echogenen Intimamembran ist ein dissezie-

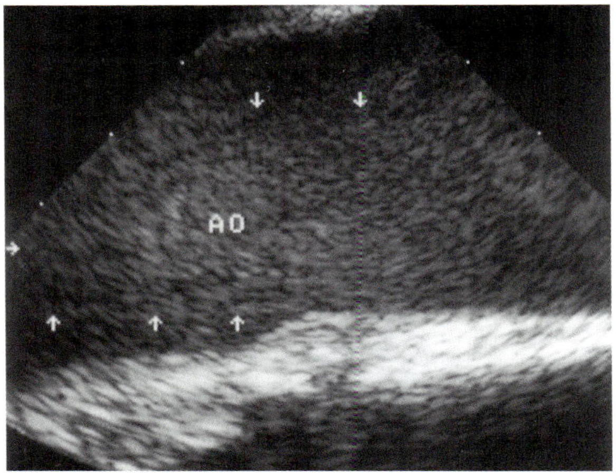

Abb. 2.**13**
Thorakales Aortenaneurysma (AO), TEE. Intraluminal flottierende thrombotische Massen (Pfeile).
Intrathorakale Aneurysmata mit und ohne Dissektionen sind am besten in der TEE zu diagnostizieren!

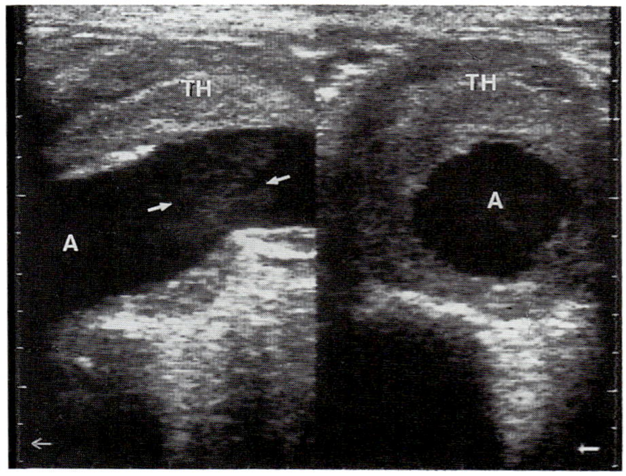

Abb. 2.**14a** u. **b**
Aortenaneurysma (A) mit geschichteten Abscheidungsthromben (TH). Im sonst echofreien Lumen pulssynchron in der Strömung wehende Reflexwolken („Erythrozytenrauschen", Pfeile): **a** Längsschnitt/**b** Querschnitt

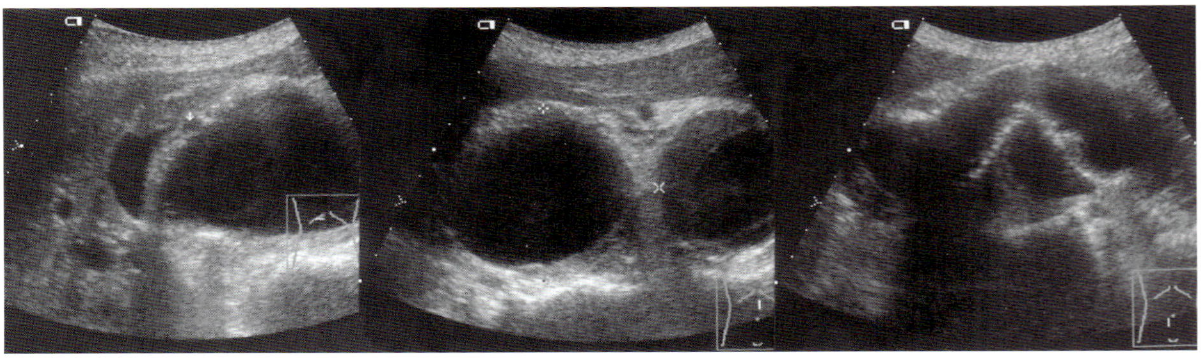

Abb. 2.**15a–c**
„Aneurysmose" der gesamten infradiaphragmalen Aorta, Ektasie, Thrombosen, wahrscheinlich auch Intimadissektionen (präbifurkal, kranial?), mit schmalem Verbindungssteg (Pfeil) (Ausdehnung bis ins Gallenblasenbett) (s. auch Abb. 3.**206a** u. **b**)

rendes Aneurysma zu erkennen. Die Intima hat sich dabei durch einwühlendes Blut von der übrigen Wand gelöst und vereinigt sich in einem tiefer gelegenen Abschnitt wieder mit den übrigen Wandschichten. Ohne Kenntnis der Anamnese kann diese Aneurysmaform mit einer intraluminalen Rohrprothese verwechselt werden (Abb. 2.**20a** u. **b** sowie 2.**21**).

Aneurysma spurium (falsum): Das Aneurysma spurium und das arteriovenöse Aneurysma sind keine echten Aneurysmen, da die Wand nicht mit einbezogen ist; das Aneurysma spurium beruht auf einem kompletten Wandeinriß (oft postoperativ) mit einem perivaskulär pulsierenden Hämatom (s. Arterien, Abb. 2.**34**).

Differentialdiagnose und andere Aortenbefunde

Raumforderungen wie metastatische oder maligne Lymphome, Beckenniere, Darmtumoren oder die retroperitoneale Fibrose (Morbus Ormond) weisen ähnliche oder nahezu identische Erscheinungsformen auf.

Retroperitoneale Fibrose (Morbus Ormond): Im Unterschied zum Aneurysma geht die retroperitoneale Fibrose meist mit einem Nierenaufstau einher, und die manchmal nur segmental sichtbare reflexogene Aortenwand kann die umgebende Fibrose vom Aortenlumen abgrenzen (Abb. 2.**22**; s. auch Kapitel 2, S. 230, Abb. 2.**249a** u. **b**).

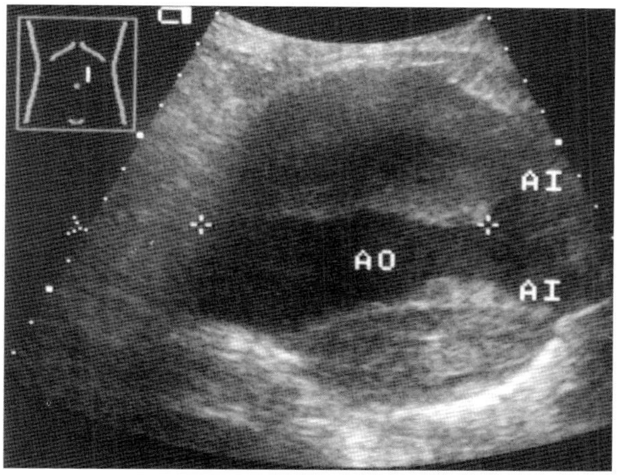

Abb. 2.**16**
Aortenaneurysma (AO), bis in die Iliakaarterien (AI) reichend (Aufnahme schräg von links)

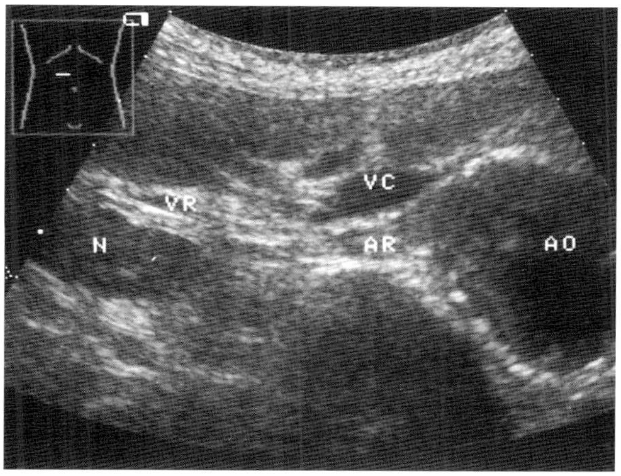

Abb. 2.**17**
Aortenaneurysma (AO) mit Einbeziehung der rechten Nierenarterie (AR) hinter der V. cava (VC); N = Niere, VR = rechte Nierenvene

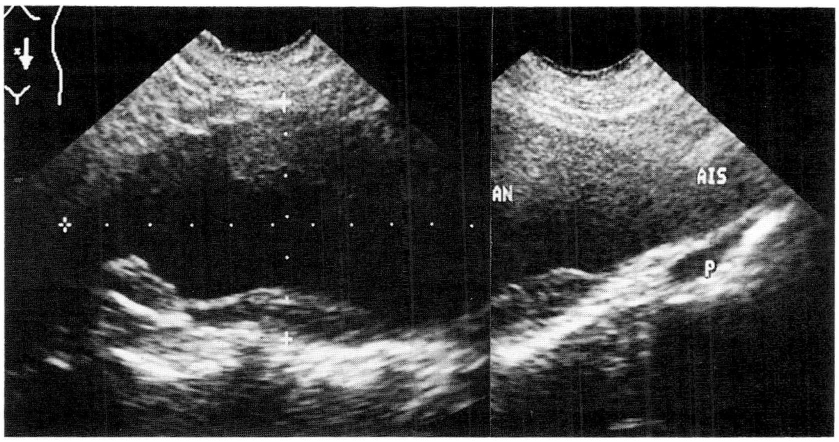

Abb. 2.**18**
Aortenaneurysma (AN; Distanzmarken), 11,8 cm Länge ab Bifurkation, somit suprarenale Ausbreitung. Dorsal des Überganges in die A. iliaca links (AIS) Paravasat (P). Schockzustand des Patienten

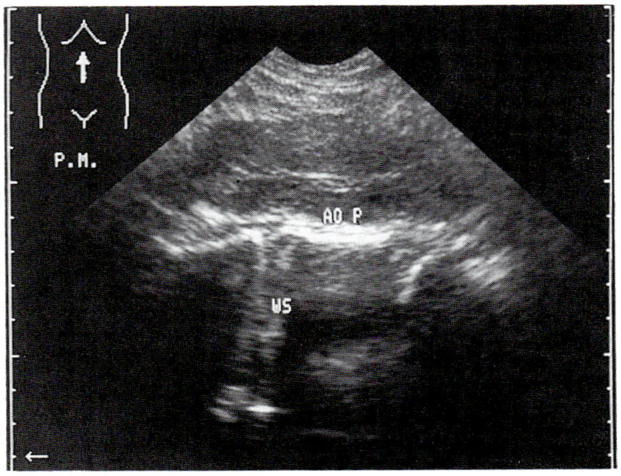

Abb. 2.**19**
Gleicher Patient wie in Abb. 2.**18**: während der Untersuchung und der Notoperationsvorbereitungen Herz-Kreislauf-Stillstand. Trotz leerer Aneurysmawände nach Perforation (AO P) keine freie intraabdominelle, sondern bei der Thoraxsonographie massive intrapleurale Flüssigkeit infolge thorakaler Aneurysmaperforation; WS = Wirbelsäule. P.M. = unmittelbar postmortale Aufnahme

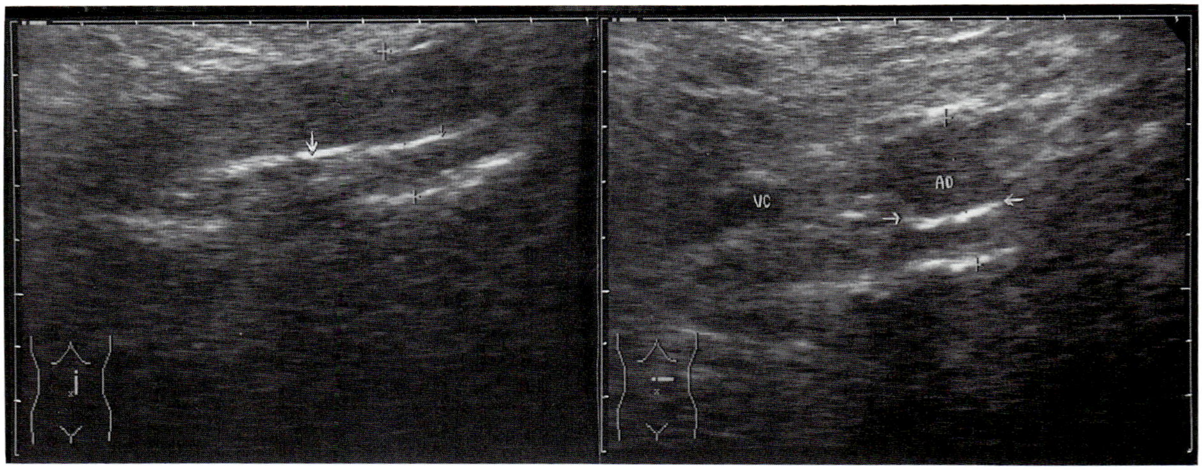

Abb. 2.**20a** u. **b**
Aneurysma dissecans (AO; Distanzmarken): intraluminal flottierende echogene verdickte Intima (Pfeile); VC = V. cava: **a** Längsschnitt **b** Querschnitt

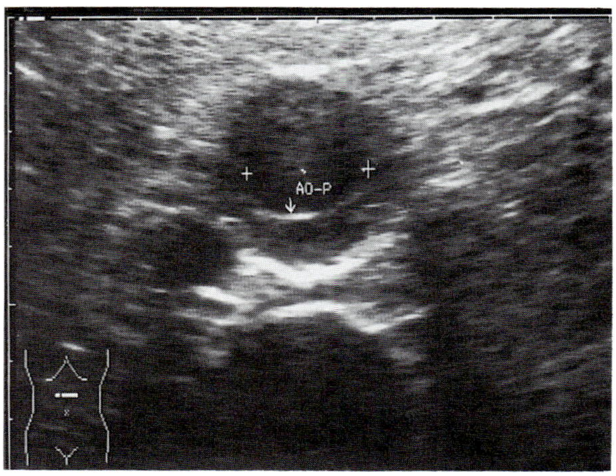

Abb. 2.**21**
Intraluminale Rohrprothese der Aorta (Distanzmarken, Querschnitt): Die zarte Prothesenwand (AO–P) ist als feines echogenes Band intraluminal erkennbar

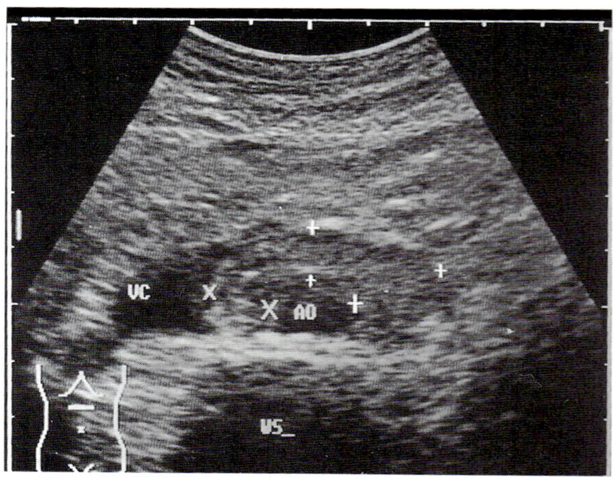

Abb. 2.**22**
Retroperitoneale Fibrose (Morbus Ormond): Die Aorta (AO) wird von einem echoarmen Bindegewebe (Distanzmarken) ummauert, welches auch die V. cava (VC) imprimiert; ein Aortenaneurysma würde sich durch seine reflexogene Aortenwand abgrenzen; WS = Wirbelsäule

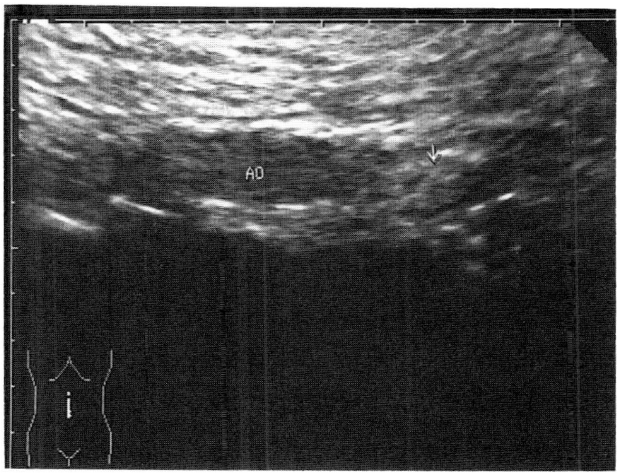

Abb. 2.**23**
„Reitender" Aorten-Bifurkations-Embolus: Schwach echogene, durch fehlenden Impendanzsprung kaum differenzierbare Aussparung (Pfeil). Im Vergleich zum Normalbefund durch verminderte oder stillstehende Strömung reflexreicheres Aortenlumen (AO)

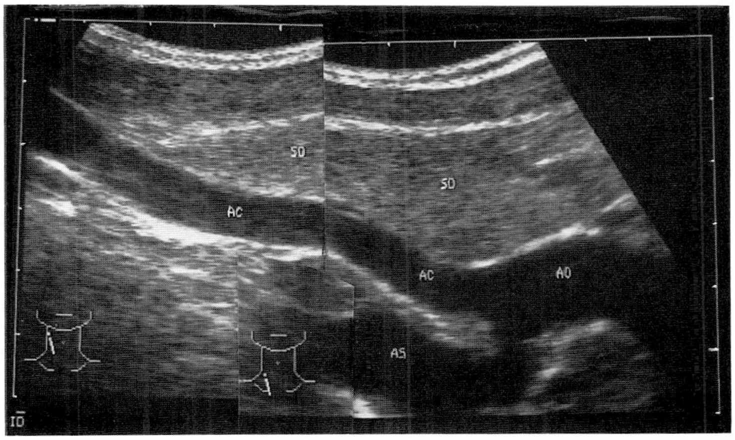

Abb. 2.**24**
Darstellung des Aortenbogens vom Jugulum aus. Abbildung der Halsgefäßabgänge; AO = Aorta, AC = A. carotis, AS = A. subclavia, SD = Schilddrüse

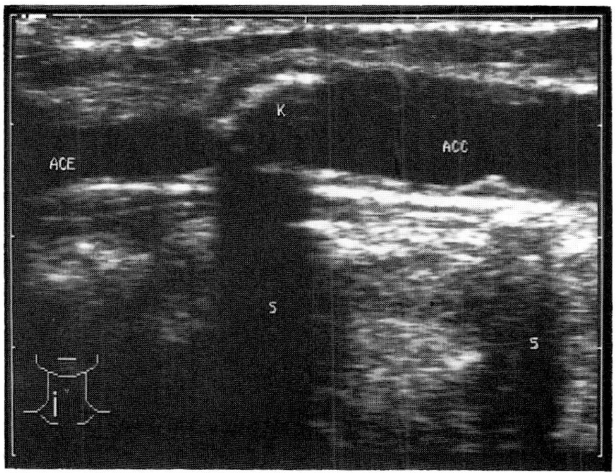

Abb. 2.**25**
Rechte A. carotis communis (ACC) im Halslängsschnitt mit komplizierten kalzifizierenden arteriosklerotischen Plaques (K) und Schallschattenbildung (S) am Abgang der A. carotis externa (ACE)

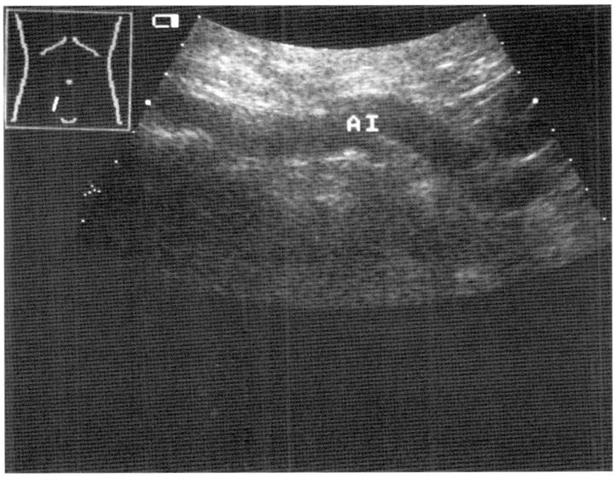

Abb. 2.**26**
Elongation mit „Kinking" der A. iliaca externa (AI)

Aortenembolie: Infolge eines reitenden Embolus auf der Bifurkation kommt es zu einem schweren klinischen Krankheitsbild mit Bewegungs- und Gefühllosigkeit im Becken-Bein-Bereich mit Zeichen des Kreislaufversagens. Sonographisch ist der Embolus schwer erkennbar, da er ähnlich schwachreflexogen wie die Aorta selbst ist (Abb. 2.**23**).

Erkrankungen der Arterien

Wie bei der Aorta fallen unter die Arterienerkrankungen im wesentlichen die Arteriosklerose, arterielle Aneurysmen und arteriovenöse Fisteln.

Arteriosklerose: Flache oder komplizierte Plaques lassen sich an gut zugänglichen Gefäßen mit hochauflösenden Schallköpfen im schnellen B-Bild-Verfahren detailliert nachweisen, z. B. an der A. carotis, wo sie besonders bedeutsam sind. Der Stenosegrad ist aber besser mit kontinuierlichem oder gepulstem Doppler zu bestimmen (Abb. 2.**24** u. 2.**25**).

Arterienektasie und -elongation: Entsprechend den Veränderungen an der Aorta kommen Elongationen der Arterien in Form des „Kinking" vor, am bekanntesten ist dies an den Iliakalarterien (Abb. 2.**26**).

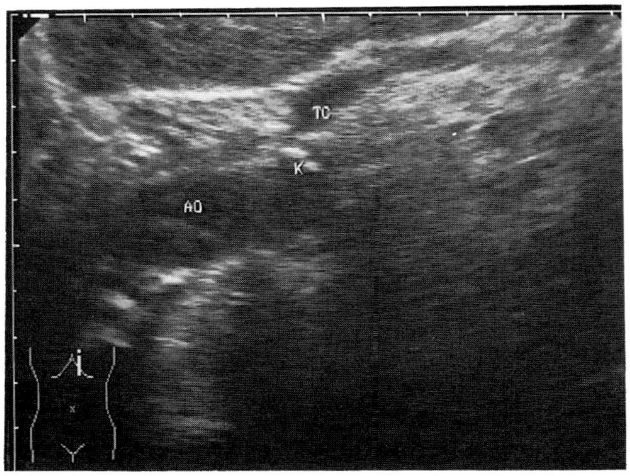

Abb. 2.**27**
Abgangsstenose mit Kalk (K) des Truncus coeliacus (TC). Keine klinische Symptomatik (hämodynamisch wirksame Stenosen lassen sich in der farbkodierten Doppler-Sonographie nachweisen); AO = Aorta.

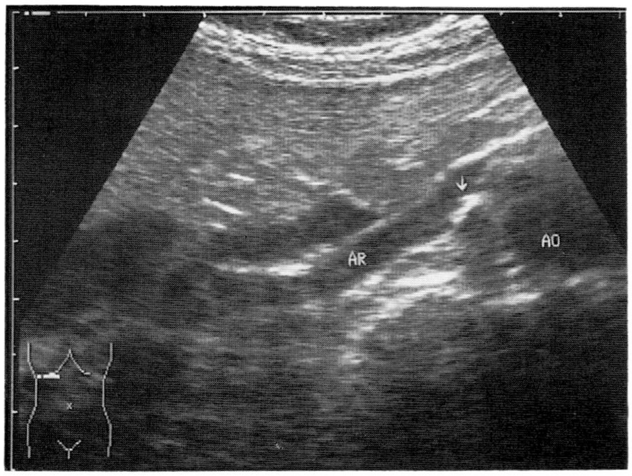

Abb. 2.**28**
Arteriosklerotische Plaque (Pfeil) der A. renalis rechts (AR); AO = Aorta

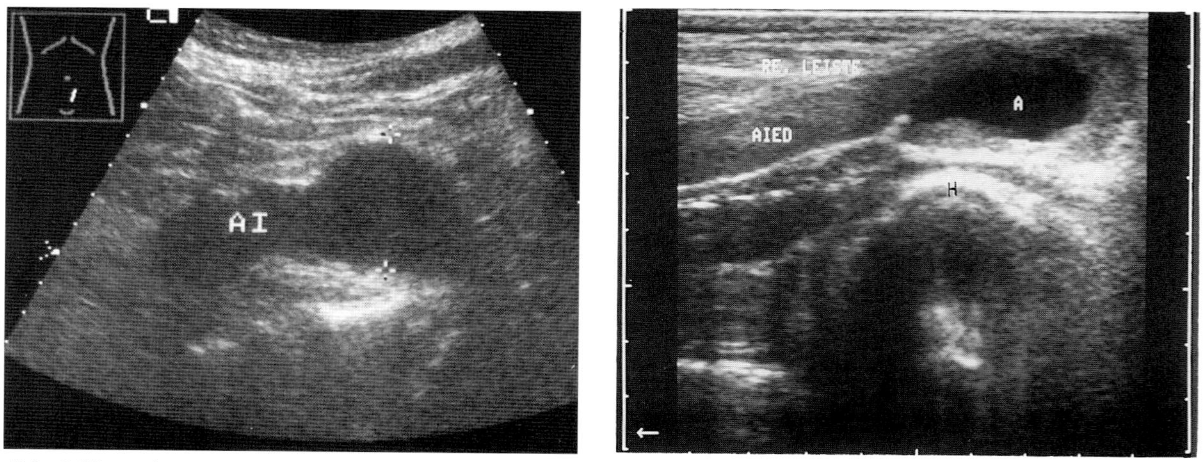

Abb. 2.**29a** u. **b**
Arterienaneurysmen:
a Aneurysma (Distanzmarken) der A. iliaca (AI); isoliertes Auftreten ohne Aortenaneurysma wie hier selten
b Aneurysma (A) der A. femoralis; AIED = A. iliaca externa dextra; H = Hüftkopf. Zufallsbefund; pulsierende Schwellung bei der körperlichen Untersuchung

Arteriosklerotische Plaques: In der Routinediagnostik finden sich Plaques an den Gefäßen oft als Nebenbefunde; erst durch die Lokalisation erlangen sie klinische Bedeutung, z. B. am Abgang des Truncus coeliacus oder der Nierenarterie (Abb. 2.**27** u. 2.**28**).

Aneurysma verum: An den intraabdominellen bzw. retroperitonealen Gefäßen werden Aneurysmen meist zufällig entdeckt, am häufigsten an den Iliakalarterien gefolgt von der Milzarterie und den Nierenarterien. Sie haben sonographisch den gleichen Aspekt wie Aortenaneurysmen, erscheinen als echofreie bis echoarme Gefäßauftreibungen und können durch ihre Eigenpulsation von anderen perivaskulären Befunden (Lymphome, Hämatome) abgegrenzt werden; Abscheidungsthromben und Sklerose können bei Aneurysmen kleiner Arterien fehlen (Abb. 2.**29** u. 2.**30**).

Arterienprothese: Gefäßprothesen, z. B. nach aortobifemoralem Y-Bypass, werden in der Regel als „Huckepackprothese" (auf das belassene ursprüngliche Gefäß Seit-zu-End aufgesetzt) angelegt. Sie zeigen sich sonographisch an ihrer geraden, hell reflektierenden Wand; bei höherer Auflösung kommt ihre poröse Gewebetextur zur Darstellung (Abb. 2.**31**).

Infizierte Gefäßprothesen: Ein perivaskuläres Hämatom (Aneurysma spurium) und eine eitrige Infektion können als postoperative Komplikationen

a

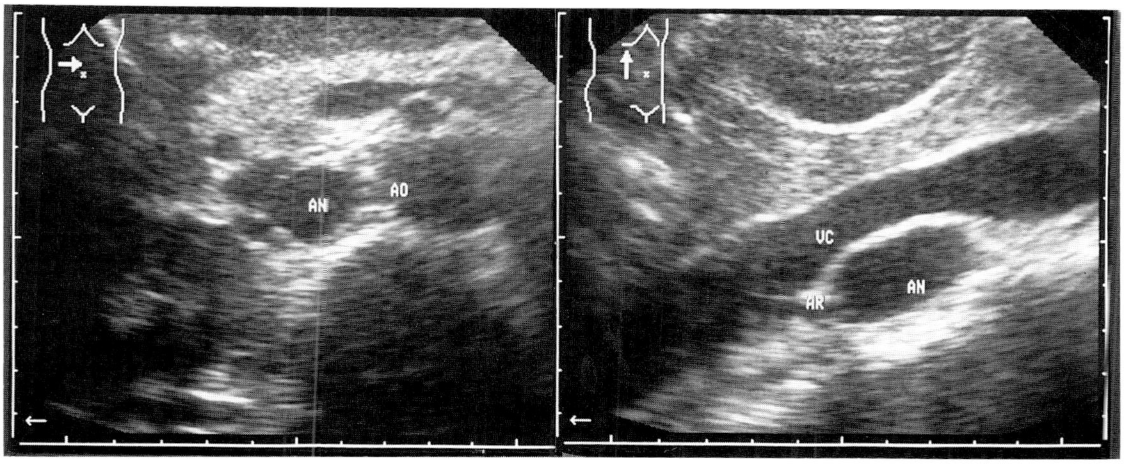

b

Abb. 2.**30a** u. **b**
Aneurysma (AN) der rechten Nierenarterie (AR) im Bereich der Unterkreuzung der V. cava (VC); AO = Aorta:
a Querschnitt
b Längsschnitt

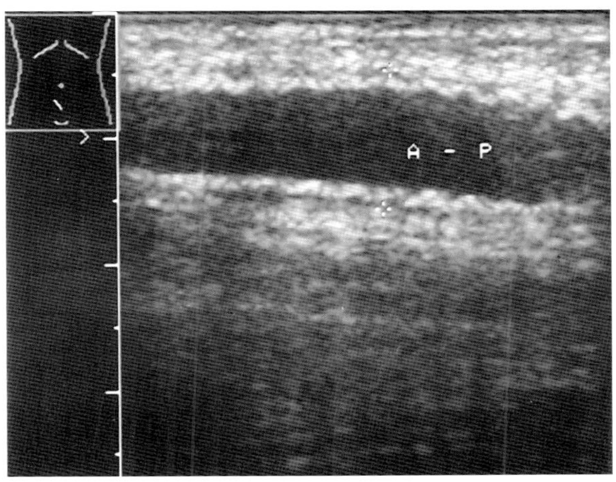

Abb. 2.**31**
A.-iliaca-Prothese (A–P); Distanzmarken: die feingewellte Dacronprothese gut erkennbar

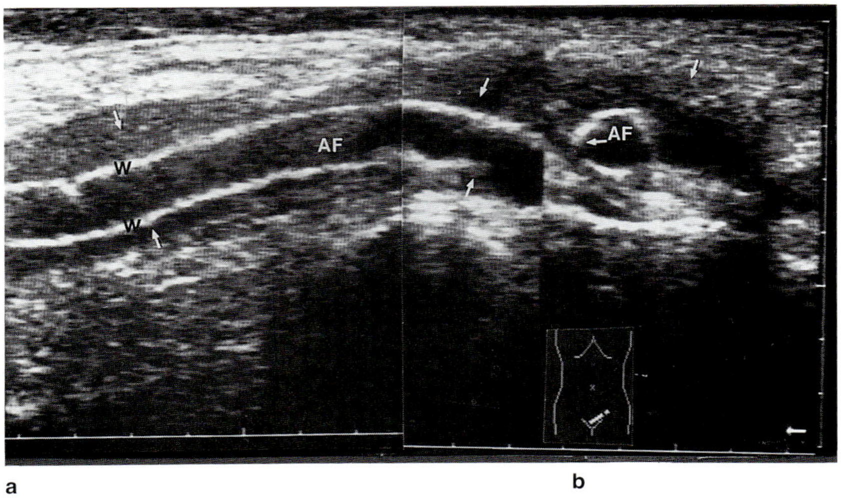

Abb. 2.**32a** u. **b**
Femoralarterienprothese mit Leckage (horizontaler Pfeil) und infiziertem Hämatom. Durch die liquide Ummantelung (infizierte Gefäßprothese, senkrechte Pfeile) besonders gut erkennbare Prothesenwand (W); AF = A. femoralis sinistra:
a Längsschnitt
b Querschnitt

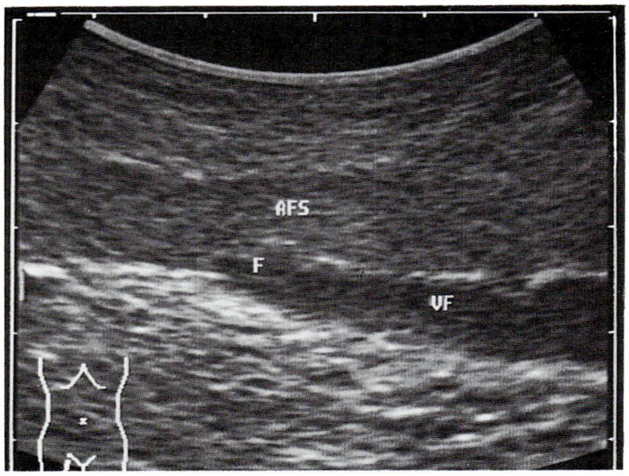

Abb. 2.**33**
Arteriovenöse Fistel (nach Herzkatheter): Die Fistelstelle (F) ist sonographisch auch ohne Doppler-Signal direkt sichtbar; AFS = A. femoralis superficialis, VF = V. femoralis

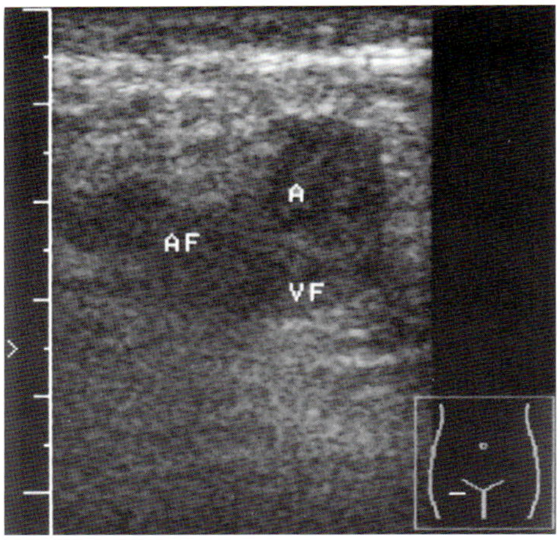

Abb. 2.**34**
Aneurysma spurium (A) der A. femoralis (AF) nach Arterienpunktion, VF = V. femoralis

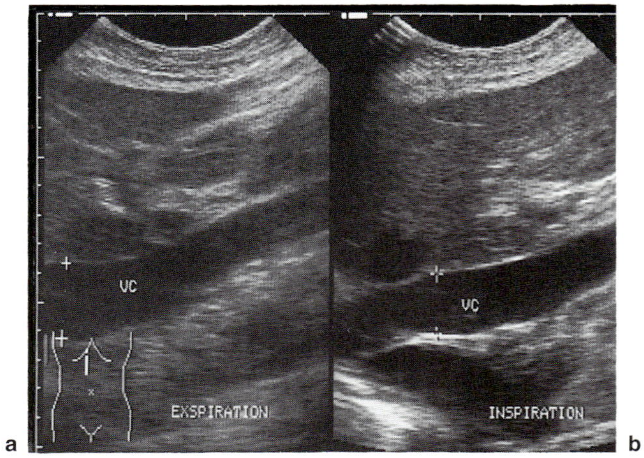

Abb. 2.**35a** u. **b**
V. cava inferior (VC) im subphrenischen und retrohepatischen Abschnitt: fehlender exspiratorischer Kollaps, Kavastauung:
a Ausatmung
b Einatmung

sonographisch in Gestalt echoarmer oder liquider Einscheidungen (Blut bzw. eitriges Material) um eine Prothese nachgewiesen werden (Abb. 2.**32**).

Arteriovenöse Fistel: Am besten sind arteriovenöse Fisteln und falsche Aneurysmen in der farbkodierten Duplexsonographie durch den arteriellen Blutfluß in die venöse Strombahn bzw. den perivaskulären Blutausstrom beweisbar. Der Nachweis gelingt auch in der üblichen Sonographie mit dem schnellen B-Bild (Abb. 2.**33**).

Aneurysma spurium: Während die arteriovenöse Fistel der operativen Sanierung bedarf, kann ein Aneurysma spurium durch gezielte ultraschallkontrollierte 15- bis 30minütige Schallkopfkompression verkleinert, der Aneurysmahals unter Druck eingeengt und dadurch das Aneurysma infolge Thrombosierung verschlossen werden (am besten farbdopplerkontrolliert). Dadurch wird es seltener operiert (Abb. 2.**34**).

Venen

Intraabdominale Venen

Venenerweiterungen und Venenthrombosen sind sonographisch diagnostizierbar.

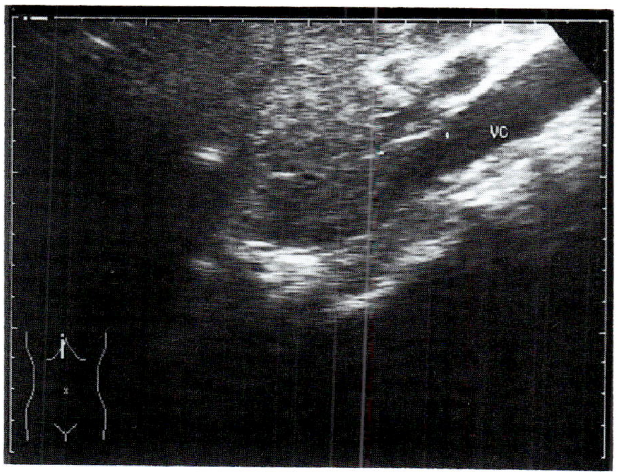

Abb. 2.**36**
Unteres V.-cava-Syndrom infolge lymphogener Tumorinfiltration (L; Ovarkarzinommetastasen) in die V. cava (VC) und Lebervenen mit Ausbildung eines Budd-Chiari-Syndroms (s. Kapitel 2, S. 201; Abb. 2.**175a** u. **b**

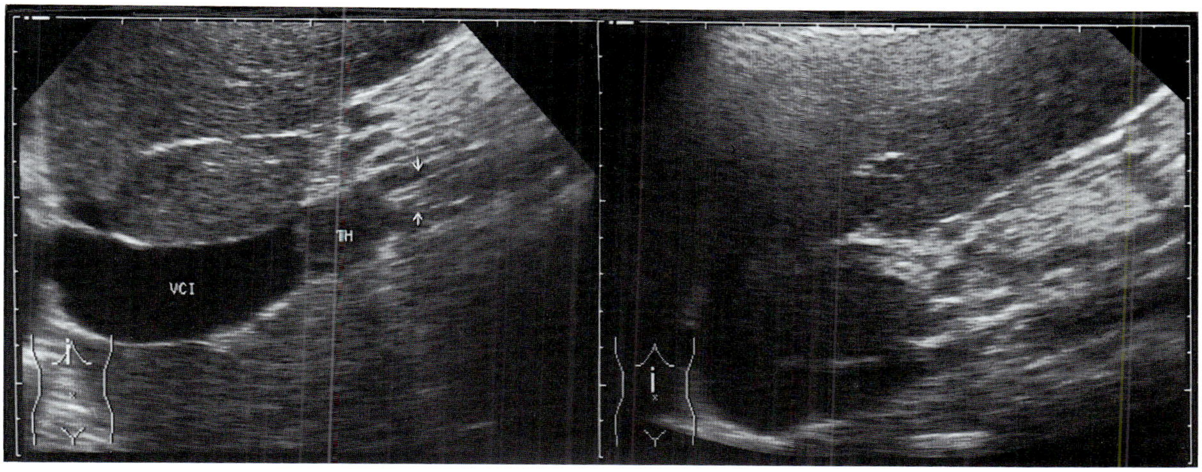

Abb. 2.**37a** u. **b**
V.-cava-Thrombose (TH):
a Kavaschirm (Pfeile) wegen rezidivierender Lungenembolien bei tiefer Beinvenenthrombose (Protein-S-Mangel); VCI = V. cava inferior
b Nach Lysetherapie freier Venenfluß

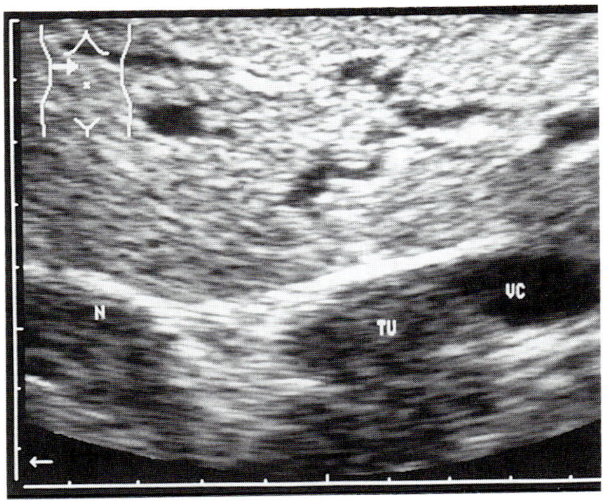

Abb. 2.**38**
Tumorthrombose der rechten Nierenvene (TU) bei Nierenkarzinom, VC = V. cava, N = tumoröser oberer Nierenpol rechts

a 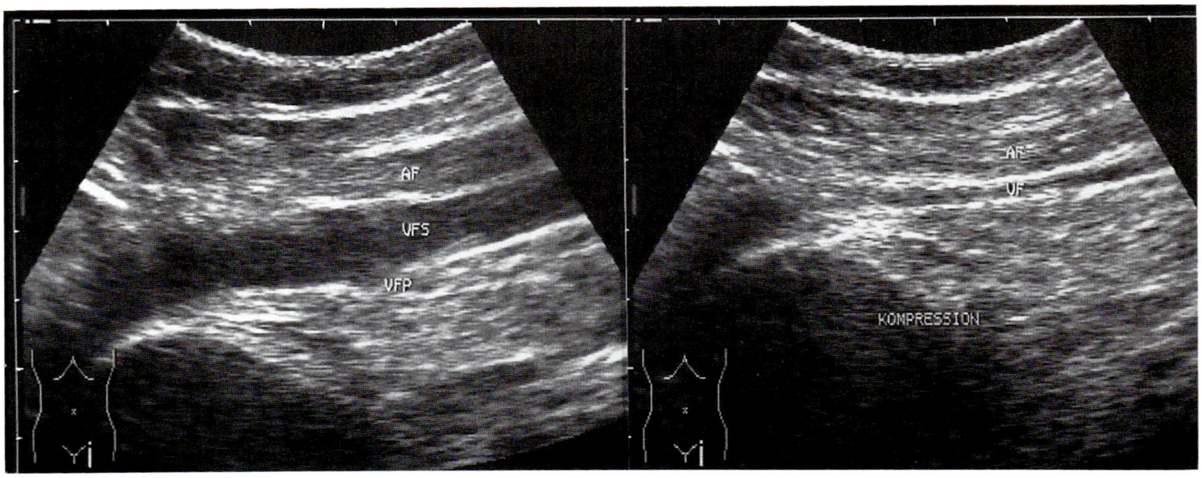 b

Abb. 2.**39a** u. **b**
Kompressionssonographie der V. femoralis:
a Die V. femoralis superficialis (VFS) liegt hinter der Arterie (AF). Inguinaler Längsschnitt; VFP = V. femoralis profunda
b Vollständige Kompressibilität der Vene, keine Thrombose

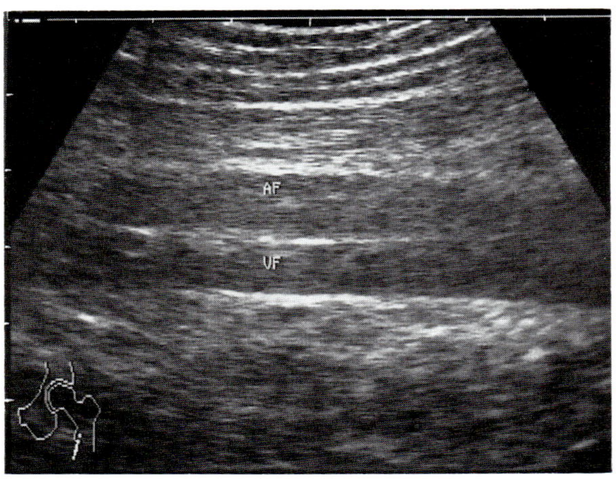

Abb. 2.**40**
Sonographische Topographie der A. und V. femoralis (AF, VF). Medialer Oberschenkellängsschnitt

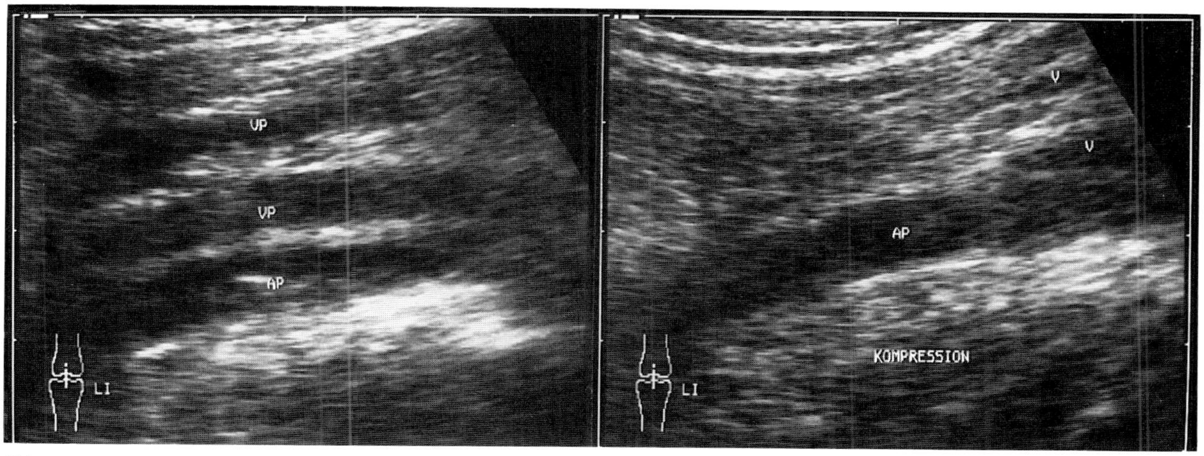

a b

Abb. 2.**41 a** u. **b**
Venenkompression zweier Popliteavenen (VP):
a Ventral der A. poplitea (AP), Längsschnitt
b Unter Applikatordruck vollständige Kompression der Venen (V); die A. poplitea (AP) nicht komprimiert

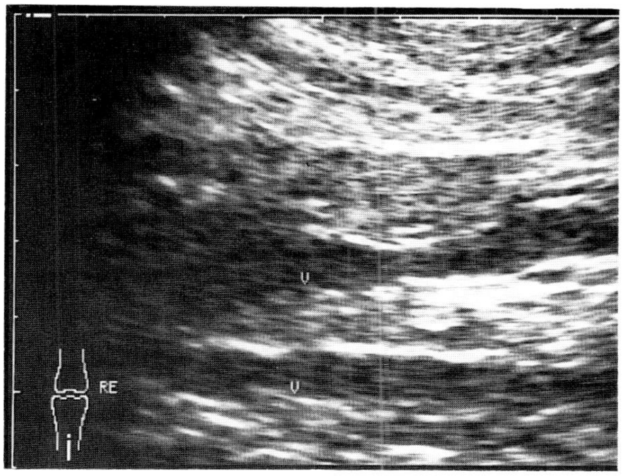

Abb. 2.**42**
Unterschenkelvenen (V) im Längsschnitt über der Wade

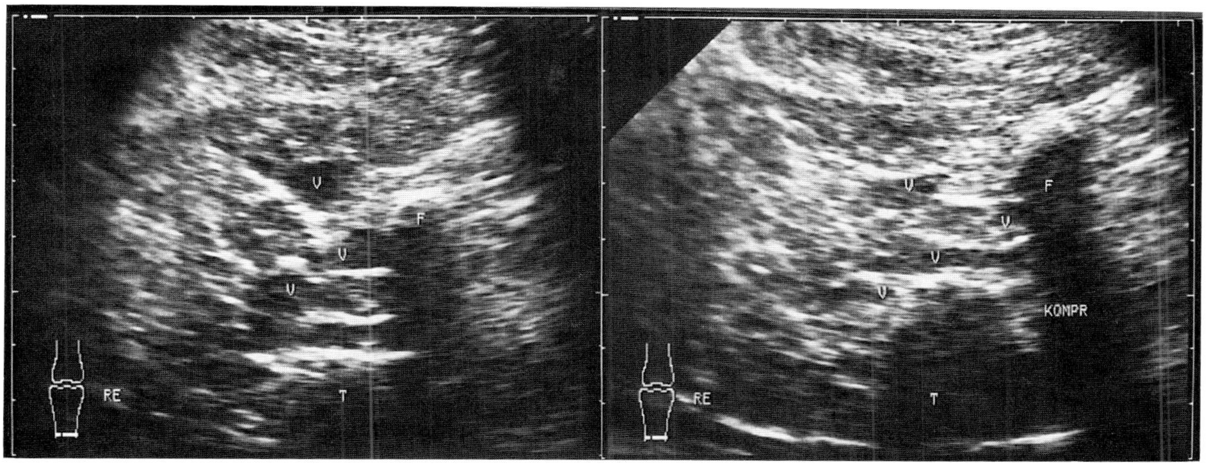

a b

Abb. 2.**43 a** u. **b**
Unterschenkelvenen. Die Venen nehmen mit zunehmendem Schallkopfdruck im Kaliber ab und sind somit kompressibel. Wadenquerschnittuntersuchung in Bauchlage des Patienten. V = Venen, T = Tibia, F = Fibula:
a Untersuchung ohne Venenkompression
b Untersuchung mit Venenkompression

V.-cava-inferior-Stauung: Ein verläßlicher Hinweis auf eine kardiale Einflußstauung gibt die Kava- und Lebervenensonographie, so daß z. B. eine Beinvenenschwellung rasch als Folge einer Herzinsuffizienz (oder auch einer Venenthrombose, s. unten) erkannt werden kann. Die V. cava ist dann (anhaltsmäßig auf mehr als 20 mm) verbreitert, läßt die physiologische Atemschwankung vermissen und ist kaum kompressibel (Abb. 2.**35a** u. **b**).

Tumorkompression, „unteres V.-cava-Syndrom": Andere Ursachen von Beinödemen, die auf einer Tumorkompression oder -infiltration beruhen, sind im gleichen Untersuchungsgang zu erkennen (Abb. 2.**36**).

V.-cava-Thrombose: Zeigt sich sonographisch eine mehr oder weniger reflexreiche Aussparung in der V. cava, ist eine Thrombose wahrscheinlich. Vor ihr ist sowohl das Gefäß verbreitert als auch die atemabhängige Lumenschwankung aufgehoben. Bei klinisch frischer Thrombosierung (aus der Thrombusstruktur kann nicht auf das Alter geschlossen werden) gelingt durch eine systemische Thrombolysebehandlung die Beseitigung des Strömungshindernisses (Abb. 2.**37a** u. **b**).

Nierenvenenthrombose: Die Gefäßbinnenstruktur erscheint bei der Nierenvenenthrombose echogener, leberähnlich, die Nierenvene wirkt aufgetrieben. Sie ist nicht von einer Tumorthrombose oder -inva-

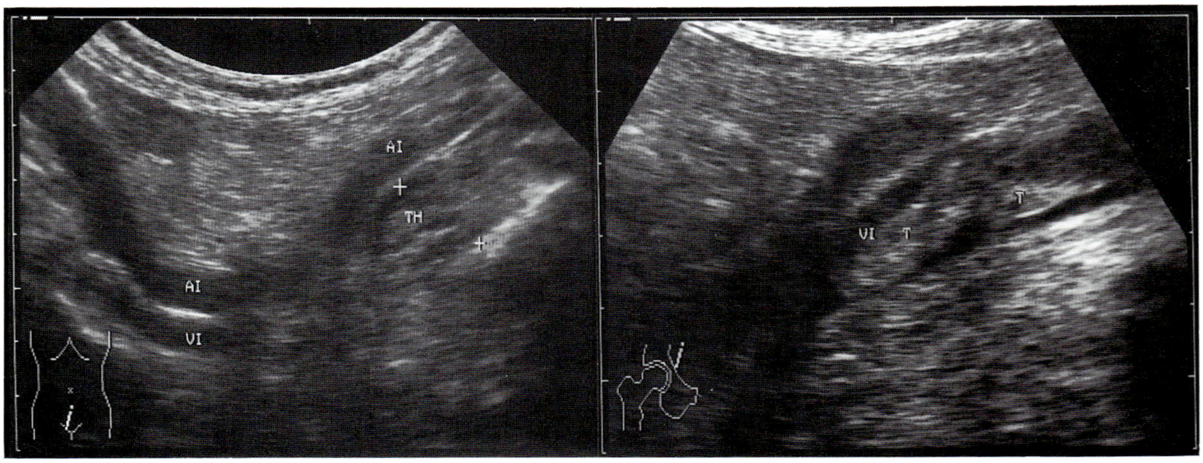

a b

Abb. 2.**44a** u. **b**
Frische Beckenvenenthrombose (TH, **a** bzw. T, **b**) der rechten V. iliaca (VI). Ventral die A. iliaca (AI): Aufgetriebenes Gefäß mit Binnenstruktur infolge eines schwach reflexogenen Thrombus (der echofreie Randsaum zeigt auch ohne Doppler-Signal einen noch vorhandenen Blutfluß)

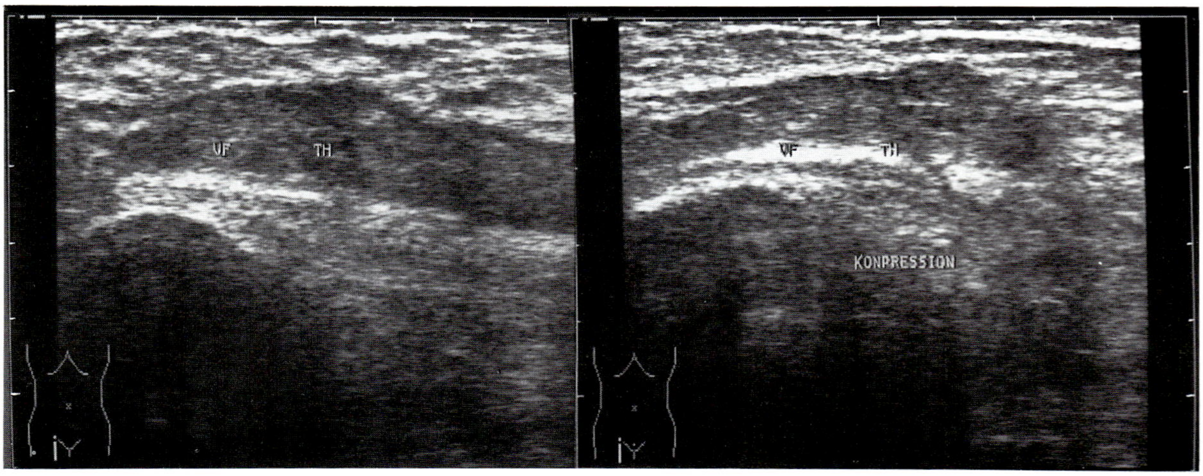

a b

Abb. 2.**45a** u. **b**
Gleiche Patientin wie in Abb. 2.**44a** u. **b**: Vollständige tiefe Oberschenkelvenenthrombose (TH) der V. femoralis (VF):
a Ohne Kompression
b Mit Kompression

sion zu unterscheiden; ein Nierentumor läßt eher an die zweite Möglichkeit denken (Abb. 2.**38**).

Extremitätenvenen

Venenthrombose: Unter den krankhaften Veränderungen peripherer Venen sind Thrombosen die wichtigsten. Sie können durch die Venenkompressionssonographie leicht und bei einiger Übung sicher erkannt werden; nur zum objektiven Nachweis vor einer Lysetherapie oder bei unsicheren sonographischen Verhältnissen, z. B. im Unterschenkelbereich, ist noch eine Phlebographie nötig. Es empfiehlt sich sogar, die Femoralvenen in die Routinediagnostik mit einzubeziehen, da Thrombosen nicht selten bei anderweitigen Akutkrankheiten vorliegen.

Die Treffsicherheit liegt mit rund 90% sehr hoch, allerdings weniger gut im Unterschenkelbereich, da hier nur vollständig thrombosierte Venen auffallen. Die sonographische Venenuntersuchung setzt zur Orientierung die Kenntnis der Gefäßtopographie voraus (Schema 2.**2** u. 2.**3**). In Höhe des Leistenbandes und im proximalen Oberschenkel liegt die Vene medial und mehr dorsal der Arterie, im weiteren Oberschenkelabschnitt und in der Kniekehle dorsal. Die sonographische Untersuchung richtet sich nach dem Gefäßverlauf und dem besten Zugang für den Schallkopf, wobei die Arterie immer mit dargestellt sein sollte. Dazu wird dieser locker auf das sichtbare Gefäß aufgesetzt, die Arterienpulsation beobachtet und durch zunehmende Schallkopfkompression die tieferliegende Vene komprimiert (Abb. 2.**39** u. 2.**40**).

Die V. poplitea wird in Bauchlage des Patienten von der Kniekehle aus untersucht (die Vene liegt dann applikatornah, die Arterie applikatorfern!). Gelegentlich können die Einmündung der V. saphena parva und eine doppelte Popliteavene gesehen werden (Abb. 2.**41 a** u. **b**).

Bei subtiler Untersuchung gelingt auch die Darstellung der tiefen Unterschenkelvenen, wenn nicht ein mangelnder Füllungszustand eine solche verhindert. In Oberkörperhochlagerung oder im Stehen sind die Venen besser gefüllt. Nicht auffindbare Unterschenkelvenen schließen eine Thrombose weitgehend aus (Abb. 2.**42** u. 2.**43 a** u. **b**).

Die Kriterien für eine Thrombose sind in SZ 2.**3** angegeben.

SZ 2.3 Kriterien zum Nachweis einer Venenthrombose

- Mangelnde Kompressibilität (wichtigstes Kriterium)
- Aufweitung des Gefäßes (>1,5fache Arterienweite)
- Intraluminale Strukturbelegung
- Fehlende Doppler-Signale und fehlender Fluß in der farbkodierten Doppler-Sonographie

Der Abgangsbereich der V. femoralis profunda ist besonders sorgfältig anzusehen, da sich hier bevorzugt Thromben finden.

Gefäßaufweitung, echogene Thrombenstruktur und Kompressibilität sowie sonographische Kontrollen unter Lysetherapie werden in den Abb. 2.**44 a** u. **b**–2.**50 a**–**c** gezeigt und erläutert.

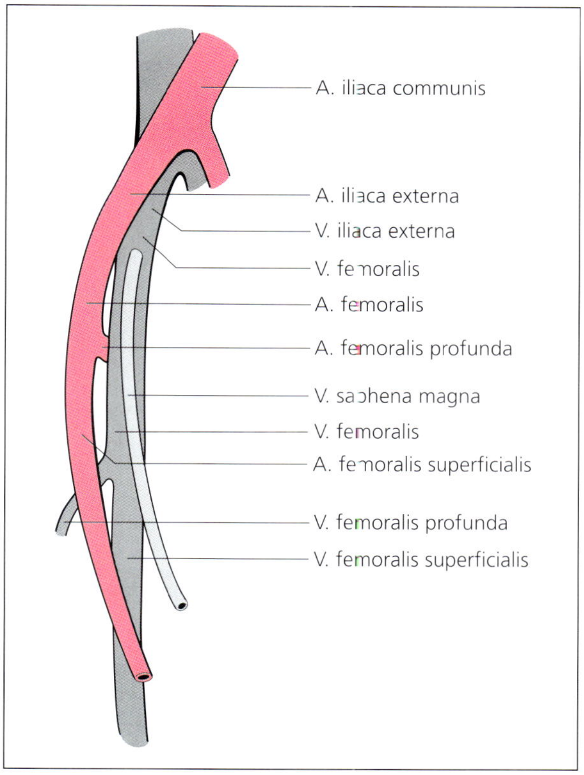

Schema 2.**2**
Topographie der Oberschenkelgefäße rechts

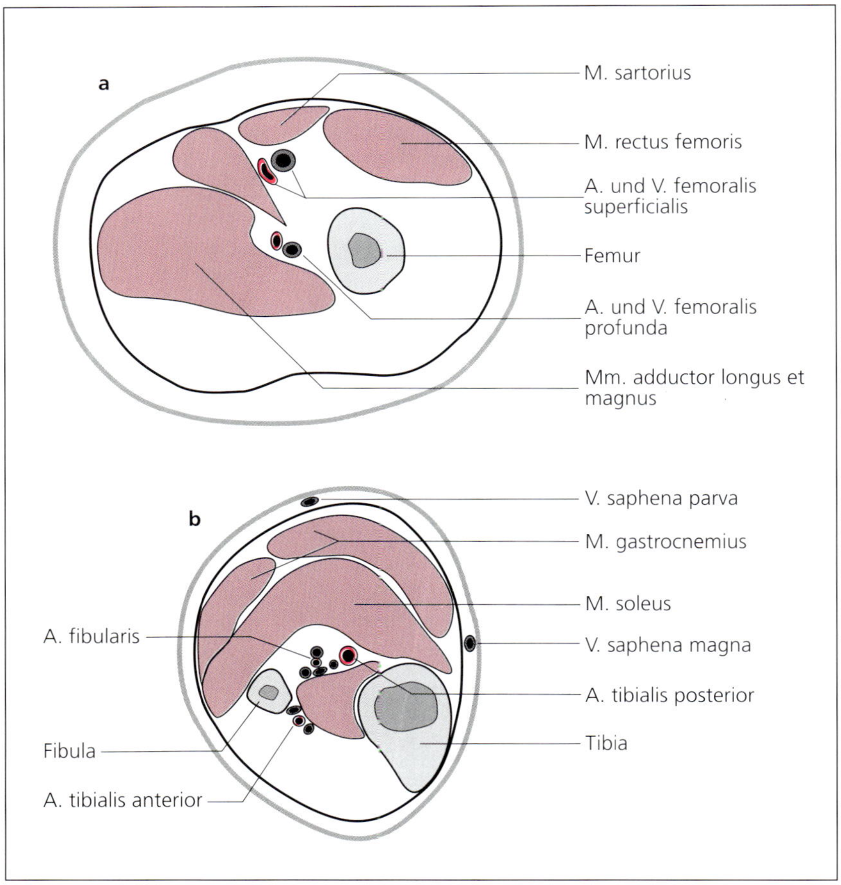

Schema 2.**3a** u. **b**
Querschnitt:
a Durch den Oberschenkel
b Durch den Unterschenkel

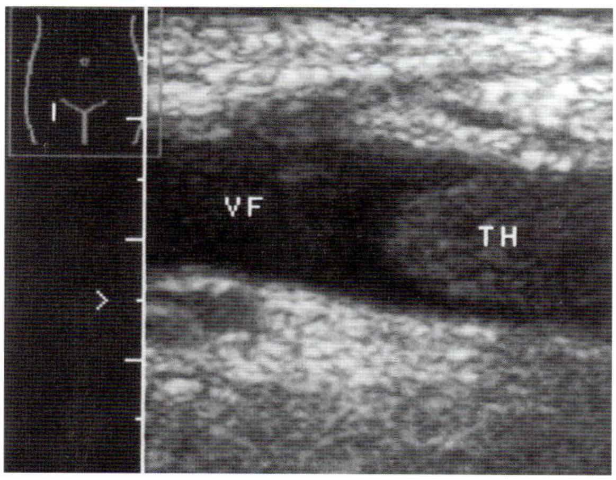

Abb. 2.**46**
Thrombose (TH) der V. femoralis superficialis (VF)

Besonderheiten und Einschränkungen in der Aussage ergeben sich im Unterschenkel, gelegentlich auch in der V. poplitea, während die sonographische Diagnostik im Oberschenkel-Iliaka-Bereich sehr verläßlich ist.

Fehlbeurteilungen können sich dann einstellen, wenn die Struktur nahezu echofrei ist, aber die Kompressibilität ungenügend ist. Da alte von frischen Thromben nicht sicher zu unterscheiden sind, vermag es sich hierbei sowohl um alte wandständige Thromben als auch um weiches frisches thrombotisches Material handeln (Abb. 2.**50 b** u. **c**).

Venenklappen: Sie finden sich üblicherweise an den größeren Extremitätenvenen, fehlen aber an den kleinen Venen, der unteren und oberen Hohlvene und der Pfortader.

Als scharf begrenzte Echolinien lassen sich Venenklappen von Thromben abgrenzen (Abb. 2.**51**).

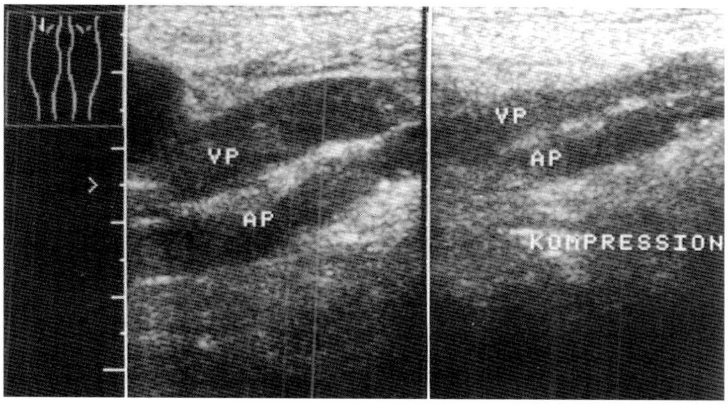

a b

Abb. 2.**47a** u. **b**
Poplitea-Venenthrombose (VP). AP = A. poplitea:
a Ohne Kompression
b Mit Kompression. Sicherung der Diagnose in der FKDS, s. Abb. 3.**207**

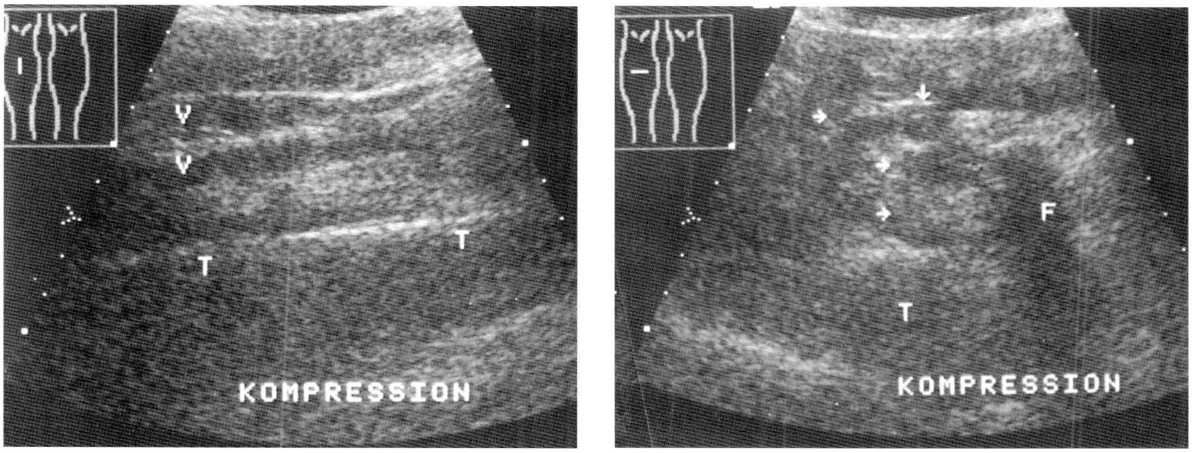

a b

Abb. 2.**48a** u. **b**
Tiefe Unterschenkelvenenthrombose (V, Pfeile). F = Fibula, T = Tibia:
a Wadenlängsschnitt
b Wadenquerschnitt

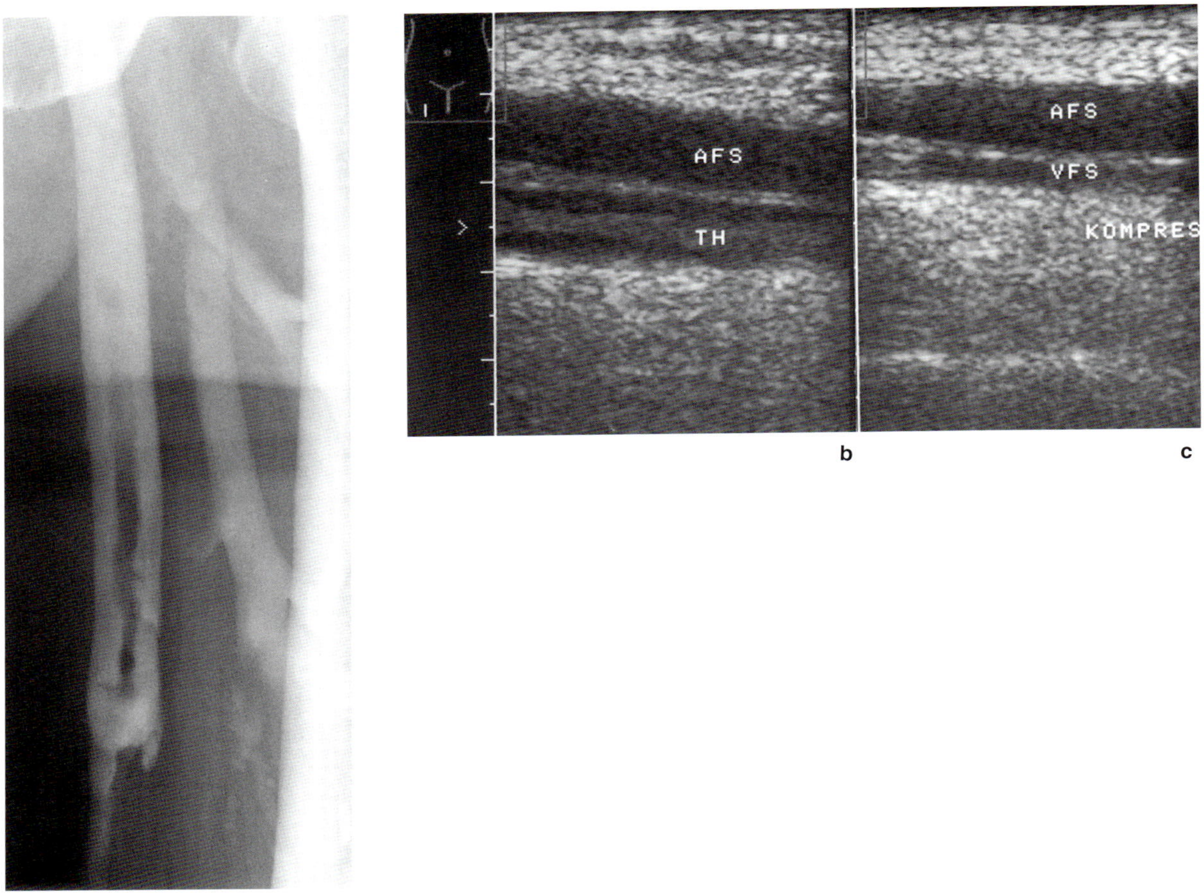

a b c

Abb. 2.**49 a–c**
Langstreckig frei flottierender Thrombus der V. femoralis superficialis (TH, VFS); AFS = A. femoralis superficialis:
a Phlebogramm
b Echostruktur intraluminal
c Unvollständige Kompression

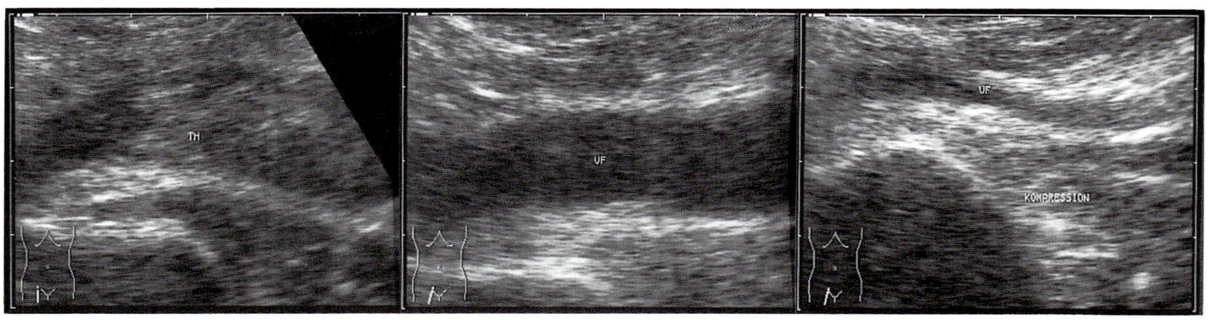

a b c

Abb. 2.**50 a–c**
Frische Femoralisvenenthrombose (TH VF = V. femoralis superficialis):
a Fehlende Kompressibilität. Wegen Kontrastmittelunverträglichkeit primäre sonographische Diagnostik und Therapiekontrolle unter Thrombolyse
b u. **c** Mit Kompression: Teillyse nach 2 Tagen. Später vollständige Thrombusauflösung

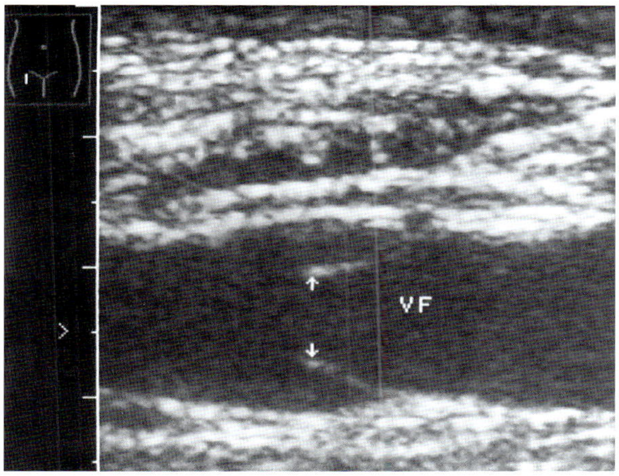

Abb. 2.**51**
Venenklappe (Pfeile) in der V. femoralis (VF). Kein Thrombus!

ZUSAMMENFASSUNG

Arteriosklerotische Plaques lassen sich sonographisch entweder als flache echogene Wandverdickung oder als in das Lumen protuberierende Läsion darstellen.
Wandausdünnungen, Entzündungen oder Verletzungen führen an der Aorta zu Aneurysmen. Die häufigste Form des Aneurysma verum weist charakteristische sonographische Kennzeichen auf (SZ 2.**1**).
Plaquebildungen und Aneurysmen kommen auch an den viszeralen Arterienästen der Aorta vor.
Venenstauungen, so z. B. die Kavastauung bei Herzinsuffizienz, führen zur Gefäßerweiterung und zur mangelnden atemabhängigen Lumenschwankung. Die Kavathrombose ist sonographisch an ihrer schwach echogenen Lumenaussparung erkennbar.
An den Beinvenen lassen sich Thrombosen in einem hohen Prozentsatz mit Hilfe der Venenkompressionssonographie nachweisen. Das wichtigste Kriterium hierfür ist die mangelnde Kompressibilität des Gefäßes; weitere Kriterien sind in SZ 2.**3** genannt.

Entzündliche und tumoröse Gallenblasen-, Gallenwegkrankheiten

G. Schmidt

ÜBERBLICK

Die Kriterien der akuten und der chronischen Cholezystitis mit ihren Komplikationsmöglichkeiten werden aufgeführt und anhand sonographischer Bilder erläutert. Danach werden benigne und maligne Gallenblasentumoren und zum Schluß Erkrankungen der Gallengänge besprochen, wobei besonders auf die lokalisationsabhängigen sonographischen Veränderungen eingegangen wird.

Entzündliche Gallenblasenerkrankungen

Meistens liegen einer Gallenblasenentzündung Steine zugrunde. Aber nur jeder dritte Gallensteinträger wird symptomatisch und erlebt eine Gallenkolik, und nur bei einem Teil der symptomatischen Steinträger entwickelt sich eine Cholezystitis. Andererseits kann diese auch ohne Steine vorkommen („akalkulöse Cholezystitis"). Die bakterielle Infektion erfolgt entweder durch aszendierende (Coli-Bakterien, Salmonellen) oder hämatogene (Streptokokken, Staphylokokken) Keimbesiedlung. Die häufigste Form der akalkulösen Cholezystitis ist die Streßcholezystitis, die bei entsprechender Anamnese durch die Befundkonstellation Wandverdickung (geschichtet, echoreich oder irregulär), Hydrops und Sludge gekennzeichnet ist und eine schlechte Prognose hat.

Tabelle 2.**1** Cholezystitisverläufe und Komplikationen

Akute Cholezystitis

- Pericholezystitis
- phlegmonöse Cholezystitis
- entzündlicher Gallenblasenhydrops
- Gallenblasenempyem
- emphysematöse Cholezystitis
- gedeckt oder frei perforierte Gallenblase

Chronische Cholezystitis

- Porzellangallenblase
- Schrumpfgallenblase

Je nach Schweregrad finden sich feingeweblich eine ödematöse oder geschwürige Schleimhautveränderung, eine phlegmonöse Wandentzündung, eine fibrinöse Entzündung des Peritoneums oder ein eitriger Gallenblaseninhalt (Empyem).
Heilt die akute Entzündung nicht aus, sind schwielige Wandveränderungen mit Mikroabszessen und Narben, Wandverkalkungen, Schrumpfungen oder pericholezystitische und lokal fortgeleitete Abszesse die Folge (Tab. 2.**1**).

Akute Gallenblasenentzündungen und Komplikationen

Akute Cholezystitis: Rechtsseitige Oberbauchbeschwerden, Leukozytose und Fieber weisen auf eine akute Cholezystitis hin.
Der sonographische Befund ist typisch. Neben dem lokalen Druckschmerz („Murphey-Zeichen" bei der Fingerpalpation oder dem Schallkopfdruck) findet sich eine bandförmige, segmental oder zirkulär ausgebreitete echoarme Wandverdickung über 3 mm (Abb. 2.**52**, 2.**53** u. 2.**57**).

Pericholezystitis: Sind alle Wandschichten betroffen, kommt es zur Separation der Wandschichten und einer Dickenzunahme auf über 5 mm. Ein echoarmer Randsaum ist Ausdruck eines entzündlichen Ödems als Folge der Pericholezystitis; umschriebene intraperitoneale Flüssigkeitszonen können hinzukommen (Abb. 2.**54**).

Phlegmonöse, abszedierende Cholezystitis: Sie läßt echoarme Flecken oder liquide Zonen in der verdickten Wand erkennen (Abb. 2.**55**).

Gallenblasenhydrops: Die Folge entzündlicher oder steinbedingter Verschlüsse des Infundibulums oder des Ductus cysticus ist der Hydrops. Er ist sonographisch durch eine pralle, konturgerundete Gallenblase gekennzeichnet, die sich zunächst überwiegend im Querdurchmesser auf mehr als 4 cm verbreitert und weitgehend echofrei ist. Später folgen auch eine Zunahme des Längsdurchmessers sowie eine Entmischung der Galle mit feinkristallinen Ausfällungen im Sinne von Sludge. Eine fehlende Kontraktion auf eine Reizmahlzeit (eiweiß- und fetthaltig, z. B. Schokolade) beweist die ausgeschaltete Gallenblase. Volumina über 100 ml weisen auf den Hydrops hin, obwohl die Volumenbestimmung kein verläßliches Kriterium ist (Abb. 2.**52**, 2.**56a** u. **b**–2.**58**; zur Differentialdiagnose Stauungsgallenblase s. auch Kapitel 1, S. 55, Abb. 1.**86**).

Gallenblasenempyem: Entzündlich-bakterielle Einwirkungen führen zur Bildung eines eingedickten eitrigen Inhaltes der Gallenblase, dem Empyem. Kennzeichnend sind eine leberähnliche oder -identische Struktur oder grobflockige intraluminale Echos ohne Schallschatten. Die Wand ist durch eine ulzerös-phlegmonöse Entzündung verdickt und

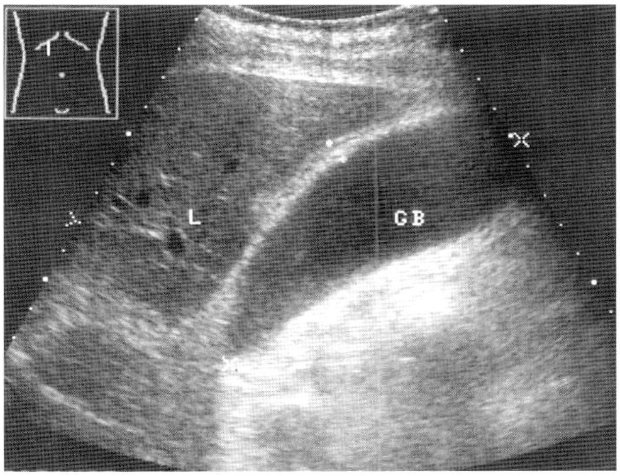

Abb. 2.**52**
Akute Cholezystitis: echoarmer Randsaum um die Gallenblase (GB, Distanzmarken). L = Leber

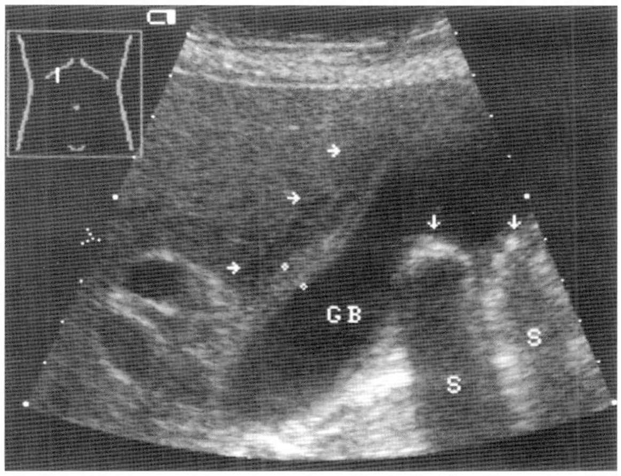

Abb. 2.**53**
Akute Cholezystitis bei Cholezystolithiasis (senkrechte Pfeile, Schallschatten, S): Lamelläre Wandverdickung (Distanzmarken), Ödem im Gallenblasenbett der Leber (horizontale Pfeile)

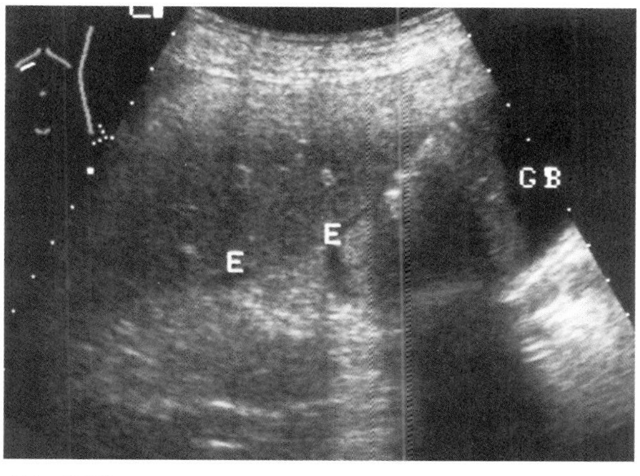

Abb. 2.**54**
Akute schwere Cholezystitis. Eitriger Sludge mit schwebenden Steinen in der Gallenblase (GB). Perivesikuläre Flüssigkeit (E)

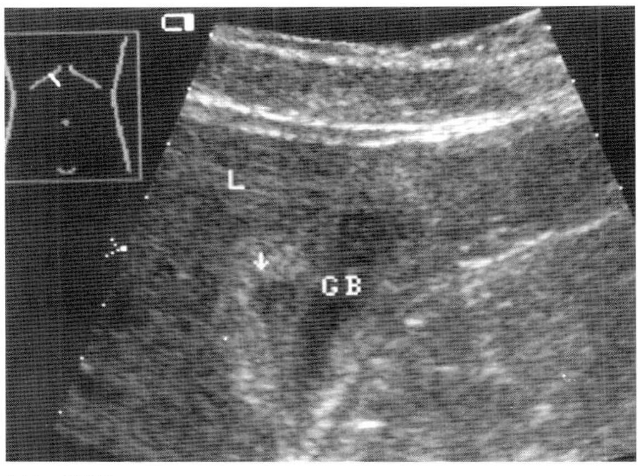

Abb. 2.**55**
Akute Cholezystitis: abschnittsweise starke ödematöse Wandauflockerung mit kleinem echoarmen Wandabszeß (Pfeil), GB = Gallenblase

wird unscharf; meist sind schon früher entzündliche Schübe vorausgegangen (Abb. 2.**58a** u. **b**).

Emphysematöse Cholezystitis: Verursachen gasbildende Bakterien Lufteinschlüsse in der Gallenblasenwand oder im Lumen, können diese sonographisch als feine schattengebende Echos sichtbar werden und zur richtigen Diagnose führen. Bei ausgedehnter Gasbildung täuscht eine Totalreflexion mit breiter Schattenzone das Bild der Steingallenblase (s. Kapitel 1, S. 60, Abb. 1.**103**) vor, dann vermag erst die Röntgenaufnahme die bedrohliche Situation mit der zwingenden Operationsnotwendigkeit aufzudecken (Abb. 2.**59**).

Gallenblasenperforation: Sie kann gedeckt, in die Nachbarorgane oder seltener in die freie Bauchhöhle erfolgen.

Sonographisch ist ein Gallenaustritt durch ein Leck in der Gallenblasenwand mit freier Flüssigkeit im Abdomen beweisend. Perforationen finden auch durch die enge Nachbarschaftsbeziehung ins Duodenum statt und führen zu einer bilio-digestiven Fistel, auf die charakteristische Lufteinschlüsse in den Gallengängen der Leber (Aerobilie) hinweisen. Bei einer Perforation in die Leber entwickelt sich ein Leberabszeß (Abb. 2.**60a** u. **b**–2.**62a** u. **b**).

Chronische Cholezystitis

Allenfalls uncharakteristische Oberbauchbeschwerden oder laborchemische Entzündungszeichen lassen an eine chronische Gallenblasenentzündung denken. Oft wird sie zufällig sonographisch entdeckt.

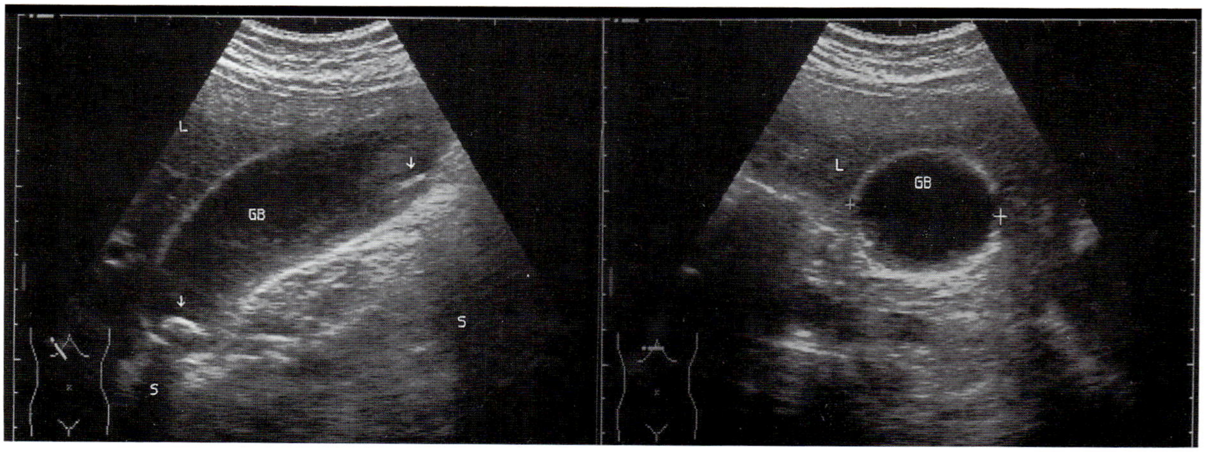

a b

Abb. 2.**56a** u. **b**
Gallenblasenhydrops: Zunahme der Gallenblase in Länge (110 mm) und Breite (43 mm) infolge Infundibulumstein, weiterer Stein im Fornix (Pfeile), jeweils mit Schallschatten (S)

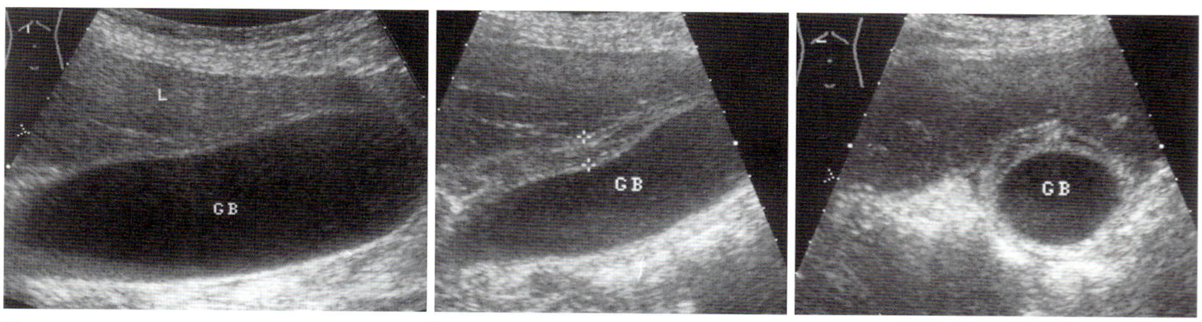

a b c

Abb. 2.**57a–c**
Akute akalkulöse „Streß"-Cholezystitis (GB, nach ERCP):
a Hydrops, beginnende Wandakzentuierung
b u. **c** Geschichtete echoarme Wandseparation (Distanzmarken); Längs- und Querschnitt

Sonographisch fällt eine verdickte echoreiche Wand auf, die gelegentlich ein zwiebelschalenförmiges Aussehen annimmt. Ausnahmsweise findet sich auch einmal eine umschriebene echoreiche Wandverdickung (Abb. 2.**63**–2.**65**).

Akute Entzündungsschübe verursachen auch Veränderungen wie bei einer akuten Cholezystitis, somit auch intrakavitäre Eiteransammlung mit der Ausbildung eines Gallenblasenempyems (Abb. 2.**58a** u. **b** sowie 2.**68**). Folgen einer chronischen Cholezystitis sind Wandverkalkungen (Porzellangallenblase) oder Organschrumpfung (Schrumpfgallenblase).

Porzellangallenblase: Infolge anhaltender Entzündung mit teilweiser oder vollständiger Wandverkalkung kann sich eine Porzellangallenblase entwickeln. Sonographisch ist trotz der Wandreflexion meist noch ein Lumen erkennbar; bei ausgedehnten Verkalkungen verdeckt die Schallschattenzone das gesamte Gallenblasenlumen, so daß die Differenzierung zur Steingallenblase oder zum Tonnenstein schwierig ist (Abb. 2.**66** u. 2.**67**).

Schrumpfgallenblase: Entzündungen und Funktionsstörungen führen zu Galleneindickungen (Sludge) und Ablagerungen von Detritus, in denen die Konkremente wie eingemauert liegen. In der Folge tritt eine zunehmende Schrumpfung und Lumenverlust ein. So fällt es oft schwer, eine

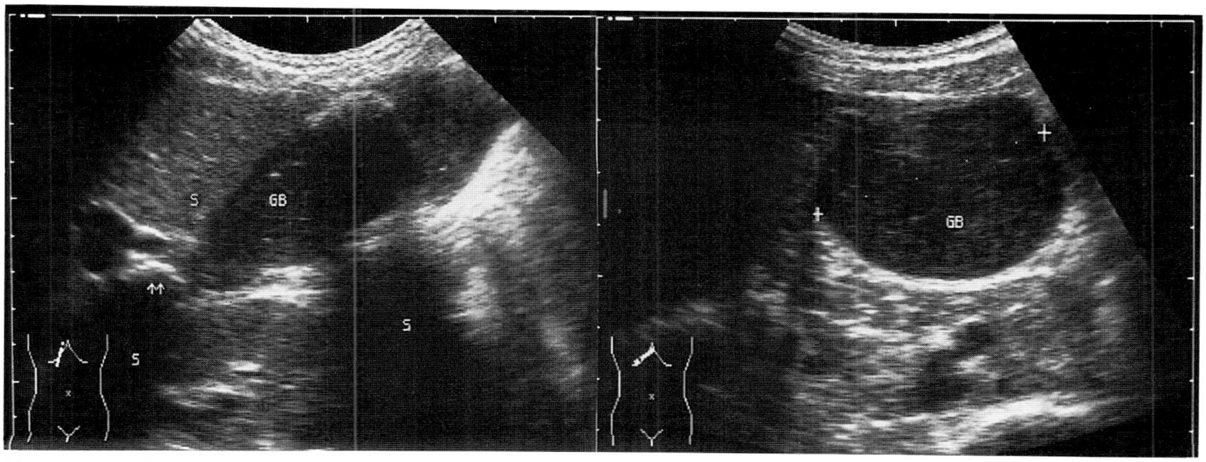

a b

Abb. 2.**58a** u. **b**
Akute Cholezystitis, Hydrops, Empyem; GB = Gallenblase:
a Ein Stein mit Schallschattenzone (S), im echoreicheren Gallenblaseninhalt schwebend, ein weiterer im Infundibulum (Pfeile)
b Verbreiterter Querdurchmesser

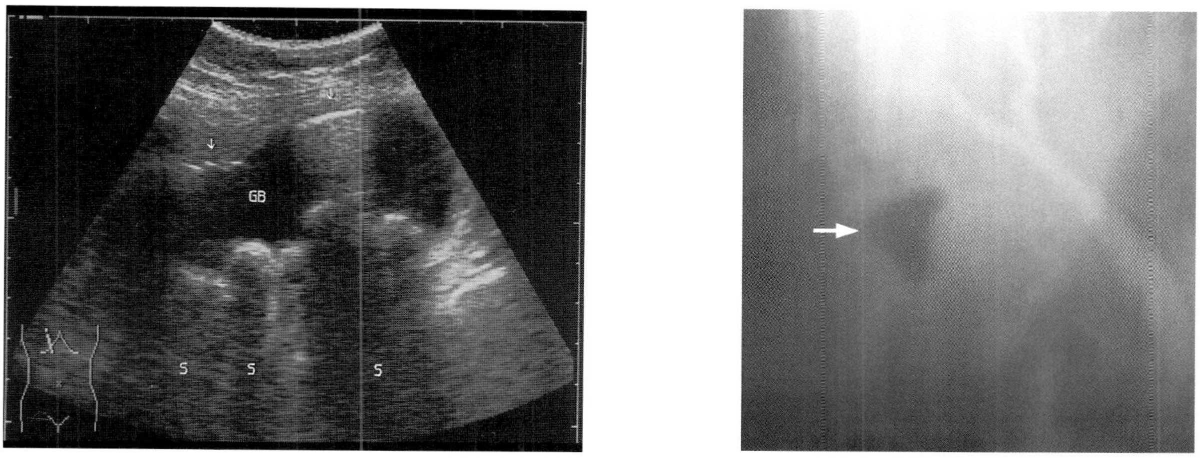

a b

Abb. 2.**59a** u. **b**
Emphysematöse Cholezystitis: Hydrops der Gallenblase (GB) mit Steinen und Schallschatten (S); ventral echogene Luftblasen (Pfeile) mit Wiederholungsechos (die Gasblasen wandern im Gegensatz zu den Steinen im Stehen ins Infundibulum, in Bauchlage nach dorsal):
a Sonogramm im Interkostalschnitt **b** Röntgenbild mit Luftblasen in Gallenblasenprojektion (Pfeil)

Schrumpfgallenblase ausfindig zu machen. Oft bleibt in der Gallenblasenprojektion nur noch eine reflexreiche schattenwerfende Struktur (oder nur noch der Schallschatten!) übrig, die sich schwer von Duodenalluft unterscheidet (Abb. 2.**68**–2.**70a** u. **b**). Die chronische Cholezystitis, insbesondere die Porzellangallenblase, sollte wegen der gehäuften Komplikationen einschließlich der Gefahr einer malignen Entartung operiert werden.
Ist eine Gallenblase nicht auffindbar, können auch noch andere Ursachen vorliegen, die in Tab. 2.2 aufgeführt sind; s. Kapitel 1, S. 50ff.

Tabelle 2.**2** Nicht auffindbare Gallenblase

Kontrahierte Gallenblase
Lage- und formveränderte Gallenblase
Echogene Gallenblase
Steinvolle Gallenblase
Leere Gallenblase
Schrumpfgallenblase
Perforierte Gallenblase; bilio-digestive Fistel
Gallenblasenaplasie
Cholezystektomie

a 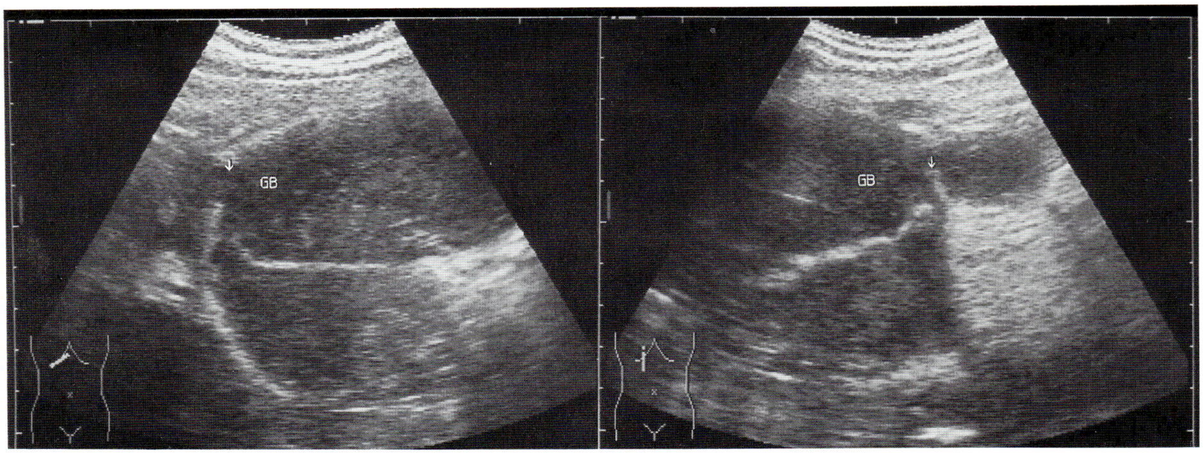 b

Abb. 2.**60a** u. **b**
Doppelte Gallenblasenperforation (Pfeile) bei Gallenblasenempyem (GB) mit frei flottierender nekrotischer Gallenblasenwand (echogene Bandstruktur, operativ gesichert):
a Gedeckte Perforation ins Gallenblasenbett
b Freie Perforation im Bereich des Gallenblasenfundus

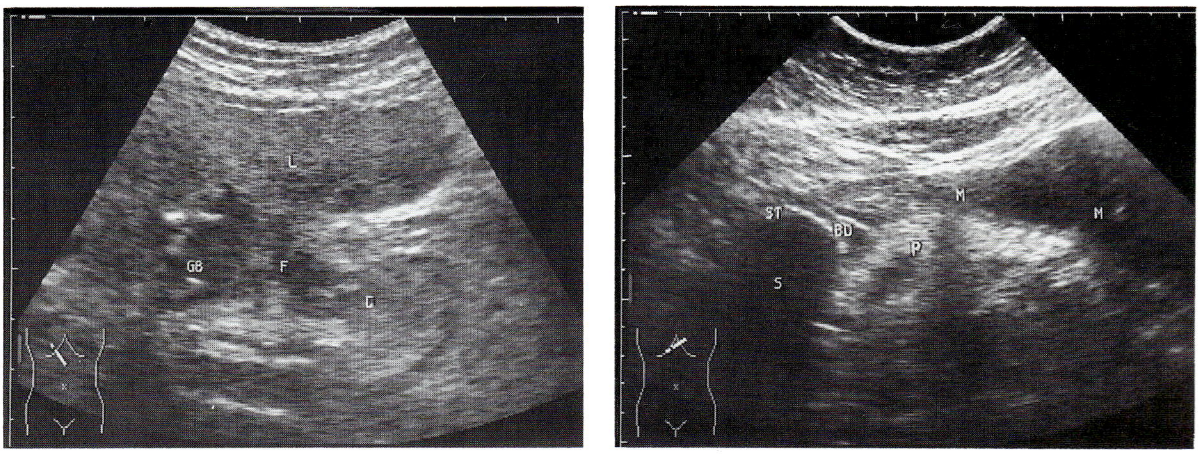

Abb. 2.**61a** u. **b**
Gallenblasenstein-Perforation:
a Perforation mit bilio-digestiver Fistel (F) in den Bulbus duodeni (D); Steinlokalisation im terminalen Ileum
b 5 cm großer Gallenblasenstein (ST) im Bulbus duodeni (BD) mit hohem Steinileus; S = Schallschatten, M = flüssigkeitsgefüllter Magen, P = Pankreas, GB = Gallenblase, L = Leber

Gallenblasentumoren

Benigne Tumoren

Zu den benignen Tumoren gehören im weiteren Sinne auch nichtneoplastische Veränderungen wie Adenomyomatose, Cholesteatose und Cholesterinpolyp (mit der als Rarität anzusehenden xanthogranulomatösen Cholezystitis werden diese auch unter dem Begriff der „Cholezystosen" zusammengefaßt).

Adenomyomatose: Infolge einer Proliferation des Oberflächenepithels kommt es zu einer Schleimhautverdickung und Hypertrophie des Rokitansky-Aschoff-Sinus im Sinne intramuraler Divertikel. Hierin lagern sich Cholesterinkristalle ab ähnlich der Cholesteastose (s. unten).
Sonographisch wird die Gallenblasenwand unscharf und verdickt; röntgenologisch zeigen sich (besonders nach Kontraktion) die divertikelartigen Sinus; (Abb. 2.**71**–2.**73**; zur Differentialdiagnose SZ 2.**5**).

Xanthogranulomatöse Cholezystitis: Ähnlich der Adenomyomatose, nur viel ausgedehnter, kommt es bei der eher seltenen xanthogranulo-

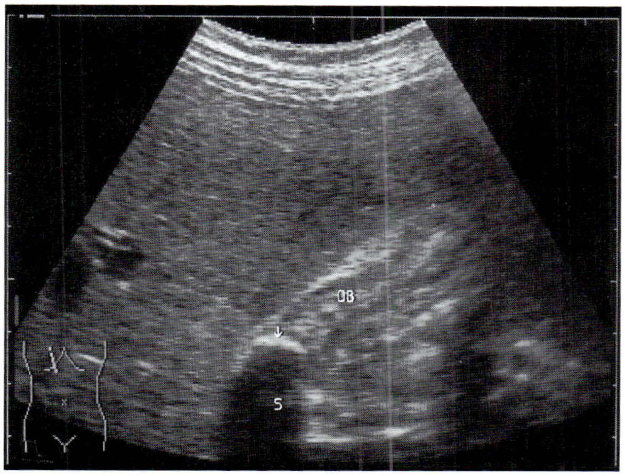

Abb. 2.**62a**
„Leere Gallenblase" (GB) infolge Steinverschluß im Infundibulum (Pfeil), keine Perforation! („Nicht auffindbare Gallenblase"; die echoarme Gallenblasenwand noch abgrenzbar)

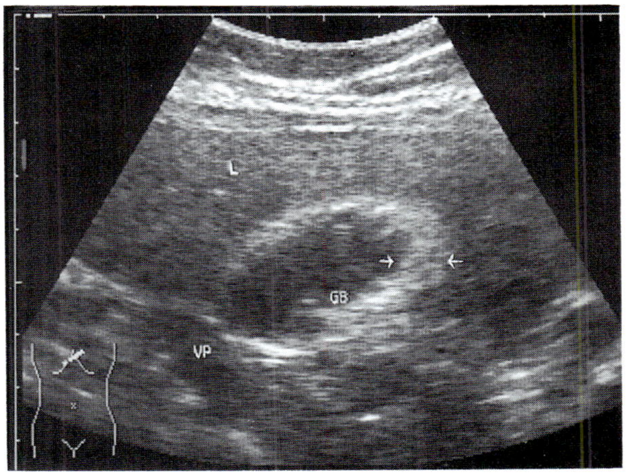

Abb. 2.**63**
Chronische Cholezystitis: echoreiche Wandverdickung (Pfeile); GB = Gallenblase, VP = V. portae, L = Leber

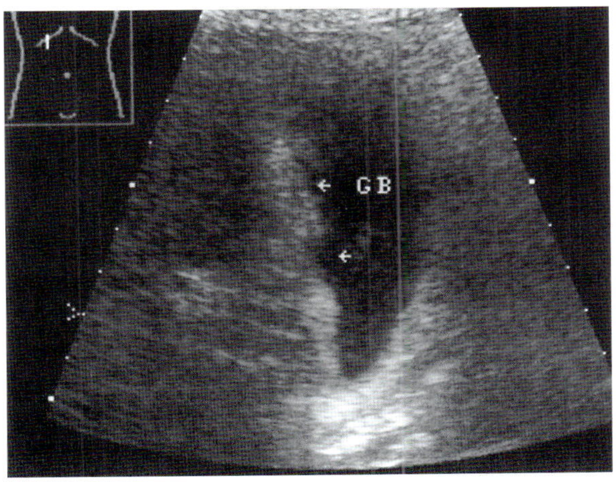

Abb. 2.**64**
Umschriebene echoreiche Wandverdickung (Pfeile) der Gallenblase (GB): chronische Cholezystitis, histologisch xanthogranulomatöse Cholezystitis

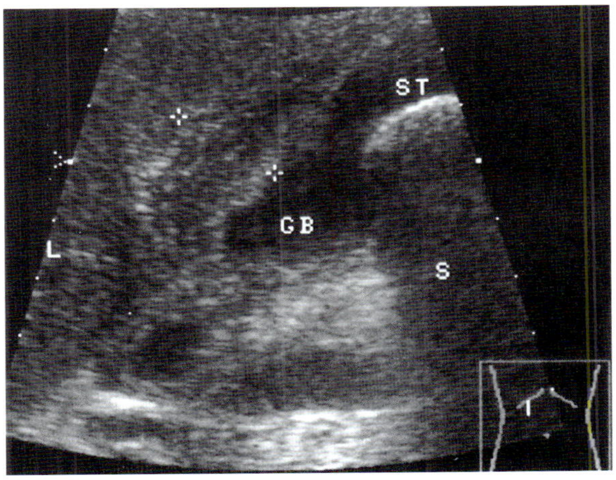

Abb. 2.**65**
Chronische Cholezystitis, zwiebelschalenförmige Wandverdickung (Distanzmarken) bei Gallenblasenstein mit Schallschatten (ST; S); GB = Gallenblase

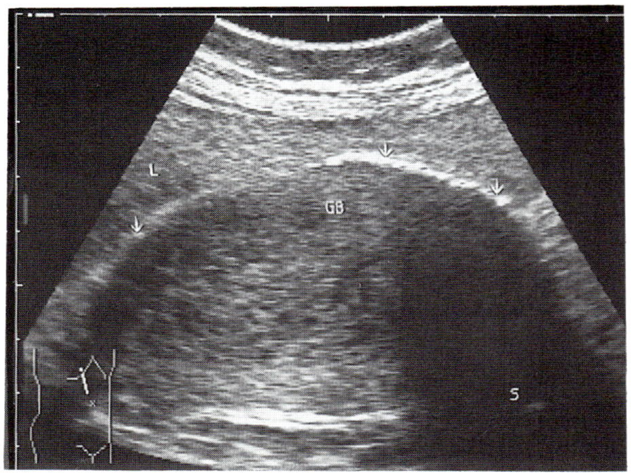

Abb. 2.**66**
Porzellangallenblase (GB). Wandkalk (Pfeile) mit Schallschatten (S) bei chronischer Cholezystitis und Porzellangallenblase; L = Leber

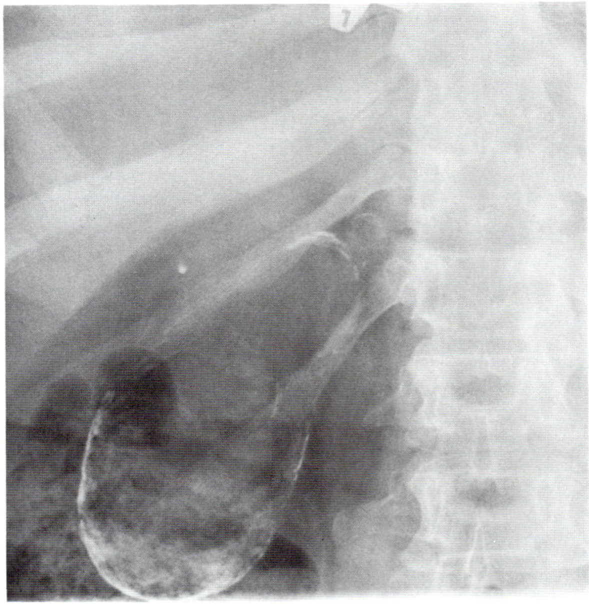

Abb. 2.**67**
Gleicher Patient wie Abb. 2.**66**, Röntgenbild: Porzellangallenblase

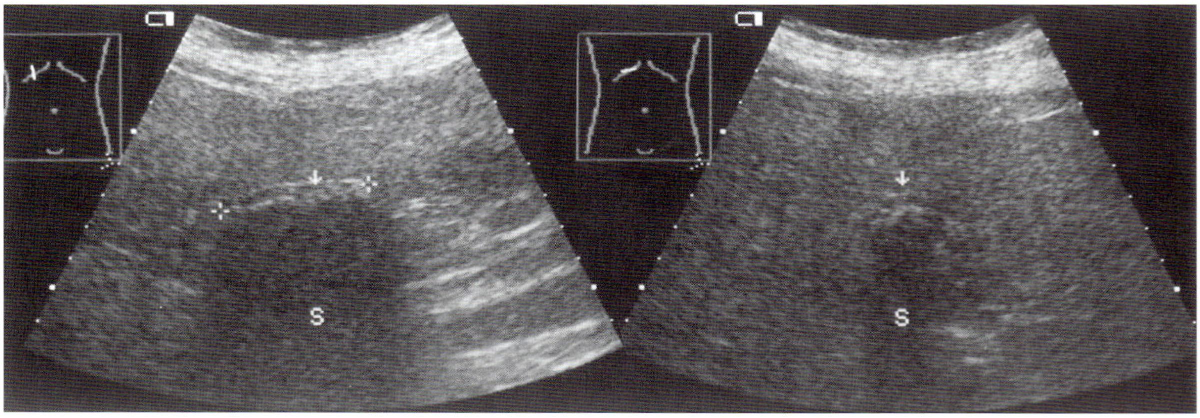

a b

Abb. 2.**68 a** u. **b**
Weitgehend geschrumpfte Steingallenblase (Distanzmarken, Pfeile), kein erkennbares Lumen, Summationsschallschatten (S):
a Paramedianer Längsschnitt **b** Subkostalschnitt

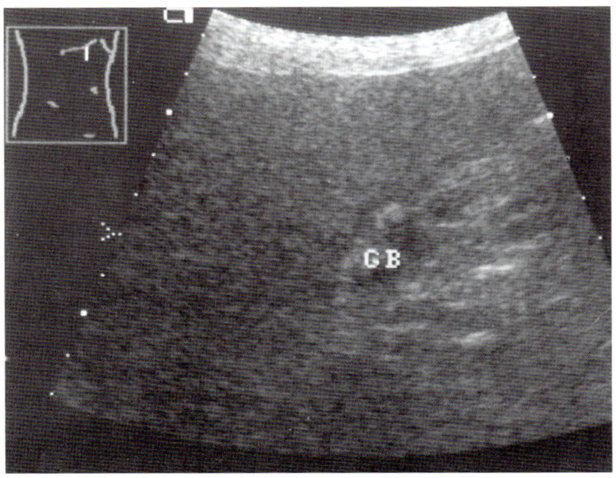

Abb. 2.**69**
„Nicht auffindbare Gallenblase“: echoarme Schrumpfgallenblase (GB)

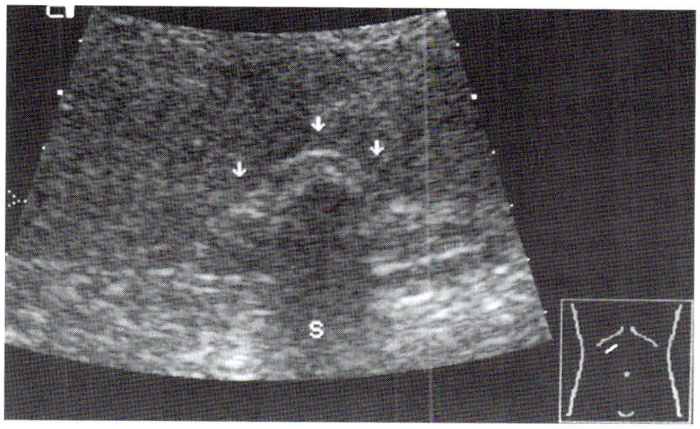

Abb. 2.**70**
Schrumpfgallenblase („nicht auffindbare Gallenblase"). Nur noch der Schallschatten (S) weist auf die Lokalisation der Gallenblase (Pfeile) hin

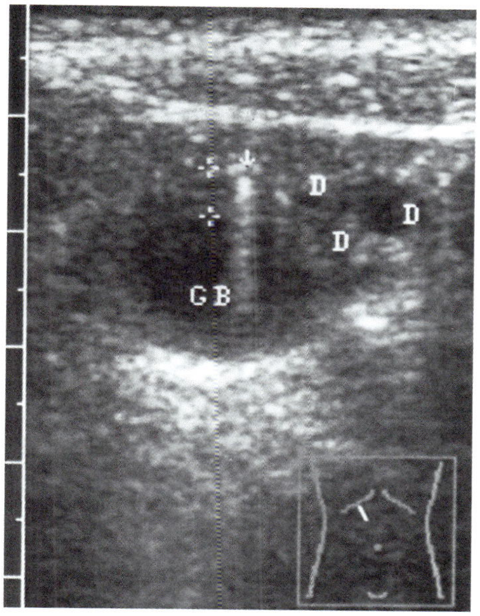

Abb. 2.**71**
Adenomyomatose. Junge Patientin: gezähnelte, unscharfe Begrenzung und Wandverdickung (Distanzmarken); daneben harte Reflexe, die Cholesterinkristalleinlagerungen entsprechen (Pfeil). D = intramurale Divertikel

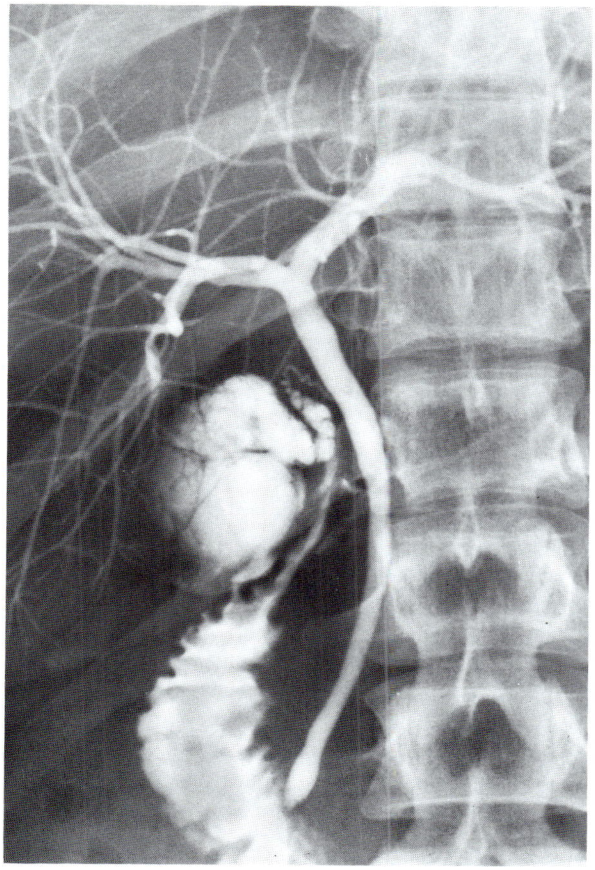

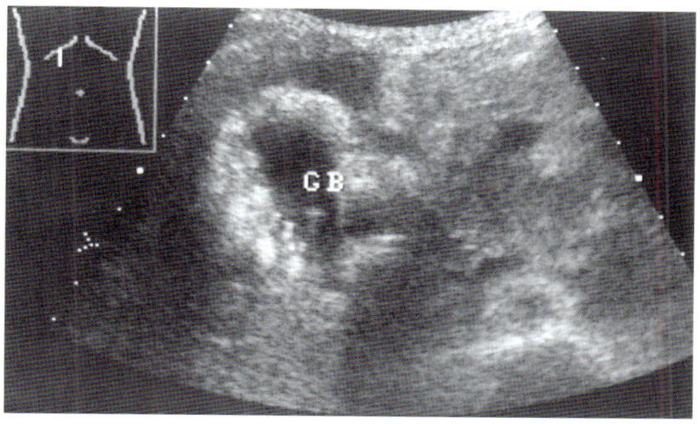

Abb. 2.**73**
Ausgedehnte echoreiche periluminale Strukturen in Wand Projektion: Adenomyomatose? Xanthoranulomatöse Cholezystitis? „Gefangene" Steine? Grundkrankheit: Metastasierendes Pankreaskarzinom; GB = Gallenblase

Abb. 2.**72**
Adenomyomatose, Röntgenbild (ERCP): feine kontrastmittelgefüllte intramurale Wandausstülpungen („gezähnelte" Kontur)

matösen Cholezystitis zur teilweise extremen Wandverdickung infolge entzündlicher Cholesterineinlagerungen in die Wand (Abb. 2.**64**; 2.**79**).

Cholesteatose: Den Lipoidflecken der Magen- und Duodenalschleimhaut entsprechend sind bei der Cholesteatose der Gallenblase Cholesterinkristalle in die Schleimhaut der Gallenblase eingelagert. Sie führen zu kleinen, stark reflexogenen Wandeinlagerungen, die im echofreien Medium der Gallenflüssigkeit typische Reverberationen (Wiederholungsechos) auslösen (Abb. 2.**71** u. Kapitel 1, S. 59, Abb. 1.**100**).

Cholesterinpolypen: Protuberieren diese Cholesterineinlagerungen in das Lumen, entstehen Cholesterinpolypen. Sie treten meist multipel auf und sind bis etwa 4 mm breit. Cholesteatose bzw. Cholesterinpolypen entsprechen dem pathologischen Begriff der Stippchen- oder Erdbeergallenblase. Die Unterscheidung des Cholesterinpolypen vom Adenom und dessen Abgrenzung zum Karzinom ist manchmal schwierig oder unmöglich; Steine hingegen sind durch Schallschatten und Lageveränderung besser differenzierbar (Abb. 2.**74**).

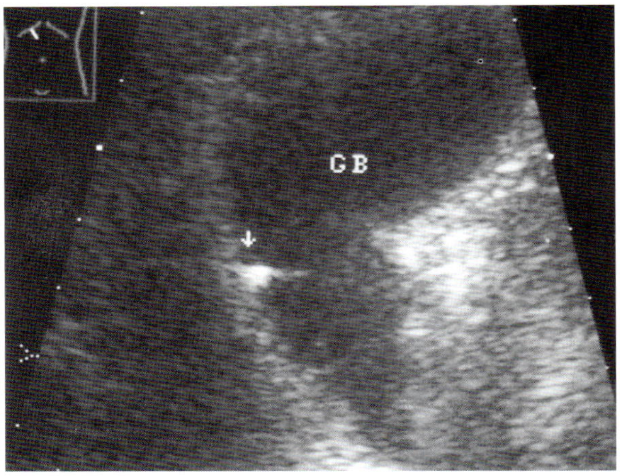

Abb. 2.**74**
Echogener Cholesterinpolyp der Gallenblase (Pfeil): In das Lumen protuberierende Lipidansammlung (Cholesterin) in der Mukosa (vermehrte Resorption und Speicherung bei erhöhtem Cholesteringehalt der Blasengalle)

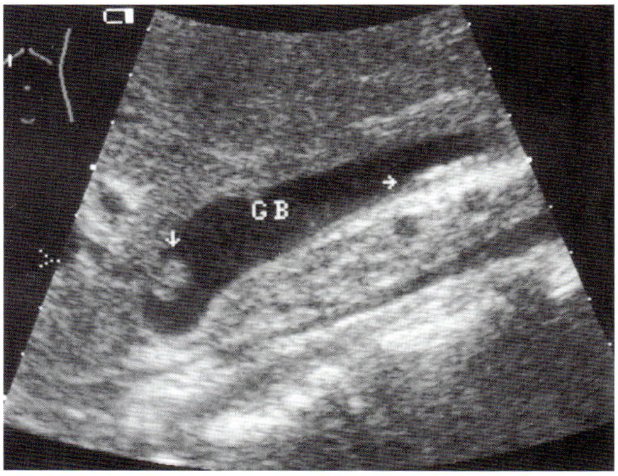

Abb. 2.**75**
Adenom der Gallenblase (senkrechter Pfeil), echoarm. Bewegliche echodichte Steine im Fundus (horizontaler Pfeil); kein Schallschatten; GB = Gallenblase

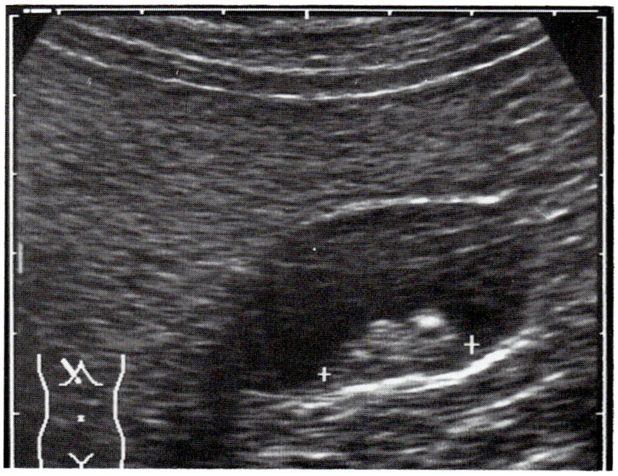

Abb. 2.**76**
Großes, breitbasig aufsitzendes Adenom (Distanzmarken), lappige Oberfläche, heterogene Struktur

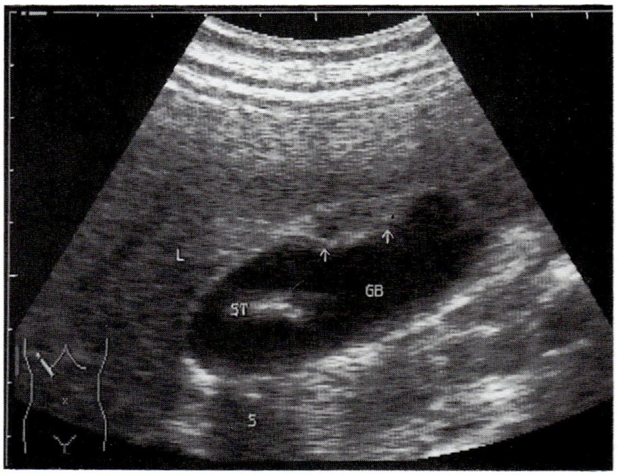

Abb. 2.**77**
Gallenblasenkarzinom (Pfeile), bereits diffuse Metastasierung: umschriebene Wandverdickung der Gallenblase (GB); ST = Stein, S = Schallschatten, L = Leber

Gallenblasenadenom: Ein singulärer Polyp von mehr als 5 mm spricht für ein Adenom. Dies wird noch wahrscheinlicher, wenn er mehr als 10 mm beträgt und die Gallenblasenwand – in Abgrenzung zum Karzinom – nicht infiltriert ist.
Das breitbasig wachsende Adenom stellt eine echte benigne Neoplasie dar. Echoarme und echoreiche Areale sowie eine lappige Oberfläche, die auch zur Bezeichnung „papilläres" oder „papillomatöses" Adenom geführt hat, sind die sonographischen Kennzeichen (Abb. 2.**75** u. 2.**76**).

Charakteristisch für alle Formen von Gallenblasenpolypen sind die in SZ 2.**4** aufgeführten Zeichen. Da Adenome Präkanzerosen sind, sollten sie sonographisch kontrolliert und bei einer Größe von über 10 mm operiert werden.

SZ 2.**4** Sonographische Zeichen für Gallenblasenpolypen

Wandständigkeit
Fehlende Beweglichkeit
Fehlender Schallschatten
Unauffällige Gallenblasenwand

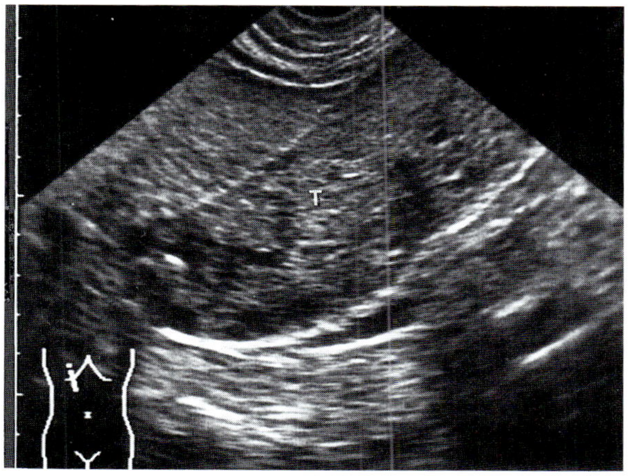

a

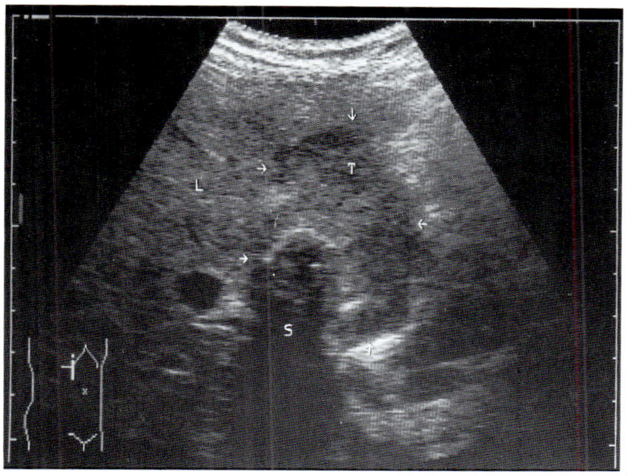

b

Abb. 2.**78a** u. **b**
Gallenblasenkarzinom bei Cholezystolithiasis:
a Solide Tumorstruktur (T), die ganze Gallenblase ausfüllend (operativ gesichert)
b In die Leber infiltrierend wachsendes Gallenblasenkarzinom (T, Pfeile) bei Gallenblasensteinen mit Schallschatten (S). Der Tumor ist kaum von der Leber (L) abgrenzbar

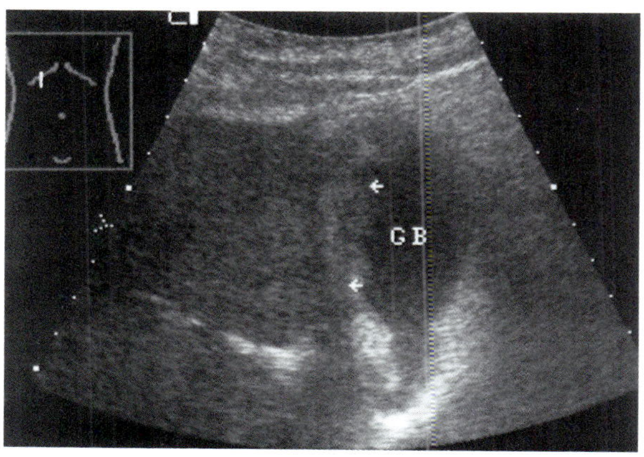

Abb. 2.**79**
„Pseudotumor": Xanthogranulomatöse Cholezystitis, tumorähnliche Konfiguration und Struktur (Pfeile). GB = Gallenblase

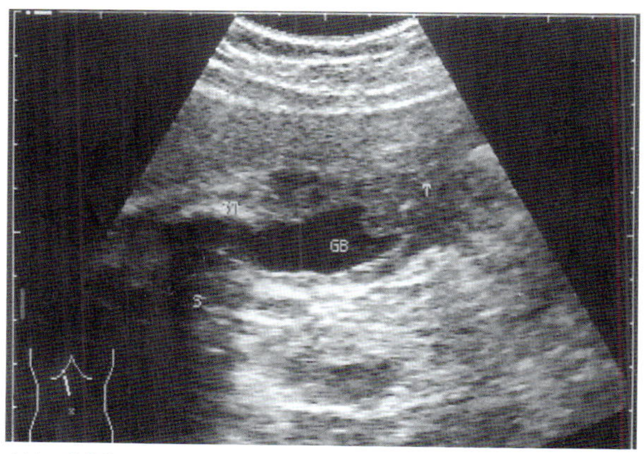

Abb. 2.**80**
Tumoröser Wandabszeß (T) der Gallenblase (GB) mit pericholezystischer Ausbreitung; ST = Stein mit Schallschatten (S)

Maligne Tumoren

Unter den malignen Tumoren (Karzinom, malignes Lymphom, Tumorinfiltrationen anderer Organtumoren) kommt hier nur dem Adenokarzinom Bedeutung zu.

Gallenblasenkarzinom: Wird das Gallenblasenkarzinom nicht zufällig anläßlich einer Cholezystektomie gefunden, hat es eine schlechte Prognose, da es frühzeitig zur regionalen Metastasierung führt und in die Leberpforte einwächst. An der Prognose ändert auch eine unter Umständen technisch noch mögliche Operation wegen der frühen lymphogenen Ausbreitung kaum etwas. Während das frühe Stadium sonographisch durch eine asymmetrisch umschriebene Wandschwellung auffällt, zeigt das fortgeschrittene Karzinom in der Regel eine nicht mehr von der Leber abgrenzbare solide Tumorformation. Oft umschließt diese zentral oder exzentrisch ummauerte Steine, die noch an ihrem Schallschatten erkennbar sind (Abb. 2.**77** u. 2.**78a** u. **b**).

Differentialdiagnose Cholezystitis/Karzinom

Vom Karzinom lassen sich einige benigne Gallenblasenveränderungen schlecht abgrenzen (Sludge, nichtkalkhaltige Steine, Polypen, Adenome, umschriebene Cholezystitis, entzündliche Pseudotumoren, Abb. 2.**79** u. 2.**80**; s. auch Abb. 1.**92** u. 2.**64**). Die Wandverdickung ist ein charakteristisches Zeichen sowohl für die Cholezystitis als auch für Gallenblasentumoren. Aber auch andere Erkrankungen und deren Folgen und Einwirkungen sind differentialdiagnostisch einzubeziehen (SZ 2.**5**, Abb. 2.**64**, 2.**65**, 2.**73** u. 2.**81a** u. **b**).

Gallenwegkrankheiten

Das führende Symptom für Gallenwegerkrankungen ist die Cholestase. Sie geht mit einer Erhöhung der cholestaseanzeigenden Enzyme und klinisch bei entsprechender Ausprägung mit Ikterus und Juckreiz einher. Vom Ort der Störung werden eine intrahepatische und eine extrahepatische Cholestase unterschieden. Bei den intrahepatischen kommt eine Cholestase mit und eine solche ohne Obstruktion in Betracht.

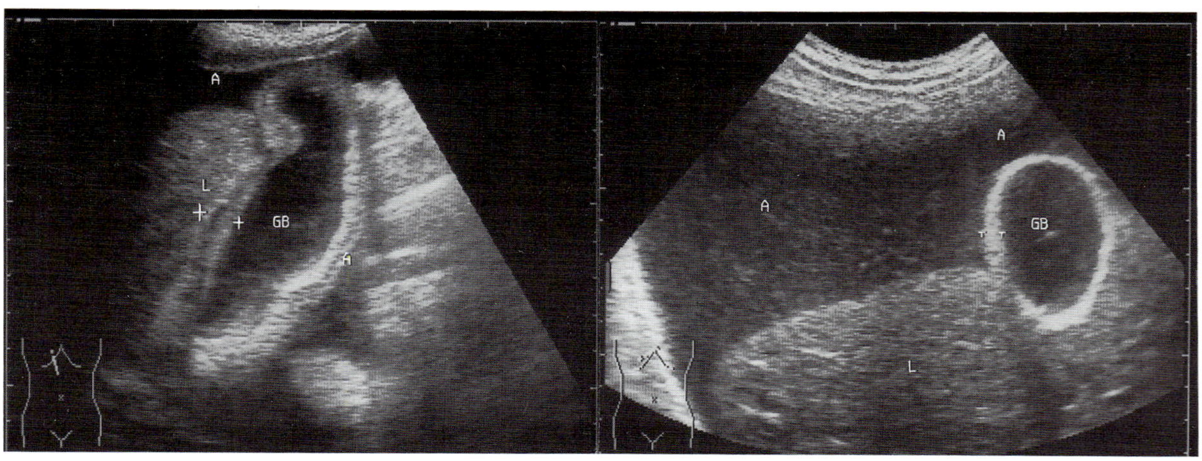

a b

Abb. 2.**81a** u. **b**
„Wandverdickte Gallenblase" (GB):
a geschichtete echoarme Wandverdickung bei kardialer Stauungszirrhose
b Echoreiche Wandverdickung bei Tumoraszites; A = Aszites, L = Leber

a 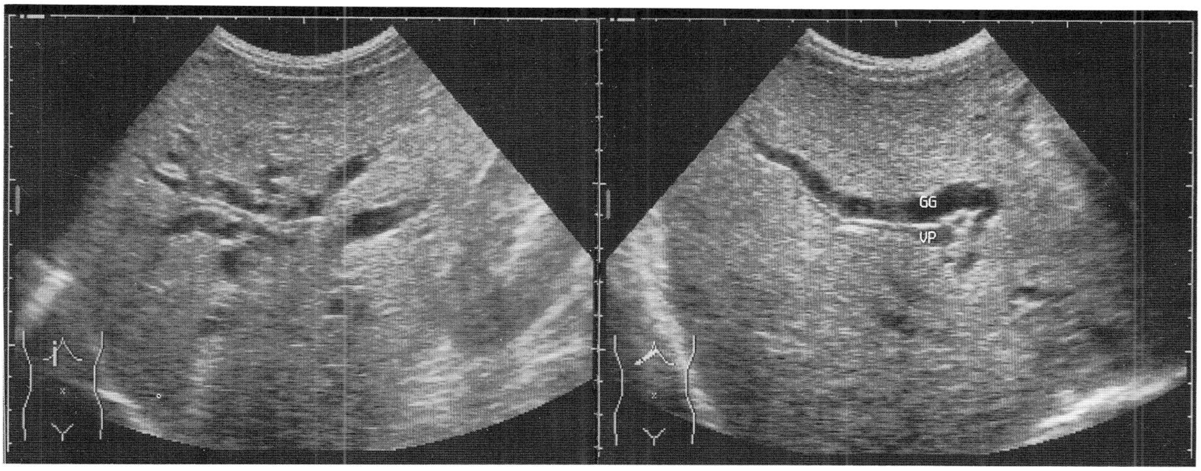 b

Abb. 2.**82a** u. **b**
Erscheinungsformen der intrahepatischen obstruktiven Cholestase (Hepatikusgabelinfiltration eines metastasierenden Magenkarzinoms):
a Intrahepatische fleck-bandförmige echofreie Gangstruktur
b Doppelspurige Gangstruktur aus erweitertem Gallengang (GG) und Portalast (VP)

a 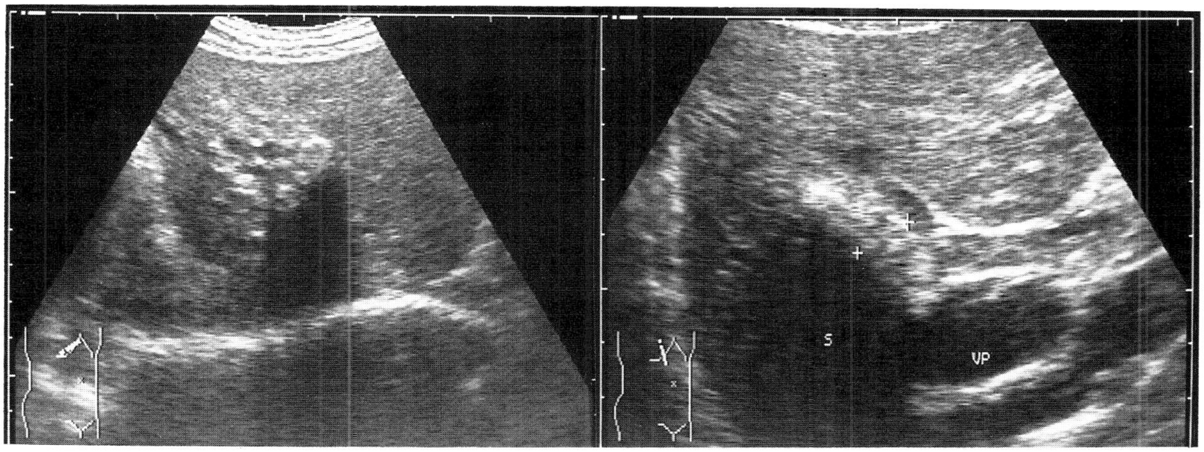 b

Abb. 2.**83a** u. **b**
Intrahepatische Gallengangsteine im Bereich der rechten Hepatikusäste (Distanzmarken) mit Schallschattenzone (S) bei sklerosierender Cholangitis; VP = V. portae

a 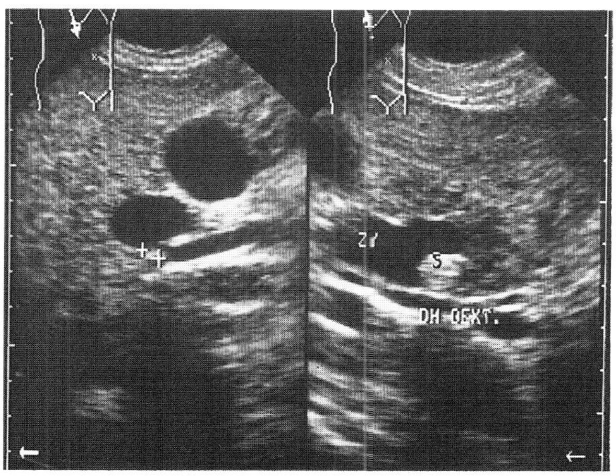 b

Abb. 2.**84a** u. **b**
Gallengangzyste (ZY) mit Pigmentstein (S, Operation; s. Abb. 2.**101a** u. **b**). Neben der Zyste mit Anschluß an den Ductus hepaticus (Distanzmarken; DHDEXT) die Gallenblase

SZ 2.5 Sonographische Differenzierung einer umschriebenen oder diffusen Gallenblasenwandverdickung

Akute Cholezystitis
- bandförmige oder geschichtete, echoarme Wandverdickung

Chronische Cholezystitis
- echoreiche Wandverdickung

Wandödem bei Herz-/Niereninsuffizienz, Hypoproteinämie
- echoarme Wandverdickung

Dekompensierte Leberzirrhose
- echoreiche (oder echoarme) Wandverdickung

Adenomyomatose
- fleckig echoarme/echoreiche Wandverdickung

Wandadhärenter/pseudotumoröser Sludge
- beweglicher Bolus

Adenom
- umschriebene wandadhärente Lumenaussparung
- keine Wandinfiltration

Gallenblasenkarzinom
- asymmetrische umschriebene Wandverdickung; Infiltration

Intrahepatische Cholestase ohne Obstruktion

Eine Medikamentencholestase oder eine primär biliäre Lebererkrankung (bei Frauen im mittleren Alter mit hohen Cholestasewerten, hoher Blutkörperchensenkung, mitochondrialen Antikörpern!) ist sonographisch nur indirekt durch den fehlenden Nachweis erweiterter Gallenwege und eines Abflußhindernisses zu vermuten.

Intrahepatische Cholestase mit Obstruktion

Hier kann die Sonographie meist den Hinweis auf Höhe und Art des Verschlusses geben, wenn mit viel Geduld danach gesucht wird; meist sind intrahepatische Gallengangsteine oder -karzinome dafür verantwortlich.

Das sonographische Bild der intrahepatischen obstruktiven Cholestase zeigt ein wirres feinzystisches Strukturmuster oder breitere straßenförmige Doppelspuren („Doppelflintenphänomen"; Abb. 2.**82** u. 2.**87a**).

Intrahepatische Gallengangsteine: Sie sind als feine Echostrukturen schwer erkennbar; oft weisen Schallschatten auf sie hin (Abb. 2.**83**).

Gallengangzysten: Intra- oder extrahepatisch gelegene Zysten können solitären Gallengangzysten entsprechen und somit auch Steine enthalten. Sie sind an ihrem echofreien Lumen, gegebenenfalls mit Steinaussparung, und an der Verbindung zum Gallengangsystem erkennbar (Abb. 2.**84a** u. **b** sowie 2.**85**).

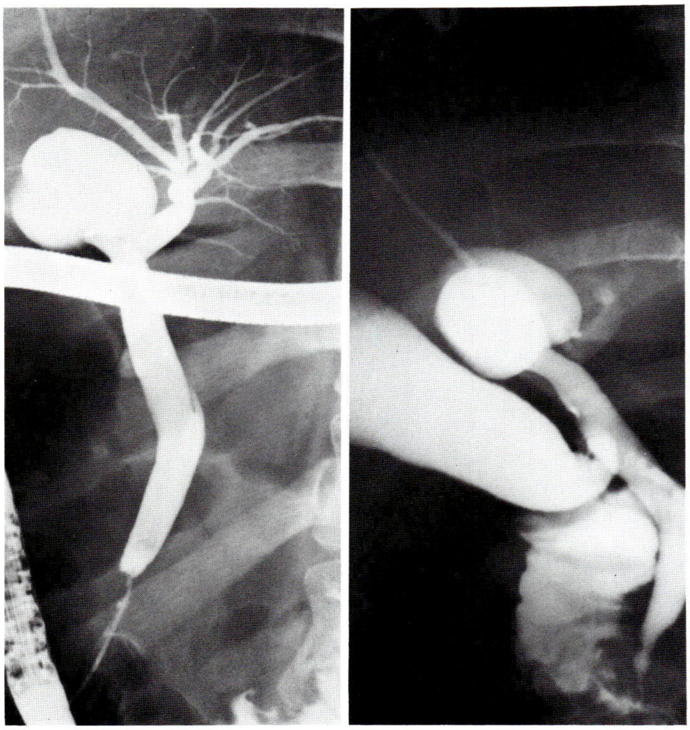

Abb. 2.**85**
Gleicher Patient wie Abb. 2.**84**, ERCP-Bild: Gallengangzyste mit Stein

Caroli-Syndrom: Abschnittsweise sack- oder zylinderförmig erweiterte Gallenwege mit einer Prävalenz für Gangsteine entsprechen einem Caroli-Syndrom. Sie stellen Sonderformen intrahepatischer Gallenwegobstruktionen dar (Abb. 2.**86**).

Primär sklerosierende Cholangitis: Intrahepatische und extrahepatische Konturunregelmäßigkeiten sowie abschnittsweise Erweiterungen der Gallenwege finden sich bei der primär sklerosierenden Cholangitis (meist bei jungen Männern, Blutkörperchensenkung oft normal! Abb. 2.**87**).

Intrahepatische Gallengangtumoren: Oberbauchbeschwerden, laborchemische Cholestasekonstellation und ein schleichender Ikterus sind Hinweise auf einen Gallengangtumor. Intrahepatisch liegt er oft im Bereich der Hepatikusgabel (Klatskin-Tumor).
Sonographisch sind umschriebene oder diffus erweiterte Gallenwege charakteristisch. Der Gangabbruch ist beim Verfolgen der Gallengangerweiterungen gut, der Tumor selbst dagegen nur mit der hochauflösenden Sonographie ab einer Größe von 0,5–1 cm, dann in über 85% aller Tumorobstruk-

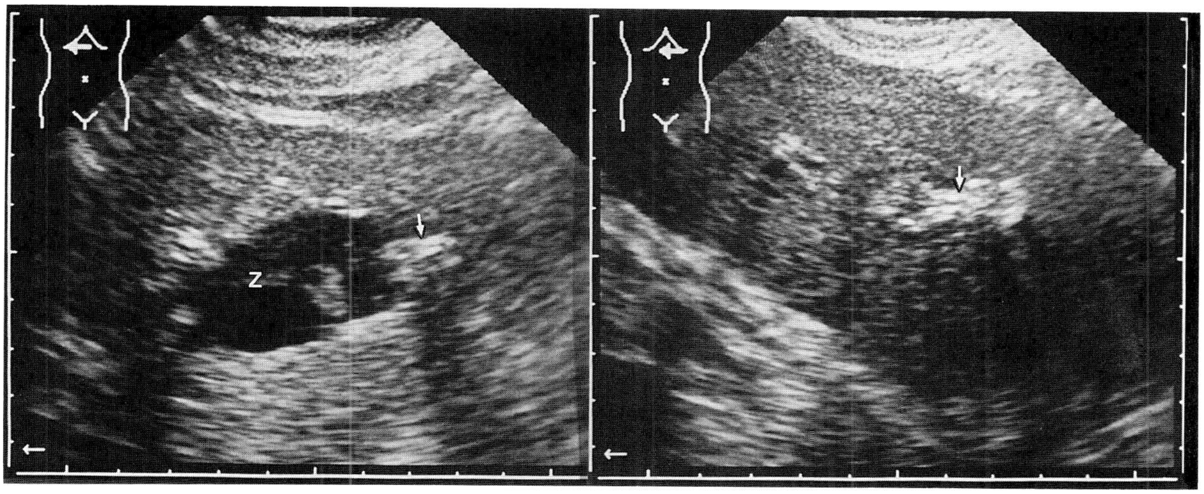

a b

Abb. 2.**86a** u. **b**
Zystisch dilatierte intrahepatische Gallenwege (Z):
a Mit Steinen und inkompletter Schattenzone (Pfeil): Caroli-Syndrom mit intra- und extrahepatischen Gallengangsteinen
b Nach Operation verbliebene intrahepatische Steine (Pfeil), Rückbildung der zystischen Gallengangaufweitung

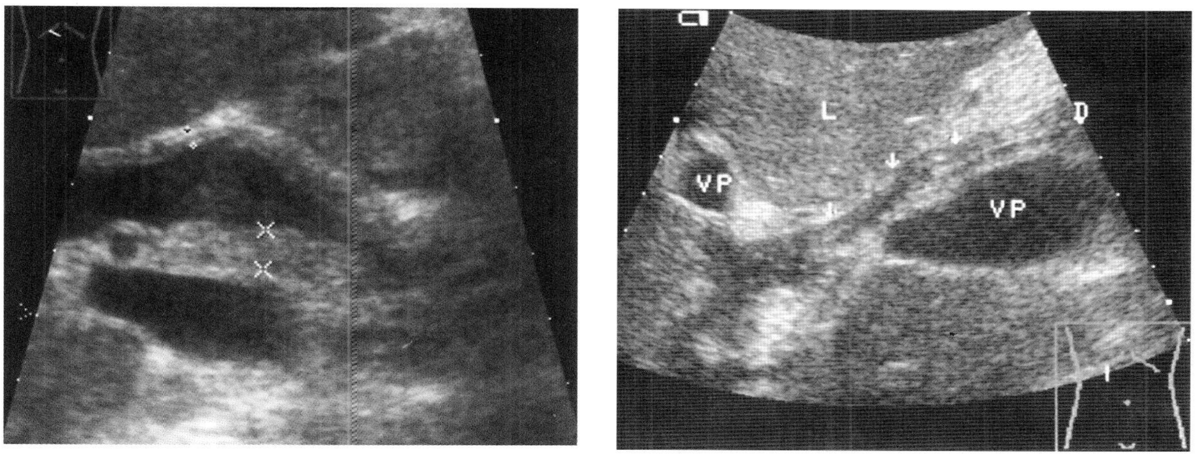

a b

Abb. 2.**87a** u. **b**
Cholangitis:
a Eitrige Cholangitis: unscharfe, verdickte Wand (Distanzmarken), intraluminaler Strukturbesatz des D. choledochus
b chronische sklerosierende Cholangitis: Erheblich wandverdickter Gang (Pfeile) bis zum Duodenum (D), keine Flüssigkeitsfüllung; Endstadium einer sklerosierenden cholangitischen Zirrhose (L); VP = V. portae

tionen zu sehen (Abb. 2.**88**–2.**90**). Zur notwendigen präoperativen Beurteilung, ob der Tumor sich nur endoluminal oder bereits extraduktal ausgebreitet und das Leberarterien- und Pfortadersystem infiltriert hat, ist die Sonographie der Computertomographie (und auch der ERCP) überlegen. Für intraluminal wachsende Tumoren ist die ERCP am aussagefähigsten.

Extrahepatische Cholestase

Für die extrahepatische Cholestase stellen Stein, Tumor und Cholangitis die Hauptursachen dar. Die Differenzierung gelingt sonographisch in einem hohen Maße; die Kriterien sind die gleichen wie bei den intrahepatischen Obstruktionen (SZ 2.**6**).

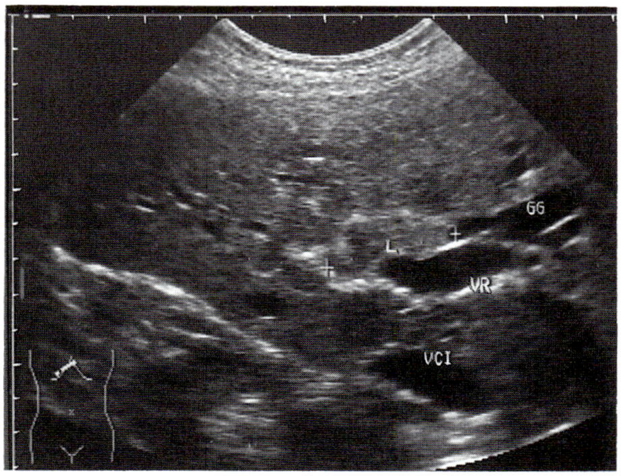

Abb. 2.**88**
Zentraler Gallengangtumor (L; Distanzmarken; Feinnadelpunktion: Adenokarzinom; Differentialdiagnose: Lymphknotenmetastase eines gleichzeitig bestehenden kleinen Kolonkarzinoms); GG = prästenotisch erweiterter Gallengang, VR = linker Pfortaderhauptstamm, VCI = V. cava inferior

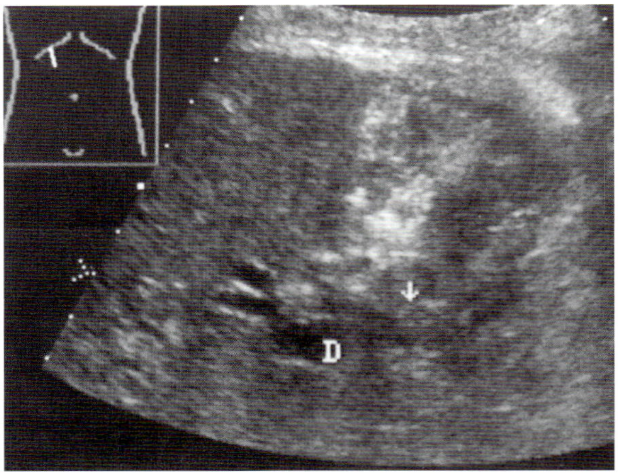

Abb. 2.**89**
Metastatische Infiltration des Ductus hepaticus communis (D, Pfeil) und des Ductus hepaticus sinister. Pankreaskopfkarzinom

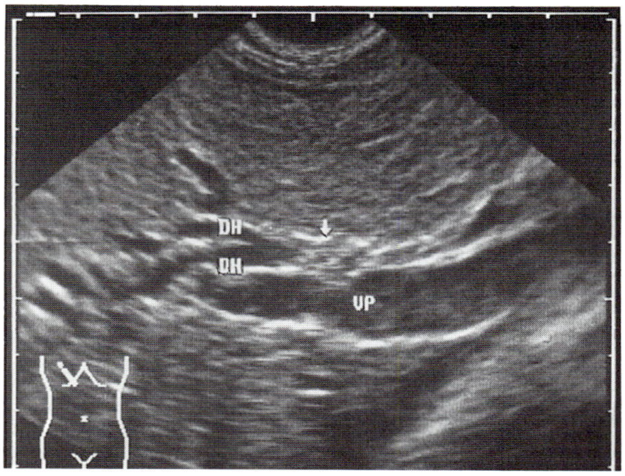

Abb. 2.**90**
Hepatikusgabeltumor („Klatskintumor", Operation). Echoarme Tumorformation (Pfeil) an der Hepatikusgabel; DH = rechter und linker Ductus hepaticus, VP = V. portae

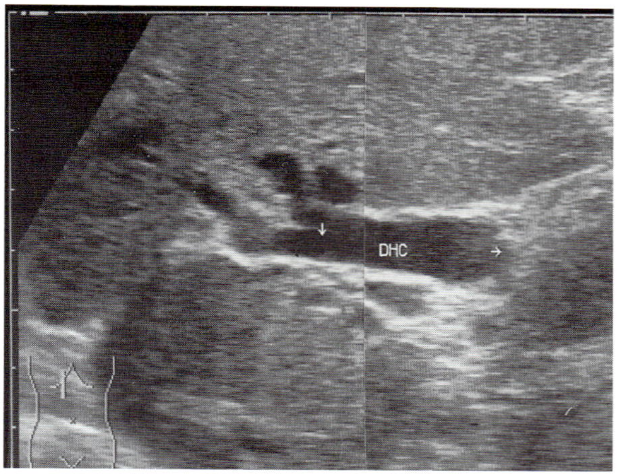

Abb. 2.**91**
Distaler Gallengangtumor: ausgefranzte Lumenaussparung (horizontaler Pfeil) des Ductus hepatocholedochus (DHC). Senkrechter Pfeil: Hepatikusgabel

Cholangitis: Klinisch ist die Cholangitis durch Fieber, Leukozytose und hohe Blutkörperchensenkung gekennzeichnet. Sie kann mit und ohne Obstruktion einhergehen (Cholangitis nach biliodigestiver Fistel, Operationen im Bereich der Gallenwege, worauf gegebenenfalls eine Aerobilie hinweisen kann; s. Kapitel 2, S. 181, Abb. 2.**118**). Eine Splenomegalie stützt die Diagnose.

Stein: Die Abgrenzung eines Steins von einem Tumor gelingt zuverlässig durch den Nachweis des Schallschattens (s. auch Kapitel 1, S. 63, Abb. 1.**113** u. 1.**114** u. Kapitel 3, S. 293, Abb. 3.**120a**).

Gallengangpapillomatose: Sie fällt zwar unter gutartige Tumoren, zählt aber wegen ihrer Rezidive zu den prognostisch ungünstigen Tumoren. Sonographisch fällt sie durch eine lappige, echogenere Gangaussparung mit Gangobstruktion und proximaler Dilatation auf. Sie ist extrem selten; eine eigene junge Patientin wurde nach 2 Gallenwegrevisionen lebertransplantiert.

Gallengangkarzinom: Wenn keine wandüberschreitende Tumorausbreitung stattgefunden hat, läßt sich ein Gallengangkarzinom sonographisch schlecht sehen; eine lappige oder fransige Lumenaussparung ohne Schallschatten weist darauf hin. Im Unterschied hierzu kann eine Tumorkompression von außen an einer konischen Gangzuspitzung erkannt werden (Abb. 2.**91**–2.**93**).
Die sonographische Differenzierung der Cholestaseursache faßt SZ 2.**6** zusammen.

a 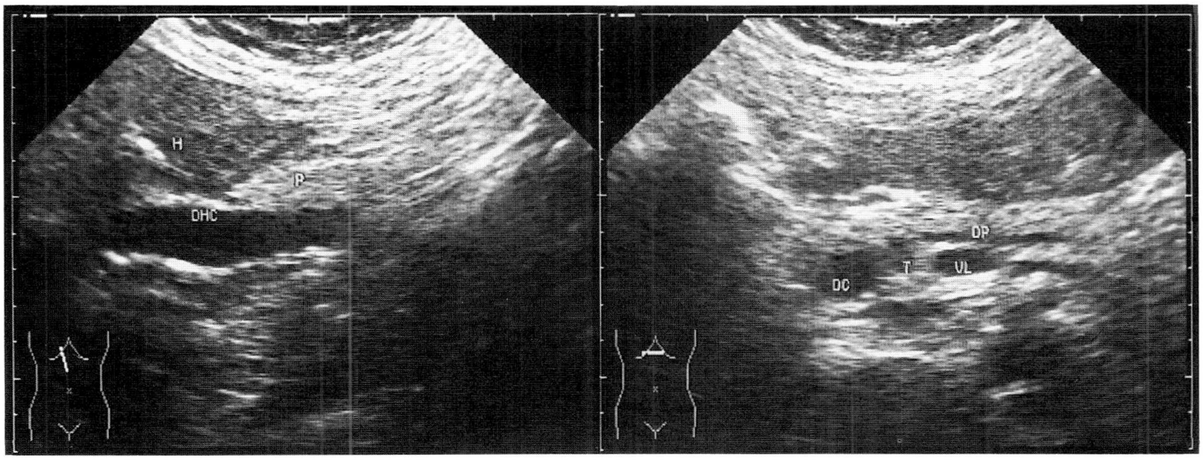 b

Abb. 2.**92a** u. **b**
Papillenkarzinom (T). Typisch der aufgeweitete Choledochus (DHC, **a**; DC, **b**, im Pankreaskopf) und die Pankreasgangerweiterung (DP); VL = V. lienalis, T = angedeutet kleine Tumorformation (endoskopisch, histologisch und operativ gesichert), P = Pankreaskopf, H = Leber:
a Längsschnitt
b Querschnitt

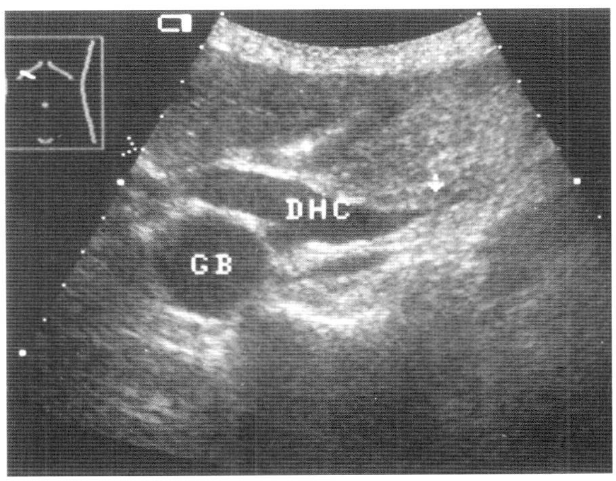

Abb. 2.**93**
Tumorkompression des Ductus choledochus (DHC, Pfeil) durch einen infiltrierend wachsenden Tumor (Magenantrum/Duodenum? Vollständige Tumorverlegung Magenausgang/Duodenum, Lebermetastasen); GB = Gallenblasenhydrops

SZ 2.**6** Sonographische Differenzierung der Cholestaseursachen

Gallengangsteine
- längliche/ovale Aussparung, Schallschatten (nicht obligat)

Primär sklerosierende Cholangitis
- Kaliberunregelmäßigkeit des Ganges, intrahepatisch erweiterte Gallengänge

Gallengangpapillomatose
- erweiterte Gallengänge, echoreicheres Material im Gallengang, kein Schallschatten

Gallengangkarzinom
- fransige Aussparung, Konturabbruch, schwach echogene intraluminale Tumorformation

Papillentumor
- konvexbogige Tumoraussparung/Gangerweiterung bis zur Papille, Pankreasgangerweiterung

Tumorkompression, Tumorinfiltration
- konische Zuspitzung, Konturabbruch, umgebende Tumormassen

ZUSAMMENFASSUNG

Angelehnt an pathologisch-anatomische Veränderungen, lassen sich auch sonographisch bei der akuten Cholezystitis verschiedene Schweregrade von der einfachen echoarmen Wandverdickung über die mehrschichtige Wandauflockerung der Pericholezystitis bis hin zu Hydrops, Empyem und phlegmonös-abszedierender Verlaufsform mit der Komplikation einer Perforation unterscheiden. Die chronische Cholezystitis zeigt eine echoreiche Wandverdickung; sie kann zur Porzellangallenblase oder Schrumpfgallenblase führen (Tab. 2.**1**). Beispiele hierfür werden gezeigt.
Adenome sind durch ihr solitäres Auftreten und ihre Größe von über 5 mm von Cholesterinpolypen abgrenzbar. Karzinome führen wie Entzündung, Adenomyomatose, wandadhärentem Sludge u. a. zur Wandverdickung; die sonographischen Unterscheidungsmerkmale sind in SZ 2.**4**, die Differenzierungskriterien der Gallenblasenwandverdickungen in SZ 2.**5** aufgeführt.
Gallengangtumoren bewirken eine segmentale oder diffuse Gallengangdilatation, die zu dem Tumor hinführen kann. In seiner Ausdehnung (intraluminal, extraduktal) kann der Tumor besser als mit CT oder ERCP beurteilt werden (SZ 2.**6**).

Fokale Leberveränderungen

G. Schmidt

ÜBERBLICK

Nach den zystischen Läsionen in der Leber und den unterschiedlichen Fettverteilungsformen werden umschriebene Strukturveränderungen infolge entzündlicher, infektiöser und traumatischer Genese besprochen. Einige „Pseudotumoren“, die als fokale Läsionen fehlgedeutet werden können, werden aufgeführt. Ausführlichen Raum nimmt die Darstellung benigner (insbesondere der Hämangiome) und maligner Läsionen ein; auf die unterschiedlichen Metastasenformen und auf die Kriterien für Malignität umschriebener Leberveränderungen wird eingegangen.

Unter fokalen (herdförmigen) Leberveränderungen werden umschriebene, solitär oder multipel auftretende Störungen der regulären Echostruktur der Leber verstanden.
Zur sonographischen Abgrenzung solcher Läsionen sind die Gewebearchitektur, die Gewebedichte, der Flüssigkeitsgehalt und die Beschaffenheit der Grenzflächen entscheidend.
So werden echofreie (Zysten), echoarme (Metastasen, Abszesse), echogleiche und echoreiche (Hämangiome, Metastasen) Läsionen unterschieden (Schema 2.**4**).
Je nach Flüssigkeits- oder Gewebeanteil bzw. Gewebedichte werden sie als liquide oder semiliquide (Hämatom, Abszeß) oder als semisolide, solide (Tumoren) oder schattengebend (Verkalkungen, Luft) beschrieben.
Zur genauen Lokalisation eines umschriebenen Befundes, z. B. vor einer operativen Resektionsbehandlung, wird die Segmenteinteilung der Leber zu Hilfe genommen (Schema 2.**5**), die dem Gefäßverlauf von Lebervenen und der V. portae entspricht. Danach gehören der Lobus caudatus und der Lobus quadratus zum linken Leberlappen, während die anatomische Grenze von rechtem und linkem Leberlappen durch das Lig. falciforme gegeben ist.
Fokale Leberveränderungen lassen sich wegen der besseren Übersicht nach der Ätiologie einteilen (Tab. 2.**3**).

Tabelle 2.**3** Fokale Leberveränderungen

Nichtneoplastisch
Fehlbildungen
– Leberzysten/Zystenleber
– Gallengangzysten (Caroli-Syndrom)
Zonale Fettverteilungen
– zonale Verfettung
– zonale Minderverfettung
– scheckige Fettverteilung
Infektionen, entzündliche Infiltrate
– Parasitosen
– Abszesse
– feinnoduläre/granuläre Infiltrate
Trauma-/Operations-/Entzündungsfolgen
– Hämatome
– Verkalkungen
– Aerobilie
„Pseudotumoren“
– Regeneratknoten
– echogenes Lig. teres
– echoarm transformierter/akzessorischer Leberlappen
– Pfortaderthrombose
Neoplastisch
benigne Tumoren
– Adenom
– fokale noduläre Hyperplasie
– Hämangiom
maligne Tumoren
– primäre Leberkarzinome
– Metastasen
– maligne Systemkrankheiten

Nichtneoplastische fokale Leberveränderungen

Die bei der Ultraschalluntersuchung am häufigsten zu erwartenden herdförmigen Veränderungen sind zystische Läsionen (1–3%).

Fehlbildungen

Kongenitale Zysten: Kongenitale oder dysontogenetische Zysten sind als embryonale Entwicklungsstörungen kleiner Gallengänge, die keinen Anschluß an das ableitende Gallengangsystem gefunden haben, entstanden. Sie enthalten aber im Gegensatz zu Gallengangzysten keine Galle, son-

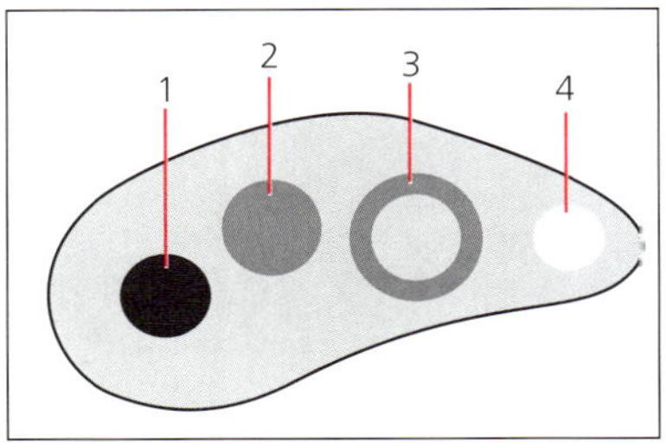

Schema 2.**4**
Strukturmuster fokaler Leberläsionen:
1 = echofrei,
2 = echoarm,
3 = echogleich,
4 = echoreich

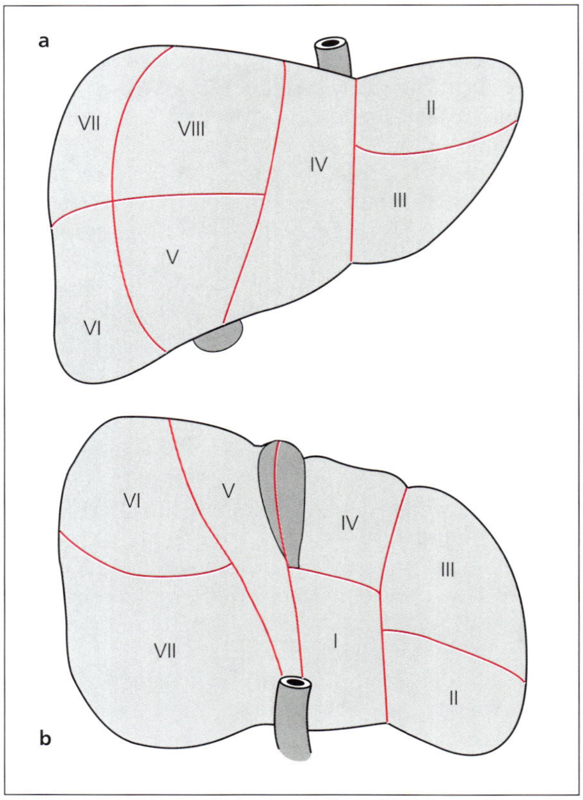

Schema 2.**5a** u. **b**
Segmenteinteilung der Leber (nach Couinand):
a Facies diaphragmatica (Leberoberfläche)
b Facies visceralis (Leberunterfläche)

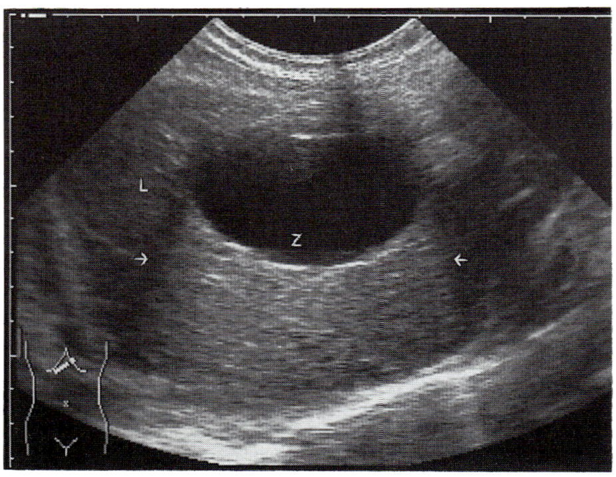

Abb. 2.**94**
Große echoleere Leberzyste (Z), subkostaler Schrägschnitt rechts. Hinter der Zyste relative Schallverstärkung, seitlich durch „Lateral shadowing“ (Pfeile) begrenzt; L = Leber

dern seröse Flüssigkeit. Sie kommen solitär oder multipel vor.
Sonographisch sind Leberzysten aufgrund des hohen Impedanzunterschiedes zur normalen Leberstruktur sehr gut bis zu einer Größe von wenigen Millimetern zu erkennen. Sie zeigen die charakteristischen akustischen Zystenphänomene (Abb. 2.**94**).
Gelegentlich sind dysontogenetische Zysten septiert und weisen zarte echogene Bänder auf. Manche haben eine polyzyklische Form oder zeigen Einkerbungen und gefäßstielartige Fortsätze mit Beziehung zu Portalfeldern und den intrahepatischen Gallenwegen. Gelegentlich sind Leberzysten so groß, daß sie durch Verdrängungen oder Kompressionen symptomatisch werden (Abb. 2.**95**–2.**97**).

Eingeblutete Zysten: Feine, homogene und schwach echogene Reflexe in Zysten sprechen für eine Einblutung. Sie führen dann zu einer leberähnlichen feinen Binnenstruktur und sind an den bei der Stoßpalpation flottierenden oder schwebenden Partikeln erkennbar (Abb. 2.**98**).

Zystenleber: Multiple Zysten können als Zystenleber in 40–50% mit Zystennieren kombiniert sein.

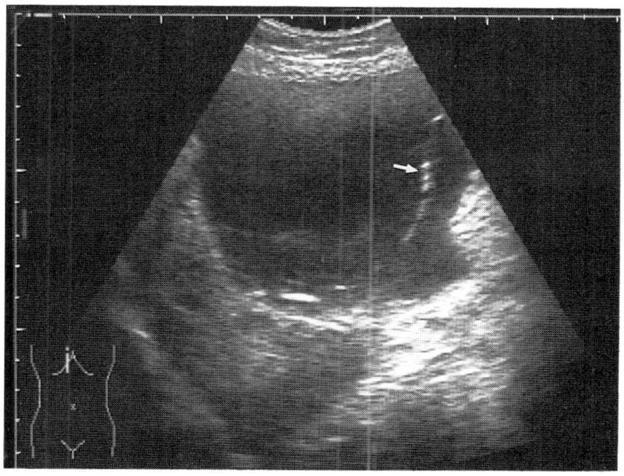

Abb. 2.**95**
Große, durch reflexogene Septierung (Pfeil) gekammert erscheinende Leberzyste

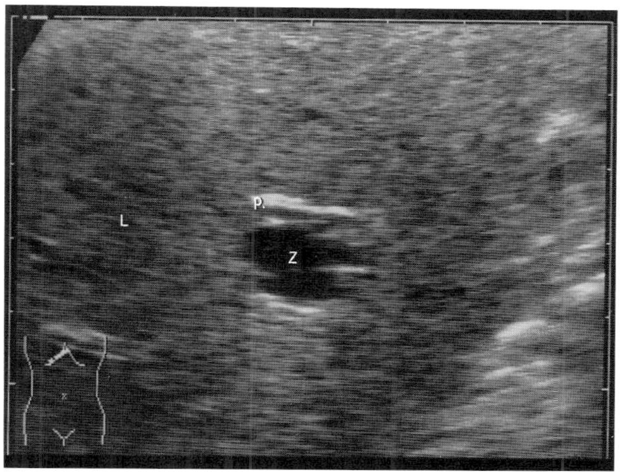

Abb. 2.**96**
Leberzyste (Z); seitliche Einziehung mit echogenem Band. Das eng benachbarte Portalfeld (P) läßt eine Beziehung zu einem Gallengang vermuten; L = Leber

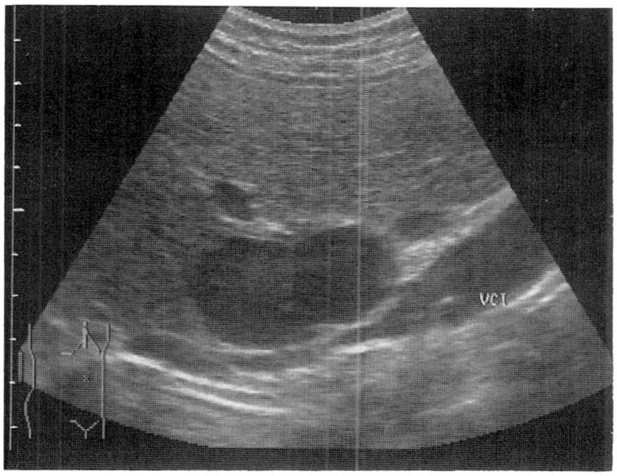

Abb. 2.**97**
Große, die V. cava (VCI) komprimierende und verdrängende Leberzyste

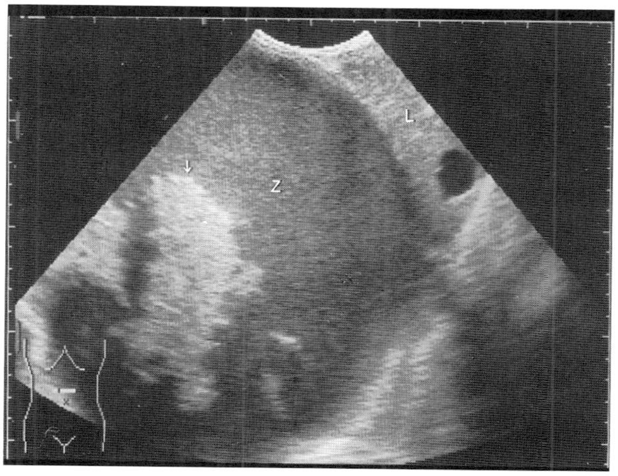

Abb. 2.**98**
Querschnitt rechter Ober-/Mittelbauch: Am Leberunterrand (L) große Leberzyste (Z), daneben eine weitere kleine; die feinen, beim Antippen schwebenden Binnenechos und die stark reflexogenen Formationen (Pfeil) entsprechen Einblutung und Koagelbildung

Dann ist die Leber vergrößert, derb tastbar und (durch Kapselspannung) dolent. Die Sonographie kann diese vom Tastbefund zunächst als „Tumorleber“ imponierende zystische Degeneration aufdecken (Abb. 2.**99**).

Peliosis hepatis: Hierunter werden intrahepatische Blutseen, die im Zusammenhang mit Portalgefäßen stehen, verstanden. In Abgrenzung zur Zystenleber sind diese zystischen Veränderungen klein und zipflig bis bandförmig; dopplersonographisch zeigen sie keinen Fluß (Abb. 2.**100**).

Gallengangzysten: Durch ihre Anbindung an das biliäre System enthalten Gallengangzysten gallige Flüssigkeit und können somit auch Steine enthalten und zu Komplikationen führen (Abb. 2.**101a** u. **b**; zu zystischen intrahepatischen Gangerweiterungen im Sinne eines Caroli-Syndroms s. Kapitel 2, S. 169, Abb. 2.**86a** u. **b**).

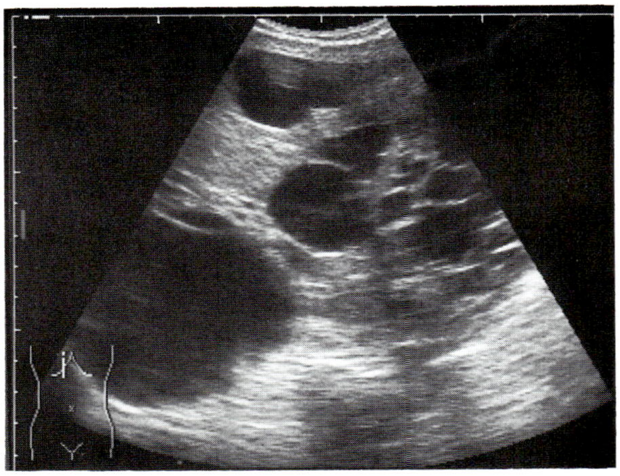

Abb. 2.**99**
Zystenleber. Zahlreiche echoleere zystische Formationen, die zum Verdämmern des kaudalen Leberrandes führen

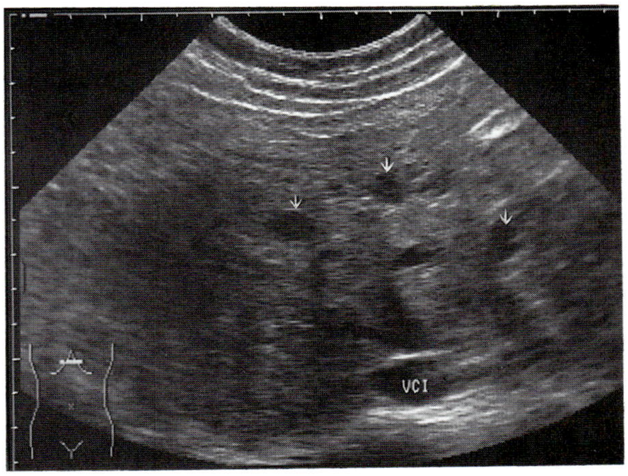

Abb. 2.**100**
Peliosis hepatis: Ein der Zystenleber ähnliches Bild (links), jedoch echoarm-grobfleckige, irreguläre Leberstruktur (bei starker Vergrößerung kann ein Zusammenhang der Zysten [Pfeile] mit Portalgefäßen sichtbar werden); VCI = V. cava inferior

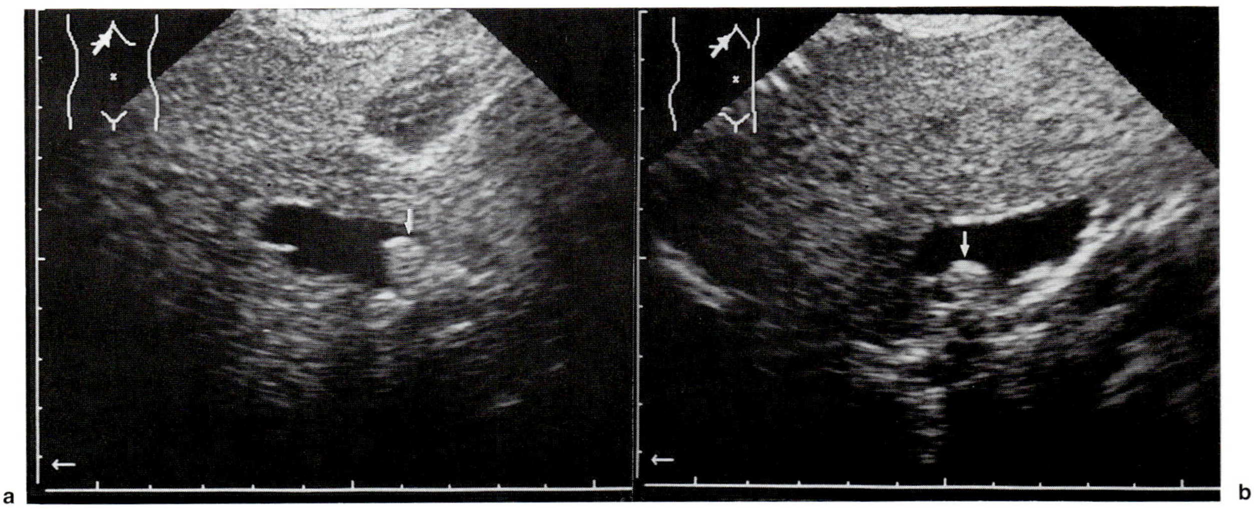

Abb. 2.**101a** u. **b**
Intrahepatische Gallengangzyste mit Stein (Pfeil):
a Anfangs Polypverdacht
b Nach raschem Drehen in die linke Schräglage „rollender Stein“, inkomplette Schattenzone (rechts)

Zonale Fettverteilung

Im Gegensatz zur diffusen Verfettung kommt es bei einer zonalen Fettverteilung zu einer ungleichmäßigen Fettspeicherung in der Leber. Sie hat charakteristische sonographische Merkmale in Form, Lage und Struktur, so daß bei einem typischen Befund die Diagnose nicht weiter überprüft zu werden braucht.

Die Lebertextur ist ungestört, und Lebervenen nehmen einen unbehinderten Verlauf. Häufig bilden diese eine Begrenzung (s. Kapitel 1, S. 74, Abb. 1.**139** sowie Abb. 3.**208**).

Zonale Minderverfettung: Sie stellt die häufigste Form einer zonalen Fettverteilung dar. Meistens besitzt sie eine dreieckförmige oder ovale Form und sitzt typischerweise periportal und im Bereich des Gallenblasenbettes der Leber. Die typischen Lagen

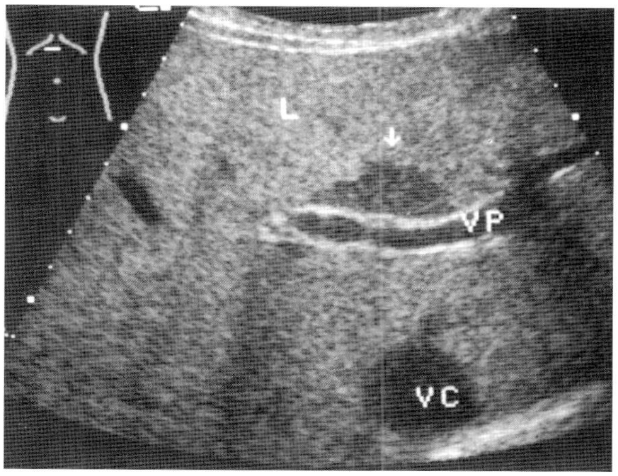

Abb. 2.**102**
Dreieckförmiges, normal strukturiertes Leberareal periportal (Pfeil): zonale Minderverfettung in einer sonst leichten Fettleber (L); VP = V. portae, VC = V. cava inferior

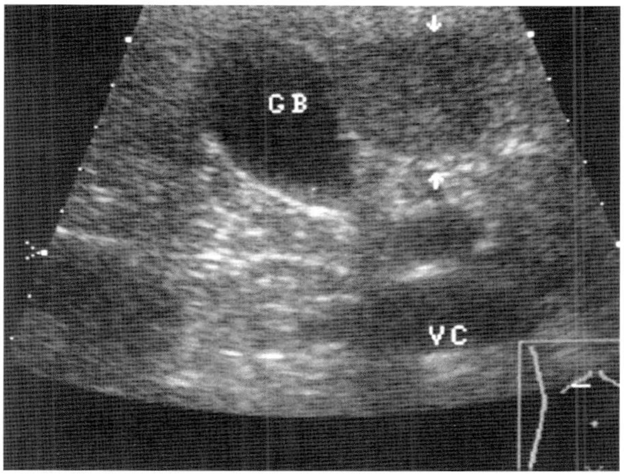

Abb. 2.**103**
Fokale Nichtverfettung im Lobus quadratus (Pfeile; typische Lokalisation im Gallenblasenbett der Leber oder periportal wie die fokale Verfettung). GB = Gallenblase VC = V. cava

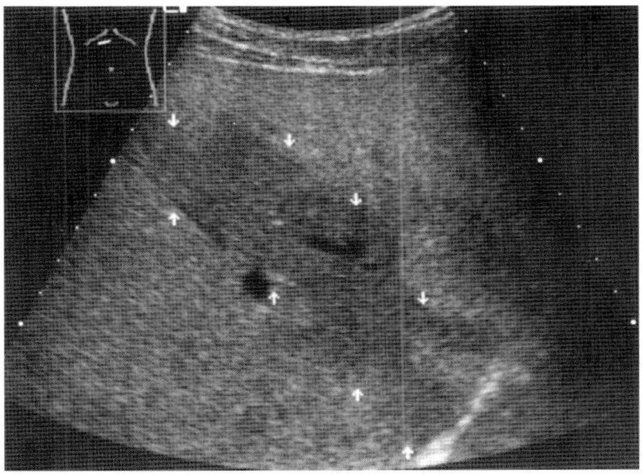

Abb. 2.**104**
Zonale Minderverfettung, „flammenförmige" echoarme Struktur in einer Fettleber (Pfeile), typischerweise im rechten kraniolateralen Leberbereich s. auch Abb. 3.**208**

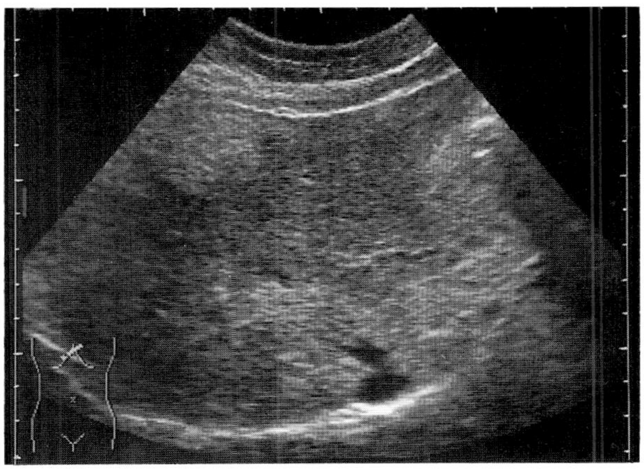

Abb. 2.**105**
Kraniodorsale (subkapsuläre) sowie kaudale echoarme, tumorartige Minderverfettung, klobiges Aussehen

und Formen zonaler Minderverfettungen sind in SZ 2.**7** aufgeführt und an Beispielen erläutert (Abb. 2.**102**–2.**105**).

SZ 2.7 Sonographische Kriterien für die zonale Minderverfettung

Lage	Form
ventral der V. portae/ Gallenblasenbett (häufig)	dreieckförmig/längsoval
rechte Leberkuppe	„flammenförmig"
subkapsulär (selten)	„klobig"

Differentialdiagnostisch kommen bei atypischer Befundkonstellation eine fokale noduläre Hyperplasie, ein Adenom oder ein maligner Tumor in Betracht, so daß gegebenenfalls eine Feinnadelpunktion mit Zytologie oder eine CT-Untersuchung erforderlich wird.

Zonale Verfettungen: Gegenüber echoreichen Metastasen oder Hämangiomen zeigen zonale Verfettungen keine Verdrängungserscheinungen von Gefäßen und keine Vorbuckelungen.

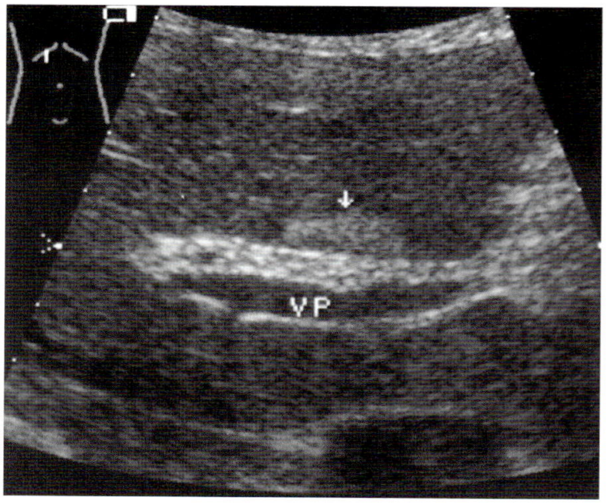

a

Abb. 2.**106**
Zonale Verfettung (Pfeil): ovaläre bis dreieckförmige scharf begrenzte Strukturveränderung der Leber ventral der V. portae (VP)

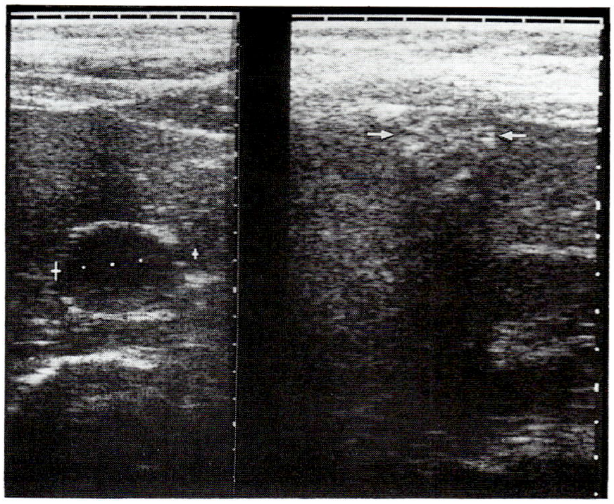

b

Abb. 2.**107 a** u. **b**
Echinokokkuszysten:
a Echofrei mit deutlicher reflexogener Wand (Distanzmarken)
b Verkalkt mit Schallschatten (Pfeile)

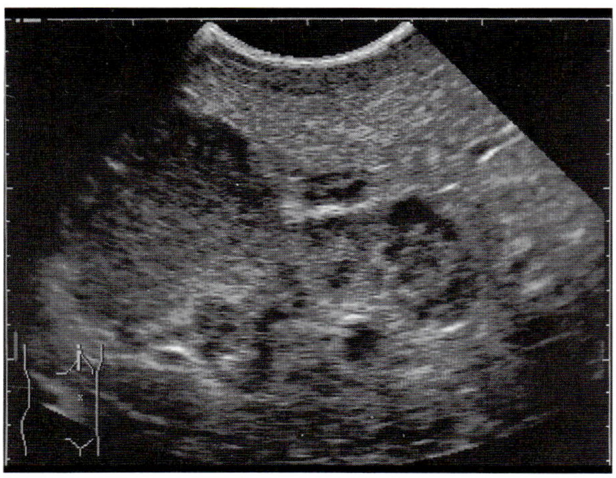

Abb. 2.**108**
Hämatogener ausgedehnter Leberabszeß: girlandenförmig unscharf begrenzte und heterogene, überwiegend echoarm strukturierte Areale

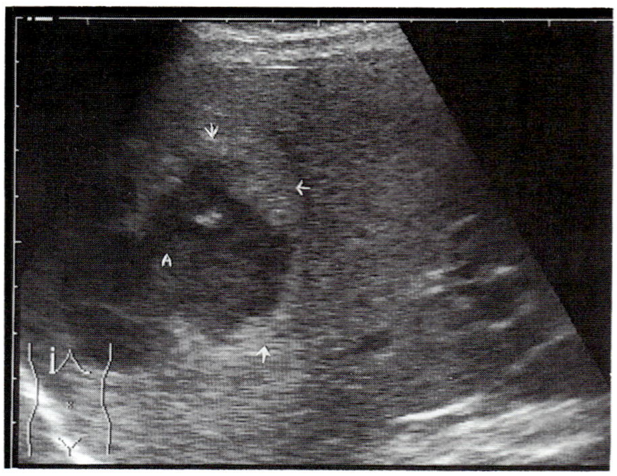

Abb. 2.**109**
Echoarme bis echofreie polyzyklische Abszeßformation (A) pylephlebitischer Genese im rechten lateralen Leberlappen; Pfeile = pyogene echoreiche Membran. Entleerung durch Mehrfachpunktionen

Von ihrer Lokalisation und Form her entsprechen sie den zonalen Minderverfettungen, treten aber auch ohne feste Lagebeziehung oder entlang von Gefäßen auf (Abb. 2.**106**).

Infektionen, entzündliche Infiltrate

Echinokokkose: Als Parasitenerkrankung kommt ein Echinokokkenbefall der Leber im mitteleuropäischen Raum seltener vor.

Die Echinokokkose tritt in der zystischen (Echinococcus cysticus) und alveolären (Echinococcus multilocularis) Form auf. Während sich die seltenere alveoläre Echinokokkose als teils solide, teils zystische Läsion mit nekrotischen Anteilen und Verkalkungen darstellt, zeigt sich die zystische Form meist als unilokulärer Zystentyp. Charakteristisch ist die deutlich echogene Wand. Multiple Zysten in rosettenförmiger Anordnung kommen vor (Abb. 2.**107a** u. **b**).

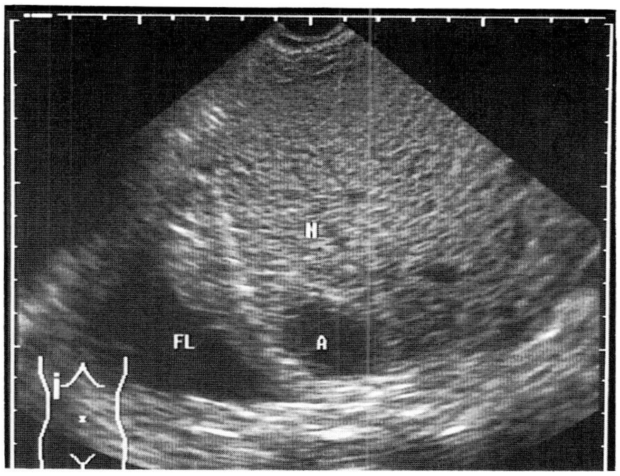

Abb. 2.**110**
Kleiner subkapsulärer, biliärer Leberabszeß (A) bei Cholangitis und Choledocholithiasis, konservative Behandlung; H = Leber. FL = Pleuraflüssigkeit

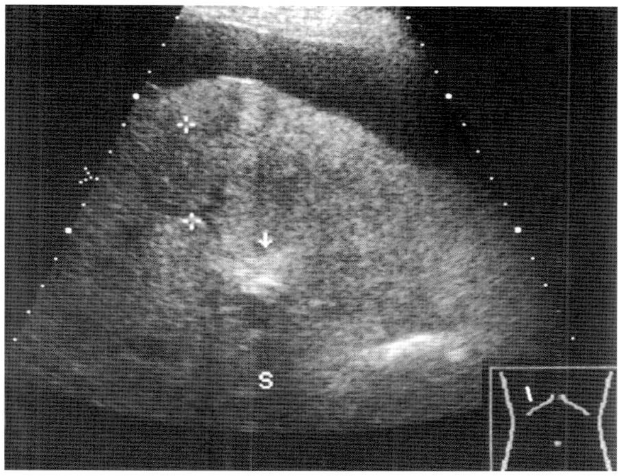

Abb. 2.**111**
Reflexogene Gasblase (Pfeil) mit Schallschatten (S), Leberabszess (Distanzmarken)

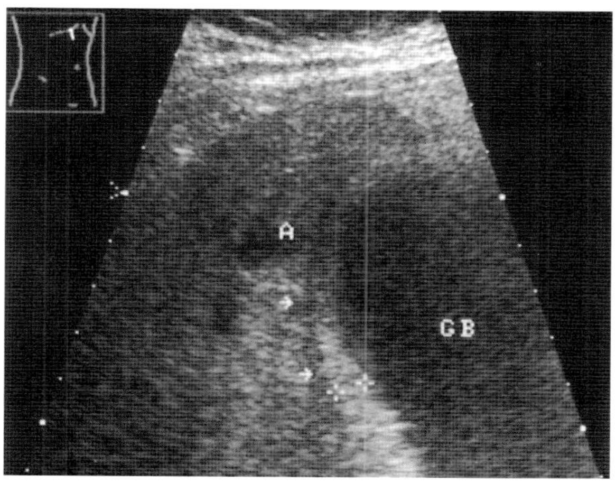

Abb. 2.**112**
Lokal fortgeleiteter biliärer Abszeß (A) der Gallenblase (GB), Wandverdickung (Distanzmarken), pericholezystisches Ödem (Pfeile)

Pyogene Leberabszesse: Sie finden sich bevorzugt im rechten Leberlappen und weisen folgende Entstehungswege auf (Tab. 2.**4**).

Tabelle 2.**4** Wege der Abszeßentstehung

Hämatogen-arteriell (septisch)
Hämatogen-portal (pylephlebitisch)
Aszendierend (cholangitisch)
Lokal fortgeleitet (Cholezystitis)

Hämatogene Abszesse sind oft multipel; aszendierend-cholangitische kommen meistens, fortgeleitete immer solitär vor.

Die sonographischen Kennzeichen von Leberabszessen gleich welcher Herkunft sind in SZ 2.**8** aufgeführt.

SZ 2.8 Sonographische Kennzeichen von Leberabszessen

Meist unscharfe Begrenzung
Flauer echoarmer Randsaum mit innerer echogener Zone („pyogene Membran")
Meist echoarme, im Verlauf auch echoreiche, inhomogene Struktur
Gelegentlich reflexogene Gasblasen

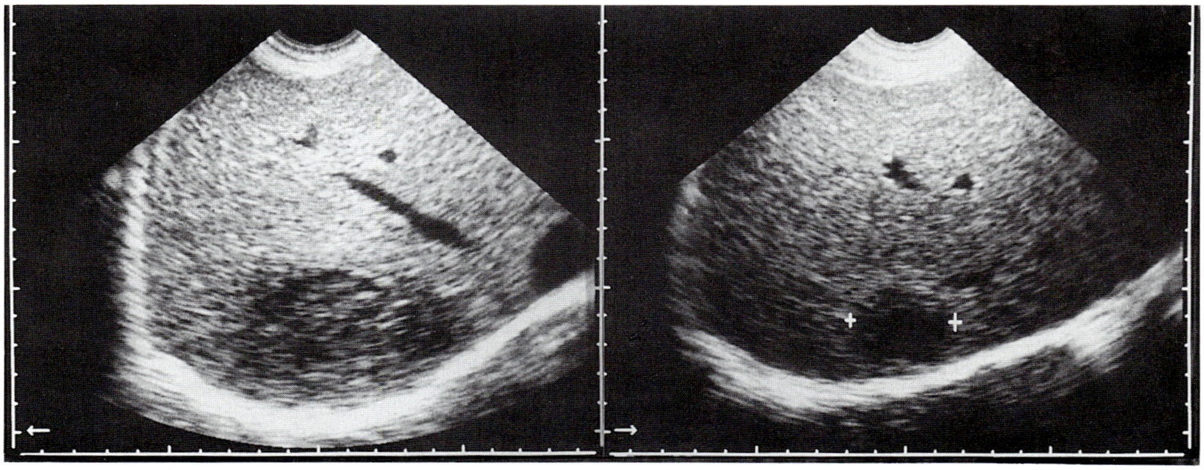

a b

Abb. 2.**113a** u. **b**
Amöbenabszeß:
a Frischer Amöbenabszeß in der Leberkuppe rechts
b Drei Wochen nach konservativer Antibiotikatherapie: zunehmende liquide Struktur unter Abszeßrückbildung

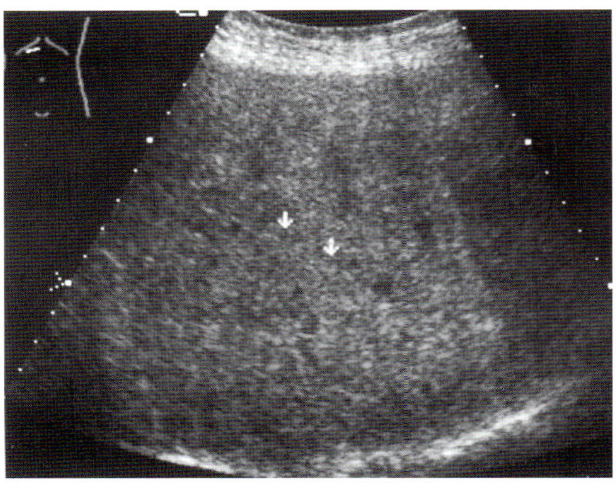

Abb. 2.**114**
Feinnoduläre Leberinfiltrate; granuläre Strukturvergröberung (Pfeile). Histologisch gesicherte Sarkoidose mit Entwicklung einer Leberzirrhose

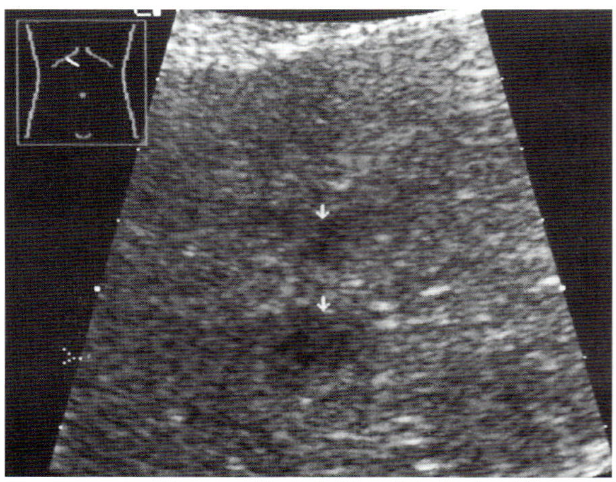

Abb. 2.**115**
Feinnoduläre Infiltrate (Pfeile) der Leber: Mikroabszesse, pylephlebitisch, nach Antibiose rückläufig

Das sonographische Bild überrascht den Untersucher immer wieder durch die nahezu täglich wechselnde Erscheinungsform. Dies hängt mit der Abszeßdauer, dem Ausmaß der Einschmelzung und der Ausdehnung zusammen. Frische Abszesse zeigen eine unscharfe Begrenzung und eine echoreichere, ältere durch zunehmende Einschmelzung eine eher echoarme Struktur.
Eine „pyogene echoreiche Membran" kann von einem echoarmen Randsaum umgeben sein (Abb. 2.**108**–2.**110**). Das verläßlichste Abszeßzeichen ist der Nachweis bakteriell bedingter Gasblasen mit Schattenzonen, wenngleich auch diese übersehen oder als Verkalkung fehlgedeutet werden können (Abb. 2.**111**).
Eine ultraschallgesteuerte Punktion mit dem Eiternachweis (möglichst vollständige Entleerung!, gegebenenfalls durch anschließende Drainage) bringt diagnostische Klarheit und ist gleichzeitig die Therapie der Wahl.
Bei dem lokal fortgeleiteten Abszeß besteht oft eine eitrig-phlegmonös veränderte Gallenblase (Abb. 2.**112**).

Amöbenabszeß: Von den bakteriellen Abszessen unterscheidet sich der Amöbenabszeß sonogra-

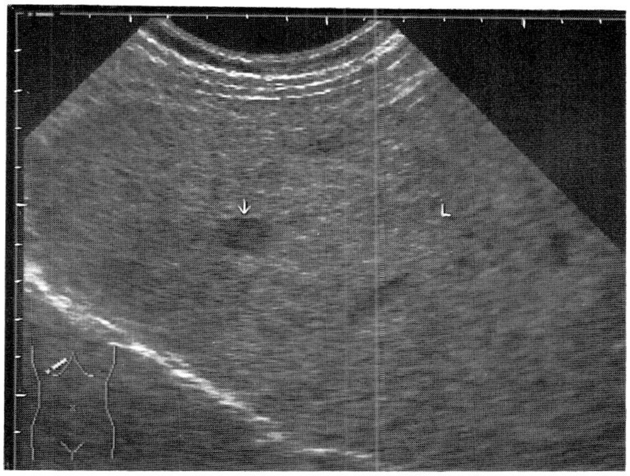

Abb. 2.**116**
Feinnoduläre diffuse Metastasierung bei Bronchialkarzinom: Pfeil = größte Metastase; L = Leber

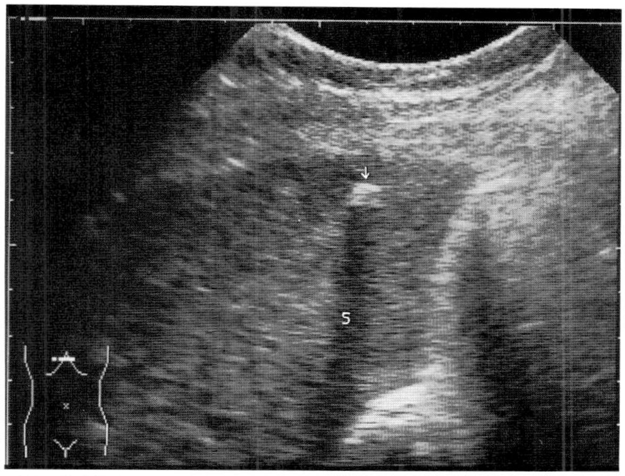

Abb. 2.**117**
Intrahepatische Verkalkung. Ursache unbekannt. Heller Reflex (Pfeil) mit Schattenzone (S)

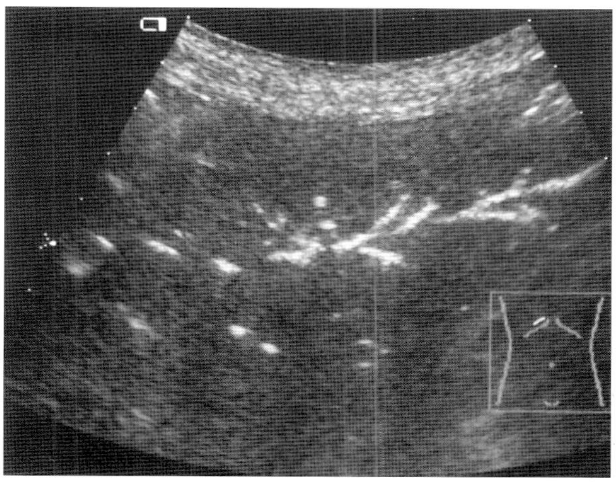

Abb. 2.**118**
Aerobilie: intrahepatische harte Reflexe (entsprechend den Portalfeldverästelungen) mit inkompletten Schattenzonen

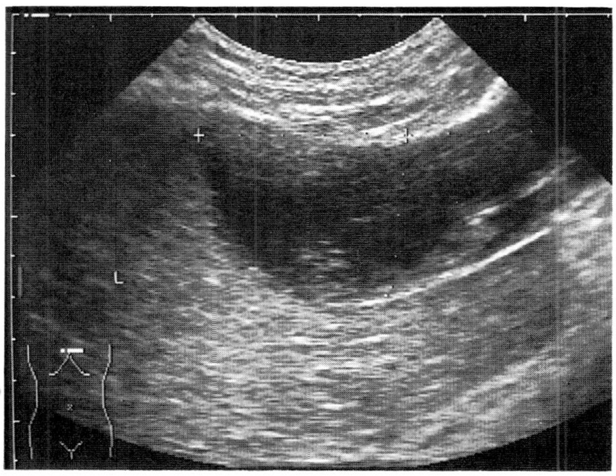

Abb. 2.**119**
Leberhämatom (Distanzmarken), Zustand nach Reanimation. Oberbauchquerschnitt Mitte/links: weitgehende echofreie, umschriebene intrahepatische Raumforderung; L = Leber

phisch nicht; nur sein Punktat sieht bräunlich statt gelbeitrig aus. Auslandsaufenthalt mit fieberhaftem (gastrointestinalem) Infekt und positive serologische Tests lassen auf die besondere Genese schließen (Abb. 2.**113a** u. **b**).

Feinnoduläre/granuläre Infiltrate: In der Leber können diffuse Abszedierungen, Granulome im Rahmen einer Sarkoidose oder eine diffuse feinknotige Metastasierung gleichartige Bilder hervorrufen. Die Leber zeigt eine grobe irreguläre Strukturierung infolge disseminierter echoarmer Knötchen, die in der Regel sonographisch gerade noch als solche auszumachen sind (Abb. 2.**114**–2.**116**).

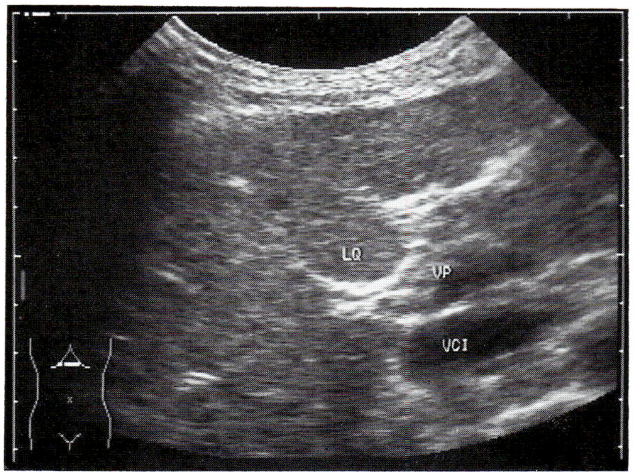

Abb. 2.**120**
Pseudotumor der Leber: Lobus quadratus (LQ); VP = V. portae, VCI = V. cava inferior

Folgestadien von Entzündung, Traumata und Operationen

Verkalkungen: Hierher gehören Verkalkungen, die meist durch postentzündliche Vernarbung, Zystenverkalkung, Abszeß, Tumor oder durch Traumata hervorgerufen sind. Sie zeichnen sich durch ein hartes Eingangsecho mit folgender Schallschattenzone aus (Abb. 2.**117**).

Aerobilie: Gleiche sonographische Eigenschaften zeigen Luftblasen in den Gallenwegen. Sie sind als solche gelegentlich durch ihr Hin- und Herpendeln identifizierbar; eine zurückliegende Gallenwegsoperation, endoskopische Papillotomien oder selten auch einmal eine spontane biliodigestive Fistel sind die Ursachen (Abb. 2.**118**).

Hämatome: Meist sind sie operativ oder traumatisch bedingt. Sie zeichnen sich durch echoarme bis echofreie intrahepatische oder subkapsuläre Formationen ab. Anamnese und Klinik helfen bei der Diagnosefindung weiter (Abb. 2.**119**).

a

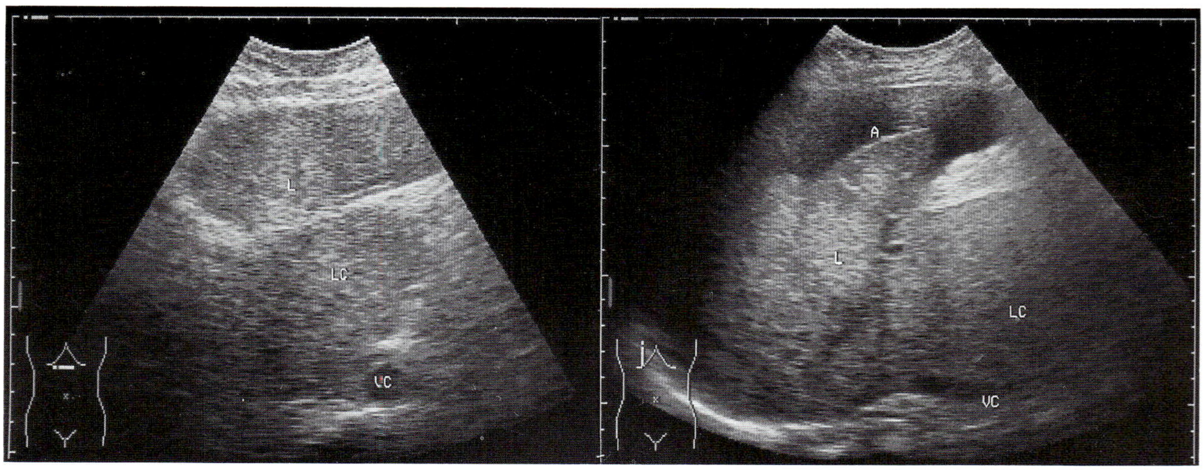

b

Abb. 2.**121a** u. **b**
Minimal echoarm transformierter stark vergrößerter Lobus caudatus (LC) bei Leberzirrhose; VC = V. cava, A = Aszites, L = rechter Leberlappen:
a Oberbauchquerschnitt
b Oberbauchlängsschnitt

Pseudotumoren

Mit „Pseudotumoren" können tumorös erscheinende Veränderungen umschrieben werden, die zwar als fokale Tumorläsionen imponieren, aber keine sind.

Akzessorische Leberlappen, Segmentabschnürungen: Ein Riedel-Lappen findet sich am rechten Lebervorderrand und kann die Niere deutlich überragen. Segmentabschnürungen sind durch tiefe Furchen im Bereich des Lebervorderrandes gekennzeichnet (s. Kapitel 1, S. 72, Abb. 1.**131a** u. **b**–1.**133**).

Lobus caudatus, Lobus quadratus: Beide grenzen sich gelegentlich sowohl durch ihre Form als auch durch eine echoarme Strukturtransformation von der übrigen Leber ab; bei der Leberzirrhose erfährt der Lobus caudatus gelegentlich eine ausgeprägte Form- und Strukturveränderung (Abb. 2.**120** sowie 2.**121a** u. **b**).

Echogenes Lig. teres, Schnürfurchen: Das Lig. teres kann als echogene Dreieckformation an der Grenze vom rechten zum linken Leberlappen, eine echoreich imponierende Schnürfurche („Zahn-Furche") an der Leberkuppe eine fokale Läsion vortäuschen (Abb. 2 **122a** u. **b** sowie 2.**123a** u. **b**).

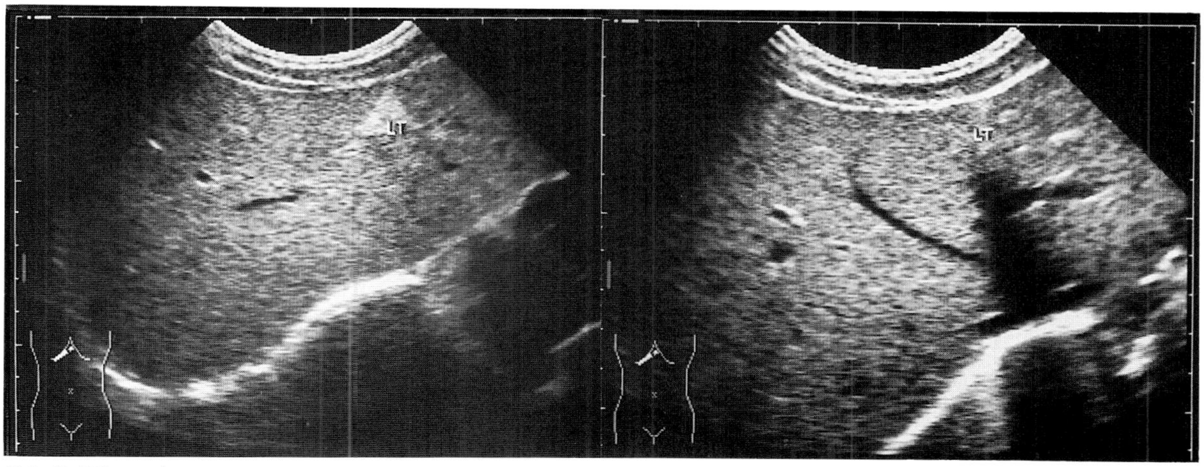

a b

Abb. 2.**122a** u. **b**
Echogenes Lig. teres (LT):
a Ohne Schattenzone **b** Mit Schattenzone

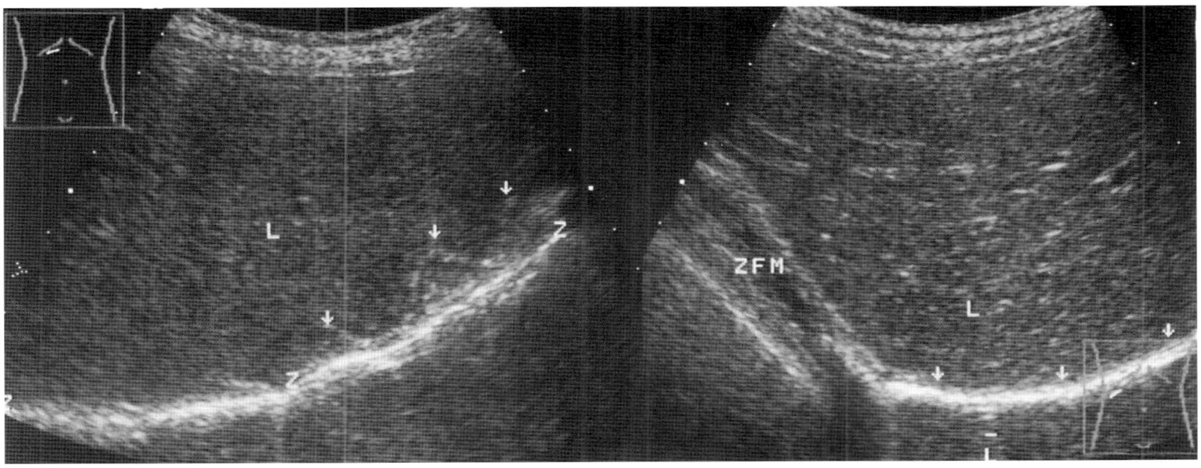

a b

Abb. 2.**123a** u. **b**
Schnürfurchen („Zahnfurchen", Pfeile in **a**):
a Im Subkostalschnitt tumorös erscheinend
b Eine veränderte Schnittrichtung klärt die Situation von einschneidenden Zwerchfellpfeilern (ZFM). Pfeile, Z = echogenes Zwerchfell. L = Leber

Regeneratknoten: Gelegentlich imponieren Regeneratknoten wie echoarme Tumoren. Bei Leberzirrhosen ist differentialdiagnostisch in erster Linie an ein primäres Leberkarzinom zu denken (Abb. 2.**124**).

Thrombosierte Pfortader: Wenn intrahepatische Pfortaderäste thrombosieren, zeigen sie gegenüber dem normalen Lebergewebe eine umschriebene, gröber und echoärmer strukturierte Textur auf; sie lassen noch das sie umgebende echoreiche Periportalfeld erkennen (s. Kapitel 2, S. 199, Abb. 2.**167**).

Neoplastische fokale Leberveränderungen

Benigne Neoplasien

Die wichtigsten benignen Neoplasien sind Adenome, fokale noduläre Hyperplasien (FNH) und Hämangiome; von ihnen kommen Hämangiome am häufigsten vor.
Leberadenome und fokale noduläre Hyperplasien sind epithelialen, Hämangiome mesenchymalen Ursprungs.

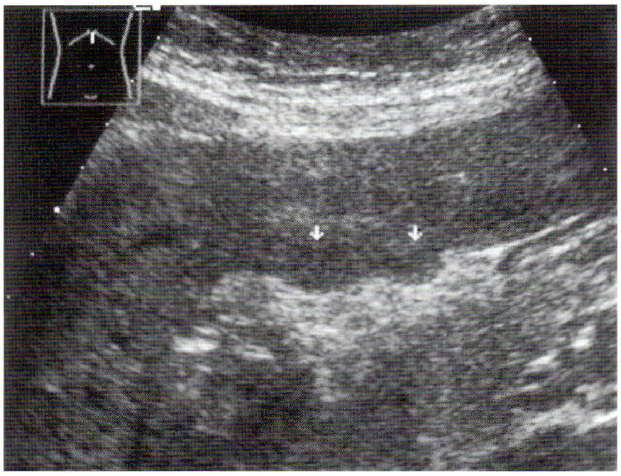

Abb. 2.**124**
Regeneratknoten (Pfeile), toxische Leberzirrhose, Feinnadelpunktat: kein hepatozelluläres Karzinom

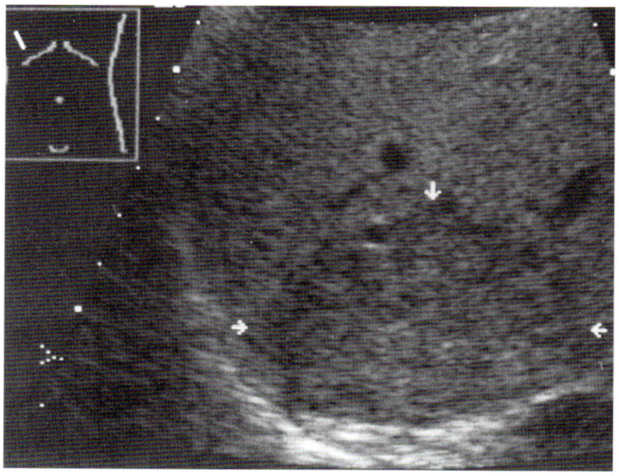

Abb. 2.**125**
Benigner Lebertumor. Angio-CT: Adenom. Kompakter echogleicher Tumor, feiner echoarmer Randsaum (Pfeile). Feinnadelpunktat abgelehnt. HIDA: Keine Gallengangsdarstellung (wie bei FNH)

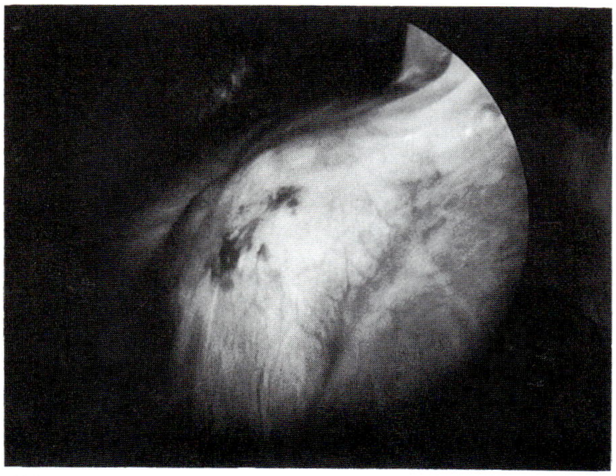

Abb. 2.**126**
Laparoskopisches Bild einer fokalen nodulären Hyperplasie: tumoröse Vorbuckelung der Leberoberfläche (Befund vor 10 Jahren)

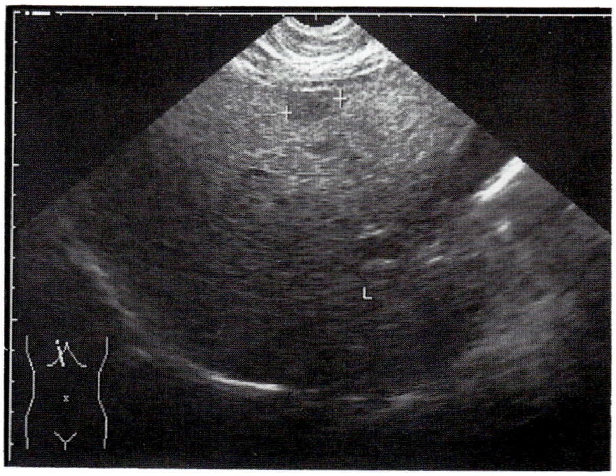

Abb. 2.**127**
Fokale noduläre Hyperplasie (Distanzmarken, gleiche Patientin wie Abb. 2.**126**); sonographisch und histologisch vor 10 Jahren diagnostiziert; keine Hormoneinnahme. Jetzt: spontane weitgehende Rückbildung des echoarmen, die Oberfläche noch gering vorwölbenden Tumors; L = Leber

Adenome: Adenome sind selten. Sie bestehen aus normalen Hepatozyten und enthalten weder Zentralvenen noch Portalgefäße oder Gallengänge (anders die Cholangioadenome als gutartige Gallenwegstumoren). Sie finden sich meist bei Frauen unter Kontrazeptiva. Durch Hormonentzug können sie sich wieder zurückbilden. Eine maligne Entartung wird diskutiert, erscheint aber eher unwahrscheinlich (Abb. 2.**125**).

Sonographisch zeigt das Adenom eine leberidentische oder echoärmere Struktur. Häufiger auftretende Einblutungen sind als echofreie Formationen sichtbar.

Weiterführende Diagnostik

Computertomogramm: Adenome sind primär hypodense Tumoren; nach Kontrastmittel schneller Anstieg mit langsamem Kontrastanfall über 3–10 Minuten; fehlende Kontrastanhebung im dynamischen CT bei Einblutungen (regeneratorische Hyperplasien sind histologisch in der Stanzbiopsie diagnostizierbar).

Fokale noduläre Hyperplasien (FNH): Sie sind häufiger anzutreffen als Leberadenome. In ihrem Aufbau enthalten sie reichlich Blutgefäße und Gal-

a 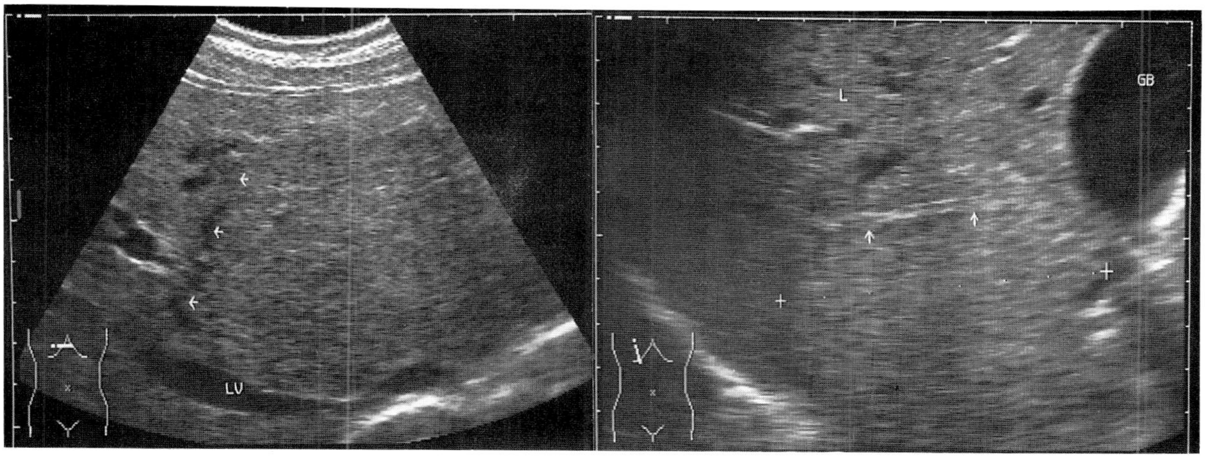 b

Abb. 2.**128a** u. **b**:
Fokale noduläre Hyperplasie; im CT und im Kernspintomogramm gesichert: minimal echoärmerer bis nahezu echogleicher großer Lebertumor (Distanzmarken):
a „Abgedrängte Gefäße" (Pfeile); LV = Lebervene
b Deutlich pulsierendes arterielles Gefäß (Pfeile); L = Leber, GB = Gallenblase

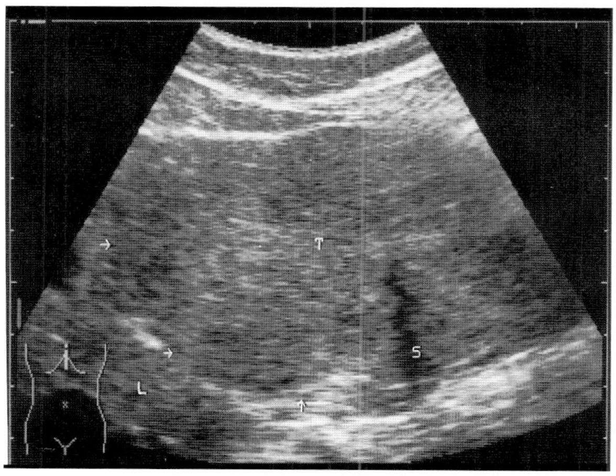

Abb. 2.**129**
Fokale noduläre Hyperplasie (T; Diagnose mittels Angio-CT und zytologisch-histologisch durch Feinnadelpunktion: grob strukturierter Tumor, unregelmäßige Begrenzung, Mikrokalk mit Schallschatten; S)

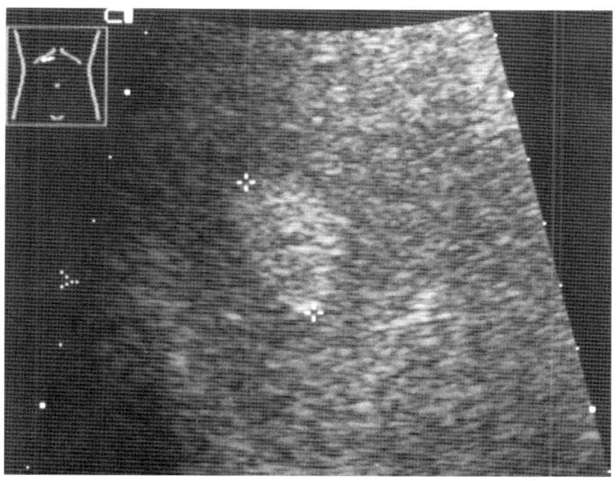

Abb. 2.**130**
Kavernöses Hämangiom (Distanzmarken). Echoreicher ovaler Tumor von homogener Struktur. Typischer Hämangiombefund

lengangproliferationen, so daß sie an Regeneratknoten bei Leberzirrhose erinnern.
Sonographisch ist die fokale noduläre Hyperplasie von wolkiger echoarmer oder auch echogleicher Struktur und einigermaßen gut abgrenzbar.
Gelegentlich fallen umgebende Blutgefäße auf, bei denen es sich um zusammengedrängte oder um echte Tumorgefäße handeln kann; sie haben deutliche Signale in der Duplexuntersuchung, so daß dies ein wichtiger sonographischer Hinweis für eine FNH ist. Im übrigen kann sie von anderen benignen Tumoren wie atypischen Hämangiomen oder Adenomen kaum oder nicht unterschieden werden; mit der sonographisch gesteuerten Feinnadelpunktion und zytologischer Untersuchung ist die Diagnose nicht zu stellen, sondern nur im Stanz-Schneid-Biopsat (Abb. 2.**126**–2.**129**; zur weiteren Differenzierung in der FKDS s. Abb. 3.**209 a** u. **b**).

Weiterführende Diagnostik

Laparoskopie: Ragt die FNH über die Leberoberfläche hinaus, kann sie laparoskopsich an dem tumor- bzw. zirrhoseähnlichen Bild sowie histologisch sicher erkannt werden.

Gallengangsequenz-Szintigraphie: Hier reichert die FNH das Nuklid selektiv an, so daß sie sich daher abgrenzen läßt.

Angiocomputertomographie: Das dynamische CT ist das beste bildgebende Verfahren für die FNH-Diagnose: Schneller Anstieg der hypodensen Raumforderung in der frühen arteriellen Phase und bereits nach 1–2(!) Minuten Kontrastabfall bis zur Hypodensität; typisch ist eine öfter nachweisbare zentrale Narbenfigur.

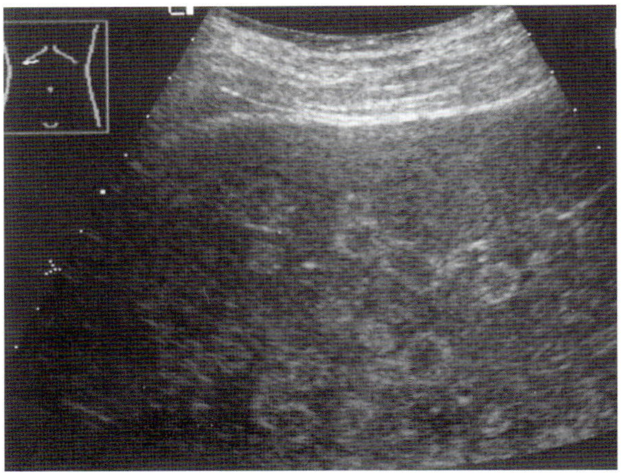

Abb. 2.**131**
Multiple runde, zentral echoarme Hämangiome

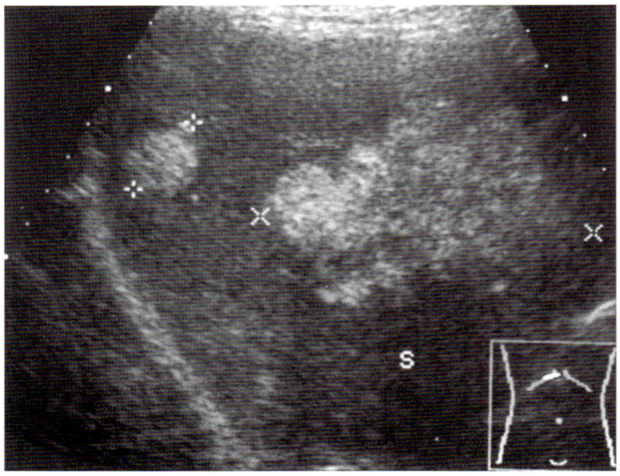

Abb. 2.**132**
Leberhämangiome (Distanzmarken), die Schallschattenzone (S) weist auf Kalzifikationen hin

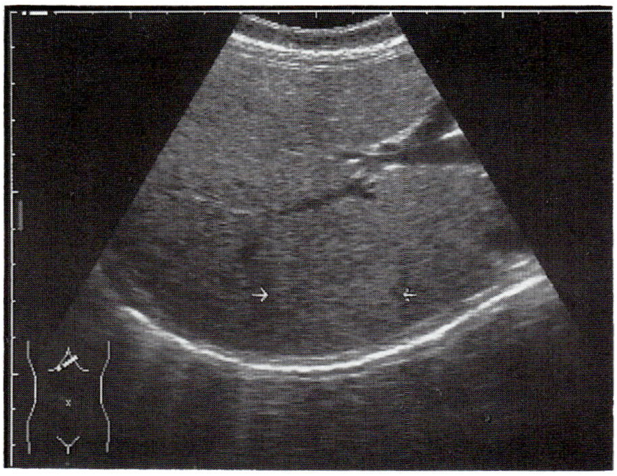

Abb. 2.**133**
Leberstrukturgleiches Hämangiom (Markierungen), durch fehlenden Impedanzsprung kaum erkennbar

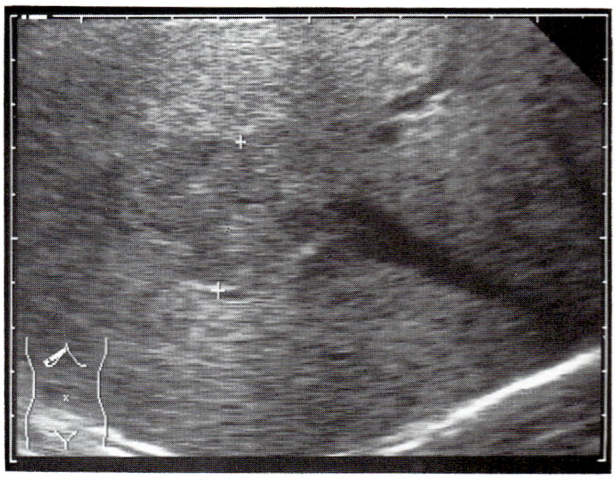

Abb. 2.**134**
Atypisches Hämangiom. Wolkig echoarme Struktur. Bei Mammakarzinom anfangs (Zytologie: Verdacht auf Tumorzellen) als Metastase fehlgedeutet. CT und Kernspintomogramm: gesichertes Hämangiom

Kavernöse Hämangiome: Von diesen blutgefüllten, endothelausgekleideten Hohlräumen könnte sonographisch eine echoarm-fleckige Struktur erwartet werden; dennoch sind sie ausgesprochen echogen, wofür die zahlreichen fibrösen Septen mitverantwortlich sind. Die sonographischen Hämangiommerkmale sind in SZ 2.**9** aufgeführt.

> **SZ** 2.**9** Sonographische Merkmale von Leberhämangiomen
>
> Runde, ovaläre oder zipflige Form
> Scharfe Begrenzung
> Gleichmäßige reflexreiche Struktur
> Gefäßstiel

Hämangiome sind überwiegend rundlich und scharf begrenzt, meist unter 2 cm groß, gut abgrenzbar und kommen oft multipel vor. Sie bedürfen nur selten einer weiterführenden Diagnostik. Im Zweifel gibt der Nachweis eines Gefäßstiels weitere Sicherheit (Abb. 2.**130**–2.**132**).

Atypische Hämangiome: Als atypisch gelten Hämangiome, die nicht die charakteristische Form, Größe oder Struktur besitzen. Sie können echoarm strukturiert sein oder als große inhomogene Tumoren mit Verdrängungserscheinungen imponieren. Manchmal weisen sie einen echoarmen Randsaum oder Verkalkungen auf. Gelegentlich neigen sie zu (schmerzhaften) Tumoreinblutungen, die zu einer

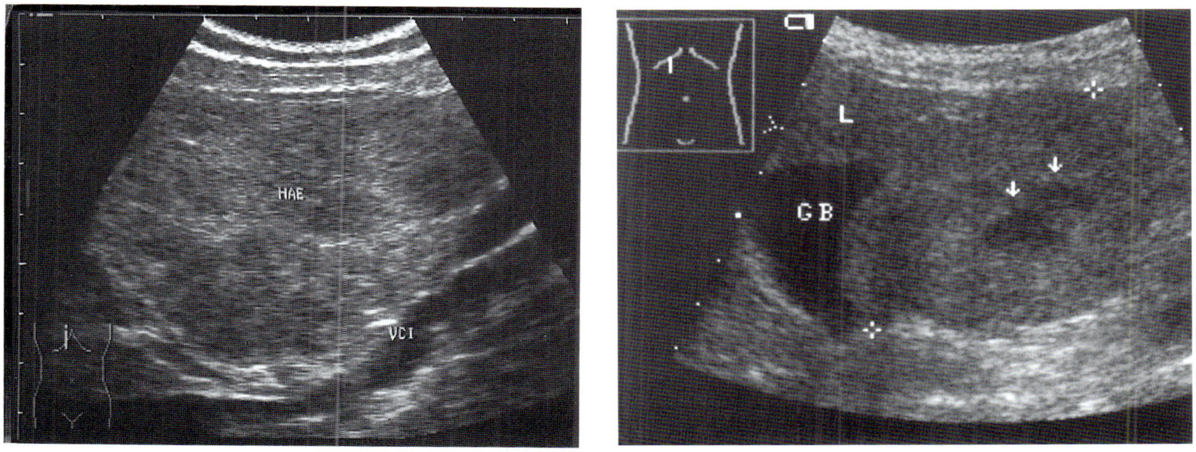

Abb. 2.**135a** u. **b**
Atypische Hämangiome (HAE; Distanzmarken): Heterogene große Tumoren, rechts mit zentraler Liquidefikation durch Einblutung bzw. Verflüssigung (Pfeile); VCI = V. cava interior, GB = Gallenblase, beide durch die Hämangiome komprimiert

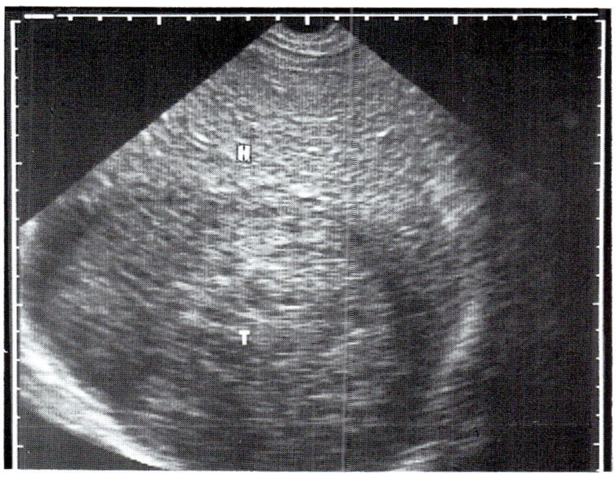

Abb. 2.**136**
Primäres Leberzellkarzinom (T) im rechten Leberlappen (H): echoarmer inhomogener Tumor mit Randsaum. Nekrotisierende Hepatitis mit Subtotalnekrose des linken Leberlappens

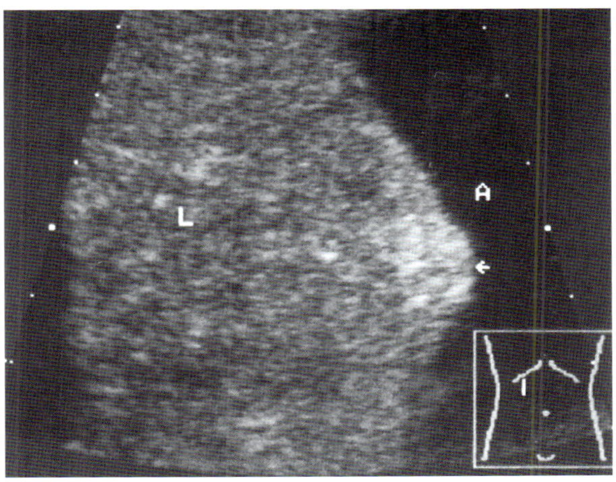

Abb. 2.**137**
Multilokuläres primäres Leberzellkarzinom. Echoreiche Tumoren in einer dekompensierten Leberzirrhose (L). Tumorvorbuckelung der kranialen Leberkontur (Pfeil); A = Aszites

gemischt echoarm-echoreichen Echotextur führen oder auch zu Blutungen in die freie Bauchhöhle (Abb. 2.**133**–2.**135a** u. **b**).

Weiterführende Diagnostik

Die Diagnose kann durch sonographisch geführte Stanz- oder Schneidbiopsie (die Feinnadelbiopsie ist wegen der reichlichen Blutaspiration nicht besonders aussagefähig) gesichert werden.

Dynamisches Computertomogramm: In der Frühphase Aussparung als hypodense Zone. Zunehmende Kontrastierung nach innen („Irisblendenphänomen"). Volle Anfärbung in der Spätphase (3–12 Minuten p. i.!), wenn das übrige Lebergewebe wieder entfärbt ist.

Maligne Neoplasien

Unter Malignome der Leber fallen primäre und sekundäre Tumoren.
Primäre Lebertumoren sind epithelialen Ursprungs und werden entsprechend ihrer Genese in hepato-

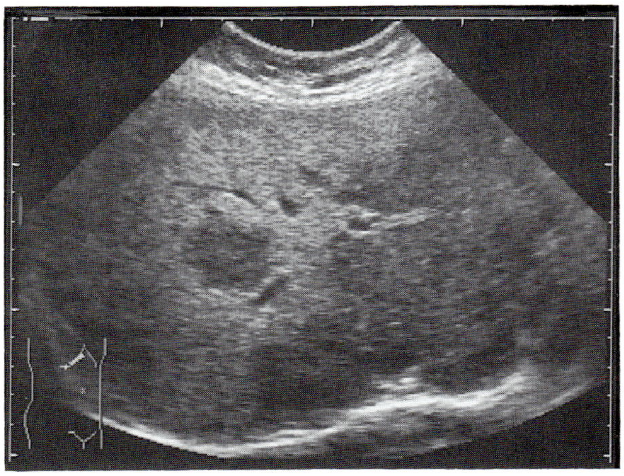

Abb. 2.**138**
Primäres, diffus wachsendes cholangiozelluläres Leberkarzinom des linken Leberlappens mit einem rundlichen Tumorareal rechts, Inoperabilität. 40jährige Frau (ähnliche Bilder beim primären Leberkarzinom infolge Thorotrastose)

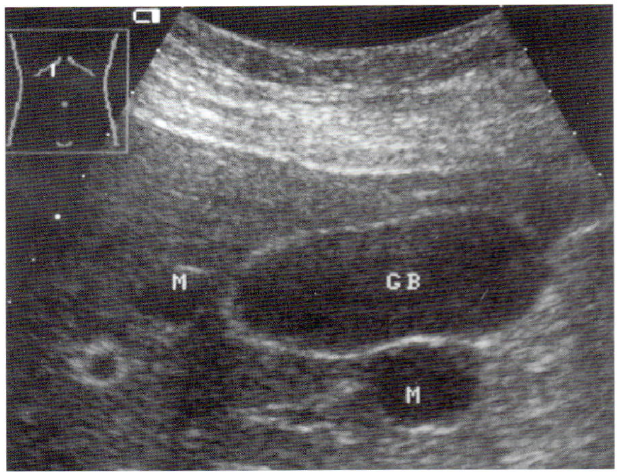

Abb. 2.**139**
„Cyst-like"-Metastasen (M) eines Kolonkarzinoms; GB = Gallenblase

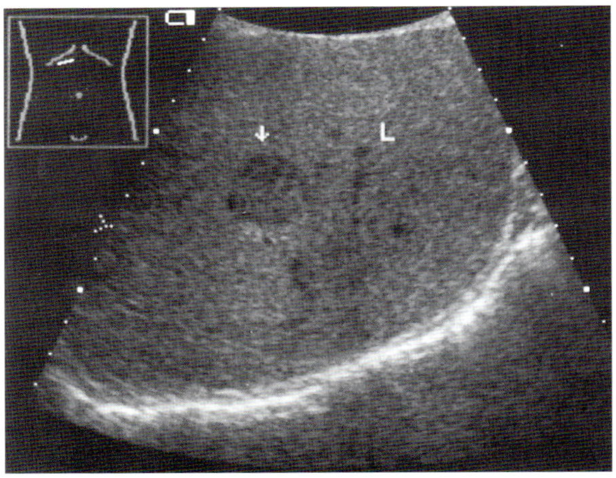

Abb. 2.**140**
Echoarme Metastase eines Bronchialkarzinoms (Pfeil); L = Leber

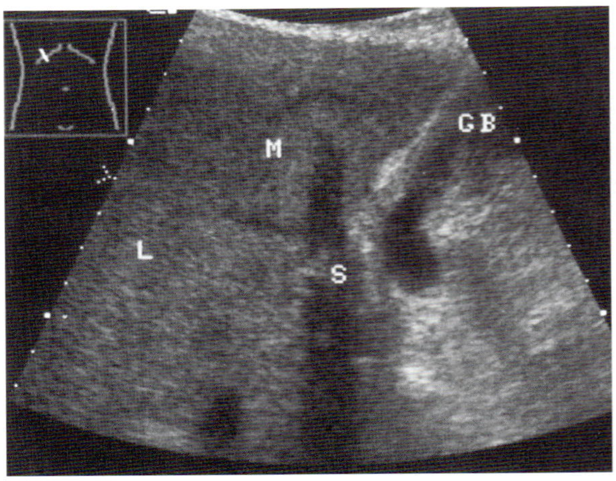

Abb. 2.**141**
Echogleiche, nur durch den echoarmen Randsaum von der normalen Leber (L) abgrenzbare Metastase (M) eines Kolonkarzinoms; GB = Gallenblase, S = Schallschatten infolge Mikrokalzifikation

zelluläre, cholangiozelluläre und gemischtförmige Karzinome eingeteilt.

Hepatozelluläres, cholangiozelluläres Karzinom: Von den drei primären Tumorformen ist das hepatozelluläre Karzinom (HCC) das häufigste. Es findet sich weltweit bei 25% der Hepatitis-B-Virusträger. In Mitteleuropa kommt es bei 5% aller Leberzirrhosen vor, mehrfach häufiger bei Siderozirrhosen (Eisenspeicherkrankheit).
Klinisch weisen therapieresistenter (blutiger) Aszites, steigendes Bilirubin und hohe Cholestasewerte auf den Tumor hin.
Da in einer Leberzirrhose kaum Metastasen vorkommen, müssen tumorartige Läsionen in einer Zirrhose immer als leberkarzinomverdächtig gelten. Primäre Leberkarzinome zeigen sich sonographisch als solitäre oder multilokuläre Tumoren von echoarmer oder auch echoreicher Struktur; ein diffuses Wachstum in einer Leberzirrhose ist praktisch nicht erkennbar. Verkalkungen als regressive Veränderungen kommen vor. Primäre Lebertumoren in einer nichtzirrhotischen Leber sind sonographisch von Metastasen (s. unten) nicht zu unterscheiden (Abb. 2.**136** u. 2.**137**; s. Kapitel 2, S. 200, Abb. 2.**172**).
Ein hohes α-Fetoprotein verdichtet die Diagnose; erst die Histologie (weniger die sonographisch gesteuerte zytologische Feinnadelbiopsie) beweist sie.
Cholangiozelluläre Karzinome können intraduktal (Klatskin-Tumor, s. Kapitel 2, S. 170, Abb. 2.**90**) oder diffus-infiltrativ wachsen. Sie kamen früher gehäuft bei der Thorotrastose der Leber vor. Sie sind α-fetoprotein-negativ (Abb. 2.**138**).

Lebermetastasen: Wie die primären Lebertumoren können Metastasen unterschiedliche Strukturformen aufweisen (SZ 2.**10**); Rückschlüsse auf den Ausgangstumor ergeben sich aus dem sonographischen Erscheinungsbild nicht, wenngleich echoarme Metastasen häufiger bei Bronchial- und Mammakarzinom, echoreiche eher beim Kolonkarzinom vorkommen.

SZ 2.10 Sonographische Erscheinungsformen von Lebermetastasen

Echofrei („cyst-like“)
Echoarm
Echogleich (echoarmer Randsaum)
Echoreich
Regressive Veränderungen:
- „Bull-eye“-Phänomen (zentrale Nekrosen)
- Verkalkungen

„Cyst-like“-Metastasen: Solche Metastasen zeigen Kriterien von Zysten, sind aber nicht immer rund und glatt begrenzt (Abb. 2.**139**).

Echoarme Metastasen: Auch wenn sie noch klein sind, grenzen sie sich gut vom übrigen Lebergewebe ab. Größere echoarme Metastasen weisen auf ein besonders schnelles Tumorwachstum hin. Der echoarme Anteil beschränkt sich mit zunehmendem Metastasenwachstum auf die Randbezirke, wo noch eine intensive Tumorproliferation stattfindet. Dieser

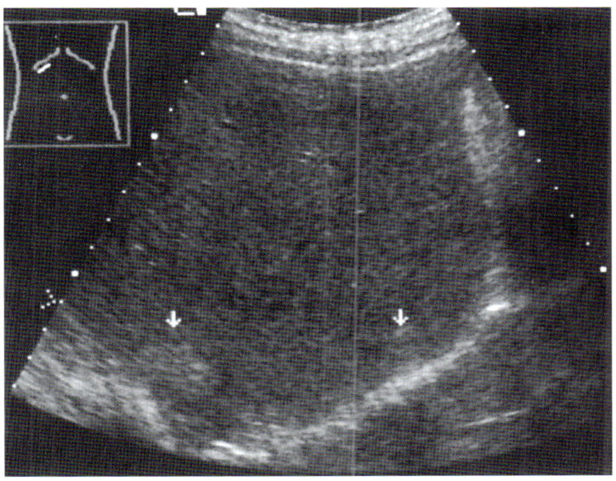

Abb. 2.**142**
Echoreiche Metastasen (Pfeile, operativ und CT gesichert, unter Chemotherapie rückläufige) Metastasen eines Kolonkarzinoms (von multiplen Hämangiomen sonomorphologisch nicht zu differenzieren; echoreiche Metastasen finden sich gehäuft bei Kolonkarzinomen)

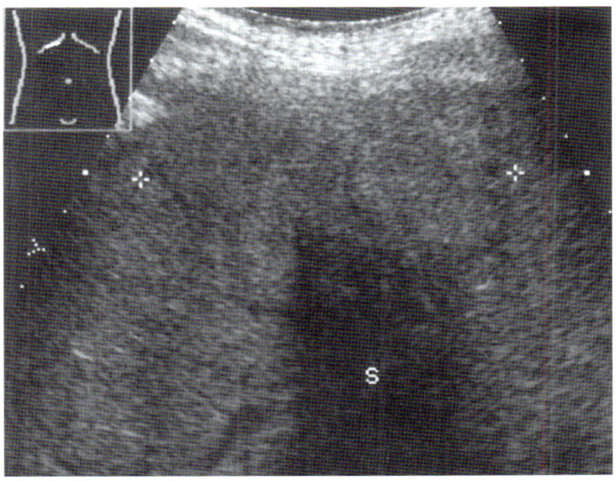

Abb. 2.**143**
Kolonkarzinom unter Chemotherapie: isoechogene Struktur, breite Schallschattenzone infolge Mikrolkalzifizierung (S) als kennzeichnende Tumorkriterien

echoarme Randsaum wird als „Halo-sign" bezeichnet und ist für Metastasen außerordentlich charakteristisch. Eine Feinnadelpunktion sollte Anteile dieses Randsaumes erfassen, da die echoreicheren zentralen Tumoranteile regressiv verändert sind (Abb. 2.**140**).

Echogleiche Metastasen: Nur dann sind echogleiche Metastasen hinreichend abgrenzbar, wenn sie einen Randsaum aufweisen; sie machen zusammen mit den diffusen Metastasen (s. unten) die wenigen falschnegativen Befunde aus, wo im CT, nicht aber sonographisch, Metastasen gefunden werden (Abb. 2.**141** u. 2.**142**).

Echoreiche Metastasen: Dagegen heben sich echoreiche Metastasen deutlich vom gesunden Lebergewebe ab. Sie machen eigentlich nur in der Abgrenzung zum Hämangiom Schwierigkeiten (Abb. 2.**142**).

Diffuse Metastasierung; Metastasen unter Chemotherapie: Große diagnostische Schwierigkeiten bereiten diffuse Metastasierungen oder Metastasen unter Chemotherapie, deren scheckiges sonographisches Bild eher einer Leberzirrhose oder nodulären Infiltration ähnelt (Abb. 2.**143** u. 2.**116**).

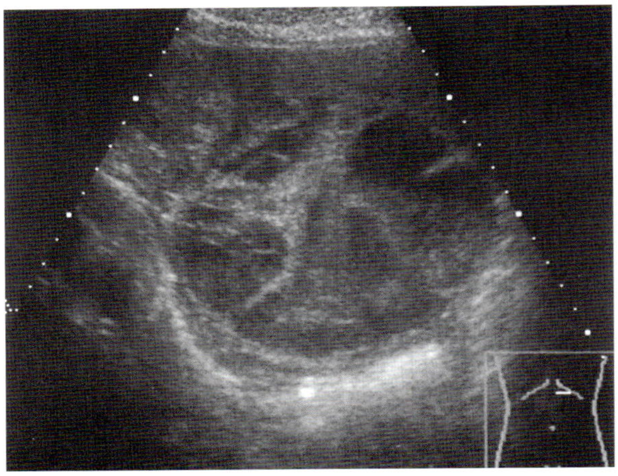

Abb. 2.**144**
Echoreiche Metastase mit rosettenartigen Verflüssigungsformen (zentrale Verflüssigungen finden sich auch bei Kolon- und Karzinoidmetastasen) hier: Mammakarzinom

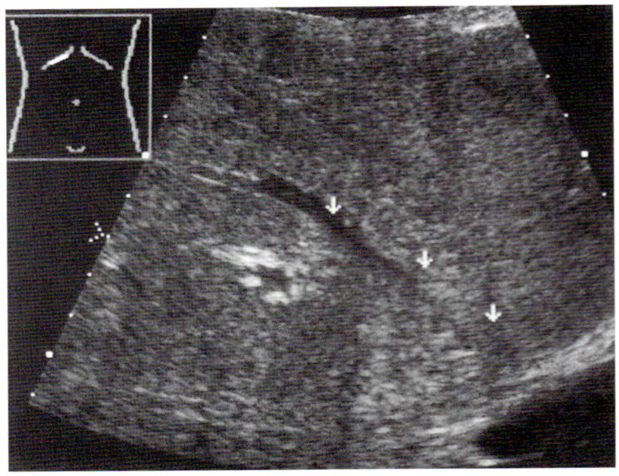

Abb. 2.**145**
Diffuse Metastasierung mit Infiltration der Lebervene (Pfeile). In der FKDS sind solche Gefäßinfiltrationen besser sichtbar (s. Abb. 3.**211**)

a

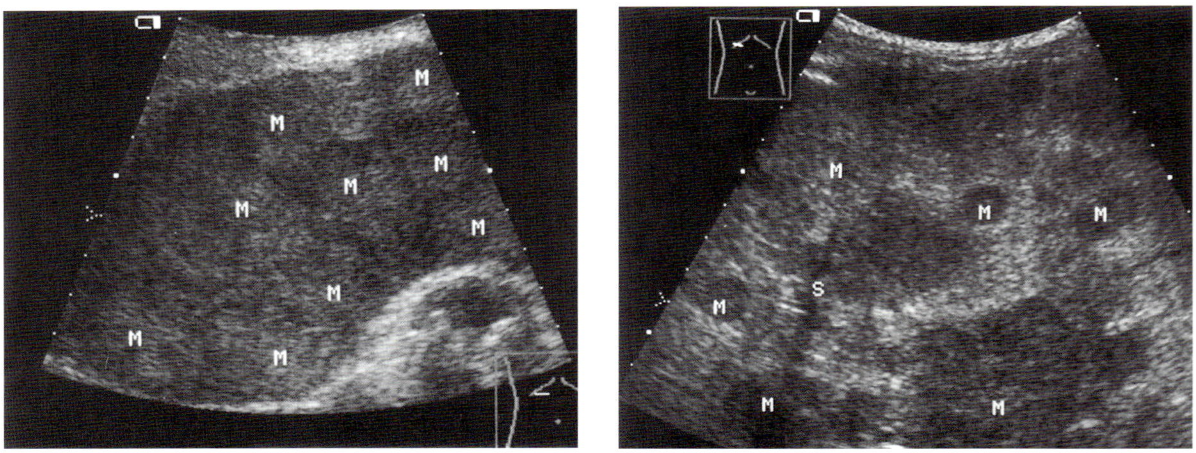

b

Abb. 2.**146a** u. **b**
Lebermetastasen:
a Multiple intensiv echoarme Metastasen (M) mit Randsaum, gleicher Form und Größe (zeitgleiche Entstehung)
b Metastasen unterschiedlicher Größe und Struktur (z. T. konfluierend; mehrere Tumorgenerationen), S = Schallschatten (Mikrokalk)

Regressiv veränderte Metastasen: Hierunter werden echoarme bis echofreie bizarre Einschmelzungen, echoreicher nekrobiotischer Zelldetritus sowie echogene Verkalkungen verstanden (Abb. 2.**144** u. 2.**145**).

Entstehungszeit, Metastasenalter: Beide nehmen Einfluß auf die Metastasenmorphologie. Wenn multiple, zeitgleich entstandene Metastasen konfluieren, entstehen tierfellartige Muster.
Treten mehrere Tumorgenerationen nebeneinander auf, sehen die jungen Metastasen echoarm aus, die älteren haben eine Ring- oder Kokardenform mit echoreicherem Zentrum und echoarmen Hof oder werden durch zentrale Verflüssigung zu einer Schießscheibenläsion („Target type lesion", Abb. 2.**144**, 2.**146a** u. **b**).

Malignitätskriterien von Lebertumoren: Tumoreinbruch und Infiltration sind für die Diagnose maligner Lebertumoren nahezu beweisend (Abb. 2.**145** u. 3.**211**).
Echoarmer Randsaum, Verdrängungen, zentrale Nekrosen und Mikroverkalkungen (Abb. 2.**141**, 2.**143**, 2.**144** u. 3.**210**) sind verläßliche, aber keine sicheren Zeichen. Solche Veränderungen finden sich neben malignen Tumoren z. B. auch bei Abszessen und Hämangiomen (Abb. 2.**132**, 2.**135a** u. **b**).
Die genannten Kriterien sind in abnehmender Gewichtung in SZ 2.**11** zusammengestellt.

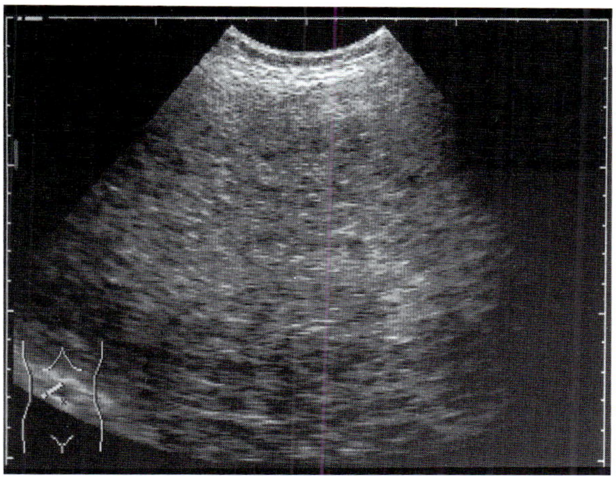

Abb. 2.**147**
Chronische myeloische Leukämie, diffuse leukämische Infiltration: echoarm-feinknotige Strukturvergröberung

SZ 2.**11** Malignitätskriterien umschriebener Leberveränderungen

Infiltratives Wachstum, Tumoreinbruch
Konfluierende Herde
Echoarmer Randsaum („Halo-sign")
Mehrere Tumorgenerationen nebeneinander
Verdrängung
Zentrale Nekrose
Mikroverkalkungen

Maligne Systemkrankheiten: Oft gehen maligne Systemkrankheiten mit einer Leberbeteiligung einher, entweder in Form nodulärer oder diffuser Infiltration. Die noduläre Infiltration entspricht sonographisch derjenigen von Systemkrankheiten oder disseminierten Metastasen; die diffuse mehr einer fleckigen Fibrose. Große metastatische Infiltrate, wie sie gelegentlich in der Milz vorkommen, sind selten (Abb. 2.**147**; s. Kapitel 1, S. 114, Abb. 1.**238a–c** u. S. 129, Abb. 1.**283**).

ZUSAMMENFASSUNG

Die häufigsten fokalen Leberveränderungen sind Zysten. Sie müssen für eine korrekte Diagnose den Zystenkriterien entsprechen.
Ebenfalls häufig sind zonale Fettverteilungen, deren typische Form und Lokalisation für die richtige Beurteilung entscheidend sind (SZ 2.**7**).
Abszesse sind wegen ihres ständig wechselnden Bildes schwerer zu deuten; unscharfe Begrenzung, inhomogen echoarme Struktur und eventuell Gasbildung sind für sie kennzeichnend (SZ 2.**8**).
Unter den gutartigen Neoplasien sind Hämangiome am häufigsten. Sie sind annähernd rund, echoreich und scharf begrenzt (SZ 2.**9**).
Metastasen dagegen können ganz unterschiedliche Strukturmerkmale von zystisch bis echoreich aufweisen. Um sie als maligne Tumoren eindeutig zu identifizieren, gibt es Charakteristika, die in SZ 2.**11** aufgeführt sind. Die wichtigsten sind infiltratives Wachstum und Tumoreinbruch, konfluierende Herde sowie echoarmer Randsaum.

Portale Hypertension

G. Schmidt

ÜBERBLICK

Die häufigste und klinisch bedeutsamste Ursache für eine portale Hypertension ist die Leberzirrhose als intrahepatische Blockierung der Pfortaderstrombahn. Daher wird auf sie besonders eingegangen. Die verschiedenen Umgehungskreisläufe werden aufgezeigt und anhand sonographischer Bilder besprochen.
Im zweiten und dritten Abschnitt des Kapitels werden die sonographisch erkennbaren Folgen einer akuten und chronischen Pfortaderthrombose als prähepatischer Block sowie das seltene Budd-Chiari-Syndrom als Prototyp des posthepatischen Blockes dargestellt.

Die V. portae entsteht durch den Zusammenfluß zahlreicher Eingeweidevenen, von der V. rectalis cranialis als dem am weitesten kaudal, über die Vv. mesentericae inferior et superior, V. lienalis bis zur V. coronaria ventriculi als am weitesten kranial gelegenen Zufluß (Schema 2.**6**).
Bei einer Behinderung oder Verlegung der Pfortader oder ihrer Zuflüsse kommt es infolge Druckanstiegs zur portalen Hypertension und zum Rückstau in die vorgelagerten Bereiche. Die Folgen der portalen Hypertension sind Hämorrhoidenvenenstauung, Caput medusae, Splenomegalie, Fundus- und Ösophagusvarizen und Aszites. Die häufigsten Ursachen sind: intrahepatischer Block infolge Leberzirrhose und prähepatischer Block infolge Pfortaderthrombose, Milzvenenthrombose oder Pankreaserkrankungen (segmentale portale Hypertension). Posthepatische Blockursachen (Budd-Chiari-Syndrom, Venenokklusionssyndrom) sind selten.

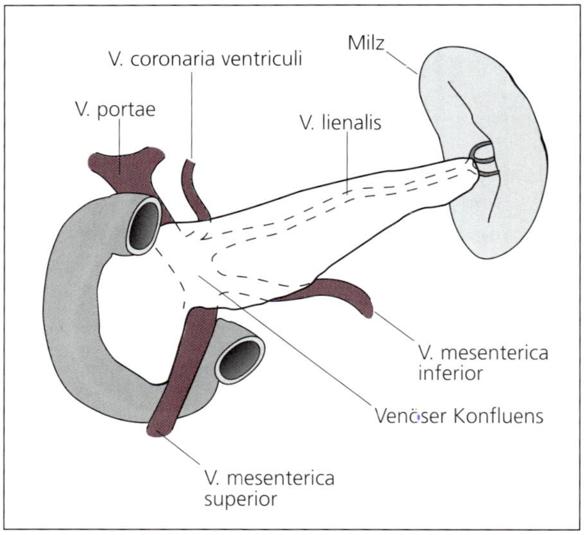

Schema 2.**6**
Topographie des venösen Konfluens und seiner portalen Zuflüsse

Intrahepatischer Block (Leberzirrhose)

Zeichen der portalen Hypertension bei der Leberzirrhose sind Verbreiterung der Pfortader und ihrer Zuflüsse, porto-systemische Kollateralen, Splenomegalie und Aszites (SZ 2.**12**):

Pfortaderverbreiterung

Eine infolge einer Druckanpassung auf über 13 mm im Bereich des Lig. hepatoduodenale und über 11 mm zentral im Leberhilus verbreiterte Pfortader spricht für eine portale Hypertension. Weiter intra-

SZ 2.**12** Zeichen der portalen Hypertension bei Leberzirrhose

Pfortaderverbreiterung und Verbreiterung ihrer Zuflußvenen. Aufhebung der atemsynchronen Lichtungsänderung

Porto-systemische Kollateralen

- *Ösophagus-/Fundusvarizen* (V. coronaria ventriculi > Vv. oesophageae > V. cava superior
- *Bauchwandvarizen* (Nabelvenen/Paraumbilikalvenen > Vv. epigastricae > V. cava superior/inferior)
- *Hämorrhoidalvarizen* (V. mesenterica inferior > V. rectalis cranialis > V. iliaca > V. cava inferior)
- *Milzhiluskollateralen* (V. lienalis > splenogastrale/splenorenale Kollateralen > V. cava)

Splenomegalie

Aszites

hepatisch sind die Pfortaderäste durch Kompressionsvorgänge im Rahmen der Leberverhärtung eher eng, so daß Kalibersprünge zur „Hilusamputation" führen. Jedoch ist eine Verbreiterung des Pfortaderquerschnitts im Einzelfall nicht aussagefähig. Zuverlässiger ist die fehlende inspiratorische Volumenzunahme von normal mehr als 2 mm oder 50–100%. Eine Lumenweite von über 17 mm geht statistisch mit einer höheren Inzidenz einer Ösophagusvarizenblutung einher (Abb. 2.**148** u. 2.**149a** u. **b**).

Auch die zuführenden Venen verbreitern sich und weisen ebenso wie die Pfortader eine fehlende Atemschwankung auf. Die V. mesenterica superior erreicht Pfortaderstärke, das Lumen der V. coronaria ventriculi mit einer normalen Lichtungsbreite von weniger als 4 mm steigt auf über 6 mm an. Dann kehrt sich die Flußrichtung um, was doppler- oder duplexsonographisch gemessen werden kann (Abb. 2.**150**).

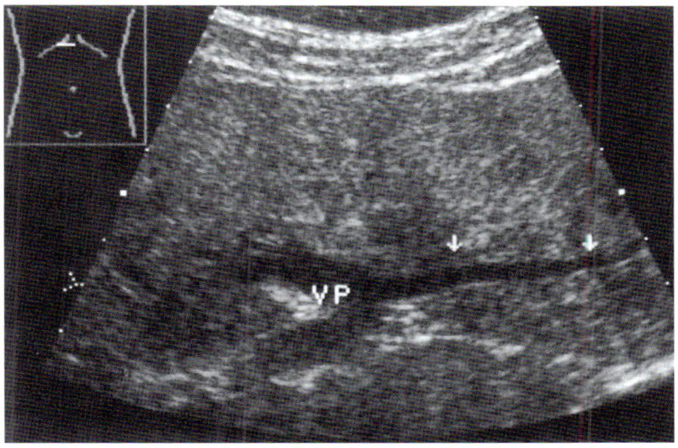

Abb. 2.**148**
Ast (Pfeile) des linken Pfortaderhauptstammes (VP): Kalibersprung zum Hauptstamm, Kaliberschwankungen und Engstellung infolge Leberzirrhose

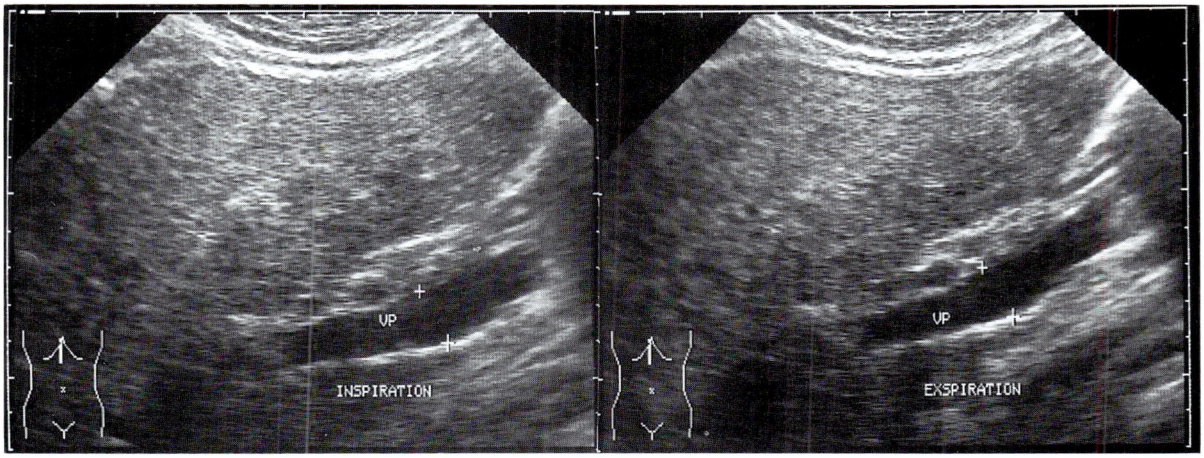

Abb. 2.**149a** u. **b**
Pfortaderverbreiterung (VP) im Lig. hepatoduodenale, fehlende Atemschwankung als Zeichen der portalen Hypertension:
a Bei Einatmung **b** Bei Ausatmung

Porto-systemische Kollateralen

Mit der Flußumkehr ist der Weg für Kollateralen und Varizenbildungen bereitet.

Fundus- und Ösophagusvarizen: Sie entstehen über den Abfluß der V. coronaria ventriculi entlang der kleinen Kurvatur des Magens zur Kardia hin (Schema 2.**7**, Abb. 2.**151**).

Rekanalisierte Nabelvene/Paraumbilikalvenen: Zusammen mit einer kongenital persistierenden Umbilikalvene (Cruveilhier-von-Baumgarten-Syndrom) stellen eröffnete Paraumbilikalvenen Umgehungswege dar, die im Lig. falciforme zur vorderen Bauchwand führen („Caput medusae", „Medusenhaupt"; sichtbare Varizenkonvolute unter der Bauchhaut). Der Abfluß geschieht über Vv. epigastricae superiores et inferiores in die V. cava (Abb. 2.**152**–2.**157**).

Hämorrhoidalvenenstauungen: Über Kollateralgefäße des Stromgebietes der V. mesenterica inferior und V. rectalis superior (V. haemorrhoidalis) kommt es zur Bildung von Hämorrhoidenknoten; auch hier fließen die Varizen über die V. iliaca interna in die V. cava inferior ab (Abb. 2.**158** u. 2.**159**).

Milzhiluskollateralen: Sie nehmen Portalblut auf und führen es über Vv. gastricae in die obere und über die V. renalis in die untere Hohlvene. Sie sind an stark geschlängelten, schräg oder quer geschnittenen und verbreiterten Venenkonvoluten erkennbar (Abb. 2.**160**).

Splenomegalie

Eine Milzvergrößerung wird von einer verbreiterten Milzvene begleitet. Die portale Hypertension geht meistens, aber nicht immer, mit einer Splenomegalie einher. Sie kann so erheblich werden, daß sie den linken Leberrand berührt oder die Niere verdrängt („Kissing"-Phänomen; Abb. 2.**161**, 2.**162**).

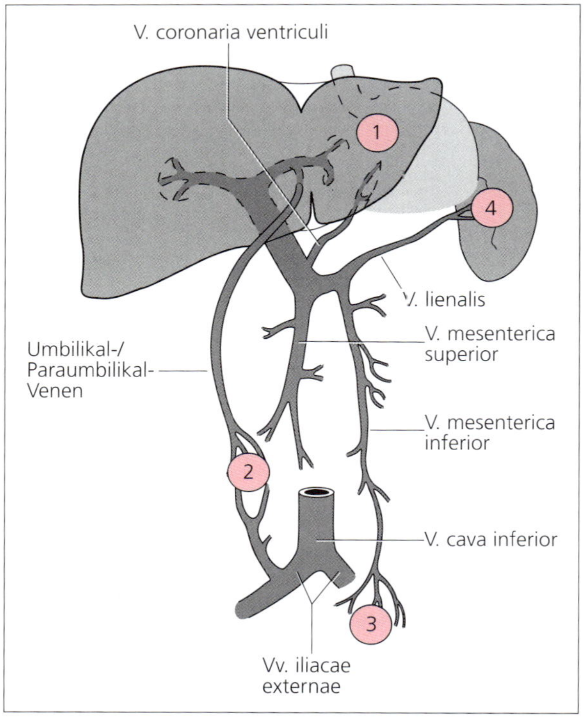

Schema 2.**7**
Porto-systemische Kollateralen:
1 = Fundus- und Ösophagusvarizen,
2 = Rekanalisierte Paraumbilikal-/Nabelvenen,
3 = Hämorrhoidalvenen – Kollateralen,
4 = Milzhiluskollateralen

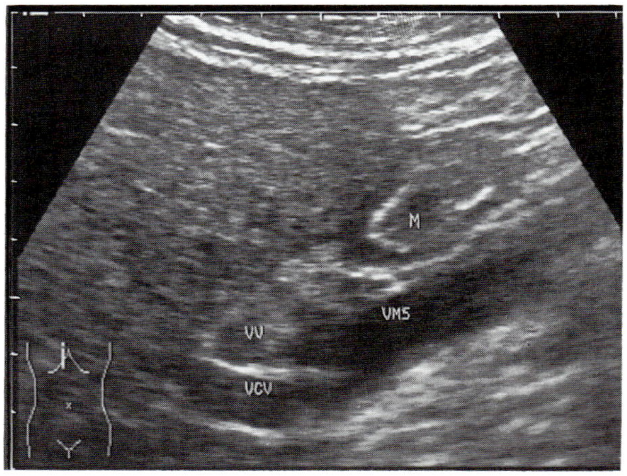

Abb. 2.**150**
Verbreiterung der V. coronaria ventriculi auf 10 mm (VCV; Oberbauchlängsschnitt) mit Venenkonvoluten (VV) als Umgehungskreislauf; M = Magen, VMS = verbreiterte V. mesenterica superior

Aszites

Auch wenn Aszites nur als Saum um die Leber oder Milz angedeutet ist, kann er als ein Zeichen der portalen Hypertension auf eine Leberzirrhose hinweisen, aber er kommt auch bei einer lange bestehenden schweren Herzinsuffizienz, einer Peritonealkarzinose, z. B. bei metastasierendem Ovarkarzinom oder einer Peritonealtuberkulose, vor.

Hinweise auf eine Leberzirrhose gibt unter anderem (s. Kapitel 1, S. 76, SZ 1.**5**) auch die verdickte Leberkapsel. Sie kann sich je nach Intensität der Oberflächenhöckerung und je nach Schallstrahleneinfall diskontinuierlich dachziegelartig, löchrig oder, bei feiner Körnung der Leberoberfläche, bürstenförmig abbilden (Abb. 2.**162**–2.**165**; Schema 1.**28**, s. Kapitel 1, S. 78, Abb. 1.**152**).
Wenn die Regeneratknoten sehr grobbucklig werden, splittert der Schallreflex stark auf, so daß sich

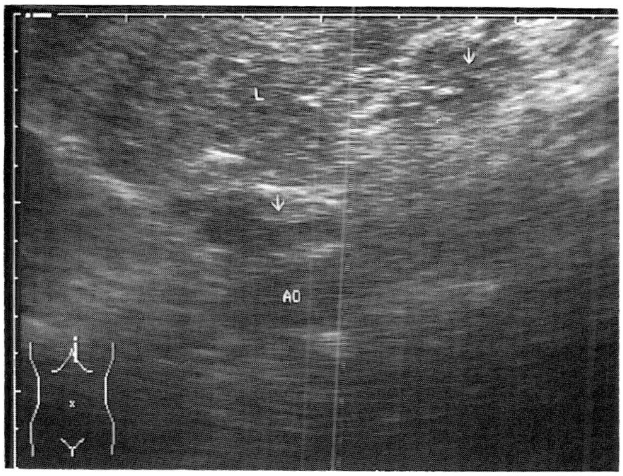

Abb. 2.**151**
Oberbauchlängsschnitt über der Aorta (AO). Im Bereich der Kardia und zwischen Leberunterrand (L) und Magenvorderfläche Varizenkonvolute (Pfeile)

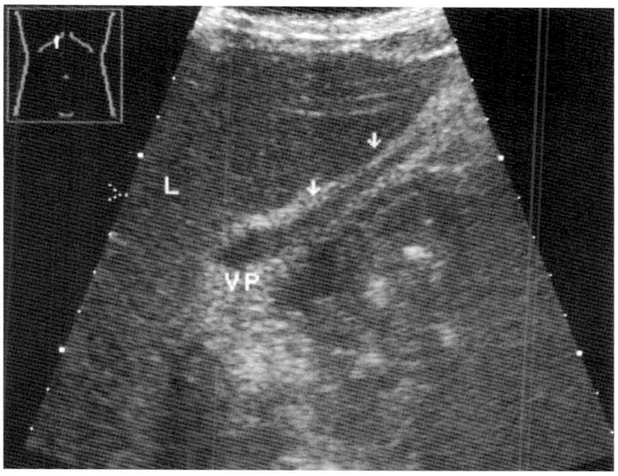

Abb. 2.**152**
Beginnend rekanalisierte Nabelvene (Paraumbilikalvene; Pfeile) bei alkohol-toxischer Leberzirrhose; VP = V. portae, L = Leber

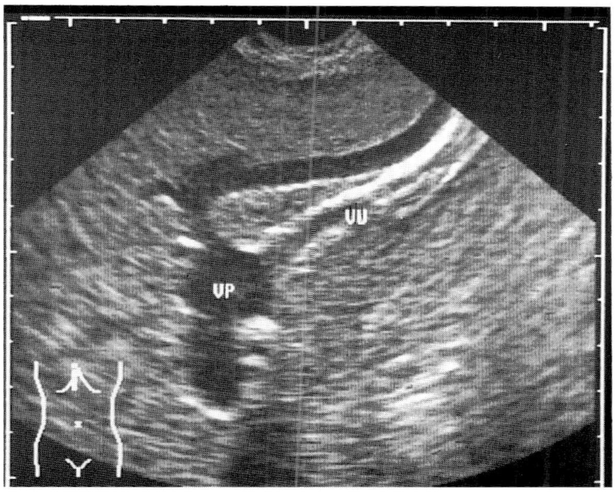

Abb. 2.**153**
Umgehungskreislauf über Paraumbilikalvene (parallel zur Nabelvene) und eine angedeutet rekanalisierte Nabelvene (VU); beide gehen aus dem linken Pfortaderhauptstamm (VP) ab

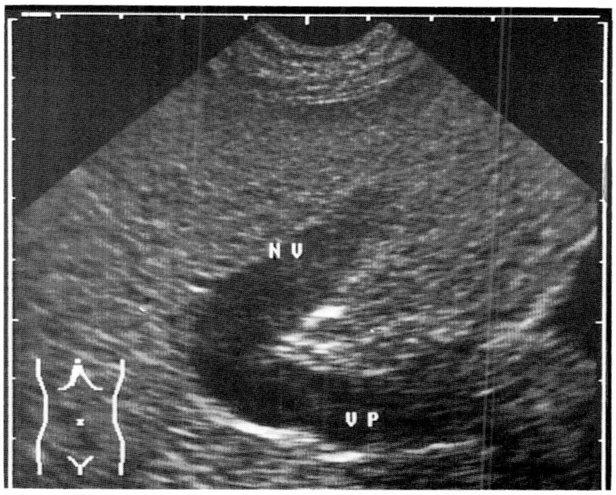

Abb. 2.**154**
Massiv verbreiterte Paraumbilikal-/Nabelvene (NV; der linke Pfortaderhauptstamm mit dem Abzweig des Umbilikalsegmentes nach ventro-kaudal ist in dieser Ebene nicht dargestellt); verbreiterte V. portae (VP)

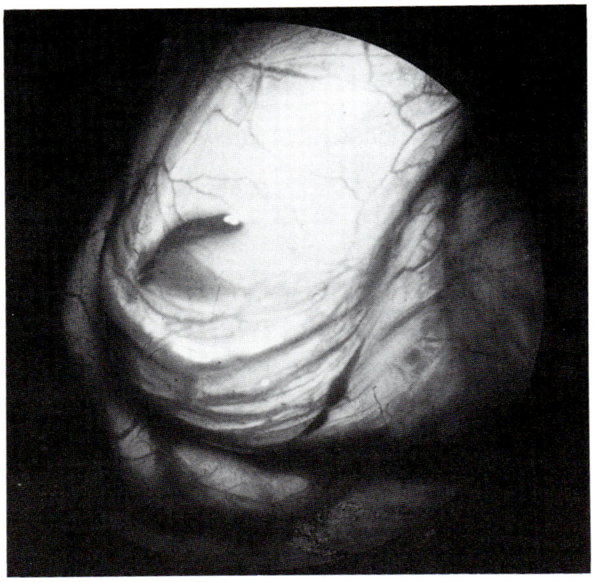

Abb. 2.**155**
Gleiche Patientin wie in Abb. 2.**154**: Laparoskopie (1981, vor der Ära der sonographischen Varizendarstellung!). Daumendicke Paraumbilikal-/Nabelvene im Lig. teres

a 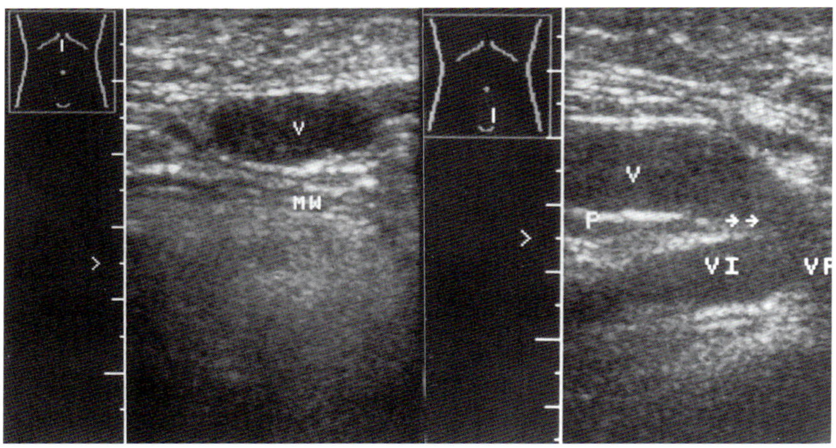

b

Abb. 2.**156a** u. **b**
Porto-systematische Kollateralen:
a Venenkonvolut (V) entlang der großen Magenwandcourvatur (MW), Abfluß über die Vv. gastricae
b Venenabfluß (V) durch das Peritoneum (P, Pfeile) in die V. iliaca (VI); VF = V. femoralis

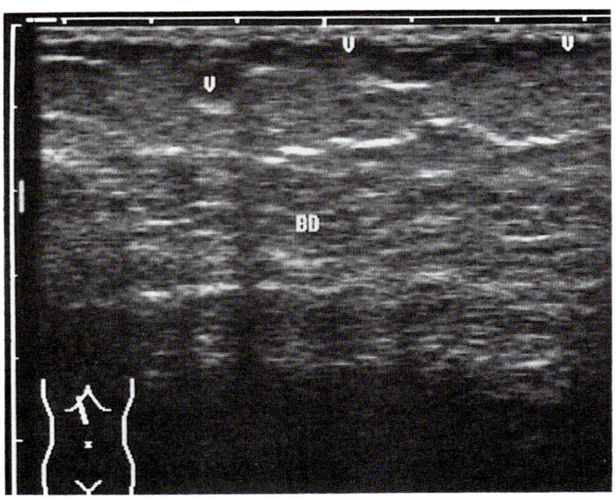

Abb. 2.**157**
Bauchhautvarizen (V): „Caput medusae" bei Leberzirrhose; BD = Bauchwand

sonographisch nur noch Kapselanteile der orthograd getroffenen Knotenhöcker abbilden (Abb. 2.**166**).

Prähepatischer Block (Pfortaderthrombose)

Akute Pfortaderthrombose: Verschiedene Ursachen können einer Pfortaderthrombose zugrunde liegen. Die häufigsten sind: paraneoplastisches Syndrom, Thrombozytosen und plasmatische Hyperkoagulationen, z. B. Protein-C-Mangel. Sie geht mit erheblichen Oberbauchschmerzen einher. Bei einer Pfortaderthrombose kommt es im Unterschied zur Leberzirrhose nicht zu einer Aszitesbildung. Sonographisch finden sich die folgenden Thrombosekriterien (Abb. 2.**167** u. 2.**168**):

- echogene Thromben (z. T. echoarmer Randsaum),
- Lumenaufweitung,
- fehlender Fluß in der Duplex-Sonographie.

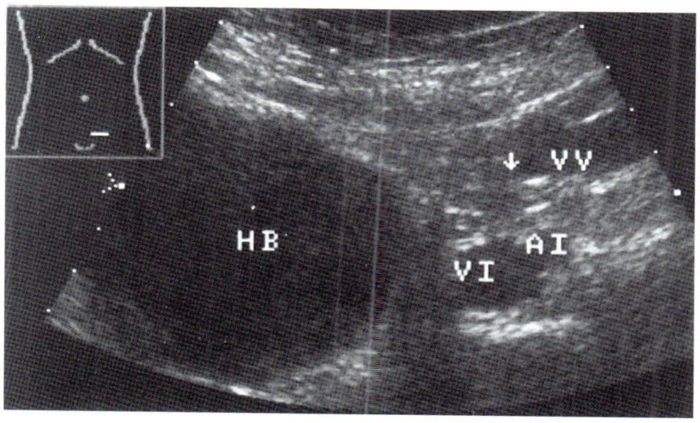

Abb. 2.**158**
Porto-systemische Kollateralen (VV, Pfeil), Venenkonvolute des Plexus rectalis = „haemorrhoidalis“, üblicher Abfluß über die V. mesenterica inferior; hier über die V. iliaca interna zur V. cava inferior; VI = V. iliaca, AI = A. iliaca, HB = Harnblase

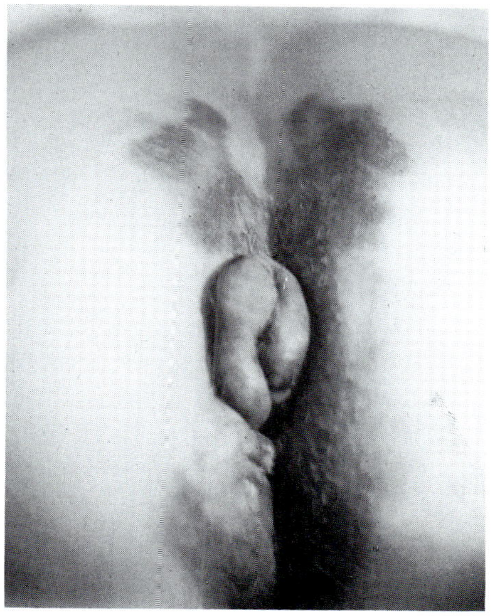

Abb. 2.**159**
Gleiche Patientin wie in Abb. 2.**154**–2.**156 a–d**: ausgedehnte Hämorrhoiden (Stadium III) mit spontanem perianalem Hämatom bei dekompensierter Leberzirrhose

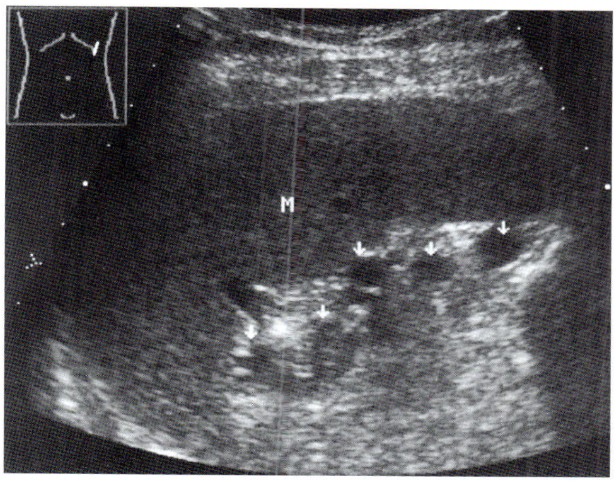

Abb. 2.**160**
Milzhiluskollateralen (Pfeile); M = Milz

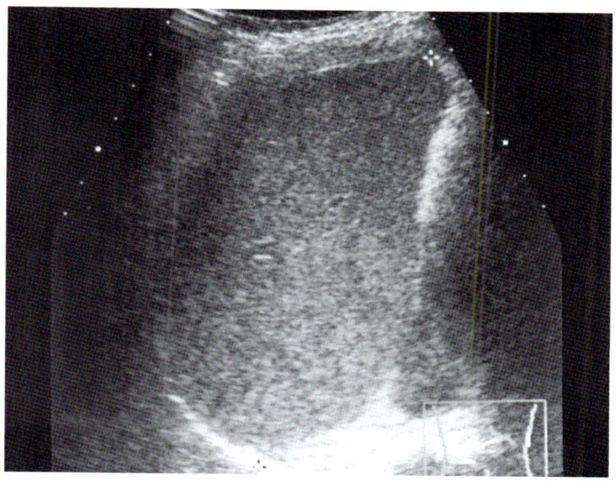

Abb. 2.**161**
Ausgeprägte Splenomegalie (Distanzmarken), Leberzirrhose; subkostaler Schrägschnitt links

Die Therapie der Wahl bei der frischen Thrombose ist die systemische Lysebehandlung.

Kavernöse Pfortadertransformation: In einem späteren Stadium der Pfortaderthrombose entwickeln sich Kollateralgefäße. Wenn dadurch die Pfortader partiell rekanalisiert und durch zusätzliche paraportale Kollateralen mit unterschiedlicher Flußrichtung (hepatofugal/hepatopedal) umgeben wird, spricht man von einer kavernösen Pfortadertransformation (Abb. 2.**169**–2.**171**).

Auch in venösen Kollateralen können sich erneut Thrombosen bilden (oder auch Tumorthromben einwachsen; Abb. 2.**172**).

Segmentale portale Hypertension: Sie entstehen durch Verlegung der Strombahn portaler Zuflüsse. Am bekanntesten ist die Infiltration der V. lienalis infolge eines Pankreastumors oder eine Tumorkompression der V. mesenterica superior, ohne daß die Pfortader selbst betroffen ist (Abb. 2.**173** u. 2.**174**).

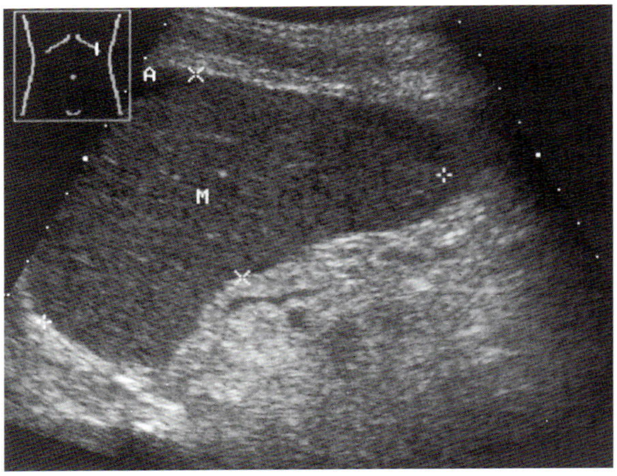

Abb. 2.**162**
Echofreier Aszitessaum (A) um die Milz (M) bei leichter Splenomegalie. Kardiale Stauungszirrhose (s. Abb. 2.**176**, gleicher Patient)

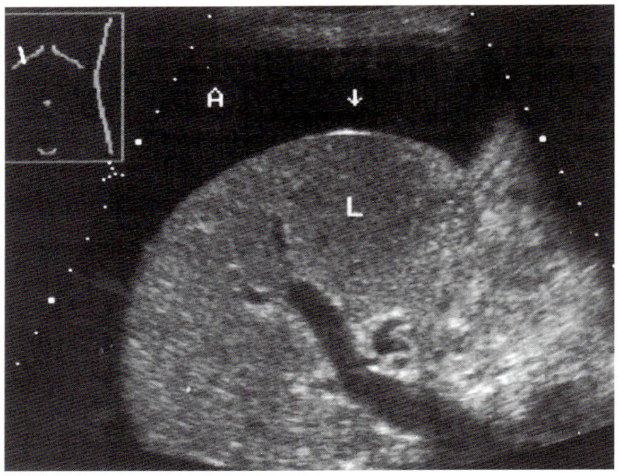

Abb. 2.**163**
Maligner Aszites (A), unauffällige Leber (L): glatt abgrenzbare diskret echogene Leberkapsel

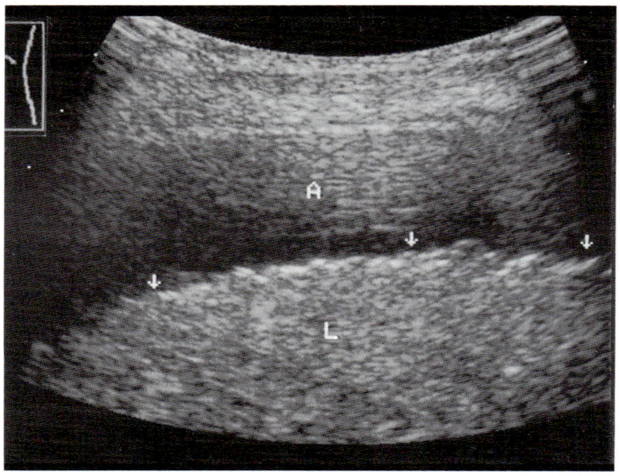

Abb. 2.**164**
Leberkapsel bei einer dekompensierten alkoholtoxischen Leberzirrhose: Kapsel (Pfeile) zwischen Leberoberfläche (L) und Aszites (A) aufgesplittert

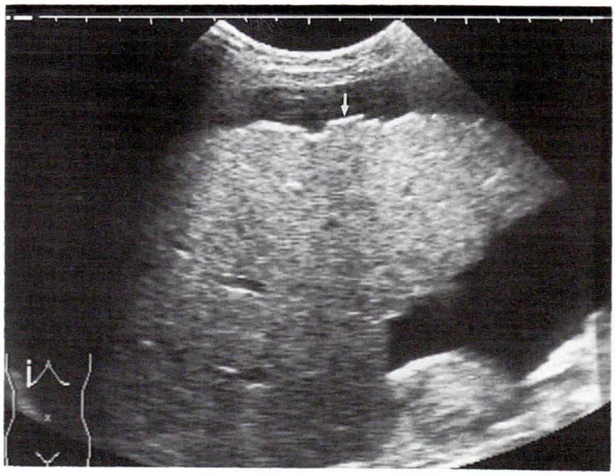

Abb. 2.**165**
Verdickte Leberkapsel (Pfeil), dekompensierte toxische Leberzirrhose: infolge Leberoberflächenbuckelung durch Regeneratknoten ergibt sich je nach Schallwelleneinfall aus physikalischen Gründen (seitliche Reflexion der Schallwellen an den Höckerhängen, Ausbildung von Bogenartefakten) eine „dachziegelartige“ Kapsel

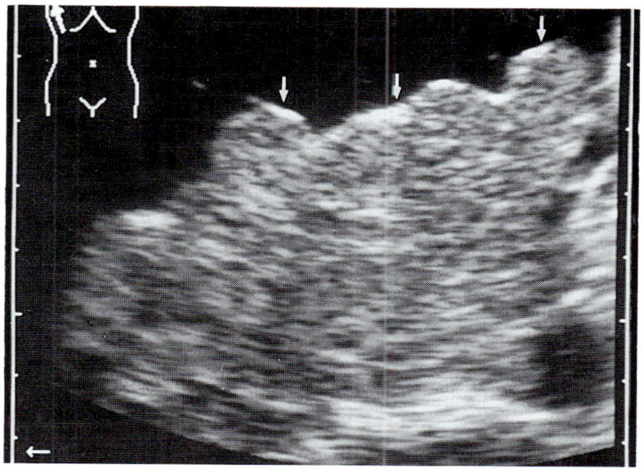

Abb. 2.**166**
„Löchrige" Kapsel (Pfeile): durch Schallwellenrücklauf nur noch von den orthograd getroffenen Regeneratkuppen. Grobknotige dekompensierte B-Leberzirrhose, 23jährige, inzwischen lebertransplantierte Frau

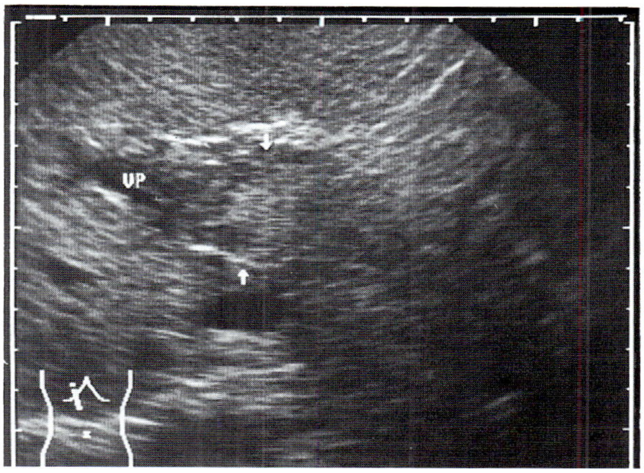

Abb. 2.**167**
Akute Pfortaderthrombose (Pfeile): Gefäßauftreibung, echoreiches Material, echoarmer Randsaum; VP = V. portae

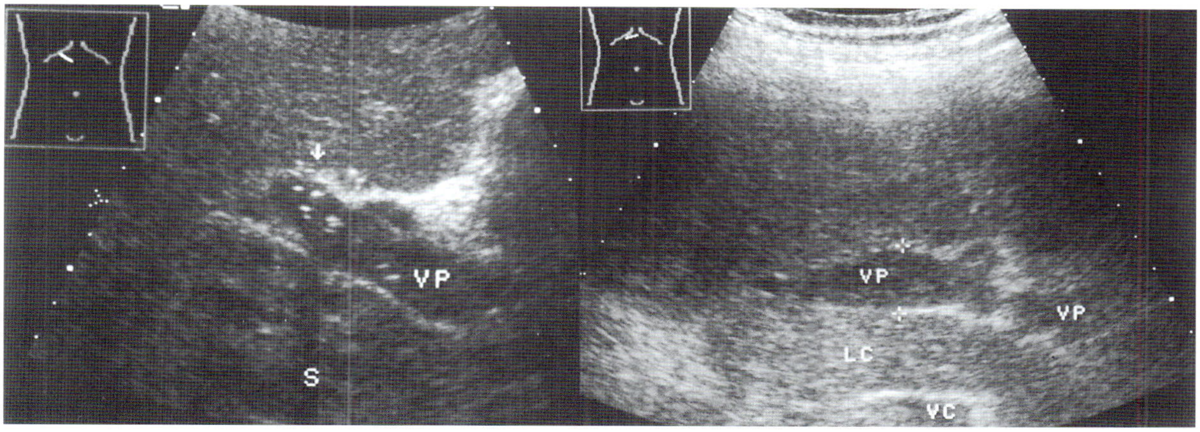

a b

Abb. 2.**168a** u. **b**
Pfortaderthrombosen (VP, Distanzmarken):
a Septisch mit bakterieller Gasbildung (Pfeil) und Schallschatten (S); gleicher Patient wie in Abb. 2.**115**
b bei Leberzirrhose; LC = verbreitertes Lobus caudatus, VC = V. cava

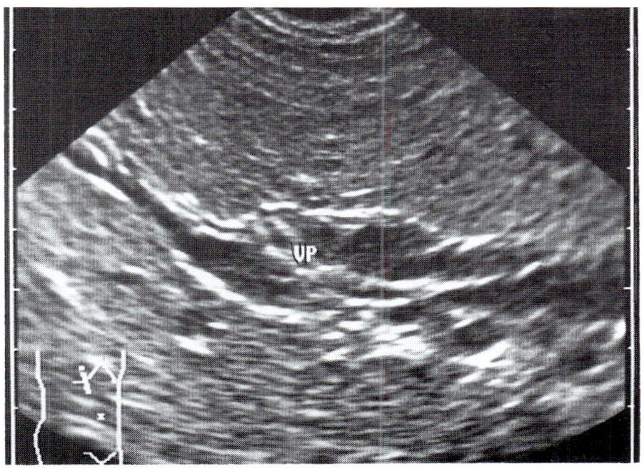

Abb. 2.**169**
Alte Pfortaderthrombose mit kavernöser Pfortadertransformation: Venenkonvolute als Umgehungskreisläufe der thrombosierten, teils rekanalisierten Pfortader (VP)

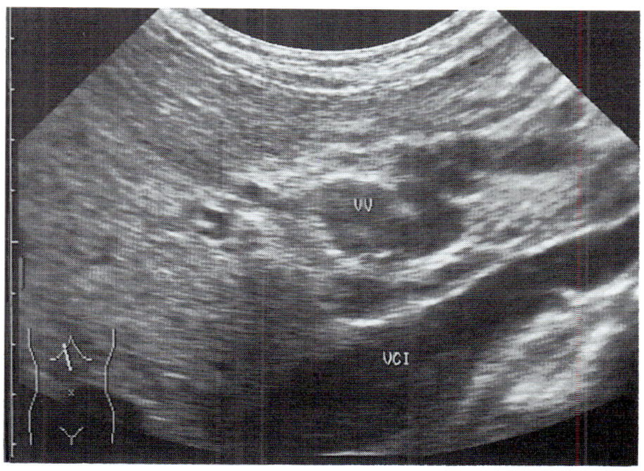

Abb. 2.**170**
Pfortaderthrombose infolge Thrombozythämie: kavernöse Pfortadertransformation mit umgehenden Venenkonvoluten (VV). 34jährige Frau; VCI = V. cava inferior

Posthepatischer Block („Budd-Chiari-Syndrom")

Budd-Chiari-Syndrom: Eine Thrombose, Ovulationshemmer (meist junge Patientinnen), eine Thrombozythämie oder Tumorverlegung (ältere Patienten) einzelner oder aller großen Lebervenen führen zu dem seltenen Budd-Chiari-Syndrom. Es wird sonographisch erkennbar, wenn einzelne Lebervenen vor ihrer Mündung in die V. cava inferior nicht oder unvollständig sichtbar oder größere Lebervenen thrombosiert oder verödet sind. Die V. cava kann an dieser Stelle in den thrombotischen Gefäßverschluß einbegriffen oder durch einen Tumor verlegt sein (Abb. 2.**175a** u. **b**).
Die Leberstruktur ist durch echoreiche Nekrosen stark verändert und wird ausgeprägt grobfleckig („leopardenfellartig", auch im CT-Bild!). Die durch

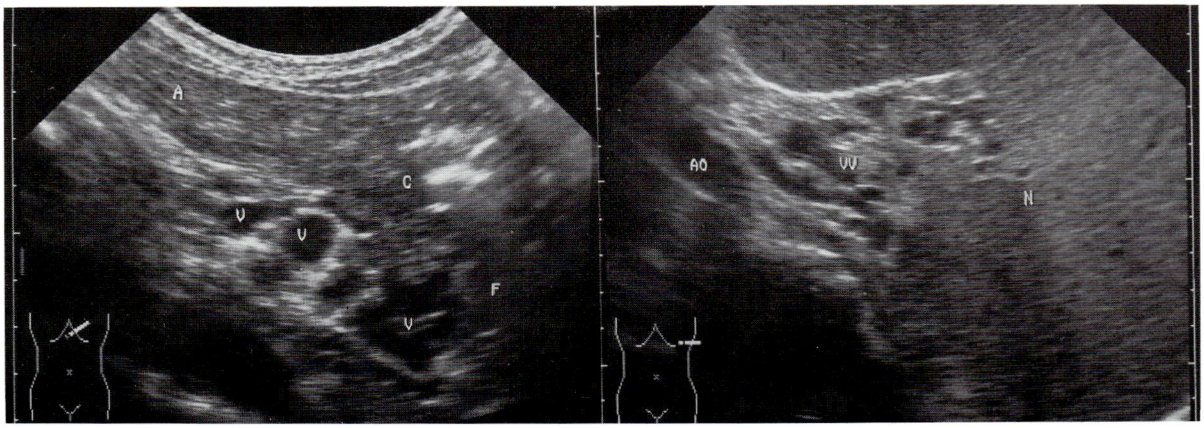

Abb. 2.**171a** u. **b**
Gleiche Patientin wie in Abb. 2.**170:**
Venenkonvolute entlang der kleinen Magenkurvatur (V, **a**) und im Milzhilus (VV, **b**) bei Splenomegalie (F = Fornix, C = Corpus, A = Antrum, VV = Venenkonvolute, M = Milz, AO = Aorta)
a Oberbauchschrägschnitt links
b Hoher Oberbauchquerschnitt links

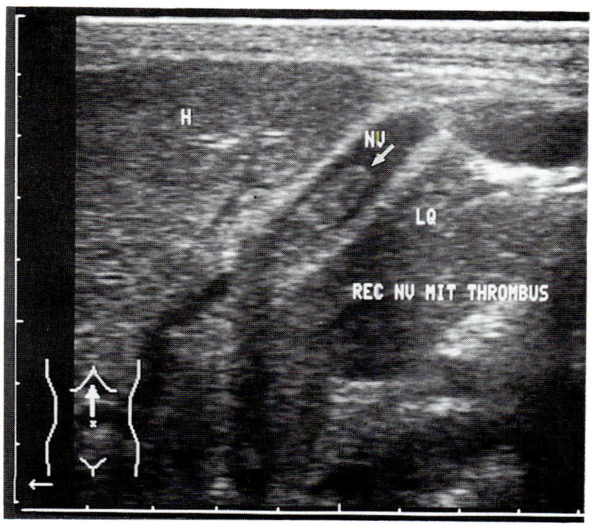

Abb. 2.**172**
Alkoholtoxische Leberzirrhose mit diffusem primärem Leberzellkarzinom, sonographisch nicht erkennbar. Rekanalisierte Nabelvene (NV) mit Thrombus (Pfeil), wahrscheinlich Tumorthrombus; H = Leber, LQ = Lobus quadratus

Rückstau verursachte portale Hypertension kann zu einem therapieresistenten Aszites führen. Die Leberwerte sind stark pathologisch; bei jungen Menschen ist heute die Lebertransplantation eine Behandlungsmöglichkeit des sonst fatalen Krankheitsbildes.

Stauungszirrhose: Eine kardiale Stauung als prähepatischer Block führt nur dann zu Aszites, wenn es infolge hepatischer Umbauvorgänge zu einer zusätzlichen intrahepatischen Blockierung kommt (Abb. 2.**176**).

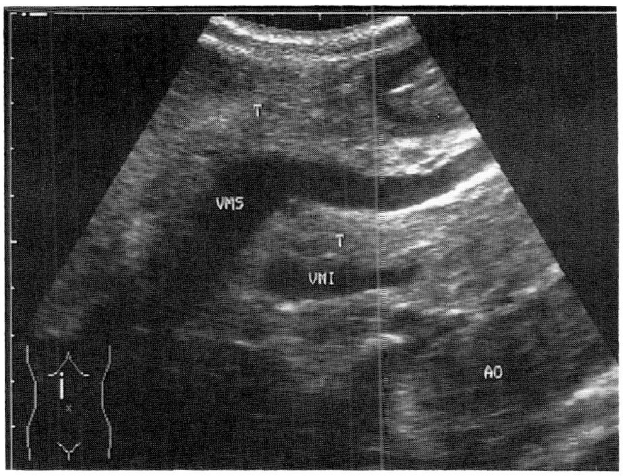

Abb. 2.**173**
Segmentale portale Hypertension, Oberbauchlängsschnitt paramedian rechts: erheblich erweiterte V. mesenterica superior (VMS) infolge Tumorkompression (T) mit konischer Zuspitzung des Gefäßes; VMI = V. mesenterica inferior, AO = Aorta

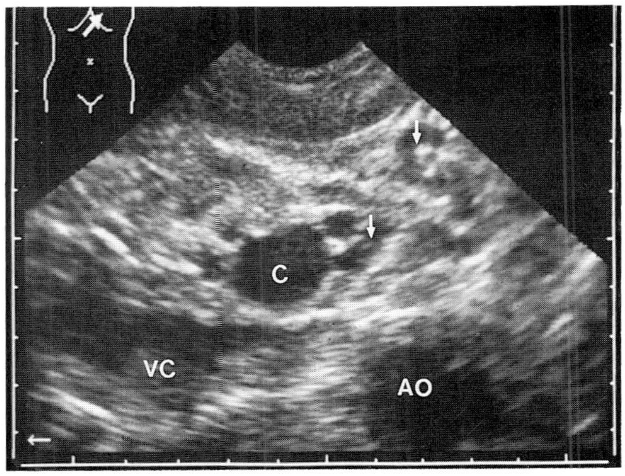

Abb. 2.**174**
Segmentale portale Hypertension: Venenkonvolute (Pfeile) als Umgehungskreislauf der V. lienalis (schräger Oberbauchschnitt mit Darstellung der Pankreasschwanzregion). Chronische Pankreatitis, wahrscheinlich entzündlich verödete V. lienalis; AO = Aorta, VC = V. cava, C = venöser Konfluens

a
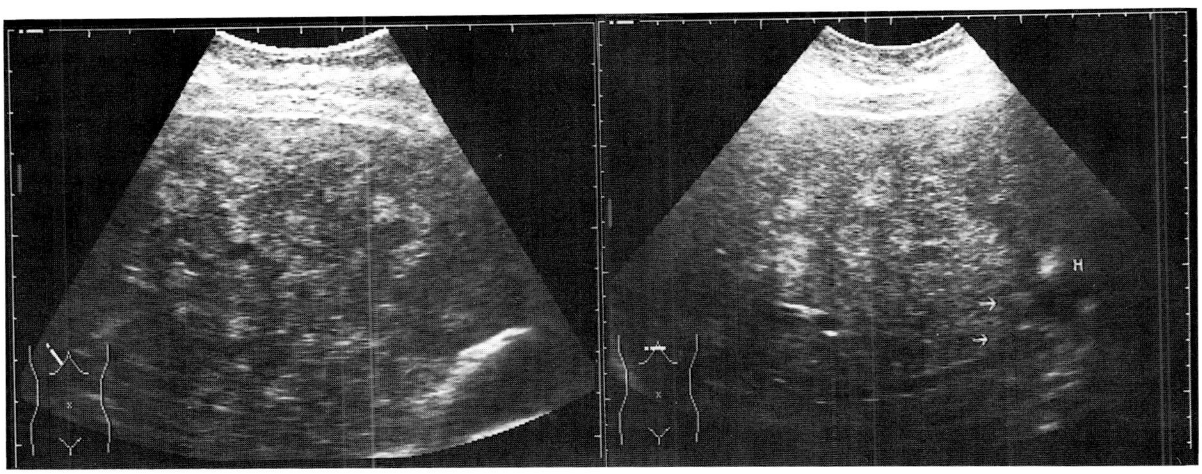

b

Abb. 2.**175a** u. **b**
Budd-Chiari-Syndrom:
a Grobfleckig echoreiches Leberparenchym, keine Lebervenen
b Fehlende Lebervenen an der Einmündungsstelle in die V. cava inferior (Pfeile); fehlende V.-cava-Darstellung (Tumorkompression bzw. -invasion durch Lymphknotenmetastasen eines Ovarialkarzinoms) bis zum rechten Vorhof (H)

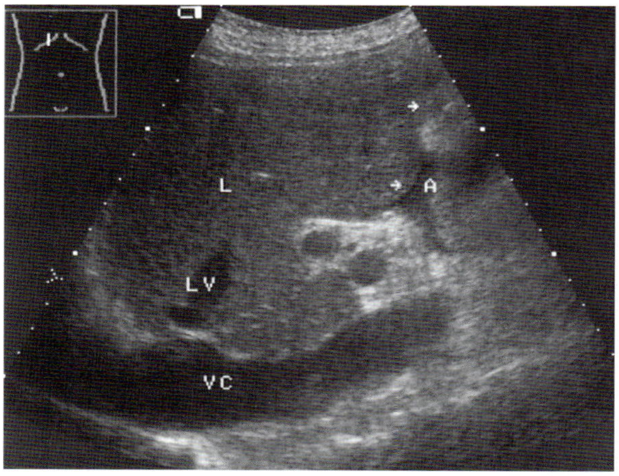

Abb. 2.**176**
Kardiale Stauungszirrhose der Leber (L): wellige Kontur (Pfeile), plumper Lobus caudatus, breite Lebervene (LV), massiv verbreiterte V. cava (VC); A = Aszites

ZUSAMMENFASSUNG

Die häufigste Ursache für eine portale Hypertension ist die Leberzirrhose als intrahepatischer Block. Folgen der varikösen Kollateralen (z. B. über die V. coronaria ventriculi) können Ösophagusvarizen sein. Andere Abflußrichtungen gehen über Nabel-, Milz- und Mesenterialvenenkollateralen (Schema 2.**7**, SZ 2.**12**). Weitere Zeichen der portalen Hypertonie sind Aszites (bei der Differentialdiagnose geben Leberoberfläche und Kapselbeschaffenheit wie „löchrig", „Dachziegelform", „Bürstenphänomen" den Hinweis auf einen intrahepatischen Block) und Milzvergrößerung.
Ein prähepatischer Block ist an der sonographisch nachweisbaren Pfortaderthrombose mit der Ausbildung der kavernösen Pfortadertransformation und Umgehungskreisläufen erkennbar. Eine Behinderung einzelner Zuflußvenen führt zur Aufweitung dieser Venen und damit zur segmentalen portalen Hypertension.
Ein posthepatischer Block ist selten; die wichtigste Ursache stellt das Budd-Chiari-Syndrom mit der sonographisch sichtbaren Verlegung einzelner größerer oder aller Lebervenen dar.

Akute und chronische Nierenerkrankungen

G. Schmidt

ÜBERBLICK

Das Kapitel gliedert sich in drei Abschnitte: diffuse und fokale Nierenparenchymveränderungen sowie umschriebene Läsionen des Sinus renalis und Nierenbeckens.
Diffuse Parenchymveränderungen wie Glomerulonephritis, interstitielle Nephritis und diabetische Nephropathie zeigen bestimmte Struktur- und Größenveränderungen, so daß Rückschlüsse auf die Art der Nierenerkrankung möglich sind.
Fokale Veränderungen sowohl des Parenchyms als auch des Nierenbeckens können durch die sonographischen Strukturmerkmale der Echogenität, der Form und Lage in Zysten, Narben, Verkalkungen oder Tumor differenziert werden.
In der Differentialdiagnose wird auf die oft schwierige sonographische Differenzierung echoarmer Nierenbecken-/Sinusveränderungen eingegangen.

Bei der Sonographie des Bauchraumes werden umschriebene Läsionen der Nieren, wie z. B. das Nierenkarzinom, meist zufällig entdeckt; diffuse Nierenveränderungen dagegen durch den gezielten Einsatz der Sonographie, z. B. bei ätiologisch unklarem akutem Nierenversagen, bei Hämaturie oder Niereninsuffizienz (Abb. 2.**177** u. 2.**178**).
Der Vorteil der Sonographie gegenüber anderen technischen Untersuchungsmethoden ist ihre rasche Verfügbarkeit, ihr geringer Aufwand und die hohe Treffsicherheit.
Tab. 2.**5** gibt eine Übersicht über diffuse und umschriebene Nierenkrankheiten, zu deren Klärung die Sonographie entscheidend beitragen kann.

Diffuse Nierenparenchymveränderungen

Bei diffusen Nierenkrankheiten spiegeln sich pathologisch-anatomische und histologische Veränderungen im sonographischen Befund in Veränderungen von Größe, Form und Struktur wider (SZ 2.**13**).

Die Echogenität des Parenchyms ist ganz entscheidend für die Beurteilung akuter und chronischer Nierenkrankheiten. Sie hängt vom Vorhandensein und Ausmaß feingeweblicher Strukturveränderungen ab:
- ein interstitielles Ödem
  bedingt eine echoarme Strukturtransformation;
- hyaline Ablagerungen,
- leukozytäre Infiltrationen,
  tubuläre Atrophie und
- Fibrose
  führen zu einer echoreichen Struktur.

Die Beurteilung der Echogenität ist jedoch subjektiv und sollte nur im direkten Vergleich zur Leber- oder Milzstruktur erfolgen (s. Kapitel 1, S. 70, Abb. 1.**128**).

Tabelle 2.**5** Nierenkrankheiten, die sonographisch differenziert werden können

Diffuse Nierenveränderungen	
akut	– akutes Nierenversagen
	– Glomerulonephritis
	– Pyelonephritis
	– Nierenvenenthrombose
chronisch	– Glomerulonephritis
	– interstitielle Nephritis (Pyelonephritis, Analgetikanephropathie)
	– vaskuläre Schrumpfniere
	– diabetische Nephropathie
	– Infiltrate, System- und Speicherkrankheiten
Umschriebene Nierenparenchymveränderungen	
	– Zyste, Lymphozele, Papillennekrose
	– Abszeß, Hämatom
	– Narben (entzündlich, vaskulär), Verkalkung
	– Tumoren (benigne, maligne)
Nierenbecken-/Sinus-renalis-Veränderungen	
	– Lymphzysten
	– Kelchektasie (-divertikel)
	– Abszeß, Pyonephrose
	– Steine
	– Tumoren (benigne, maligne)

Akute Erkrankungen

Meistens gehen akute Erkrankungen der Nieren mit einer Nierenvergrößerung einher. Das Parenchym ist auf Kosten der Pyelonbreite geschwollen, die Markpyramiden können sich echoarm hervorheben.

Prärenales Nierenversagen (Hypoxämie, Schockniere)

Akutes prärenales Nierenversagen: Vergrößerte Nieren mit echoarmem Parenchym und geschwollenen Markpyramiden kennzeichnen ein akutes prärenales Nierenversagen. Ähnliche Veränderungen finden sich auch bei der Rechtsherzinsuffizienz (Abb. 2.**179**).

Renales akutes Nierenversagen (glomerulär, vaskulär)

Akute Glomerulonephritis: Verbreitertes Parenchym mit erhöhter Echogenität und vergrößerte, echoarm betonte Markpyramiden sind sehr charakteristisch für eine akute Glomerulonephritis. Ihr liegt histologisch eine entzündliche Infiltration der glomerulären Läppchen mit Verdickung von Kapillaren, Mesangium und Basalmembran zugrunde.
Nephritiden anderer Genese bewirken ähnliche Bilder (Abb. 2.**178** u. 2.**180**).

Akute Pyelonephritis: Sie ist meist einseitig und zeigt sonographisch nur bei schwererem Verlauf Veränderungen wie geschwollenes Parenchym und echoarm betonte und vergrößerte Markpyramiden. Die Columnae renales können zugunsten des zentralen Echokomplexes enorm schwellen. Liquide Nierenbeckenstrukturen, die Abszessen entsprechen, kommen vor (Abb. 2.**181**).

Emphysematöse Pyelonephritis: Eine besondere Verlaufsform der akuten Pyelonephritis stellt die emphysematöse Pyelonephritis dar. Sie tritt bevor-

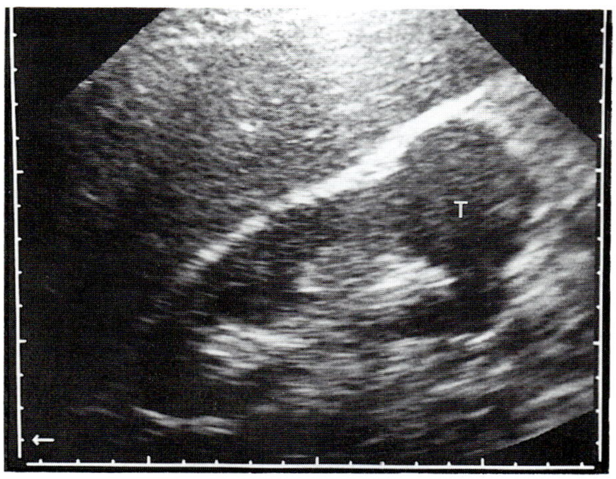

Abb. 2.**177**
Operabler Nierentumor, 41jähriger Mann mit Herzinfarkt; Zufallsbefund: deutliche Konturvorwölbung am unteren Nierenpol (T)

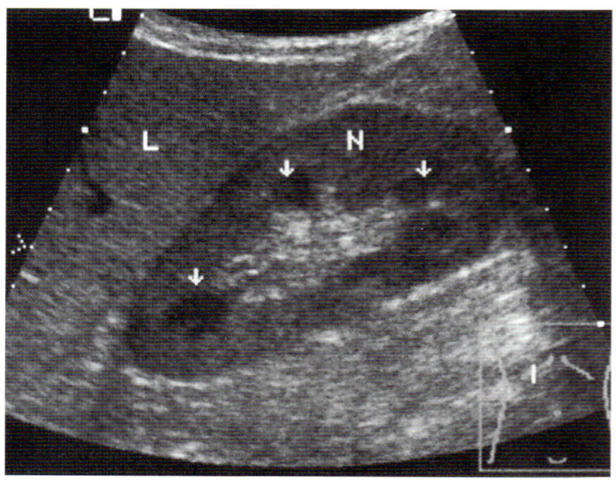

Abb. 2.**178**
Akute IGA-Nephritis mit Niereninsuffizienz (dialysepflichtig, Kreatinin 3,5 mg/dl): gering geschwollenes, verwaschenes Parenchym mit leichter Strukturverdichtung, ausgeprägt echoarm vergrößerte Markpyramiden (Pfeile); N = Niere, L = Leber

zugt bei Frauen mit Diabetes mellitus auf und nimmt rasch einen bedrohlichen Verlauf mit hoher Letalität an, weshalb die frühzeitige Nephrektomie erwogen werden muß. Echogene Reflexe im Parenchym oder perirenal mit Schallschatten beruhen auf bakterieller Gasbildung (Abb. 2.**182** u. 2.**183**).

Nierenvenenthrombose: Auch die akute Nierenvenenthrombose führt zur einseitigen, echoarm transformierten Parenchymschwellung (Abb. 2.**184**).

Postrenales Nierenversagen

Harnwegobstruktion: Doppelseitige Harnabflußstörungen können zu einem akuten postrenalen Nierenversagen führen.
Meist ist eine obstruktive Kelchektasie nachweisbar, es kann aber auch lediglich zu einer Nierenvergrößerung und erheblichen ödematösen Schwellung der Markpyramiden kommen (Abb. 2.**185**).

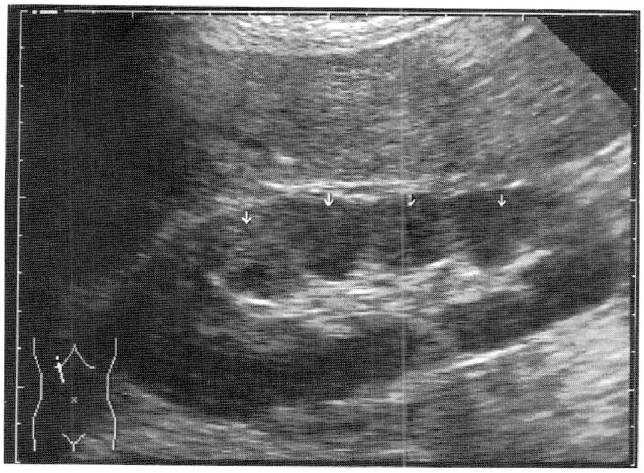

Abb. 2.**179**
Prärenales Nierenversagen: vergrößerte Niere, verwaschenes Nierenparenchym, ausgeprägt geschwollene echoarme Markpyramiden (Pfeile). Herzinsuffizienz, Diabetes

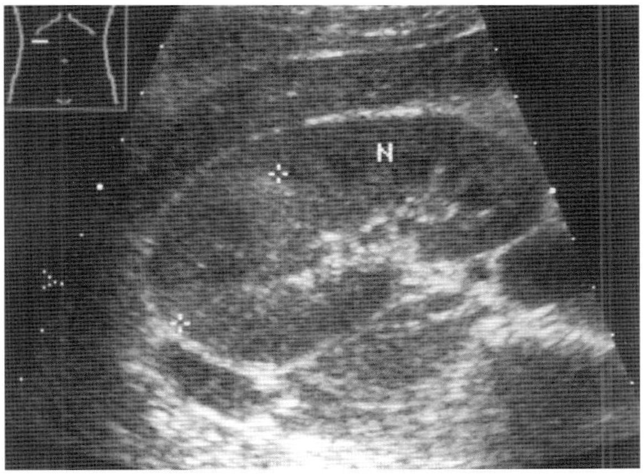

Abb. 2.**180**
Septische interstitielle Nephritis (20jährige Frau): verwaschenes, geschwollenes und abschnittsweise echoreicheres (Distanzmarken) Nierenparenchym (N), verschmälerter Sinusreflex. Die erhöhte Echogenität spiegelt die leukozytare Infiltration wieder

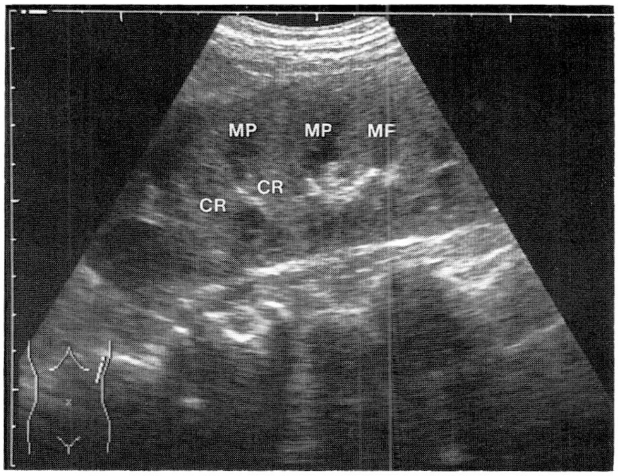

Abb. 2.**181**
Bakterielle Pyelonephritis bei Harnblasenatonie und Reflux: geringfügig echoärmeres Parenchym, Schwellung der Columnae renales (CR) und Schwund des zentralen Echokomplexes; ausgeprägt echoarme Markpyramidenverplumpung (MP)

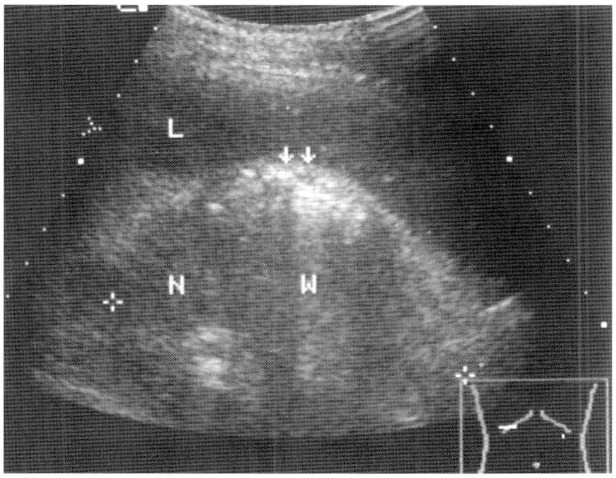

Abb. 2.**182**
Pyelonephritis emphysematosa: hoch fieberhafter Harnwegsinfekt. Schlecht abgrenzbare rechte Niere (N, Distanzmarken) infolge reflexogener Strukturen (Pfeile) mit Wiederholungsechos (W) durch bakterielle Gasbildung. Konservative Therapie (s. Abb. 2.**203**); L = Leber

Chronische Erkrankungen

Diffuse Nierenparenchymerkrankungen gehen im allgemeinen mit verkleinerten Nieren und einer Niereninsuffizienz einher. Von der Nierensonographie als heutzutage zuerst einzusetzendem bildgebenden diagnostischen Verfahren wird erwartet, daß sie neben dem reinen Befund auch Hinweise auf die Genese einer Nierenfunktionsstörung gibt; die Sonographie kann jedoch eine histologische Diagnose nicht ersetzen.

Glomeruläre und interstitielle Nephritiden

Chronische Glomerulonephritis: Bei der chronischen Glomerulonephritis finden sich verkleinerte Nieren mit homogener Echogenitätszunahme. Das verläßlichste Kriterium für ihre sonographische Diagnose ist die diffuse Strukturverdichtung mit verwaschener Rinden-/Markgrenze. Auch bei der chronischen Glomerulonephritis können sich die Markpyramiden betont echoarm vom übrigen strukturverdichteten Parenchym abheben, aber auch gänzlich fehlen.
Sekundäre Zysten kommen vor (Abb. 2.**186** u. 2.**187**).

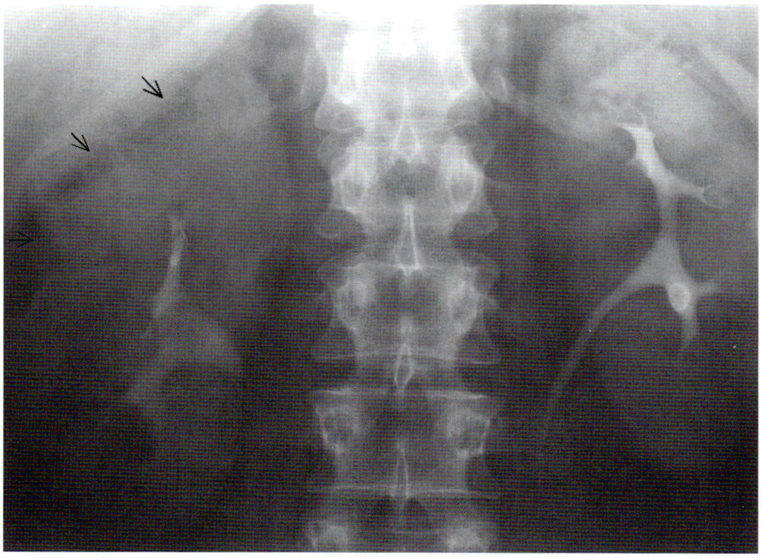

a

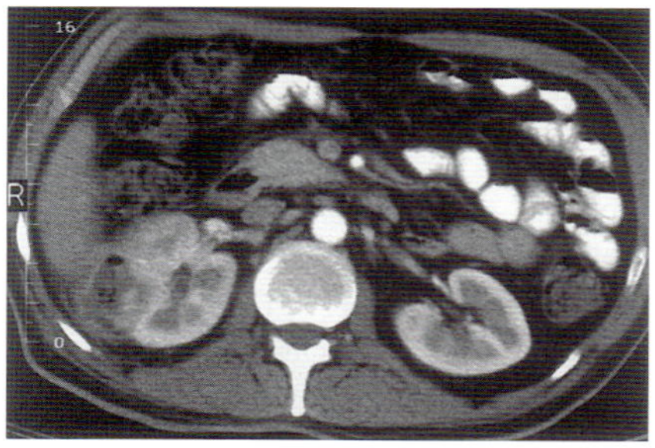

Abb. 2.**183a** u. **b**
a Röntgenbild zu Abb. 2.**182**: laterale Konturbuckelung mit konstanter Gashaube (Pfeile). Ausscheidungsurogramm
b CT-Bild 15 Tage später: Gasblasen noch deutlich erkennbar (s. Abb. 2.**203b**)

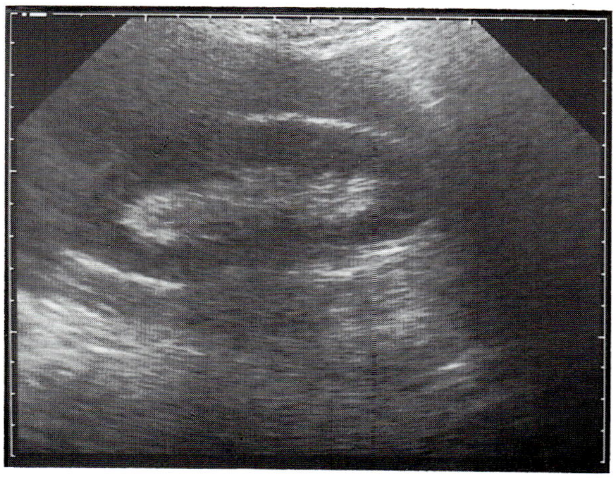

Abb. 2.**184**
Akute Nierenvenenthrombose bei Kavathrombose nach Kava-Schirm-Implantation: echoarm verwaschenes Parenchym, leicht vergrößerte Niere (s. Kapitel 2, S. 147, Abb. 2.**37a** u. **b**)

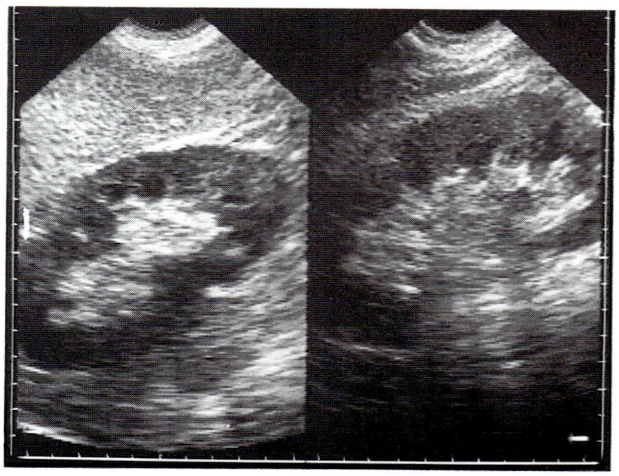

Abb. 2.**185**
Akute Harnverhaltung mit passagerer Anurie; echoarme Parenchymschwellung und betont echoarme Markpyramiden

Chronische Pyelonephritis: Parenchymsaumverschmälerung mit Nierenverkleinerung, unregelmäßige Oberfläche und umschriebene narbige, echoreiche Einziehungen mit Strukturverdichtungen sind für die chronische Pyelonephritis charakteristisch. Beweisend sind die Veränderungen dann, wenn Kelchzysten hinzukommen (Abb. 2.**188**, 2.**209**).

Analgetikaniere: Zusätzlich zu den Veränderungen bei der Pyelonephritis kommen bei der Analgetikaniere ein irregulär verdichtetes Parenchym, kranzförmige Verkalkungen in Papillenprojektion und feinzystische Läsionen hinzu; diese zusammen sind für die Analgetikanephropathie nahezu pathognomonisch (Abb. 2.**189**).
Die sonographischen Kennzeichen für chronische glomeruläre und interstitielle Nephropathien sind in SZ 2.**13** zusammengestellt.

SZ 2.**13** Sonographische Kennzeichen glomerulärer und interstitieller Nephritiden

Chronische Glomerulonephritis
- diffuse Strukturverdichtung
- verwaschene Rinden-/Markgrenze
- fakultativ: betont echoarme Markpyramiden

Chronische Pyelonephritis
- fokal oder diffus rarefiziertes Parenchym
- Fibrosen, Narben, Verkalkungen
- Kelch-/Pyelonektasie

Analgetikanephropathie
- schlechte Abgrenzbarkeit
- irregulär verdichtetes Parenchym
- Papillenspitzenverkalkungen
- fakultativ: sekundäre Zysten

Vaskuläre Nierenerkrankungen

Nierenarterienstenose: Eine Ursache für eine Nierenverkleinerung wird durch die Nierenarterienstenose verursacht.
Hier findet sich sonographisch eine erhebliche Verschmälerung des ansonsten echonormalen Parenchyms (Abb. 2.**190a**).

Arterio-Arteriolosklerose; Nephrosklerose: Neben Konturwellungen zeigen sich echogene Gefäßwandverdickungen im Sinus renalis (Segmentarterien) oder im Parenchym (Aa. interlobares bzw. A. arcuatae; Abb. 2.**190b**, 2.**191**).

Bei der Arteriolosklerose der Nieren im Rahmen der Hypertonie („benigne Nephrosklerose") kommt es zu Nierenverkleinerungen bei verschmälerter Rindenzone und gut erhaltenem Mark mit noch guter Gesamtdurchblutung; die Arteriolonekrose bei maligner Hypertonie (maligne Nephrosklerose) führt meist nicht zu einer Nierenverkleinerung. Anhand der Sonomorphologie kann mit Einschränkung auf die Genese einer Schrumpfniere geschlossen werden (Abb. 2.**191**, 2.**192**; Abb. 2.**190a** u. **b**).

Stoffwechselkrankheiten, Paraproteinämien

Diabetische Nephropathie: Eine der häufigsten und recht gut charakterisierten Formen chronischer Nierenkrankheiten stellt die diabetische Nephropathie dar. Ihr liegt eine Nephroangiosklerose bzw. eine Kombination von vaskulärer (Angiosklerose) und

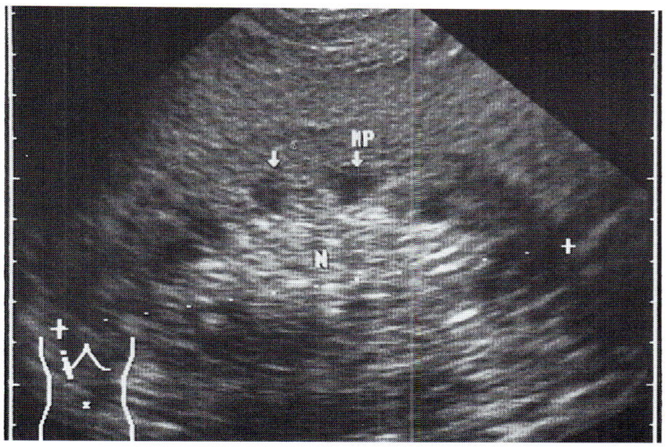

Abb. 2.**186**
Chronische Glomerulosklerose (Histologie; kein Diabetes!): normal große, leicht reflexreichere Nieren (N), geschwollene Markpyramiden (MP)

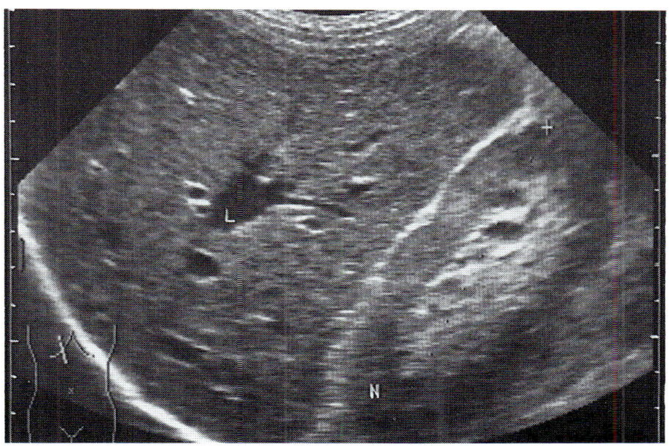

Abb. 2.**187**
Chronische Glomerulonephritis: noch normal große Niere, echogenes Nierenparenchym mit Schwund der Markpyramiden, keine erkennbare Rinden-/Markgrenze, leichte Parenchymverschmälerung (ein Jahr später Dialyse); L = Leber, N = rechte Niere

interstitieller (Pyelonephritis) Veränderung zugrunde. Sie entsteht nach langjähriger Diabetesdauer und ist an der anfänglichen Mikroalbuminurie bzw. Proteinurie und der später folgenden progredienten Niereninsuffizienz erkennbar. Das früheste Stadium (Stadium I; erhöhtes Glomerulumfiltrat noch ohne Mikroalbuminurie oder sonstige pathologische Laborparameter) ist durch eine Volumenzunahme mit Nierenvergrößerung (sonographische Diagnose!) infolge Flüssigkeitsvermehrung gekennzeichnet. In den späteren Stadien der Niereninsuffizienz entsprechen die sonographischen Veränderungen denen einer Glomerulonephritis (Zunahme der kortikalen Echogenität, Hervortreten von Markpyramiden und später Parenchymschwund). Merkmale der chronischen Pyelonephritis wie Narben, Abszesse und Papillennekrosen können hinzukommen (2.**193a** u. **b**).

Amyloidniere: Ein Beispiel für eine Speicherung oder Fremdgewebe stellt die Nierenamyloidose dar. Infolge der Fremdgewebseinlagerungen sind die Nieren vergrößert, zeigen ein verquollenes, inhomogenes und überwiegend echoreiches Parenchym, der Sinusreflex ist verschmälert oder aufgehoben. Die Markpyramiden heben sich auch hier reflexarm ab (Abb. 2.**194**).
Ähnliche Veränderungen bewirken diffuse Tumorinfiltrationen.

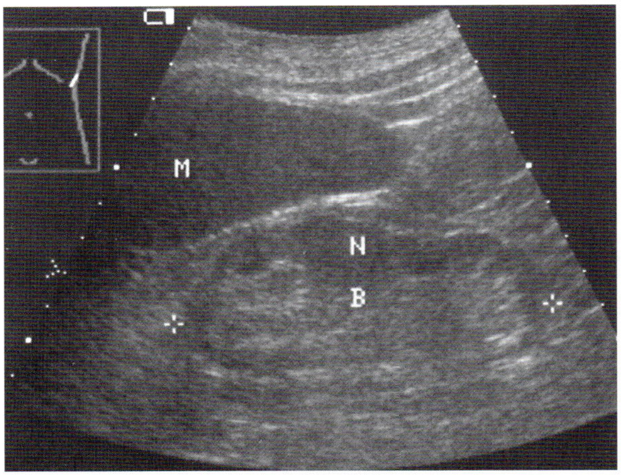

Abb. 2.**188**
Chronische Pyelonephritis der linken Niere (N): Parenchymeinziehungen, der zentrale Echokomplex durch Vakatfettwucherung echoarm transformiert. Beginnende Nierenverkleinerung (Distanzmarker); M = Milz, B = Parenchymbrücke

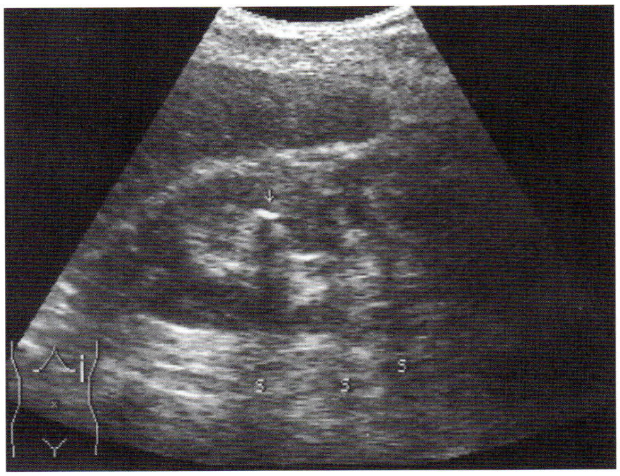

Abb. 2.**189**
Analgetikanephropathie: schlecht abgrenzbare, verwaschene, gering reflexreichere Niere. Feine Kalkflecken (Pfeil) in Markpyramiden- und Papillenprojektion mit Schallschatten (S)

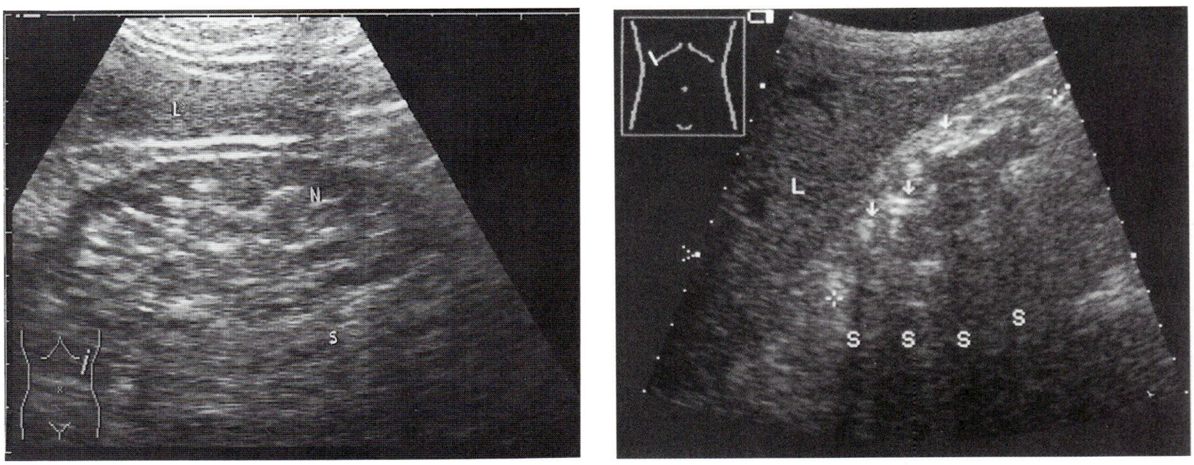

a b

Abb. 2.**190a** u. **b**
Weitgehend funktionslose Schrumpfniere links (N, **a**) infolge filiformer Nierenarterienstenose, Parenchym rarefiziert; AO = Aorta, S = Schallschatten, AR = rechte Nierenarterie, L = Leber
b Verkalkte Vasa arcuata (Pfeile) in einer Schrumpfniere (diabetisch-angiosklerotisch; Distanzmarken); L = Leber. S = Schallschatten

Paraproteinämieniere: Auch hier weisen die Nieren ähnliche sonomorphologische Veränderungen einer verstärkten Reflexibilität des Parenchyms auf; anfangs können die Nieren auch hier vergrößert sein (Abb. 2.**195**).

Umschriebene Nierenparenchymveränderungen

Strukturell können echofreie, echoarme, echogleiche und echoreiche Läsionen unterschieden werden. Die folgende Einteilung, die vom sonographischen Befund ausgeht und diesem die jeweilige klinische Diagnose zuordnet (Tab. 2.**6**), soll das Typische beispielhaft hervorheben.

Tabelle 2.**6** Fokale Nierenparenchymveränderungen

Echofrei
- primäre, atypische, sekundäre Zysten
- zystische Tumoren, Tumoreinschmelzung, multilokuläre Zyste, multizystisches Nephrom
- Lymphozele, tuberkulöse Einschmelzung

Echoarm
- älteres Hämatom, Zysteneinblutung
- Tumor, Tumoreinschmelzung, Metastasen
- Abszesse, Karbunkel

Echogleich
- Nierentumor
- frisches Hämatom
- Parenchymbrücken

Echoreich
- Narben, Verkalkungen

Echofreie Läsionen

Zystische Läsionen; multilokuläre Nierenzyste (multilokulär-zystisches Nephrom): Entweder fallen Zysten unter Fehlbildungen (s. Kapitel 1, S. 109 ff.), oder sie treten sekundär als tubuläre Retentionszysten im Gefolge von entzündlichen Nierenkrankheiten auf. Sie erscheinen dann eher atypisch verzogen und können von feinen Verkalkungen oder einer deutlichen Wandabgrenzung mit betontem Ein- und Austrittsecho begleitet sein; hinter zystenähnlichen liquiden Veränderungen verbergen sich oft andere Läsionen wie Harnabflußstörungen, Abszesse, Nierentuberkulose oder Tumoreinschmelzungen.
Septierungen und Trabekulierungen können auf eine multilokuläre Zyste hinweisen (oder auf das sehr seltene multizystische Nephrom, insbesondere wenn auch solide Anteile vorkommen; möglicherweise stellt dies die benigne Form eines Wilms-Tumors dar). Bei einem entzündlichen Randwall muß an eine Echinokokkuszyste gedacht werden (Abb. 2.**196**–2.**199**).

Tuberkulose: Auch die Tuberkulose führt zu zystischen Einschmelzungen (Abb. 2.**200**, SZ 2.**14**).

SZ 2.**14** Sonographische Befunde bei einer Nierentuberkulose

Liquide Parenchymeinschmelzungen
Zystische Formationen im Nierenbecken
durch dilatierte Kelche und gereinigte Kavernen
Atrophie und Verkalkungen als Spätzeichen

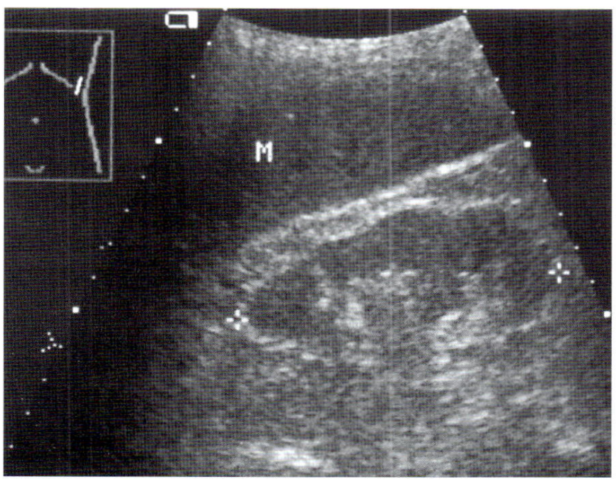

Abb. 2.**191**
Arterio-arteriolosklerotische Schrumpfniere (Distanzmarken). Normale Echogenität, wellige Oberfläche, normale Parenchym-Pyelonrelation; M = Milz

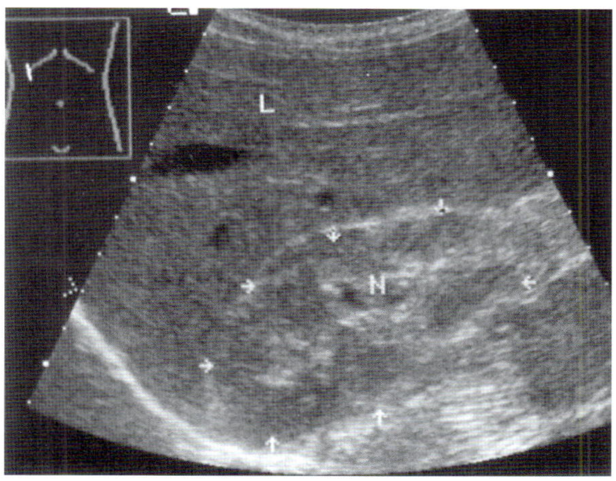

Abb. 2.**192**
Glomeruläre Schrumpfniere (N, Pfeile): Die gegenüber der Leber (L) leicht erhöhte Echogenität und die normale Parenchym-Pyelonrelation weisen auf eine glomeruläre Genese hin

Serome, Lymphozelen: Serome und Lymphozelen finden sich nach Operationen; Serome entstehen oft im Operationsbett (z. B. nach Nierenoperationen), Lymphozelen häufiger infolge Lymphabflußbehinderung. Beide sind sonographisch weitgehend echofrei und von anderen zystischen Formationen, z. B. einer tuberkulösen oder tumorösen Einschmelzung, schwer abgrenzbar.

Echoarme Läsionen

Hämatome: Sie erleiden mit der Zeit einen Strukturwandel von heterogen echoarm/echoreich bis zystisch echofrei oder verkalken und werden stark reflexogen (Abb. 2.**201**).

Zysteneinblutung: Zysteneinblutungen sind von Tumoren, insbesondere Metastasen, allenfalls durch ihre unscharfe Begrenzung zu unterscheiden (Abb. 2.**198**).

Tumor, Tumoreinschmelzung, Metastasen: Nierenzellkarzinome können auch neben der sonst typischen echogleichen Nierenstruktur (s. unten) echoärmer oder – bei Tumoreinblutung oder nekrobiotischer Einschmelzung – echofrei erscheinen. Nierenmetastasen sind rund und haben eine echoar-

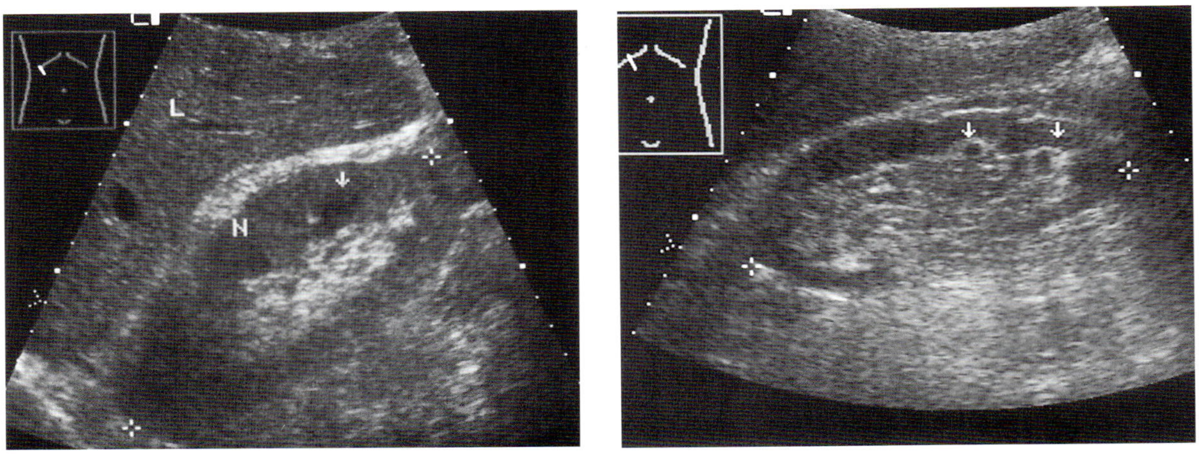

a b

Abb. 2.**193a** u. **b**

a Frühes Stadium, hypervolämische vergrößerte Niere (N), betonte Markpyramiden (Pfeil)

b Dialysepflichtiges Endstadium, verschmälertes, verwaschenes und diskret hyperechogenes Parenchym, zystische Degeneration der Markpyramiden (sekundäre Zysten, Pfeile). Nierengröße noch normal! (Distanzmarken, s. auch Abb. 2.**197**)

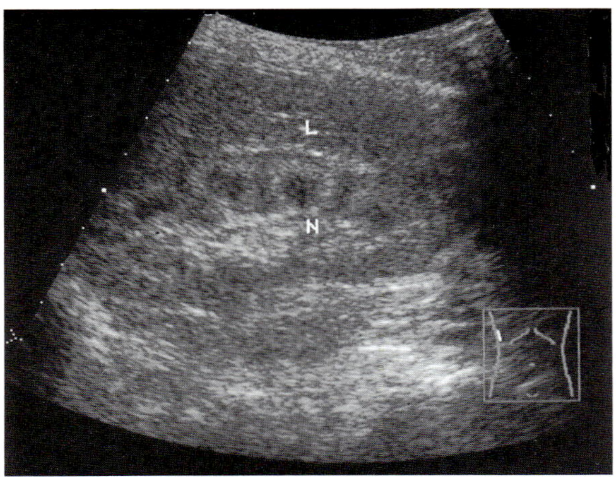

Abb. 2.**194**
Amyloidose der Niere (N; hier atypisch leicht verkleinert): schwer abgrenzbare, echoreiche Niere mit Zunahme des Parenchyms und verschmälertem Sinusreflex. Echoarme, verwaschene Markpyramiden. Chronische Polyarthritis, Niereninsuffizienz mit nephrotischem Syndrom; L = Leber

me Struktur; an sie ist bei einem metastasierenden Tumor zu denken.
Seltener findet sich als Nierentumor ein malignes Lymphom (Abb. 2.**198** u. 2.**202**).

Abszesse, Karbunkel: Zystische Läsionen mit echogenen Binnenstrukturen sind auf Abszesse verdächtig. Die Abgrenzung von einem Hämatom ist schwierig; in der Regel liegt aber eine hinweisende klinische Situation vor.
Sie treten als verdrängende echofreie bis echoarm heterogene Raumforderungen von unscharfer Begrenzung in Erscheinung (Abb. 2.**203** u. 2.**204**).

Echogleiche Läsionen

Zu den wichtigsten echogleichen Läsionen zählen als maligne Tumoren das Nierenzellkarzinom (Adenokarzinom, hypernephroides Karzinom), das maligne Lymphom und Metastasen.
Maligne Tumoren können generell und im Hinblick auf ihre Entwicklung außerordentlich unterschiedliche Formen und Strukturen zeigen, deren Kenntnis notwendig ist.

Nierenzellkarzinom: Das Nierenzellkarzinom (Hypernephrom) ist der häufigste maligne Nierentumor.

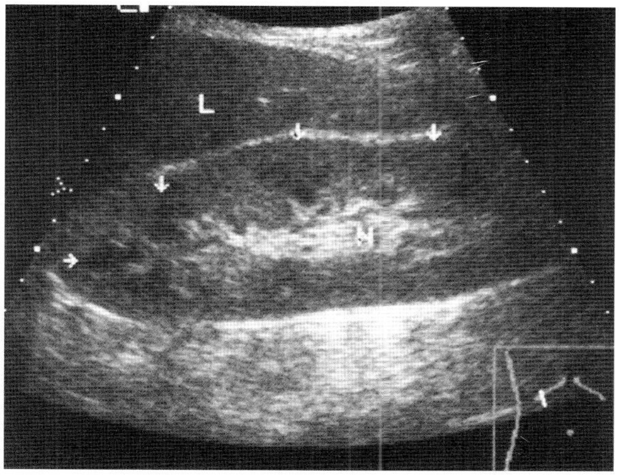

Abb. 2.**195**
Paraproteinniere (lymphoplasmozytoides Immunozytom mit Bence-Jones-Proteinurie): vergrößerte Niere (N), erhöhte Echogenität zur Leber (L), ausgeprägt geschwollene fleckig-echoarme Markpyramiden (Pfeile) infolge Proteinausfällung mit Bildung hyaliner Zylinder in den distalen Tubuli (Kreatinin 3,0 mg/dl)

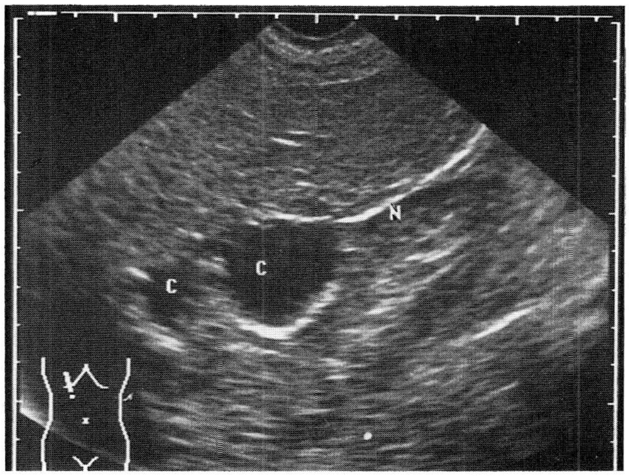

Abb. 2.**196**
Verkleinerte Niere (N) rechts unklarer Ursache; zwei unscharf begrenzte Zysten (C), wahrscheinlich sekundäre Retentionszysten. Parenchymverschmälerung

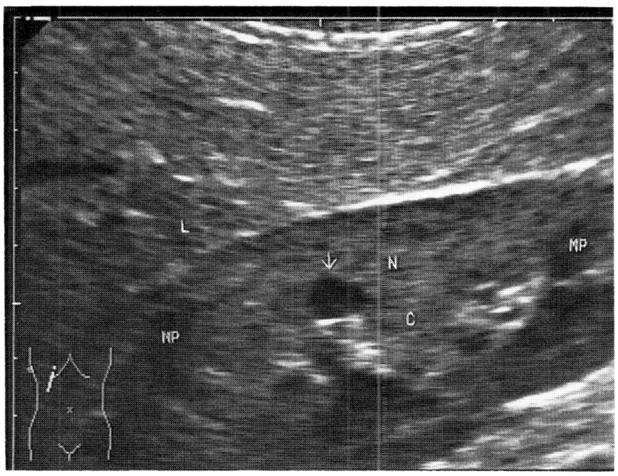

Abb. 2.**197**
„Zyste" (Pfeil), wahrscheinlich zystisch transformierte Markpyramide bei Diabetes Typ I und diabetischer Nephropathie. Daneben echoarm geschwollene Markpyramiden (MP); N = Niere, C = Columna renalis, L = Leber

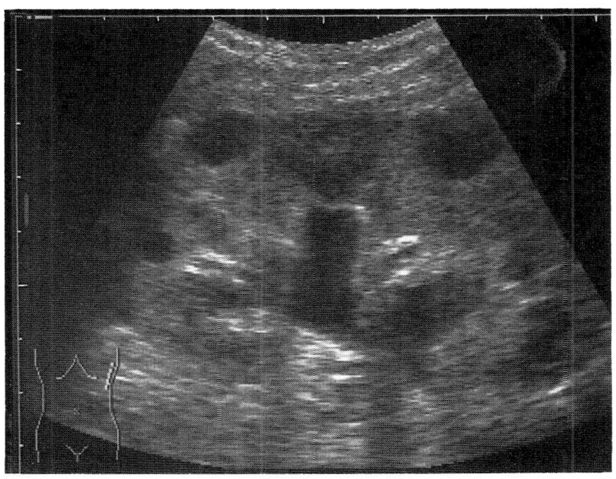

Abb. 2.**198**
Echofreie/echoarme zystische Nierenveränderungen: Zysten, Zysteneinblutungen, Metastasen? Klinisch: Metastasierendes Magenkarzinom (verschleimendes Adenokarzinom, Gerinnungsstörung)

Er wächst eher langsam, metastasiert spät und dann meist ossär, pulmonal oder zerebral. Das sonographische Strukturmuster kann nicht zuletzt wegen seiner regressiven Veränderungen stark variieren; in der Regel ist der Tumor echogleich mit dem Nierenparenchym; eine echoarme Struktur kommt aber ebenso vor wie eine echoreiche. Letztere ist zwar selten, aber dann mit einem Angiomyolipom zu verwechseln. Zentrale echofreie Nekrosen oder Einblutungen sind häufig anzutreffen, Verkalkungen und liquide Veränderungen seltener.
In der Diagnostik gilt als wichtigstes sonographisches Kennzeichen somit die Konturüberschreitung; zur wichtigsten Komplikation zählt eine Tumorinvasion in die Nierenvene und die V. cava (Abb. 2.**177**, 2.**205**–2.**207 a** u. **b**). Die Tumorkriterien für das Nierenzellkarzinom sind in SZ 2.**15** aufgeführt.

SZ 2.15 Diagnosekriterien des Nierenzellkarzinoms

Obligatorisch
- umschriebene echogleiche (echoarme) Nierenparenchymstrukturveränderung
- Nierenkonturvorwölbung

Fakultativ
- zystische Einschmelzung, Verkalkung
- Nierenvenen-/Kavainvasion

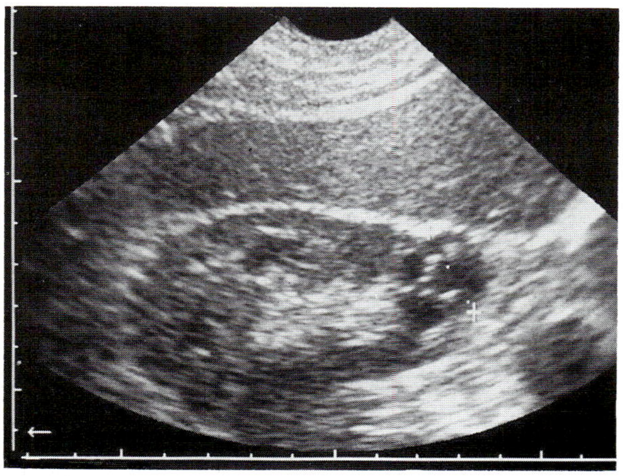

Abb. 2.**199**
Zystische Formation am unteren Nierenparenchympol mit trabekulärer Binnenstruktur. Differentialdiagnostisch: Zystenseptierungen/verkalkungen, multilokuläre Zyste, multizystisches Nephrom

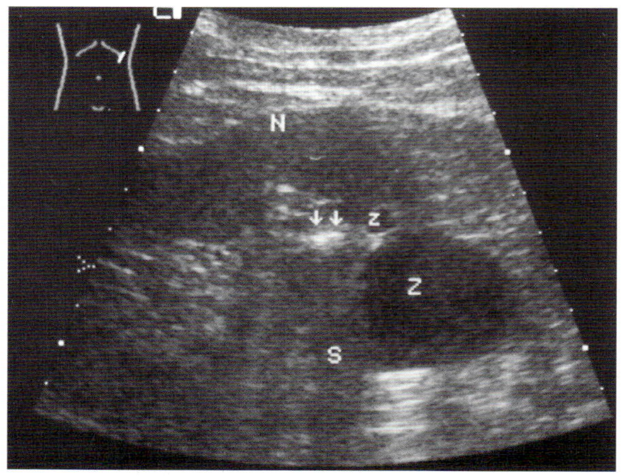

Abb. 2.**200**
Behandelte Nierentuberkulose: zystische Einschmelzungen (Z) am unteren Nierenpol in einer Narbenzone; diskrete Verkalkung (Pfeile) mit Schallschatten (S); N = linke Niere

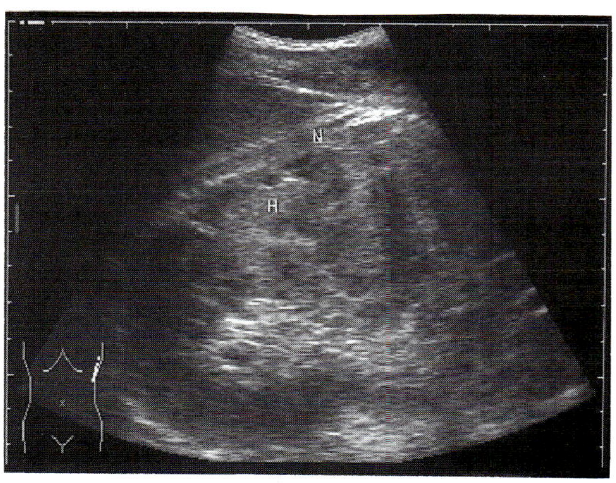

Abb. 2.**201**
Nierenhämatom links nach Leitersturz: heterogen strukturierte Raumforderung (H) mit bandförmig echoarmen Anteilen. Flüssigkeitssaum um die Niere (N)

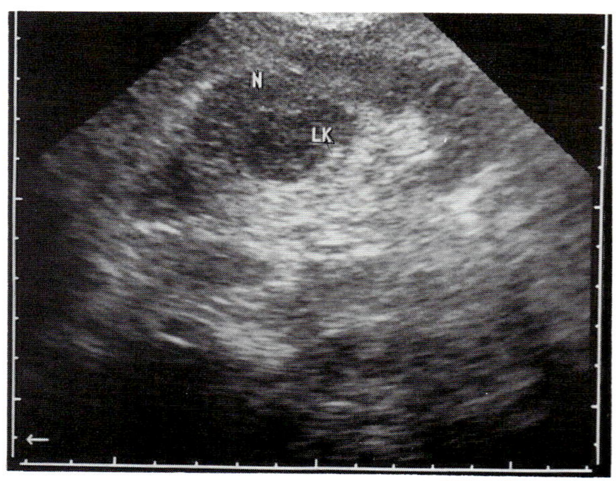

Abb. 2.**202**
Lymphommetastase (LK) rechte Niere (N) bei niedrig malignem Lymphom

Frisches Hämatom: Infolge Blutkoagel sieht ein frisches Nierenhämatom überwiegend echoreich, aber auch fleckig echoarm bis heterogen aus; es bewirkt wie der Tumor eine Konturveränderung, ist aber durch die Anamnese leicht von diesem zu unterscheiden (s. Abb. 2.**201**).

Parenchymbrücken: Sie können zu Parenchymverdickungen ähnlich einem Nierentumor führen; eine fächerförmige Durchschallung der Niere trägt zur Klärung des Befundes bei (Abb. 2.**208a** u. **b**).

Echoreiche Läsionen

Die häufigsten echoreichen Läsionen stellen Narben, Verkalkungen und Gefäßkalk (s. Abb. 2.**190b**) dar.

Pyelonephritische Narben: Pyelonephritische Narben werden meist zufällig als unregelmäßig begrenzte, schmale oder trichterförmige echogene Einziehungen gefunden; eine leberseitige Einziehung muß keine Narbe sein, sondern kann auch dem angeschnittenen Nierenhilus entsprechen.

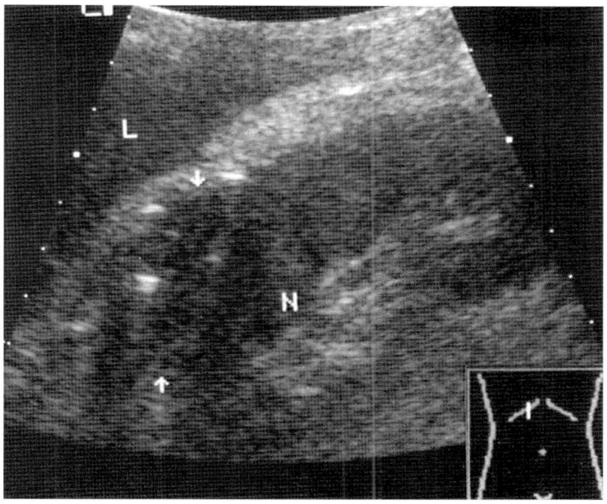

Abb. 2.**203**
Nierenabszeß (Pfeile): echoarme inhomogene umschriebene Strukturtransformation mit reflexogenen Gasblasen (unter konservativer Therapie geheilt, Diabetes mellitus; s. Abb. 2.**182**). N = Niere

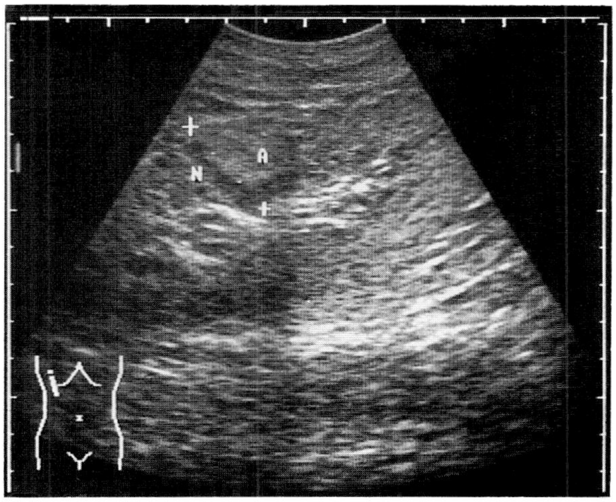

Abb. 2.**204**
Hämatogen entstandener Karbunkel (A; Distanzmarken) der rechten Niere. Heterogene echogleiche Formation mit echoarmem Randsaum; N = Niere

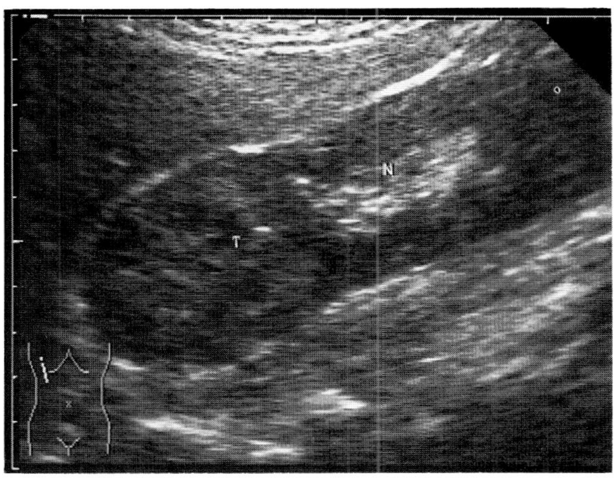

Abb. 2.**205**
Echogleicher Nierentumor (T; Nierenzellkarzinom) rechts, kranialer Nierenpol; leicht inhomogen fleckig strukturierter solider Tumor; N = rechte Niere

a

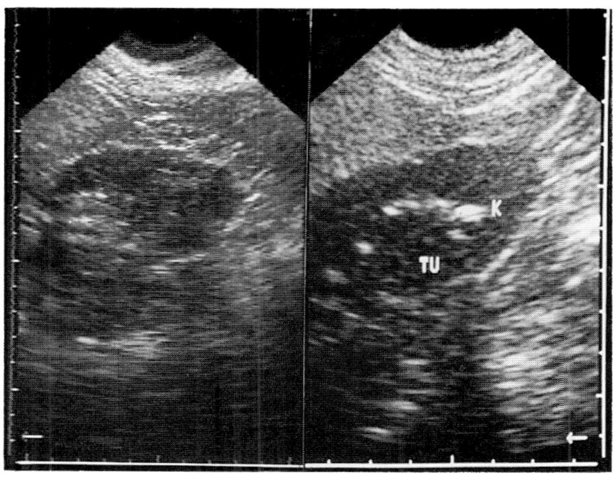

b

Abb. 2.**206a** u. **b**
Nierentumor bei 85jähriger Patientin:
a Glatt begrenzter echogleicher Nierentumor rechts, Zufallsbefund, Operation abgelehnt
b Eineinhalb Jahre später größer und gering echoärmer gewordener Tumor (TU) mit Verkalkungen (K)

Beweisend sind die Veränderungen dann, wenn Kelchzysten hinzukommen (Abb. 2.**209** u. 2.**210**; s. Kapitel 1, S. 105, Abb. 1.**215a** u. **b**).

Vaskuläre Narben: Sie sind Folge einer Arteriolosklerose oder von Niereninfarkten. Arteriolosklerotische Narben führen zu einer welligen Oberfläche, Infarktnarben zu einer keilförmigen oder flachbogigen Einziehung. Die frisch infarzierten Parenchymabschnitte erscheinen sonographisch entsprechend der Gefäßarchitektur zunächst dreieckförmig mit der Basis zur Nierenoberfläche und echoarm. Sie zeigen erst in den Folgemonaten ihren Substanzverlust und Narbeneinziehung (Abb. 2.**211**–2.**213a** u. **b**).

Parenchymverkalkungen: Hämatome, Abszesse, eingeblutete oder entzündliche Zysten, Karbunkel, Pyelonephritis und Tuberkulose können zu Verkalkungen führen. Sie zeigen die typischen harten Eintrittsechos mit entsprechender Schallschattenzone (Abb. 2.**214**).

Nephrokalzinose (medulläre Nephrokalzinose; Markschwammniere): Bei der Nephrokalzinose kommen Verkalkungen von Parenchym und Mark-

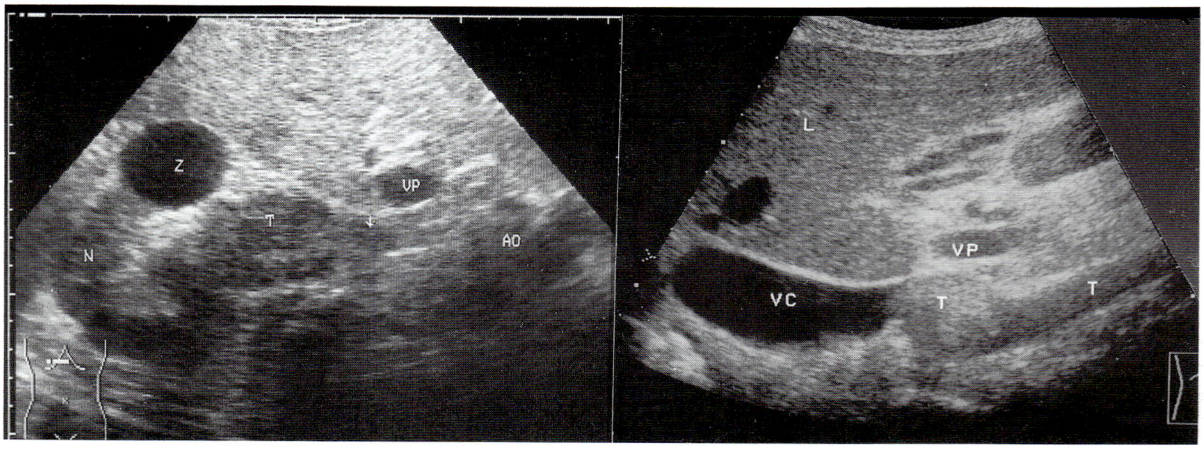

Abb. 2.**207a** u. **b**
a Oberbauchquerschnitt: Nierenkarzinom (T) mit Ausbreitung entlang der Nierenvene bis in die V. cava (Pfeil); Z = Nierenzyste, AO = Aorta
b Oberbauchlängsschnitt: Tumorinfiltration (T) in die V. cava (VC); L = Leber, VP = V. portae

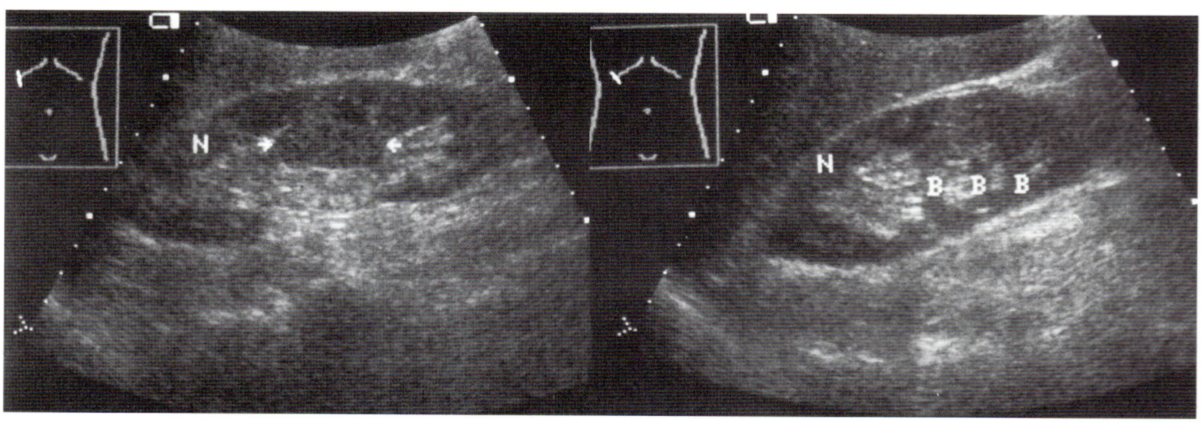

Abb. 2.**208a** u. **b**
Rechte Niere (N) in zwei versetzten Flankenschnitten:
a Bei der Erstuntersuchung Tumorverdacht (Pfeile)
b Kontrolluntersuchung: Parenchymbrücken (B), einen Tumor vortäuschend!

pyramiden sowie Nierensteine vor; Verkalkungen der Markpyramiden stehen im Vordergrund.
Bei der Markschwammniere als kongenitale Mißbildung handelt es sich um fleckige Verkalkungen von zystischen Sammelrohrektasien (Im i. v. Pyelogramm multiple „Blumenstrauß-“ oder „Rosettenformen“). Gemeinsam ist beiden ein Zuviel an Kalzium (erhöhtes Angebot oder verminderte tubuläre Rückresorption). Die Nephrokalzinose zeigt sonographisch echogene, teilweise verkalkte, mit Schallschatten einhergehende Parenchymareale im Bereich der Markpyramiden. Sie entsteht im Rahmen der Hyperkalzämie oder einer tubulären Azidose (Abb. 2.**215**).

Papillenverkalkungen: Sie sind für die Analgetika-Nephropathie typisch, kommen aber auch beim Diabetes mellitus vor (Abb. 2.**216a** u. **b**).

Gutartige Tumoren (Angiomyolipome/Morbus Bourneville-Pringle): Angiomyolipome sind relativ häufig anzutreffen und sonographisch auch sicher zu erkennen. Sie zeigen als Mischtumoren, ob sie nun mehr oder weniger Fibrom-, Angiom- oder Lipomanteile besitzen oder auch nur aus einem dieser Bestandteile bestehen, im Ultraschallbild stets eine echoreiche, gut abgegrenzte Tumorstruktur („weißer Nierentumor“). Treten Angiomyolipome multipel – und dann meist beidseitig – auf,

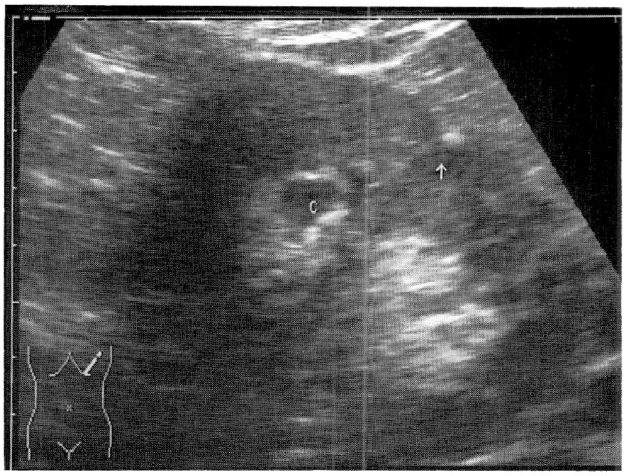

Abb. 2.**209**
Pyelonephritische Narbe: Parenchymeinziehung (Pfeil) mit Kelchzyste (C)

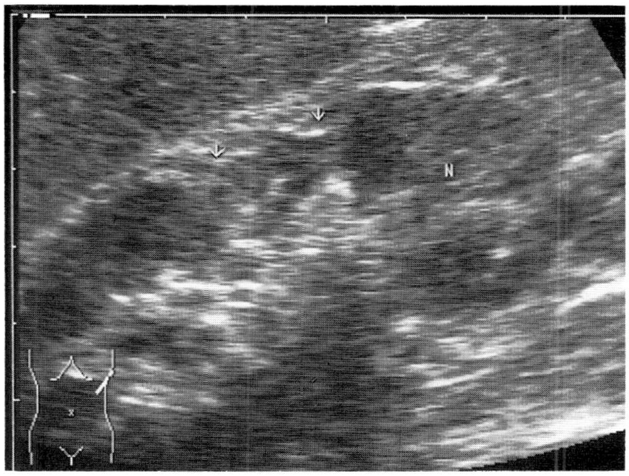

Abb. 2.**210**
Umschriebene (pyelonephritische?) Narbe mit echogener Einziehung (Pfeile) und angedeuteter Verkalkung; rezidivierende Harnwegsinfekte; N = Niere

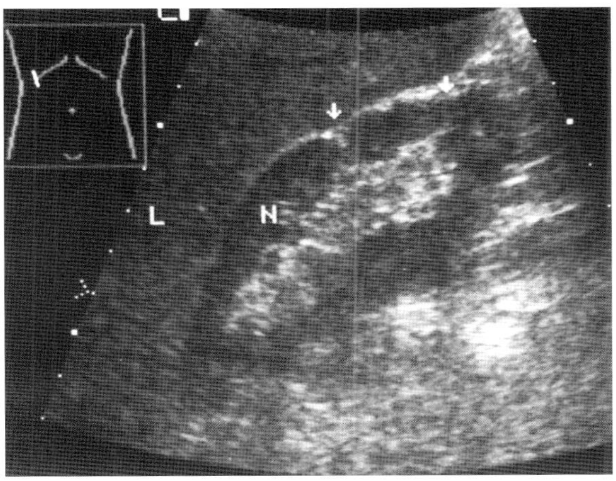

Abb. 2.**211**
Arterio-arteriolosklerotische Narben: wellige Kontureinziehungen, umschriebene Narben (Pfeile). Seit Jahren Bluthochdruck; N = rechte Niere, L = Leber

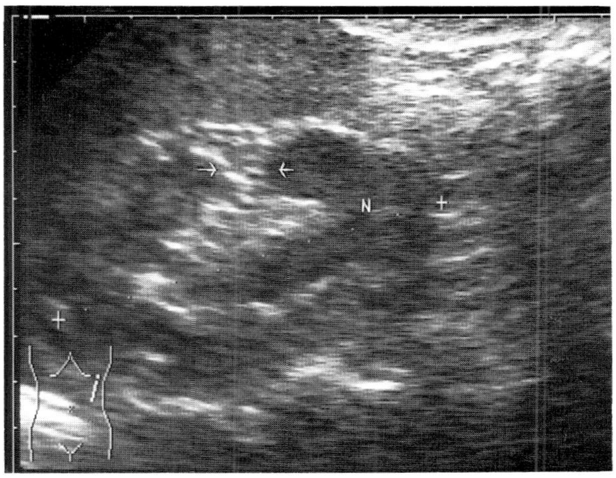

Abb. 2.**212**
Sonographisch Infarktnarbe: dreieckförmiger Parenchymschwund (Pfeile) der linken Niere (N), leichte Nierenverkleinerung (Distanzmarken)

liegt ein Morbus Bourneville-Pringle vor (Abb. 2.**217** u. 2.**218**).

Wenn derartige echoreiche Tumoren nicht die Nierenkontur überschreiten (Cave: atypisches Nierenzellkarzinom!), bedürfen sie keiner weiteren Diagnostik.

Nierenbecken-/Sinus-renalis-Veränderungen

Nierenbecken- und parapelvine Befunde können wie Parenchymläsionen echofrei, echoarm, echogleich und echoreich sein (Tab. 2.**7**).

a 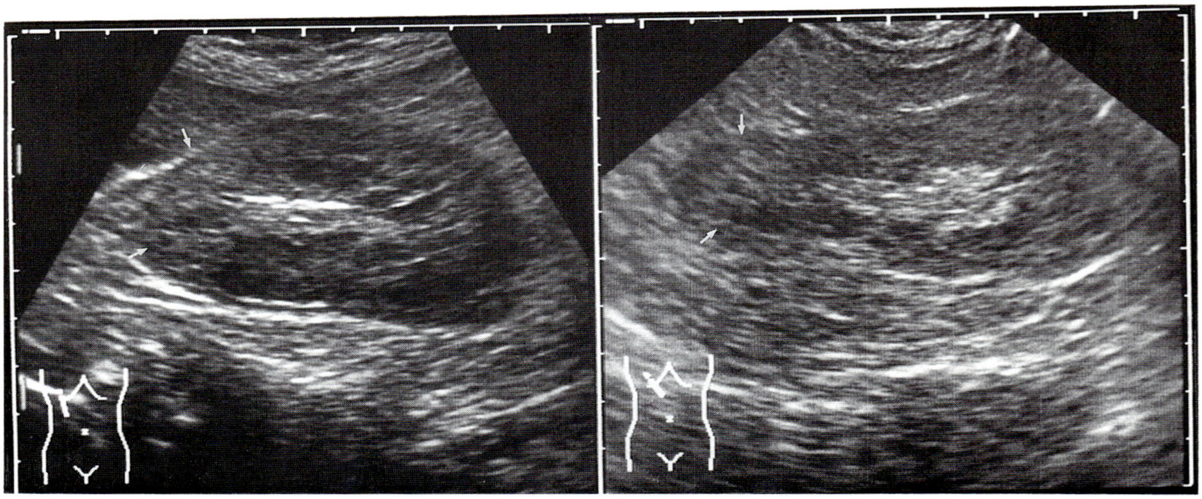 b

Abb. 2.**213a** u. **b**
Niereninfarkt:
a Großer frischerer Niereninfarkt rechts (oberer Pol, Pfeile)
b Ein halbes Jahr später: narbige Schrumpfung mit Parenchymausdünnung (Pfeile). Klinisch: schwere allgemeine Sklerose, Hypertonie, Diabetes

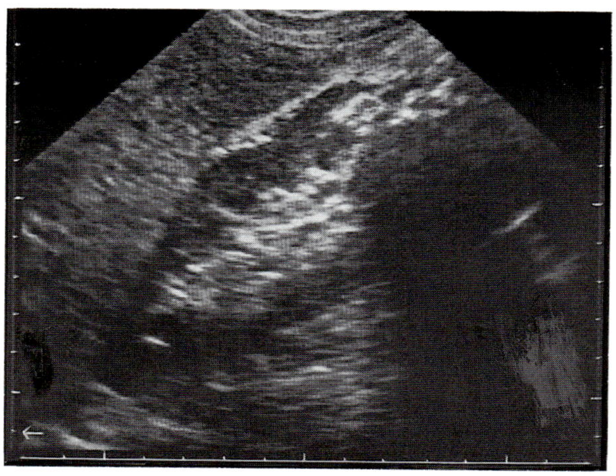

Abb. 2.**214**
Breite fleckige Verkalkung am unteren Nierenpol; Zufallsbefund, 24jährige Frau. Verkalktes Hämatom?

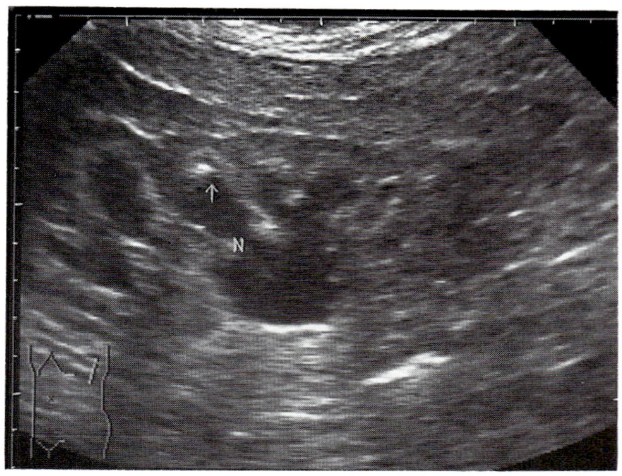

Abb. 2.**215**
Medulläre Nephrokalzinose (renale tubuläre Azidose). Echoreicher demarkierender Saum um zystische Markpyramiden, mehr oder weniger ausgeprägte Verkalkungen (Pfeil). Harnwegobstruktion infolge rezidivierender Steine; N = linke Niere

Echofreie Läsionen

Kelchektasie (Harnabflußstörung): Sinusgefäße, parapelvine Zysten (s. Kapitel 1, S. 106f) und Kelchektasien weisen sonographisch umschriebene echofreie Areale auf; Kelch- und Pyelektasie infolge Harnwegsobstruktion sind an ihrer sternförmigen Verzweigung und dem Übergang in den Ureter (Drehung der Schnittebene!) zu erkennen (Abb. 2.**219a** u. **b**).

Benignes zystisches Lymphangiom: Auch als multilokuläre Nierenzyste bezeichnet, stellt das zystische Lymphangiom eine benigne tumorartige Lymphzystenformation dar. Es bedarf keiner weiteren Diagnostik, wenn keine soliden Anteile erkennbar sind.
Charakteristisch sind meist beidseitig parapelvin entwickelte ovaläre, finger- bis schlauchförmige, zum Nierenhilus gerichtete Lymphzysten, die mehr oder weniger von trabekulären oder septenartigen Gewebebrücken abgegrenzt sind (Abb. 2.**220** u. 2.**229**).

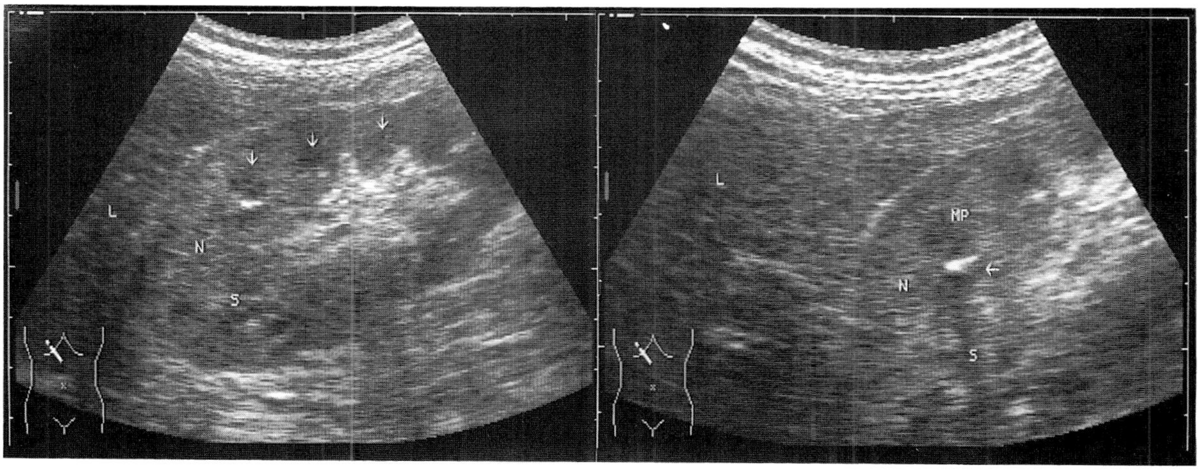

Abb. 2.**216a** u. **b**
Papillenverkalkung bei diabetischer Nephropathie:
a Echoarm geschwollene Markpyramiden (Pfeile), Papillenspitzenverkalkung und Schallschatten (S)
b Eine Markpyramide (MP) mit Papillenverkalkung (Pfeil; Ausschnittsvergrößerung); N = Niere, L = Leber

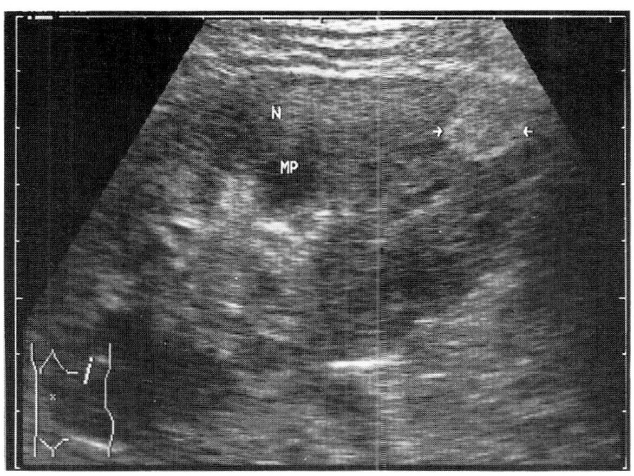

Abb. 2.**217**
Angiomyolipom: glatter echogener Tumor (Pfeile) im Nierenparenchym (N); MP = Markpyramide

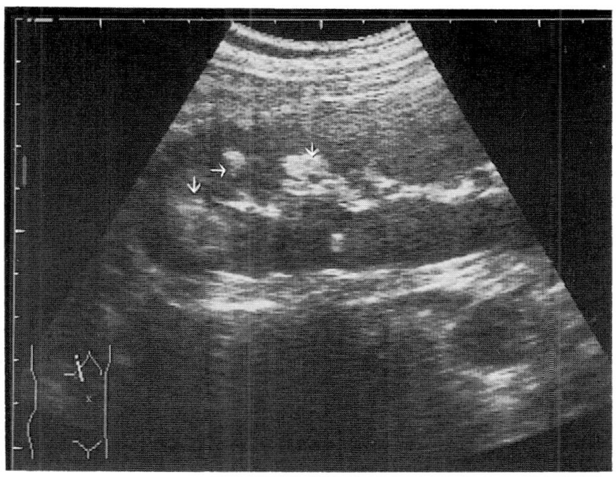

Abb. 2.**218**
Beidseitige multiple Angiomyolipome (Pfeile; rechte Niere), histologisch links bestätigt (Nephrektomie; zytologisch und im CT vermutetes zusätzliches Nierenzellkarzinom)

Tabelle 2.**7** Nierenbecken-/Sinus-renalis-Veränderungen

Echofrei
- Gefäße
- Lymphzysten
- Kelch-/Pyelektasie

Echoarm
- Abszeß
- eitrige Pyelitis/Pyonephrose
- Hämatom

Echogleich
- eingeblutete Zyste, Nierenbeckentumor

Echoreich
- Nierenbeckensteine

Echoarme Läsionen

Abszeß, eitrige Pyelitis, Pynonephrose: Sie weisen alle eine echoarme und oft heterogene Struktur auf. Die Unterschiede liegen in ihrer Form und Ausdehnung: Abszesse sind meist rundlich abgegrenzt; die eitrige Pyelitis nimmt die Form des Nierenbeckens auf, die Pyonephrose läßt die anatomisch vorgegebene Form des Nierenbeckens vermissen und weist unscharfe, kaum abgegrenzte Konturen auf und wirkt aufgetrieben balloniert. Ihre Struktur kann reflexreich und heterogen werden, so daß eine Tumorstruktur vorgetäuscht wird (Abb. 2.**221**). Eine Sonderform ist die tumoröse xanthogranulomatöse Pyelonephritis, die zu diffus liquiden bis echoreichen Massen führt und sonographisch nicht von einem echten Tumor oder Abszeß unterschieden werden kann.

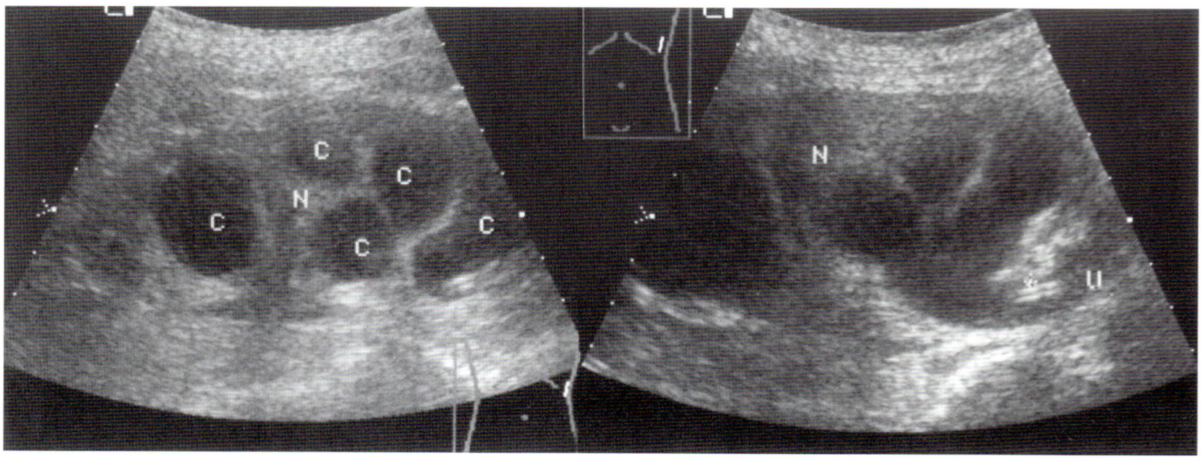

a b

Abb. 2.**219a** u. **b**
Obstruktive Kelchpyelektasie: Die „Zysten" (C; **a**) lassen sich im Nierenlängsschnitt (**b**) in ein aufgestautes echoleeres Nierenbeckenkelchsystem auflösen. Tumorbedingte chronische Harnstauniere (N) links; U = Ureter mit Schiene (Pfeil) im kaudalen Ureter bei Doppelniere (s. Abb. 2.**250b**)

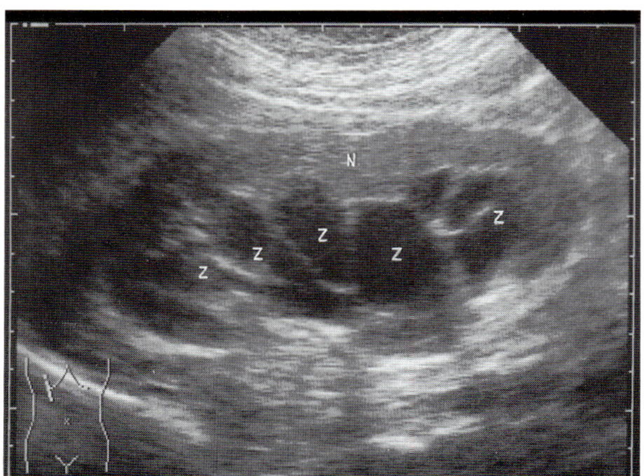

Abb. 2.**220**
Benignes zystisches Lymphangiom (Z) beidseitig (hier rechte Niere, N): typische, zum Hilus spitz zulaufende, wandbegrenzte, dreieckförmige bis ovaläre Zysten (im Röntgenbild entsprechende Kelchhals-Nierenbeckenimpressionen!)

Tumor/Metastase: Tumorähnliche Formationen im zentralen Echokomplex sind häufig und vieldeutig; daher wird hierauf gesondert im Abschnitt Differentialdiagnose eingegangen (Abb. 2.**233** u. 2.**234**).

Echogleiche Läsionen

Urothelkarzinom: Als Nierenbeckentumor kleidet das Urothelkarzinom oft das Nierenbecken auf dem vorgegebenen Weg von den Kelchen bis in den Ureter aus. Auch dieser Tumor wird meist zufällig gefunden; seine Diagnosekriterien sind in Tab. 2.**8** aufgeführt (Abb. 2.**222**).

Tabelle 2.**8** Diagnosekriterien des Nierenbeckenkarzinoms

Echogleiche (echoarme) Formation im zentralen Echokomplex
Radiäre Form entsprechend dem Nierenbecken
Tumorinvasion in den Ureterabgang

Eingeblutete Zysten: Sie erscheinen echogleich mit dem Parenchym, können aber feine, bewegliche, gelegentlich sedimentierte Reflexe aufweisen; gegenüber Tumoren und der Lipomatose sind sie scharf abgegrenzt (Abb. 2.**223**).

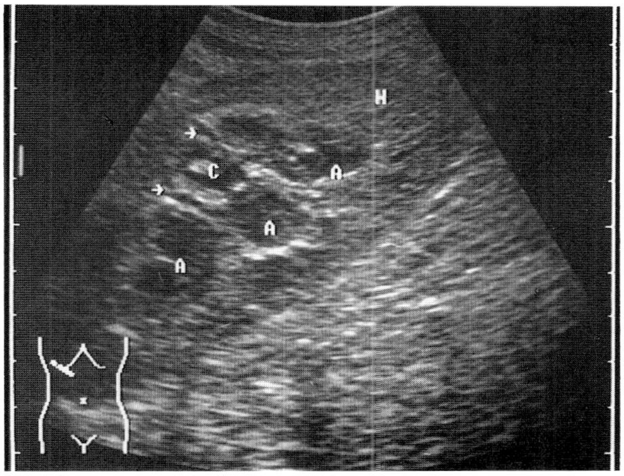

Abb. 2.**221**
Eitrig abszedierende Pyelitis mit Übergang in Pyonephrose (A). Punktion: 80 ml Eiter. Entzündliche Wandschwellungen zwischen den echoarmen Eiterstraßen (Pfeile); C = Kelch, N = rechte Niere

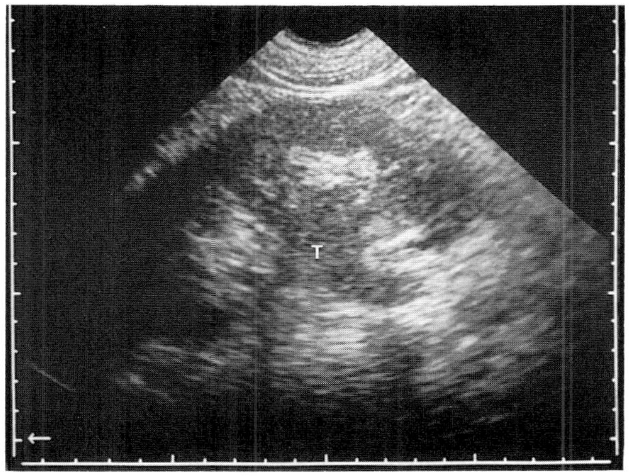

Abb. 2.**222**
Urothelkarzinom (T). Isoechogene Struktur im Nierenbecken mit Übergang in den Ureter

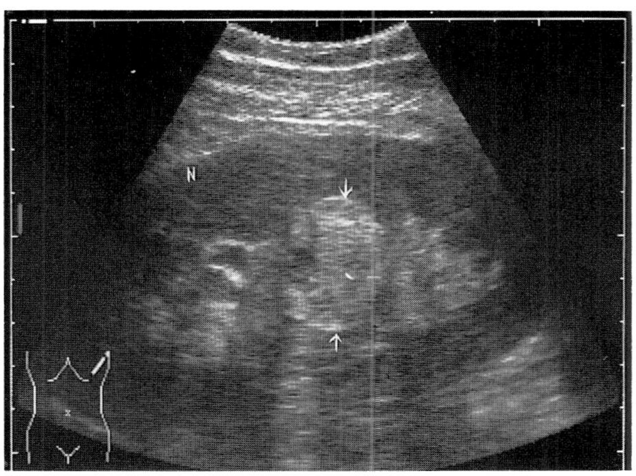

Abb. 2.**223**
Eingeblutete Zyste (Pfeile). Klinisch: metastasierendes Kolonkarzinom; in der Feinnadelpunktion keine Tumorzellen. Diagnosestellung durch CT

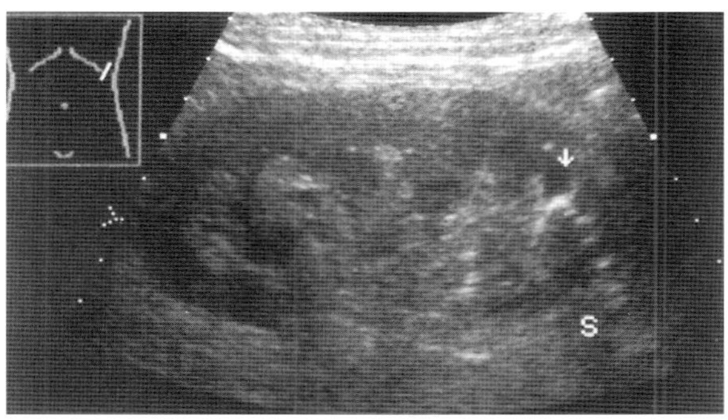

Abb. 2.**224**
Nierenkelchstein linke Niere mit dilatiertem Kelch (Pfeil); typisches hartes Echo mit Schallschattenzone (S)

„Tumoren in Zysten": Tumoren in Zysten sind sehr selten und möglicherweise zufällige Koinzidenzen; sie sind schwer zu diagnostizieren. (Wir kennen einen Fall, bei dem neben zystischen Nierenbeckenformationen auch solide Strukturen vorlagen; da auch im CT ein Tumorbefund neben Zysten vermutet wurde, erfolgte in Zusammenarbeit mit Hausarzt und urologischer Klinik die Operation, in der sich Zysten und Tumor bestätigten.)

Echogene Nierenbeckenveränderungen

Nierenstein: Umschriebene Veränderungen im Nierenbecken mit hartem Eintrittsecho und Schallschatten entsprechen fast immer Nierensteinen. Ein Drittel von ihnen wird zufällig entdeckt. Als Kelch- und Kelchhalssteine können sie zu Kelchektasien führen; im Nierenbecken sind sie meist asymptomatisch. Im Ureterabgangsbereich werden sie, wenn sie nicht mit Koliken einhergehen und zur

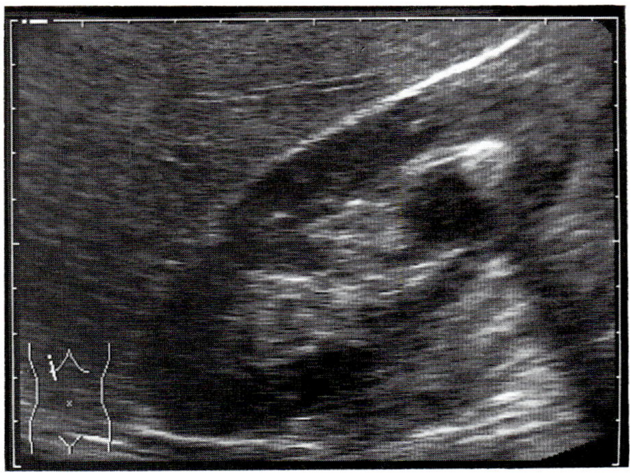

Abb. 2.**225**
Nierenstein im unteren Nierenpol neben einer Zyste (der Schallschatten weist auf den unter Chemotherapie aufgetretenen Stein hin; teilweise rückgebildete Metastase, s. Abb. 2.**233**)

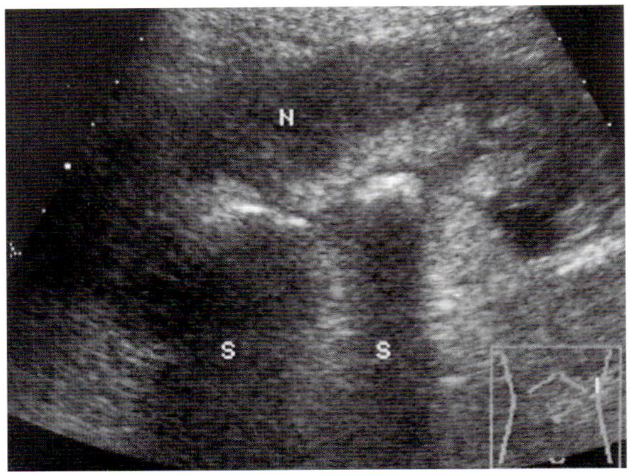

Abb. 2.**226**
Nierenbeckenausgußstein. Hochamplitudische Echos im ganzen Nierenbecken, Schallschatten (S); N = linke Niere

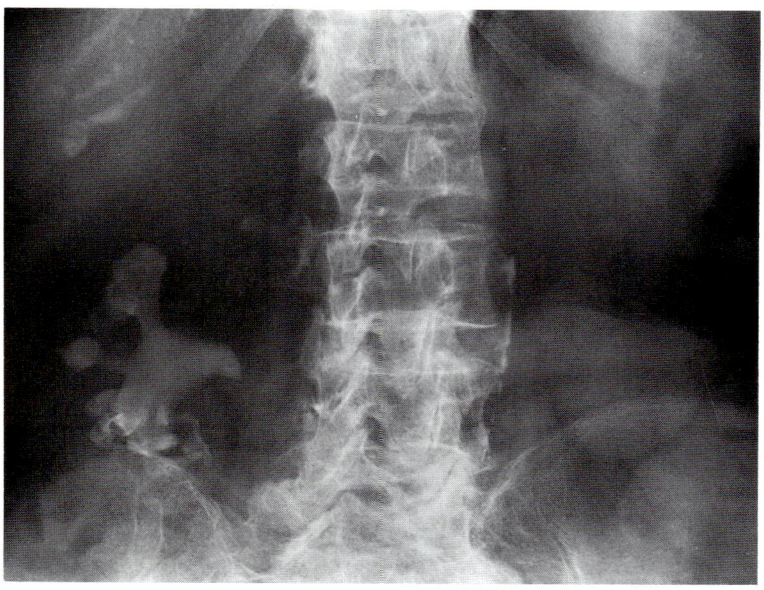

Abb. 2.**227**
Röntgenbild eines Nierenbeckenausgußsteines rechts

obstruktiven Nierenbeckenektasie führen, meist nur an der Schallschattenzone außerhalb des zentralen Echokomplexes erkennbar.
Ein Nierenstein zeigt das typische Merkmal des intensiven Echos mit dem zugehörigen Schallschatten. Oft weist nur ein Schallschatten auf den Stein hin, insbesondere wenn es sich um einen kleinen Stein handelt (Abb. 2.**224** u. 2.**225**).

Nierenbeckenausgußstein: Sonographisch läßt sich dann ein Nierenbeckenausgußstein diagnostizieren, wenn harte, breite Reflexe aller Kelche in eine bandförmige Echozone im Nierenbecken übergehen und Schallschatten hervorrufen (Abb. 2.**226** u. 2.**227**).

Differentialdiagnose echoarmer Nierensinus-/Nierenbeckenveränderungen

Die verantwortungsvollste Aufgabe bei der Sonographie echoarmer Nierenbeckenläsionen ist die Tumordifferentialdiagnostik (Tab. 2.**9**).

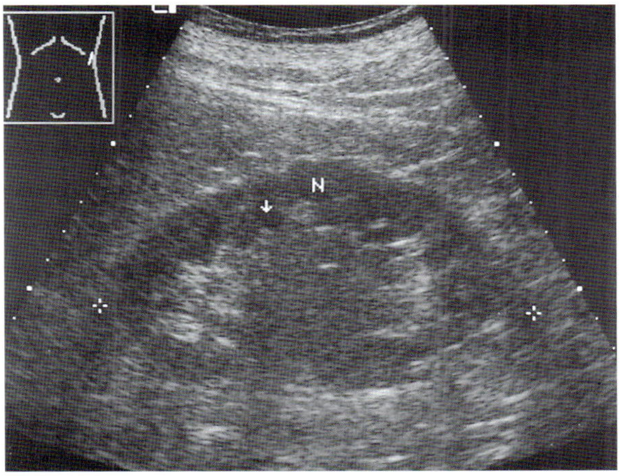

Abb. 2.**228**
Sinuslipomatose: tumorähnliche, im Vergleich zum normalen zentralen Echokomplex echoärmere Struktur, Pfeil = zystisch transformierte Markpyramide. N = Niere

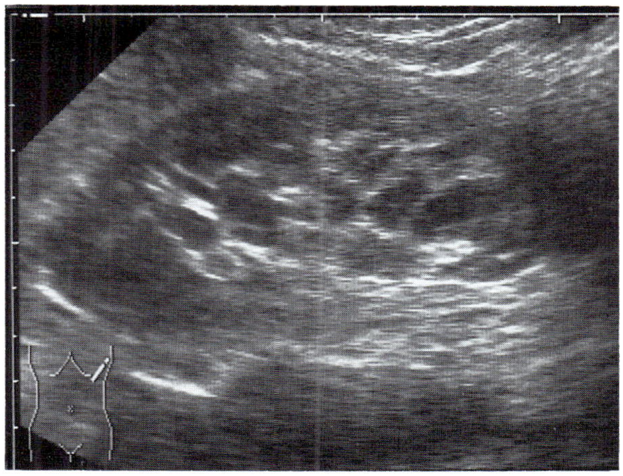

Abb. 2.**229**
Benignes zystisches Lymphangiom: multiple ovaläre zystische Formationen im Sinus renalis; durch Wände getrennte Lymphzysten

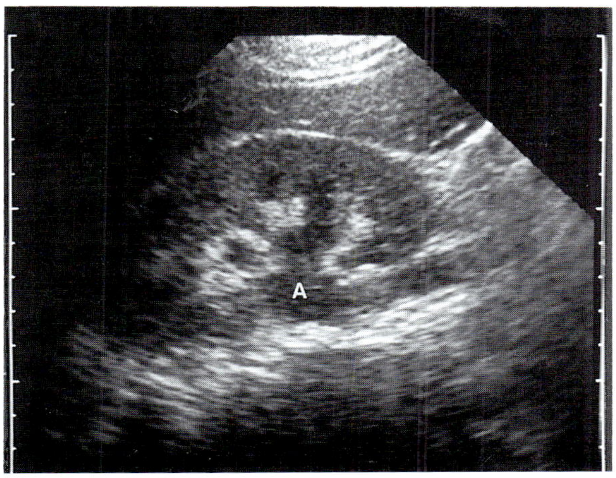

Abb. 2.**230**
Infizierter Nierenaufstau (A) bei prävesikalem Stein: echoarme, in den Ureter fortgeleitete Struktur (vgl. Abb. 2.**222**!)

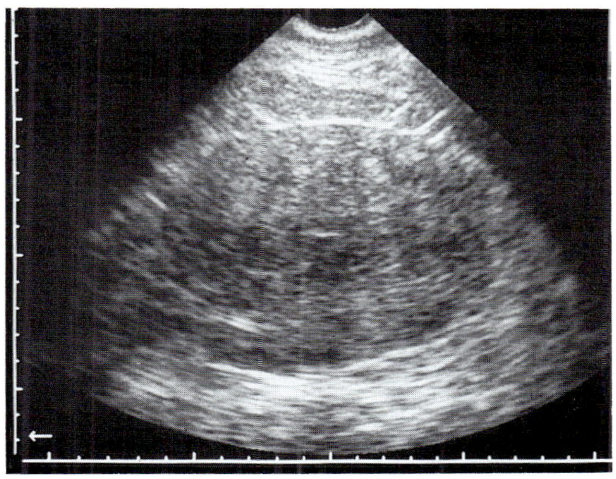

Abb. 2.**231**
Tumorös wirkende Niere mit vollständig aufgebrauchtem zentralen Echokomplex. Operation: Pyonephrose

Tabelle 2.**9** Differentialdiagnostische echoarme Veränderungen im zentralen Echokomplex der Niere

Sinuslipomatose
Atypische/eingeblutete Zyste/ benignes zystisches Lymphangiom
Doppelnierenanlage
Infizierter Aufstau
Abszeß, Pyonephrose
Entzündliche/neoplastische Tumoren

Sinuslipomatose: Sie bietet eine unscharf fleckförmige, echoarme bis echogleiche Strukturtransformation des zentralen Echokomplexes und muß daher vor allem von Nierenbeckentumoren, aber auch parapelvinen Zysten oder einer Pyelektasie unterschieden werden (Abb. 2.**228**; s. Kapitel 1, S. 103, Abb. 1.**210** u. 1.**211**).

Atypische Zysten, eingeblutete Zysten, benignes zystisches Lymphangiom (multilokuläre Nierenzysten): Parapelvine Nierenzysten nehmen ebenso wie ein benignes zystisches Lymphangiom oft aus

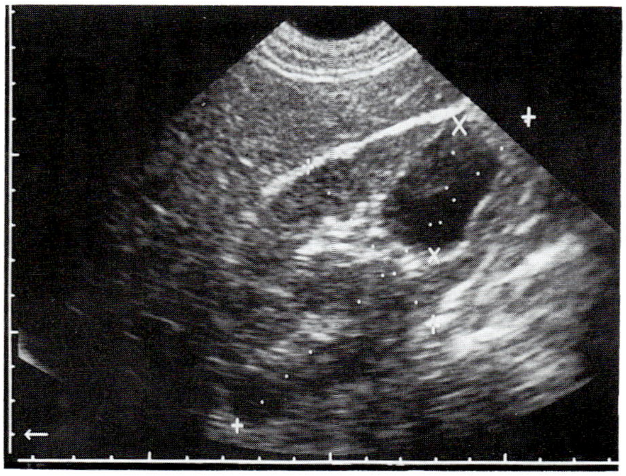

Abb. 2.**232**
Gleiche Patientin wie in Abb. 2.**222**: Nierenbeckenkarzinom mit Tumoreinschmelzung (Operation): ovaläre liquide Formation am unteren Nierenpol (echoarme weitere Tumoranteile kranial)

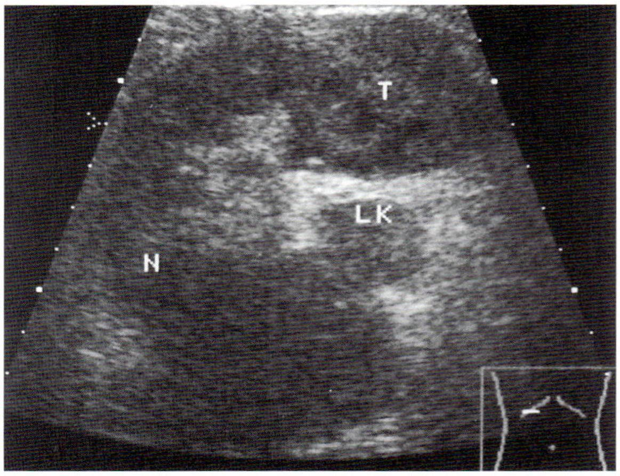

Abb. 2.**233**
Ipsilaterale Metastase (LK) eines Nierenzellkarzinoms (T) der rechten Niere (N; Querschnitt)

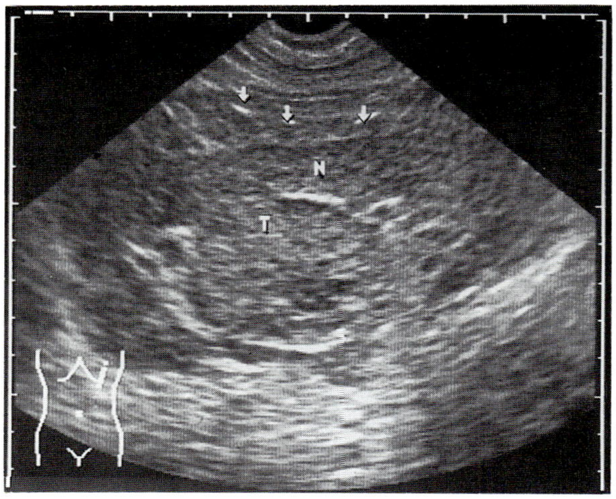

Abb. 2.**234**
Gleiche Patientin wie in Abb. 2.**182**: Nierenzellkarzinom (Hypernephroides Karzinom, T), welches in das Nierenbecken hineingewachsen ist; N = Niere. Pfeile: pararenaler Abszeß mit Gasblasen

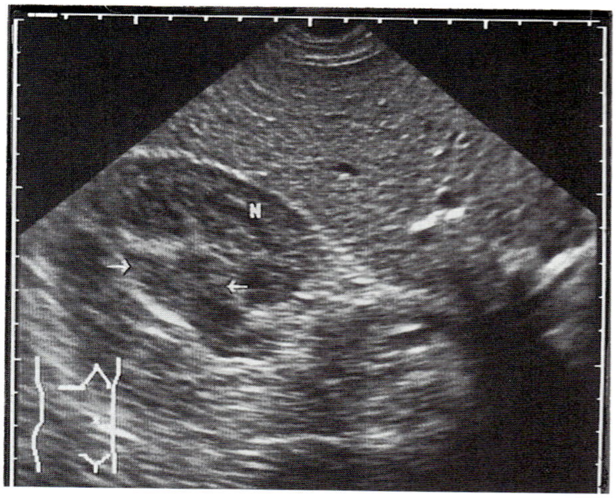

Abb. 2.**235**
Nierenbeckentumor (Pfeile): Histologisch: tumorsimulierende Vaskulitis; N = Niere

Platzmangel eine abgeplattete, ovaläre Form und eine echoarme Struktur an und können dann mit einem Nierenbeckenkarzinom oder einer Sinuslipomatose verwechselt werden (Abb. 2.**220** u. 2.**229**).

Doppelnierenanlage: Wie bei den tumorartigen Parenchymverdickungen können auch im zentralen Echokomplex atypische Parenchymbrücken überlagern und dann tumorähnlich echoarm massig erscheinen (Abb. 2.**208**).

Infizierter Aufstau, Abszeß, Pyonephrose: Ein infizierter Aufstau bei Harnwegobstruktion ist echoarm strukturiert; der aufgeweitete Ureter kann oft bis zum Hindernis verfolgt werden, wodurch er sich vom Urothelkarzinom abgrenzen läßt.
Nicht jede „zystische Nierenbeckenläsion" ist eine parapelvine Zyste; Abszesse und Tumoreinschmelzung können zystenähnlich strukturiert sein.
Konfluieren Abszesse und reichen sie bis in den Ureterabgang, dann liegt eine Pyonephrose vor; das gesamte Nierenbecken und der echogene Sinus renalis können von ihr aufgebraucht sein, so daß eine solide Tumorstruktur vorherrscht (Abb. 2.**188**, 2.**230**–2.**232**).

Entzündliche/neoplastische Tumoren: Veränderungen wie bei einem adenomartigen Onkozytom oder einer anderen benignen Tumorformation, einer xanthogranulomatösen Pyelonephritis, einem ins Nierenbecken einwachsenden Nierenzellkarzinom oder einer Metastase sind schwer oder nicht von echten Neoplasien zu unterscheiden. Sie zeigen alle mehr oder weniger eine homogene oder inhomogene echoarme Struktur (Abb. 2.**233**–2.**235**).

ZUSAMMENFASSUNG

Bei den diffusen Parenchymerkrankungen sind für die Glomerulonephritis die Echogenität der Parenchymstruktur, für die Pyelonephritis Narben, Parenchymrarefizierung und Kelchzysten, für die Analgetikaniere zusätzlich Papillenspitzenverkalkungen und für die diabetische Nephropathie echoarm betonte Markpyramiden kennzeichnend (SZ 2.**13**).
Bei den fokalen Veränderungen weisen Kontureinziehungen auf Narben hin; Verkalkungen und Steine bewirken echogene Reflexe mit typischer Schallschattenbildung.
Für die Diagnose des Nierenzellkarzinoms (SZ 2.**15**) ist das Überschreiten der Nierenkontur das verläßlichste Kriterium; Nierenbeckentumoren wachsen in den anatomisch vorgegebenen Strukturen des Nierenbeckens.
Zu den echoarmen Läsionen im zentralen Echokomplex der Nieren gehören als differentialdiagnostische Abgrenzung zum Nierenbeckenkarzinom (Tab. 2.**9**) die Sinuslipomatose, atypische Zysten, Tumoreinschmelzungen, tumorsimulierende Entzündungen sowie benigne Tumoren und Abszesse.

Urogenitalorgane

G. Schmidt

ÜBERBLICK

Ableitende Harnwege und Genitalorgane werden mit ihren wichtigsten pathologischen Befunden besprochen. Neben einer Einteilung der Harnabflußstörungen in Schweregrade nehmen die Ureterdarstellung und die pathologischen Befunde der Harnblase einen breiteren Raum ein; bei Prostata-, Uterus- und Ovarerkrankungen wird nur auf solche Befunde eingegangen, die in der internistischen Routine als Zufallsbefunde oder im Rahmen einer Bauchdiagnostik eine Rolle spielen.

Ableitende Harnwege

Das Nierenbeckenkelchsystem wird von häutigen Schläuchen gebildet, die den Urin mit ihren Kelchenden an den Papillen auffangen und über die Kelchhälse und das Nierenbecken in den Ureter ableiten. Die Form des Nierenbeckens kann röhrenförmig („dendritisch") oder sackförmig („ampullär") sein, die Größe beträgt etwa 1,5–2 cm. Der 4–7 mm breite Ureter mündet dorsal in einer nach kaudal-ventral und medial gerichteten schlitzförmigen Spalte in die Harnblase.

Nierenbecken und Ureter

Sonographische Anatomie und Untersuchungsgang

Sonographisch sind diese dünnwandigen Schläuche normalerweise nicht zu sehen, da sie in den zentralen Echokomplex des peripelvinen Fetts, der Lymph- und Blutgefäßwände sowie des Bindegewebes des Sinus renalis eingehen.
Eine kräftige Flüssigkeitszufuhr und/oder forcierte Diurese führen zu einer sonographisch sichtbaren band- oder sternförmigen Flüssigkeitsfüllung des Nierenbeckens, wie sie auch typisch für eine leichte Harnwegsobstruktion mit Aufstau sein kann (Abb. 2.**236a** u. **b**).
Der Ureterabgang kann von dorsal im Flankenschnitt sowie im Nierenquerschnitt aufgesucht werden; er liegt dorsal von Nierenvene und -arterie und ist nach ventral und medial gerichtet (Schema 2.**8**, Abb. 2.**237** u. 2.**238**).
Der normal weite Ureter ist sonographisch nicht sichtbar. Unter Flüssigkeitsbelastung und/oder bei tiefer gelegenen Abflußhindernissen kann er an drei markanten Stellen gefunden werden (Tab. 2.**10**; Schema 2.**9**, Abb. 2.**237**–2.**240**).

Tabelle 2.**10** Schnittebenen zur sonographischen Ureterdarstellung

Ureterabgang, proximaler Ureter
– Flankenschnitt von dorsal; hoher, lateraler Oberbauchquerschnitt, Mittelbauchlängsschnitt
Uretermitte, unteres Drittel
– Unterbauchschrägschnitt ventral der Iliakalgefäße (vor ihrer Aufteilung beim Eintritt ins kleine Becken)
Supravesikaler Ureter
– Schräger Unterbauchquerschnitt (vor der knospenförmigen Ureterleiste seitlich am Harnblasenboden)

Harntransportstörung

Ein Harnaufstau führt zu einer Erweiterung des Nierenhohlsystems, die sonographisch als Dilatation des zentralen Sinusreflexes infolge Flüssigkeitszunahme erkennbar ist. Die Spreizung des Nierenbeckenkelchsystems ist um so geringer, je akuter der Aufstau ist und je höher das Hindernis liegt.

Pyelektasie: Von einer echten Harnwegobstruktion ist die Pyelektasie als funktionelle Variante sonographisch oft schwer zu trennen. Bei der Pyelektasie, der oft ein ampulläres Nierenbecken zugrunde liegt, läßt sich im Unterschied zur Obstruktion das erweiterte und echofreie Nierenbecken nicht in den Ureter verfolgen. Eine bei einem Aufstau durch Harnwegobstruktion vorhandene Kelchektasie fehlt ebenfalls. In der Schwangerschaft sind Pyelektasie und leichter Aufstau physiologisch; der Sonographie kommt hier in Abgrenzung einer Steinobstruktion eine entscheidende Bedeutung zu (Abb. 2.**241**–2.**243**).

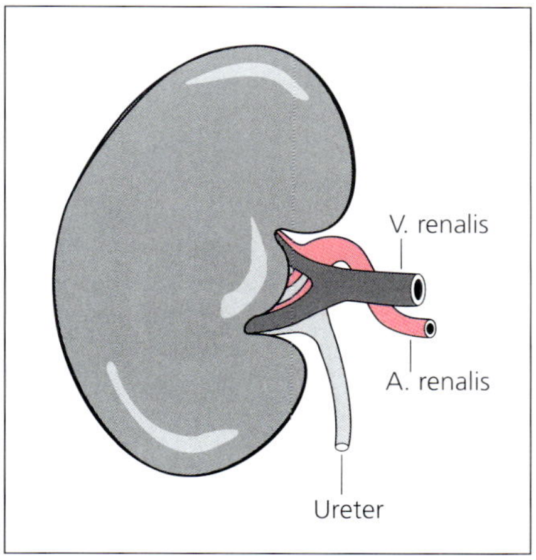

Schema 2.**8**
Topographie von A. und V. renalis und Ureter

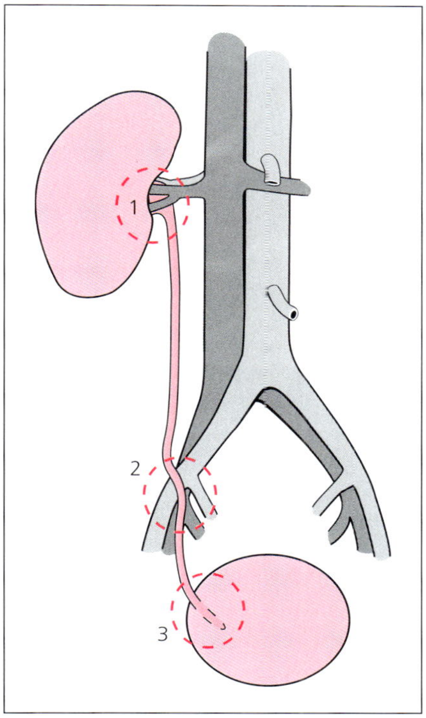

Schema 2.**9** ➤
Sonographische Ureterdarstellung:
1 = Ureterabgangsbereich, 2 = Ureter kreuzt über die Iliakalgefäße, 3 = Supravesikaler Ureterabschnitt

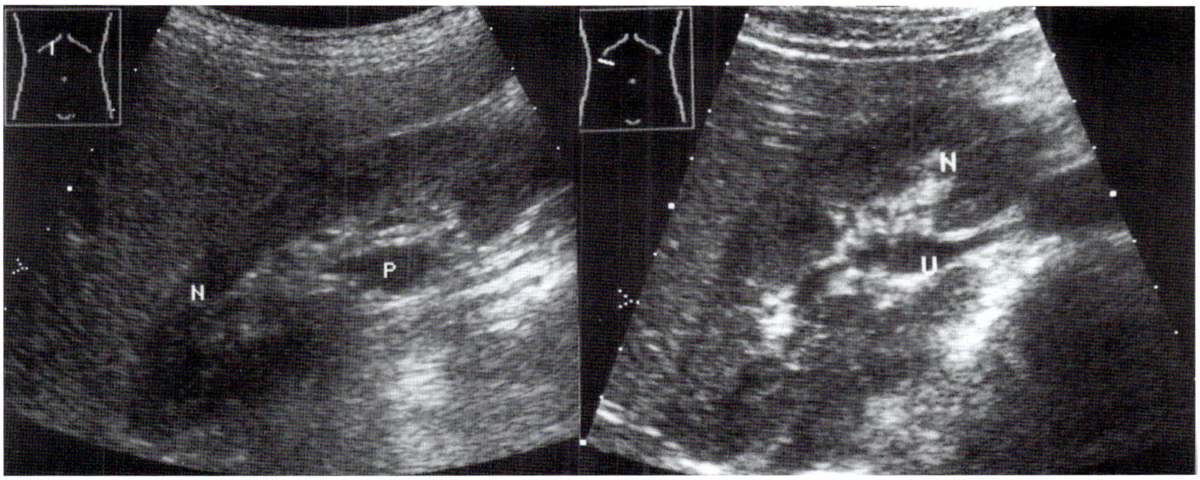

Abb. 2.**236 a** u. **b**
Pyelektatisches (ampulläres) Nierenbecken, in zwei Ebenen dargestellt:
a Sternförmige echofreie Struktur (Flüssigkeit) im Nierenbeckenkelchsystem (P), Zufallsbefund, Diabetes mellitus
b Im Querschnitt Übergang in den Ureterabgang (U); gleicher Befund auch bei Flüssigkeits- oder forcierter medikamentöser Diurese. Hier: Abszedierende Pyelonephritis (s. Abb. 2.**203**); röntgenologisch: ampulläres Nierenbecken; N = Niere

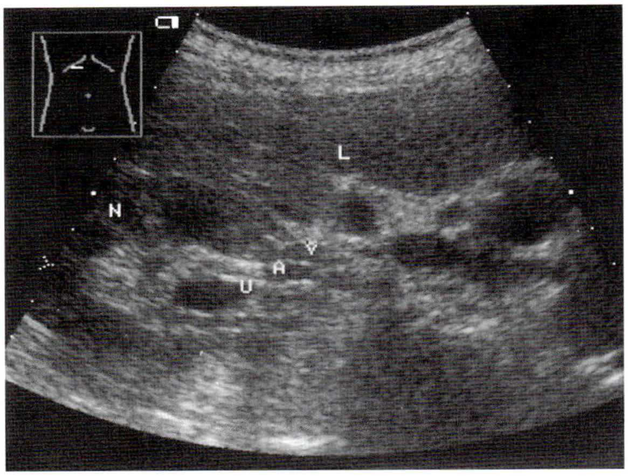

Abb. 2.**237**
Nierenvene (V), Nierenarterie (A) und Ureterabgang (U, von ventral nach dorsal), Nierenquerschnitt. Inkomplette Steinobstruktion; N = Niere, L = Leber

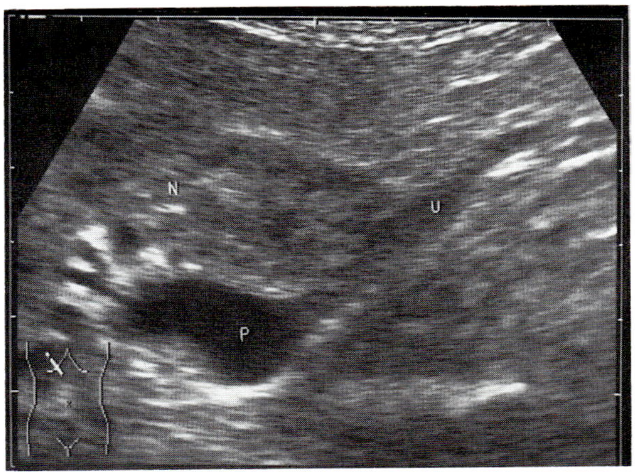

Abb. 2.**238**
Funktionelle Blasenentleerungsstörung mit beidseitigem Aufstau, Reflux und Urosepsis; typischer Oberbauchlängs- bis -schrägschnitt zur Darstellung des Ureterabgangs (U); N = Niere, P = verbreitertes, flüssigkeitsgefülltes Pyelon mit Verschmälerung des Sinusreflexes und Darstellung der Kelchhälse und Kelche

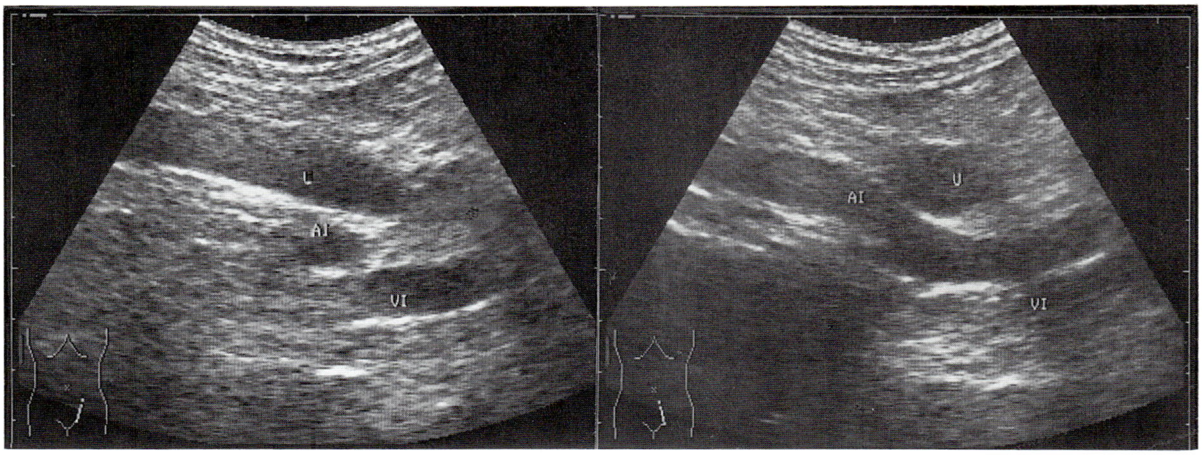

Abb. 2.**239a** u. **b**
Gleicher Patient wie in Abb. 2.**273**: Ureter (U) längs (**a**) und quer (**b**) ventral der Iliakalgefäße (AI, VI) dargestellt. Lymphknotentumorstenose bei Prostatakarzinom und malignem Lymphom

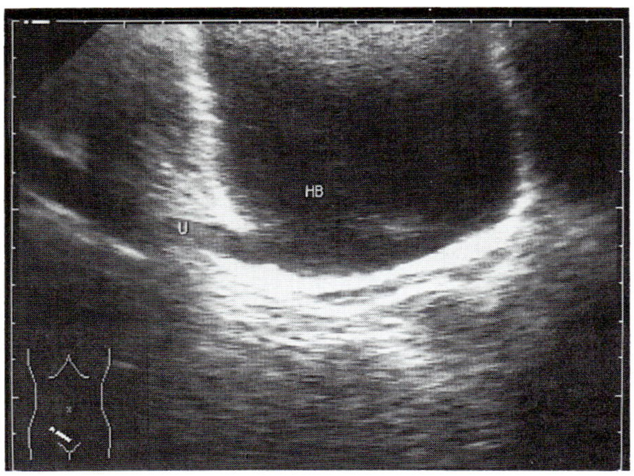

Abb. 2.**240**
Beidseitiger Ureteraufstau (U, rechte Seite) bei funktioneller Blasenentleerungsstörung mit Reflux; Unterbauchschrägschnitt mit supravesikalem Ureterabschnitt vor der Mündung am Harnblasenboden; HB = Harnblase

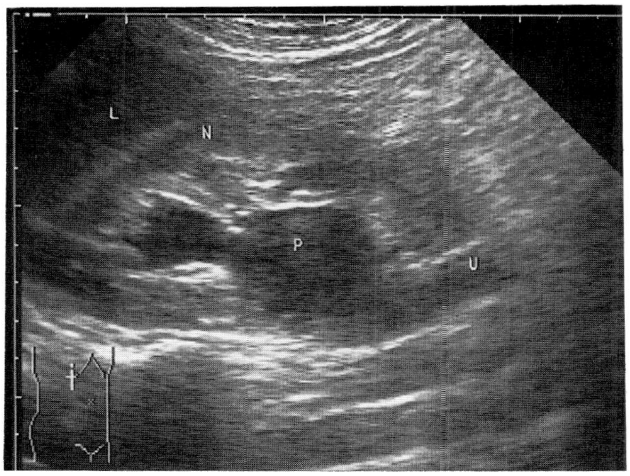

Abb. 2.**241**
Rechte Niere (N) im Flankenschnitt bei einer Schwangeren in der 30. Schwangerschaftswoche. Kolikförmige Schmerzen. Sonographisch deutlicher Aufstau. Dilatiertes Pyelon (P), kein Steinnachweis; U = Ureter, L = Leber

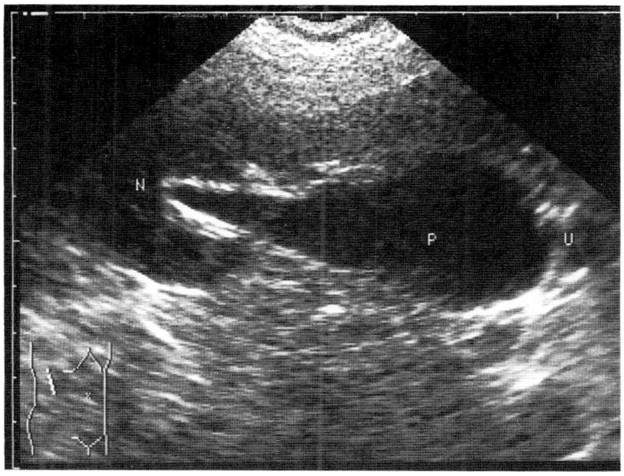

Abb. 2.**242**
Ausgeprägte Pyelektasie (P) bei schwerer Kyphoskoliose; N = Niere, U = Ureterabgang

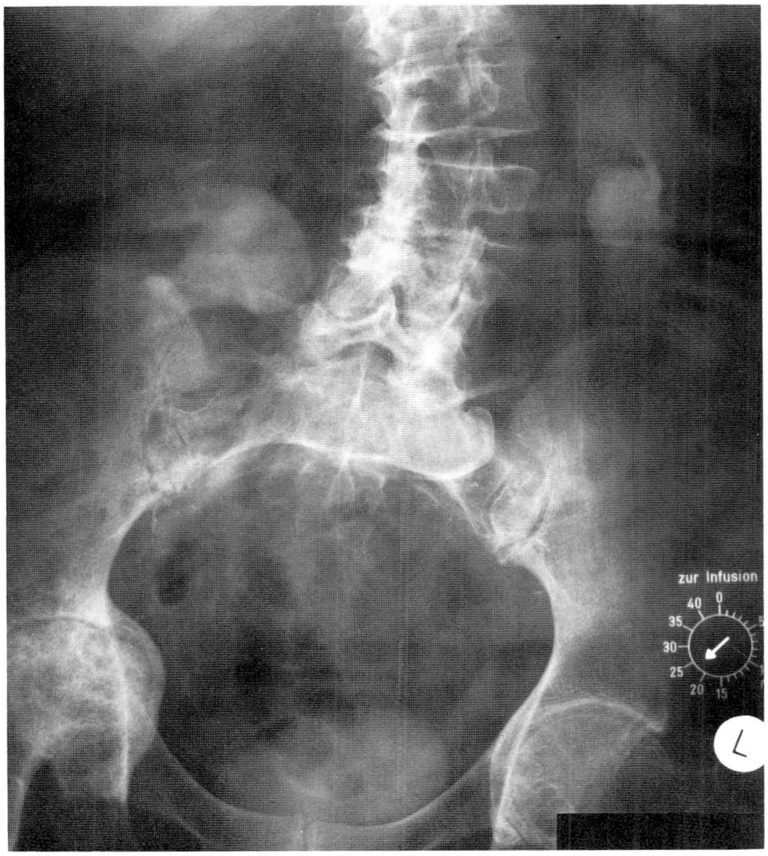

Abb. 2.**243**
Gleiche Patientin wie Abb. 2.**242**, zugehöriges Röntgenbild

Eine Harntransportstörung wird je nach Aufweitung des Nierenbeckens sowie Verschmälerung von Sinusreflex und Nierenparenchym in vier Stadien eingeteilt (SZ 2.**16**).

SZ 2.**16** Nierenparenchym in Beziehung zum Schweregrad einer Harntransportstörung

Leichte Harnstauung (Stadium I)
- normales Parenchym

Mittelgradige Harnstauung (Stadium II)
- leicht verschmälertes Parenchym

Hochgradige Harnstauung (Stadium III)
- ausgeprägt verschmälertes Parenchym

Hydronephrotische Sackniere (Stadium IV)
- vollständiger Parenchymschwund

Leichte Harntransportstörung (Stadium I): Eine Nierenkolik führt meist zu einem akuten Harnstau, der zunächst nur am erweiterten echofreien Nierenbecken erkennbar ist, was für eine Kolik und gegen andere Ursachen von akuten Bauchbeschwerden (Appendizitis!) spricht.
Der Ureterverlauf kann durch Flüssigkeitsbelastung, kombiniert mit einem Diuretikum, bis zu dem Hindernis, eventuell bis zur Harnblase dargestellt werden. Ist z. B. der Ureter noch im Iliakabereich erweitert zu sehen, liegt das Hindernis tiefer oder unmittelbar supravesikal. Nach Steinabgang kann der Ureter noch einige Zeit atonisch weitgestellt bleiben (Abb. 2.**244** sowie 2.**245a** u. **b**).

Gelingt die Steindarstellung, ist eine Röntgenuntersuchung überflüssig.

Urinom: Eine Nierenkolik mit akutem Harnstau kann so heftig verlaufen, daß es infolge einer Ruptur zu einer parapelvinen und perirenalen Urinansammlung („Urinom") kommt. Beweisend ist ein Flüssigkeitssaum um die Niere und im Sinus hepatorenalis (Abb. 2.**246**).

Mittelgradige Harntransportstörung (Stadium II): Hält eine Harnstauung längere Zeit an, kommt es zur zunehmenden Dilatation des Pyelons mit Kelch- und Kelchhalsektasie; die Sinusechos verschwinden, das Nierenparenchym beginnt sich zu verschmälern. Der Ureter stellt sich in seinem ganzen Verlauf sonographisch dar und beginnt, mit zunehmender Schlängelung, einen Teil der anfallenden Flüssigkeitsmenge aufzufangen. Als Hindernisse finden sich neben Steinen meist Tumorobstruktionen oder seltene Harnabflußstörungen, wie z. B. Ureterkompression durch retroperitoneale Fibrose (Abb. 2.**247a–c** bis 2.**249a** u. **b**).

Hochgradige Harntransportstörung (Stadium III): Mit zunehmender Erweiterung des Nierenhohlsystems verplumpen Kelche und Kelchhälse und lassen nur noch Reste des Parenchyms erkennen. Die Sinus sind durch ektatische Kelche verdrängt (Abb. 2.**250a** u. **b**).

Hydronephrotische Sackniere (Harntransportstörung Stadium IV): Die Bildung einer hydronephrotischen Sackniere bedeutet das Endstadium eines chronischen Aufstaus. In Nierenprojektion

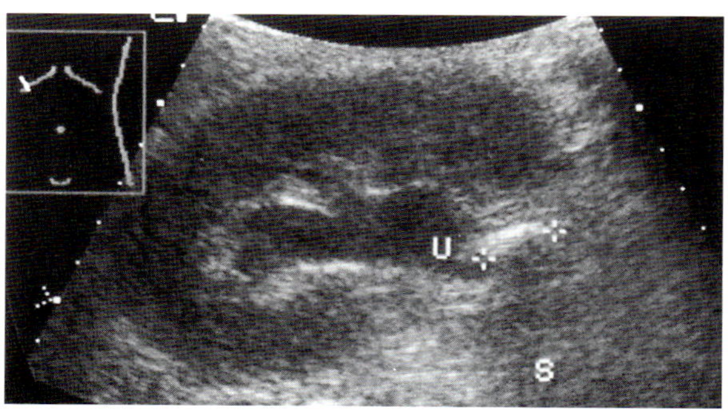

Abb. 2.**244**
Stein (Distanzmarken) im Pyelon/Ureterabgang; wenn solche Steine knapp außerhalb der Niere liegen, sind sie (bei inkompletter Obstruktion) kaum erkennbar; P = aufgestautes Pyelon, S = Schallschatten, U = Ureterabgang

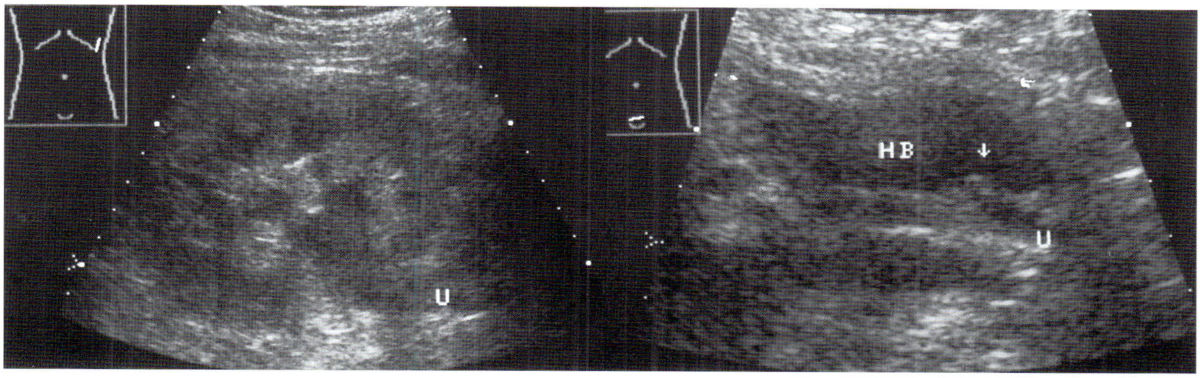

a b

Abb. 2.**245a** u. **b**
Leichte Harntransportstörung Stadium I infolge prävesikalem Ureterstein links:
a Normales Nierenparenchym, verschmälerter Sinusreflex infolge distendiertem flüssigkeitsgefülltem Nierenbecken mit gestautem Ureterabgang (U)
b Kleiner leicht echoreicher Ostiumstein (Pfeil) mit supravesikalem Ureterstau (U); HB = Harnblase

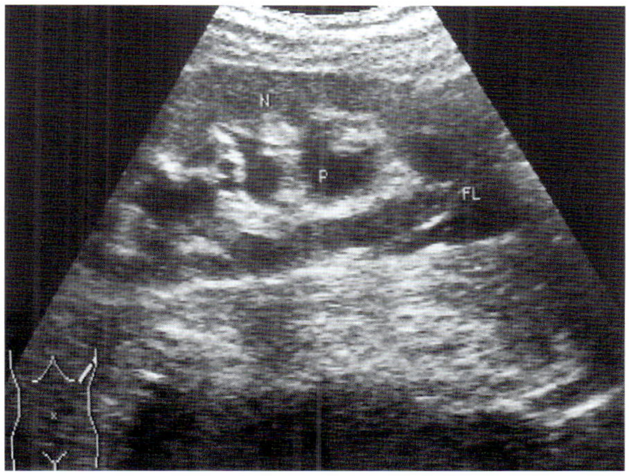

Abb. 2.**246**
Perirenale Flüssigkeit (Urinom) um die linke Niere (N) nach einer Nierenkolik infolge Harnleiterstein mit Ureteraufstau; P = echofreies flüssigkeitsgefülltes Nierenbeckenkelchsystem

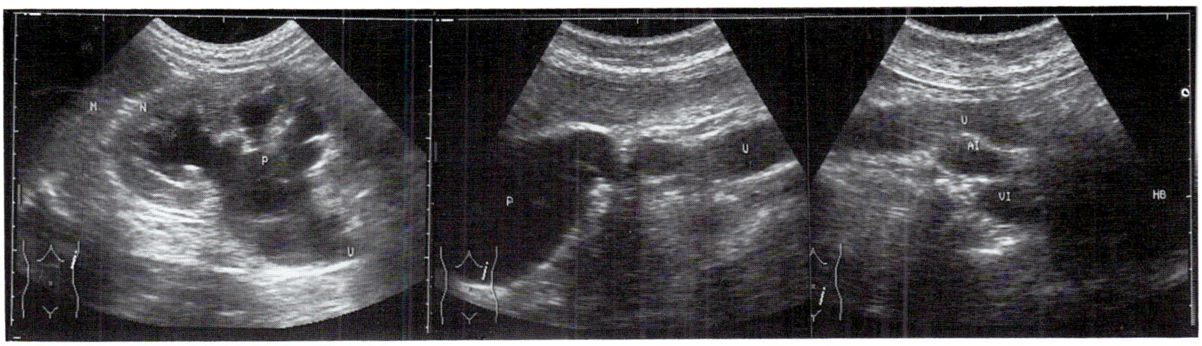

a b c

Abb. 2.**247a–c**
Linksseitige Harnwegobstruktion infolge eines den linken Ureter infiltrierenden Harnblasentumors; beginnende Parenchymverschmälerung der Niere (N), aufgehobener Sinusreflex infolge ausgeprägter Pyelondilatation (P) und geschlängelter Ureterabgang; U = Ureter, HB = Harnblase, AI, VI = A. und V. iliaca, M = Milz

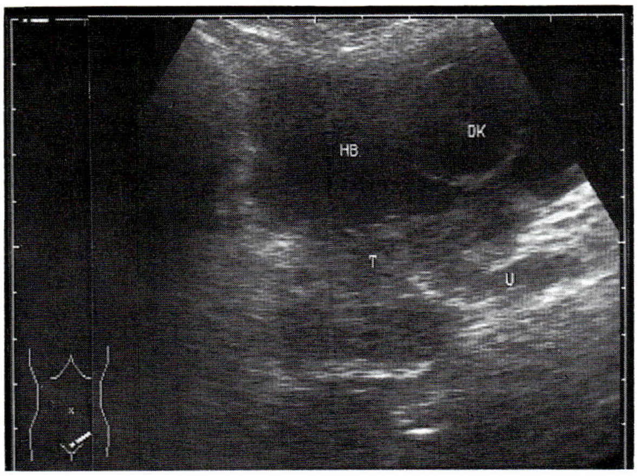

Abb. 2.**248**
Gleiche Patientin wie in Abb. 2.**247a–c**: Supravesikaler Ureterabschnitt mit dem in den Ureter (U) einwachsenden Harnblasentumor (T); HB = Harnblase, DK = Ballon des Dauerkatheters

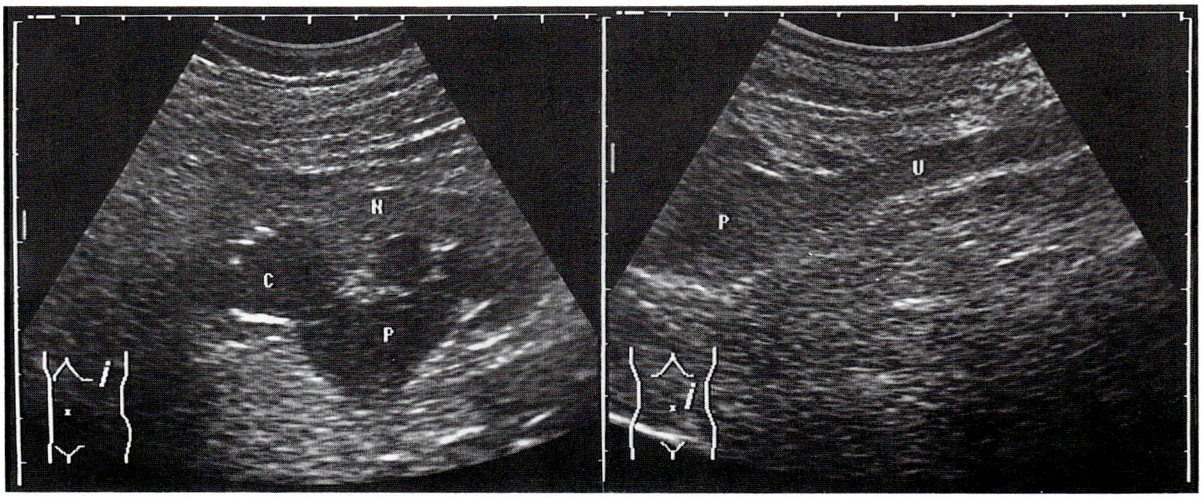

a b

Abb. 2.**249a** u. **b**
Retroperitoneale Fibrose (Morbus Ormond) mit Harnstau links; auffällig der gestreckte Ureterverlauf (U), in eine breite echoarme Bindegewebsplatte eingebettet; N = Nierenparenchym, C = Kelchektasie, P = Pyelon

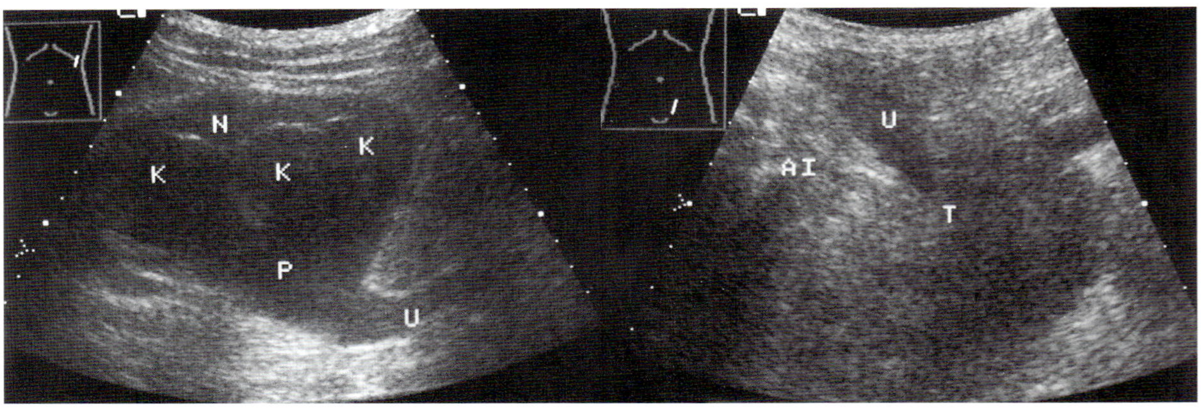

a b

Abb. 2.**250a** u. **b**

a Schwerer Harnaufstau (Stadium III) bei Ureterstenose im kleinen Becken. K = massiv erweiterte Kelche. P = massiv erweitertes Nierenbeckenkelchsystem mit Ureterabgang (U), aufgehobener Sinusreflex; rarefiziertes Nierenparenchym (N)

b Ureterabbruch (U) bei metastasiertem Ovarialtumor (T) in kleinem Becken; AI = A. iliaca sinistra

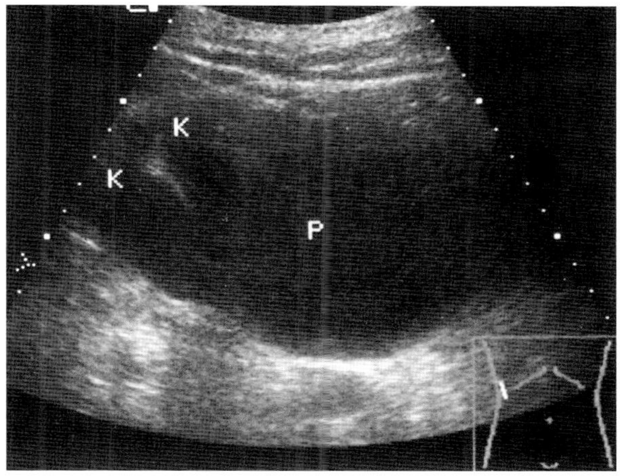

Abb. 2.**251**
Harnstauung (Stadium IV), langjähriger unbemerkter Aufstau links. Hydronephrotische Sackniere mit noch angedeutet erkennbarem Parenchymsaum; K = Kelche mit Kelchhälsen, P = Pyelon

findet sich ein birnen- oder sackförmiges echofreies Gebilde ohne nennenswerten Nierenparenchymrest (Abb. 2.**251**).

Harnblase

Größe, Form und Volumenbestimmung

Über die bis 3 cm langen Ureterleisten münden die Ureteren in die Ostien der Harnblase; nicht selten klemmt sich hier ein kleines Konkrement ein (Abb. 2.**245a**). Dann ist es oft nur durch seinen harten Reflex und an einer manchmal vorhandenen inkompletten Schallschattenzone nachweisbar. Der Einstrom des Urins in die Harnblase wird bei starker Diurese durch Wirbelbildung als „Ureter-Jet"-Phänomen sichtbar (Abb. 2.**252a** u. **b** sowie 2.**253**). Die normale Harnblase hat eine runde, ovale, dreieckige oder quadratische Form; im Longitudinalschnitt verjüngt sie sich nach kranial und ventral.

Die sonographische Volumen- bzw. Restharnbestimmung ist eine rasch verfügbare, nicht eingreifende und für klinische Fragestellungen annähernd genaue Methode. Sie wird meist entsprechend der Ellipsoidformel bestimmt (nach Weitzel; Abb. 2.**254a** u. **b**):

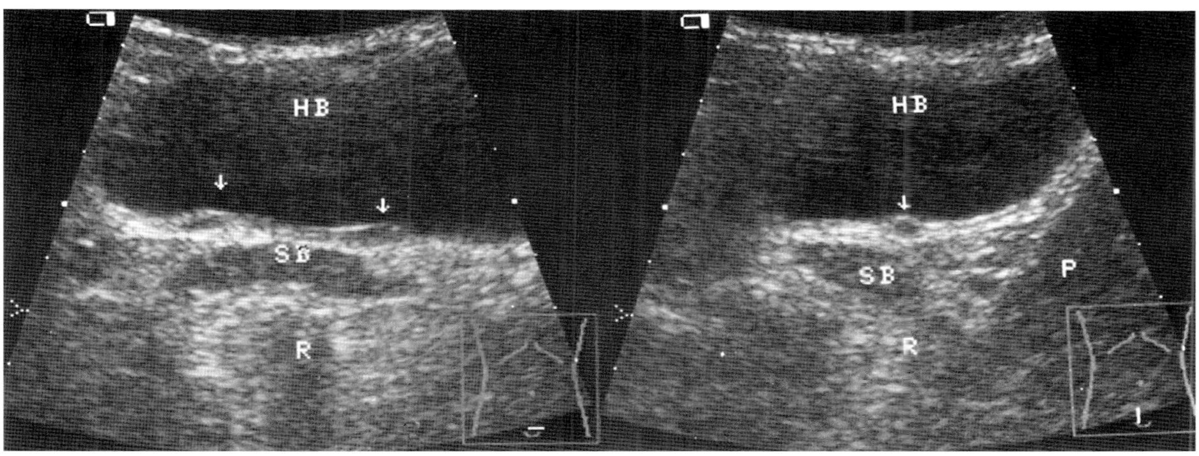

Abb. 2.**252a** u. **b**
Harnblase (HB)
a Unterbauchquerschnitt mit Darstellung der Ureterleiste (Pfeile)
b Unterbauchlängsschnitt; P = Prostata, SB = Samenblasen, R = Rektum

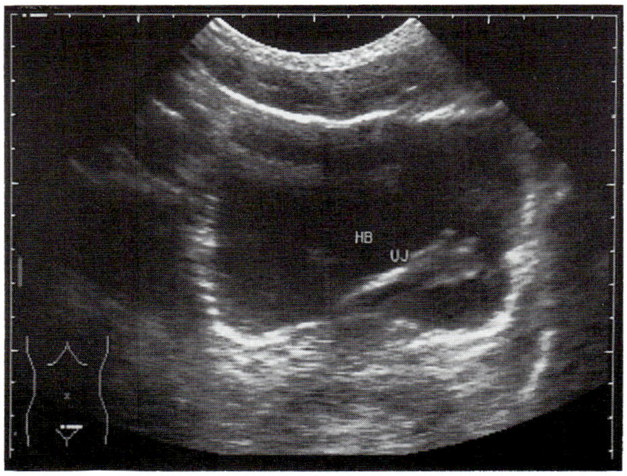

Abb. 2.**253**
„Ureter-Jet-Phänomen“ (UJ) aus dem rechten Ureterostium: wolkige Verwirbelung des in die Harnblase (HB) einströmenden Urins unter Flüssigkeitsdiurese

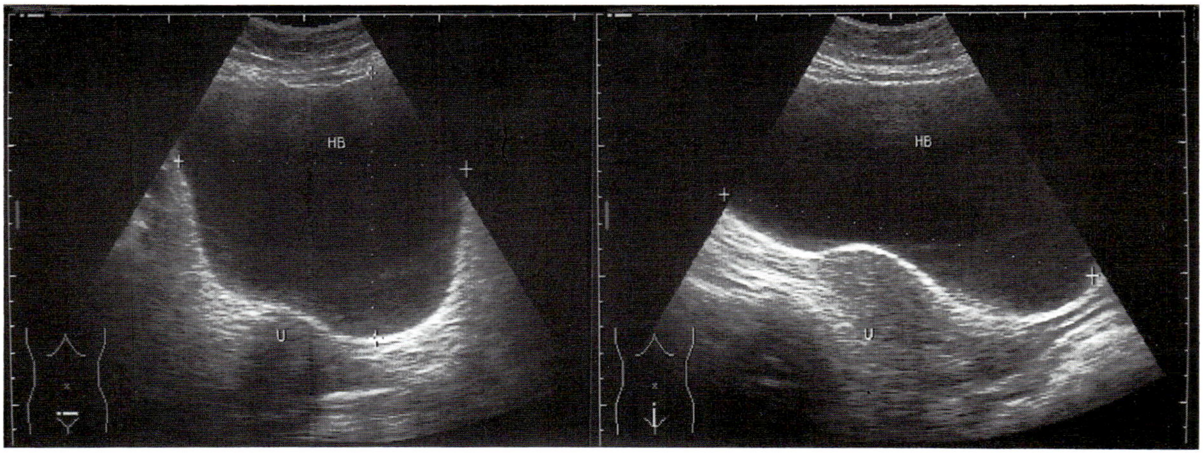

a b

Abb. 2.**254 a** u. **b**
Harnblase (HB) mit retrovesikal gelegenem Uterus (U):
a Unterbauchquerschnitt
b Unterbauchlängsschnitt
Aus den maximalen Durchmessern (Distanzmarken: [**a**] Breite und Tiefe, [**b**] Länge) errechnet sich das Volumen

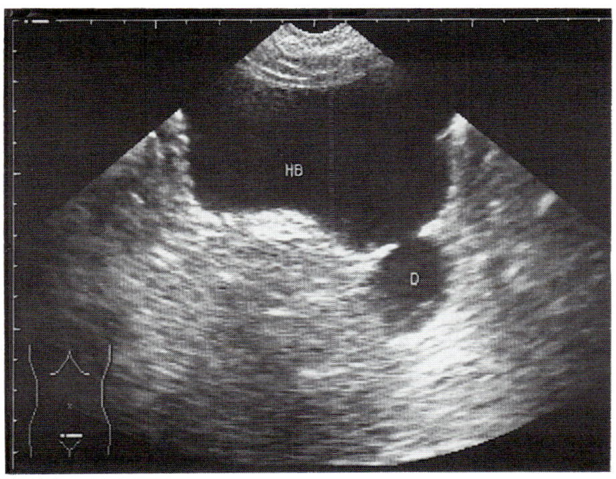

Abb. 2.**255**
Harnblase (HB) im Unterbauchquerschnitt. Am linken Blasenbodenrand gestieltes Divertikel (D)

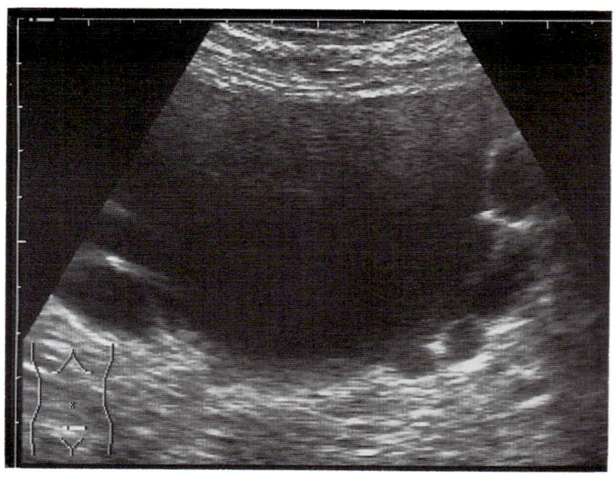

Abb. 2.**256**
Multiple Pseudodivertikel am Blasenboden und seitlich; Wandhypertrophie

Breite (cm) × Tiefe (cm) × Länge (cm) × Faktor 0,5 = Volumen (ml)

Bei kleinen Volumina werden zu große, bei großen zu kleine Werte gemessen (hier kann ein Faktor von 0,6 angewendet werden).

Die Untersuchung der Harnblase wird üblicherweise vor Entleerung, für Funktionsuntersuchungen auch danach durchgeführt.

Pathologische Harnblasenveränderungen

Die wichtigsten und häufigsten pathologischen Veränderungen der Harnblase sind in Tab. 2.**11** aufgeführt.

Tabelle 2.**11** Pathologische Harnblasenbefunde

Harnblasendivertikel – Pseudodivertikel
Ureterozele
Harnblasensedimente – Eiter, Detritus – Blutkoagel – Steine
Harnblasenfremdkörper – Dauerkatheter
Wandhypertrophie
Harnblasentumor

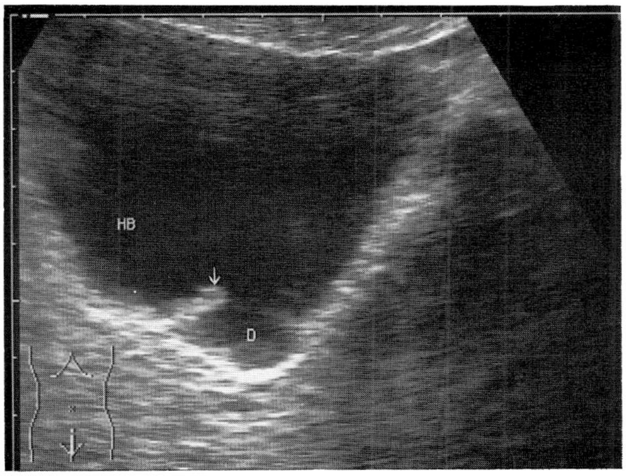

Abb. 2.**257**
Harnblasendivertikel (D) mit einem papillomatösen Tumor (Pfeil); HB = Harnblase

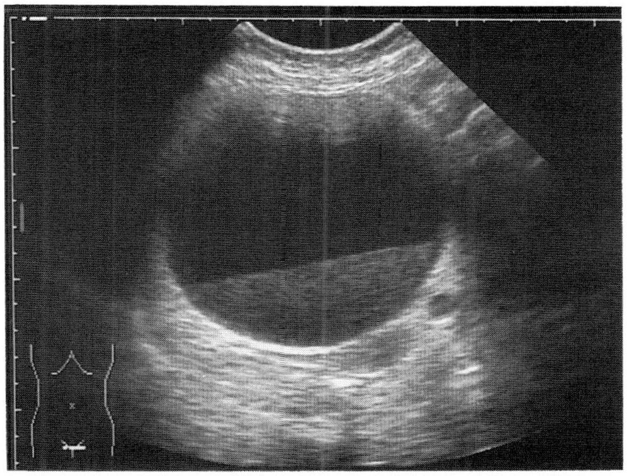

Abb. 2.**258**
Eitriges Sediment am Blasenboden infolge chronischen infizierten Aufstaus bei Blasenatonie (gleiche Patientin wie in Abb. 2.**238**)

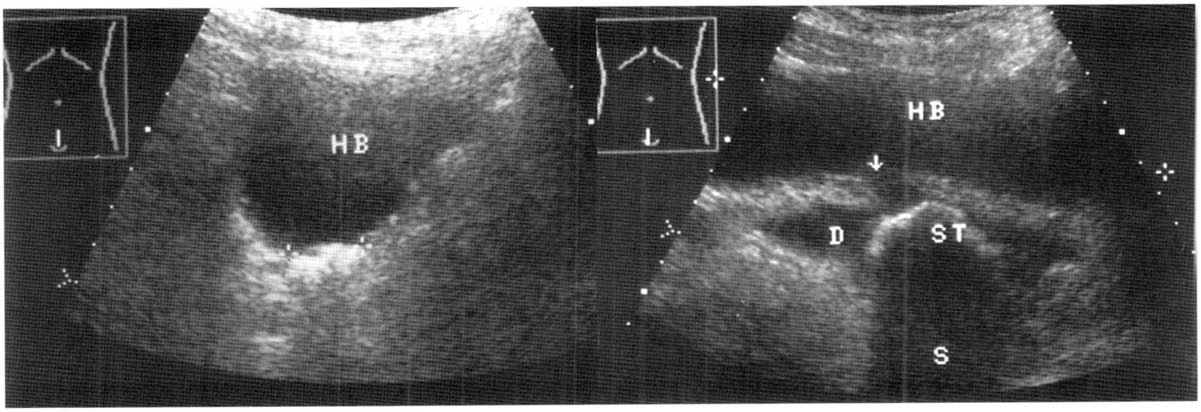

a b

Abb. 2.**259a** u. **b**
Große Harnblasensteine (Längsschnitte):
a Am Harnblasenboden gelegener Stein (Distanzmarken)
b In einem gestielten (Pfeil) Dibertikel (D) gelegener Stein (ST) mit Schallschatten (S)
HB = Harnblase

Divertikel: Am besten können Divertikel bei voller Harnblase diagnostiziert werden. Echte Divertikel sind anlagebedingt, Pseudodivertikel entstehen in einer Balkenblase durch infravesikale Obstruktion (Prostatavergrößerung). Sie haben wegen des gehäuften Vorkommens von Entzündung oder Blutung und wegen des erhöhten Karzinomrisikos klinische Bedeutung (Abb. 2.**255**–2.**257**; s. auch Abb. 1.**227a** u. **b**, S. 109)

Harnblasensedimente: Kristalline oder zellreiche (Eiter) Ablagerungen zählen zu den Harnblasensedimenten („Sludge"). Als homogene konvexbogige Masse verlagern sie sich als zähfließender Bolus mit der Lageänderung und lassen sich so von Tumoren abgrenzen (Abb. 2.**258**).
Bei den ähnlich aussehenden, aber meist gröber strukturierten Blutkoagel ist dies noch schwieriger.

Harnblasensteine: Intensive harte Echos von rundlicher, ovalärer oder länglicher Form am Harnblasenboden mit entsprechendem Schallschatten weisen auf Blasensteine hin. Sie entstehen meist infolge infravesikaler Obstruktion, z. B. bei einer länger bestehenden Prostatavergrößerung (Abb. 2.**259**).

a 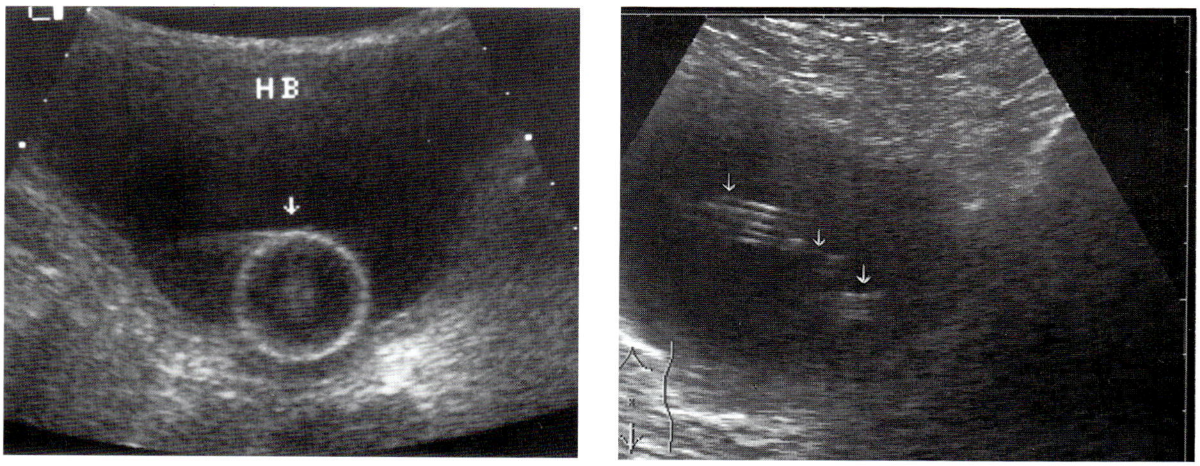 b

Abb. 2.**260a** u. **b**
Fremdkörper:
a In der Harnblase (HB) liegender Ballon (Kokardenstruktur) eines Dauerkatheters (Pfeil)
b Katheterfragmente (Pfeile) eines abgerissenen suprapubischen Katheters (endoskopische Entfernung)

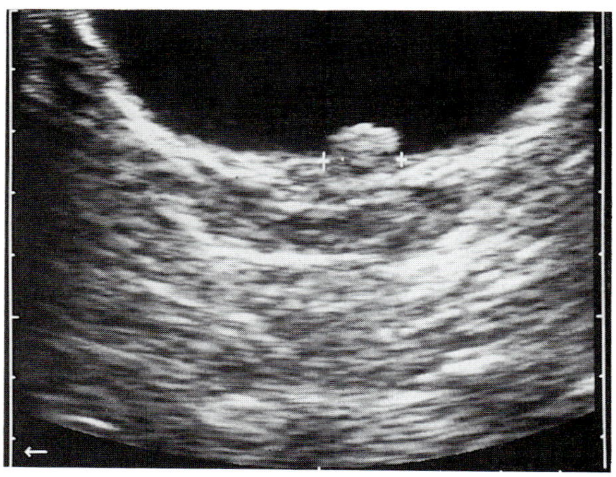

Abb. 2.**261**
Lappiges Harnblasenpapillom (Distanzmarken) am Blasenboden. (Differentialdiagnose: ödematöse Schwellung des Ureterostiums)

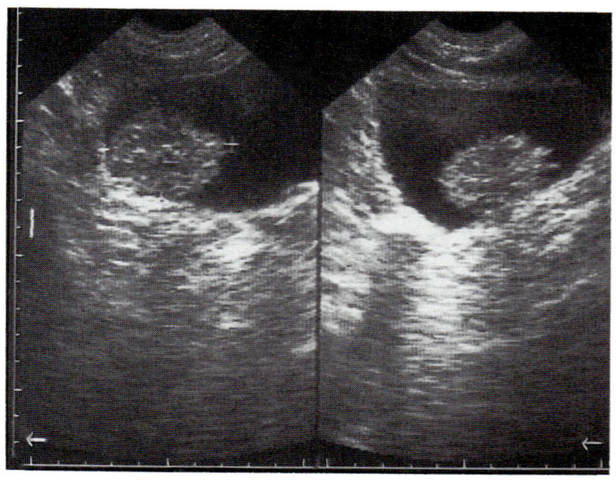

Abb. 2.**262a** u. **b**
Exophytischer Harnblasentumor (Karzinom) am rechtsseitigen Blasenboden, Zufallsbefund bei einem 49jährigen Mann, operativ bestätigt:
a Unterbauchquerschnitt **b** Unterbauchlängsschnitt

Fremdkörper (Dauerkatheter): Der häufigste Fremdkörper in der Harnblase ist der Dauerkatheter; Lagekomplikationen lassen sich im Ultraschallbild bei gefüllter Harnblase sehr einfach erkennen (Abb. 2.**260a** u. **b**).

Harnblasentumoren, Harnblasenwandverdickungen: Sedimenten und Blutkoagel ähnlich, nur in der Form unregelmäßig-blumenkohlartig stellen sich Harnblasentumoren dar, wenn sie exophytisch wachsen.
Flächig oder intraluminal wachsende Tumoren bewirken eine verdickte und wellig begrenzte Blasenwand.

Daher müssen sie besonders gegen Blutkoagel und Wandhypertrophien abgegrenzt werden. 40% der Tumoren sind ostiennah und führen frühzeitig zur Harnwegobstruktion (Abb. 2.**248**, 2.**257**, 2.**261** bis 2.**263**).

Harnblasenblutkoagel, Harnblasentamponade: Das Einbringen eines Harnblasenkatheters kann zur Blutung, Koagelbildung und zur Harnblasentamponade führen.

Sonographisch zeigt sich dann eine inhomogene echoreiche Raumforderung (Abb. 2.**264a** u. **b** sowie 2.**265**).

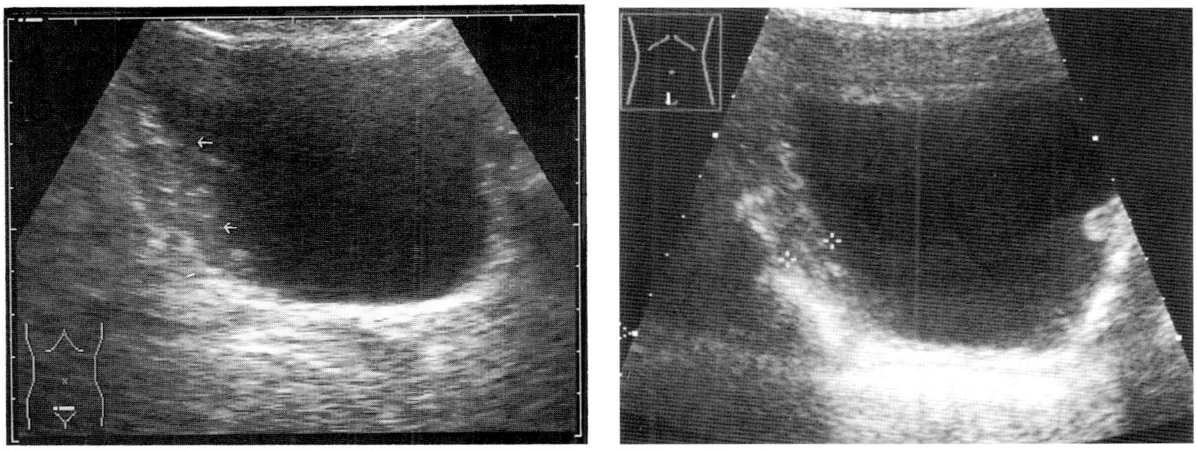

a b

Abb. 2.**263a** u. **b**
a Flächenhaft wachsender Harnblasentumor (Pfeile) ostiennah mit Verlegung der rechten Uretermündung; Aufstau mit Urosepsis
b Benigne Wandverdickung (Distanzmasken) sonographisch von einem Tumor nicht zu unterscheiden

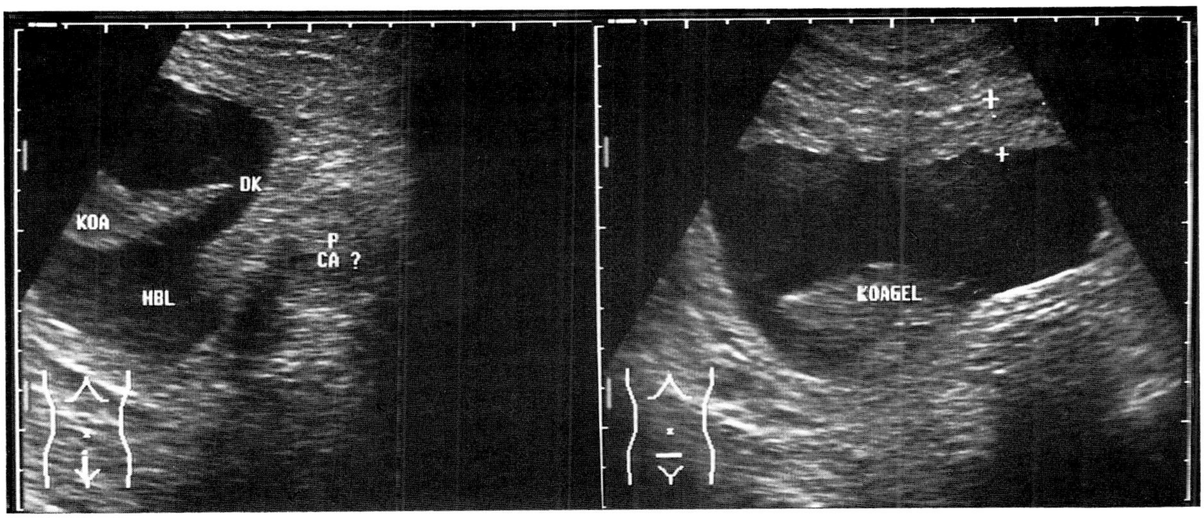

a b

Abb. 2.**264a** u. **b**
Harnblasenwand, Blutkoagel (KOA). Verdickte Harnblasenwand (Tumor? Wandhypertrophie? Distanzmarken); P CA = Prostata, Verdacht auf Karzinom, HBL = Harnblasenlumen:
a Längsschnitt **b** Querschnitt

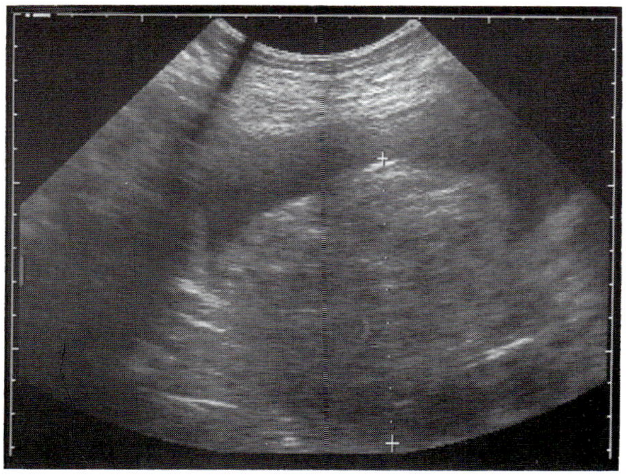

Abb. 2.**265**
Harnblasentamponade infolge Blutkoagel (Distanzmarken) nach suprapubischem Katheter

a

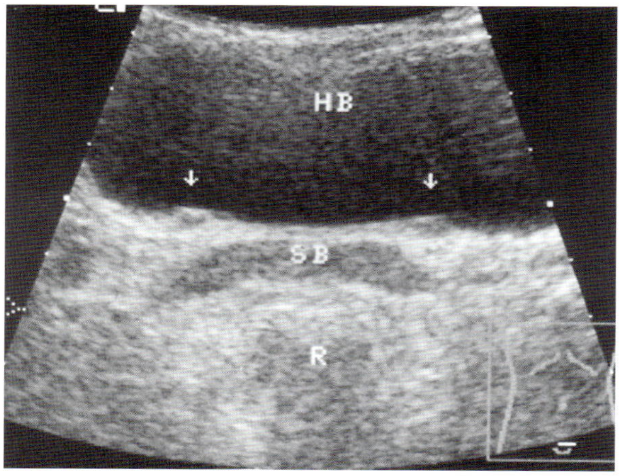

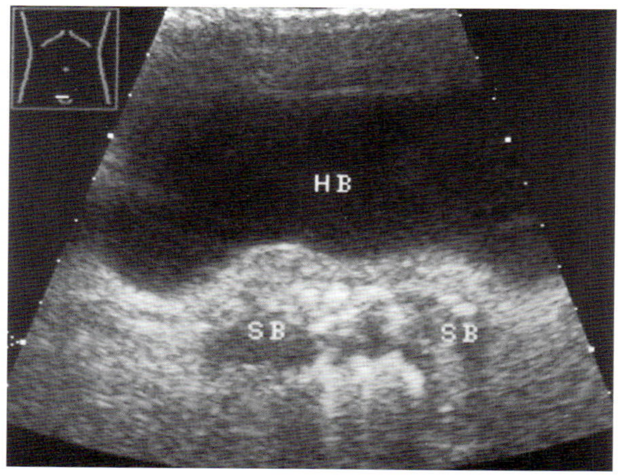

b

Abb. 2.**266a** u. **b**
Samenblasen, Unterbauchquerschnitte:

a Echoarme normale Samenbläschen (SB) zwischen Harnblase (HB) und Rektum (R). Pfeile: Harnblasenboden mit Ureterleisten

b Verkalkungen der Samenblasen (SB); HB = Harnblase

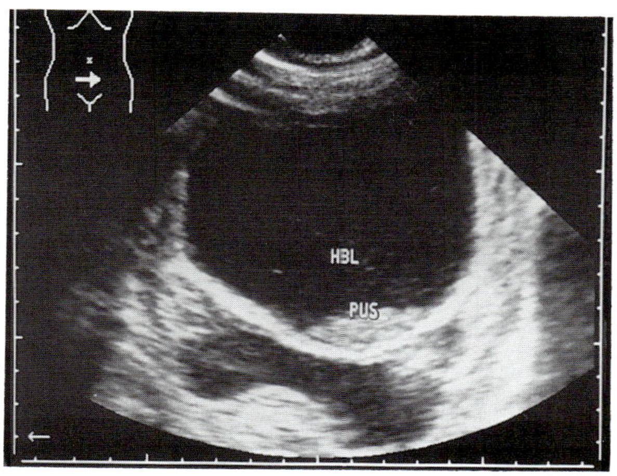

Abb. 2.**267**
Eitrige Vesikulitis bei ausgedehnter Pyonephrose und paranephritischem Abszeß links; HBL = Harnblase mit Eiter (PUS) am Harnblasenboden

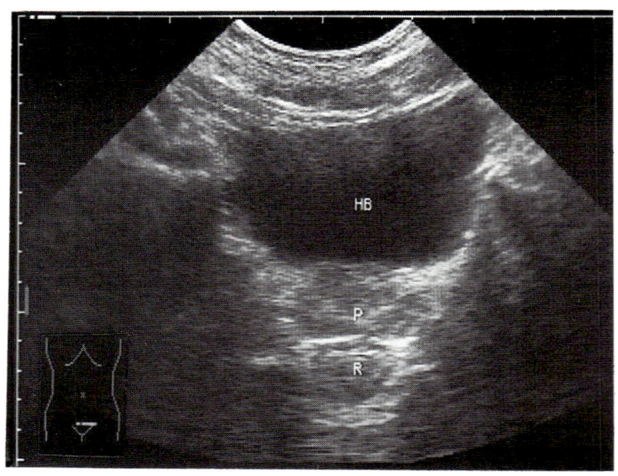

Abb. 2.**268**
Normale kastanienförmige Prostata (P) zwischen Harnblase (HB) und Rektum (R). Unterbauchquerschnitt

Genitalorgane des Mannes

Bei der Untersuchung der gefüllten Harnblase können von suprapubisch auch Samenblasen und Prostata gut dargestellt werden; die Ultraschall-Schnittführung ergibt sich aus der Topographie (Schema 2.**10**). Zu ihrer Darstellung muß der Schallkopf vom Blasenboden aus weiter nach kaudal gekippt werden. Dabei kommen zuerst die Samenblasen zur Darstellung und durch weiteres geringfügiges Kippen zur Symphyse hin die Prostata.

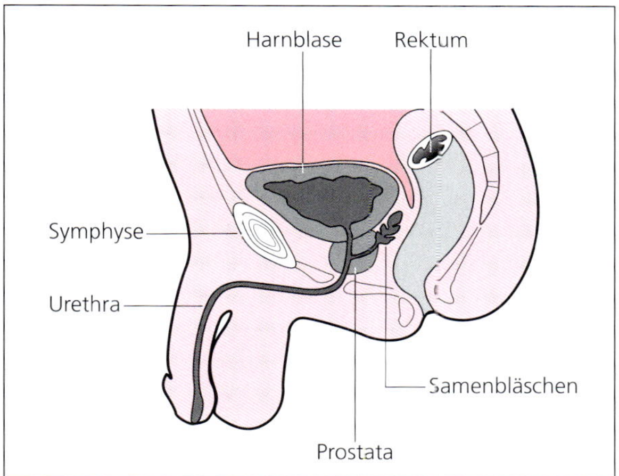

Schema 2.**10**
Männliche Genitalorgane

Samenblasen und Prostata

Samenblasen

Sie liegen zwischen Blasenboden und Prostata in Form zweier nach lateral sich erstreckender, homogen strukturierter echoarmer Ovale. Im Entzündungszustand (Vesikulitis) können sie echoarm anschwellen; gelegentlich finden sich zystische Strukturen oder Steine bzw. Verkalkungen. (Abb. 2.**266a** u. **b** sowie 2.**267**; s. auch Abb. 2.**252a** u. **b**). Bei Neoplasien der Nachbarorgane sollten sie sonographisch auf eine Tumorinfiltration hin angesehen werden.

Prostata

Sie hat eine ovaläre kastanienähnliche Form, ist von homogener Struktur und durch eine Kapsel glatt begrenzt (Abb. 2.**268**).
Zur Frage der Operation und des operativen Vorgehens (transurethrale oder abdominelle Resektion) ist die Größen- und Volumenbestimmung notwendig.
Dazu werden der kranio-kaudale Durchmesser (Organlänge; normal bis 35 mm) im Längsschnitt, der latero-laterale (Organbreite; normal bis 45 mm) sowie der ventro-dorsale Durchmesser (Organtiefe; normal bis 35 mm) im Querschnitt bestimmt (Abb. 2.**269a** u. **b**). Daraus errechnet sich annähernd das Volumen nach der üblichen Ellipsoidformel (s. Harnblase) mit einem Normalwert von 20–30 ml.

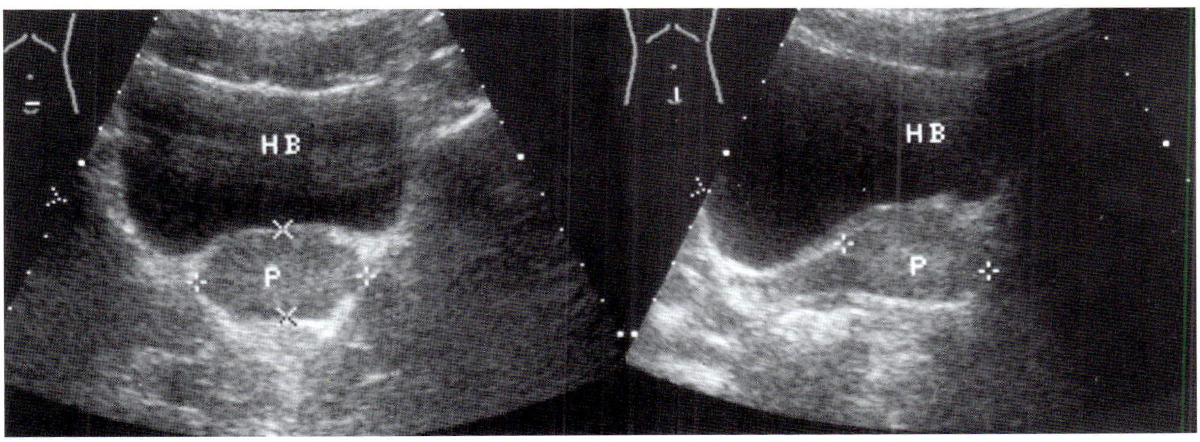

a b

Abb. 2.**269a** u. **b**
Größen- und Volumenbestimmung der Prostata (P); HB = Harnblase:
a Querschnitt
b Längsschnitt

Prostatitis: Sonographisch zeigt sich bei der Prostatitis eine deutlich inhomogene Struktur mit im akuten Stadium echoarmen und im chronischen echoreicheren und fibrotischen Arealen (Abb. 2.**270**). Steine und Verkalkungen sind häufige Zufallsbefunde.

Benigne (knotige) Prostatahyperplasie („Prostataadenom"): Die wichtigste benigne Veränderung ist die gutartige noduläre Prostatahypertrophie (Adenomyomatose). Im Alter findet eine zunehmende Vergrößerung paraurethraler Gewebeanteile statt. Dadurch werden die übrigen Drüsenanteile nach außen abgedrängt. So bildet sich um diese häufig eine abgrenzende Kapselstruktur.

Die Knotenstruktur ist meist feinkörnig und echoreicher; fleckig-echoarme und feinzystische Veränderungen kommen vor. Wächst der Knoten zum Blasenboden als hypertrophierter Prostatamittellappen hin, kann ein Blasentumor vorgetäuscht werden (Abb. 2.**271** u. 2.**272**).

Prostatakarzinom: Die Randbezirke werden vom Prostatakarzinom eher betroffen als Anteile des Blasenbodens. Die Struktur ist echoarm und irregulär, die Kontur unscharf begrenzt. Typische Echomuster, insbesondere in Abgrenzung zum Adenom, fehlen (SZ 2.**17**, Abb. 2.**273**).

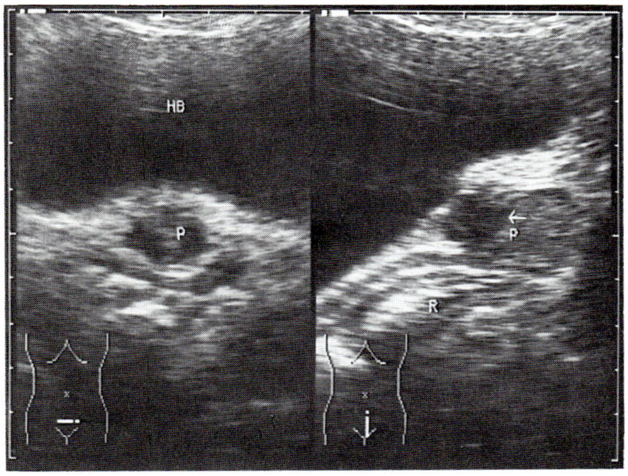

Abb. 2.**270 a** u. **b**
Prostatitis (P). Inhomogene Struktur mit liquiden Anteilen (Pfeil) und Kalk; HB = Harnblase, R = Rektum:
a Querschnitt, **b** Längsschnitt

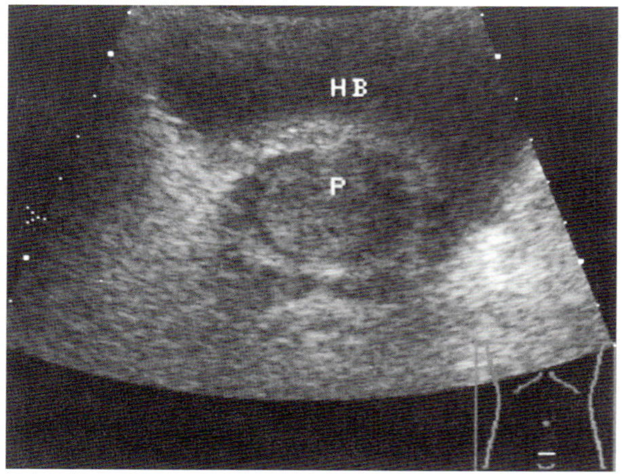

Abb. 2.**271**
Benigne noduläre Prostatahyperplasie (P): Knotenförmige Proliferation der mittleren kranialen Zone mit leichter Anhebung des Blasenbodens; Abgrenzung der übrigen Drüsenteile durch eine echoreichere Kapselstruktur („chirurgische Kapsel"). HB = Harnblase

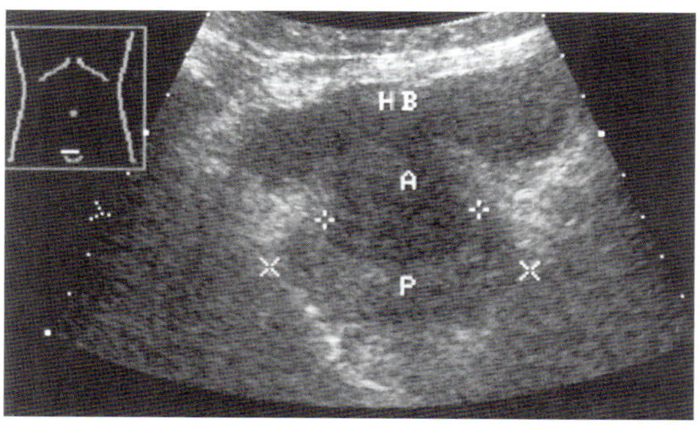

Abb. 2.**272**
Benigne noduläre Prostatahyperplasie (P; Distanzmarken = Breitenmaß) mit echoarmem „Mittellappenadenom" (A; Distanzmarken); Impression des Harnblasenbodens (HB)

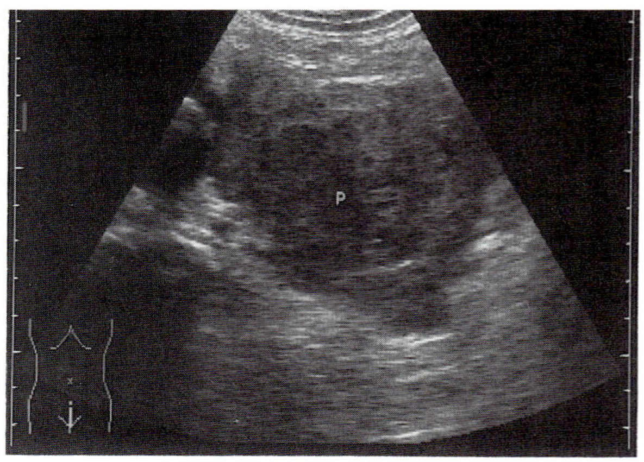

Abb. 2.**273**
Prostatakarzinom (P), bereits metastasierend. Unscharfe, von der Umgebung nicht mehr abgrenzbare echoarm inhomogene Tumorstruktur

SZ 2.17 Sonographische Veränderungen beim Prostatakarzinom

Frühzeichen

- inhomogene Echostruktur
- echoarme Areale

Spätzeichen

- unregelmäßige Kontur, Kapselkonturunterbrechung
- Infiltration in die Umgebung (Harnblasen-Ureterostium, Samenblasen mit -ektasie)

Penis und Hoden

Penis

Sonographisch ist der Penis dorsal vom Damm zugänglich. Die Corpora cavernosa sind als feinstrukturierte echoärmere Körper und das Corpus spongiosum mit seiner echogenen bandförmigen Urethra als reflexreicherer Körper gut abzugrenzen. Bei klinischen besonderen Fragestellungen kann die Sonographie ergänzend mit eingesetzt

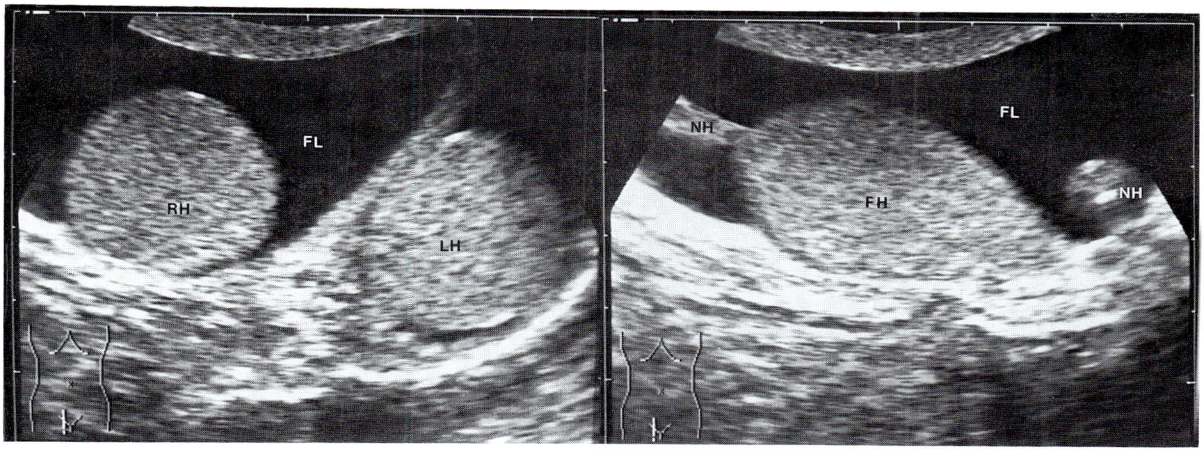

a b

Abb. 2.**274a** u. **b**
Hydrozele:
a Rechter Hoden (RH) mit Hydrozelenflüssigkeit (FL). Unauffälliger linker Hoden (LH)
b Rechter Hoden (RH) mit Anteilen des Nebenhodens (NH; Kopf- und Schwanzanteile)

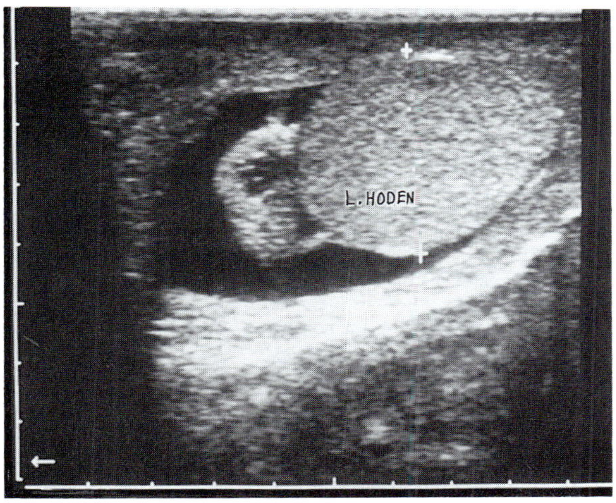

Abb. 2.**275**
Epididymitis mit Begleithydrozele; normaler linker Hoden, deutlich vergrößerter und von Flüssigkeit umgebener linker Nebenhoden

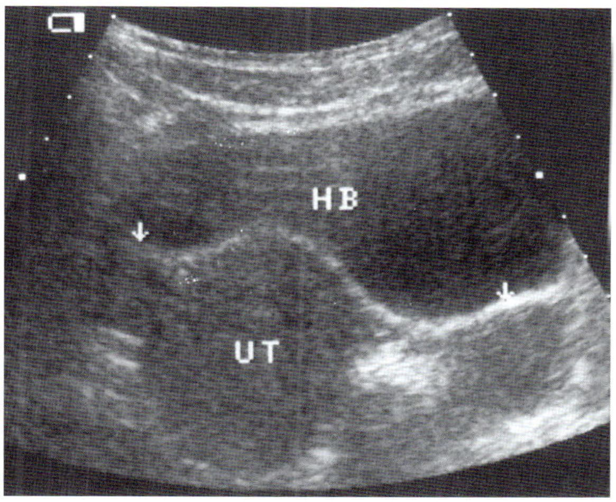

Abb. 2.**276**
Normales weibliches Genital einer 49jährigen Frau. Unterbauchquerschnitt. Uterus (UT) mit Parametrien und Ovarien (Pfeile) HB = Harnblase

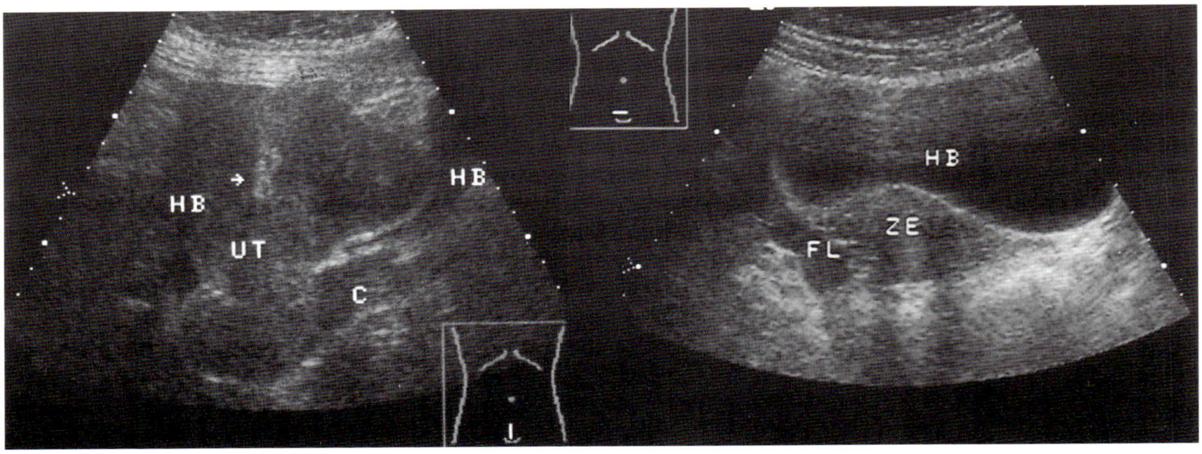

a b

Abb. 2.**277 a** u. **b**

a Uterus (UT) im Unterbauchlängsschnitt mit Übergang in die Zervix (C); Pfeil = proliferiertes Endometrium

b Periuterine Flüssigkeit (FL); geplatzte Follikelzyste? Endometriosis externa? Zyklische Unterbauchbeschwerden; ZE = Zervix. HB = Harnblase

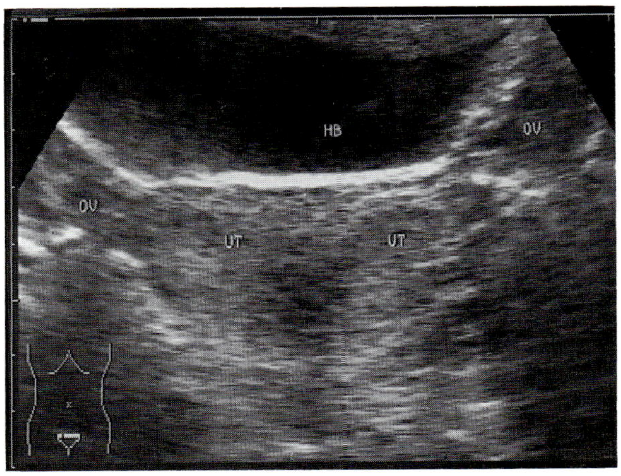

Abb. 2.**278**
Uterus bicornis (UT); zystische Ovarien (OV); HB = Harnblase

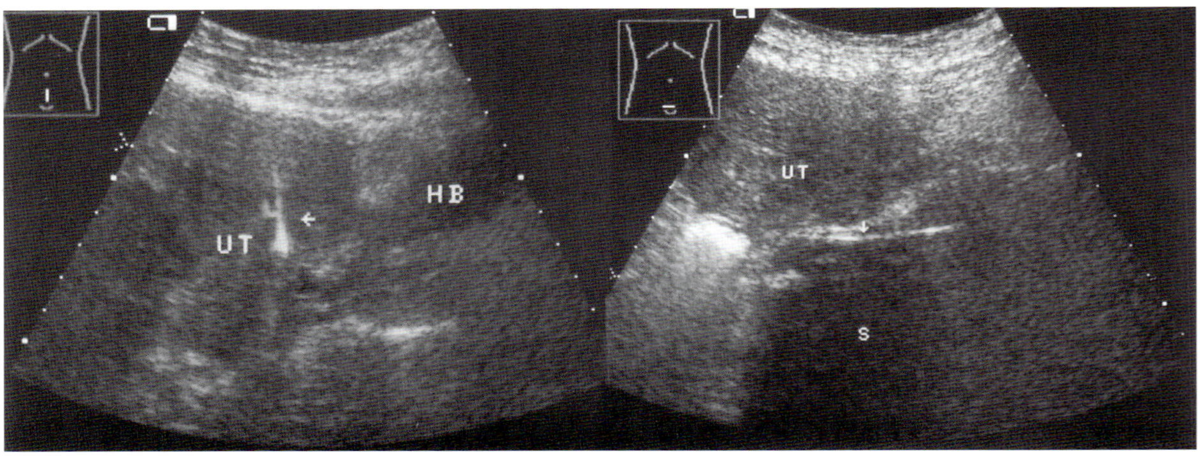

a b

Abb. 2.**279 a** u. **b**
Fremdkörper; UT = Uterus

a Spirale im Uteruskavum (Pfeil); HB = Harnblase

b Ring (Pfeile, Schallschatten, S); Nebenbefund: randständige Verkalkung

werden (Abszeß, Tumor, Komplikationen nach Katheterismus).

Hoden

Mit höherfrequenten Schallköpfen oder einer Wasservorlaufstrecke sind auch die Hoden gut darstellbar. Ihre Struktur ist homogen-feinkörnig.

Hydrozele, Spermatozele: Hoden, Nebenhoden und Samenstrang zeichnen sich beim Vorliegen von Hydrozelen durch die umgebende Flüssigkeitshülle in ihren Feinheiten ab. Als Spermatozele wird die zystische Aussackung des Nebenhodens bezeichnet (Abb. 2.**274a** u. **b**).

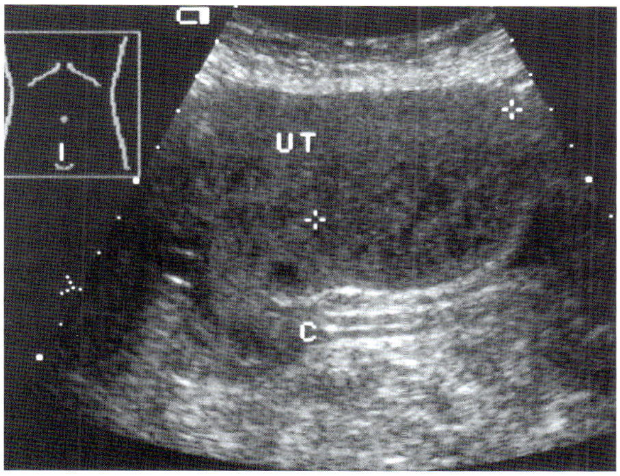

Abb. 2.**280**
Uterus myomatosus (UT) mit intramuraler Lokalisation im Korpus (Distanzmarken); inhomogene Struktur durch regressive Veränderung (Nekrosen oder Gefäße); C = Zervix im Übergang zur Vagina

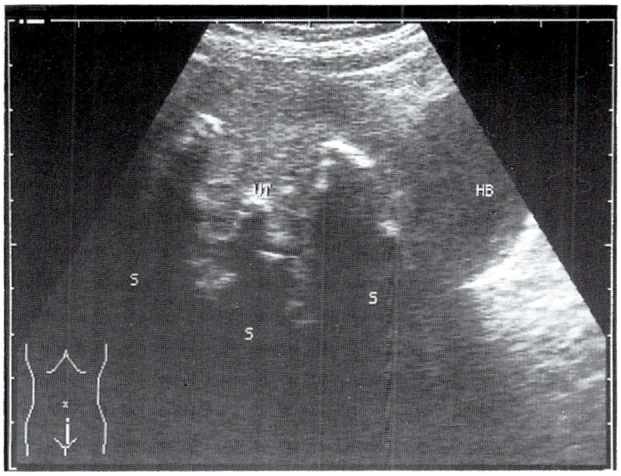

Abb. 2.**281**
Uterus myomatosus (UT) mit Verkalkungen und Schallschatten (S); HB = Harnblase

Orchitis, Epididymitis, Hodentumoren: Unter einer Orchitis wird eine Entzündung des Hodens (z. B. bei Mumps), unter einer Epididymitis eine entzündliche Vergrößerung des Nebenhodens verstanden (Abb. 2.**275**).

Hodentumoren sind sonographisch an einer umschriebenen Destruktion der normalen Struktur erkennbar.

Genitalorgane der Frau

In der topographischen Lage des weiblichen Beckens folgen von ventral nach dorsal auf die Harnblase die Excavatio vesico-uterina, Uterus, Zervix, die Excavatio recto-uterina („Douglas-Raum“) und das Rektum (Schema 2.**11**).

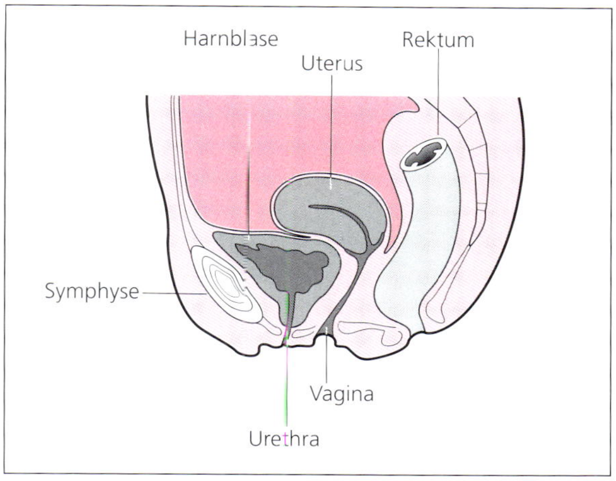

Schema 2.**11**
Weibliche Genitalorgane

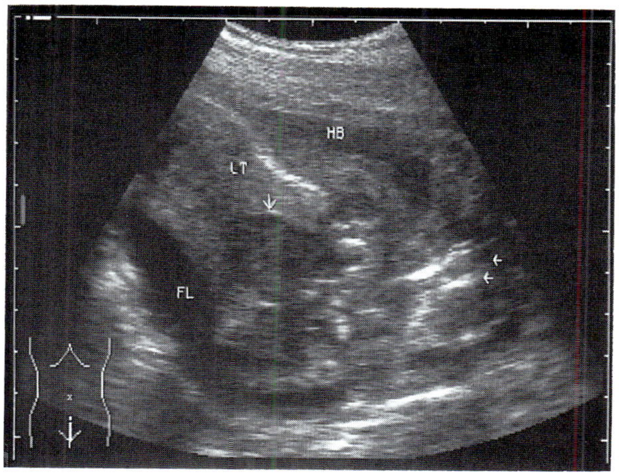

Abb. 2.**282**
Zervixkarzinom: Heterogen echoreich (horizontale Pfeile) bis echoarm (senkrechter Pfeil) strukturierter großer Tumor dorsal der Harnblase (HB). 35jährige Frau, „Unterbauchschmerzen“; UT = Uteruskorpus, FL = periuterine Flüssigkeit

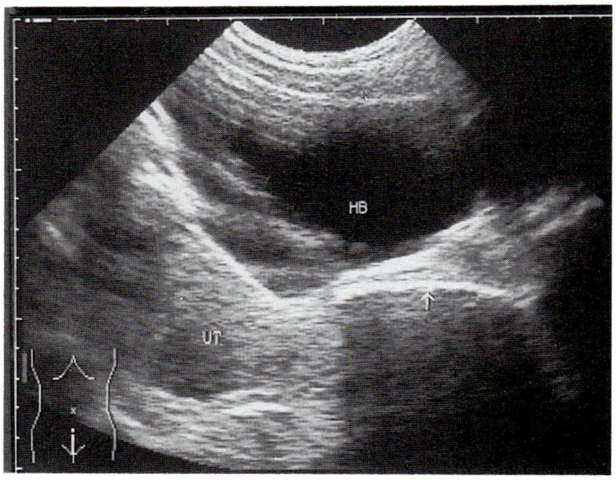

Abb. 2.**283**
Vagina, zwischen Harnblase (HB) und Rektum, mit Tampon (Pfeil); UT = Uterus

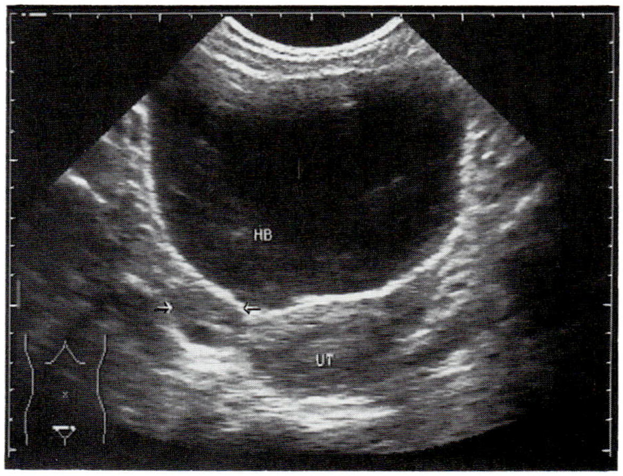

Abb. 2.**284**
Normale Ovarien (rechtes Ovar: Pfeile); UT = Uterus, HB = Harnblase

a

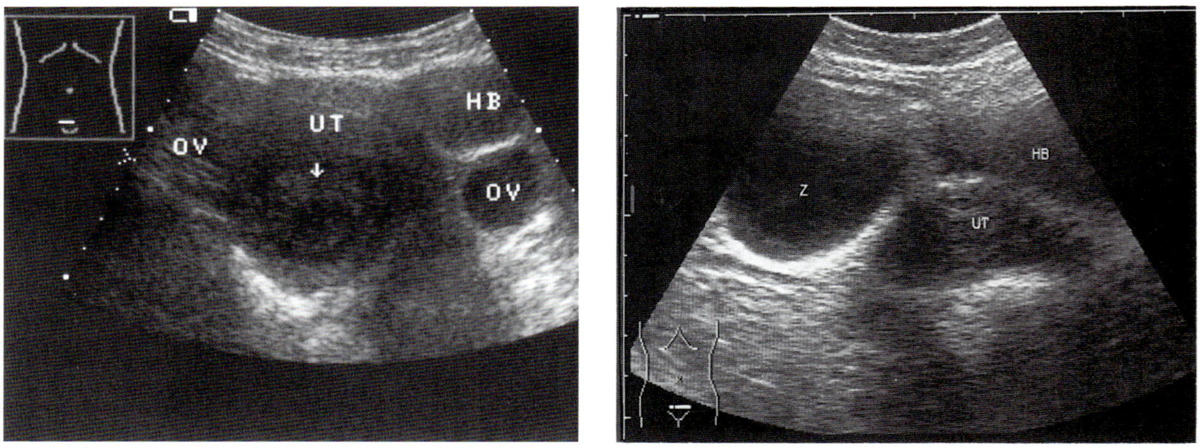

Abb. 2.**285 a** u. **b**

a Follikelzyste des linken Ovars; Größen bis 3,5 cm kommen vor. Pfeil: submuköses Myom, DD hochproliferiertes Endometrium

b Ovarzyste; Z = Zyste, UT = Uterus, HB = angeschnittene Harnblase

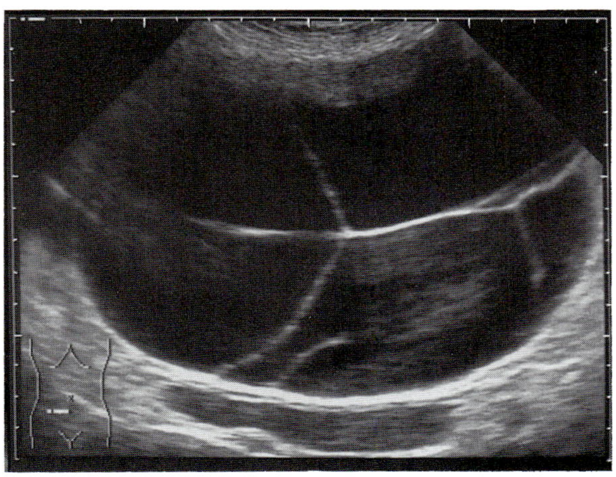

Abb. 2.**286**
Seröses Ovarialkystom; durch Septen mehrkammrig unterteilter zystischer Tumor

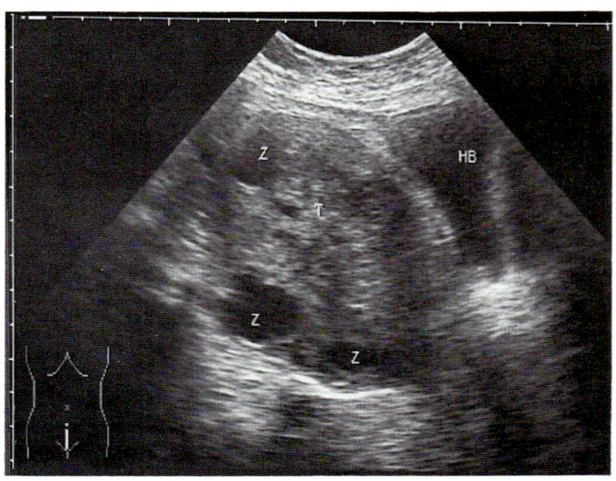

Abb. 2.**287**
Ovarkarzinom (T): Solide/zystische Anteile. Zustand nach Hysterektomie; Z = zystische Areale, HB = Harnblase

Wie die männlichen Genitalorgane werden auch Uterus und Ovarien bei voller (nicht übervoller) Harnblase im Unterbauchlängs- und -querschnitt untersucht.

Uterus und Vagina

Uterus

Im geschlechtsreifen Alter ist der Uterus bei Nullipara im Mittel bis 8 × 3 cm groß; bei Pluripara und mangelnder postpartaler Rückbildung kann er größer sein. Im Alter verkleinert er sich unter die Maße einer Nullipara bis hin zu einem altersatrophischen Zustand.
Vom Corpus und Fundus uteri geht seitlich das Lig. latum mit der Chorda uteroovarica und der Tuba uterina ab; der seitliche Raum zwischen den Blättern des Lig. latum wird „Parametrium" genannt.
Meist liegt der Uterus anteflektiert dorsal der Harnblase zwischen ihr und dem Rektum und geht in einer mehr oder weniger starken Abwinkelung in die Zervix mit der leicht plumpen Portio über. Diese topographischen Verhältnisse und auch die zyklischen Veränderungen des Cavum uteri sind sonographisch gut erkennbar (Abb. 2.**276** sowie 2.**254a** u. **b**).
Da in der Routinesonographie des Bauchraumes gynäkologische Erkrankungen als Zufallsbefunde häufiger vorkommen und daher auch bewertet werden müssen, wird auf die wesentlichen Befunde eingegangen.

Periuterine zystische Läsionen: Als zyklusbedingte oder auch krankhafte Veränderungen kom-

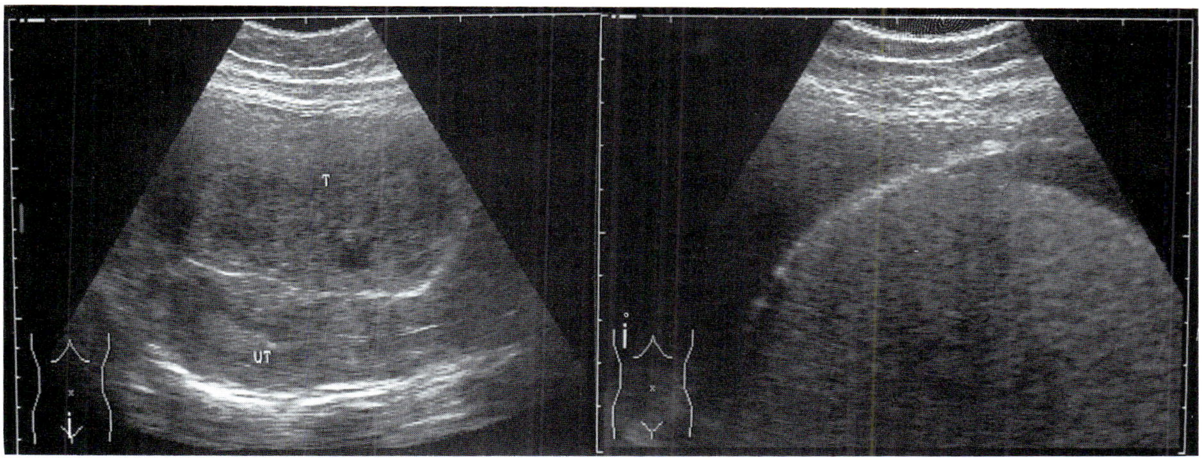

a b

Abb. 2.**288a** u. **b**
Ovartumor:
a Großer Ovartumor (T), vor dem Uterus (UT) gelegen
b Pleuraerguß, zytologisch negativ: Meigs-Syndrom. Stationäre Aufnahme wegen Luftnot

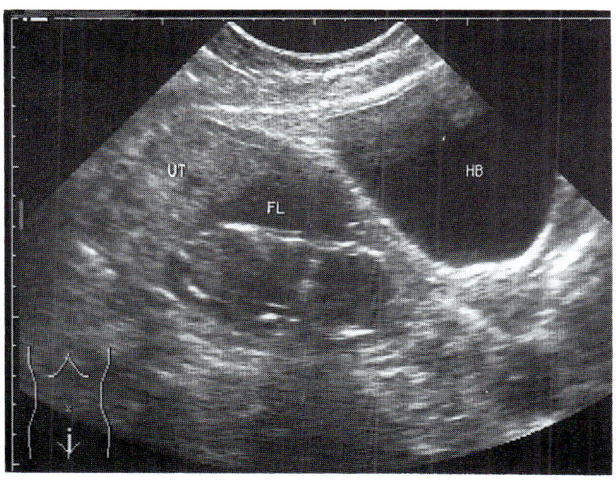

Abb. 2.**289**
Extrauterine (intakte) Gravidität („Unterbauchschmerzen"); UT = Uterus, FL = periuterine Flüssigkeit (Blut), HB = Harnblase

men zystische Läsionen um den Uterus vor. Periovulatorisch, zum Zeitpunkt eines hochproliferatorischen Endometriums, findet sich physiologisch mehr oder weniger Flüssigkeit in der Excavatio recto-uterina (Douglas-Raum), auch in der Excavatio vesico-uterina (Abb. 2.**277a** u. **b**).

Uterus bicornis, Uterus duplex: Als Fehlbildungen kommen am häufigsten ein Uterus bicornis oder ein Uterus duplex vor; der Uterus bicornis nimmt im Querschnitt eine herzförmige Gestalt mit zwei Cava an (Abb. 2.**278**).

Fremdkörper: Häufig sind Spirale oder Ringe als reflexogene strich- oder bogenförmige Fremdkörper zu sehen (2.**279a** u. **b**).

Uterusmyom: Das Uterusmyom zeichnet sich durch einen gut abgegrenzten, oft fleckig-echoärmeren Tumor aus; es kommen strukturell große Variationen von zystisch bis echogen (Verkalkungen) vor (Abb. 2.**280** u. 2.**281**).

Uteruskarzinom: Ein Uteruskarzinom (Zervixkarzinom) zeigt eine raumfordernde Auftreibung im Zervixbereich von heterogener Struktur mit echogenen bis echoarmen Tumorarealen (Abb. 2.**282**).

Vagina

Sonographisch zeigt sich die Vagina als zartes doppelspuriges Band mit echogenem strichförmigem Lumen zwischen Harnblase und Rektum. Auch hier kommen Fremdkörper, als häufigstes Tampons, vor (Abb. 2.**277b**; Abb. 2.**283**).

Ovar

Normale Ovarien sind in Fortführung der Parametrien seitlich der Harnblase schwer zu sehen. Bei einiger Übung gelingt die Darstellung auch bei Lagevarianten aber ausreichend sicher (Abb. 2.**284**).

Ovarzysten: Einfache Ovarzysten sind häufig; sie entsprechen Corpus-luteum- oder Retentionszysten und sind zyklusabhängig, Parovarialzysten dagegen nicht, so daß diese konstant nachweisbar bleiben. Ovarzysten sind glatt, rund und einkammrig. Bei akuten Unterbauchschmerzen vermag die Sonographie in der Differentialdiagnose auf Anhieb stielgedrehte Ovarzysten von anderen Prozessen zu unterscheiden (Abb. 2.**285**).

Ovarkystom: Dagegen weisen Ovarkystome, insbesondere das muzinöse Kystom, Septierungen auf. Die Binnenstruktur ist rein zystisch, beim muzinösen auch schwach echogen (Abb. 2.**286**).

Ovarkarzinom: Zystische und solide Anteile zeichnen das Ovarkarzinom aus. Ein Aszites deutet auf eine Peritonealkarzinose hin (s. Kapitel 2, S. 198, Abb. 2.**163**). Bei gleichzeitigem Bestehen von Ovartumor und tumorzellfreiem Pleuraerguß ist an das Meigs-Syndrom zu denken, bei dem in der Regel ein benigner Ovartumor vorliegt.
Differentialdiagnostisch müssen eine extrauterine Gravidität und ein Ovarabszeß erwogen werden (erstere braucht nach einigem Hinschauen und Erhebung der Anamnese keine großen Schwierigkeiten zu bereiten! Abb. 2.**287**–2.**289**).

ZUSAMMENFASSUNG

Harnwegobstruktionen führen zu einer echoarmen Transformation des Nierenbeckenreflexes. Läßt sich der Aufstau in den Ureter verfolgen, gelingt meist auch die Art und die Lokalisation des Hindernisses. So kann z. B. bei der Nierenkolik der Ureter nach Flüssigkeitsbelastung an markanten Stellen dargestellt und eine Steinlokalisation vorgenommen werden. Eine höhergradige Harnstauung geht mit einer Abnahme des echogenen Sinusreflexes und Verschmälerung des Nierenparenchyms einher.
Restharn, Harnblasensteine und Divertikel sind ebenso gut erkennbar wie Harnblasentumoren, die flächig oder polypös wachsen.
Von einem Prostataadenom ist das Karzinom oft schwer abzugrenzen; Kapselüberschreitung und randständiges Wachstum weisen auf letzteres hin.
Uterusmyome als gut abgrenzbare, echoärmere und fleckige Knotenbildungen sowie einfache Ovarzysten sind häufige Zufallsbefunde. Die selteneren Kystome weisen Septierungen auf. Ovarkarzinome zeigen eine teils zystische, teils solide Struktur.

3

Abschlußkurs

Spezielle Organdiagnostik, Differentialdiagnostik sowie ultraschallgesteuerte Therapieverfahren

Sonographie der Schilddrüse

Gastrointestinaltrakt

Sonographie von Pleura und Lunge

Chronische Pankreatitis und Pankreastumoren

Sonographie der Nebennieren sowie des Peri- und Pararenalraumes

Interventionelle Sonographie im Bereich des Abdomens – diagnostische und therapeutische Punktionen

Sonographische Gallensteinanalyse und extrakorporale Stoßwellenlithotripsie

Sonographische Auswahlkriterien für die laparoskopische Cholezystektomie

Lernziel Abschlußkurs

Die theoretischen Grundlagen und praktischen Fähigkeiten der vorangegangenen Kurse müssen soweit vertieft sein, daß bei der Patientensonographie die gewöhnlichen Diagnosen erstellt werden können. Es sollen auch spezielle Organsonographien durchgeführt und besonders schwierige Organkrankheiten erkannt werden können.

Schilddrüse: Eine Schilddrüsenuntersuchung schließt neben der Strukturanalyse die Größen- und Volumenmessung ein; dazu müssen die drei Durchmesser und das Volumen bestimmt und deren Normmaße gewußt werden. Benigne Schilddrüsenknoten (Adenome), maligne Tumoren und Strumen mit knotiger Umwandlung sowie regressiven Veränderungen sollen differenziert werden können.

Gastrointestinaltrakt: Bei der Magen- und Darmsonographie kommt es auf die Wanddicke und -beweglichkeit an. Die sonographischen Erscheinungsformen maligner Magen-Darm-Tumoren, chronisch entzündlicher Darmkrankheiten und Divertikulitis sind zu beschreiben; Untersuchungstechniken hierfür sollen angewendet werden können.

Pleura und Lunge: Mit Hilfe der beschriebenen Untersuchungstechnik soll der Untersucher in der Lage sein, Pleuraergüsse sonographisch festzustellen und entzündliche und tumoröse Veränderungen der Pleura sowie pleuranahe Lungenläsionen darzustellen.

Chronische Pankreatitis, Pankreastumor: Für die Diagnosestellung einer chronischen Pankreatitis sind die typischen Zeichen (Fibrose, Zysten, Duktektasie, Kalk) zu nennen und gegebenenfalls bei der Untersuchung zu zeigen; für eine klinische Einteilung müssen die Formen der chronischen Pankreatitis nach der Marseiller Klassifikation bekannt sein. Das typische Bild eines Pankreaskarzinoms soll richtig beschrieben werden können.

Nebenniere und Para-/Perirenalraum: Zur Hypertoniediagnostik, zum Tumorstaging und zur Tumornachsorge muß auch die Nebennierenregion beurteilt werden können; dazu sollen die angegebenen Schnittebenen und Untersuchungstechniken angewandt werden.

Interventionelle Sonographie: Der Untersucher soll über sonographisch gesteuerte Diagnose- und Therapieverfahren (Feinnadelpunktion und Drainagebehandlung) informiert sein und Indikationsstellung und Ausführung in groben Zügen kennen.

Gallensteinanalyse: Die Auswahlkriterien für die Behandlungsverfahren von Gallensteinen sollen bekannt sein. Der Untersucher soll in der Lage sein, die jeweilige Beschaffenheit von Gallenblase und Gallensteinen anzugeben.

Sonographie der Schilddrüse

G. Schmidt

ÜBERBLICK

Neben den diffusen Strumen werden insbesondere Knotenstrumen mit ihren Besonderheiten und den sonographischen Differenzierungsmöglichkeiten besprochen und szintigraphischen bzw. funktionellen Befunden gegenübergestellt.
Auf die typischen Zeichen regressiver Veränderungen in Schilddrüsen wird kurz eingegangen. Einen breiteren Besprechungsraum nehmen akute und chronische Thyreoiditiden und Schilddrüsentumoren ein.

Bei Verdacht auf eine Schilddrüsenerkrankung kann die Sonographie primär zur Beurteilung von Größe und Struktur eingesetzt werden. Bei normalem Befund ist eine Schilddrüsenerkrankung unwahrscheinlich; bei vergrößerten und/oder durch Knoten strukturveränderten Schilddrüsen können Hormonanalysen (zunächst TSH basal) und je nach Befundergebnis eine Szintigraphie veranlaßt werden.

Topographie und sonographische Anatomie

Topographie

Die Schilddrüse hat eine Schmetterlingsform, wobei die Flügel vom rechten und linken Schilddrüsenlappen gebildet werden (Schema 3.**1** u. 3.**2**). Diese sind durch den Isthmus der Schilddrüse miteinander verbunden (manchmal findet sich auch ein „Schmetterlingskopf“ in Form eines nach kranial ausgezogenen Lobus pyramidalis).
Ventral und dorsal liegen Halsmuskeln: ventral der M. sternohyoideus und sternothyreoideus, dorsal der M. longus colli. Hinter dem Schilddrüsenisthmus liegen Trachea und Ösophagus.
Die großen Halsgefäße ziehen seitlich in unmittelbarer Nachbarschaft zur Schilddrüse entlang; die A. carotis communis seitlich hinten, die V. jugularis interna seitlich oder seitlich vorn. Die A. thyroidea inferior dringt an den dorsomedialen Lappenrändern in die Schilddrüse hinein und kann dort auch gesehen werden.
Die Nebenschilddrüsen liegen jeweils dorsal der oberen und unteren Schilddrüsenpole. Wenn sie nicht vergrößert sind, können sie sonographisch nicht dargestellt werden.

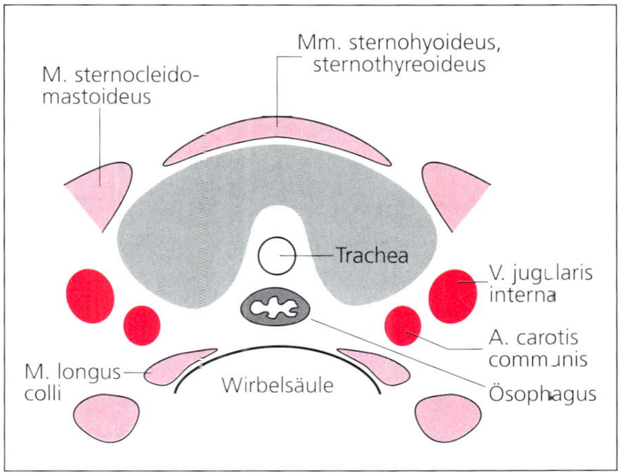

Schema 3.**1**
Schematischer Halsquerschnitt in Schilddrüsenhöhe

Sonographische Anatomie, Untersuchungsgang

Während die uns geläufige szintigraphische Abbildung der Schilddrüse sich als Aufsicht darstellt (Schema 3.**2a**), ist das sonographische Bild als ein anatomischer Querschnitt (Schema 3.**2b**, Abb. 3.**1a** u. **b**) zu sehen. Der obere applikatornahe Bereich entspricht der ventralen Halsregion, der untere Bildabschnitt der dorsalen. Hinter dem Isthmus liegt die Trachea; der Ösophagus ist meist nicht sichtbar, da er in deren Schallschatten liegt. Die A. carotis communis zeigt eine harte Pulsation und ist dadurch von der weichen Doppelpulsation der V. jugularis interna unterscheidbar.

Die sonographische Untersuchung erfolgt in Rückenlage des Patienten. Dabei wird der Kopf

a

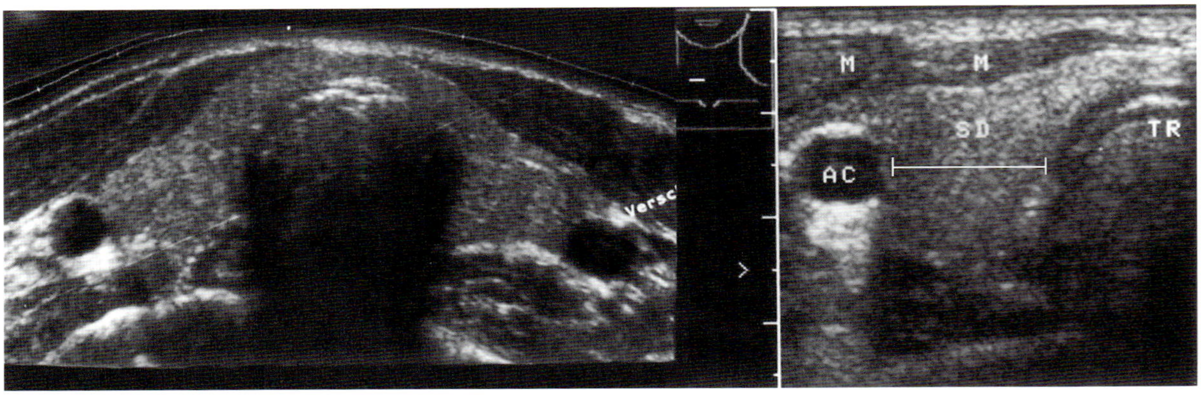

b

Abb. 3.**1a** u. **b**
Normale Schilddrüse:
a Rechter und linker Schilddrüsenlappen sowie Isthmus ventral der quer getroffenen Trachea (dorsal im Schallschatten der Trachea liegen Ösophagus und Wirbelsäule). Ventral die Halsmuskulatur (SieScape – Panorama-Darstellung)
b Distanzmarken zur Vermessung der Schilddrüsenlappen im Querdurchmesser (der Isthmus wird gegebenenfalls getrennt vermessen); AC = A. carotis communis; M = ventrale Halsmuskulatur, TR = Trachea

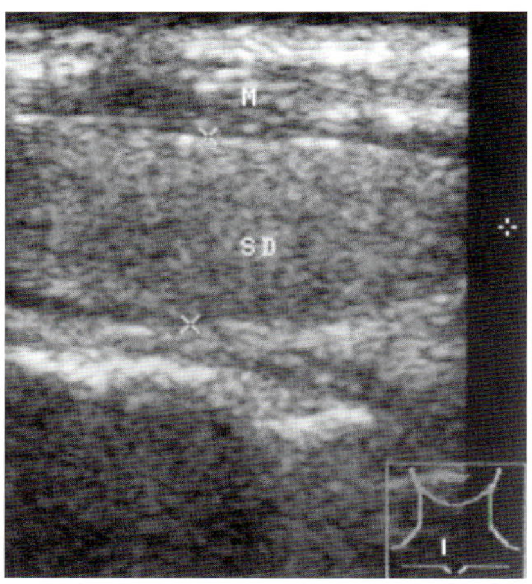

Abb. 3.**2**
Längsschnitt eines rechten normalen Schilddrüsenlappens (SD): Schnittebene zur Längenmessung (Distanzmarken: Längen- bzw. Tiefendurchmesser; zusammen mit Breite und Tiefe Volumenbestimmung). Dorsal die echoarme Muskulatur des M. longus coli, ventral die des M. sternohyoidens (M)

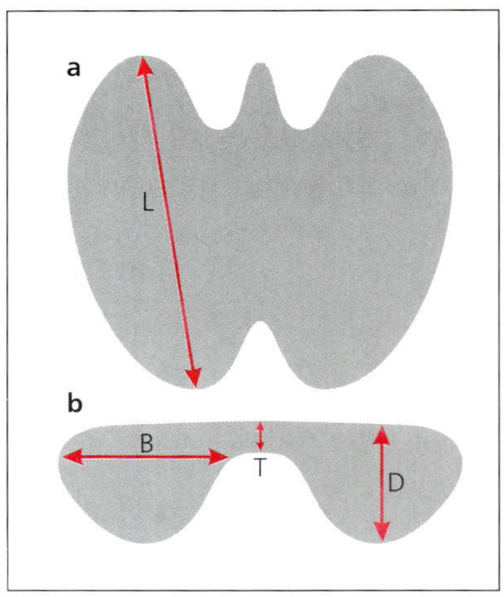

Schema 3.**2a** u. **b**
Schematische Darstellung der Schilddrüse (= Schnittebene im Sonogramm, sonographische Meßgrößen: L = Organlänge [von kranial nach kaudal], B = Organbreite [von rechts nach links], D = Organdicke [von ventral nach dorsal])
a In Aufsicht
b In einem anatomischen Halsquerschnitt

überstreckt. Eine Unterlage unter die Schulterblätter unterstützt die Lagerung. Die Darstellung der Schilddrüse erfolgt in den zwei Schnittebenen des Halsquerschnittes und Organlängsschnittes (Schema 3.**2**, Abb. 3.**1** u. 3.**2**).

Größe

Jeder Schilddrüsenseitenlappen wird in seiner längsten Ausdehnung (kranio-kaudal), seiner Breite (latero-lateral) und seiner Dicke/Tiefe (ventro-dorsal) vermessen (Schema 3.**2**). Entscheidend sind die gemessenen Volumina, weniger die Einzelmaße. Die Normwerte schwanken je nach Alter und Jodversorgung; in Jodmangelgebieten hat die Durchschnittsbevölkerung höhere Normwerte als in ausreichend mit Jod versorgten Gebieten. Folgende Werte (Tab. 3.**1**; s. Abb. 3.**1b**) haben sich durchgesetzt.

Tabelle 3.**1** Sonographisch bestimmte Normalwerte von Schilddrüsengröße und Volumen eines Schilddrüsenlappens (Erwachsene)

Länge (Längsschnitt)	4–7 cm
Breite (Querschnitt)	1–3 cm
Dicke (Längs- oder Querschnitt)	1–2 cm
Isthmusdicke	<0,5 cm
Volumen (ml)	
Länge (cm) × Breite (cm) × Tiefe (cm) × Faktor 0,5	
Frauen	<20 ml
Männer	<25 ml

Die Volumenbestimmung erfolgt auch hier annähernd nach der Formel für ein Rotationsellipsoid; ein Faktor von 0,5 ist daher ausreichend genau.

Struktur

Durch eine umgebende Kapsel ist die Schilddrüse gut gegenüber ihrer Umgebung abgrenzbar. Die Schilddrüsenstruktur ist durch die Follikel mit ihren Wänden und die feinen Gefäße bestimmt. Sie ist körnig, homogen und echoreich, insbesondere im Vergleich zur umgebenden Muskulatur (Abb. 3.**1a** u. **b**–3.**3a** u. **b**). Normofollikel bestimmen mit ihrer Größe von 75–250 µm die normale Schilddrüsenstruktur; Mikrofollikel (bis 75 µm) lassen die Struktur echoärmer erscheinen, Makrofollikel (>250 µm) wegen ihrer stärkeren Wände echoreicher.

Schilddrüsenerkrankungen und pathologische Veränderungen

Die im Folgenden benutzte Gliederung der Schilddrüsenerkrankungen beruht auf herkömmlichen Einteilungen in

Struma:
- blande/diffuse Struma,
- Knotenstruma.

a 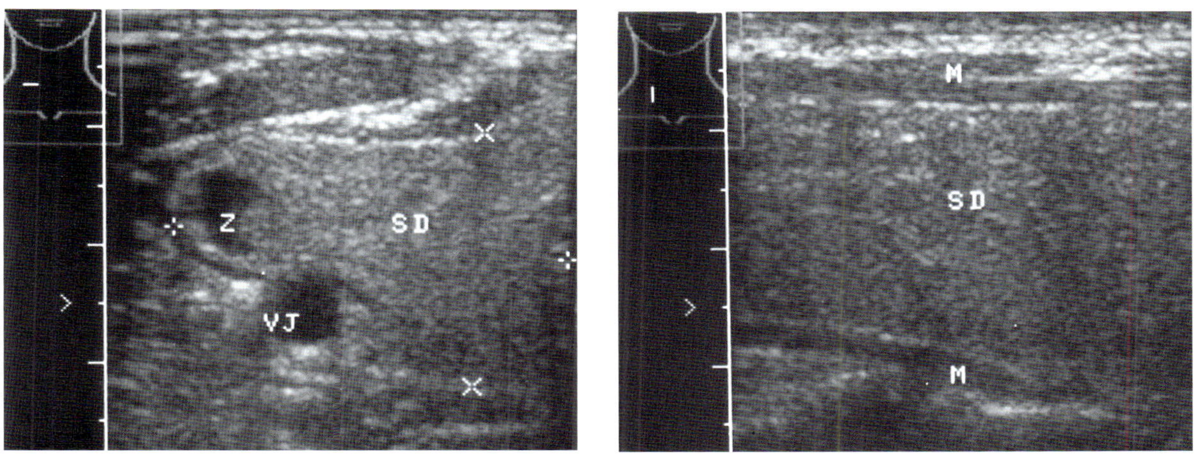 b

Abb. 3.**3a** u. **b**
Struktur der Schilddrüse:
a Querschnitt einer blanden Struma parenchymatosa mit symmetrischer Vergrößerung beider Lappen
b Im Längsschnitt; VJ = V. jugularis interna, M = ventrale und dorsale Halsmuskulatur, Z = Zyste, Distanzmarken: Breite und Dicke/Tiefe im Querschnitt

Entzündung:
- akute Entzündung,
- chronische Entzündung.

Maligne Tumoren:
- Karzinom,
- malignes Lymphom,
- Metastasen, Tumorinfiltration.

Zudem wird in den jeweiligen Abschnitten unter Berücksichtigung der Szintigraphie und Hormonanalyse auf die Funktion eingegangen.

Struma mit diffuser Strukturveränderung

Blande Struma (Struma diffusa): Hierbei handelt es sich um eine diffuse, nicht entzündliche Schilddrüsenvergrößerung mit normaler Funktion. Sie entsteht als Anpassungsreaktion auf eine nahrungsbedingte Jodmangelsituation. Oft liegt eine Lappenasymmetrie vor, dabei erscheint einer balloniert, seltener sind beide Lappen gleichmäßig vergrößert. Häufig ist auch der Isthmus verbreitert.

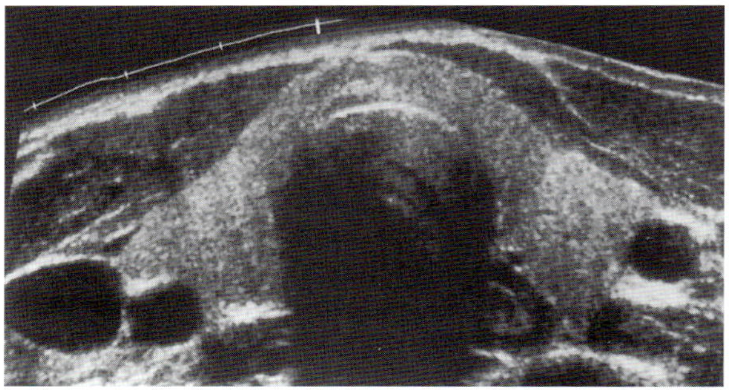

Abb. 3.**4**
Diffuse Struma colloides; vergrößerte echoreiche und strukturvergröberte Schilddrüse (SieScape – Panorama-Darstellung)

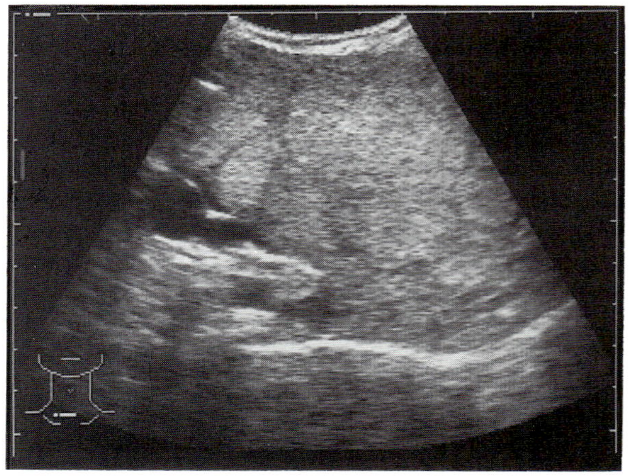

Abb. 3.**5**
Große rechtsseitig entwickelte euthyreote Rezidivstruma: echoreiche Knoten in der echoärmeren Schilddrüse

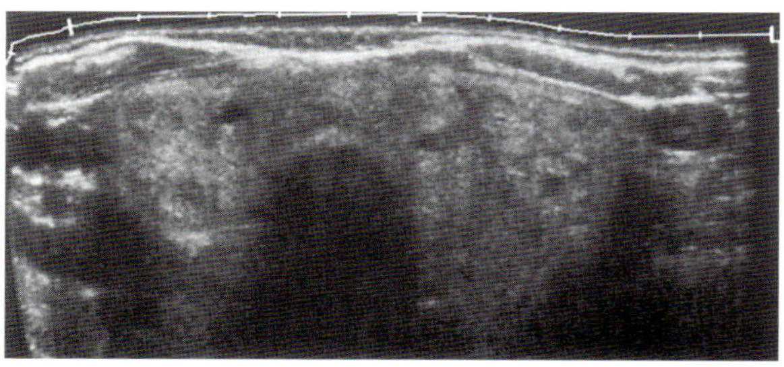

Abb. 3.**6**
Knotenstruma mit regressiven Veränderungen (Zysten, Bindegewebe), die zu einem scheckigen, ausgeprägt inhomogenen Strukturmuster führen. Die echoarmen Randsäume lassen sich in der FKDS noch nachweisen (SieScape – Panorama-Darstellung)

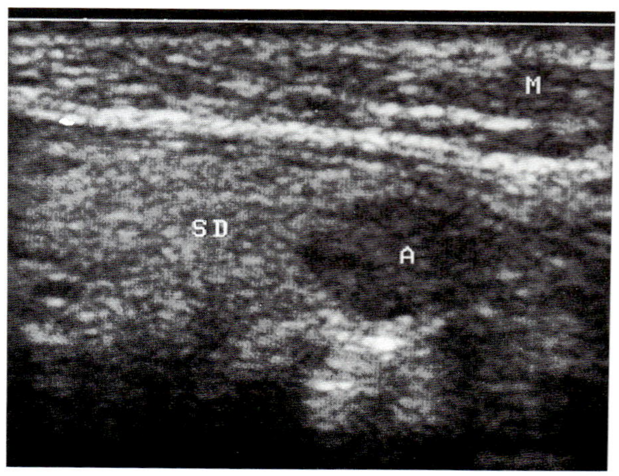

Abb. 3.**7**
Ausgesprochen echoarmer Knoten (A) mit echoarmem Randsaum im linken Schilddrüsenlappen (SD): Szintigraphisch autonomes Adenom; M = ventrale Halsmuskulatur

Diskrete regressive Veränderungen können vorkommen.

Struma diffusa parenchymatosa: Die Struktur der diffusen Struma parenchymatosa entspricht der einer normalen Schilddrüse (Abb. 3.**3a** u. **b**).

Struma diffusa colloides: Die Struma colloides setzt sich aus kolloidreichen Makrofollikeln zusammen und erscheint daher echoreicher (Abb. 3.**4**).
Ist sonographisch eine diffuse Struma nachgewiesen und liegt der TSH-Wert im Normbereich, kann ohne weitere nuklearmedizinische Diagnostik eine Substitution eingeleitet werden.

Struma mit knotiger Veränderung

Im Laufe der Zeit kann in einer diffusen Struma mit zunehmendem Wachstum eine Knotenbildung entstehen. Diese sind in der Regel knotige oder adenomatöse Hyperplasien, also keine echten Tumoren.
Hyperplastische Knoten sind von neoplastischen adenomatösen Knoten sonographisch (wie im übrigen auch histologisch) kaum zu unterscheiden. Die Sonographie kann allenfalls Hinweise geben.

Knotenstruma (Struma diffusa et nodosa): Multiple hyperplastische Knoten in einer Struma werden auch als adenomatöse Knoten (nicht Adenome) bezeichnet. Sie bestehen feingeweblich aus dicht gepackten kleinen und großen Follikeln. Sie erscheinen sonographisch eher echogleich oder echoreich (Abb. 3.**5** u. 3.**6**).

Schilddrüsenadenome: Sie werden auch als „follikuläre Adenome" bezeichnet. Wegen ihrer Bedeutung für das sonomorphologische Verständnis von Knoten wird auf ihre Charakteristik ausführlicher eingegangen.
Adenome gelten als epitheliale Neubildungen. Sie haben eine knoteneigene Gefäßversorgung; sie nehmen – als weiterer Hinweis für eigenständiges Gewebe – nicht an einer Immunentzündung teil. Adenome entstehen im allgemeinen in einer normal großen Schilddrüse.
Sonographisch sind sie homogen strukturiert und weisen (im Gegensatz zu Malignomen!) einen breiten echoarmen Randsaum auf, der durch einen mehrere Millimeter breiten venösen Gefäßsinus bedingt ist. In der Farbdoppleruntersuchung kann dieser besonders gut nachgewiesen werden. Er sollte daher nicht unbedingt analog dem metastasentypischen Randsaum als „halo sign" bezeichnet werden (Abb. 3.**7**–3.**11**). Entsprechend dem follikulären Feinaufbau können mikrofollikuläre, normofollikuläre und makrofollikuläre Adenome unterschieden werden. Die meisten Adenome sind allerdings gemischt follikulär mit dem Vorherrschen eines Follikeltyps.
Die Sonomorphologie von Knoten spiegelt weder die endokrine Funktion und somit das szintigraphische Verhalten wider, noch erlaubt sie eine histologische Differenzierung; dennoch läßt das sonographische Bild gewisse Rückschlüsse zu, eine

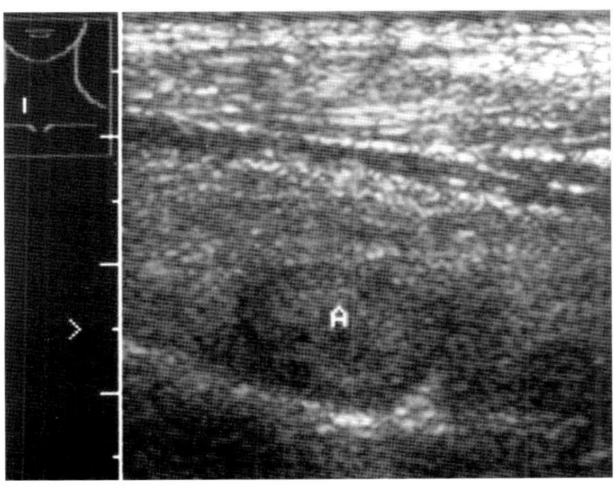

Abb. 3.**8**
Echoarmer Schilddrüsenknoten (A; Adenom) in linker sonst unauffälligen Schilddrüse Klinisch: Hyperthyreose, szintigraphisch heißer Knoten

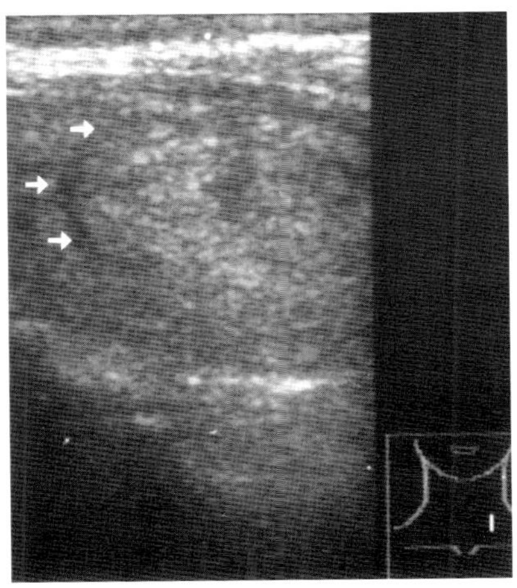

Abb. 3.**9**
Echogleicher Knoten mit echoarmem Randsaum (Pfeile) nur durch diesen von der übrigen normalstrukturierten Schilddrüse abgrenzbar; Längsschnitt links

Gegenüberstellung von histologischem Gewebetyp und sonographischer Erscheinungsform ergibt annähernd folgende Beziehung (SZ 3.**1**).

SZ 3.1 Sonomorphologie umschriebener Adenomknoten in Abhängigkeit von der Histologie

Histologie	häufigster sonographischer Befund
mikrofollikuläres Adenom	echoarmer Knoten
normofollikuläres Adenom	echogleicher Knoten
makrofollikuläres Adenom	echoreicher Knoten

Mikrofollikuläre Adenome: Mikrofollikuläre Adenome stellen sich sonographisch in 97% als echoarme Knoten mit Randsaum dar. Gehäuft gehen sie mit autonomen Adenomen einher. Differentialdiagnostisch müssen sie gegen Malignome und umschriebene Entzündungen abgegrenzt werden (sonographisch fehlt beiden in der Regel der echoarme Randsaum; dennoch müssen alle echoarmen Knoten feinnadelpunktiert werden; Abb. 3.**7** u. 3.**8**).

Normofollikuläre Adenome: Wegen ihrer normalen Echostruktur sind echogleiche Knoten nur durch ihren Randsaum zu erkennen. Szintigraphisch können sie alle Speicherformen zeigen; wenn sie sich nicht als heiße oder kalte Knoten darstellen, können sie szintigraphisch nicht erkannt werden (Abb. 3.**9** u. 3.**10**).

Makrofollikuläre Adenome: 85% der makrofollikulären Adenome sind reflexreich. Ihr oft breiter echoarmer Randsaum wirkt flau und ist dadurch schwer erkennbar.
Szintigraphisch speichern sie in der Regel wegen ihrer volumenbezogenen relativen Zellarmut vermindert, so daß sie meist kalten Knoten entsprechen (Abb. 3.**11** u. 3.**12**).

Hyperthyreote Struma

Die Hyperthyreose kann in eine immunogene (Morbus Basedow; s. unten, Abb. 3.**23**) und in eine nichtimmunogene (funktionelle Autonomie) unterteilt werden. Zu den funktionellen Autonomien zählen:

Unifokale Autonomie (autonomes Adenom): Sonographisch findet sich meist ein echoarmer Knoten mit Randsaum (mikrofollikuläres Adenom; s. Abb. 3.**8**).

Multifokale Autonomie: Hierunter werden adenomatös-hyperplastische Knoten (in der Regel keine echten Adenome!) mit einer multifokalen Autonomie verstanden. Szintigraphisch finden sich multiple heiße Knoten bzw. Bezirke, sonographisch echoarme Knoten (Abb. 3.**5** u. 3.**13**).
In der Farbdoppleruntersuchung weist eine verstärkte Vaskularisation auf solche multifokalen Autonomien hin.

Disseminierte Autonomie: Während sich die uni- und multifokalen Autonomien sowohl im Szintigramm als auch in der Sonographie darstellen,

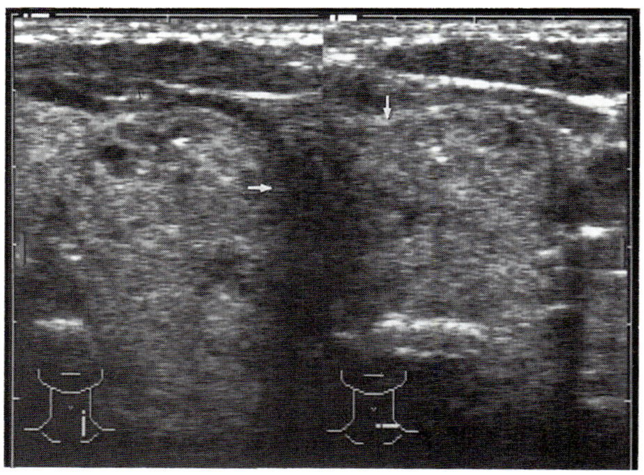

Abb. 3.**10**
Längs- und Querschnitt linker Schilddrüsenlappen: durch einen angedeuteten Randsaum (Pfeile) abgegrenztes Adenom. Feine regressive Veränderung mit Pseudolymphzysten und Mikroverkalkungen

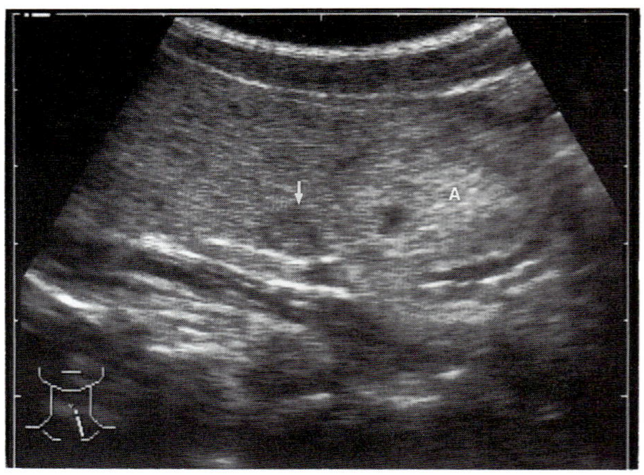

Abb. 3.**11**
Gleicher Patient wie in Abb. 3.**7**:
Längsschnitt linker Schilddrüsenlappen: echoreiches Adenom (A) mit kleiner echofreier Zyste und flauem Randsaum. Daneben echoarmer Knoten (Pfeil). Klinisch: Euthyreose. Keine Szintigraphie

mangelt es bei der disseminierten Autonomie an typischen Kriterien; sie kann angenommen werden, wenn bei klinischer Hyperthyreose Befunde für eine fokale Autonomie oder eine Immunthyreopathie fehlen.

Struma mit überwiegend regressiven Veränderungen

Die regressiven Veränderungen in Strumen sind SZ 3.**2** zusammengefaßt.

SZ 3.2 Regressive Veränderungen in Strumen

Zystische Transformation
Fibrose
Verkalkung

Zystische Transformation: Echte, mit Epithel ausgekleidete Zysten sind sehr selten.
Die meisten zystischen Läsionen sind Pseudozysten. Nach dem Punktat lassen sich braune (Schokoladenzysten) und gelbe Zysten unterscheiden. Schokoladenzysten haben meist einige Binnenechos, gelbe Zysten (länger zurückliegende Einblutung) sind echofrei.
Sonographisch erscheinen zystisch degenerierte Knoten als unregelmäßig begrenzte echofreie Läsionen. Frische Einblutungen können Binnenechos hervorrufen (Abb. 3.**14**–3.**17**).

Fibrosen: Sie entstehen in durchblutungsgestörten oder entzündlichen Arealen und finden sich in Adenomen, in autoimmun-entzündlichen Strumen, in sklerosierenden papillären Schilddrüsenkarzinomen und in der Riedel-Struma.
Hyalines Bindegewebe ist ausgesprochen homogen und besitzt keine akustischen Grenzflächen. Daher erscheint es sonographisch echoarm.
Die seltenen fibrösen Knoten bestehen aus hyalinem Bindewebe und liegen oft in Adenomen. Sie sind echoarm und daher von malignen Tumoren kaum zu unterscheiden; Kalkeinlagerungen sind häufig. Eine Feinnadelpunktion erbringt oft kein Gewebe (Abb. 3.**18**).
Kollagene Faserbündel sind dagegen echoreich; sie können Aussparungseffekte im Szintigramm, z. B. innerhalb von Adenomen, erklären (Abb. 3.**4** u. 3.**19**).

Verkalkungen: Sie entstehen infolge entzündlicher Vorgänge oder nach Einblutungen; sie erscheinen kleinherdig, grobfleckig oder schalig, und sie zeichnen sich sonographisch durch harte Echos mit Schallschattenzonen aus. Sie weisen im allgemeinen nicht auf ein Karzinom hin, kommen aber hier auch vor (Abb. 3.**19** u. 3.**20**).

Entzündungen der Schilddrüse

Folgende Schilddrüsenkrankheiten sind – bei unterschiedlicher Genese – entzündlich bedingt oder

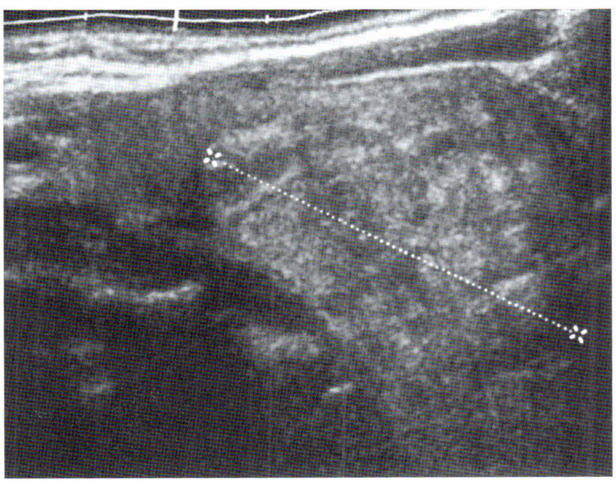

Abb. 3.**12**
Schilddrüsenlängsschnitt: großer echoreicher Knoten mit inhomogener Struktur (Distanzmarken) in einer sonst normalen Schilddrüse

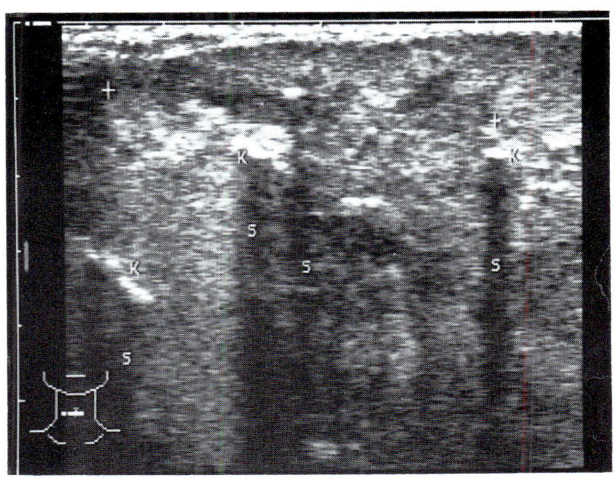

Abb. 3.**13**
Struma permagna mit Hyperthyreose. Irreguläre, teilweise echoarm fleckige Struktur (Distanzmarken) mit regressiven Anteilen (Mikroverkalkungen, K). Szintigramm: multifokale Autonomie, Histologie: Struma colloides nodosa; S = Schallschatten

gehen mit entzündlichen Vorgängen einher (Tab. 3.**2**):

Tabelle 3.**2** Entzündliche/immunogene Erkrankungen der Schilddrüse

Akute Thyreoiditis (eitrig)
Akute/subakute Thyreoiditis de Quervain/subakute lymphozytäre postpartale/„Silent“ Thyreoiditis
Immunhyperthyreose Typ Basedow
chronische lymphozytäre Thyreoiditis Hashimoto
Riedel-Struma

Akute Thyreoiditis: Die akut eitrige Form ist bakteriell verursacht und geht mit Abszeßbildung einher: klinisch besteht eine schmerzhafte Schwellung und Rötung sowie eine Leukozytose. Sonographisch findet sich eine echoarme, teilweise irreguläre tumoröse Läsion (Abb. 3.**21**).

Akute subakute/nichteitrige Thyreoiditis de Quervain: Sie beginnt (als wahrscheinlich virale Krankheit) mit einem grippalen Krankheitsgefühl und zeichnet sich durch eine starke Druckschmerzhaftigkeit über der Schilddrüse aus. Entzündliche Zeichen und serologische Immunphänomene (mikrosomale Schilddrüsenantikörper) sowie initial eine hyperthyreote Stoffwechsellage sind die Regel. Sie heilt (oft nach Rezidiven) aus. Sonographisch

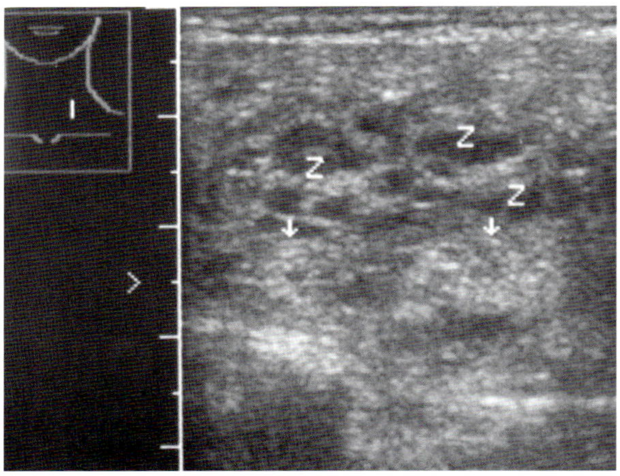

Abb. 3.**14**
Feinzystische (Z) und feinfleckig bindegewebige (Pfeile) regressive Veränderungen in einer Struma

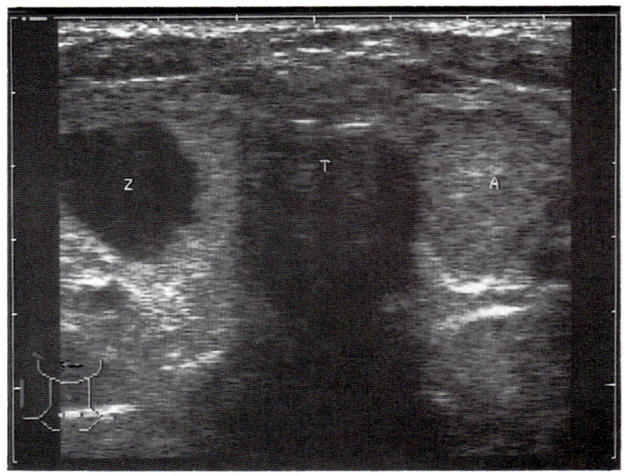

Abb. 3.**15**
Große unregelmäßig begrenzte Zyste rechts (Z) in einem großen Adenom (8 ml blutige Zystenflüssigkeit). Links echoarmes Adenom (A); T = Trachea

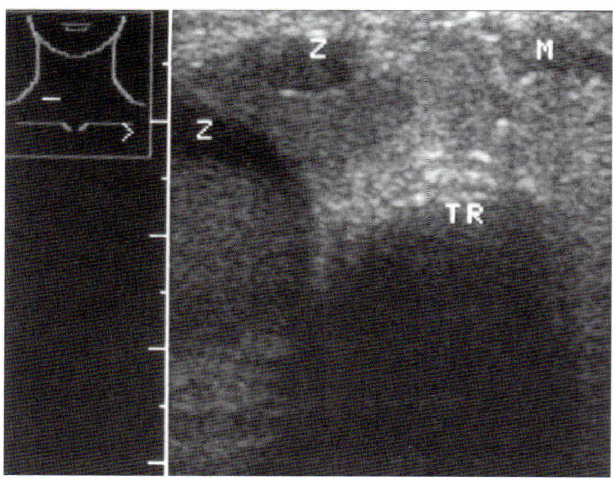

Abb. 3.**16**
Zysten (Z) mit flauer Binnenstruktur; Punktion: rahmige Kolloidflüssigkeit (zytologisch bestätigt); M = Halsmuskulatur, TR = Trachea

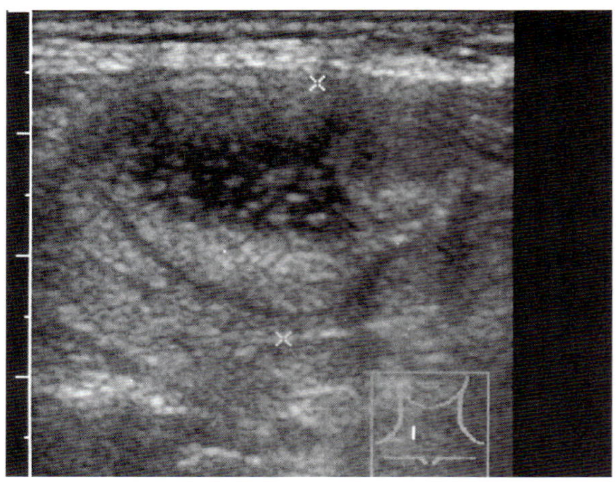

Abb. 3.**17**
Zystische Transformation mit schwebenden gröberen Reflexen als sonographisches Korrelat für frische Einblutung in einen Knoten (Distanzmarken)

finden sich charakteristische echoarme, unscharf begrenzte große Areale neben Anteilen mit normaler Struktur; insgesamt erscheint sie fleckig echoarm (Abb. 3.**22**).

Immunhyperthyreose Typ Basedow: Die Basedow-Krankheit ist ebenso eindrucksvoll wie der sonographische Befund: Klinisch kommt es infolge einer Stimulation der Thyreozyten durch Immunglobuline zur Hyperthyreose (Tachykardie, endokrine Orbitopathie, Struma mit Schwirren infolge starker Durchblutung!). Serologisch beweisen Antikörper gegen TSH-Rezeptoren (TRAK) und Mikrosomen (MAK; identisch mit Peroxydase = TPOAK) die Erkrankung.

Der sonographische Befund ist charakteristisch: Pralle Schwellung der Drüse über den Isthmus hinweg und diffus fleckige Echoarmut. Allein daraus kann bei einer Hyperthyreose die Diagnose gestellt werden! (Abb. 3.**23**).

Die Organverplumpung ist Folge des raschen Wachstums durch Blutfülle und lymphozytäre Infiltration.

Chronische lymphozytäre Thyreoiditis (Autoimmunthyreoiditis Hashimoto): Durch entzündliche Fibrose und Schrumpfung führt die Thyreoiditis Hashimoto zur Atrophie und Hypothyrose; Antikörper, insbesondere gegen Mikrosomen, sind positiv.

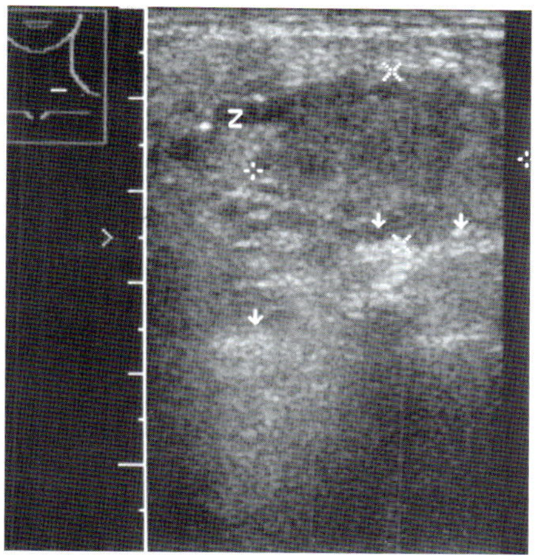

Abb. 3.**18**
Regressive Schilddrüsenveränderungen mit zystischer (Z) und bindegewebiger Transformation (hyalines Bindegewebe? Distanzmarken, kollagenes: Pfeile). Zystologie: regressiv verändertes Schilddrüsenepithel; dennoch muß ggf. ein Tumor operativ ausgeschlossen werden

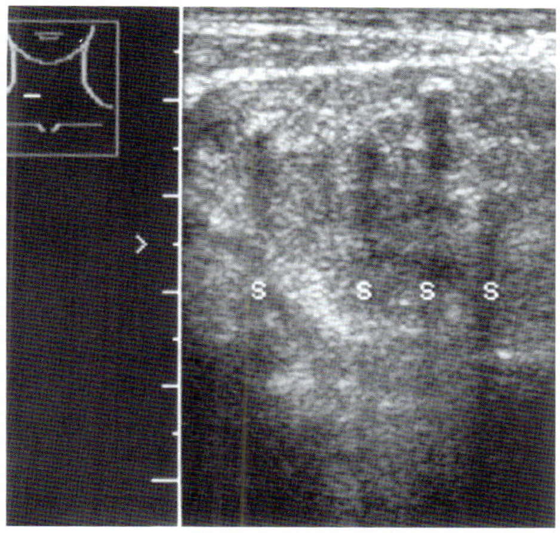

Abb. 3.**19**
Fleckige echoreiche Fibroseareale (kollagenes Bindegewebe) in einer hyperthyreoten Knotenstruma mit Verkalkungen; S = Schallschatten

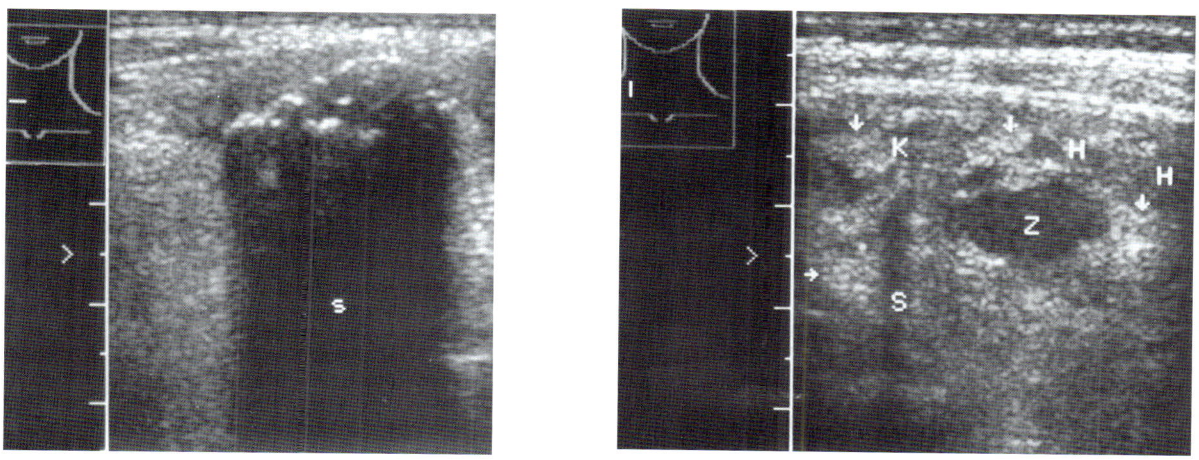

a b

Abb. 3.**20a** u. **b**
Regressive Schilddrüsenveränderungen:

a Grobfleckig-schalige Verkalkungen mit Summationsschallschatten (S)

b Alle regressiven Veränderungen zusammen führen zu einem sonomorphologisch irregulären „bunten" Strukturbild, welches oft schwer zu interpretieren ist. Z = Zyste, K = Kalk mit Schallschatten (S), H = hyalines Bindegewebe (? DD Lymphzysten, Einblutungen, Tumor), Pfeile = kollagenes Bindegewebe

Sonographisch herrscht ein stadiumbedingtes veränderliches Bild vor; anfangs, noch vor dem Stadium der Hypothyreose, kann die Struktur noch normal bis leicht fleckig echoarm sein, dann wird sie diffus echoarm (als Referenz für die Echoarmut kann der M. sternocleidomastoideus herangezogen werden!).
Im Stadium der Atrophie können die noch vorhandenen echoarmen Schilddrüsenreste mit der Hypothyreose, nachweisbaren Antikörpern und bleibend erhöhter Blutkörperchensenkung auf diese Form hinweisen (Abb. 3.**24** u. 3.**25**).

Riedel-Struma: Das Riedel-Struma ist sehr selten und zeichnet sich durch den „eisenharten" Tastbefund infolge fibröser Narbenbildung aus. Sonographisch erscheint sie durch hyaline Bindegewebe eher echoarm (Abb. 3.**26**).

Maligne Tumoren der Schilddrüse

Zu den benignen Tumoren gehören die follikulären Adenome, die wegen ihrer funktionellen Bedeutung (heiße/kalte Knoten) und ihrer typischen Struktur mit dem Randsaum unter den Knotenbildungen besprochen sind.
Es gibt selten benigne Tumoren in der Schilddrüse, die keinen Randsaum zeigen, immer malignomverdächtig sind und operiert werden sollen, wie

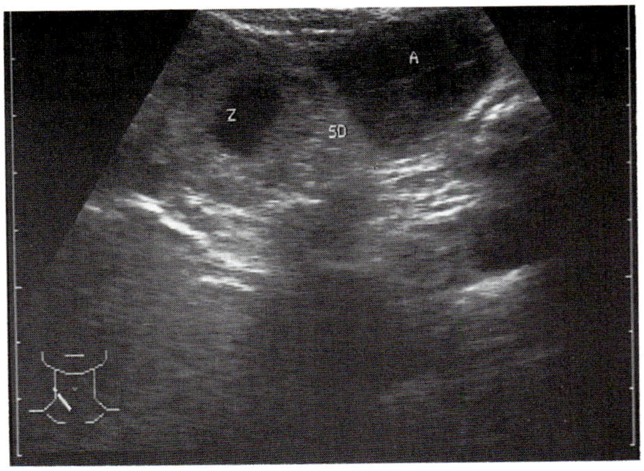

Abb. 3.**21**
Eitrige Thyreoiditis: unscharf begrenzter echoarmer, die Kontur vorwölbender Tumorbezirk (A) im Jugulum. Kranial davon ein echoarmer Knoten mit Zyste (Z). Klinisch: druckdolenter geröteter Schilddrüsenknoten; nach Antibiose zurückgebildet; SD = rechter Schilddrüsenlappen

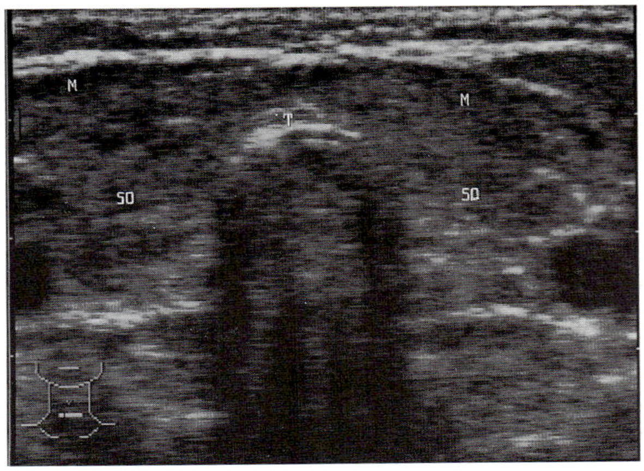

Abb. 3.**22**
Akute/subakute Immunthyreopathie, Querschnitt: Fleckig intensiv echoarme Schilddrüsenlappen (SD), strukturell von der Muskulatur (M) kaum abzugrenzen

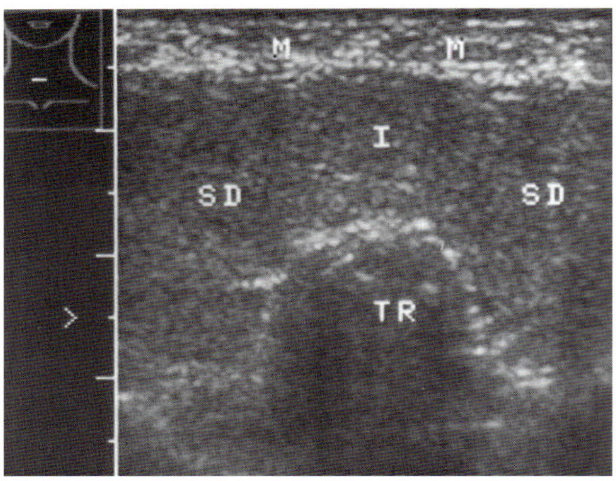

Abb. 3.**23**
Diffus echoarm geschwollene Schilddrüse (SD) unter Einschluß des Isthmus (I): Autoimmunhyperthyreose Basedow. Die Struktur ist mit der Halsmuskulatur (M) identisch! TR = Trachea

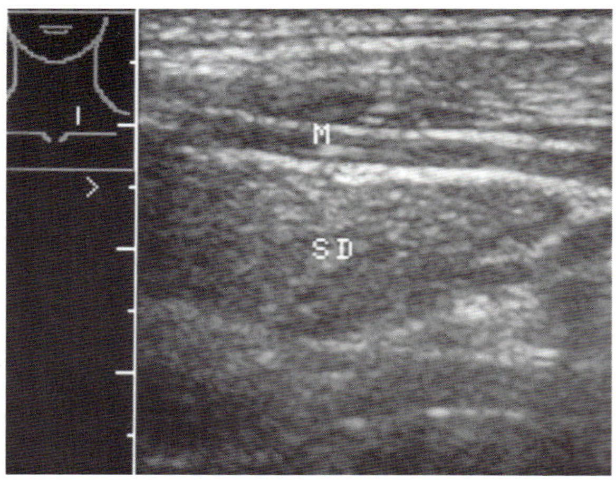

Abb. 3.**24**
Chronische Autoimmunthyreoiditis (lymphozytäre Thyreoiditis Hashimoto) mit fortgeschrittener Hypothyreose (vorherrschendes Symptom: teigige Ödeme): Kleiner, gegenüber der Muskulatur (M) isoechogener Schilddrüsenlappen links (SD)

z. B. das onkozytäre Adenom (Onkozytom, Abb. 3.**27a**).
Gelegentlich finden sich auch Nebenschilddrüsenadenome (oder primäre Hyperplasien) intra-, meist aber perithyreoidal dorsal oder lateral kaudal oder dorsal kranial (Abb. 3.**27b**).
Bei den malignen Tumoren überwiegen follikuläre und papilläre Schilddrüsenkarzinome; von den schon insgesamt seltenen Malignomen ist das medulläre (C-Zell)Karzionom eine Rarität. Es gibt keine ganz sicheren sonographischen Zeichen für das Vorliegen eines Karzinoms; eine derbe, schmerzlose rasch wachsende Knotenbildung weist klinisch auf einen malignen Tumor hin.

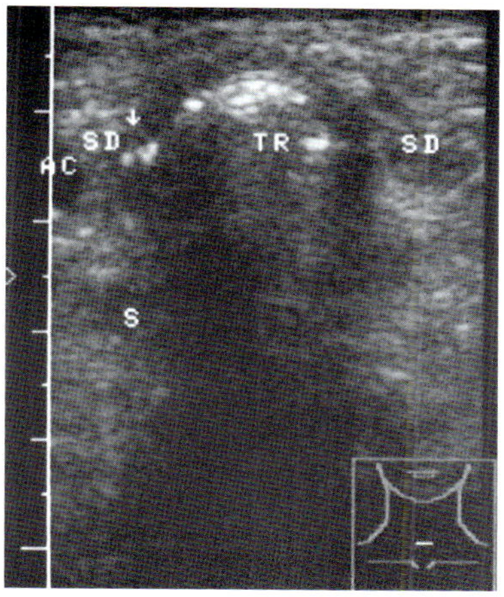

Abb. 3.**25**
Endstadium einer Autoimmunthyreoiditis Hashimoto mit Schilddrüsenatrophie (SD; Pfeil = Mikrokalzifikation mit Schallschatten; S); Aufnahme im Myxödemkoma; TR = Trachea, AC = A. carotis

Follikuläres Schilddrüsenkarzinom: Für das follikuläre Karzinom ist sein langsames Wachstum und seine Symptomarmut typisch. Durch eine bei einigen Formen frühzeitige Infiltration in die Nachbarschaft und Fernmetastasierung hat es eine schlechtere Prognose als das papilläre Karzinom. Sonographisch herrscht der echoarme Tumor – glatt oder auch unscharf begrenzt, teilweise inhomogen – vor (Abb. 3.**27**).

Papilläres Schilddrüsenkarzinom: Es ist aus verzweigtem Bindegewebe aufgebaut, was die Echoarmut ausmacht. Zysten, Verkalkungen und echoarme Fibrosen kommen vor. Sie neigen zu langsamem Wachstum und zur regionalen Lymphknotenmetastasierung.
Sonographisch herrscht der echoarme Knoten vor. (Abb. 3.**28**).

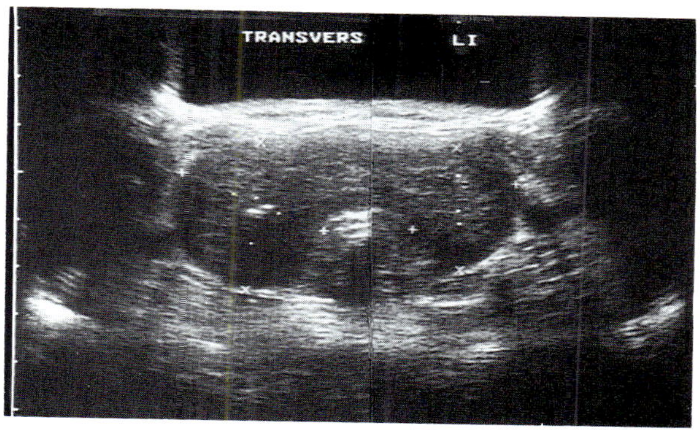

Abb. 3.**26**
Querschnitt beider Schilddrüsenlappen (Distanzmarken): Riedel-Struma histologisch gesichert: diffus echoarme Schilddrüse, hyalinem Bindegewebe entsprechend. Ausgeprägte pralle Schwellung und Konvexität der Konturen

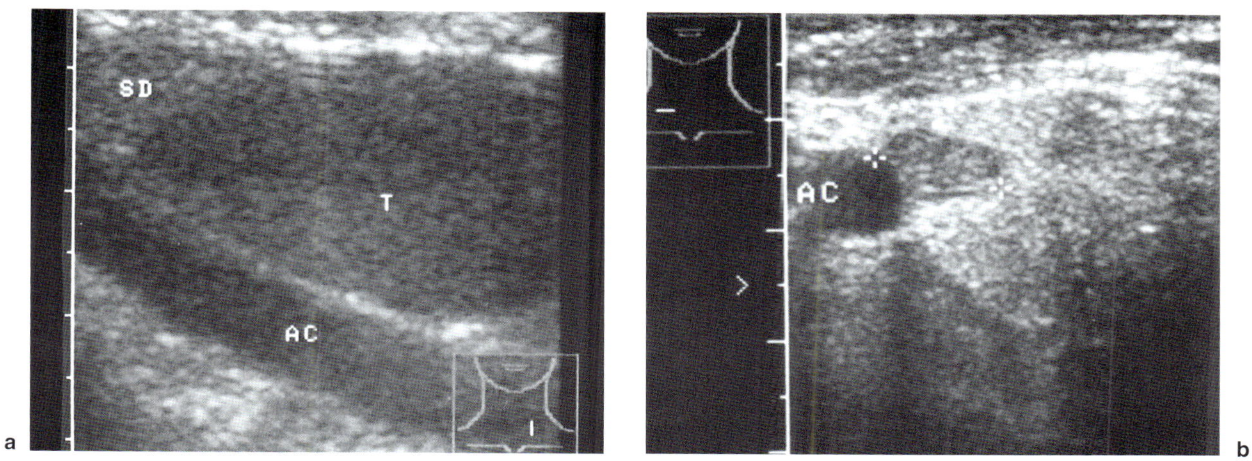

Abb. 3.**27a** u. **b**
Benigne Tumoren in der Schilddrüse:
a Onkozytäres Adenom (Onkozytom; T), Diagnostik zytologisch, operativ bestätigt, keine Invasion wie bei der malignen Variante des follikulären Karzinoms. SD = normales Schilddrüsengewebe, AC = A. carotis
b Epithelkörperchenadenom (Distanzmarken). Klinisch: Hyperkalzämie, erhöhtes Parathormon. AC = A. carotis

Medulläres Schilddrüsenkarzinom (C-Zell-Karzinom): Dieser seltene Tumor geht von den kalzitoninproduzierenden C-Zellen aus, so daß ein erhöhter Kalzitoninspiegel im Serum vorliegt. Hinzuweisen ist auf die mögliche Koinzidenz mit anderen endokrinen Tumoren und die familiäre Häufung. Er wächst langsam, metastasiert aber früh in die regionalen Lymphknoten. Sonographisch ist das medulläre Karzinom fast ausnahmslos echoarm.

Maligne Lymphome: Maligne Lymphome in der Schilddrüse sind selten; sie sind ausgesprochen echoarm, die Begrenzung unscharf. Eine Abgrenzung zu anderen Tumoren ist sonomorphologisch nicht möglich.

Schilddrüsenmetastasen/Tumorinfiltrationen: Gleiches gilt auch für Metastasen oder Infiltrationen anderer Tumoren; Hypernephrome, Bronchial- und Mammakarzinome stellen die häufigsten Primärtumoren dar. Infiltrationen von Tumoren der Nachbarorgane kommen vor. Die Feinnadelbiopsie kann eine Tumordifferenzierung erbringen (Abb. 3.**29**).
In SZ 3.**3** sind die allgemeinen sonographischen Tumorkriterien noch einmal zusammengefaßt.

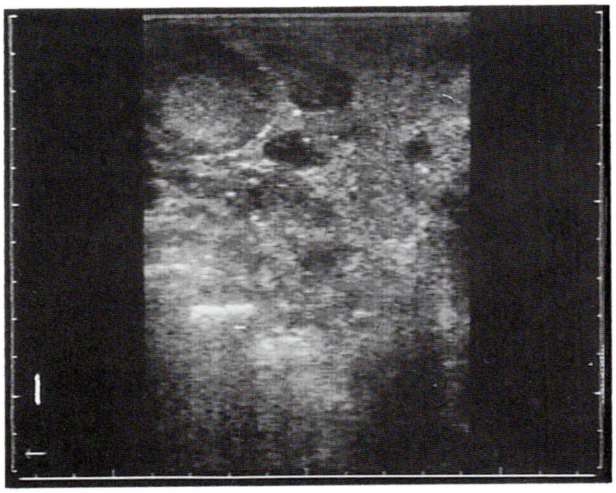

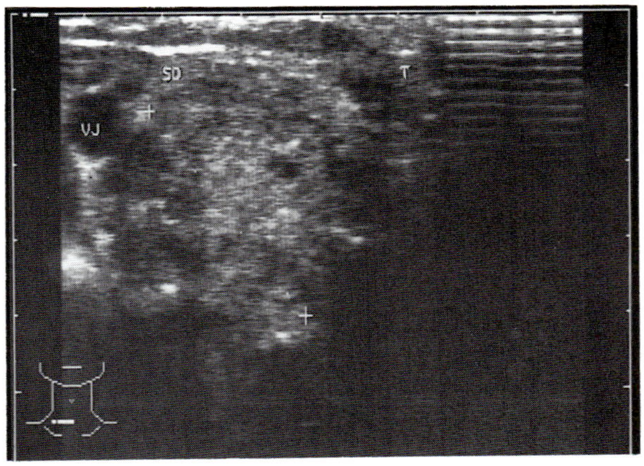

Abb. 3.**28a** u. **b**
a Schilddrüsenlängsschnitt: echoarme Tumorformation mit zystischen Arealen (Tumoreinschmelzungen, Nekrosen). Follikuläres, zum Teil nekrotisches Schilddrüsenkarzinom. Klinisch: hochgradiger Stridor, Notoperation
b Große, heterogen strukturierte Tumorbildung (Distanzmarken) im rechten Schilddrüsenlappen (SD), fleckig echoarme Areale: Histologie: hochdifferenziertes papilläres Schilddrüsenkarzinom; T = Trachea, VJ = V. jugularis interna

a

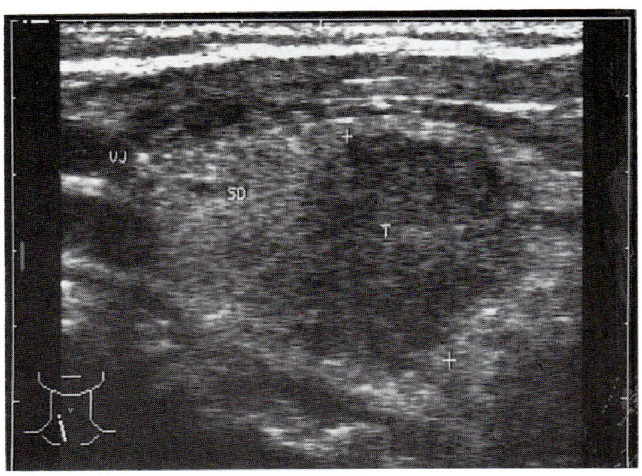

Abb. 3.**29**
Hochgradige Dyspnoe: sonographisch ein mit der Trachea zusammenhängender echoarmer Tumor (T). Histologie: in die Schilddrüse eingewachsenes Trachealkarzinom. Längsschnitt rechter Schilddrüsenlappen (SD); VJ = V. jugularis interna

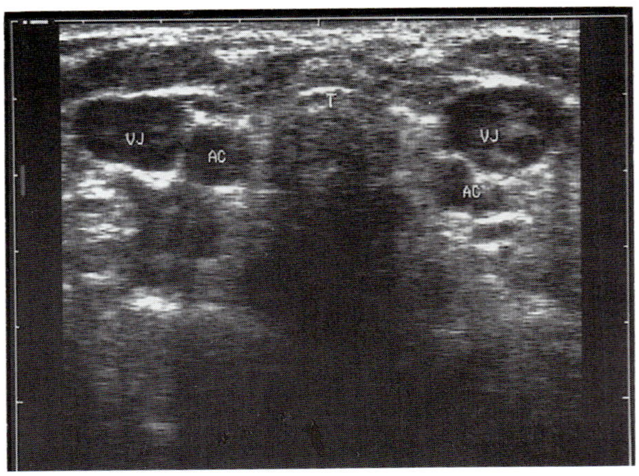

b

Abb. 3.**30**
Zustand nach totaler Thyreoidektomie wegen eines papillären Karzinoms: kein Schilddrüsenrest, kein Tumorrezidiv; AC = A. carotis communis, VJ = V. jugularis interna, T = Trachea

SZ 3.**3** Sonomorphologie von Schilddrüsenmalignomen

- Echoarmer solitärer Knoten, echoarme multifokale Knoten
- Fehlender echoarmer Randsaum
- Unscharfe Begrenzung, Strukturunregelmäßigkeit
- Kapselinfiltration
- Extrathyreoidale Ausbreitung, regionale zervikale Lymphknoten

Bis auf den Kapseleinbruch und ein extrakapsuläres Wachstum sind alle anderen Zeichen eher unzuverlässig; daher muß in allen Zweifelsfällen die Feinnadelpunktion erfolgen.
Bei allen operierten Schilddrüsenkarzinomen mit totaler Thyreoidektomie kann der Verlauf besonders gut sonographisch im Hinblick auf Rezidive verfolgt werden (Abb. 3.**30**).

ZUSAMMENFASSUNG

Die sonographische Schilddrüsenuntersuchung wird sowohl zur Größenbestimmung einer Struma (Normalwerte Tab. 3.**1**) als auch anhand akustischer Eigenschaften zur Diagnostik umschriebener Veränderungen (echoarme, echogleiche, echoreiche Knoten und regressive Läsionen wie Zyste, Verkalkung, Fibrose) eingesetzt.
Sonomorphologisch lassen sich auch mit Einschränkungen Immunthyreopathien abgrenzen; der Morbus Basedow zeigt mit seiner prallen Schwellung und homogenen Echoarmut typische Kriterien.
Die Tumordiagnostik ist trotz sonographischer Differenzierung schwierig; entsprechende Kriterien werden genannt (SZ 3.**3**).

Gastrointestinaltrakt

G. Schmidt

ÜBERBLICK

Der Magen-Darm-Trakt, bei der abdominellen Sonographie eher hinderlich, kann dennoch auf zahlreiche krankhafte Veränderungen hin untersucht werden.
Magenwandschwellungen und Magentumoren sowie ihre Ausdehnung sind erkennbar und beurteilbar; lageabhängige Untersuchungen des Magens unter Flüssigkeitsfüllung und Hypotonie lassen größere Ulzera und Polypen sichtbar werden.
Die Domäne der Darmsonographie sind chronisch entzündliche Darmerkrankungen, deren Wandbefall und Komplikationen beurteilbar sind, sowie Darmtumoren und deren lokoregionale Metastasierung. Mit einiger Erfahrung gelingt auch die Darstellung der Appendizitis sowie der Darmpolypen mit der Hydrokolosonographie.

Sonographische Anatomie. Sonographie des normalen und des kranken Magens

Physikalisch ist der lufthaltige Gastrcintestinaltrakt für die Ultraschalluntersuchung schlecht geeignet. Dennoch haben sich in letzter Zeit eine Fülle von Indikationen für die Untersuchung von Magen und Darm ergeben, obwohl sich die nur etwa 4 mm dicke Magenwand und die noch dünneren Wände von Kolon und Dünndarm (Schema 3.**3a–c**) nicht markant abbilden.
Alle Wände des Intestinaltraktes einschließlich der des Ösophagus sind feinstrukturell vierschichtig aufgebaut; am Magen und Darm kommt als fünfte Schicht noch die Serosa des Bauchfells hinzu (Tab. 3.**3**).

Tabelle 3.**3** Feingewebliche Schichten des Intestinums

1	Tunica mucosa (mit Epithelschicht)
2	Lamina muscularis mucosae
3	Tela submucosa
4	Tunica muscularis
5	Tunica serosa (mit Subserosa)

Sonographische Anatomie

Ösophagus

Der Ösophagus läßt sich nur im Kardiabereich im Oberbauchlängsschnitt vor der Aorta und hinter der Leber darstellen. Die Kardia liegt als kleine Ringfigur („Kokarde") unmittelbar unterhalb des Zwerchfells und läßt sich unter Schrägdrehung des Schallkopfes in die Magenfornix verfolgen. Die Diagnostik umfaßt hier Funktionsstörungen (Achalasie mit der fehlenden schluckreflektorischen Sphinkteröffnung) und organische Veränderungen (Kardia- bzw. subkardiale Tumoren). Die weiteren Magenanteile sind besser vom linken Oberbauch aus im subkostalen Schrägschnitt links oder hohem Oberbauchquerschnitt einzusehen (Abb. 3.**31** bis 3.**33**).

Magen

Im subkostalen Schrägschnitt und im hohen Oberbauchquerschnitt links stellen sich Fornix- und Korpusanteile, im mittleren Oberbauchquerschnitt das Antrum als echoarmes Oval dar. Im Längsschnitt formt sich der angeschnittene Abschnitt des Antrums zu einer Ringfigur, einer „physiologischen Kokarde" (Abb. 3.**34a** u. **b**). Das Kokardenzentrum ist durch Mukosa- und Schleimanteile sowie Luft echoreich.

Pylorus und Bulbus duodeni können besonders nach Flüssigkeitsfüllung sichtbar werden (Abb. 3.**35**). Die Magenwand ist erheblich dicker als die Wand des Colon transversum. Sie läßt bei Untersuchung mit höherfrequenten Schallköpfen und starker Ausschnittsvergrößerung eine Schichtung erkennen. Diese entspricht annähernd den histologischen Schichten (Tab. 3.**4**, Abb. 3.**36**).

Tabelle 3.**4** Magenschleimhaut: Histologie und sonographisches Korrelat

1	Innere Grenzfläche (Flüssigkeit/Tunica mucosa)	– echoreich
2	Lamina muscularis mucosae	– echoarm
3	Tela submucosa	– echoreich
4	Tunica muscularis	– echoarm
5	Äußere Grenzfläche (Tunica serosa/Umgebung)	– echoreich

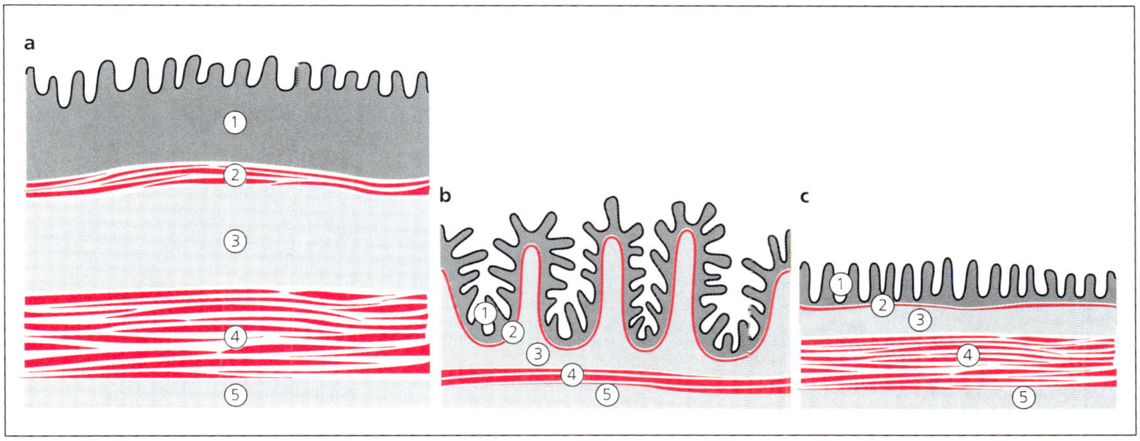

Schema 3.3**a**–**c**
Wanddickenrelationen und Wandschichten (Schichtenfolge 1–5 s. Tab. 3.3): **a** Magen, **b** Dünndarm, **c** Dickdarm

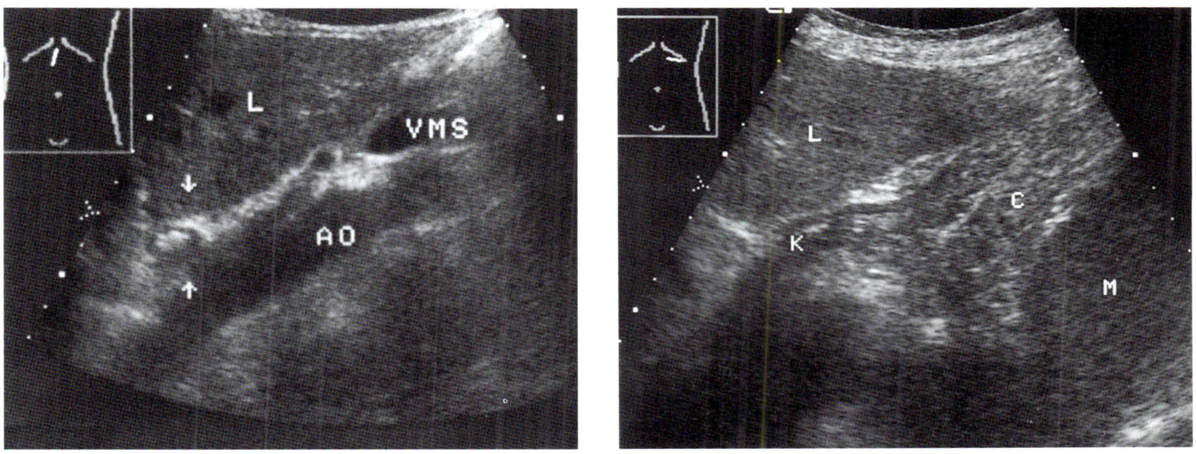

a b

Abb. 3.**31a** u. **b**

a Kardiaregion: quer getroffener abdominaler Ösophagus (Pfeile) zwischen Aorta (AO) und dorsalem zwerchfellnahem Leberrand. Annähernder Oberbauchlängsschnitt; VMS = V. mesenterica superior, L = Leber

b Bei Drehung des Schallkopfes entgegen dem Uhrzeigersinn öffnet sich die Kardia (K) in den Magenfornix und -korpus (C). Subkostaler Schrägschnitt links; L = Leber, M = Milz

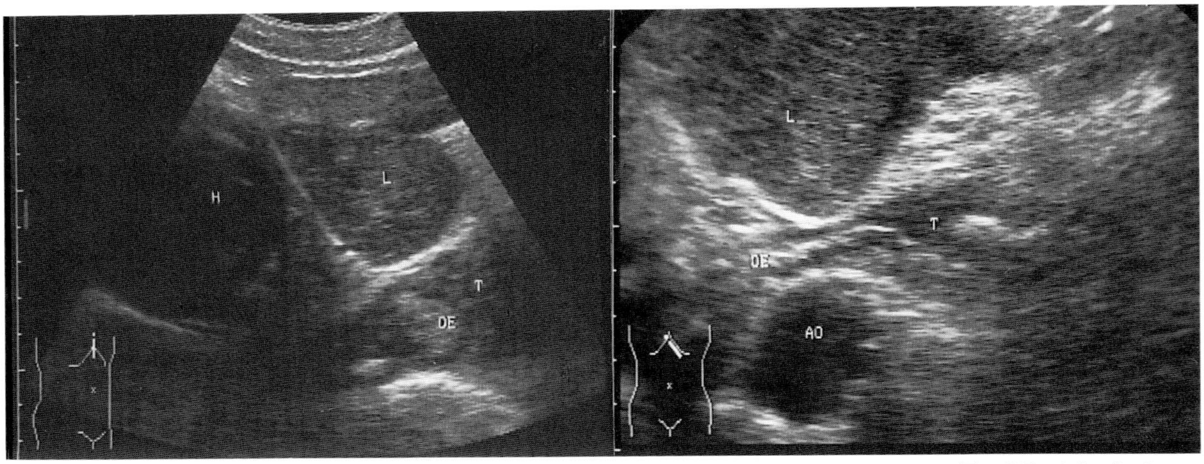

Abb. 3.**32a** u. **b**
Annähernd gleiche Schnittebene wie in Abb. 3.**31**:
a Kardiatumor (T); H = Herz
b Subkardiales Magenkarzinom (T); OE = infradiaphragmaler kardianaher Ösophagus, L = Leber, AO = Aorta

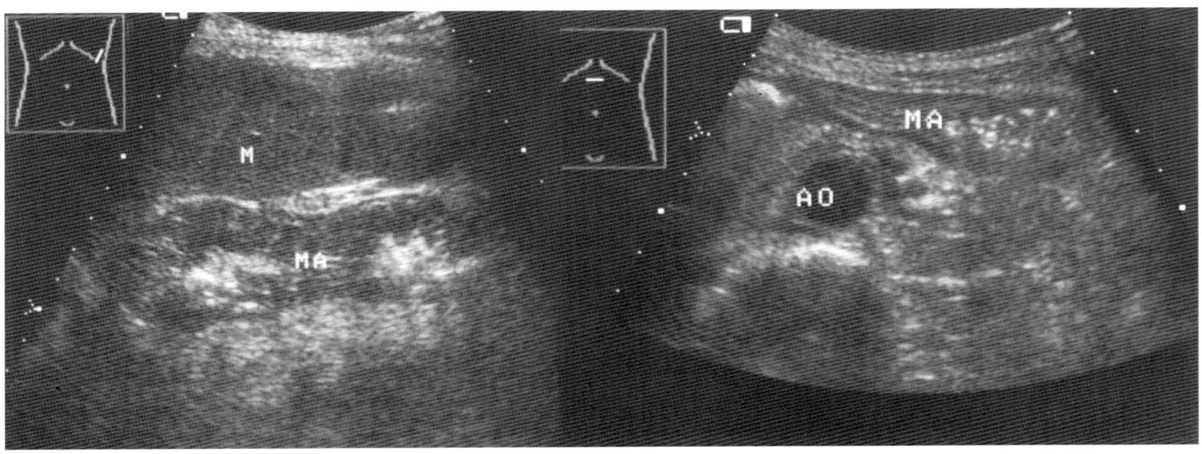

Abb. 3.**33a** u. **b**
Magenkorpus und -antrum (MA):
a Im hohen Flankenschnitt links translineal (M)
b Im Oberbauchquerschnitt etwas nach links, AO = Aorta

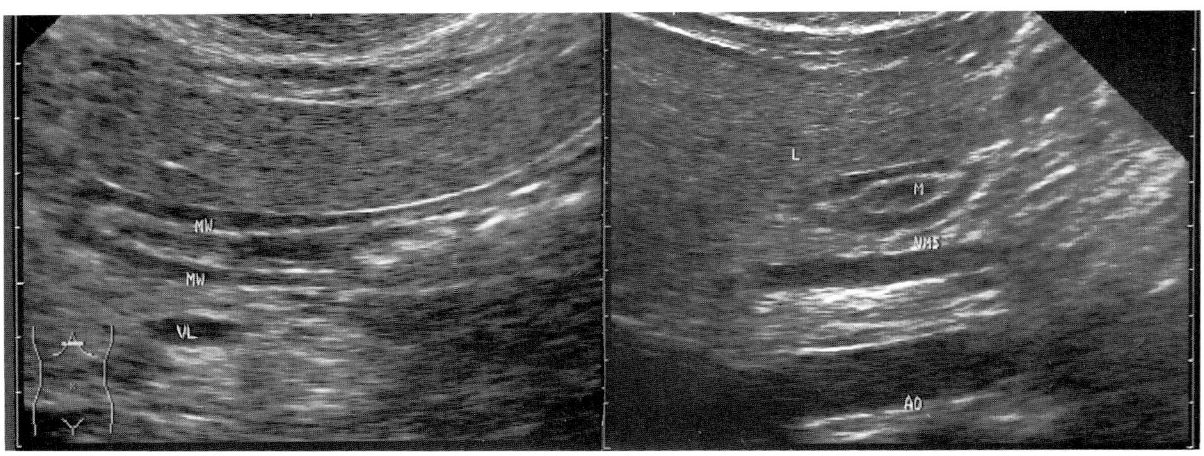

Abb. 3.**34a** u. **b**
Magen im Oberbauchquer- und -längsschnitt:
a Echoarme Antrumvorder- und -hinterwand (MW = Muskularis); VL = V. lienalis
b Antrum (M) als „Kokarde" quergetroffen; die zusammengefaltete Schleimhaut mit Flüssigkeit führt zu einer inneren echoarmen Schicht (Targetform). Dorsal der Pankreaskopf mit der V. mesenterica superior (VMS) und die Aorta (AO); L = Leber

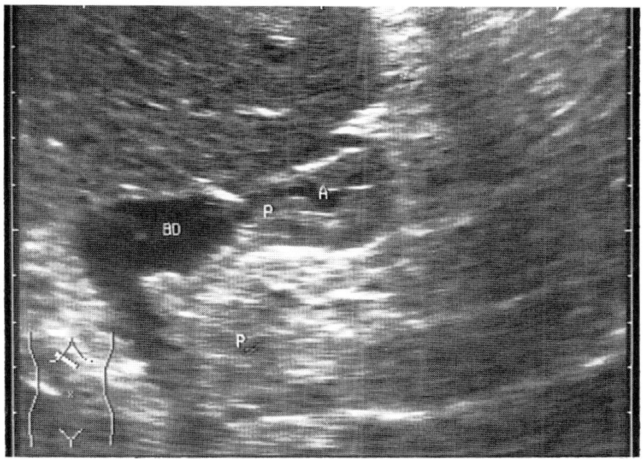

Abb. 3.**35**
Präpylorisches Antrum (A), Pylorus (P) und Duodenum (BD) im schrägen Oberbauchquerschnitt, flüssigkeitsgefüllt: das Duodenum wendet sich hier um den Pankreaskopf (P) nach dorsal! (Nicht wie im üblichen Röntgenbild nach kaudal)

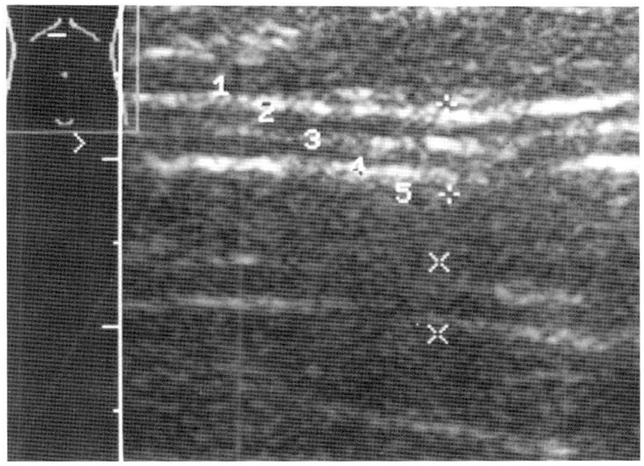

Abb. 3.**36**
Die fünf Schichten der Magenwand, hier ventrale und dorsale Antrumwand (Distanzmarken). Von innen nach außen (5-1): echoreich, echoarm, echoreich, echoarm, echoreich; entsprechend der Tab. 3.**4**; Oberbauchquerschnitt

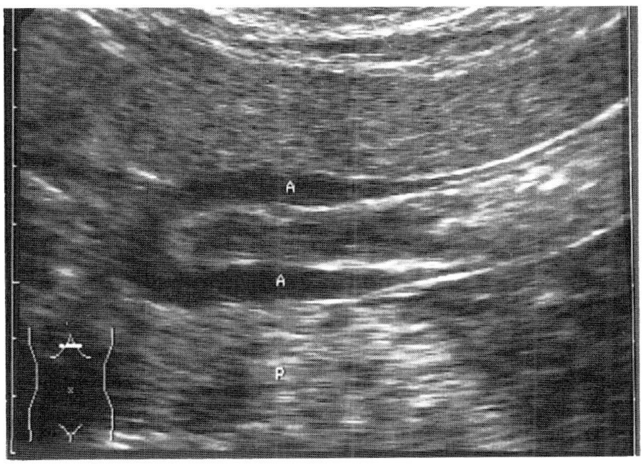

Abb. 3.**37**
Kontraktionszustand des Antrums. Zum Vergleich s. Abb. 3.**34a** (gleicher Patient, gleiche Schnittebene): in beiden Abbildungen ist die Antrumwand dicker als die Korpuswand; starke Dickenzunahme während einer Kontraktion; A = vordere und hintere Antrumwand, P = Pankreas

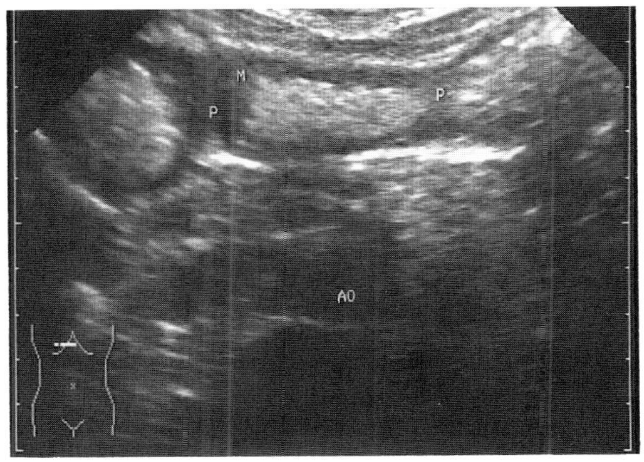

Abb. 3.**38**
Hyperperistaltik: starke peristaltische Kontraktionswellen (P); M = Magen, AO = Aorta

a

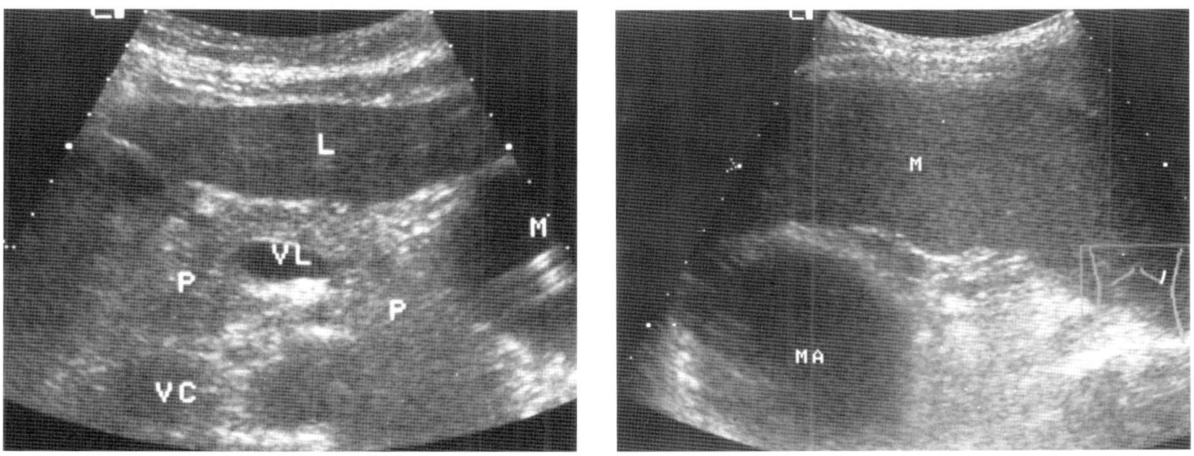

b

Abb. 3.**39a** u. **b**
Magenatonie

a Hoher schräger Oberbauchquerschnitt; VL = V. lienalis, P = Pankreas, M = Magen mit Magensonde, VC = V. cava, L = Leber

b Flankenschnitt links, L = Leber, MA = Magenfornix, M = Milz

Meist ist nur die muskelstarke Schicht des Antrums erkennbar. Sie schwankt in ihrer Dicke je nach Kontraktionszustand; präpylorisch werden die höchsten Werte gemessen. Physiologisch ist eine Wanddicke von 5 mm (Grenzbereich 4–7 mm, Abb. 3.**37**).

Untersuchungsgang

Die Untersuchung erfolgt in Rückenlage am nüchternen Patienten. Der subkostale Schrägschnitt links (oder hohe Querschnitt links, s. Abb. 3.**32a** u. **b** sowie 3.**33**) läßt die Fornix- und Korpusabschnitte, der Oberbauchquer- bzw. -längsschnitt die Korpus- und Antrumanteile erkennbar werden (im Flankenschnitt links liegt der Fornix im Milzhilus und kann bei Magenatonie als liquide Formation einen Tumor, Abszeß oder ein Hämatom, z. B. infolge Milzruptur, vortäuschen, s. Abb. 3.**39**).
Für die Feindiagnostik empfiehlt sich eine Untersuchung mit Flüssigkeitsfüllung (500–1000 ml Tee oder Orangensaft unter Verabreichung von 20 mg Butylscopolamin i. v., Tab. 3.**5**, s. Abb. 3.**35**, 3.**42** u. 3.**45**).

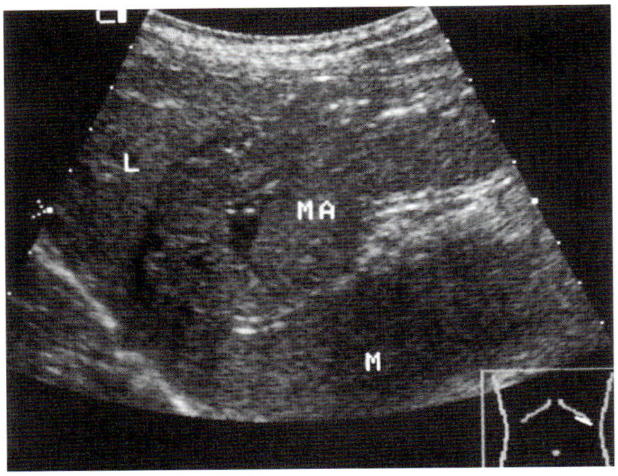

Abb. 3.**40**
Massive Magenschleimhautverdickung (MA) infolge schwerer B-Gastritis; kleines flüssigkeitsgefülltes Restlumen; Flüssigkeitssaum in den Schleimhautfaltentälern; L = Leber, M = Milz

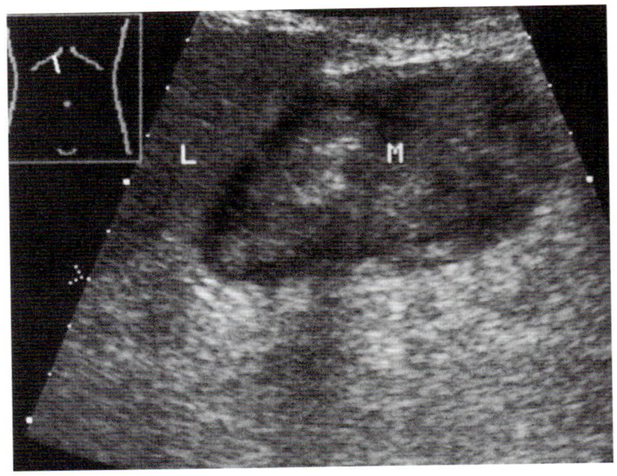

Abb. 3.**41**
Scheinbare Wandverdickung des Magenantrum (M) infolge Blutkoagel (Ösophagusvarizenblutung); Oberbauchlängsschnitt; L = Leber

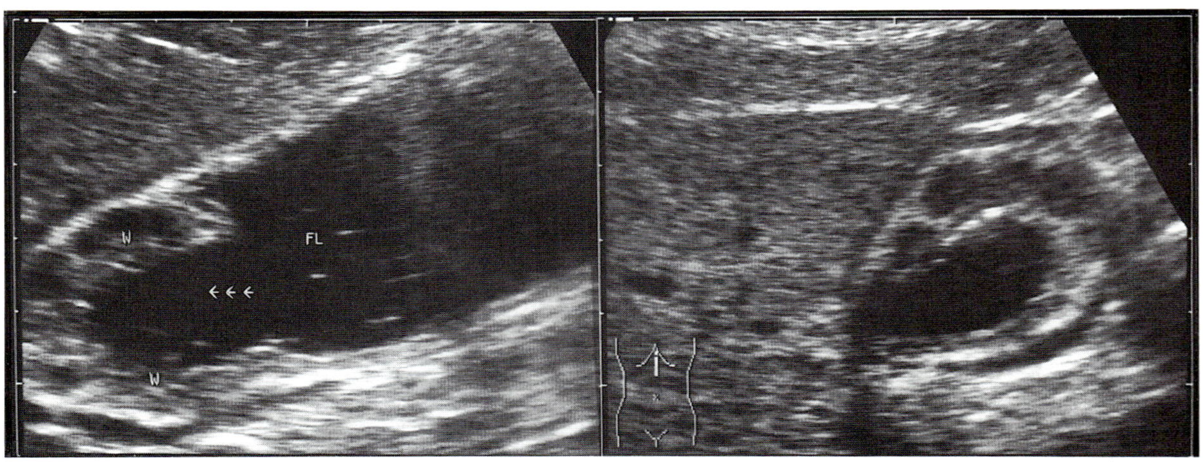

a b

Abb. 3.**42a** u. **b**
Ausgedehnte Wandverdickung des Antrums (W) infolge beweglicher, zystischer Flüssigkeitsareale in der Submukosa („Gastritis cystica profunda?"). Im Schlingenbiopsat schwere B-Gastritis. Oberbauchquer- und -längsschnitt (links bzw. rechts); Flüssigkeitsfüllung (FL) des Magens und Darstellung einer durch die Wandschwellung bedingten Stenose (Pfeile): **a** Oberbauchquerschnitt, **b** Oberbauchlängsschnitt

Tabelle 3.**5** Untersuchungspositionen zur Darstellung einzelner Magenabschnitte

Fornix	– Kopftief, Linksseitenlage
Korpus	– Kopfhoch, Linksseitenlage
Antrum	– Kopfhoch, Rückenlage
Große Kurvatur	– Stehen
Pylorus, Bulbus duodeni	– Kopfhoch, Rechtsseitenlage

Funktionsstörungen und Wandveränderungen

Sie umfassen Motilitätsstörungen sowie benigne und maligne Wandschwellungen. Motilitätsstörungen sind besonders gut im bewegten Bild sichtbar (Tab. 3.**6**).

Tabelle 3.**6** Funktionsstörungen und Magenwandschwellung

Motilitätsstörung
- Hyperperistaltik
- Magenatonie

Benigne Wandschwellung
- hypertrophische Gastritis, Morbus Ménétrier, Morbus Crohn
- kardiale Stauung, Eiweißmangelödem, Begleitödem bei akuter Pankreatitis
- Ulcus ventriculi
- Pylorusstenose
- benigne Tumoren

Maligne Wandschwellung
- Magenkarzinom, Sarkom
- Magenlymphom
- Metastasen

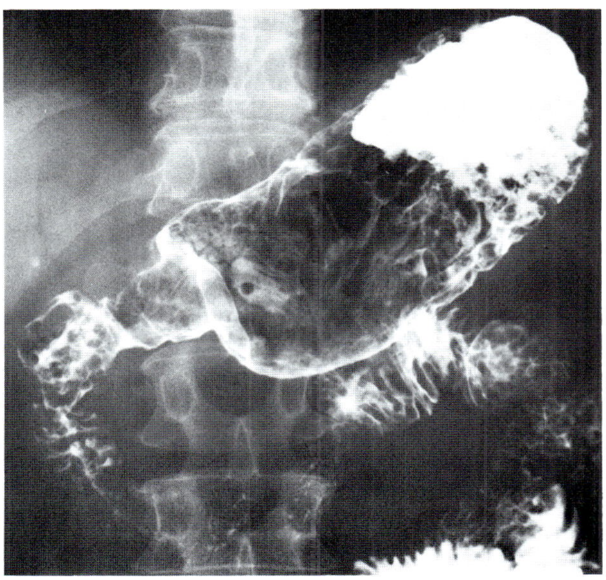

Abb. 3.**43**
Gleicher Patient wie in Abb. 3.**42a** u. **b**: Röntgenbild: Darstellung der präpylorischen Antrumstenose; sonographisch kann ein zirkulär stenosierender maligner Tumor ausgeschlossen werden!

Sonographisch erkennbare krankhafte Magenbefunde beruhen auf dem Nachweis einer Wandschwellung. Die sonographischen Kriterien hierfür sind (SZ 3.**4**):

SZ 3.**4** Sonographische Kriterien für einen krankhaften Magenwandprozeß

- Eine über 7 mm breite, zirkulär symmetrische oder asymmetrische Magenwandschwellung
- Verminderte oder aufgehobene Wandelastizität
- Lumeneinengung

Motilitätsstörungen

Peristaltische Wellen können bis zum Pylorus verfolgt werden und geben einen Eindruck vom Funktionsablauf, so daß die Magenentleerungszeit gemessen werden kann (mittlere Magenentleerungszeit [$T^1/_2$] etwa 20 min. bei Messung der Antrumfläche).
Motilitätsstörungen umfassen einmal die Hyperperistaltik, zum anderen die Magenatonie. Beide sind sonographisch im bewegten Bild erkennbar (Abb. 3.**38** u. 3.**39**).

Benigne Wandschwellungen

Die sonographisch sichtbaren benignen Wandveränderungen sind ödematöse, entzündliche oder stenosierende Wandschwellungen, größere Ulzera sowie benigne Tumoren; die häufigsten hiervon stammen aus dem Formenkreis der chronischen Gastritis.

Hypertrophische Gastritis, Morbus Ménétrier: Sonographisch sind diese Formen (oder auch ein Morbus Crohn) kaum zu unterscheiden. Es findet sich eine unspezifische erhebliche Schwellung und Auflockerung aller Magenwandschichten (differentialdiagnostisch: scheinbare Wandverdickung, Abb. 3.**40**–3.**44**).

Ödematöse Magenwandschwellung: Bei Eiweißmangelödemen (nephrotisches Syndrom), kardialer Stauung oder auch begleitend bei der schweren Pankreatitis kann es zur ausgeprägt echoarmen Schwellung der gesamten Magenwand kommen (Abb. 3.**45**).

Ulcus ventriculi: Die Endoskopie bleibt die Methode der Wahl für die Ulkusdiagnostik. Dennoch lassen sich größere Ulzera auch sonographisch darstellen. Der Wert dieser Methode liegt in der Differenzierung benigner oder maligner Ulzera, da Infiltrationen über die Wand hinaus ebenso wie regionale Metastasierungen gesehen werden (Abb. 3.**46a** u. **b**).

Pylorusstenose, benigne Tumoren: Konzentrische Wandschwellungen des präpylorischen Antrums („Cervix-sign") sind für eine Pylorusstenose, umschriebene runde und glatt begrenzte echoarme Schwellungen für Adenome und Leiomyome (selten) typisch.

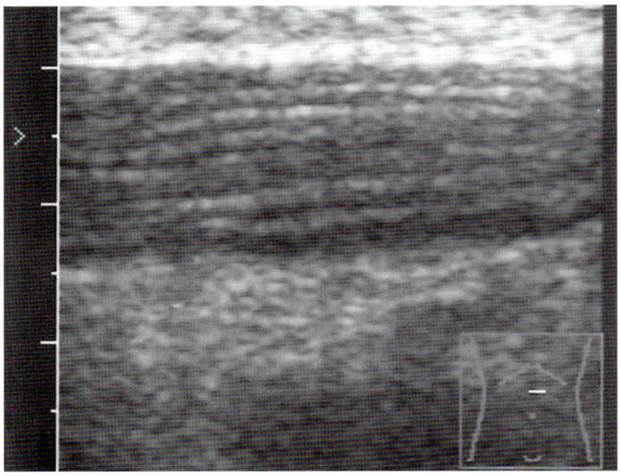

Abb. 3.**44**
Scheinbare Magenantrumwandverdickung durch mehrfach tangential angeschnittener Wand

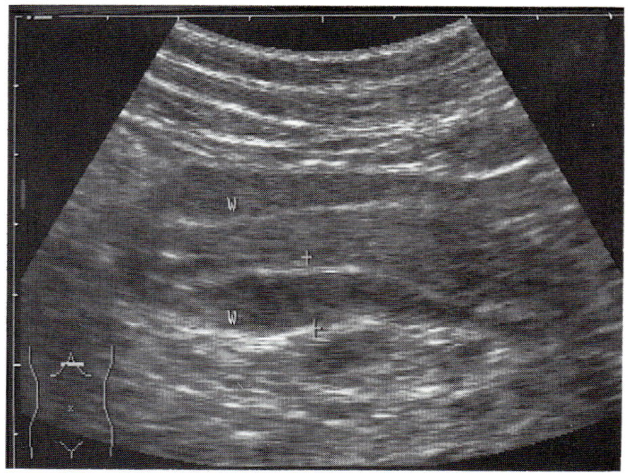

Abb. 3.**45**
Magenantrumwandverdickung (W; Distanzmarken) bei akutem nekrotisierenden Schub einer chronischen Pankreatitis

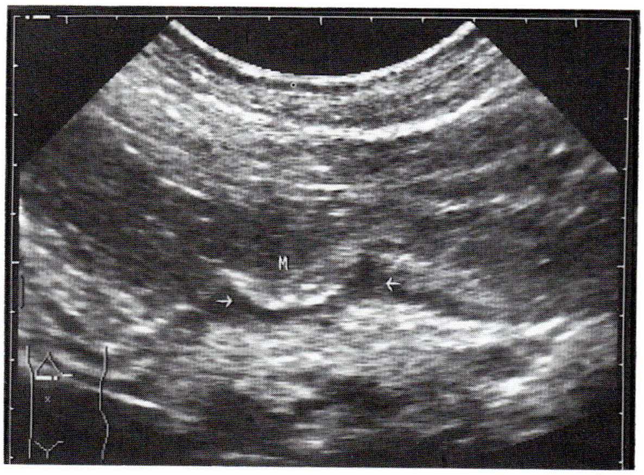

a

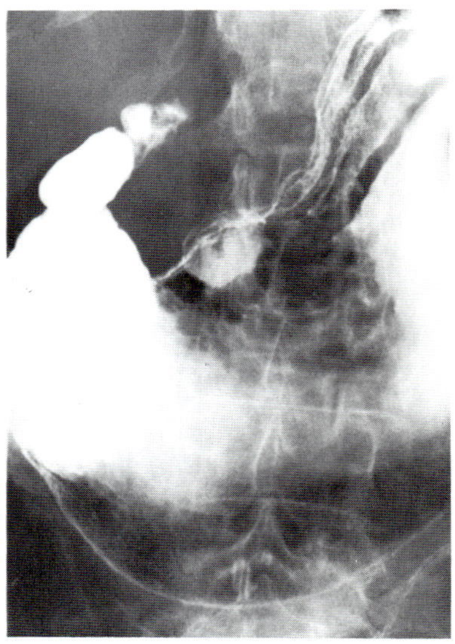

b

Abb. 3.**46a** u. **b**

a Schlüsselförmiges benignes Magenulkus (M; Pfeile) nach Flüssigkeitsgabe. Starre Wandverdickung der kleinen Kurvatur (Schallrichtung schräg nach kranial von der großen zur kleinen Kurvatur).

b Röntgenbild. Doppelkontrastuntersuchung des Magens: benignes, kleinkurvaturseitig gelegenes Ulkus

Maligne Magenwandschwellung

Sie zeigen sich sonographisch in drei Formationen (SZ 3.**5**).

SZ 3.**5** Sonographische Formen einer malignen Magenwandschwellung

Zirkuläre Kokarde bei diffus infiltrierendem Karzinom (häufig)
Asymmetrische, exzentrische Schwellung bei polypösem oder schüsselförmig exulzeriertem Karzinom oder Metastasen (selten)
Diffuse tumoröse Wandinfiltration bei malignem Lymphom (selten)

Magenkarzinom, Sarkom: Meist fällt ein Magenkarzinom (oder selten Sarkom) bei der Tumorsuche oder auch gezielt durch eine konzentrische echoarme Wandverdickung auf, die, wenn sie langstreckig und über 10 mm dick ist, für ein Malignom spricht. Beim Hinweis auf einen malignen Magentumor muß immer auf regionale Tumorinfiltration und Lymphknotenmetastasierung (zöliakale Lymphknotengruppe; s. Abb. 1.**276** u. 1.**277**, S. 127) geachtet werden (Abb. 3.**47**–3.**51**).

Makroskopisch werden drei Karzinomformen unterschieden:

1. Polypöses Karzinom mit exophytischem Wachstum (Abb. 3.**48**)

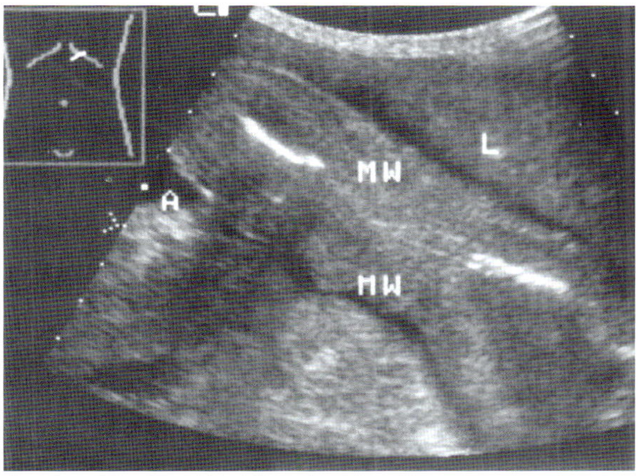

Abb. 3.**47**
Diffus infiltrierendes Magenkorpuskarzinom, langstreckige Ausbreitung in alle Wandschichten (MW). L = Leber, A = Aszites

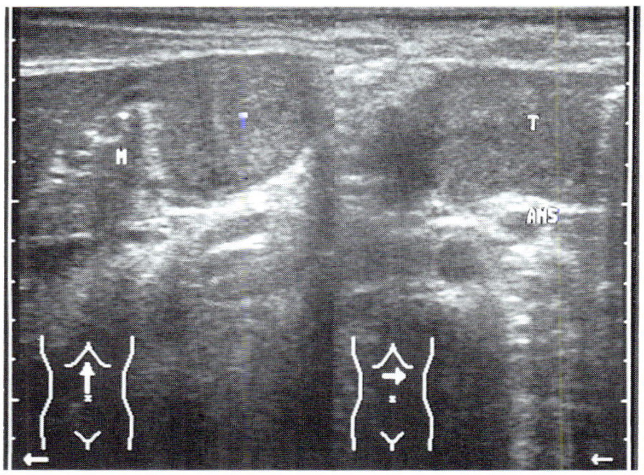

Abb. 3.**48 a** u. **b**
Asymmetrischer, exzentrischer polypöser Tumor (T); M = nicht tumoröse Magenwand, AMS = A. mesenterica superior:
a Oberbauchlängsschnitt
b Oberbauchquerschnitt

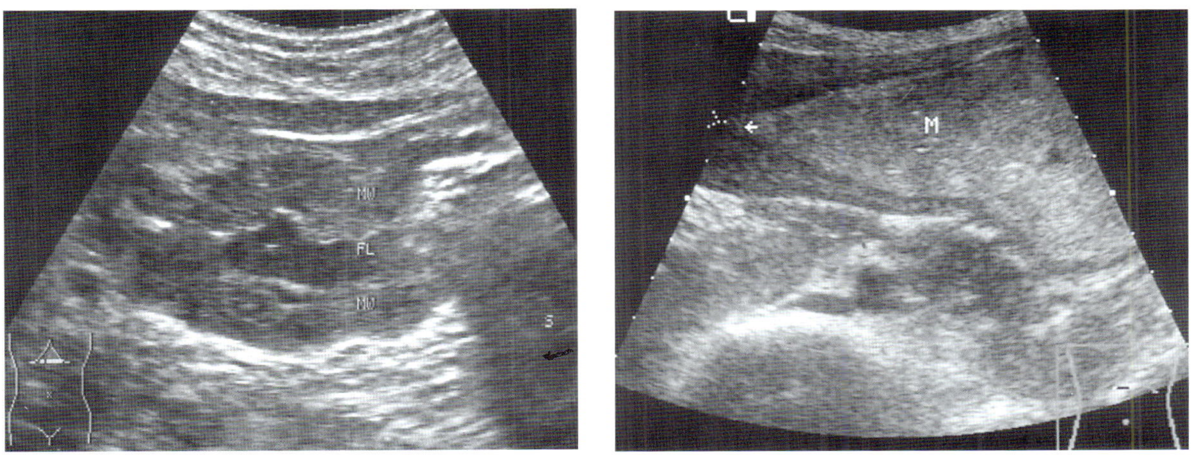

Abb. 3.**49 a** u. **b**
Diffus infiltrierendes Magenantrumkarzinom:
a Mit zirkulärer Ausbreitung in alle Wandschichten (MW). FL = flüssigkeitsgefülltes Lumen
b Mit zunehmender tumorbedingter Wandverdickung im Antrum und hochgradiger Stenosierung (Pfeil) mit Flüssigkeitsstase im Magenlumen (M)

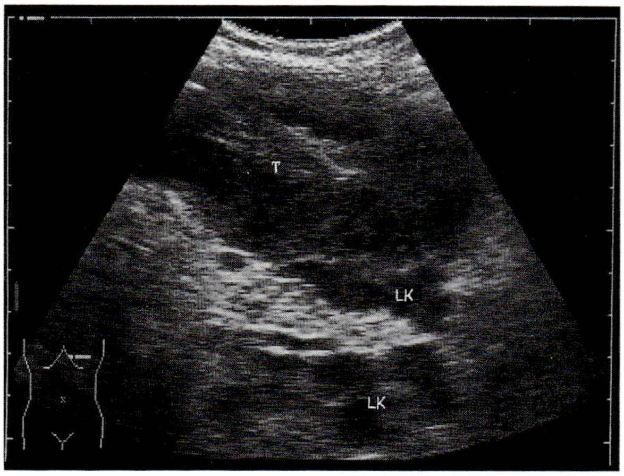

Abb. 3.**50**
Hoher Oberbauchquerschnitt links. Magenlymphom: diffuse tumoröse Wandinfiltration (T) mit Lymphknotenbefall (LK)

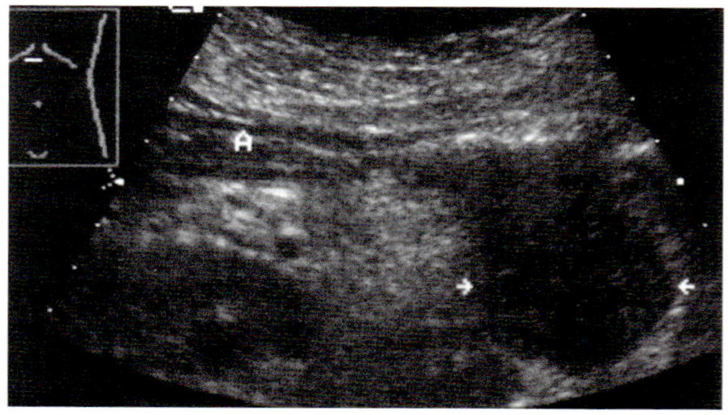

Abb. 3.**51**
Gastrointestinaler Stromatumor (GIST). Endoskopisch: polypöser Tumor; bioptisch keine Tumoranteile. Sonographie: ausgedehnter retrogastrisch wachsender Tumor (Pfeile), Cyst-like-Lebermetastasen; A = Antrum

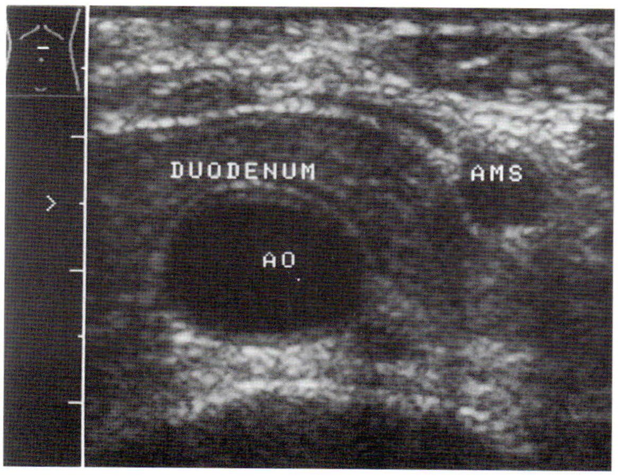

a

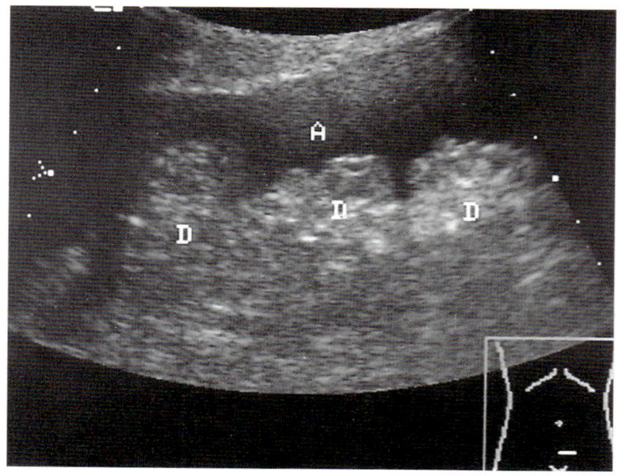

b

Abb. 3.**52 a** u. **b**
Sonographie von Duodenum, Jejunum und Ileum:
a Verlauf der Pars horizontalis des Duodenum zwischen Aorta (AO) und A. mesenterica superior: die Flexura duodenojejunalis liegt im lateralen Längsschnitt lateral des Pankreasschwanzes und ventral der V. mesenterica inferior.
b Jejunumschlingen (D) im Aszites (A); zum Ileum s. Abb. 3.**58** u. 3.**61**

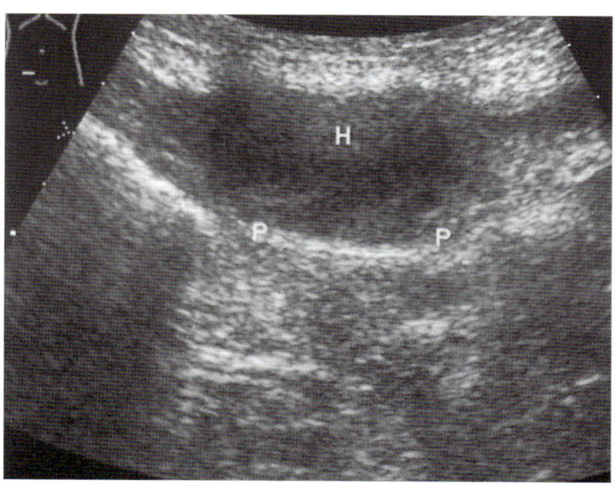

2. Schüsselförmig-ulzeriertes Karzinom, was sonographisch in den Anfangsstadien schwer erkennbar ist
3. Diffus-infiltrierendes Karzinom (Abb. 3.**47**; 3.**49 a** u. **b**)

Weitere maligne Magentumoren sind das Magenlymphom (MALT-Tumor, Abb. 3.**50**) und das Sarkom (GIST-Tumor, Abb. 3.**51**)

Magenlymphom: Bei einer diffusen Wandinfiltration durch ein malignes Lymphom findet sich eine manchmal monströse echoarme Wandauftreibung, die noch Faltenkonturen erkennen lassen kann.

◁ Abb. 3.**53**
Bauchwandhämatom: Extraperitoneal im Bereich der Bauchwand gelegenes Hämatom (H). Durch atemsynchrone Verschieblichkeit entlang dem Peritoneum lassen sich intraperitoneale Strukturen von extraperitonealen abgrenzen

Daher kann das Lymphom dem Bild einer schweren hypertrophischen Gastritis ähneln (Abb. 3.**50**).

Magenmetastase: Metastasen sind selten. Sie zeigen sich in Form einer umschriebenen, asymmetrischen exzentrischen Magenwandschwellung (Abb. 3.**51**).

Dünndarmsonographie

Die Darmwand ist erheblich dünner als die Magenwand und daher in der Routinesonographie nicht oder kaum sichtbar; auch liegen die Schlingen vielfach übereinander, so daß sie sich nur bei Aszites von den übrigen Strukturen des Omentums und Mesenteriums absetzen (Abb. 3.**52**).

Hämatom, Hernie: Eine Abgrenzung intra- und extraperitonealer Bauchbefunde wie bei Hämatomen oder Hernien bereitet oft Schwierigkeiten; für eine intraperitoneale Lage spricht die Atembeweglichkeit entlang des echogenen Peritoneums. Hernien sind infolge ihres Durchtritts durch das Peritoneum und gegebenenfalls des Nachweises von beweglichem Darminhalt sonographisch sicher erkennbar (Abb. 3.**53**).

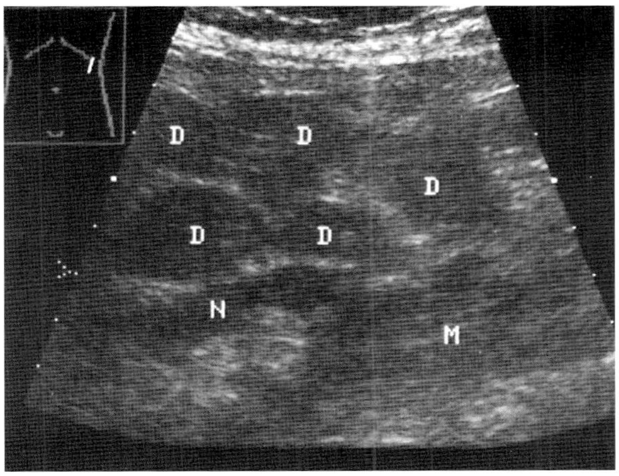

Abb. 3.**54**
Motilitätsstörungen, Enteritis:
Mikrobiell nicht invasive Enteritis: Flüssigkeitsgefüllte Darmschlingen (D), Hyperperistaltik; N = Niere, M = Lendenmuskulatur

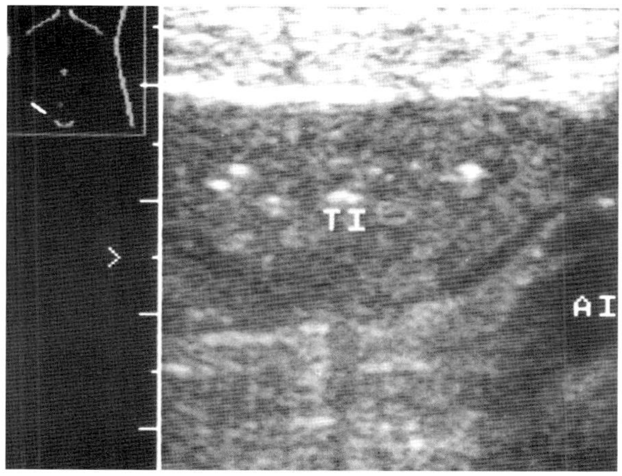

Abb. 3.**55**
Diabetische (autonom neuropathische) Enteropathie: hypotone flüssigkeitsgefüllte Ileumschlinge (TI); AI = Arteria iliaca

a

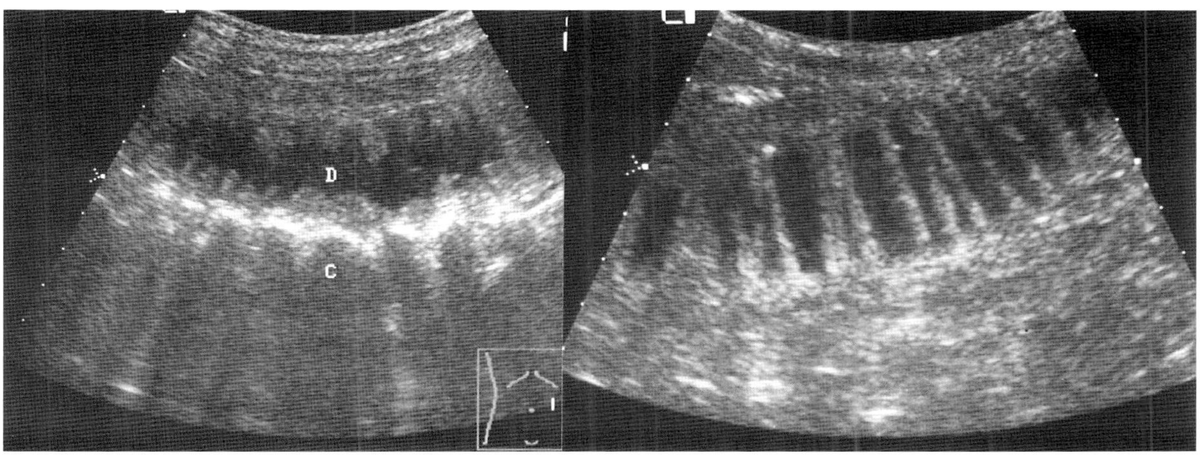

b

Abb. 3.**56a** u. **b**
Mechanischer Ileus:
a Mit „Klaviertastenphänomen", D = Dünndarm, Kerckring-Falten, C = Kolon-Haustren
b Mit „Leiterphänomen"

Funktionelle Störungen, entzündliche Dünndarmkrankheiten

Motilitätsstörungen, Ileus

Enteritis, diabetische Enteropathie: Intrakavitäre Flüssigkeitsansammlungen, seien es Trinklösungen (Lavage), sekretorische Diarrhöen bei mikrobiell nicht invasiver Enteritis oder Blut (obere intestinale Blutung), führen zu echofreien bis echoarmen Arealen, die sich durch ihre Peristaltik von Aszites differenzieren lassen. Die diabetische Enteropathie zeigt hypomotile, weitgestellte und hypotone Darmschlingen (Abb. 3.**54,** 3.**55**). Beide Störungen gehen nicht mit Darmwandverschwellungen einher.

Ileus: In flüssigkeitsgefüllten Darmschlingen können Kerckring-Falten als echogene Leisten im Abstand von wenigen Millimetern sichtbar werden. Wegen ihres Aussehens werden sie als „Klaviertasten"- oder „Leiterphänomen" bezeichnet. Dadurch grenzen sie sich von Kolonhaustrierungen ab; Ileumschlingen haben keine Kerckring-Falten und sehen daher glattwandig aus. Flüssigkeitsexsudation in die freie Bauchhöhle ist auch ohne Perforation ein häufiger Begleitbefund (Abb. 3.**56a** u. **b**; s. auch Abb. 3.**80a** u. **b**).

Mechanischer Ileus: Ein mechanischer Ileus führt zu einer prästenotischen erheblichen Darmwanddilatation mit vermehrter intraluminaler Flüssigkeitsansammlung; im bewegten Bild läßt sich eine deutliche Stenose- oder Pendelperistaltik erkennen (Abb. 3.**56a** u. **b**, 3.**57a**).

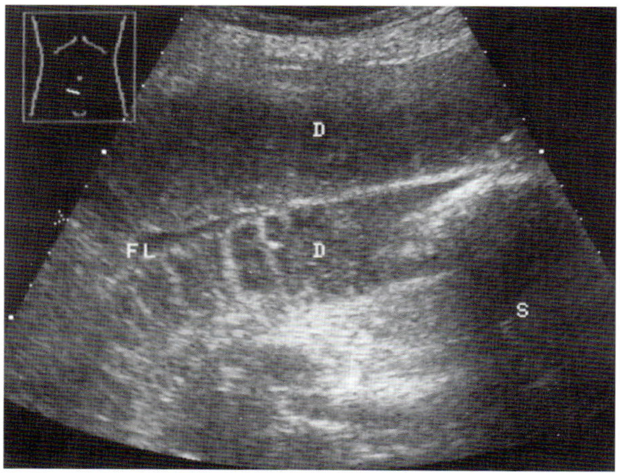

a

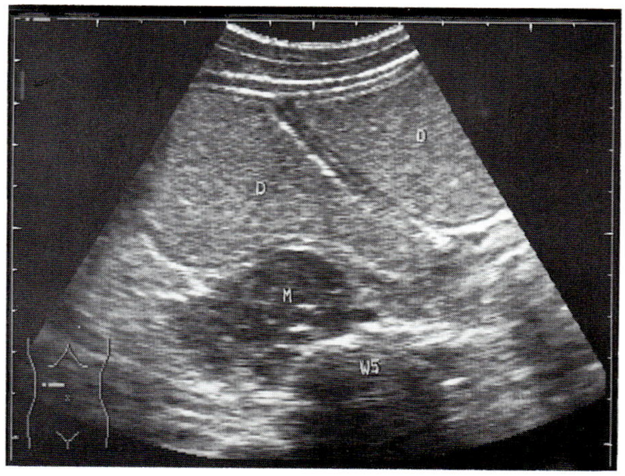

b

Abb. 3.**57a** u. **b**
a Mechanischer Ileus: flüssigkeitsgefüllte Dünndarmschlingen (D), Abschnittsweise Leiterphänomen. Ursache: intraluminale unscharf echogene schattengebende (S) Aussparung, Bezoar; FL = freie Flüssigkeit
b Paralytischer Ileus bei diffus eitriger Peritonitis (Morbus Crohn, Zustand nach Mehrfachoperationen): breite flüssigkeitsgefüllte, atonische Dünndarmschlingen (D); M = Lendenmuskulatur, WS = Wirbelsäule

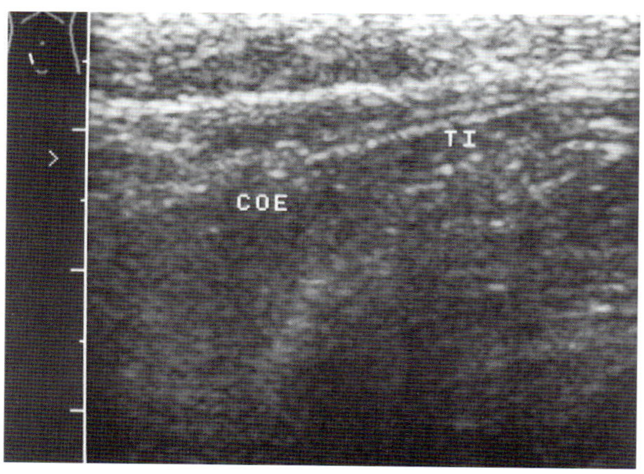

Abb. 3.**58**
Normale Darmwände echoreich/echoarm/echoreiche Schichtung des terminalen Ileums (TI) und Übergang über die Bauhin-Klappe in das Zökum (C); nicht immer ist dieser Bereich so gut abgrenzbar

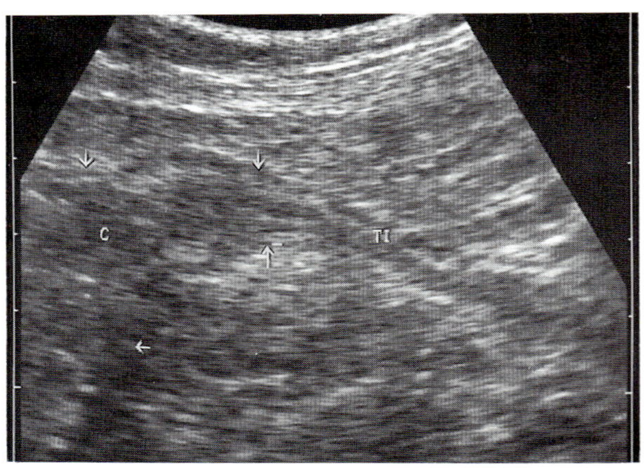

Abb. 3.**59**
Gleiche Region bei Morbus Crohn: die Wände sind akzentuiert scharf und leicht verdickt gezeichnet (Pfeile), das Ileum (TI) weitet im bewegten Bild nicht auf und wirkt starr: Stenose; C = Zökum

Paralytischer Ileus: Hier liegen die maximal weitgestellten Darmschlingen wie ein Mosaik dicht und bewegungslos aneinander; jegliche Peristaltik fehlt. Die intraluminale Flüssigkeit nimmt eine feinkörnig reflexreiche („solide") Struktur an (Abb. 3.**57b**).

Sonographisch ist der beginnende Ileus sehr viel besser und sicherer zu erkennen als röntgenologisch!

Entzündliche Veränderung der Ileozökalregion

Neben der Appendizitis findet sich in diesem Bereich als häufigste Erkrankung die Ileitis Crohn (s. entzündliche Dickdarmkrankheiten, S. 276f.).

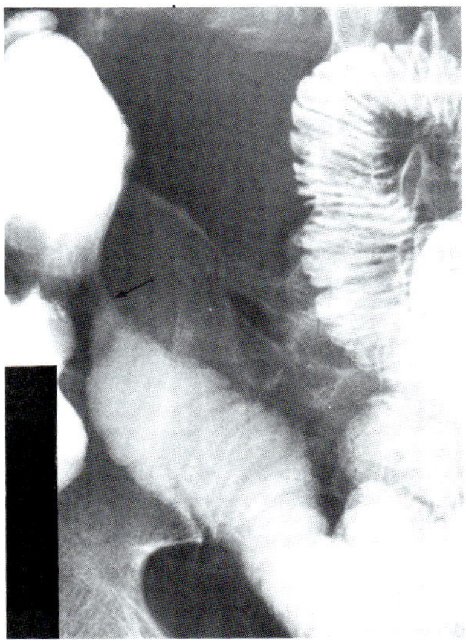

Abb. 3.**60**
Gleicher Patient wie in Abb. 3.**59**: Röntgenbild. Stenose des letzten Ileumabschnitts

Morbus Crohn: Der mit Narben einhergehende und zu Fisteln und Abszeßbildung neigende Morbus Crohn weist einen segmentalen Befall vorwiegend proximaler Darmabschnitte auf; in etwa 80% ist das Ileum, in rund 20% allein das Kolon befallen.

Zur Darstellung des terminalen Ileums wird zunächst bei vergrößertem Bildausschnitt und hochauflösendem Schallkopf die Beckenmuskulatur im rechtsseitigen Unterbauchschrägschnitt aufgesucht und der Schallkopf leicht nach medial gekippt. Durch forcierte Atmung können der Zökumpol und bei guten Bedingungen auch das Ileum abgegrenzt werden (Abb. 3.**58**).

Sonographisch zeigen sich beim Morbus Crohn in Abhängigkeit vom Entzündungsstadium diskrete bis wandübergreifende Verschwellungen des Ileums mit starren röhrenförmigen Schlingen. Es werden drei Entzündungstypen unterschieden (SZ 3.**6**; Abb. 3.**59**–3.**64**).

SZ 3.**6** Entzündungstypen bei Morbus Crohn

- Eine akzentuiert geschichtete Wandstruktur (= geringere Entzündung),
- Ein echoreicher Schichtungstyp mit verbreiterter Mittelschicht,
- Ein echoarm verwaschener Typ mit aufgehobenen Wandschichten (= hohe Entzündung).

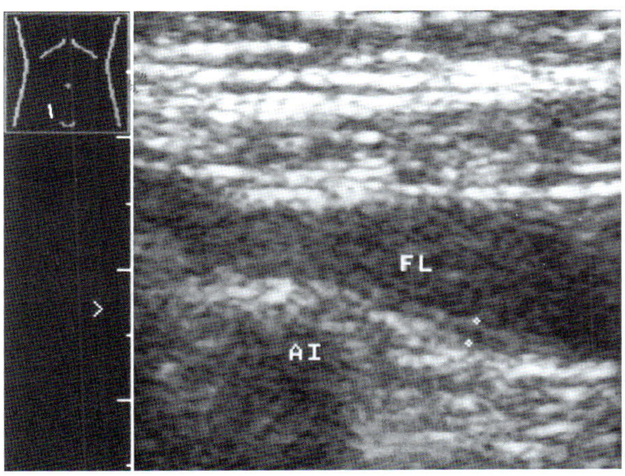

Abb. 3.**61**
Flüssigkeitsgefülltes terminales Ileum (FL); Ausschluß Morbus Crohn: Die erhaltene normal breite Wandschichtung (Distanzmarken) schließt einen Morbus Crohn des terminalen Ileum weitgehend aus. AI = A. iliaca

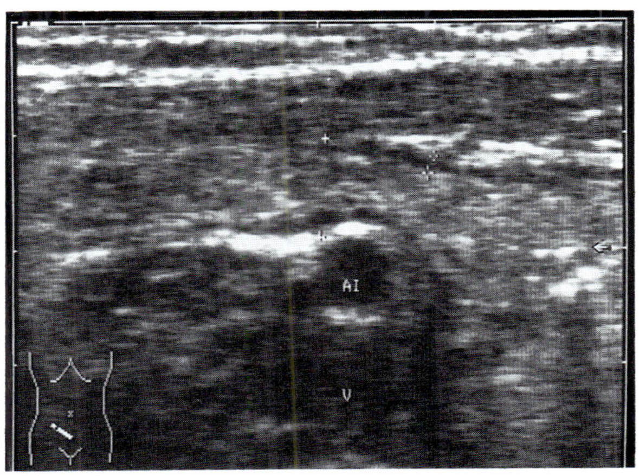

Abb. 3.**62**
Morbus Crohn der terminalen Ileumschlinge mit Wandverdickung (Distanzmarken), akzentuierter Typ; AI = A. iliaca dextra, V = V. iliaca

Komplikationen, wie
- Stenose,
- Fistel,
- Abszeß,
- Subileus,

können sonographisch erfaßt werden.
Darmwandverdickungen, mesenteriale Reaktionen und Fistel sind endoskopisch nicht erkennbar, so daß sich die Sonographie – nach endoskopisch-histologischer Diagnosesicherung – zur Verlaufskontrolle anbietet.

Dünndarmtumoren

Benigne Dünndarmtumoren

Polypöse Dünndarmveränderungen wie Adenome, Leiomyome, Lipome oder Lymphangiome sind selten. Neben der Röntgenuntersuchung nach Sellink kann ein benigner Tumor auch sonographisch (hochauflösende Geräte, starke Vergrößerung) als echoarme umschriebene Wandverdickung erkannt werden (Abb. 3.**65**).

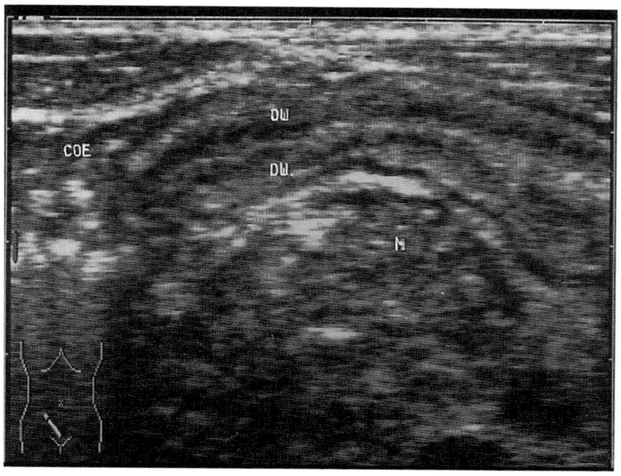

Abb. 3.**63**
Gleicher Schnitt wie in Abb. 3.**62**: Morbus Crohn des terminalen Ileums. Deutliche Wandschwellung (DW); die Submukosa ist echoreich, so daß eine für einen Schichtungstyp des Morbus Crohn charakteristische Mittelschicht entsteht; M = Beckenmuskulatur, CCE = Zökumpol

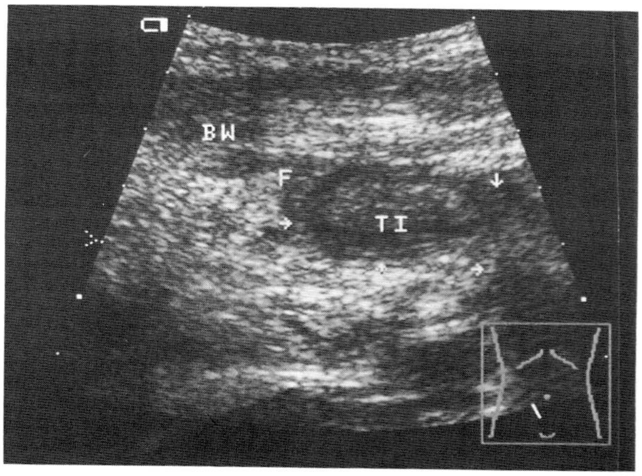

Abb. 3.**64**
Morbus Crohn des terminalen Ileums mit verwaschener verdickter Wand und „Mesenteriitis" (Pfeile). Fistelgang (F) von der wandverdickten Ileumschlinge in die Bauchwand (BW), dazwischen echoarme entzündliche Mesenteriumreaktion. Operativ bestätigt

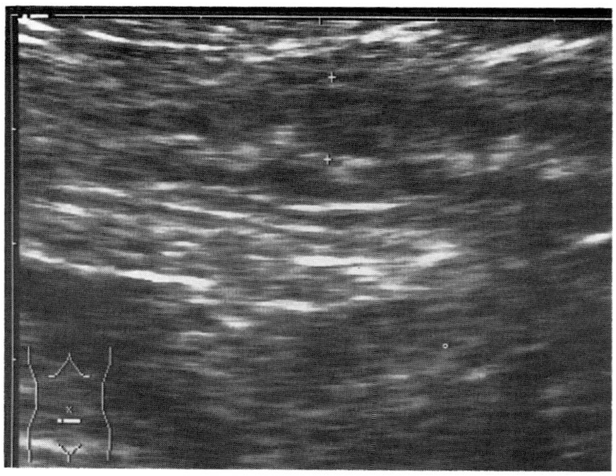

Abb. 3.**65**
Kleiner Dünndarmpolyp; in der Röntgenuntersuchung nach Sellink multiple Dünndarmpolypen. Patientin mit unklarer Blutungsanämie

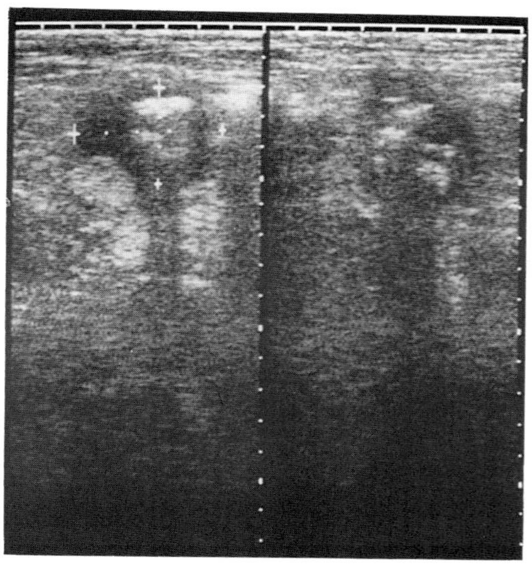

Abb. 3.**66**
Duodenalkarzinom, sonographisch: kleine Kokarde (Distanzmarken). Histologisch: Adenokarzinom. Frühzeitig Lebermetastasen

Maligne Dünndarmtumoren

Von den seltenen malignen Dünndarmgeschwülsten wie Karzinom, Sarkom, Lymphom und Karzinoid sind zwei Arten besonders zu erwähnen.

Papillenkarzinom, Dünndarmkarzinom: Das die Duodenalwand infiltrierende Papillenkarzinom wird frühzeitig durch Cholestase symptomatisch und ist sonographisch nur an dem bis zum Duodenum aufgeweiteten Gallengang (und dem gleichzeitig erweiterten Pankreasgang, s. Kapitel 2, S. 171, Abb. 2.**92a** u. **b**) zu vermuten.
Die an ihrer Kokardenfigur erkennbaren Dünndarmkarzinome haben wegen der späten Manifestation und frühen Metastasierung eine schlechte Prognose (Abb. 3.**66**).

Entzündliche und tumoröse Dickdarmkrankheiten

In der Routinediagnostik wird der Dickdarm nur orientierend beurteilt. Bei gezielter Fragestellung kann er in seinem Verlauf vom Zökum über das Transversum bis zum Sigma und Rektum auf Kokarden oder Wandverschwellung angesehen werden.
Gelegentlich (Polypendiagnostik) ist eine spezielle Vorbereitung erforderlich: Eine Hydrokolosonographie wird durch Koloneinlauf mit einer Spüllösung von 1500 ml Wasser unter Butylscopolamin (Buscopan) durchgeführt. Meist sind von der normal bis 2 (maximal 3) mm dicken Wand nur die luftgefüll-

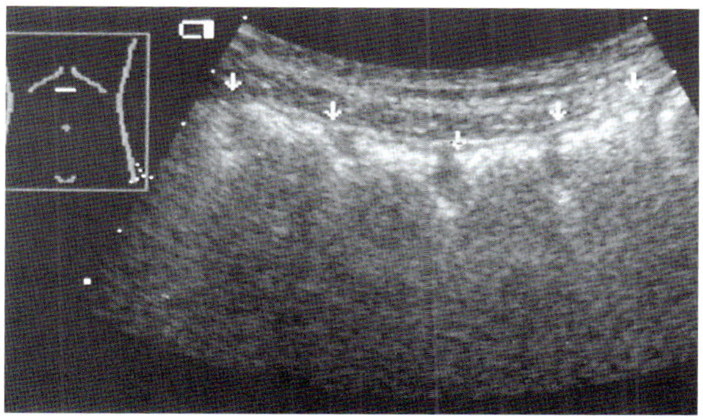
a

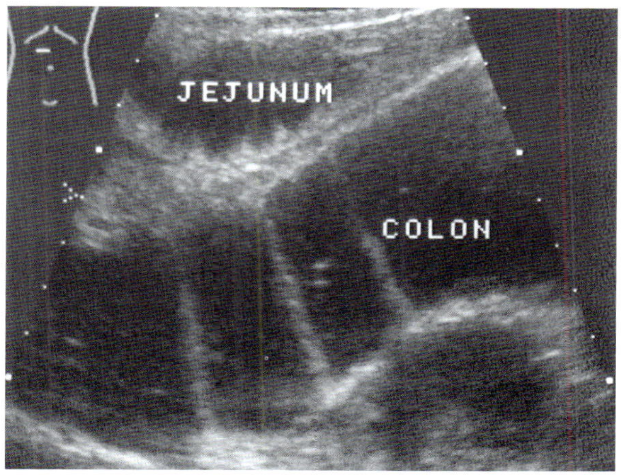

b

Abb. 3.**67a** u. **b**
a Kolonplicae (Pfeile) und dazwischen gelegene Darmluft mit Schattenzonen in den Haustren
b Flüssigkeitsgefülltes Kolon und Jejunum, paralytischer Ileus bei akuter Pankreatitis: abschnittsweise tangential getroffene Kolonplicae

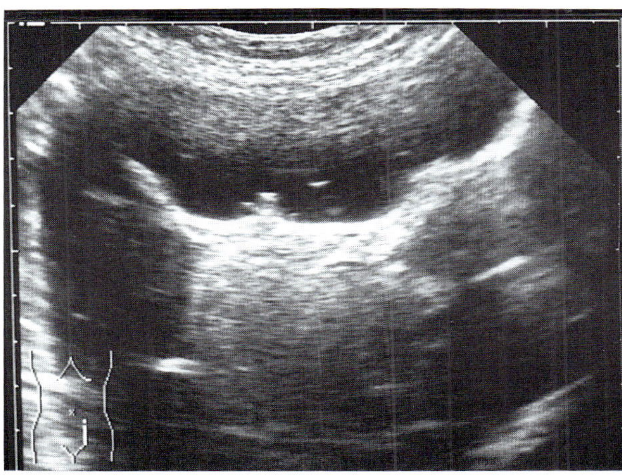
a

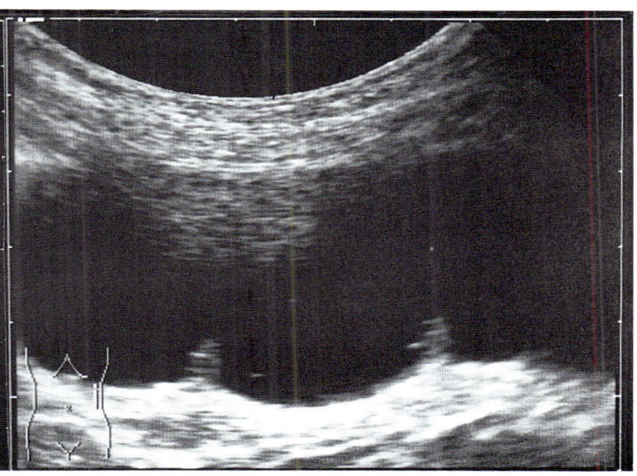
b

Abb. 3.**68a** u. **b**
Hydrokolosonographie:
a Sonographische Darstellung eines unauffälligen Sigmas
b Sonographische Darstellung eines Colon descendens

ten Abschnitte zwischen den Haustren und die Muskularis als echoarme Linie sichtbar. Sigma und Rektum können am besten bei gefüllter Harnblase beurteilt werden (Abb. 3.**67**, 3.**68a** u. **b**, 3.**73b**, 2.**268**, S. 236).

Motilitätsstörungen

Funktionelle Störung, Ileus: Charakteristische, aber unspezifische sonographische Zeichen für eine Veränderung im Dickdarm sind Motilitätsstörungen mit Hyper- oder Hypoperistaltik, Lumenweitstellung und Wandschwellung (sowohl bei mechanischen Hindernissen als auch bei irritablem Kolon! Beim kompletten Ileus, bei Pseudoobstruktion, toxischen Megakolon und Perforation ist die vollständige Schallreflexion an der Grenzfläche Luft charakteristisch! S. Kapitel 1, S. 126, Abb. 1.**272b**).

Entzündliche Dickdarmkrankheiten

Die Sonographie vermag zwar keine morphologische Diagnose zu geben, aber doch in begrenztem Umfang entzündliche Darmkrankheiten zu differenzieren:
- die Colitis ulcerosa führt zu einer starren, aber gleichmäßigen,
- der Morbus Crohn zu einer segmentalen unregelmäßigen oder welligen Wandschwellung.

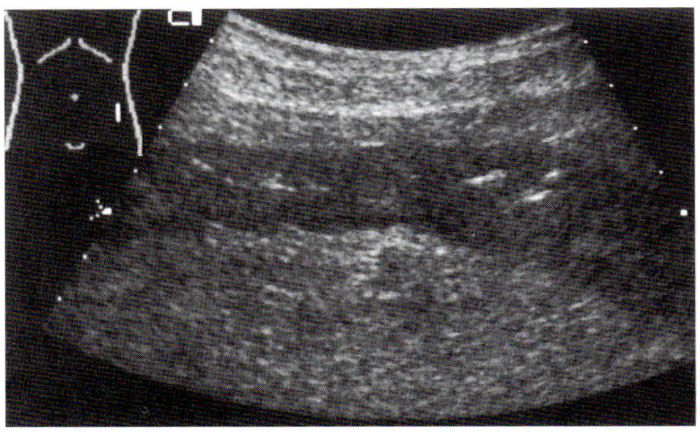

Abb. 3.**69**
Colitis ulcerosa, Kolon descendens: gleichmäßige langstreckige Wandschwellung, angedeutete Schichtung

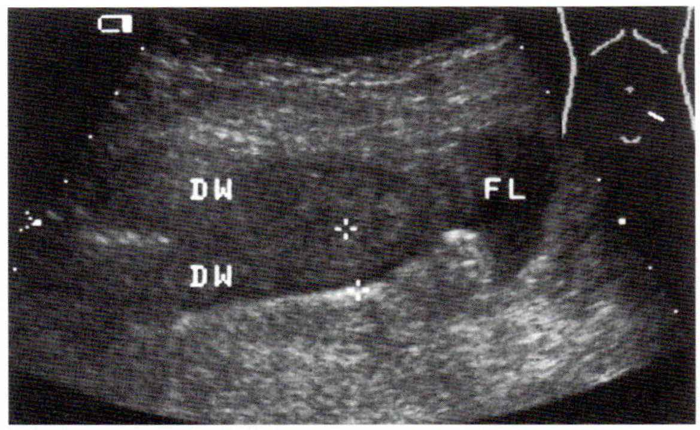

Abb. 3.**70**
Colitis ulcerosa, hohe Aktivität: Ausgeprägte Wandverschwellung, angedeutete Schichtung (DW), umschriebene Flüssigkeitsansammlung (FL)

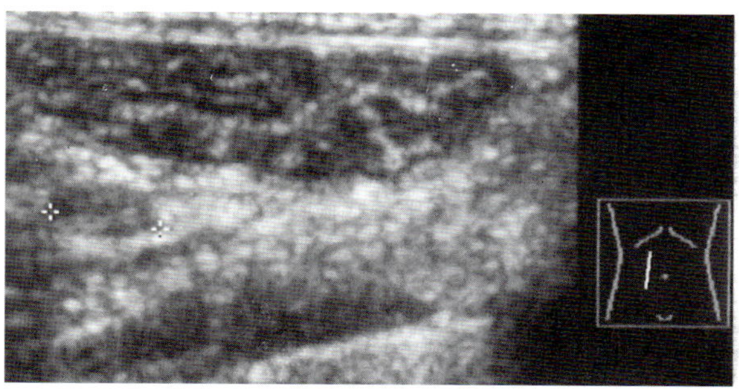

Abb. 3.**71**
Entzündliche Zökalwandverschwellung, stark protrahierter Verlauf (7jähriges Mädchen); wahrscheinlich Campylobacter-Coli-Infektion (Yersinien, Stuhlkulturen negativ). Distanzmarken: entzündlicher Lymphknoten

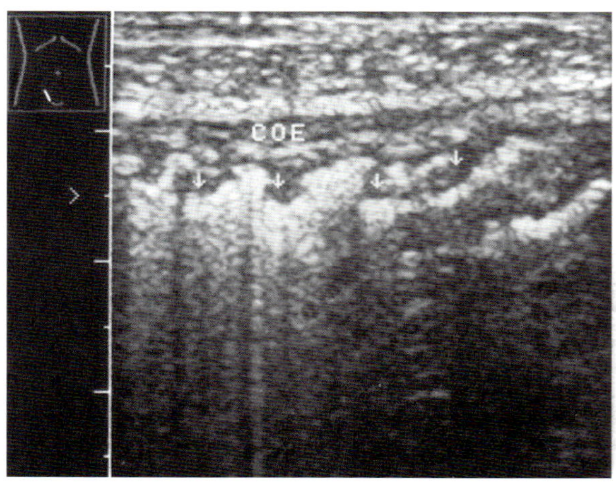

Abb. 3.**72**
Ileozökaler Morbus Crohn: lockere „gyriforme" Darmwandverschwellung (COE) mit leistenförmigen Lumenvorwölbungen

– Antibiotikakolitis und ischämische Kolitis fallen durch ihre meist ausgedehnten echoarmen Wandverdickungen auf.

In SZ 3.**7** sind die sonographischen Charakteristika für die Gruppe der chronisch entzündlichen Darmkrankheiten aufgeführt, die mit sonographischen Beispielen erläutert werden (Abb. 3.**69**–3.**74**). Entzündliche Darmkrankheiten können mit einer Sensitivität von 90% und einer Spezifität von 80% erkannt werden.

SZ 3.7 Sonographisches Erscheinungsbild chronisch entzündlicher Dickdarmkrankheiten

Morbus Crohn

- Abschnittsweise erhebliche Wandschwellung über 7 mm
- diffus ödematös verwaschene oder stärker geschichtete Wand
- Wandstarre
- entzündliche Konglomerate

Colitis ulcerosa:

- diffuse, echoarm dünnwandige oder geschichtete Schwellung unter 7 mm des gesamten oder nur des linksseitigen Kolons
- starres, haustrenfreies Rohr
- toxisches Megakolon

Antibiotikakolitis:

- diffuse, erhebliche, echoarme Wandschwellung

Ischämisches Colitis:

- segmentale echoarme, homogene Wandschwellung

Akut entzündliche Dickdarmkrankheiten

Mikrobiell invasive (Entero-)Kolitis: Hierunter fallen die Yersinia-Enterokolitis, die Camphylobacter Enterokolitis, die Ileozökaltuberkulose, die Bazillen- und Amöbenruhr und die Escherischia-Coli-Enterokolitiden (Abb. 3.**71**).

Dickdarmdivertikulitis: Als Darmdivertikel werden reihenweise angeordnete, erbs- bis kirschgroße Schleimhautausstülpungen durch die von Gefäßen präformierten Muskularislücken bezeichnet. Eine infolge erhöhter Drücke verursachte muskuläre Hypertrophie führt zur Verdickung der Muscularis propria, die als echoarme Darmwand sonographisch gut sichtbar wird. Die Divertikel selbst können als reflexreiche Luftblasen mit Schattenzone erkennbar sein. Durch lokale Entzündung entsteht eine Divertikulitis, durch weitere Ausdehnung in benachbarte Bezirke eine Peridivertikulitis. Die Divertikulitis kann durch Fistelung, Abszesse und Perforation zu Komplikationen führen. Der umschriebene Druckschmerz ist der sicherste Hinweis auf die Lokalisation der Entzündung (SZ 3.**8**, Abb. 3.**75**–3.**77**).

SZ 3.8 Sonographische Zeichen für eine Kolondivertikulitis

Darstellung luftgefüllter, reflexreicher intra- oder extraluminaler wandverdickter Divertikel
Hypertrophierte echoarme Darmwandverdickung mit reduzierter oder aufgehobener Peristaltik
Lokaler Druckschmerz über der Divertikulitis

a 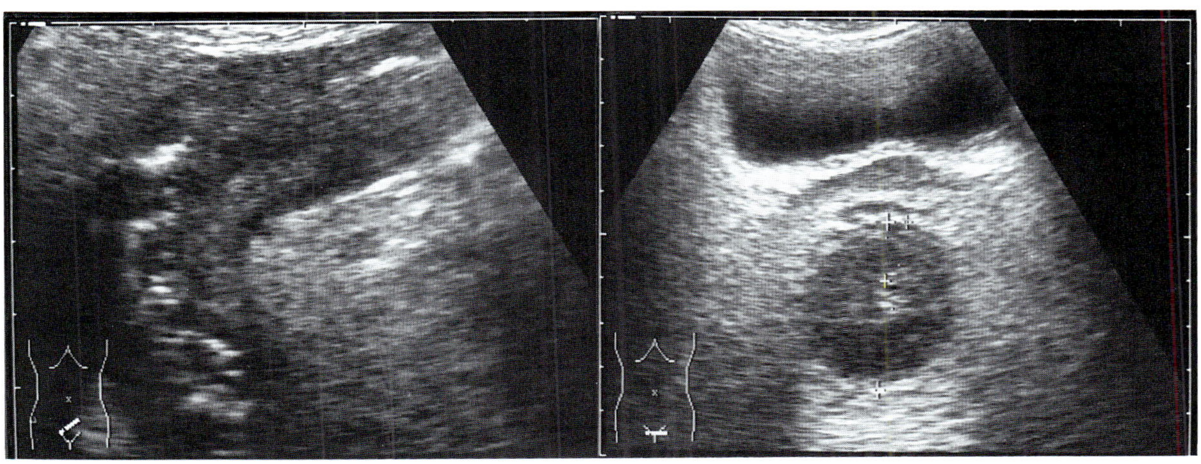 b

Abb. 3.**73a** u. **b**
Pseudomembranöse Kolitis, tumorähnliche Wandschwellung (Distanzmarken) auf dem Boden einer Colitis ulcerosa (histologische Diagnose; keine vorausgegangene Antibiotikatherapie). Vollständige sonographisch kontrollierte Rückbildung unter kombinierter Therapie mit Vancomycin und später Kortison:
a Längsschnitt, Sigma
b Querschnitt, Rektum

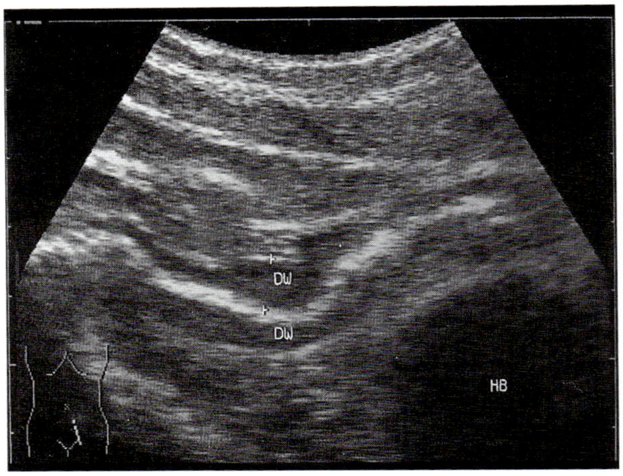

Abb. 3.**74**
Ischämische Kolitis: Diskontinuierliche längerstreckige Wandverdickung (DW; Distanzmarken) infolge der aufgepfropften Entzündung

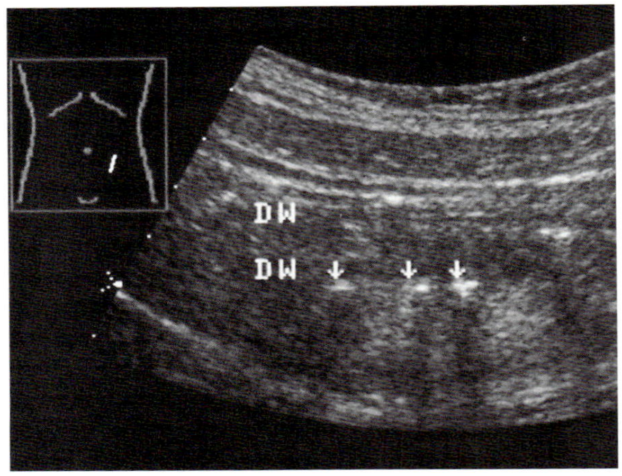

Abb. 3.**75**
Sigmadivertikel (Pfeile): Reflexogene (darmgashaltige) Divertikel mit Schallschatten; wandverdicktes (DW) Colon descendens

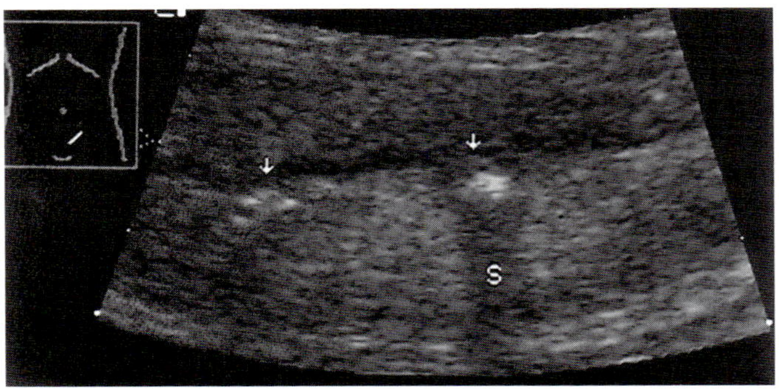

a

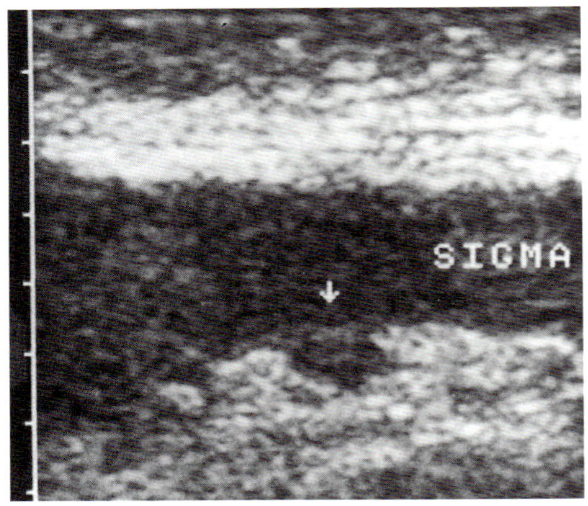

b

Abb. 3.**76a** u. **b**
Sigmadivertikulitis
a Echoarme Wandschwellung durch hypertrophische Muskularis. Zwei Sigmadivertikel (Pfeile), Wandverdickung als Zeichen der Peridivertikulitis; Schallschatten (S)

b Abszedierende Divertikulitis: eitergefülltes (und daher nicht lufthaltiges) Divertikel (Pfeil)

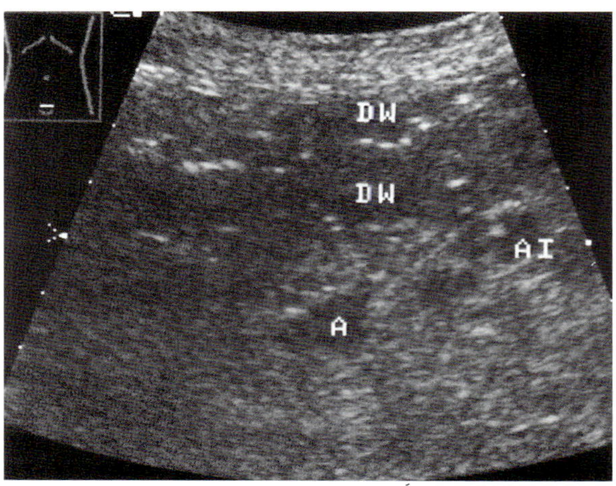

Abb. 3.**77**
Schwere abszedierende Sigmadivertikulitis; Primärdiagnose sonographisch. Konservative Behandlung. DW = massive inhomogene Darmwandverschwellung, A = Abszeß mit umgebender Mesenteriitis, AI = A. iliaca

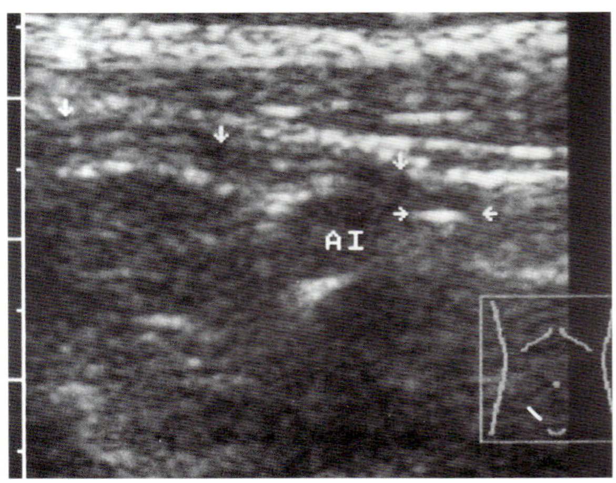

Abb. 3.**78**
Normale Appendix, 7,5-MHz-Schallkopf, mit Kotstein in der Spitze (horizontale Pfeile). Appendixverlauf (Pfeile) vom Zökum bis in den mittleren Unterbauch über die A. iliaca (AI)

Appendizitis: Bis zu den ersten Ergebnissen prospektiver Appendizitisstudien, in denen (untersuchungsabhängig!) die richtige Diagnose in etwa 90% gelang, war eine sonographische Appendizitisdiagnostik schwer vorstellbar. Jetzt kann selbst die normale Appendix unter besonders günstigen Umständen dargestellt werden (Abb. 3.**78**). Ein Außendurchmesser unter 6 mm spricht gegen eine operationswürdige Appendizitis oder schließt sie aus; einem solchen über 11 mm liegt in 75% eine akute Appendizitis zugrunde; differentialdiagnostisch kommt ein Meckel-Divertikel (tubuläre oder blindsackartige oder geschichtete pathologische Darmstruktur) in Betracht.

Die normale Appendix kann 4–12 mm messen.

Bei der Suche nach einer Appendizitis wird zunächst der Zökumpol unter dosierter Kompression und dann die Stelle des größten Druckschmerzes aufgesucht. Die entzündliche Appendix kann als kleine Kokarde („Kokärdle", Targetstruktur) oder als echoarmes doppelschichtiges Band zu sehen sein. Gelegentlich findet sich die Appendix retrozökal oder subhepatisch und enthält auch einmal einen Appendixstein.

Begleitzeichen können eine geringe Wandschwellung, weitgestellte hypomotile Zökum- oder Ileumwände und ein Begleiterguß sein (Abb. 3.**79**–3.**81a** u. **b**). Eine Perforation ist an einer bizarren echoarm liquiden Struktur oder einer perityphlitischen Abszeßbildung zu erkennen.

Lymphadenitis mesenterica: Differentialdiagnostisch müssen vor allem die Lymphadenitis mesenterica (Abb. 3.**82**), aber auch andere Unterbaucherkrankungen erwogen werden (Tab. 3.**7**; s. Kapitel 2).

Tabelle 3.**7** Differentialdiagnose der akuten Appendizitis

Ileitis
Lymphadenitis mesenterialis
Harnleiterstein
Komplizierte Ovarzyste
Adnexitis, Abszeß, extrauterine Gravidität

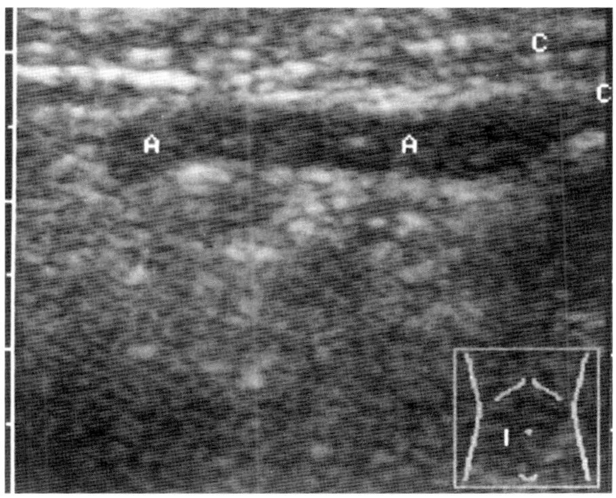

Abb. 3.**79**
Akute Appendizitis:
Längs dargestellte entzündliche Appendix (A). Echogene Wand (die Appendix liegt somit kranial hochgeschlossen)

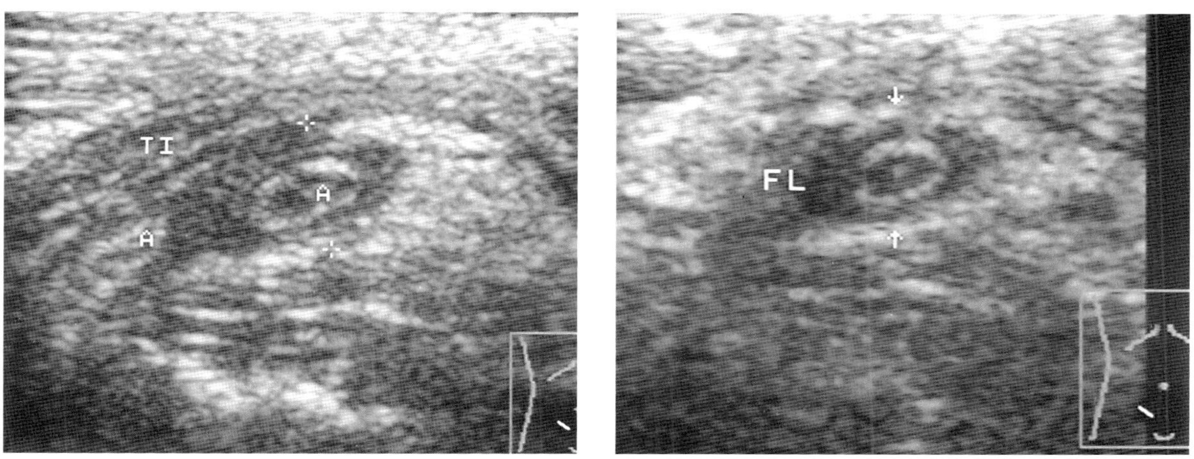

a b

Abb. 3.**80a** u. **b**
Phlegmonöse Appendizitis (A; Distanzmarken, Pfeile):
a Schräg angeschnitten. Umgebende ödemate entzündliche Mesenteriumreaktion. Akzentuierte Wandschwellung des terminalen Ileum (TI)
b Quergestellt: kleine Kokarde, umgebende freie Flüssigkeit (FL)

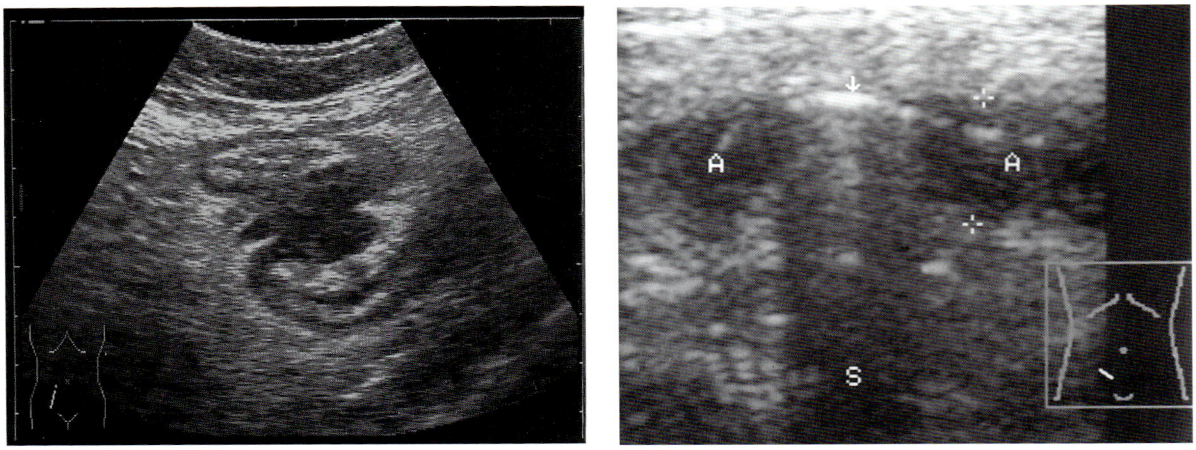

Abb. 3.**81 a** u. **b**
Besondere Formen der akuten Appendizitis:
a Abszedierende Appendizitis; retrozökale echoarme Abszeßformation (Entleerung über eine Zökumbiopsie!) um die doppelwandige entzündliche Appendix
b Phlegmonöse Appendizitis (A; Distanzmarken); bakterielle Gasbildung (Pfeil, Schallschatten, S). Ähnlich kann ein Kotstein aussehen

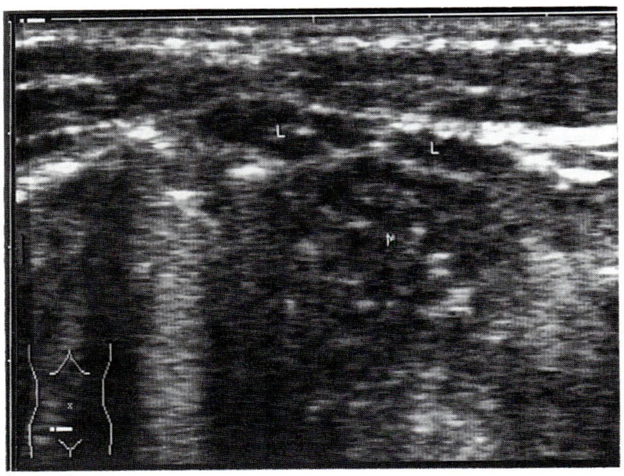

Abb. 3.**82**
Lymphadenitis mesenterica; Verdachtsdiagnose: Appendizitis. Echoarme Lymphknoten (L) vor der Lendenmuskulatur (M)

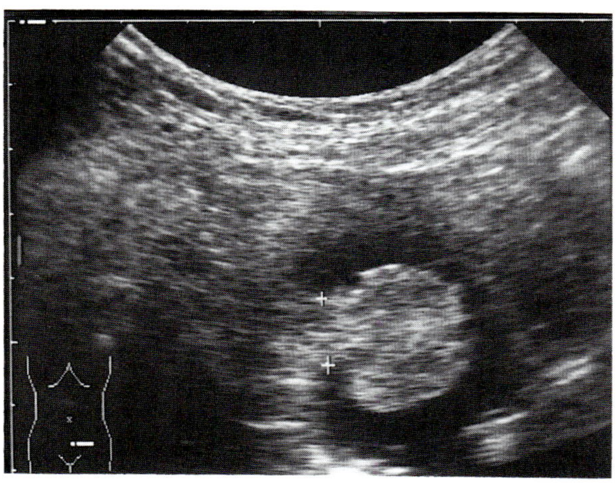

Abb. 3.**83**
Sigmapolyp, gestielt (Distanzmarken); Hydrokolosonographie

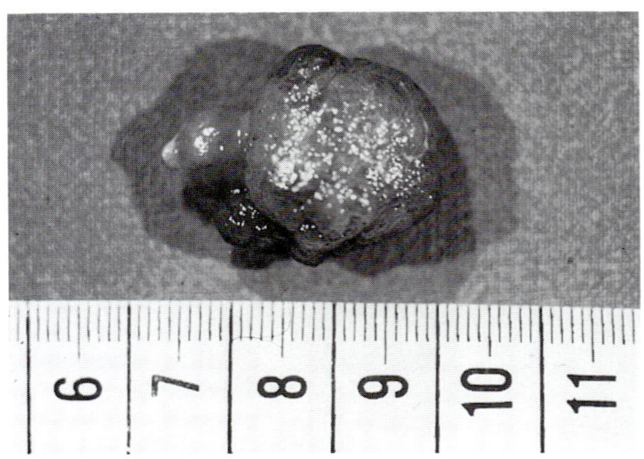

Abb. 3.**84**
Derselbe Polyp wie in Abb. 3.**83**: endoskopisch abgetragen

Tumoröse Dickdarmkrankheiten

Benigne Tumoren

Als benigne Tumoren kommen Adenome, Lipome und Leiomyome vor.

Dickdarmpolyp: Das äußere Erscheinungsbild aller benignen Tumoren ist der Polyp. Er ist in der üblichen Darmsonographie nicht zu erkennen. Durch Flüssigkeitsfüllung des Kolons und durch Spasmolyse (Hydrokolosonographie) kann es aber gelingen, Polypen sichtbar zu machen (Abb. 3.**83** u. 3.**84**).

Maligne Tumoren

Maligne kolorektale Tumoren gehören neben den Bronchial- und Mammatumoren zu den häufigsten Neoplasien überhaupt. Meist sind es Karzinome, seltener maligne Lymphome, Karzinoide oder Leiomyosarkome.
Die sonographische Erkennung eines Kolontumors liegt bei 80%.

Kolorektales Karzinom: Wie bei den bisher besprochenen gastrointestinalen Tumoren stellt sich auch das Kolonkarzinom in Form einer zirkulär annähernd symmetrischen oder asymmetrischen Wandverdickung mit einem reflexreichen Zentrum (Kokarde) dar (Abb. 3.**85**).

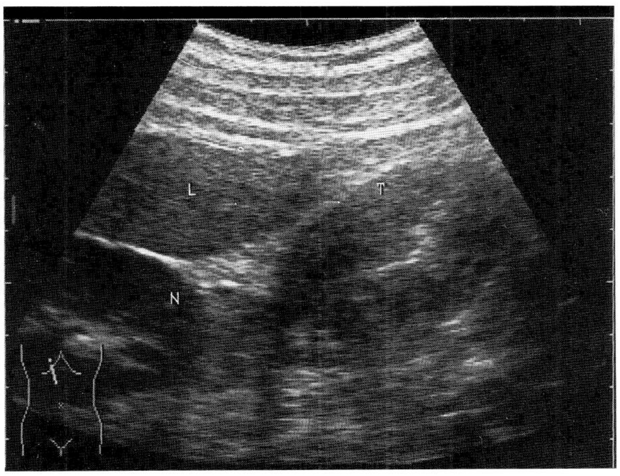

Abb. 3.**85**
Tumorkokarde im rechten Oberbauch, konzentrische Wandverdickung (T). Das sonographische Bild ähnelt dem der Niere (N; „Pseudo-kidney-sign"); L = Leber

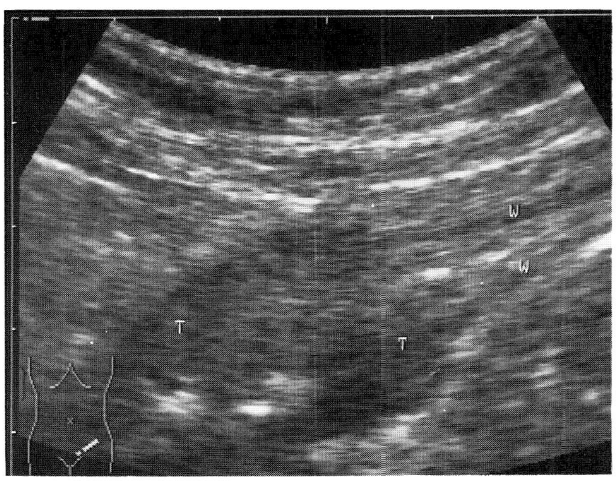

Abb. 3.**86**
Sigmakarzinom. Solide echoarme Tumorstruktur, geringe prästenotische Wandverdickung (W)

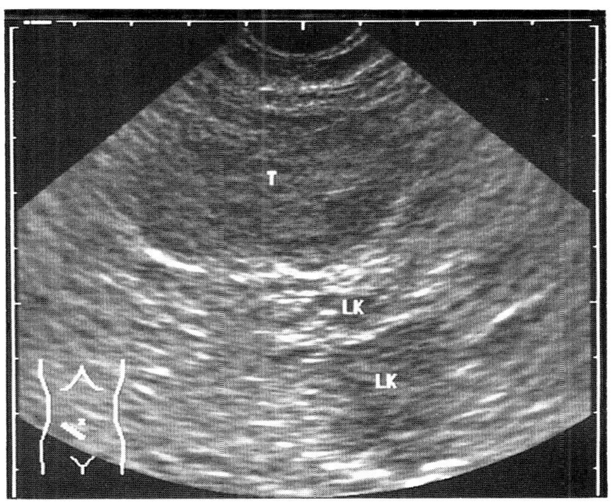

Abb. 3.**87**
Lokoregionäre Lymphknotenmetastasen (LK) eines asymmetrisch exzentrisch gewachsenen soliden Zökumtumors (T)

Asymmetrisches, meist endophytisches Wachstum führt zur soliden Tumorbildung ohne Kokardenform; manchmal weisen erweiterte und verdickte prästenotische Darmwände als Zeichen des Subileus auf den Tumor hin. Infiltratives Wachstum in Nachbarregionen und – organe spricht ebenso wie eine lokoregionale Metastasierung für Malignität eines Tumors (Abb. 3.**86** u. 3.**87**; s. Kapitel 1, S. 126, Abb. 1.**272a** u. **b**).
Langstreckig ausgebreitete Tumoren infolge diffusen wandinfiltrativen Wachstums sind selten. Sie haben eine schlechte Prognose (Abb. 3.**88**).
Rektumkarzinome werden transabdominell bei voller Harnblase (oder auch transrektal durch die Endosonographie untersucht).

Malignes Darmlymphom: Neben dem Karzinom kommt als zweiter bedeutsamer Tumortyp das maligne Darmlymphom vor. Wenngleich es auch kein spezifisches sonographisches Korrelat gibt, kann die polygonale Tumorform mit der mächtigen Wandinfiltration auf das Lymphom hinweisen (Abb. 3.**89**).

Karzinoid, Leiomyosarkom: Sie sind grundsätzlich von anderen tumorösen Darmwandschwellungen sonographisch nicht unterscheidbar.

ZUSAMMENFASSUNG

Erkrankungen des Gastrointestinaltraktes sind sonographisch an ihrer Wandbeschaffenheit erkennbar; mit hochauflösenden Ultraschallgeräten und starker Vergrößerung lassen sich normale Magen- und Darmwände darstellen und Erkrankungen an Veränderungen in Funktion und Wandbeschaffenheit erkennen. Hierzu können besondere Lagerung (Tab. 3.**5**) und Flüssigkeitsfüllung hilfreich sein.
Eine Magenwandverdickung über 5 (–7) mm ist pathologisch; tumoröse Verdickungen zeigen sich sonographisch als Kokarde oder als asymmetrische, exzentrische, solide Wandschwellung. Chronisch entzündliche Darmkrankheiten sind durch Art und Ausdehnung der Wandverschwellung sowie durch Komplikationen erkennbar und mit gewisser Einschränkung auch differenzierbar; so zeigt der Morbus Crohn eine erhebliche, meist diskontinuierliche, die Colitis ulcerosa eine gleichmäßig diffuse Wandschwellung (SZ 3.**7**).
Auch die akute Appendizitis läßt sich mit einiger Erfahrung als kleine Kokarde sehen. Kolontumoren sind an ihrer Kokardenform, seltener an einer soliden Tumorstruktur erkennbar. Bei subtiler Untersuchung können auch Divertikel und Polypen diagnostiziert werden.

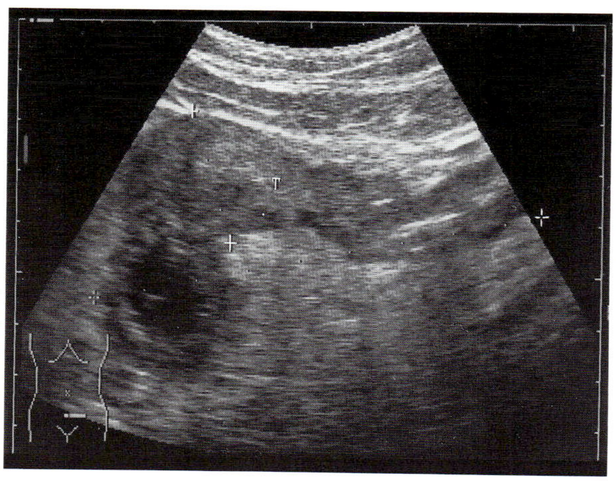

Abb. 3.**88**
Langstreckiger Sigmatumor (T; Distanzmarken, bereits lokoregional metastasiert)

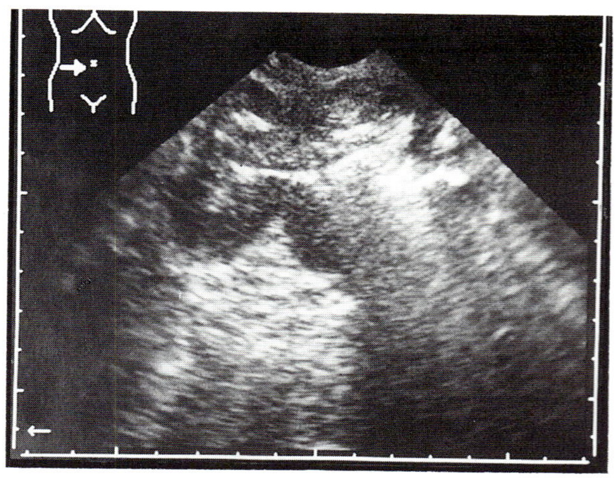

Abb. 3.**89**
Malignes Lymphom des Aszendens: girlandenförmige, echoarme Tumorinfiltration der Darmwände

Sonographie von Pleura und Lunge

C. Görg, K. Görg und W. B. Schwerk

ÜBERBLICK

Zunächst werden die thoraxwandständigen pleuranahen Raumforderungen besprochen, wobei auch die unterschiedlichen sonographischen Erscheinungsformen von Pleuraergüssen diskutiert werden. Anschließend erfolgt die Beschreibung von pulmonalen Veränderungen.

Fehlende Schalltransmission in lufthaltigem Lungengewebe sowie Schallschattenzonen hinter dem knöchernen Thorax setzen der routinemäßigen Sonographie an den Brustkorborganen mit Ausnahme der Echokardiographie enge diagnostische Grenzen. Lediglich raumfordernde Prozesse und Lungenerkrankungen, die einen direkten Kontakt zur Pleura- bzw. Thoraxwand aufweisen und eine Aufhebung des Luftgehaltes des Lungengewebes verursachen, ermöglichen eine diagnostisch verwertbare (pathologische) Schalltransmission. Ohne Zweifel kann auf die konventionelle Röntgendiagnostik des Thorax im dorsoventralen und seitlichen Strahlengang bei der diagnostischen Abklärung weichteildichter Raumforderungen, insbesondere im Hinblick auf ätiologisch möglicherweise bedeutsame pulmonale, mediastinale oder kardiovaskuläre Erkrankungen nicht verzichtet werden.

Pleura

Technik

Die sonographische Untersuchung erfolgt am sitzenden oder mit leicht erhobenem Oberkörper liegenden Patienten. Bevorzugt wird eine rippenparallele Einstrahlung. Zur Beurteilung des rechtsseitigen dorsalen Recessus costodiaphragmaticus sowie der subpulmonalen Region empfiehlt sich der subkostale, transdiaphragmale Strahlengang durch die Leber. Substernal lassen sich das untere Mediastinum sowie die vier Herzhöhlen darstellen. Real-time-Untersuchungen sind zur Beurteilung der Zwerchfellbeweglichkeit (atmungssynchron, aufgehoben, paradox), Form- und Lageveränderung von Ergußbildungen und Tumoren unerläßlich (Abb. 3.**90** u. 3.**91**). Zur Indikation der Sonographie an den Thoraxorganen s. Tab. 3.**8**.

Tabelle 3.**8** Indikation zur Sonographie der Thoraxorgane (ausschließlich Echokardiographie, nach Schwerk)

1. Röntgenologisch flächenhafte Verschattung

– liquide:	Erguß/Empyem/Hämato-/Chylothorax
– solide:	Pneumonie/Atelektase/Tumor/Infarkt
– semisolide:	Abszeß/teilorganisierter Erguß

2. Verlaufskontrolle pleuraler oder pleuranaher intrathorakaler Raumforderungen

3. Bildgebende Führung zur
- Pleurapunktion/Drainage/Pleura-PE
- transthorakalen Feinnadelpunktion

4. Prüfung der Zwerchfellbeweglichkeit
- atmungssynchron
- aufgehoben
- paradox

Pleurale Raumforderungen

Pleuraerguß: Er stellt mit über 90% die häufigste Indikation zur Sonographie am Thorax dar und läßt sich meist als echofreie liquide Kollektion im freien Pleuraspalt sehr zuverlässig ab ca. 50 ml diagnostizieren. Mit einfach zu evaluierenden Meßparametern kann das Volumen eines Pleuraergusses

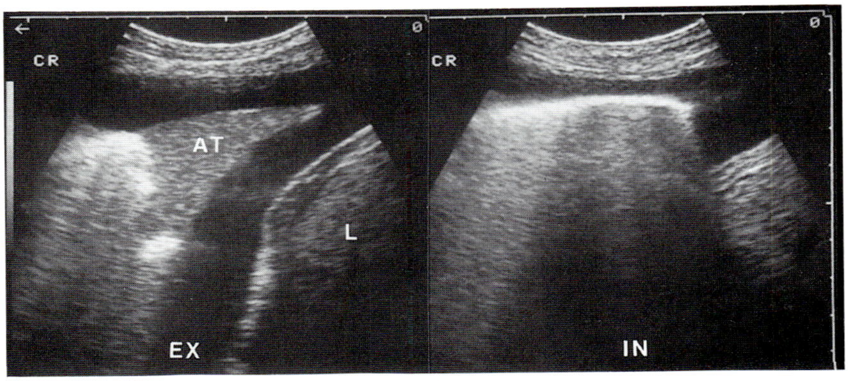

a b

Abb. 3.**90a** u. **b**
Partielle Kompressionsatelektase (AT) des rechten Lungenunterlappens; L = Leber:
a In Exspiration (EX)
b In Inspiration (IN) Luftfüllung der Lunge

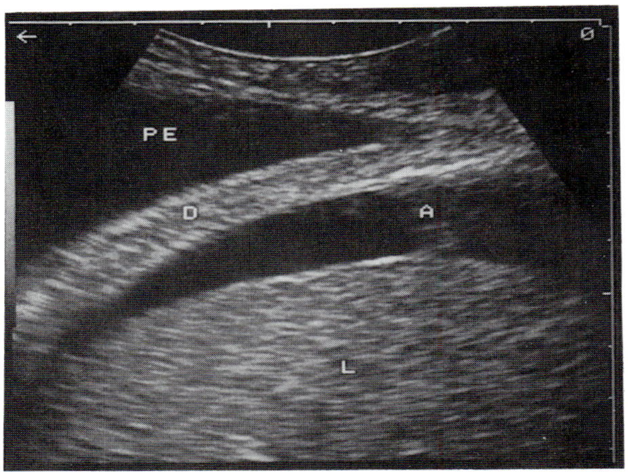

Abb. 3.**91**
Darstellung eines normalen Zwerchfells (D) im rechten Zwerchfellrippenwinkel bei gleichzeitiger Existenz von Pleuraerguß (PE) und Aszites (A); L = Leber

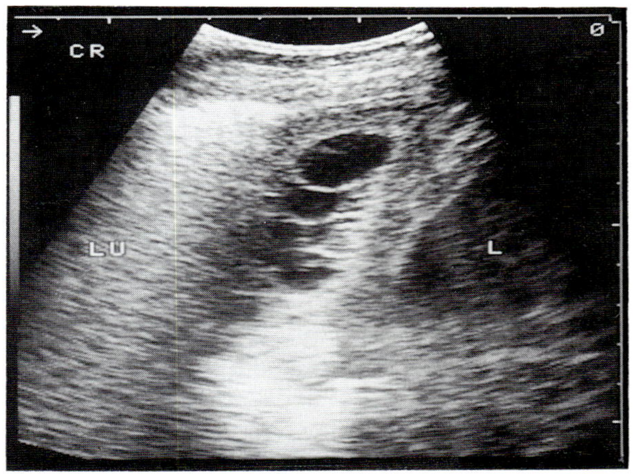

Abb. 3.**92**
Gekammerter, kleinzystischer, mit Bindegewebssepten durchsetzter rechtsseitiger Pleuraerguß bei nichtkleinzelligem Bronchialkarzinom. Zytologisch konnten im Exsudat Tumorzellen nachgewiesen werden; L = Leber, LU = Lunge

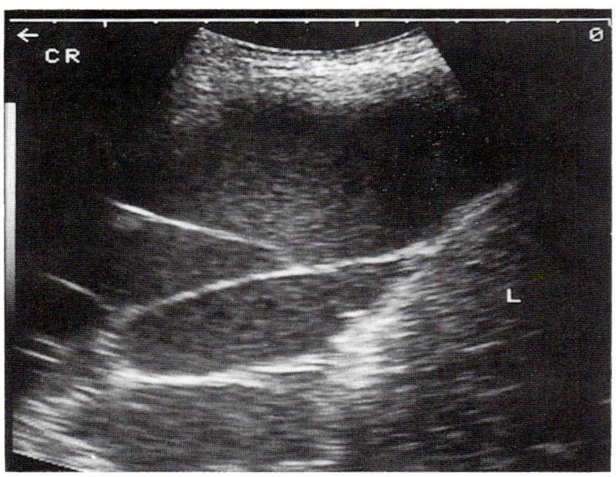

Abb. 3.**93**
Echoarmer hämorrhagischer Pleuraerguß bei Mammakarzinom mit Ausbildung von intrapleuralen Fibrinsepten; L = Leber

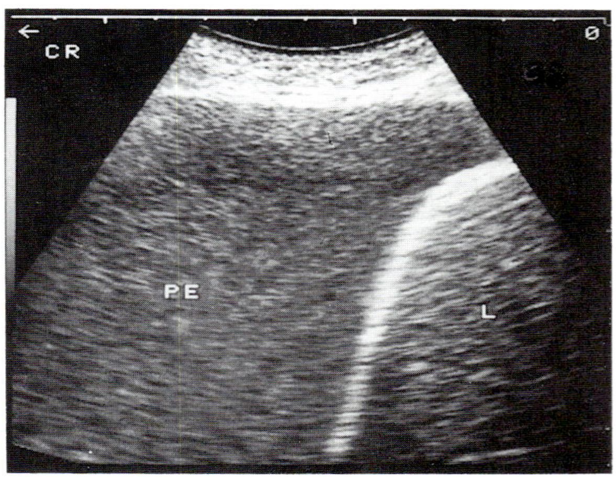

Abb. 3.**94**
Echogener chylöser Pleuraerguß (PE) bei malignem Lymphom; L = Leber

semiquantitativ bestimmt werden. Es gibt indirekte Hinweise zur sonographischen Differenzierung intrapleuraler Flüssigkeitsansammlungen bezüglich Transsudat oder Exsudat.

Hämatothorax, Chylothorax: *Eiweißreiche Ergüsse* stellen sich gegebenenfalls gekammert (Abb. 3.**92**) dar oder sind von reflexogenen Septen/ Adhärenzen durchzogen (Abb. 3.**93**). Binnenechos lassen sich nicht selten bei zellreichen, blutigen, tumorbedingten oder entzündlichen Ergüssen, beim Hämatothorax und beim Chylothorax finden (Abb. 3.**94**). Die genauere Qualifizierung eines Pleuraergusses bleibt jedoch der ultraschallgesteuerten Punktion und der laborchemischen/zytologischen Analyse vorbehalten.

Pneumothorax: Luft im Pleuraraum im Sinne eines Pneumothorax oder Seropneumothorax (Abb. 3.**95**) läßt sich durch thoraxwandnahe, nicht atmungsverschiebliche Reverberationsechos bei der Real-time-Untersuchung nachweisen.
Liquide Ansammlungen im freien Pleuraspalt stellen aufgrund der guten Schalleitung ein sogenann-

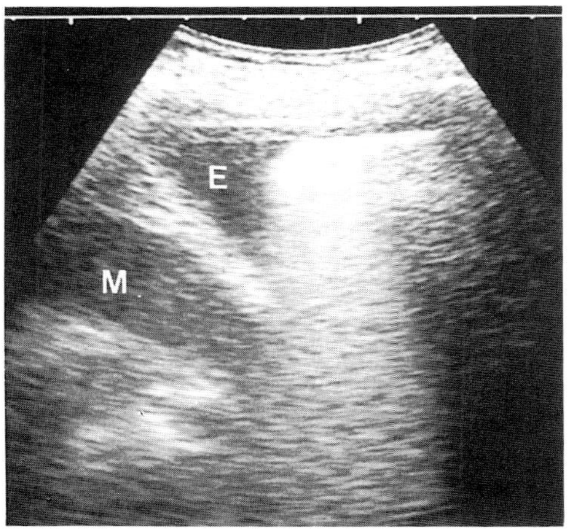

Abb. 3.**95**
Linksseitiger Pleuraerguß (E). Nach Punktion Nachweis von thoraxwandnahen Reverberationsechos im Sinne eines Seropneumothorax; M = Milz

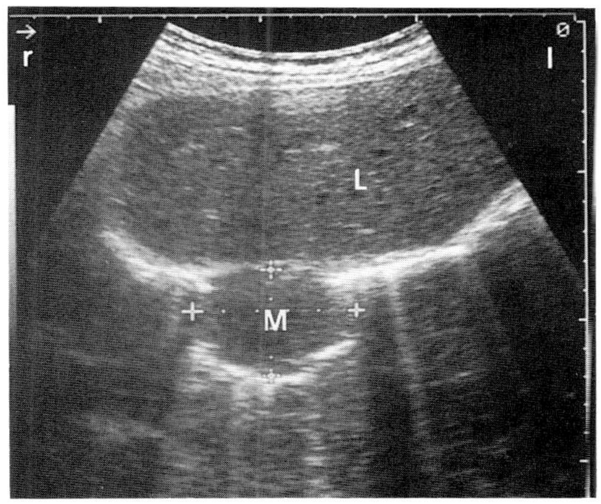

Abb. 3.**96**
Subkostales Sonogramm mit peripherer Lungenmetastase (M; Distanzmarken) bei Hypernephrom. Die Metastase reicht an das Zwerchfell; L = Leber

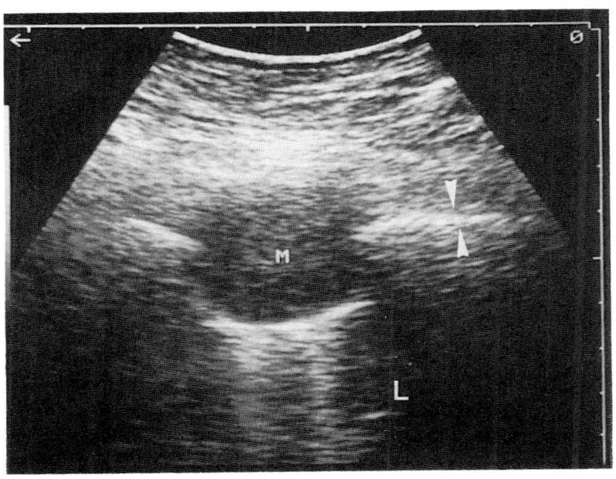

Abb. 3.**97**
Pleurametastase. Bei Respiration zeigt sich keine Atmungsverschieblichkeit des Tumors (M). Die Pfeile markieren das Lungenfell; L = Lunge

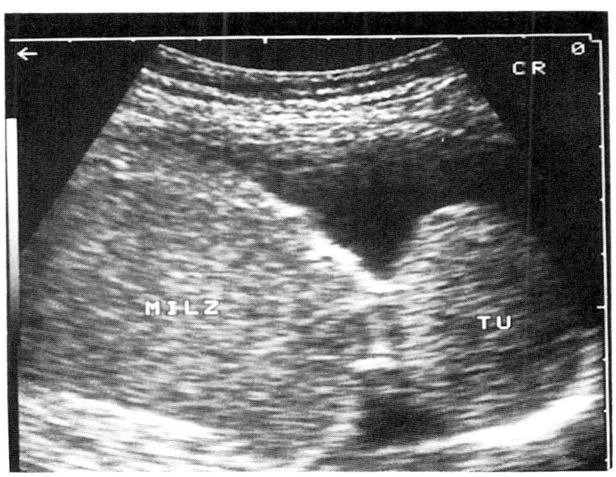

Abb. 3.**98**
Große echogene Metastase (TU), vom linken Diaphragma ausgehend bei Hypernephrom

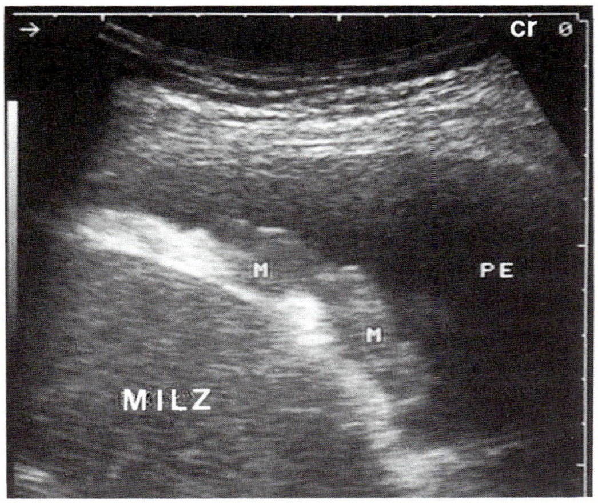

Abb. 3.**99**
Kleinnoduläre Karzinommetastasen der Pleura diaphragmatica (durch Feinnadelpunktion bestätigt)

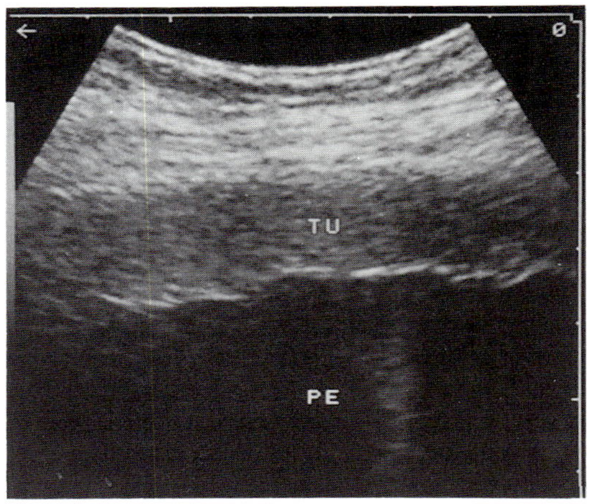

Abb. 3.**100**
Flächenhafte, von der Pleura parietalis ausgehende Tumorformation (TU) bei Bronchialkarzinom; PE = Pleuraerguß

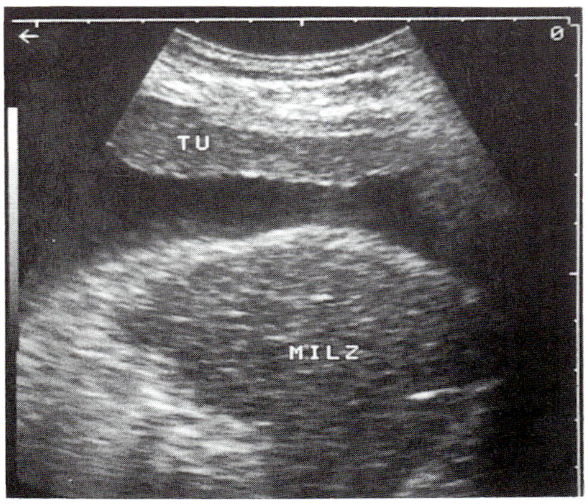

Abb. 3.**101**
Flächenhafte Tumorläsion (TU) im linken Zwerchfellrippenwinkel bei Hypernephrom

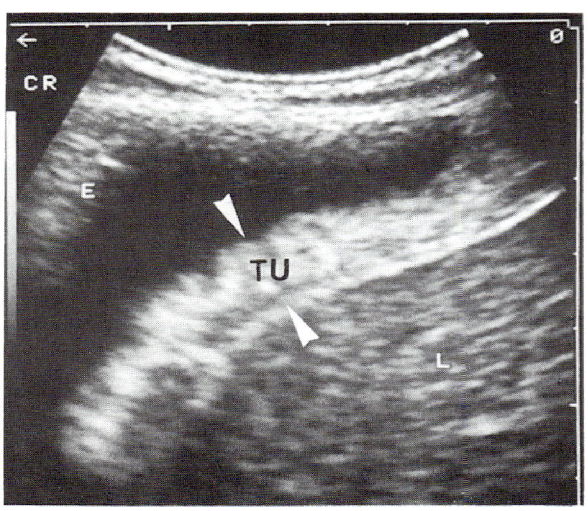

Abb. 3.**102**
Flächenhafte echogene tumoröse Verdickung der Pleura diaphragmatica bei Plattenepithelkarzinom; E = Erguß, L = Leber

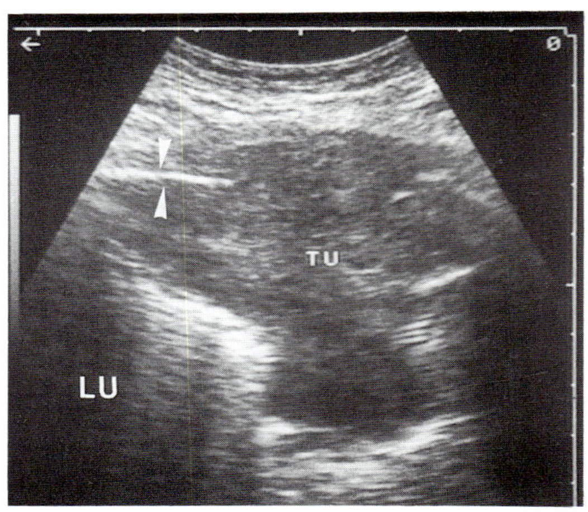

Abb. 3.**103**
Thoraxwandtumor (TU) bei Bronchialkarzinom, der die Pleura durchbricht (Pfeile) und in die Lunge (LU) hineinwächst

tes „akustisches Fenster" zur Exploration der sonst sonographisch nicht differenziert darzustellenden Pleura thoracalis, Pleura visceralis und Pleura diaphragmatica dar.

Pleurametastasen: Bei den sonographisch darstellbaren soliden Formationen entlang der Pleura handelt es sich meist um Metastasen oder Mesotheliome. Auch ohne Ergußbildung läßt sich gelegentlich die Primärlokalisation einer pleuralen Raumforderung (thorax-wandständig oder pulmonal) durch ihre vorhandene oder fehlende Atmungsverschieblichkeit während der Real-time-Untersuchung feststellen (Abb. 3.**96** u. 3.**97**). Pleurametastasen imponieren als solide, rundliche (Abb. 3.**98** u. 3.**99**) oder flächenhafte, echoarme (Abb. 3.**100** u. 3.**101**) oder auch echoreiche Verdickungen der Pleura (Abb. 3.**102**). Eine Differenzierung zum primären Pleuramesotheliom gelingt sonographisch nicht.

Thoraxwandtumoren: Sie entstehen durch lokales Einwachsen von pleuralen Absiedlungen oder gehen von metastatischen Rippenprozessen aus. Sonographisch sind sie in der Regel gut darstellbar und können unter Ultraschallsicht punktiert werden (Abb. 3.**103**).

Lungenmetastasen: Sie werden lediglich bei pleuralem Kontakt (Pleura visceralis) sonographisch erkennbar (Abb. 3.**104**), wobei ein vorhandener Pleuraerguß oder eine Lungenatelektase die Schalltransmission erleichtert.

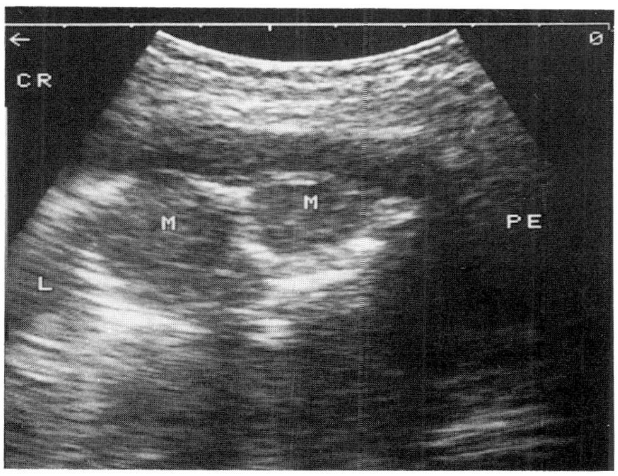

Abb. 3.**104**
Mäßige Pleuraergußbildung (PE) mit zwei bis an die viszerale Pleura heranreichenden Rundherden (M) in der atelektatischen Lunge (L) bei pulmonal metastasiertem Plattenepithelkarzinom

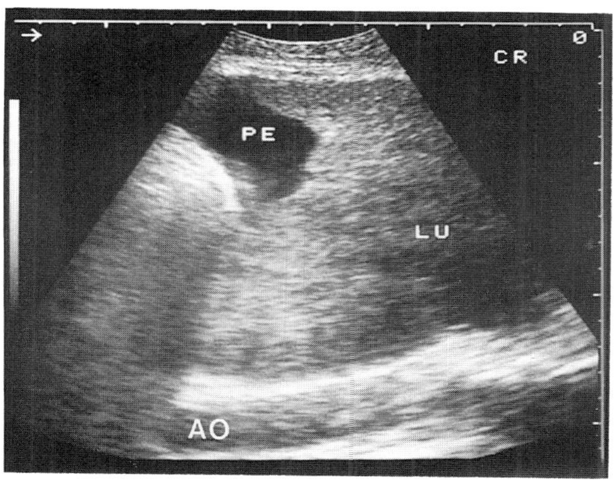

Abb. 3.**105**
Zentrales Bronchialkarzinom mit Obturationsatelektase der linken Lunge (LU). Zusätzlich kleiner Pleuraerguß (PE); AO = Aorta

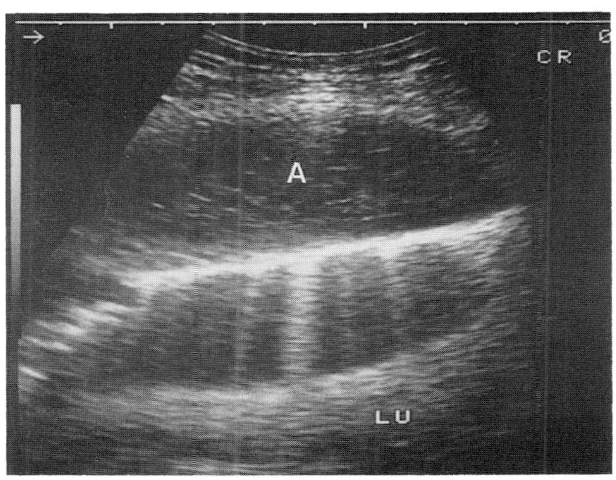

Abb. 3.**106**
Echoarmer Pleuraprozeß mit Spiegelbildung an der Pleura. Die Punktion ergab rahmigen Eiter bei Pleuraempyemen; LU = Lunge, A = Abszeß

Lunge

Abnorme pulmonale Veränderungen

Atelektasen: Pulmonale Prozesse können, wenn sie die Pleura erreichen und eine Aufhebung des pulmonalen Luftgehaltes verursachen, mitunter sonographisch dargestellt werden. Häufig ist innerhalb eines Ergusses die im Längsschnitt dreieckige, komprimierte, luftleere Lunge zu erkennen (*Kompressionsatelektase*, Abb. 3.**90**). Unter Real-time-Bedingungen kann gelegentlich der atmungsabhängig wechselnde intraalveoläre Luftgehalt nachgewiesen werden. Bei konstant „solide" imponierender echographischer Strukturtransformation der Lunge im Sinne einer sogenannten „Hepatisation" muß an einen mediastinalen oder hilären Tumor mit Ausbildung einer zentralen *Obturationsatelektase* gedacht werden (Abb. 3.**105**).

Lungen- oder Pleuraabszesse: Sie zeigen zumeist eine überwiegend liquide, reflexarme Struktur, können jedoch in Abhängigkeit vom Gehalt an Zelldetritus, Sequestern oder Gas auch einen unterschiedlich ausgebildeten Echobesatz aufweisen (Abb. 3.**106**). Zur Diagnostik und Differentialdiagnose röntgenologisch flächenhafter Lungenverschattungen leistet die Sonographie nur einen geringen Beitrag.

Pneumonien: Die Echostruktur der Lunge zeigt ein gemischtes Bild. Lufthaltige Bronchien stellen sich innerhalb einer lobären Infiltration als stark reflexogene Areale dar (Abb. 3.**107**).

Lungeninfarkte: Auch sie können gelegentlich sonographisch dargestellt werden als echoarme keilförmige Läsion. Die belüftete Lunge begrenzt gewöhnlich in der Frühphase das Infarktareal scharf. Mit Entwicklung einer Infarktpneumonie wird das sonographische Bild wieder uncharakteristisch (Abb. 3.**108**).

ZUSAMMENFASSUNG

Die Sonographie am Thorax ist keine Alternative zur konventionellen Röntgenuntersuchung, sondern eine hilfreiche Zusatzuntersuchung. Insbesondere in der Detektion und Quantifizierung von Pleuraergüssen ist die Sonographie die Methode der Wahl. Exsudative und transsudative Ergüsse zeigen unterschiedliche sonographische Erscheinungsformen. Pleurametastasen und Thoraxwandtumoren sind sonographisch darstellbar. Pulmonale Prozesse können nur dargestellt werden, wenn sie die Pleura erreichen. Dann allerdings zeigen sie charakteristische Befunde, die häufig eine sinnvolle Ergänzung zum Röntgenthorax sind.

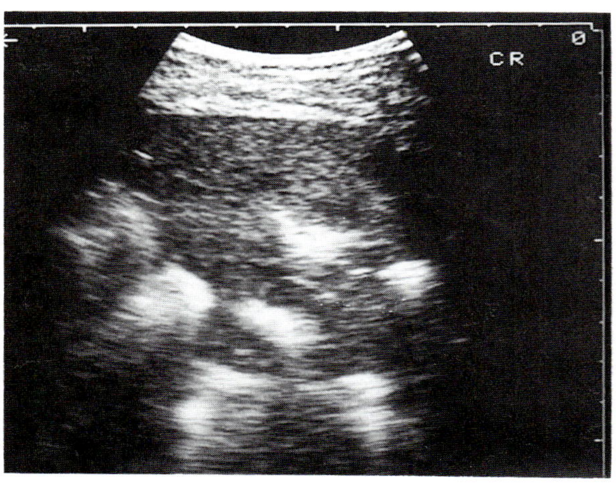

Abb. 3.**107**
Intraalveoläre Flüssigkeit mit echoreichen Reflexmustern durchsetzt, bei Pneumonie

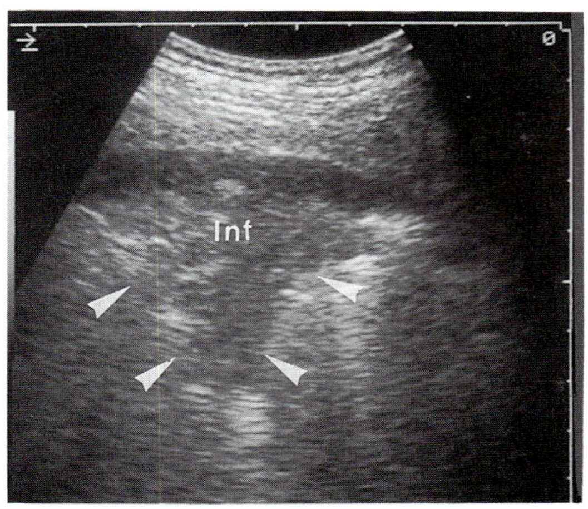

Abb. 3.**108**
Keilförmige echoarme, relativ glatt begrenzte Läsion (Inf) im Lungenparenchym (Pfeile) mit kleinem Pleuraerguß. Szintigraphisch wurde die Lungenembolie bestätigt

Chronische Pankreatitis und Pankreastumoren

G. Schmidt

ÜBERBLICK

In Anlehnung an die pathologischen und histologischen Veränderungen werden für die sonographische Diagnose der chronischen Pankreatitis entsprechende Kriterien aufgezeigt. Besonderes Gewicht wird auf die Erkennung der Fibrose gelegt. Es folgen sonographische Beispiele für die Formen der chronischen Pankreatitis entsprechend der Marseiller Klassifikation von 1984 sowie Erklärungen zu Begleiterscheinungen und Komplikationen. Einen breiteren Raum nimmt die Differentialdiagnose von Pankreastumoren, insbesondere als Abgrenzung zur chronischen Pankreatitis, ein.

Chronische Pankreatitis

Die chronische Pankreatitis ist klinisch durch rezidivierende oder persistierende abdominelle Schmerzen definiert; schmerzlose Verläufe, insbesondere bei Alkoholikern, sind möglich.
Nur selten zeigt die Sonographie bei der chronischen Pankreatitis ein normales Organ, auch wenn klinisch durch vorausgegangene pankreatitische Schübe, nach dem pankreatikographischen Befund oder im Sekretin-Pankreozymin-Test eine chronische Pankreatitis bewiesen ist, dann nämlich, wenn sonst noch keine wesentlichen morphologischen Veränderungen entsprechend der SZ 3.**9** eingetreten sind (Abb. 3.**109**).

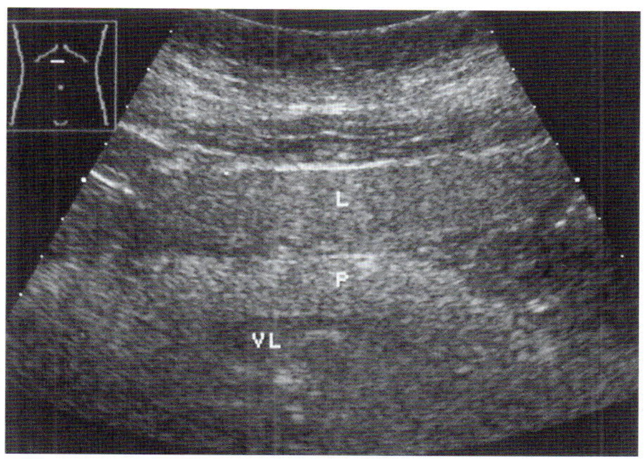

Abb. 3.**109**
Sonographisch normales Pankreas. Klinisch: chronische Pankreatitis nach 10 entzündlichen Schüben; P = Pankreas, C = venöse Konfluenz, M = Magen, VL = V. lienalis, L = Leber

Pathophysiologie und Klinik

Pathologisch – anatomisch finden sich unspezifische Entzündungen mit Ödem, Nekrose und Fibrose, Gangstrikturen, Gangerweiterungen, Protein- und Kalkablagerungen in den Gängen sowie zystische Strukturen.

Nach der zweiten Fassung der Marseiller Klassifikation von 1984 werden drei Formen der chronischen Pankreatitis sowie eine Sonderform unterschieden (Tab. 3.**9**).

Tabelle 3.**9** Einteilung der chronischen Pankreatitis (Marseiller Klassifikation von 1984)

Chronische Pankreatitis mit fokaler Nekrose
Chronische Pankreatitis mit segmentaler oder diffuser Fibrose
Chronische Pankreatitis mit Verkalkung/Steinen
Obstruktive chronische Pankreatitis

SZ 3.**9** Sonographische Veränderungen bei der chronischen Pankreatitis

Fibrose
Mikro- und Makrozysten
Verkalkungen/Gangsteine
Gangerweiterung
Atrophie

Sonographische Kriterien

Die pathologisch-anatomischen Veränderungen spiegeln sich teilweise im sonographischen Befund wider. Dieser zeigt Veränderungen der Echostruktur und der äußeren Kontur, der Größe und des Pankreasganges. Nicht alle der in SZ 3.**9** aufgeführten Zeichen müssen vorhanden sein.

Fibrose

Das entscheidende Kriterium für eine chronische Pankreatitis ist die Fibrose. Verlust von intaktem Drüsengewebe und konsekutive Zunahme an Fibrose führen zum Versiegen der exokrinen (Maldigestion mit Auftreten eines Fettstuhls) und endokrinen (pankreatogener Diabetes mellitus) Funktion.

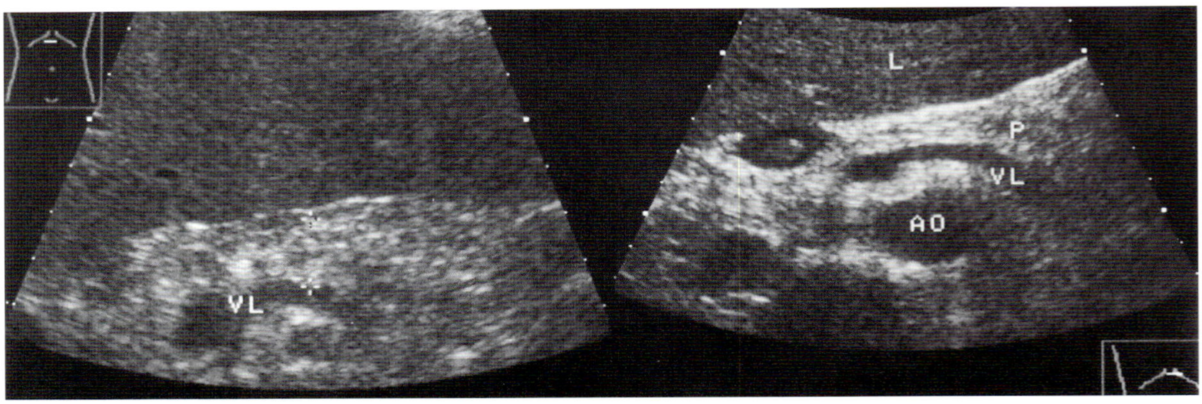

a b

Abb. 3.**110a** u. **b** Pankreasfibrose:

a Bei chronischer Alkoholpankreatitis (Distanzmarken): Scheckig-echoreichere Struktur, dadurch Konturunschärfe

b Bei Hämochromatose: intensiv echoreiches Pankreas (P). L = Leber, VL = V. lienalis, AO = Aorta

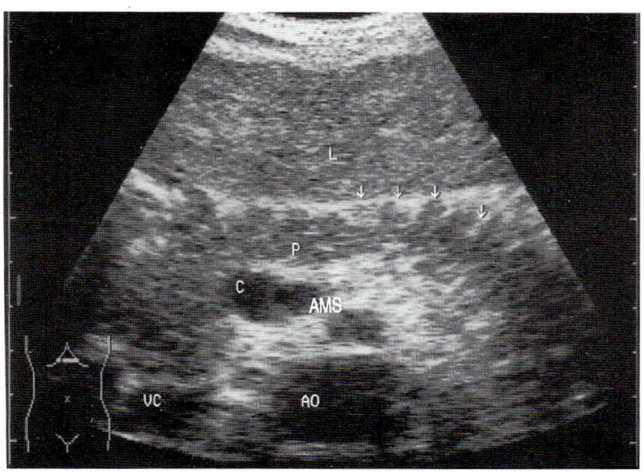

Abb. 3.**111**
Chronisch rezidivierende Pankreatitis: echoarmes Pankreas (P), unscharfe Begrenzungen (Pfeile); C = venöser Konfluens, L = Leber, AO = Aorta, VC = V. cava, AMS = A. mesenterica superior

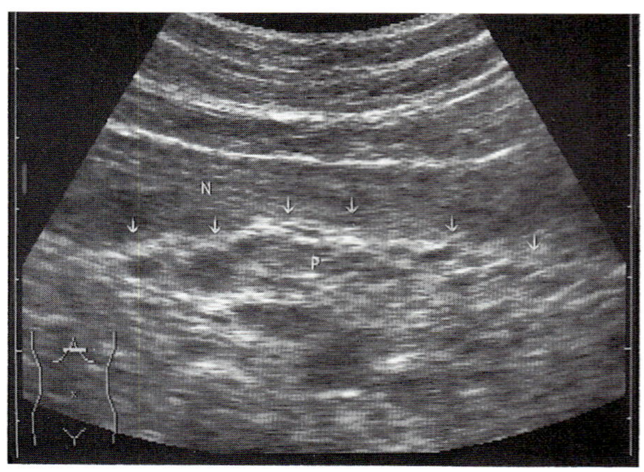

Abb. 3.**112**
Chronische Pankreatitis: narbige Einziehungen der Magenhinterwand (Pfeile); P = Pankreas, N = Magen

Für die Fibrose sind unregelmäßig eingestreute, echodichte mikronoduläre Strukturen kennzeichnend, die ein feinkörniges oder grobfleckig verdichtetes Bild abgeben; grobschollige Texturveränderungen fallen eher ins Auge, bereiten aber durch ihre schlechte Abgrenzung infolge fehlenden Impedanzsprunges zum peripankreatischen Fett- und Bindegewebe Schwierigkeiten in der sonographischen Zuordnung (Abb. 3.**110**, Abb. 3.**112** u. 3.**134**). Als frühe, mit diffuser Fibrose einhergehende Form kann die chronische Pankreatitis mit echoarmer Struktur angesehen werden.

Eine gleichartige Struktur liegt auch bei einer akuten Pankreatitis oder einem pankreatitischen Schub vor, was die Diagnose der chronischen Pankreatitis erschwert. Findet sich die Echoarmut umschrieben, ist die Abgrenzung zum Tumor allenfalls noch durch Feinnadelbiopsie und Zytologie möglich (Abb. 3.**111** u. 3.**149**).

Die Fibrose führt auch zu Konturveränderungen, die auf narbigen Einziehungen oder grobnodulären pankreatischen Grenzstrukturen beruhen, aber auch durch echogene peripankreatische Fettgewebsnekrosen und Verkalkungen bedingt sein können (Abb. 3.**112** u. 3.**113**).

SZ 3.**10** Sonographische Kriterien der Fibrose

Feinkörnig oder grobfleckig verdichtetes Parenchym
Konturunregelmäßigkeit
„En-bloc"-Bewegung durch fortgeleitete Aortenpulsation
Verhärtung bei der Fingerkompression

In SZ 3.**10** sind die Fibrosekriterien zusammengefaßt.

Die weiteren indirekten Zeichen der Organverhärtung wie „En-bloc"-Bewegung und mangelnde Kompressibilität bei der Fingerpalpation (s. Kapitel 1, S. 85, Abb. 1.**168a** u. **b**) lassen sich nur im bewegten Bild nachweisen.

Mikro- und Makrozysten

Bei der chronischen Pankreatitis entsprechen Zysten entweder den postnekrotischen Zysten der akuten Pankreatitis (wenn entzündliche Schübe ablaufen) oder Retentionszysten, wenn sich Gangnebenäste infolge Obstruktion zystisch aufweiten. Durch eine Feinnadelpunktion gelingt die Abgrenzung: postnekrotische Zysten haben meist grünlich trüben oder hämorrhagischen Inhalt, Gangektasien ein zähflüssig klares Sekret.

Makrozysten mit ihrer typischen echofreien Zystenstruktur sind sonographisch auf Anhieb erkennbar. Mit den heutigen Geräten können auch Mikrozysten bis zu wenigen Millimetern sichtbar gemacht werden (Abb. 3.**114**).

Einfache Zysten: Kleinere Zysten werden als „einfache" Zysten bezeichnet.

Komplizierte Zysten: Größere Zysten über 6 cm machen infolge Verdrängung und Druck auf die umgebenden Organe oder durch Zysteninfektion Beschwerden und sind daher „komplizierte" Zysten.

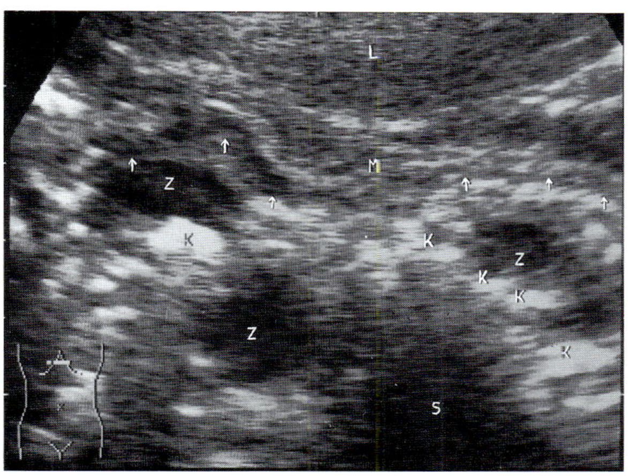

Abb. 3.**113**
Chronische Pankreatitis: grobbucklige Eindellung (Pfeile) des Magens (M) durch peripankreatische echogene Strukturen (Fettgewebsnekrosen, grobschollige Fibrose bzw. Verkalkungen) und Zysten (Z); K = Kalk, L = Leber

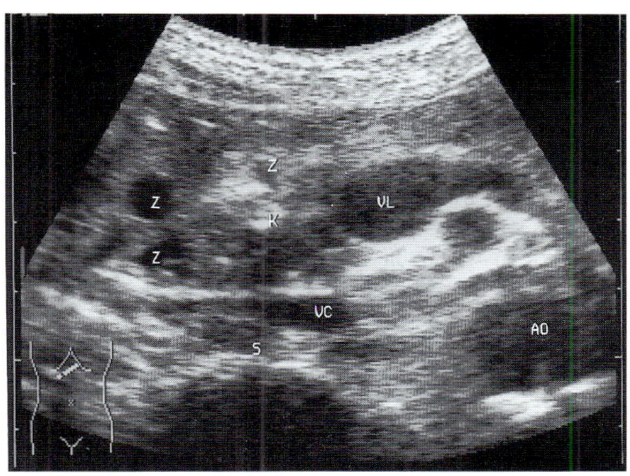

Abb. 3.**114**
Mikrozysten (Z) bei chronischer Pankreatitis; K = Verkalkung, S = Schallschatten, AO = Aorta, VC = V. cava, VL = V. lienalis

Einige pankreatogene Einschmelzungen, Nekrosen und Zysten bilden sich spontan zurück, andere bedürfen der Punktion, Drainage oder Operation (Abb. 3.**115**).

Verkalkungen, Steine

Kalziumkarbonatkristallisationen können als Verkalkungen intraparenchymatös oder als Steine in Haupt- oder Nebenästen des Gangsystems liegen. Beide stellen sich röntgenologisch in der Abdomenübersichts- oder Pankreaszielaufnahme dar (Mikroverkalkungen werden besser im CT nachgewiesen).

Sonographisch sind es schollige, stark echogene Areale, die, wenn sie eine Größe von mehreren Millimetern haben, Schallschatten bilden. Eine perlschnurartige Anordnung kann sowohl Gangsteinen als auch gereihten Verkalkungszonen entsprechen, in deren Schallschattenzone das übrige Pankreas verborgen bleibt (Abb. 3.**115**–3.**119**).

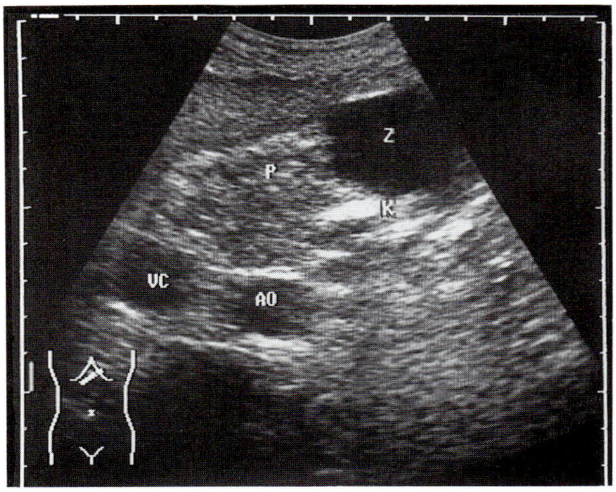

Abb. 3.**115**
Komplizierte Zyste im Pankreasschwanz mit anhaltenden Schmerzen; ein halbes Jahr nach Zystojejunostomie: an der gleichen Stelle erneute Retentionszyste (Z), die sich später spontan drainierte; K = Kalk, P = Pankreaskorpus, AO = Aorta, VC = V. cava

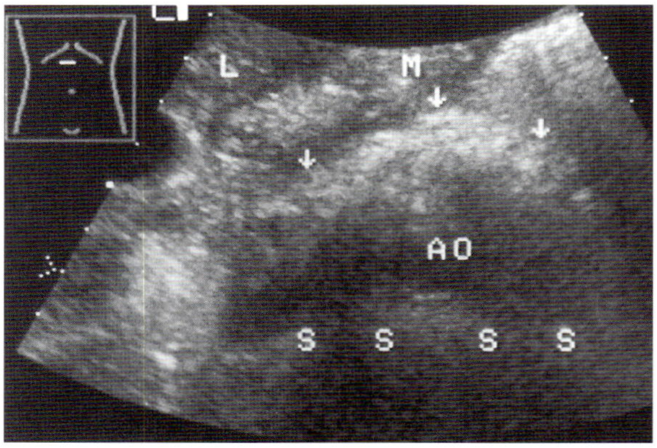

Abb. 3.**116**
Chronische Pankreatitis: multiple intensiv echogene Verkalkungen mit Schallschattenzonen (S) im gesamten Pankreas (Pfeile); M = Magen, AO = Aorta, L = Leber

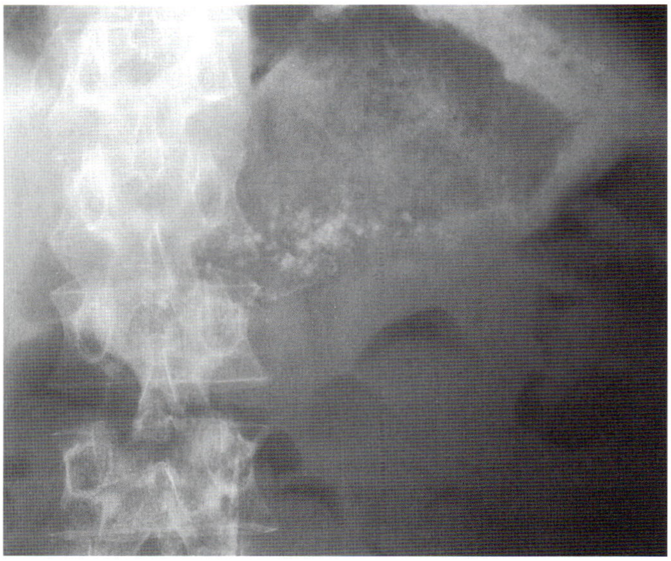

Abb. 3.**117**
Gleicher Patient wie in Abb. 3.**116**: röntgenologische Pankreaszielaufnahme. Ausgedehnte Verkalkungen im Pankreas

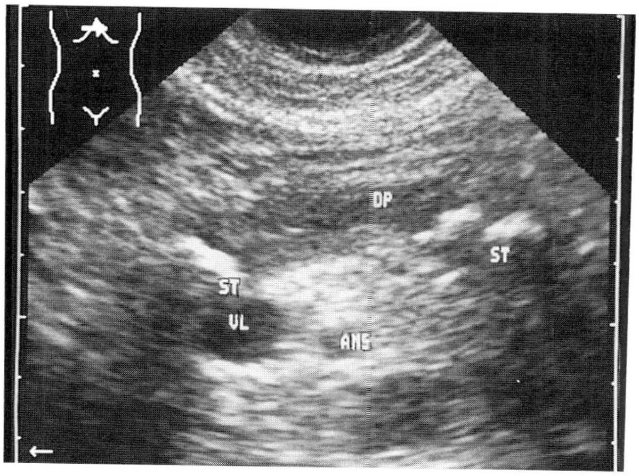

Abb. 3.**118**
Chronische Pankreatitis: intensiv reflexogene polygonale Verkalkungen (ST = Stein) im aufgeweiteten, schummrigen Pankreasgang (DP); VL = V. lienalis im Bereich der venösen Konfluenz, AMS = A. mesenterica superior

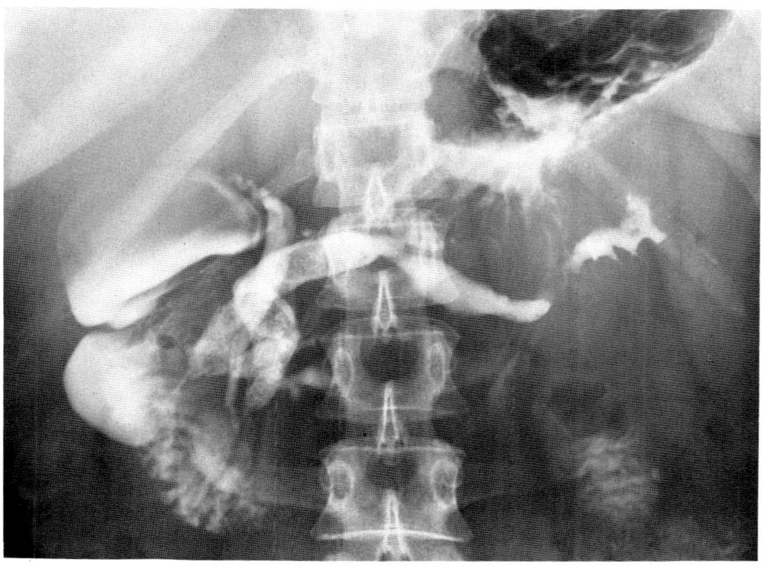

Abb. 3.**119**
ERCP-Röntgenbild zu Abb. 3.**118**: massive Pankreasgangerweiterung mit zahlreichen Gangsteinen (einer in der Minorpapille sichtbar), ESWL-Behandlung; infolge schwerer Pankreatitis Notwendigkeit der operativen Sanierung

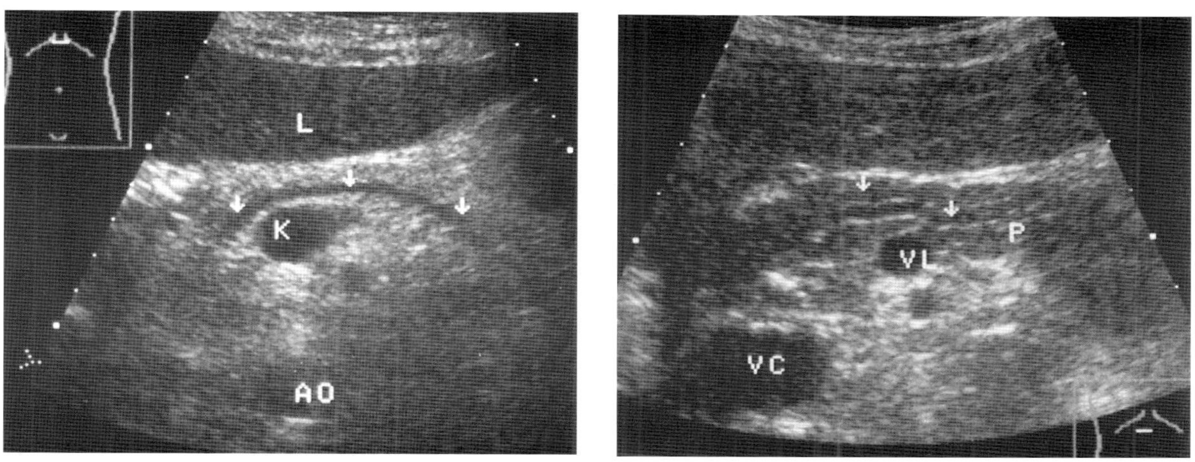

a

b

Abb. 3.**120a** u. **b**
Grenzwertig weite Pankreasgänge:
a Hier erscheint der Gang etwas schummrig, grenzwertig (Pfeile), sollte aber Anlaß zur genauen Untersuchung des biliären Systems geben; P = Pankreas, K = venöse Konfluens, AO = Aorta, L = Leber
b Chronisch rezidivierende Alkoholpankreatitis: geringfügig erweiterter und kaliberunregelmäßiger Gang (Pfeile); VL = V. lienalis, P = Pankreas, VC = V. cava

a 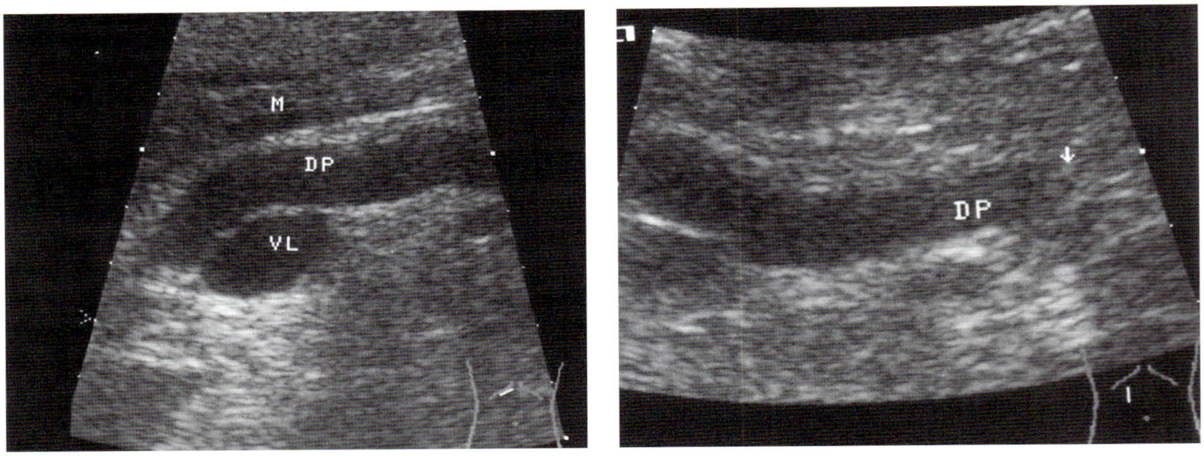 b

Abb. 3.**121a** u. **b**
Chronische Pankreatitis, ausgeprägte Gangerweiterung (DP), keine Klinik, Zufallsbefund bei Diabetes mellitus, somit sekundärer Diabetes

a Schräger Oberbauchquerschnitt

b Oberbauchlängsschnitt durch den Pankreaskopf, Darstellung des Papillenbereiches (Pfeil); keine Nachweisung einer Obstruktion

a 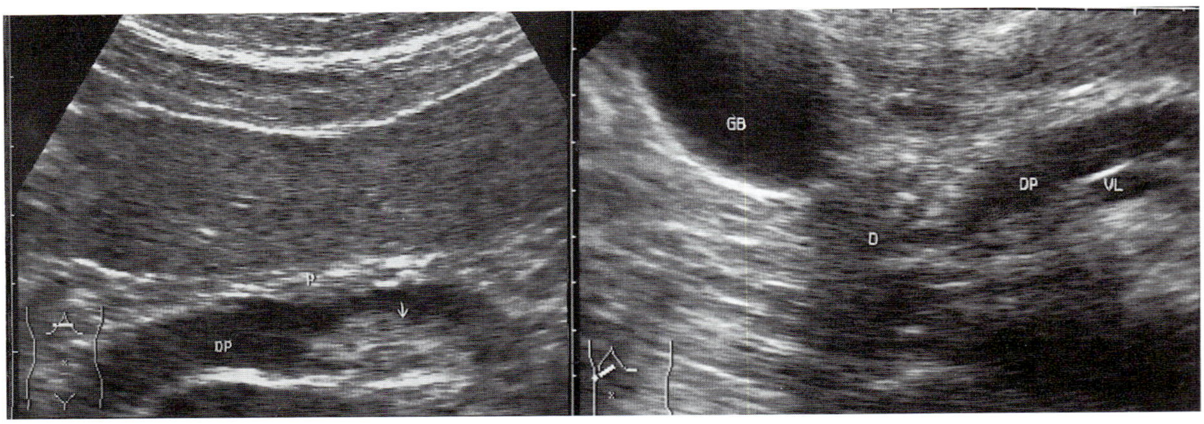 b

Abb. 3.**122a** u. **b**
Chronische Pankreatitis:

a Erheblich erweiterter Pankreasgang (DP) mit Proteinausfällung (Pfeil)

b Keine Gangobstruktion bei der Verfolgung des Ganges bis ins Duodenum (D; 3 Jahre später Pankreatektomie wegen peripapillärem Pankreaskopfkarzinom; der Proteinpfropf im Korpusgangbereich wurde bestätigt!) Ausschnittsvergrößerungen; P = Pankreas, GB = Gallenblase, VL = V. lienalis

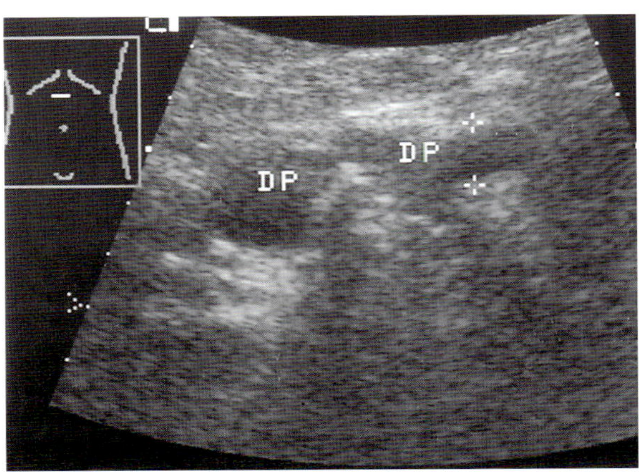

Abb. 3.**123**
Fortgeschrittene chronische Pankreatitis: abschnittsweise klobig aufgetriebener Ductus pancreaticus mit Gangstrikturen (DP; Distanzmarken). Wenig Restparenchym

Pankreasgangerweiterung (Duktektasie)

Liegt der Pankreasgang im Grenzbereich zwischen 2 und 3 mm, sollte der Blick auf Gallenblase und Gallengänge gerichtet werden; häufig findet sich eine Cholezysto- bzw. Choledocholithiasis oder ein Zustand nach Cholezystektomie, die durch Druckerhöhungen im bilio-pankreatischen Gangsystem zu rezidivierenden Begleitpankreatitiden führen können. Ein über 3 mm breiter Gang ist pathologisch, besonders wenn zusätzlich Kaliberschwankungen und Gangwellungen vorliegen. Parenchymschwund, Narbenzüge mit Gangverwerfungen oder auch Gangobstruktionen liegen den Gangerweiterungen zugrunde (Abb. 3.**120a** u. **b** bis 3.**123**).

Atrophie

Nach langjährigen pankreatitischen Schüben tritt ein Schwund des regulären Parenchyms („ausgebranntes Organ") mit der Folge einer Drüsenatrophie ein.
Sonographisch bleiben allenfalls Parenchyminseln und Kalkflecken sowie ein erweiterter und narbig verzogener Gang mit kolbigen Auftreibungen übrig. Die V. lienalis als Leitstruktur wird verzogen, verdämmert oder thrombosiert (Abb. 3.**123** u. 3.**124**).

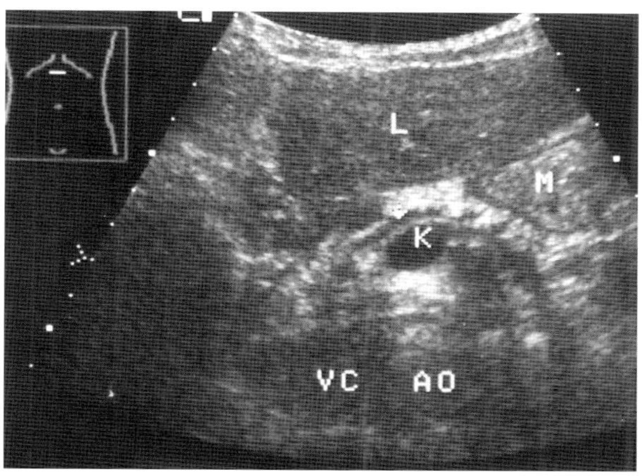

Abb. 3.**124**
Pankreasatrophie infolge „ausgebrannter" chronischer Pankreatitis: Vom Pankreas sind nur noch der leicht erweiterte Gang (Pfeil) und Fibroseinseln zu sehen (vgl. altersatrophisches Pankreas, Abb. 1.**165**, S. 84). K = venöser Konfluens, L = Leber, M = hypotoner, weitgestellter Magenkorpus, VC = V. cava, AO = Aorta

Formen der chronischen Pankreatitis

Chronische Pankreatitis mit fokaler Nekrose: Im Rahmen eines akut entzündlichen Schubes können sich Nekrosen im Sinne begrenzter echoarm liquider Formationen entwickeln, ohne daß Fibrosen und Verkalkungen vorliegen. Oft gehen auch die folgenden Schübe mit Nekrosen einher (Abb. 3.**125a** u. **b**).

Chronische Pankreatitis mit fokaler oder diffuser Fibrose: Hierunter wird eine chronische Pankreatitis verstanden, die entweder eine nur örtlich oder eine diffus entwickelte Fibrose aufweist. Die umschriebene Fibrose führt meist zu einer echoärmeren Auftreibung mit Formveränderung, die sich sonographisch kaum von einem Pankreastumor unterscheidet. Eine chronische Pankreatitis mit segmentaler Fibrose kommt seltener vor, während eine solche mit diffuser Fibrose die Regel ist (Abb. 3.**110**, 3.**113** u. 3.**126**, s. SZ 3.**10**).

Chronische Pankreatitis mit Verkalkung und/oder Steinen: Die kalzifizierende Pankreatitis macht regional unterschiedlich 20–70% aller Formen aus. Dabei kann die Verkalkung im Parenchym oder im Gangsystem (Pankreatikolithiasis) gelegen sein.
Pankreatikographie, Pankreaszielaufnahmen oder CT-Untersuchungen können die Diagnose erhärten. Oft sind beide, Steine und Verkalkungen, vorhanden (Abb. 3.**116**–3.**119**, 3.**127** sowie 3.**128a** u. **b**).

Obstruktive chronische Pankreatitis: Verlegungen des Pankreasganges führen zur prästenotischen Gangerweiterung; Ursachen sind in der Regel Steine; Fehlbildungen wie Verschmelzungsanomalien im Sinne eines Pancreas divisum sind selten. Organfibrose oder andere Zeichen der chronischen Pankreatitis können bei der obstruktiven Form fehlen (Abb. 3.**128a** u. **b**).
Nicht alle chronischen Pankreatitiden lassen sich in bestimmte Formen pressen; Verkalkungen, Fibrose, Zysten und Gangerweiterung können, zusammen auftretend, ein „buntes Bild" an Veränderungen geben, wo Einzelheiten nur noch schwer auseinanderzuhalten sind und eine Abgrenzung von der Umgebung kaum noch gelingt (Abb. 3.**129** u. 3.**130**).
Dies alles macht es für den Untersucher in der sonographischen Diagnostik der chronischen Pankreatitis so schwer. Die Sensitivität (richtige positive Vorhersage beim Sekretin-Pankreozymin-Test als Standard) der Sonographie lag daher in früheren Untersuchungen nur bei 67%, die der Computertomographie war nicht viel besser: 75%, während die

ERP mit 86% am besten abschnitt. Mit dem Einsatz hochauflösender Geräte ist die sonographische Diagnostik wesentlich verbessert worden.

Komplikationen

Ein Teil der möglichen Komplikationen ist bereits genannt; in Tab. 3.**10** werden sie noch einmal zusammengefaßt.

Tabelle 3.**10** Komplikationen der chronischen Pankreatitis

Gallengangobstruktion
Aszites, Pleuraerguß
Pankreaspseudozyste
Duodenalstenose
kavernöse Pfortadertransformation, segmentale portale Hypertension

Gallengangobstruktion: Der Ductus choledochus verläuft präpapillär in einer dorsalwärts offenen

a
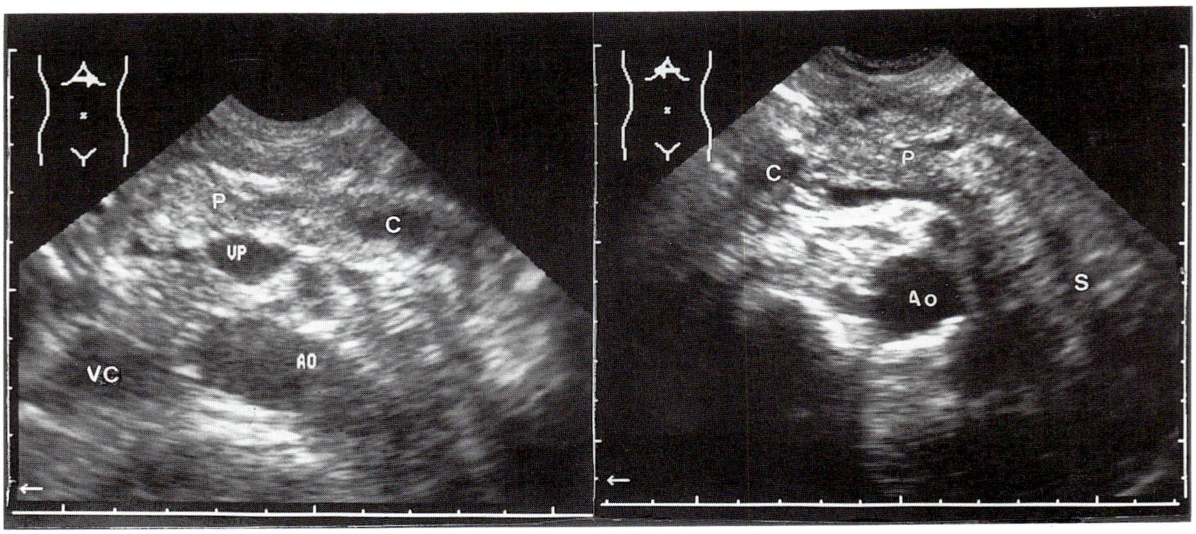

b

Abb. 3.**125a** u. **b**
Chronische Pankreatitis mit nekrotischen Schüben, 84jähriger Mann:
a Pankreasschwanznekrose (C)
b Ein halbes Jahr später unter erhöhter Echogenität und Schallschatten (S) einhergehende Rückbildung; neue Nekrosezone im Pankreaskopf (C). In der Folge weitere nekrotische Schübe; nach 3 1/2 Jahren peripankreatische Lymphknotenmetastasen und Lebermetastasen infolge eines Pankreaskarzinoms; P = Pankreas, Ao = Aorta, VC = V. cava

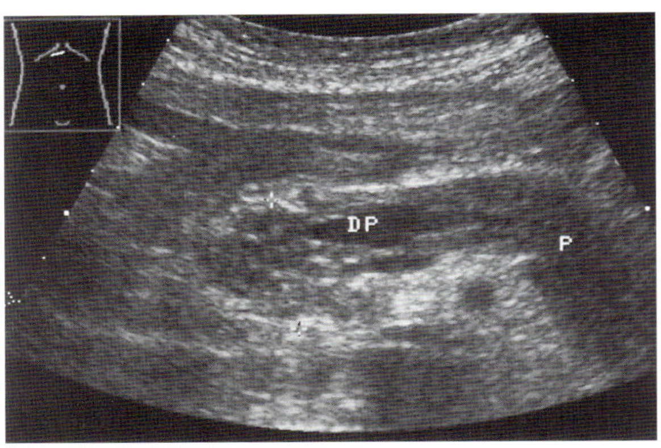

Abb. 3.**126**
Segmentale chronische Pankreaskopf-Pankreatitis (Distanzmarken) mit abschnittsweise infolge der Stenose dilatiertem Gang (DP). Übriges Pankreas (P) unauffällig

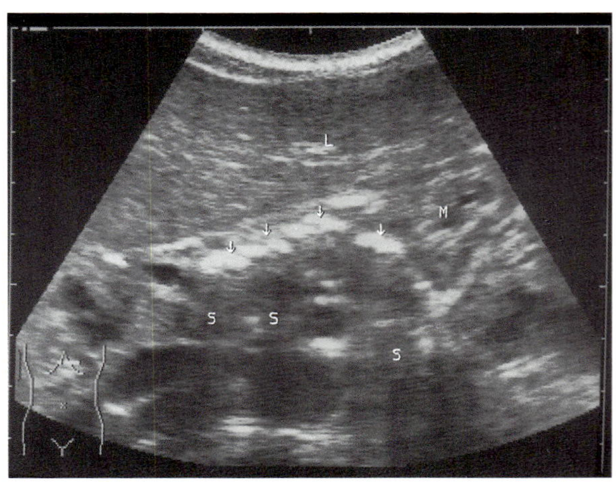

Abb. 3.**127**
Chronische kalzifizierende Pankreatitis. Grobschollige Verkalkungen (Pfeile) mit Schallschattenbildung (S). Daneben Fibrose und Mikrozysten; M = Magen, L = Leber

Rinne zwischen Pankreaskopf und Duodenum oder eine kurze Strecke durch den Pankreaskopf hindurch; diese enge Lagebeziehung kann bei der Pankreaskopf-Pankreatitis („Rinnenpankreatitis") zur Choledochuskompression führen (Abb. 3.**131** u. 3.**132**).

Pankreaspseudozysten: In 20– über 50% werden bei der chronischen Pankreatitis Pseudozysten gefunden. Pankreatische Zysten werden erst dann als Pseudozysten bezeichnet, wenn sich infolge entzündlicher Reaktion eine membranöse Wand bildet. Somit sind im Gegensatz zu echten Zysten Pseudozysten nicht mit Epithel bzw. Endothel ausgekleidet.

Im Rahmen der chronischen Pankreatitis erreichen Retentionszysten nie die Ausmaße einer Pseudozyste nach akuter Pankreatitis (Abb. 3.**133**).

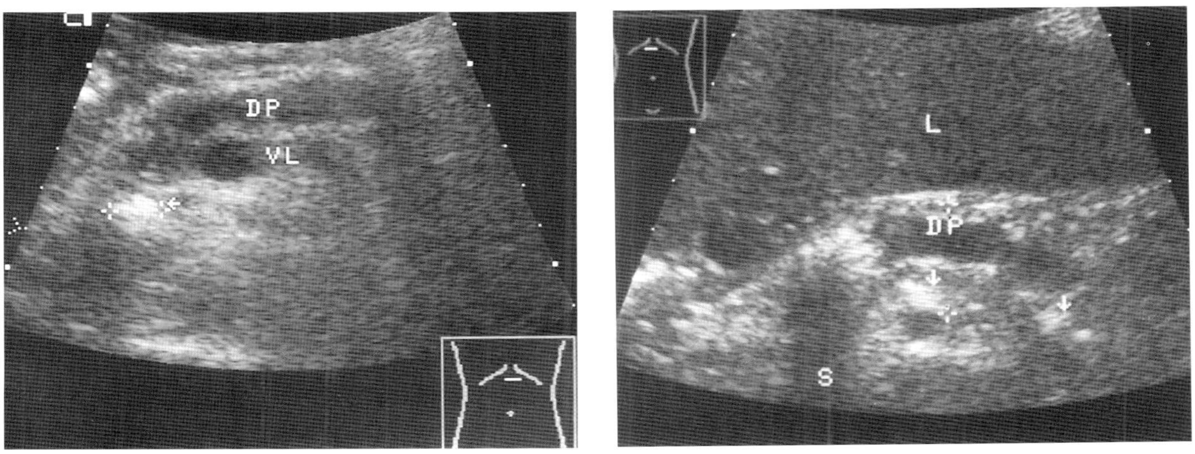

a b

Abb. 3.**128a** u. **b**
Chronisch obstruktive Pankreatitis:
a Präpapillärer Gangstein (Distanzmarken, Pfeil) mit ausgeprägter Duktektasie (DP); erfolgreiche ESWL
b Kombination von kalzifizierender Pankreatitis (Kalk im Parenchym bzw. in Gangseitenästen, Pfeile) und obstruktiver Pankreatitis mit Gangstein und Schallschatten (S); DP = Ductus pancreaticus, L = Leber, VL = V. lienalis; Distanzmarken: Pankreaskorpus

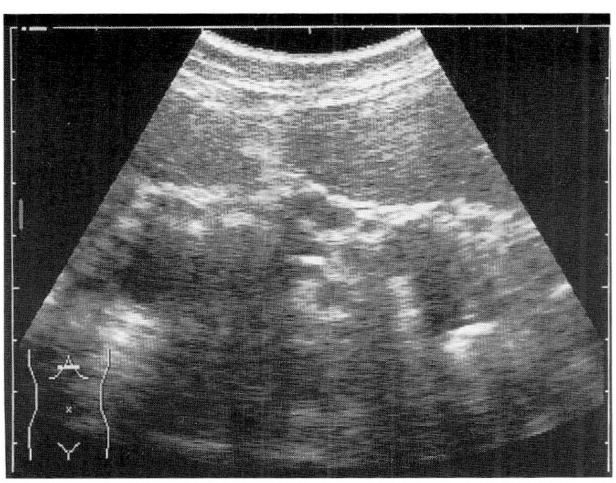

Abb. 3.**129**
Chronische Pankreatitis: Grobscheckige heterogene Struktur in der Pankreasregion, fehlende Gefäße als Leitstrukturen. Übliche Befundung: „Pankreas schlecht beurteilbar"

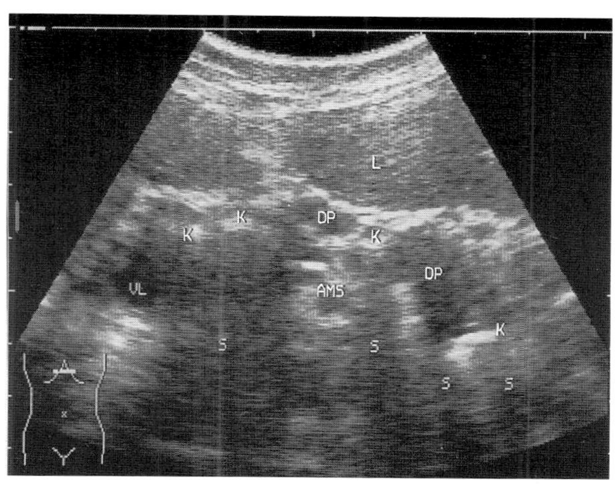

Abb. 3.**130**
Die richtige Diagnose einer chronischen Pankreatitis ergibt sich aus der Kenntnis der entsprechenden Kriterien: Verkalkungen (K) mit Schallschatten (S), Zysten bzw. Duktektasie (DP) sowie Fibrose; L = Leber, AMS = A. mesenterica superior, VL = V. lienalis

Aszites, Pleuraergüsse: Schübe der chronischen Pankreatitis können von Aszites und Pleuraergüssen begleitet werden. Sie beruhen auf den gleichen Ursachen wie bei der akuten Pankreatitis (Abb. 1.**192**, S. 95).

Duodenalstenose: Eine Duodenalstenose kann sich einmal im Bereich der duodenalen C-Schlinge (Pankreaskopf-Pankreatitis), zum anderen an der Flexura duodenojejunalis (Pankreasschwanz-Pankreatitis) durch chronische, vernarbende peripankreatische Entzündungen befinden.

Kavernöse Pfortadertransformation, segmentale portale Hypertension: Infolge eines weitgehenden Pfortaderverschlusses (Thrombose) bilden sich paraportale Kollateralgefäße, die sich als Venenkonvolut im Pfortaderbereich sonographisch abbilden (kavernöse Pfortadertransformation, Abb. 3.**134**).
Wenn sich der Pfortader zufließende Venen verschließen und aufstauen oder umschriebene Kollateralen ausbilden, führen sie zur segmentalen portalen Hypertonie (s. Kapitel 2, S. 201, Abb. 2.**175a** u. **b**).

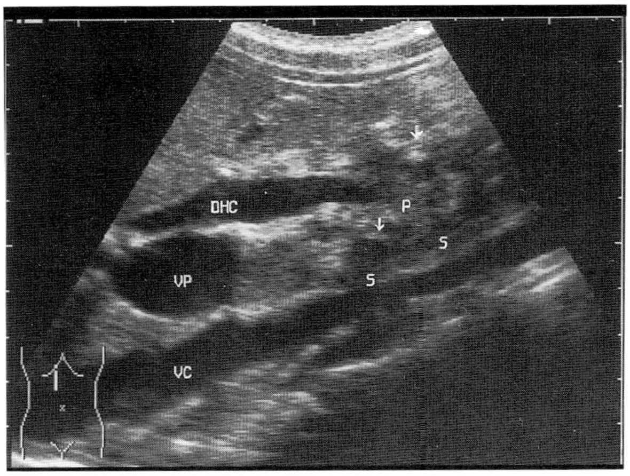

Abb. 3.**131**
Chronische Pankreatitis mit Verkalkung und Gangsteinen: eingeengter und insgesamt leicht erweiterter Gallengang (DHC) im Pankreaskopfbereich (P); Pfeile: Verkalkungen, Mikrozysten; S = inkomplette Schallschatten, VP = V. portae, VC = V. cava

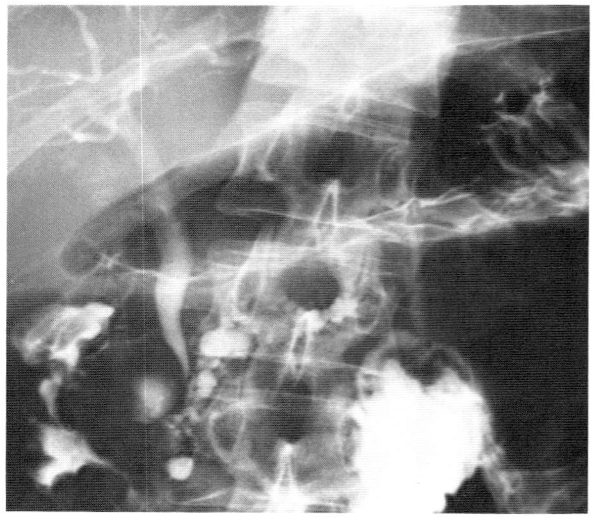

Abb. 3.**132**
ERCP-Bild zu Abb. 3.**131**: Filiforme intrapankreatische Gallengangstenose. Daneben Zysten und zystische Pankreasgangerweiterungen

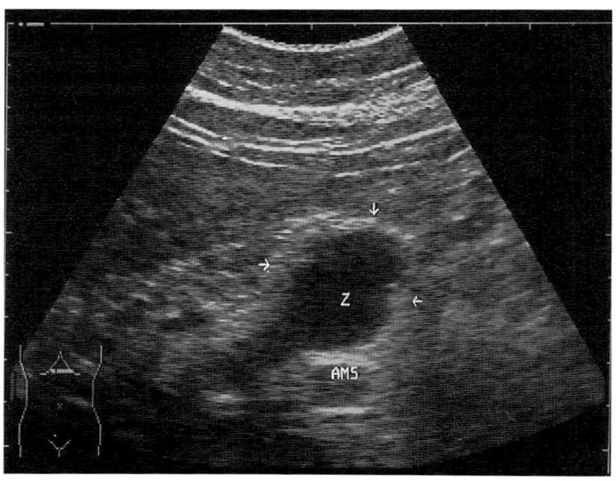

Abb. 3.**133**
Chronische rezidivierende Pankreatitis: Pseudozyste (Z) mit deutlicher Wand (Pfeile); AMS = A. mesenterica superior

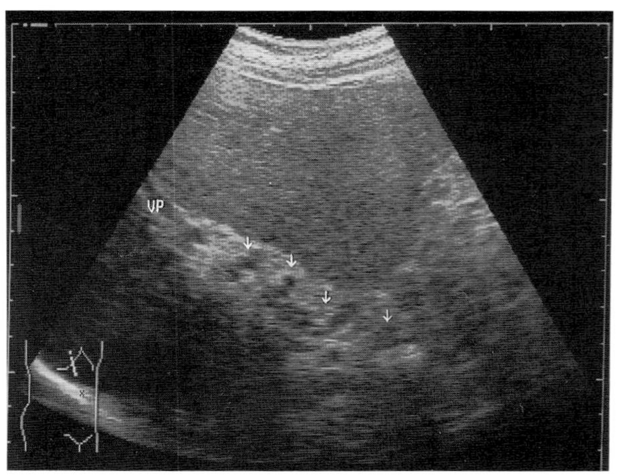

Abb. 3.**134**
Kavernöse Pfortadertransformation. Fehlender Pfortaderhauptstamm, nur intrahepatische Abschnitte noch erkennbar (VP), statt dessen Venenkonvolute als Umgehungskreislauf (Pfeile)

Pankreastumoren

Tumorarten und Tumormorphologie

Die häufigsten Pankreasneoplasien sind die malignen Adenokarzinome des Gangepithels; seltener sind Metastasen, sehr selten kommen benigne Tumoren (Adenome, Zystadenome) und benigne oder bereits maligne entartete endokrine Tumoren vor.

Benigne Tumoren

Zystadenome: Zystische Tumoren, die sonographisch ein mehrkammriges Aussehen haben und solide Tumoranteile aufweisen, sind auf ein Zystadenom verdächtig.
Differentialdiagnostisch kommt immer eine Pankreaspseudozysten mit echoreichen Einschlüssen in Betracht (Abb. 3.**135a** u. **b**; s. Kapitel 1, S. 96, Abb. 1.**198**).

Endokrine Tumoren: Hierunter fallen vor allem Insulinome und Gastrinome. Sie sind selten, in der Regel klein und werden erst durch ihre Hormonaktivität manifest. Sonographisch sind sie meist echoarm.

Maligne Tumoren

Unter die malignen Tumoren fallen maligne entartete endokrine Tumoren, Pankreasmetastasen und das Adenokarzinom. Hier wird nur auf die häufigen Tumorarten des Karzinoms sowie der pankreatischen und peripankreatischen Metastasen eingegangen.

Pankreaskarzinom: Das Pankreaskarzinom entsteht meist duktal; daher ist auch die ERCP die sensibelste diagnostische Methode. Es tritt am häufigsten im Pankreaskopf auf. In der Symptomatik wird es durch seine Lokalisation bestimmt: Pankreaskopfkarzinome fallen durch einen Verschlußikterus, Korpuskarzinome durch in der Tiefe gelegene Bauchschmerzen auf; Pankreasschwanzkarzinome werden erst spät symptomatisch.
Es ist bisher trotz feinerer technischer Untersuchungsmethoden nicht gelungen, eine Frühdiagnostik des Karzinoms und damit eine Prognoseverbesserung zu erzielen. Selbst bei kurzer Anamnese und rechtzeitiger Diagnosestellung (Abb. 3.**136**) ist die 5-Jahres-Überlebenszeit nach wie vor mit unter 1% äußerst schlecht.
Sonomorphologisch haben Pankreaskarzinome folgende Erscheinung (SZ 3.**11**):

> **SZ** 3.**11** Sonographische Kennzeichen der Pankreaskarzinome
>
> - Ovaläre, rundliche oder höckrige Konturvorwölbung
> - Meist echoarm homogene Struktur mit feinen Ausläufern („Tumorfüßchen")
> - Prästenotische Pankreasgangerweiterung;
> - Infiltration, Verdrängung (V. lienalis, Truncus coeliacus)

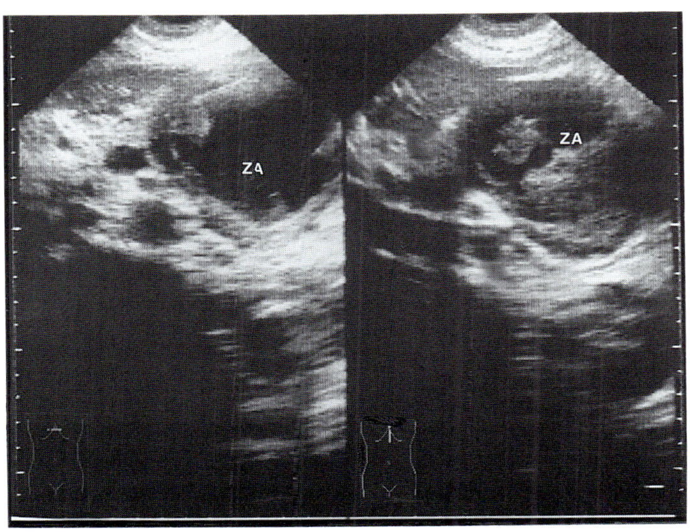

a b

Abb. 3.**135a** u. **b**
Zystadenom (ZA) im Pankreaskorpus-Schwanzübergang. Zystische und solide Anteile:
a Oberbauchquerschnitt
b Oberbauchlängsschnitt

Konturvorwölbung: Am meisten fällt beim Pankreaskarzinom die Konturvorwölbung auf, so daß sie ein verläßliches Zeichen darstellt. Oft aber ist der Tumor bereits in die Umgebung infiltriert oder verursacht durch die Gangobstruktion eine Pankreatitis, so daß Tumorkonturen sonographisch kaum noch abgrenzbar sind (Abb. 3.**136**).

Echoarme Struktur; „Tumorfüßchen": Meist ist die Tumorstruktur echoarm und bei kleineren Tumoren feinfleckig. Größere zeigen inhomogene Reflexmuster mit überwiegend betont echoarmen, aber auch echoreicheren Anteilen. Feine echoarme Ausläufer sind bei stärkerer Vergrößerung nachweisbar und verläßliche Zeichen (Abb. 3.**137** u. 3.**140**; s. auch Abb. 3.**128a**).

Prästenotische Pankreasgangerweiterung: Konturvorwölbung und echoarme Strukturtransformation stellen die häufigsten vorhandenen Tumorkennzeichen dar, eine prästenotische Gangerweiterung durch einen sichtbaren Tumor ist eher eine Ausnahme; ein erweiterter Gang muß immer bis zu seiner möglichen Obstruktionsursache hin verfolgt werden (Abb. 3.**140**).

Infiltrationen, Verdrängungen: Wie alle Tumoren neigen gerade auch Pankreaskarzinome zu Infiltrationen in die umgebenden Organstrukturen und zu Verdrängungen.
Meist ist bereits bei der sonographischen Diagnosestellung eine Infiltration der V. lienalis, des Trun-

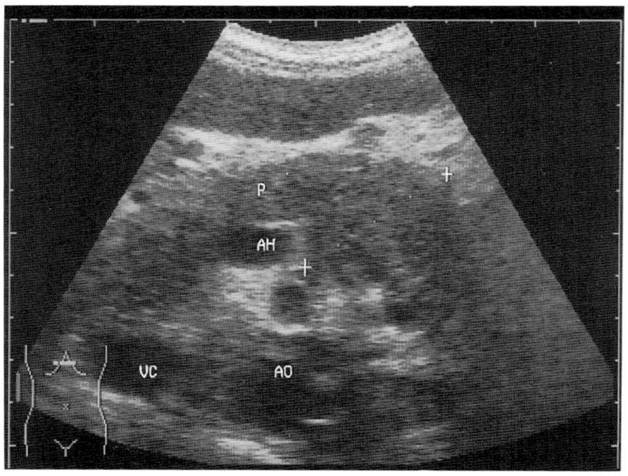

Abb. 3.**136**
Pankreaskarzinom im Korpus/Schwanz-Übergang (Distanzmarken): Konturvorwölbung bei echogleicher Struktur zum übrigen Pankreas (P). Diskrete Konturunregelmäßigkeit durch Tumorausläufer (dorsal); AO = Aorta, VC = V. cava, AH = A. hepatica

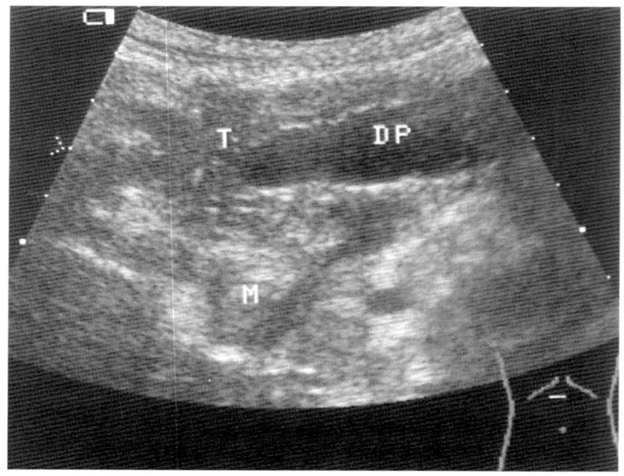

Abb. 3.**137**
Fortgeschrittenes Pankreaskarzinom (T) Pankreasgangobstruktion (DP) und lokoregionale Metastasierung (M; s. Abb. 3.**142**)

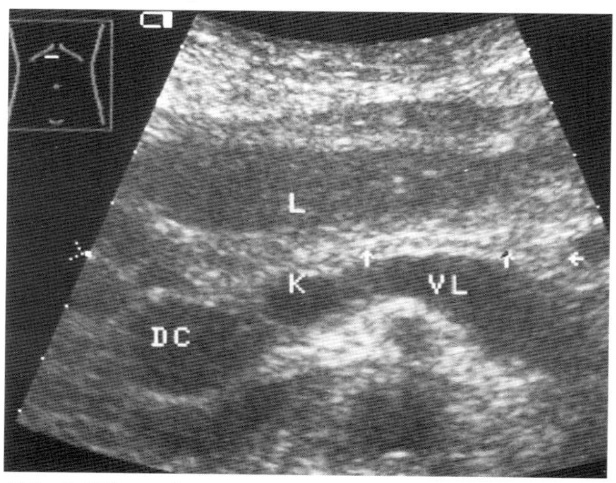

Abb. 3.**138a** u. **b**
a Peripapilläres Pankreaskopfkarzinom T2, operabel. In der Sonographie nicht nachweisbar. Aber: indirekt weisen (ähnlich dem Papillenkarzinom) erweiterter Gallengang (DC) und Pankreasgang (Pfeil) darauf hin: L = Leber, VL = venöse Konfluens V. lienalis

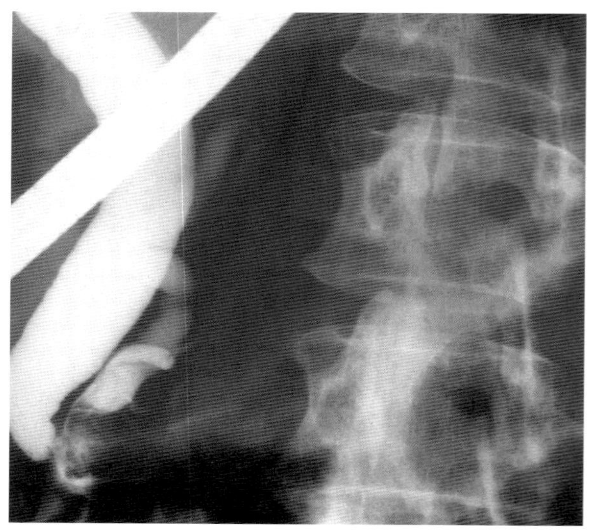

b ERCB-Bild: Nicht verschließender Tumor im Ductus Wirsungianus

cus coeliacus, der A. mesenterica oder der retroperitonealen großen Gefäße und damit Inoperabilität eingetreten. Somit ist es Aufgabe der Sonographie, ein präoperatives Staging mit der Beurteilung, ob eine radikale oder nur palliative operative Maßnahme in Betracht kommt, durchzuführen (Abb. 3.**139** u. 3.**140**).

Pankreasmetastasen: Pankreatische oder peripankreatische Metastasen werden oft als primäre Pankreastumoren fehlgedeutet. Eine sichere Unterscheidung ist nur zytologisch/histologisch durch Feinnadelpunktion möglich; meist findet sich aber ein Primärtumor (Bronchialkarzinom, malignes Lymphom), der auf eine Metastase hinweist (Abb. 3.**141a** u. **b**).

Tumorfolgen, Komplikationen

Neben den lokalen infiltrativen Tumorfolgen werden auch Nachbarorgane in den Tumorprozeß einbezogen. So können

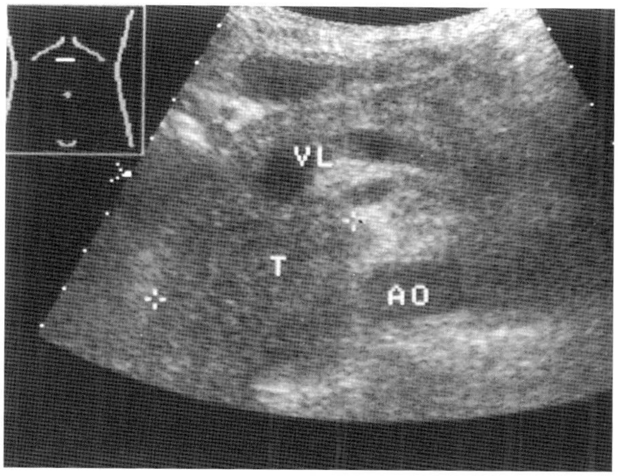

Abb. 3.**139**
Pankreaskopftumor in Processus uncinatus (T; Distanzmarken); wird von seiner dorsalen Lage oft übersehen. Weitgehende Infiltration der V. cava; AO = Aorta, VL = V. lienalis

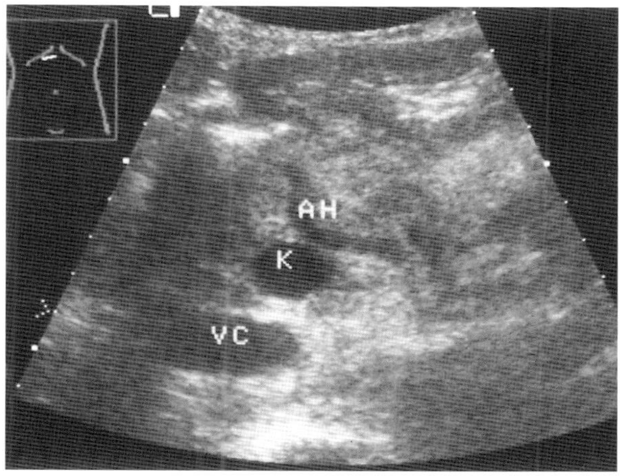

Abb. 3.**140**
Pankreaskarzinom, vollständige Infiltration des Truncus coeliacus, Ummauerung der A. hepatica (AH). Damit besteht Inoperabilität. K = venöser Konfluenz, VC = V. cava

a
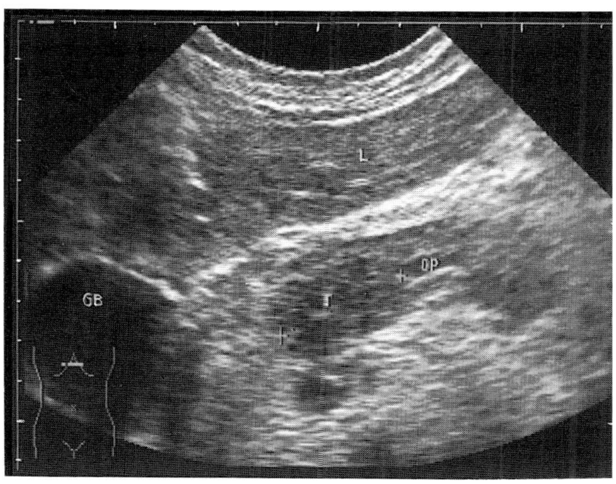

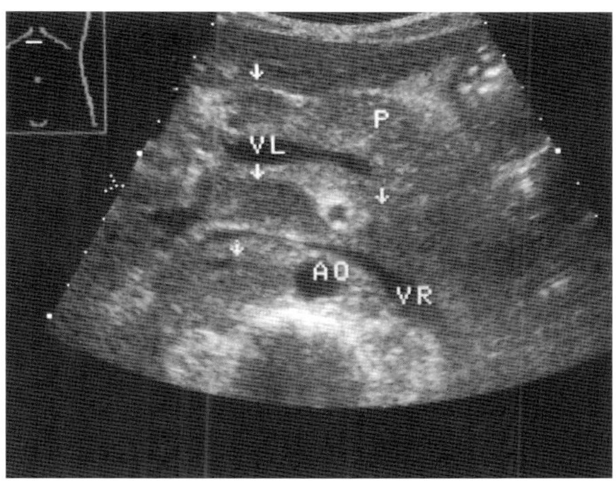

b

Abb. 3.**141a** u. **b**
Sekundäre Pankreastumoren:
a Pankreasmetastase (T; Distanzmarken) eines Bronchialkarzinoms (zytologisch gesichert) mit prästenotischer Gangerweiterung (DP); L = Leber, GB = Gallenblase
b Hochmaliges Non-Hodgkin-Lymphom (Pfeile) mit Infiltrationen in und um das Pankreas (P); AO = Aorta, VR = V. renalis, VL = V. lienalis, P = Pankreas

- Gallengangobstruktion,
- Duodenal- und Jejunalstenosen sowie
- Fernmetastasen

den Krankheitsverlauf bestimmen und komplizieren.

Gallengangobstruktion:
Wegen des Gallengangverlaufes durch den Pankreaskopf führt ein Pankreaskopftumor früher oder später zur Gallengangobstruktion. Da die Lymphabflußstation auch entlang des Truncus coeliacus und der A. hepatica geht, können auch metastatische Lymphknoten die Gallenwegobstruktion bewirken (Abb. 3.**142**).

Duodenal-/Jejunalstenosen:
Oft nimmt das Tumorwachstum seine Richtung zum Magenausgang und Duodenum oder – bei Pankreasschwanztumoren – zur Flexura duodenojejunalis und führt – manchmal als Erstsymptom – zur Stenosesymptomatik (Abb. 3.**143**).

Lokoregionäre und Fernmetastasen: Bevorzugte Metastasenrichtung ist neben der lymphogenen Ausbreitung eine hämatogene Metastasierung in die Leber (Abb. 3.**137**; s. Kapitel 1, S. 187, Abb. 1.**274**; Kapitel 2, S. 188, Abb. 2.**139**), sodann in das Peritoneum und die Pleura (Abb. 3.**144**).

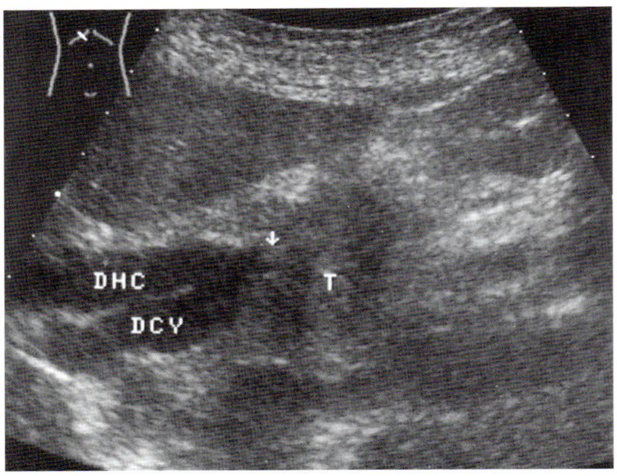

Abb. 3.**142**
Pankreaskopfkarzinom (T) mit Gallengangobstruktion; DHC = Ductus hepatocholedochus mit Tumorstenose, Pfeil, DCY = tief mündender Ductus cysticus mit Aufstau (Courvoisier-Zeichen positiv!)

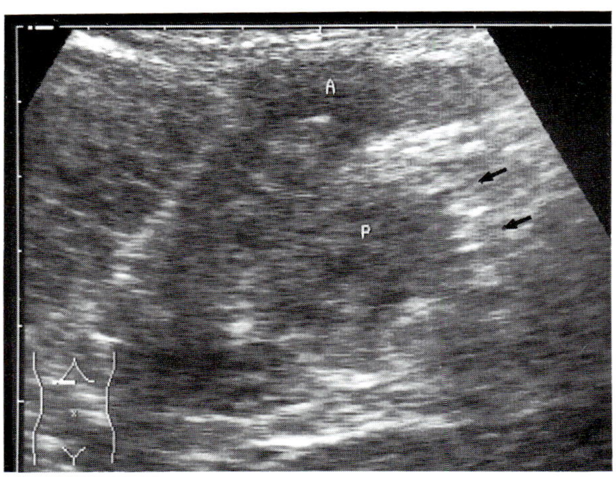

Abb. 3.**143**
Infiltrierend in das Antrum (A) und Duodenum wachsendes Pankreaskarzinom (P), obere Duodenalstenose. Pleurale Metastasierung. Der Tumor ist echoarm und weist feine Tumorausläufer auf (linker Tumorrand)

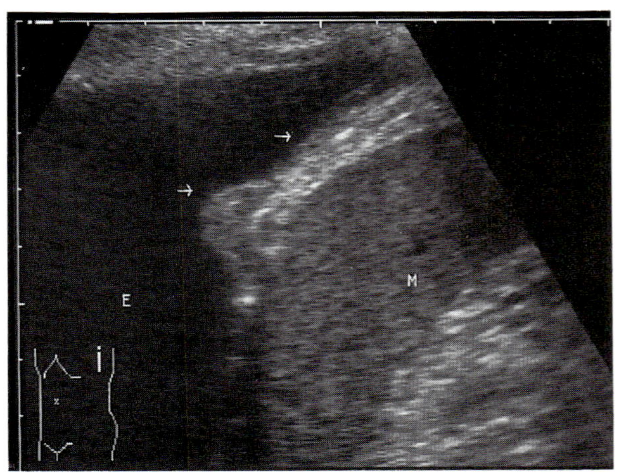

Abb. 3.**144**
Gleiche Patientin wie in Abb. 3.**143**: Pleurametastasen (Pfeile) mit malignem Erguß (E) eines Pankreaskarzinoms; M = Milz

Sowohl beim Magen- als auch Pankreaskarzinom müssen die möglichen Metastasenregionen wegen der frühen Metastasierungen besonders eingehend untersucht werden.

Differentialdiagnose

Ein Pankreaskarzinom in oder aus einer chronischen Pankreatitis ist auch mit dem Einsatz aller technischen Untersuchungsmittel kaum zu diagnostizieren, die Erkennbarkeit mit bildgebenden Verfahren liegt nur bei 10%. Es ist aber bei jeder 10. chronischen Pankreatitis mit einem Karzinom zu rechnen! Der Tumormarker Ca 19-9 ist zwar in ca. 80% positiv, bringt hier nicht mehr an Klarheit, da er auch im Rahmen von benignen Tumoren und Pankreatitiden erhöht sein kann. Eine hohe Trefferquote besitzt die Feinnadelpunktion mit Astologie und Histologie. Sie sollte aber wegen der möglichen Impfmetastasen nur noch bei Zeichen der Inoperabilität (Infiltration, Metastasen) zur Diagnosesicherheit erfolgen. Die Resektabilität ist in großen Zentren auch bei lokoregionaler Metastasierung nach Ausschluß in operabler Tumoren in 30–45% möglichen; die Größe ist kein entscheidendes Maß mehr für Operativität. Bei R_0-Resektion und Lymphknotendissektion beträgt heute die 5-Jahres-Überlebensrate 10–35% der operierten Patienten! Entscheidend ist die Klinik: ein Fortbestehen der Schmerzsymptomatik (und des Tumormarkers) weist auf ein Malignom hin.
Die folgenden sonographischen Beispiele zeigen die diagnostischen Schwierigkeiten der Abgrenzung chronische Pankreatitis/Karzinom auf (Abb. 3.**145**–3.**150**).

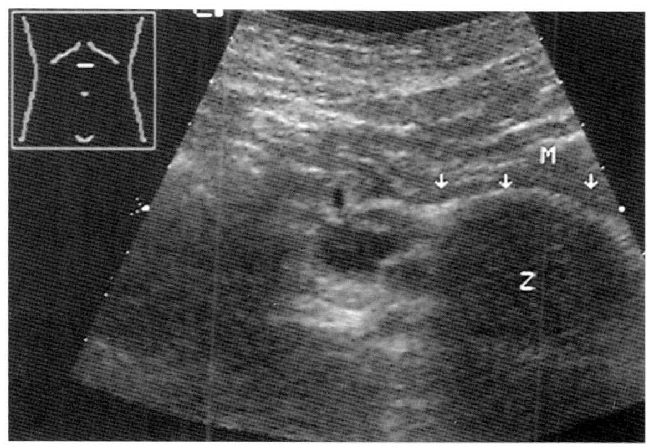

Abb. 3.**145**
Pankreaspseudozyste (Z), daneben Mikrozysten. Echoreiche Wand (Pfeile) mit Anhebung der Hinterwand des Magens (M)

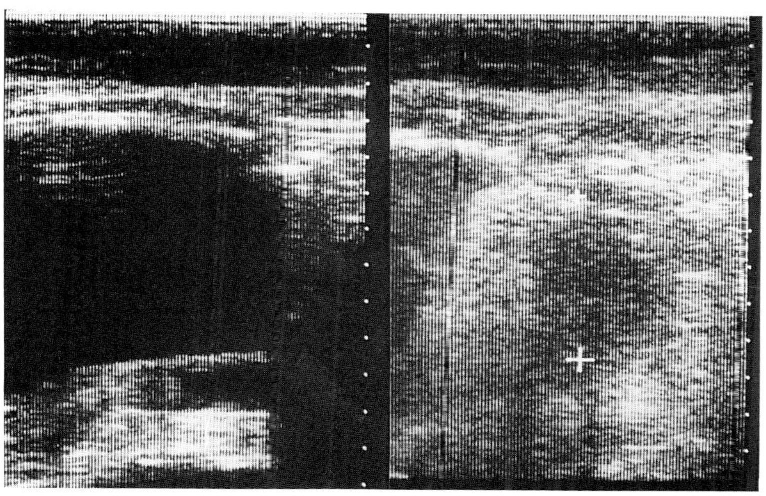

Abb. 3.**146 a** u. **b**
Große komplizierte Pankreaspseudozyste, operative Zysto-Jejunostomie (**a** Oberbauchquerschnitt). Ein viertel Jahr später erneute Bauchschmerzen, Duodenalstenose: sonographisch Tumorverdacht. Erneute Operation: inoperables Pankreaskarzinom (Distanzmarken, **b**)

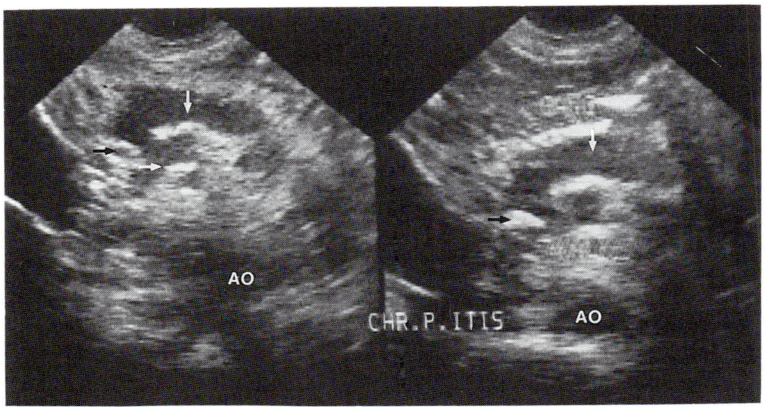

a b

Abb. 3.**147a** u. **b**
Chronische Pankreatitis mit Kalk und Gangstein (horizontaler Pfeil) sowie mit Gangaufstau (senkrechte Pfeile). Wegen zunehmender Schmerzsymptomatik Operation: Pankreaskopfkarzinom, chronische Pankreatitis. AO = Aorta

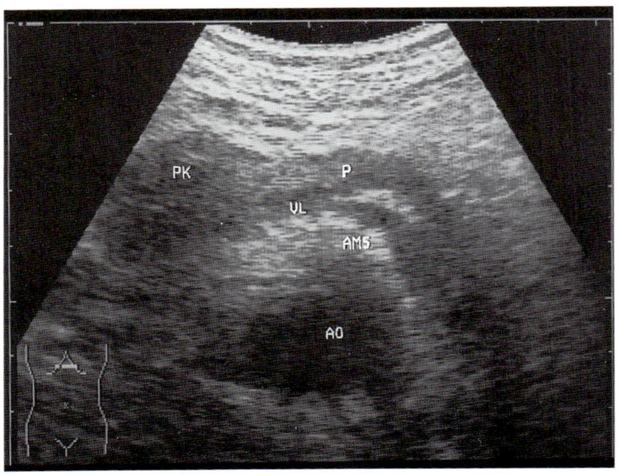

Abb. 3.**148**
Pankreaskopfkarzinom, als segmentale chronische Pankreatitis anfangs fehlgedeutet: Auftreibung des Pankreaskopfes (PK) bei isoechogener Struktur, Konturunregelmäßigkeit des übrigen Pankreas (P); VL = V. lienalis, AMS = A. mesenterica superior, AO = Aorta

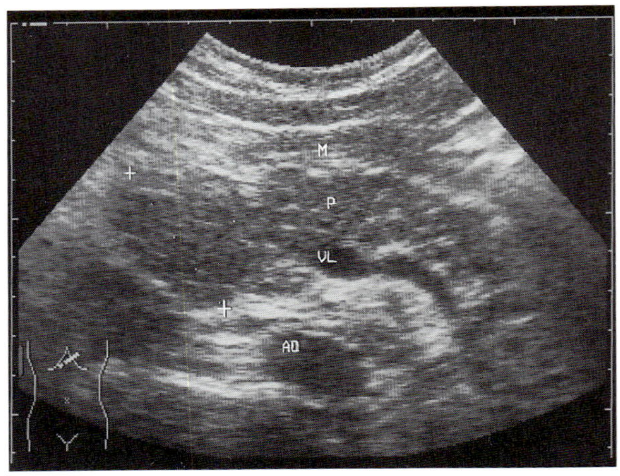

Abb. 3.**149**
Chronische Pankreatitis: echoarme Pankreaskopfauftreibung (Distanzmarken), vom vorherigen Bild des Tumors kaum zu unterscheiden. Unregelmäßig begrenztes Pankreas (P) mit echogenen Fibrosearealen; M = Magen, VL = V. lienalis, AO = Aorta

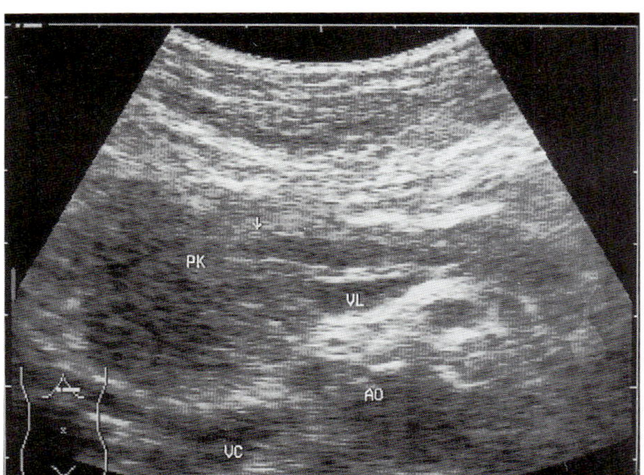

Abb. 3.**150**
Akute Pankreaskopfpankreatitis: ausgeprägte echoarme Auftreibung des Pankreaskopfes (PK) mit Gangaufstau (Pfeil). Die Abgrenzung von einem malignen Tumor ergibt sich aus der Klinik und dem Verlauf; VL = V. lienalis, AO = Aorta, VC = V. cava

ZUSAMMENFASSUNG

Die chronische Pankreatitis ist durch Fibrose, Pseudozysten, Verkalkungen oder Steine sowie Gangerweiterung charakterisiert (SZ 3.**9** u. 3.**10**).

Unter Kenntnis dieser Kriterien gelingt es, eine Pankreatitis mit fokaler Nekrose, mit segmentaler oder diffuser Fibrose, mit Kalk oder Steinen sowie die obstruktive Pankreatitis entsprechend der Marseiller Klassifikation zu differenzieren. Dies wird anhand von Beispielen belegt.

Das Pankreaskarzinom ist sonographisch durch Konturvorwölbung, echoarme Struktur mit feinen Tumorausläufern, sein infiltratives Wachstum und die Komplikationen in Form von Kompression und frühe Metastasierung (SZ 3.**11**) charakterisiert. Ein Pankreaskarzinom in einer chronischen Pankreatitis oder eine chronische Pankreatitis durch ein Karzinom zu erkennen, ist schwierig oder sogar unmöglich; Beispiele hierfür werden gezeigt.

Sonographie der Nebennieren sowie des Para- und Perirenalraumes

G. Schmidt

ÜBERBLICK

Nach einer Einführung in die Untersuchungstechnik und sonographische Darstellung der Nebennieren werden die wichtigsten pathologischen Veränderungen wie Hyperplasie, Adenom, Phäochromozytom sowie Metastasen besprochen. Besondere Befunde des Peri- und Pararenalraumes werden beispielhaft dargestellt.

Nebenniere

Sonographische Anatomie, Untersuchungsgang

Nur bei Kindern liegt die Nebenniere unmittelbar der Niere auf; bei Erwachsenen wird sie durch die Nierenfettkapsel von ihr getrennt. Rechts hat sie eine mehr dreieckförmige Kappenform, links eine eher gedrungene sichelförmige Gestalt; hier liegt sie medialer und nierenhilusnah (Schema 3.**4**).
Die normale Nebenniere stellt sich sonographisch vielgestaltig dar, meist gabel-, Y- oder dreieckförmig. Die Organlänge (normal 2–7 cm) kann im paramedianen Oberbauchlängsschnitt, die Breite (normal 1–4 cm) im Oberbauchquer- oder subkostalen Schrägschnitt gesehen werden.
Für die Darstellung der rechten Nebenniere wird ein hoher lateraler Oberbauchquer- oder -schrägschnitt mit Einstellung des oberen Nierenpols und der V. cava inferior sowie ein Oberbauchlängsschnitt in Medioklavikular- bzw. vorderer Axillarlinie mit leichter Kippung des Schallkopfes nach medial angewendet. Die Nebenniere liegt dann zwischen oberem Nierenpol und der V. cava inferior (Abb. 3.**151**). Links bietet sich ein hoher Flankenschnitt durch den unteren Milz- und oberen Nierenpol unter Schallkopfkippung nach medial zur Aorta hin an; auch hier kann im hohen Oberbauchquerschnitt untersucht und die Nebenniere zwischen Aorta und oberem Nierenpol gefunden werden. (Abb. 3.**152b**, 3.**154** u. 3.**155**). Während die normalen Nebennieren nur mit hochauflösenden Schallköpfen und mit einigem Zeitaufwand darstellbar sind, können vergrößerte Nebennieren zwischen oberem Nierenpol und den großen Bauchgefäßen bei entsprechender Erfahrung sonographisch einigermaßen zuverlässig gesehen werden.

Krankhafte Nebennierenveränderungen

Da die sonographische Untersuchung der Nebennieren nach einiger Einarbeitung und Übung rasch von der Hand geht, kann sie routinemäßig zur Hypertoniediagnostik und zum Tumorstaging, insbesondere des Bronchial- und Mammakarzinoms, eingesetzt werden.
Die wichtigsten Befunde an den Nebennieren sind Hyperplasien, Adenome, Metastasen und das Phäochromozytom. Während letzteres noch sonographische Besonderheiten aufweisen kann (s. unten), lassen sich die übrigen sonographisch (und auch computertomographisch) kaum voneinander unterscheiden. Im Zweifelsfall kann durch Feinnadelpunktion zytologisch eine Differenzierung gelingen.

Hyperplasie: Beim sekundären Cushing-Syndrom (ACTH-abhängiges zentrales oder ektopes paraneoplastisches Cushing-Syndrom) oder einem Hyperaldosteronismus, bei Hypertonie und verschiedenen anderen chronischen Erkrankungen kann eine

Nebennierenhyperplasie als Anpassungsreaktion vorkommen.

Sonomorphologisch weisen die doppelseitig hyperplastischen Nebennieren eine längliche plumpe oder knotige echoarme Gestalt auf (Abb. 3.**152a** u. **b**). Da die meist nur gering vergrößerten Nebennieren sonographisch nur unzureichend gesehen und beurteilt werden können, ist hier die CT-Untersuchung geeigneter.

Nebennierenadenom: Neben den Nebennierenmetastasen kommen auch die meist hormoninaktiven (und eher zufällig gefundenen, daher auch „Inzidentalom“ genannten) Adenome häufiger vor. Sie sind öfter ein- als doppelseitig und zeigen eine echoarme polyzyklische Form mit gelegentlich auch inhomogener Struktur (Abb. 3.**153a** u. **b** sowie 3.**154**).

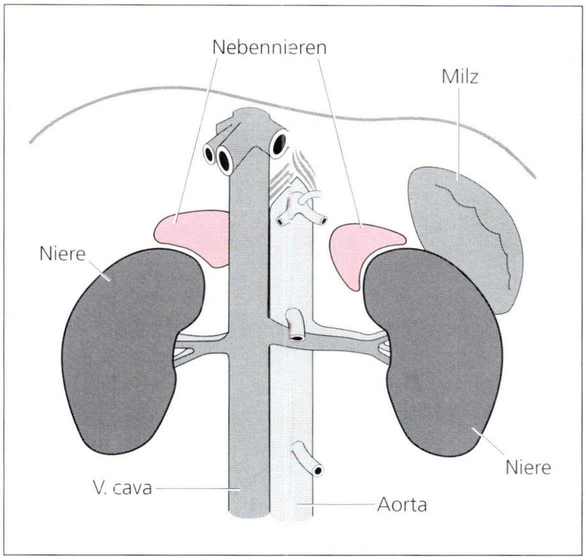

Schema 3.**4**
Topographie der Nebennieren

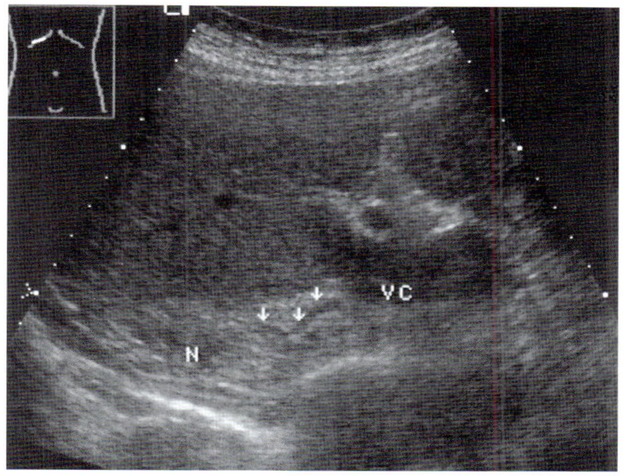

Abb. 3.**151**
Rechte Nebenniere, hoher Oberbauchquerschnitt rechts: Anschnitt des oberen Nierenpols (N). V. cava inferior (VC) quergetroffen. Dazwischen liegt die v- oder y-förmige Nebenniere (Pfeile)

a 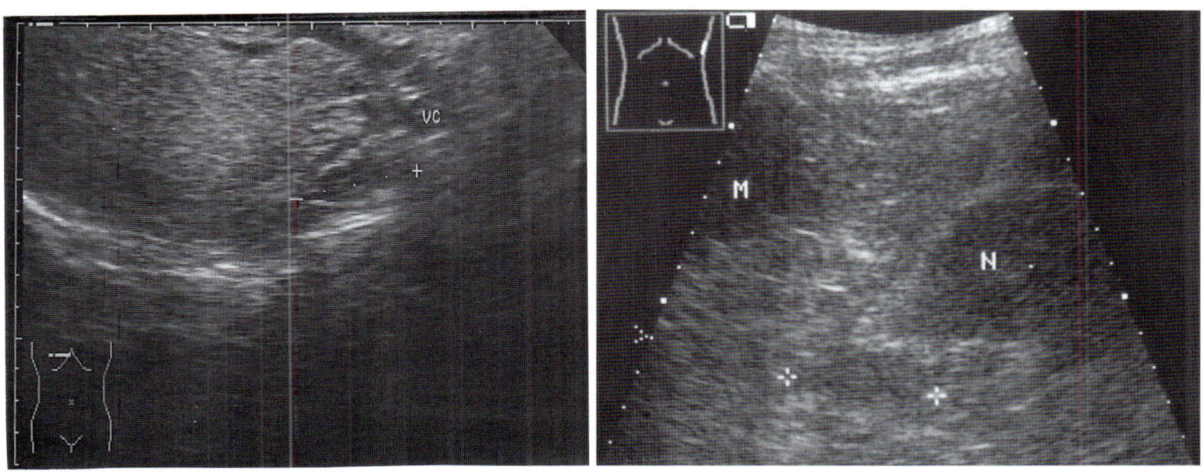 b

Abb. 3.**152a** u. **b**

a Beidseitige Nebennierenhyperplasie (Distanzmarken; rechte Nebenniere; CT – und hormonell gesichert) bei idiopathischem Hyperaldosteronismus. Klinisch: persistierende Hypokaliämie, ausgeprägte Adipositas, Diabetes mellitus, Hypertonie; M = Milz, N = oberer Nierenpol links VC = V. cava inferior, A = Aorta

b Nebennierenhyperplasie (Distanzmarken) bei Diabetes mellitus, Hypertonie, N = linke Niere, M = Milz

Von solchen mit endokriner Aktivität (Kortisol- oder Aldosteronproduktion im Sinne eines primären Cushing- oder Conn-Syndroms entweder infolge Adenom oder auch Karzinom) wie auch von Metastasen lassen sich hormon-aktive Adenome sonographisch nicht unterscheiden.

Phäochromozytom: Bei dem Phäochromozytom handelt es sich um einen hormonell aktiven (katecholaminproduzierenden) Tumor des Nebennierenmarks, der klinisch mit anfallsweisem oder dauerndem Bluthochdruck und Tachykardie einhergeht. Sonographisch erscheint der Tumor meist rund und nicht selten zystisch inhomogen (Abb. 3.**155**).

Nebennierenkarzinom, Nebennierenmetastase: Diese zeigen alle solide Tumorstruktur. Karzinom und Metastase weisen oft eine erhebliche Größe auf (Abb. 3.**156a** u. **b**). Auch sie sind sonographisch nicht zu differenzieren.

Para- und Perirenalraum

Im klinischen Sprachgebrauch werden die Begriffe para- und perirenal synonym benutzt und als Bereich jenseits der Nierenkapsel bezeichnet.

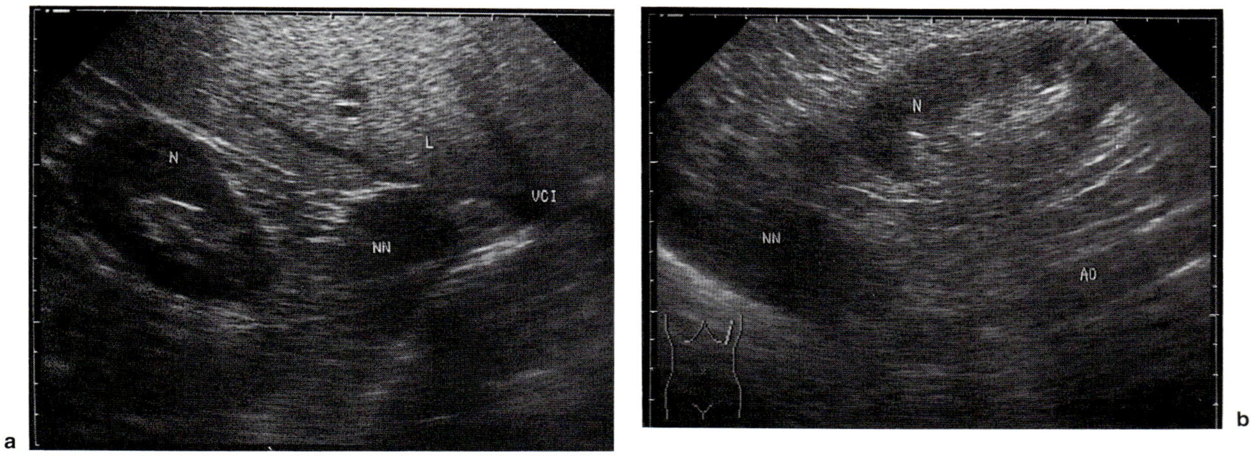

Abb. 3.**153a** u. **b**
Doppelseitige Nebennierenadenome (NN): echoarme, glatt begrenzte ovaläre Tumoren. Klinisch: cushingoider Aspekt, Plasma kortikal und ACTH im Normbereich, Dexamethasonhemmtest pathologisch; VCI = V. cava inferior, L = Leber, N = Niere, VP = V. portae, AO = Aorta
a Oberbauchquerschnitt rechts
b Hoher Flankenschnitt links

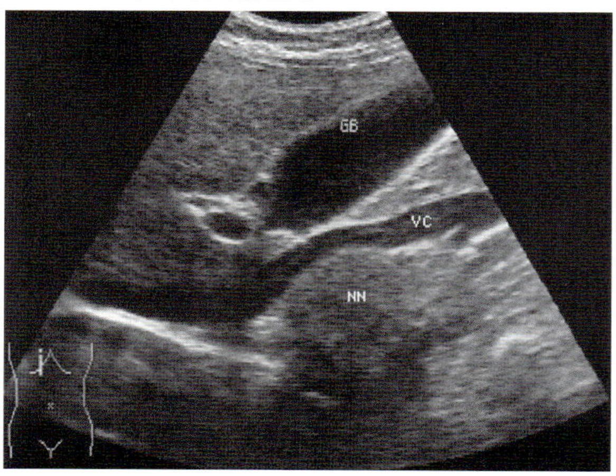

Abb. 3.**154**
„Inzidentalom"; zufällig gefundene Nebennierenvergrößerung rechts (NN), die V. cava (VC) von dorsal nach ventral verdrängend (über Jahre im CT unverändert); GB = Gallenblase

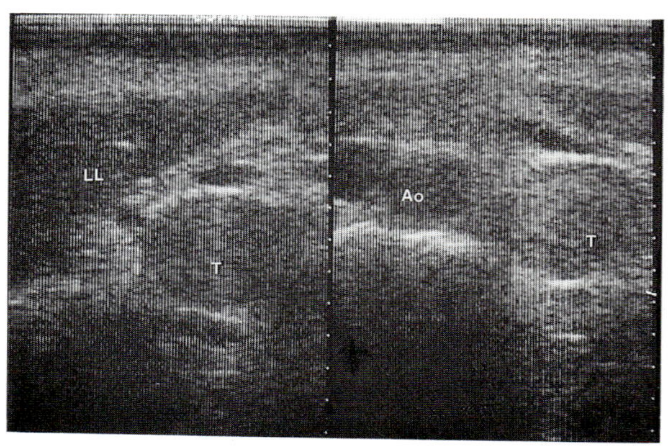

Abb. 3.**155**
Phäochromozytom links (T); LL = linker Leberlappen, Ao = Aorta quer:
a Längsschnitt
b Querschnitt

Anatomisch erstreckt sich der Perirenalraum von der Nierenkapsel (Capsula fibrosa) bis zur perirenalen Faszie (Gerota-Faszie), in der die Nierenfettkapsel (Capsula adiposa) liegt, dann weiter in den Bereich der Nebennieren.
Der vordere und hintere Pararenalraum umhüllt den Perirenalraum mit der Gerota-Faszie und enthält Anteile des Duodenums, der Kolonflexuren sowie das Pankreas und kommuniziert mit der kontralateralen Nierenseite. Pankreasexsudat kann somit vom Pararenalraum in den anliegenden Perirenalraum bis an die Nierenkapsel einwandern. Da es sonographisch bei subtiler Untersuchung meist gelingt, Prozesse innerhalb und außerhalb der Fettkapsel bzw. Gerota-Faszie zu differenzieren, werden im folgenden die Begriffe para- und perirenal unterschiedlich entsprechend der Anatomie verwendet.
Die in die umgebende Nierenfettkapsel fortgeleiteten Krankheitsprozesse der Niere werden als perirenal, die außerhalb der Fettkapsel gelegenen Befunde als pararenal bezeichnet.

Perirenalraum

Perirenales Fett: Die Fettkapsel liegt zwischen der fibrösen Nierenkapsel und der Gerota-Faszie und nimmt daher oft eine nach kaudal spitz zulaufende Form an; sie kann unterschiedlich ausgeprägt sein und verschiebt sich auf der Psoasmuskulatur atemsynchron mit der Niere. Die Struktur ist feinfleckig echoarm (Abb. 3.**157**).

Perirenale (subkapsuläre) Nierenzysten: Manche para-/perirenale zystische Veränderungen lassen sich nur schwer einem Organ zuordnen, insbesondere im Nieren-Milz-Winkel. Infolge von Erweiterungen von Tubuli oder seltener auch der Glomerulumkapsel dringen die hier entstandenen Zysten nur mit einem dünnen Stiel zur Nierenkapsel vor, um sich im Perirenalraum auszubreiten (Abb. 3.**158** u. 3.**159**).

Perirenale Lymphozele: Bei Lymphabflußstörungen oder Lymphstauungen, z. B. bei Transplantatnieren, können Lymphozelen auftreten, die kranzförmig die Niere umgeben können (Abb. 3.**160**).

Perirenale Flüssigkeit, Urinome: Manche echofreie oder echoarme Strukturen um die Nieren sind schwierig einzuordnen. Sie können perirenalen Ödemen, geplatzten Nierenzysten und Urinomen entsprechen und sind dann von echofreier Struktur. Sie liegen zwischen Niere und Fettkapsel und somit unmittelbar der Nierenkontur an (Abb. 3.**161a** u. **b** sowie 3.**162**).

Abszeß: Perirenale Abszesse weisen eine irreguläre echoarme Struktur auf und enthalten manchmal Gasblasen, so daß die Niere in deren Schallschatten liegt. Sie können ausgedehnt sein, sich abkapseln oder sich retroperitoneal ins kleine Becken ausbreiten (Abb. 3.**163** u. 3.**164**).

Hämatom: Traumatische Niereneinrisse führen zu intra- und perirenalen Hämatomen. Ihre sonogra-

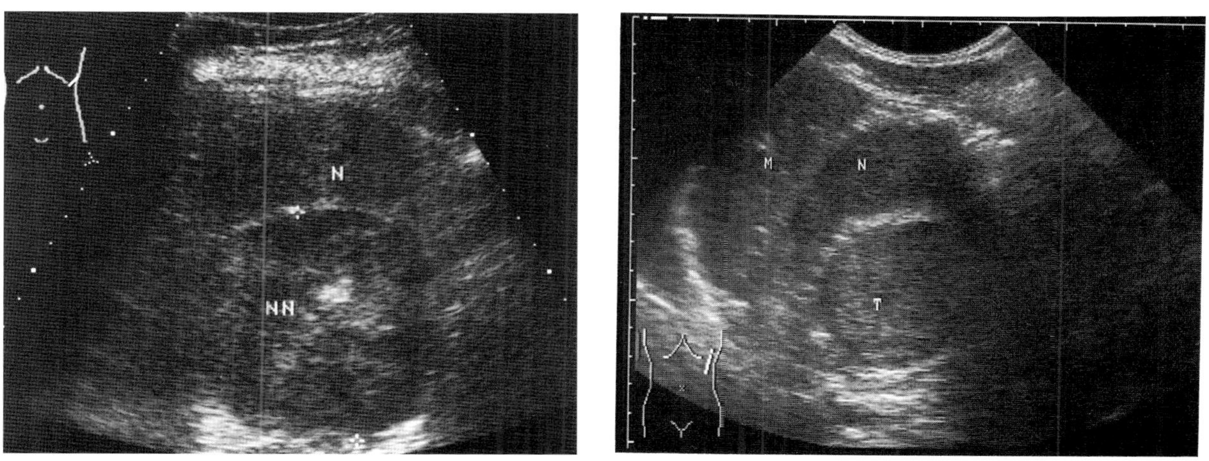

a b

Abb. 3.**156a** u. **b**
a Primäres Nebennierenkarzinom: Echoarmer Tumor (NN), N = linke Niere
b Metastase in der linken Nebenniere (T) eines Bronchialkarzinoms. Hoher Flankenschnitt mit Schallrichtung von lateral nach medial; M = Milz, N = oberer Nierenpol

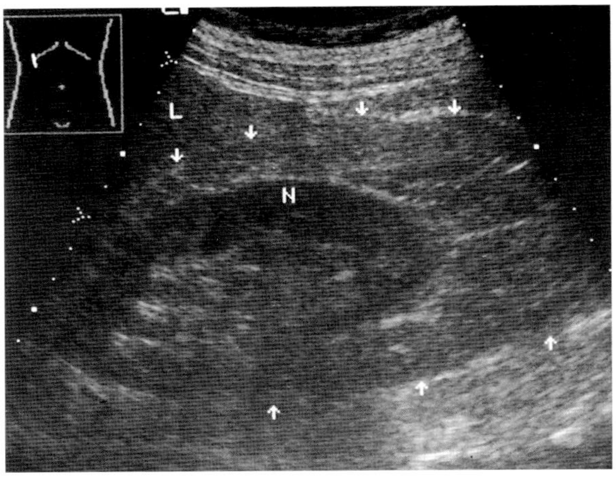

Abb. 3.**157**
Perirenales Fett (Pfeile); Fettkapsel, die von der Gerota-Faszie umgeben ist; N = Niere, L = Leber

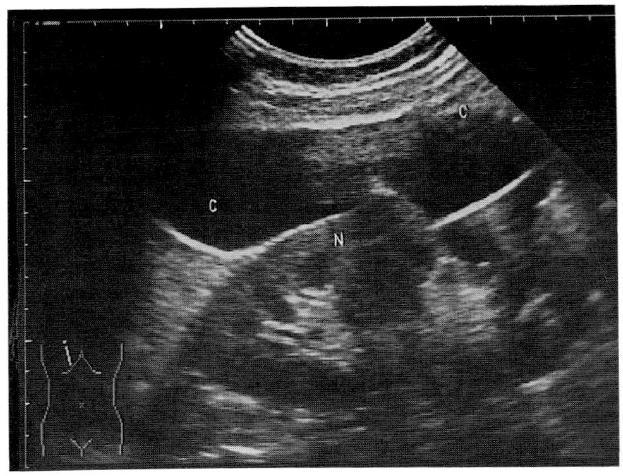

Abb. 3.**158**
Perirenale Zyste (C) rechts, nur an einem Zipfel an der Niere (N) hängend. Die echogene Capsula fibrosa umschließt die Zyste

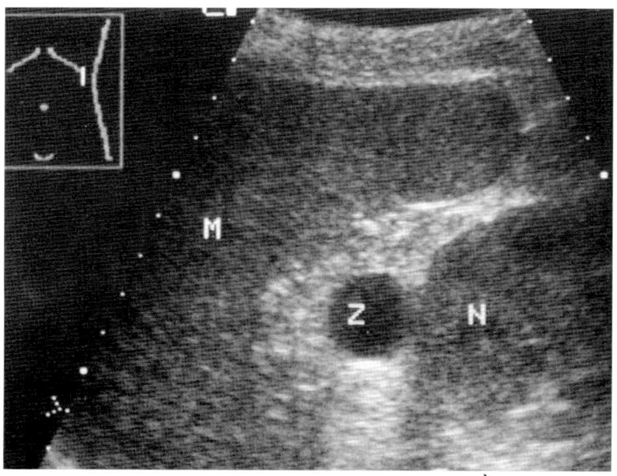

Abb. 3.**159**
Perirenale Zyste (Z) links im Milz-Nieren-Winkel; Differentialdiagnostisch Pankreasschwanz-, Milz-, Nierenzyste; N = Niere, M = Milz

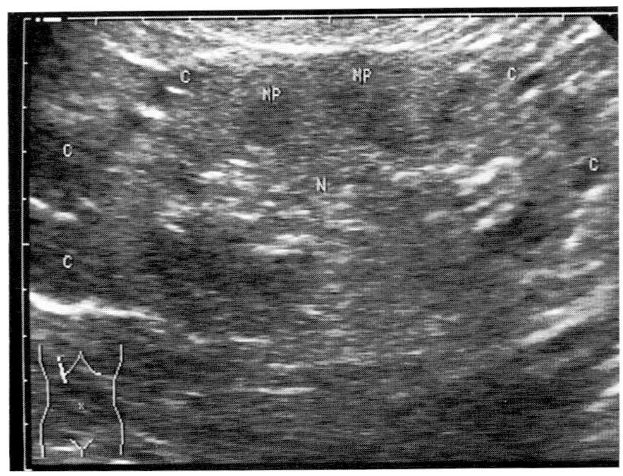

Abb. 3.**160**
Perirenale Lymphozelen (C), die sich perlschnurartig um die Nierenkontur ziehen (N = Niere). Patient mit persistierendem Ductus Botalli, Shuntumkehr und schwerer Polyglobulie. MP = betont echoarme Markpyramiden

a

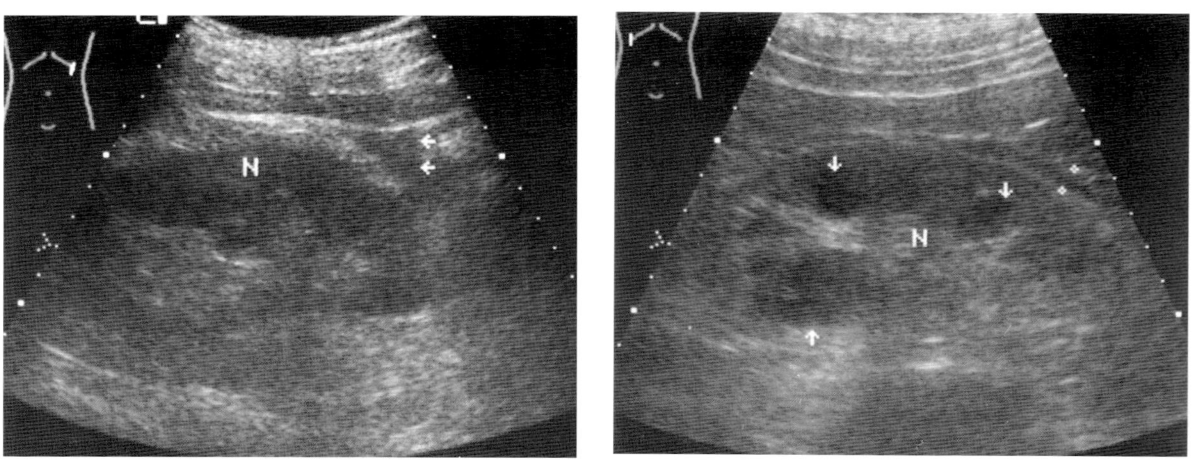

b

Abb. 3.**161 a** u. **b**

a Flüssigkeit (Pfeile) am unteren Nierenpol bei akuter Pankreatitis; N = Niere

b Perirenaler Flüssigkeitssaum (Distanzmarken) dekompensierter diabetisch-nephropathischer Niereninsuffizienz, Pfeile = zystisch transformierte Markpyramiden; N = Niere

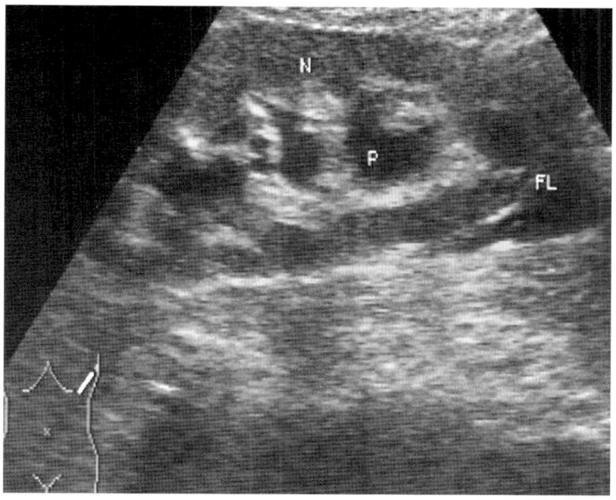

Abb. 3.**162**
Urinom: Perirenale Flüssigkeit (Fl) um die linke Niere (N) infolge Kelchfornixruptur bei Nephrolithiasis, Nierenbeckenstau (P)

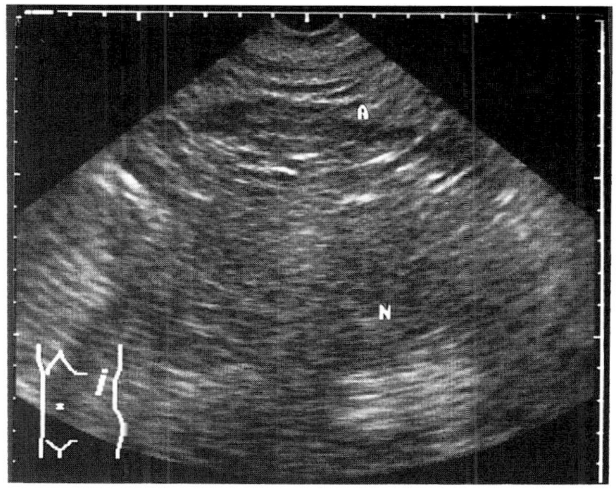

Abb. 3.**163**
Perirenaler, bis in den Unterbauch sich ausbreitender Abszeß (A) mit Gasbildung (gleiche Patientin wie in Kapitel 2, S. 205, Abb. 2.**182** u. 2.**183**, eine Woche später)

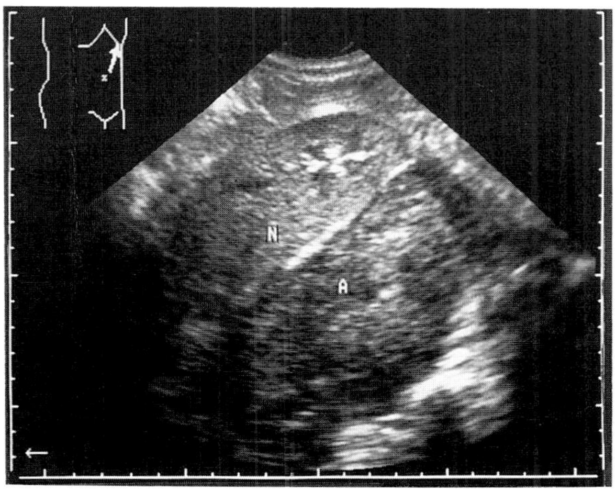

Abb. 3.**164**
Perirenaler Abszeß bei Urosepsis; schräger Oberbauchlängsschnitt links: strukturveränderte Niere (N), dorsal liegt der Abszeß (A; bei Schnittführung von dorsal läge der Abszeß im Ultraschallbild oben, die Niere unten!)

a 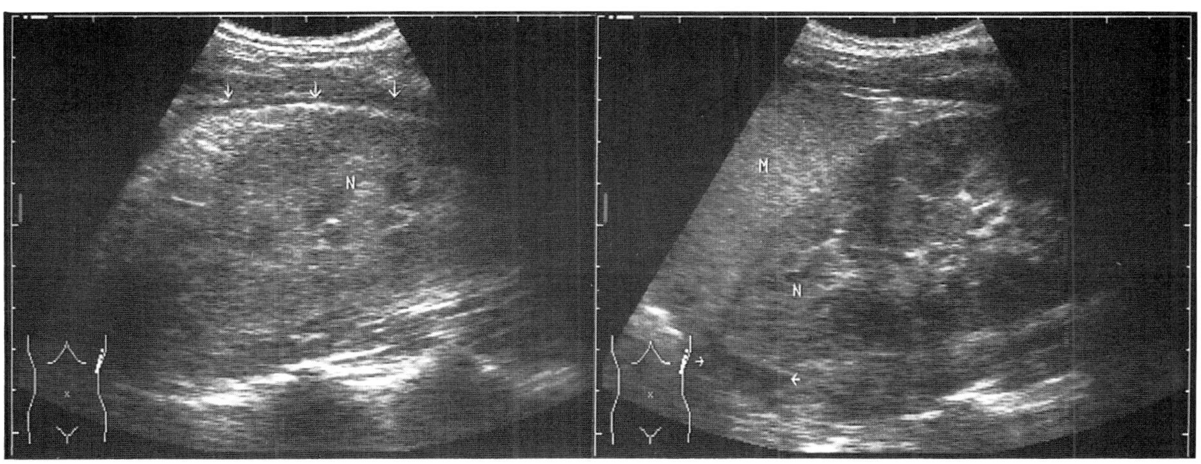 b

Abb. 3.**165a** u. **b**
Perirenale Flüssigkeit (Pfeile): traumatische Nierenhämatome; N = Niere, M = Milz

phische Struktur schwankt zwischen echoreich (unmittelbar posttraumatisch) oder echoarm-heterogen bis echofrei (Abb. 3.**165a** u. **b** sowie 3.**166**).

Pararenale Veränderungen

Pararenale Flüssigkeiten, Abszesse, Blutungen: Ist die Fettkapsel bei schlanken Patienten sehr dünn, liegen auch pararenale Flüssigkeiten (Aszites) sonographisch den Nieren an. Sonst sind sie durch das peritoneale Fett von der Niere abgegrenzt (Abb. 3.**167** u. 3.**168**; s. auch Kapitel 1, S. 95, Abb. 1.**191**).

ZUSAMMENFASSUNG

Topographisch sind die Nebennieren medial der oberen Nierenpole in unmittelbarer Nachbarschaft zu den großen Gefäßen zu suchen. Die wichtigsten pathologischen Befunde sind Hyperplasie und Adenom, Metastasen und Phäochromozytom. Perirenale Veränderungen gehen meist von der Niere aus und finden sich im Bereich zwischen Nierenkapsel und perirenaler Faszie (im perirenalen Fett); in Betracht kommen Flüssigkeiten, Zysten, Abszesse, Hämatome. Pararenale Befunde liegen außerhalb der Fettkapsel in der Nachbarschaft der Niere und gehen in der Regel nicht von ihr aus.

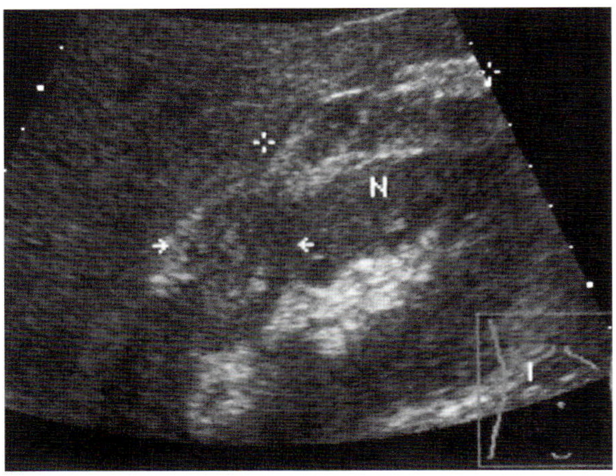

Abb. 3.**166**
Perirenales (Distanzmarken) und parenchymatöses (Pfeile) traumatisches Nierenhämatom: inhomogen, überwiegend echoreich strukturiert; N = Niere

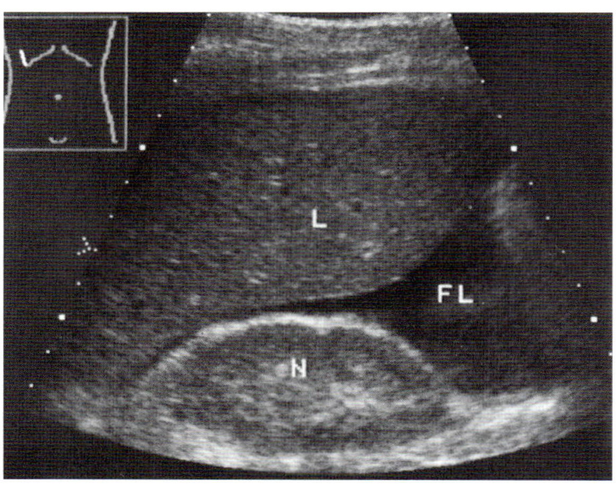

Abb. 3.**167**
Pararenale Blutansammlung (FL) infolge traumatischer Milzruptur: die frische echofreie Blutflüssigkeit liegt außerhalb der Capsula fibrosa und adiposa der Niere (N), L = Leber

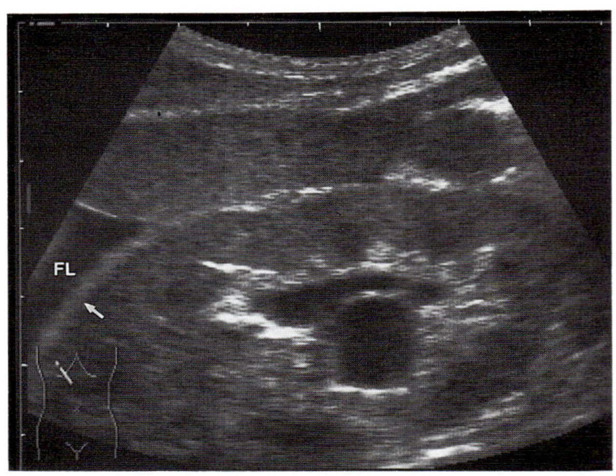

Abb. 3.**168**
Pararenale Flüssigkeit (FL) bei Gerinnungsstörung infolge metastisierenden Magenkarzinoms, entweder karzinomatöser Aszites oder Blut. Zwischen Flüssigkeit und Niere schmaler echogener Saum der gering ausgebildeten Fettkapsel (Pfeil)

Interventionelle Sonographie im Bereich des Abdomens – diagnostische und therapeutische Punktionen

C. Görg, K. Görg und W. B. Schwerk

ÜBERBLICK

Zunächst erfolgt die Darstellung der unterschiedlichen Transducer und Biopsienadeln. Anschließend werden die diagnostische Feinnadelpunktion sowie therapeutische Punktionen und Drainagen von liquiden Raumforderungen besprochen. Im speziellen Teil werden Indikation und Ergebnisse von interventionellen Maßnahmen bei Pankreaspseudozysten und Abszessen diskutiert.

Schnittbildverfahren, unter anderem die Sonographie, haben die diagnostischen Möglichkeiten im Abdomen beträchtlich erweitert. Allerdings läßt sich eine der histologischen Auswertung vergleichbare Gewebedifferenzierung mit keinem dieser Verfahren erreichen. Mittels moderner Biopsietransducer und spezieller Biopsienadeln gelingt es unter Sicht, einfach und risikoarm Gewebsmaterial zu entnehmen. Durch eine sorgfältige Aufarbeitung des zytologischen/mikrohistologischen Materials und unter Anwendung spezieller Färbemethoden kann eine hohe diagnostische Treffsicherheit erreicht werden.

Neben ultraschallgesteuerten diagnostischen Feinnadelpunktionen (FNP) werden therapeutische Eingriffe wie repetitive Feinnadelaspirationen und perkutane Katheterdrainagen von abdominalen, retroperitonealen und intraparenchymatösen liquiden Raumforderungen zunehmend eingesetzt. Sie gelten für eine Reihe von Indikationen mittlerweile als erfolgreiche und risikoarme Alternative zu operativen Behandlungsformen.

Ultraschallgesteuerte diagnostische Feinnadelpunktionen

Technik

Transducer

Verschiedene Methoden der ultraschallgesteuerten Punktion kommen zur Anwendung.

Bei der sogenannten „Freihandpunktion" sind Transducer und Punktionsnadel nicht miteinander verbunden. Die Punktion wird unter Real-time-Bedingungen durchgeführt, wobei die Punktionsnadel im Ziel dargestellt werden kann. Bei der zweizeitigen „Freihandpunktion" wird zunächst das zu punktierende Objekt (z. B. Pleuraerguß, Aszites, Leber usw.) sonographisch dargestellt und der Punktionsort markiert. Anschließend erfolgt die Punktion ohne gleichzeitige Ultraschallkontrolle.

Die Punktion mit zentral kanalisiertem Linearschallkopf oder mit am Transducer arretierten Punktionsführungen erfolgt unter permanenter sonographischer Sichtkontrolle mit arretierbarer Nadelführung und gegebenenfalls variabler Vorgabe des Punktionswinkels (Schema 3.5).

Biopsienadeln

Für diagnostische Aspirationspunktionen können verschiedene handelsübliche Nadeln mit einem

Außendurchmesser unter 1 mm mit stabilisierendem inneren Mandrin verwandt werden (Feinnadeln). Die Feinnadel vom Typ „Chiba" ermöglicht zwar eine wenig traumatisierende Punktion, man erhält jedoch gewöhnlich fragmentiertes Material, das lediglich eine zytologische Beurteilung ermöglicht.
Mit Schneidbiopsiekanülen lassen sich demgegenüber häufig Gewebszylinder oder -partikel gewinnen, die eine definitive histologische Diagnose ermöglichen (Schema 3.**6**).

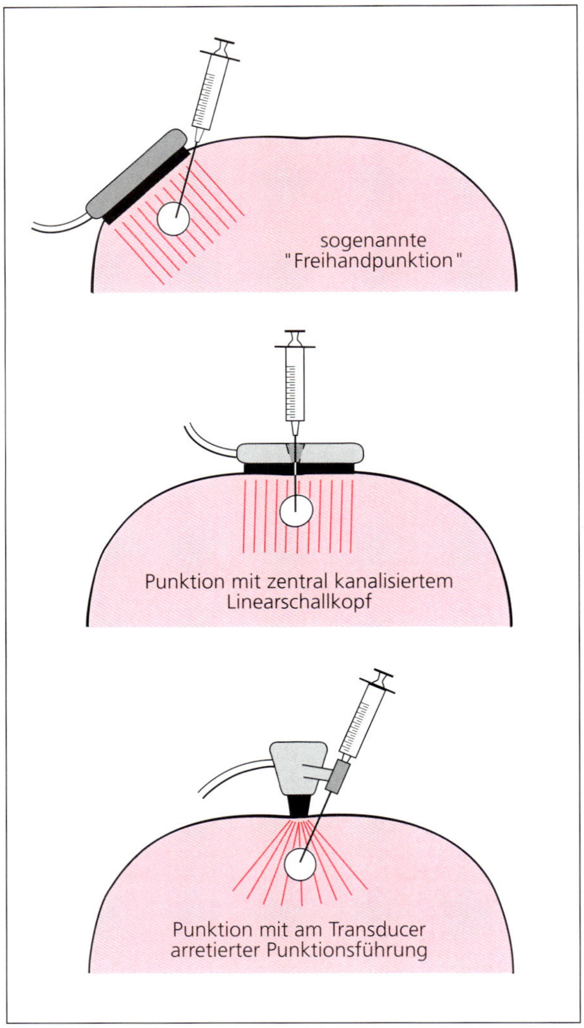

Schema 3.**5**
Schematische Darstellung der ultraschallgesteuerten perkutanen diagnostischen Feinnadelpunktionen

Aufarbeitung des Materials

Das mit Zitrat vermengte Punktionsmaterial (Feuchtpunktion) wird nach der Aspiration auf mehrere Objektträger ausgeblasen, ohne gequetscht zu werden, ausgestrichen und luftgetrocknet. Alle makroskopisch sichtbaren Gewebspartikel können zuvor mittels feiner Nadeln aufgesammelt und zu histologischen Aufarbeitungen formalinfixiert werden.
Die sorgfältige Aufarbeitung des zytologischen und histologischen Materials ist für ergänzende zytohistochemische bzw. immunologische Untersuchungen von großer Bedeutung.

Indikation und Ergebnisse

Die Indikation zur ultraschallgesteuerten Feinnadelpunktion wird in der Regel dann gestellt, wenn bei einer sonographischen Untersuchung diffuse oder herdförmige Organläsionen unklarer Dignität diagnostiziert wurden. Insbesondere im Hinblick auf notwendige therapeutische Maßnahmen, wie Operation, Chemotherapie oder Bestrahlung, ist die histologische Absicherung eines Tumorbefundes unabdingbar (Abb. 3.**169a–c**).

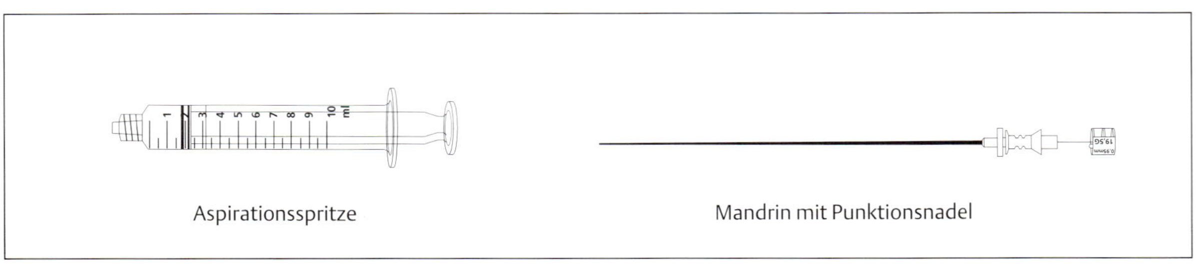

Schema 3.**6**
Feinnadel-Aspirationspunktion mit der Schneidbiopsie nach Otto

Der Nutzen sonographisch gesteuerter Feinnadelpunktionen in der Diagnostik von abdominellen und retroperitonealen Raumforderungen ist allgemein anerkannt.

Die Wertigkeit der ultraschallgeleiteten Feinnadelpunktion für verschiedene abdominale Organe ist in Tab. 3.**10** dargestellt. In größeren Studien wurde für abdominale Raumforderungen eine Sensitivität von ca. 90% für die Diagnose maligner Erkrankungen erreicht, mit einer Spezifität von nahezu 100%.

Tabelle 3.**10** Ergebnisse der ultraschallgeleiteten Feinnadelpunktion von abdominalen Raumforderungen (nach Schwerk, Gebel sowie Görg)

Organ	Sensitivität	Spezifität
Leber	90–95%	100%
Pankreas	85–90%	100%
Retroperitoneum	85–90%	100%
Nebenniere	80–95%	100%

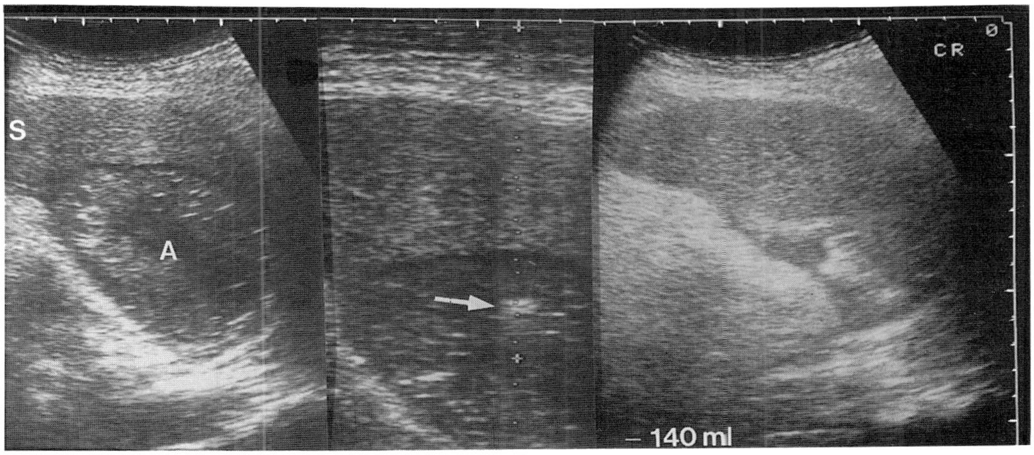

Abb. 3.**169a–c**
Ultraschallgesteuerte Feinnadelpunktion:
a Rundliche, intralienale, glatt begrenzte Raumforderung mit inhomogener Binnentextur
b Die diagnostische Feinnadelpunktion ergab Abszeßmaterial. Der Pfeil kennzeichnet den Nadelspitzenreflex.
c In gleicher Sitzung wurde das Abszeßmaterial (140 ml) evakuiert; S = Milz, A = Abszeß

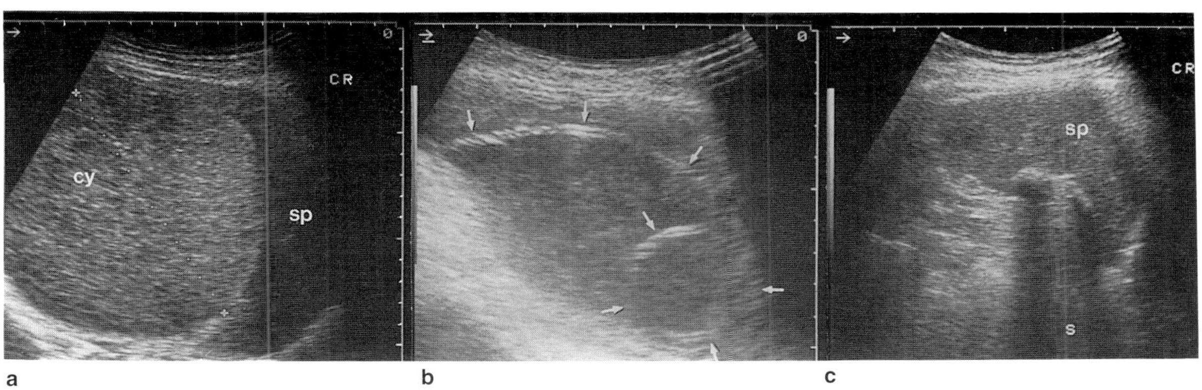

Abb. 3.**170a–c**
Punktion von Abszessen:
a Große, rundliche, intralienale, glatt begrenzte, zystische Raumforderung mit fluktuierenden Binnenechos bei der Realtime-Untersuchung
b Die liquide Raumforderung wurde extern nach Seldinger-Technik drainiert. Die Pfeile kennzeichnen den plazierten Katheter
c Die Verlaufskontrolle einige Monate nach Katheterdrainage zeigt eine komplette Rückbildung der zystischen Läsion mit einer Verkalkung als Narbenzustand; SP = Milz, CY = zystische Läsion, S = Schallschatten

Dies gilt heute auch für Nebennierentumoren, wobei bisher die Nebennierenpunktion unter anderem wegen des mitunter schwierigen Punktionsweges eher zurückhaltend beurteilt wurde. In ca. 10% der Feinnadelpunktion läßt sich primär kein diagnostisches Material aspirieren, so daß Wiederholungspunktionen notwendig werden.
Komplikationen (Blutung, Verschleppung von Tumorzellen oder infektiösem Material, Perforation von Hohlorganen, Peritonitis) nach ultraschallgesteuerten Punktionen sind bei Beachtung von Kontraindikationen (z. B. schwere Gerinnungsstörungen, mangelnde Kooperation des Patienten) und bei sorgfältiger Auswahl des Punktionsweges selten (Tab. 3.**11**).

Tabelle 3.**11** Komplikationsraten nach ultraschallgesteuerten Punktionen (Umfrageergebnis, 4-Jahres-Zeitraum, 63108 Biopsien, nach Smith)

Komplikationen	Anzahl	Inzidenz
Impfmetastasen	3	0,005% (1:21000)
Exitus	4	0,006% (1:16000)
Infektionen	16	0,03% (1:3330)
Blutungen	27	0,04% (1:2300)
Galleleck	51	0,08% (1:1250)

Ultraschallgesteuerte therapeutische Punktionen und Drainagen

Technik

Neben diagnostischen Punktionen haben sich perkutane therapeutische Punktionen und Drainagen von Parenchymabszessen und (pseudo-)zystischen Raumforderungen unter Führung bildgebender Verfahren bewährt.
Dabei kommen repetitive Feinnadel-Aspirationspunktionen sowie Katheterdrainagen in Troikar- oder Seldinger-Technik zum Einsatz. Für die Katheterdrainage werden abhängig von der Konsistenz des Zysteninhaltes Pigtail- und Korbkatheter sowie doppellumige Saug-Spülkatheter unterschiedlicher Stärke (6–14 French) verwandt. Die perkutane Implantation der Katheter wird in Lokalanästhesie vorgenommen, wobei auch hier die Nadelpunktion des Zielvolumens sowie die Einlage des Führungsdrahtes unter sonographischer Sichtkontrolle erfolgen (Schema 3.**7**). Bei eitrigen oder rahmigen Kollektionen sollten Nadeln mit einem Außendurchmesser bis zu 1,2 mm verwandt werden.

Indikation und Ergebnisse

Pankreaspseudozysten: Pankreaspseudozysten und akute peripankreatische Flüssigkeitsansammlungen bereiten nicht selten therapeutische Probleme. Prospektive Untersuchungen zur Inzidenz, spontanen Regressionsrate und Komplikationsrate pankreatischer Pseudozysten fehlen, wären jedoch hilfreich sowohl im Hinblick auf die Indikationsstellung zur therapeutischen Intervention als auch zur Beurteilung der Therapieergebnisse verschiedener Drainageverfahren. Die Entscheidung zur gegebenenfalls wiederholten Aspirationspunktion oder Katheterdrainage sollte individuell getroffen werden, im wesentlichen beeinflußt durch Lokalisation, Größe und Konsistenz des Zysteninhaltes. Größere Zysten (>10 cm im Durchmesser) bzw. rasch nachlaufende Kollektionen sollten durch eine Katheter-

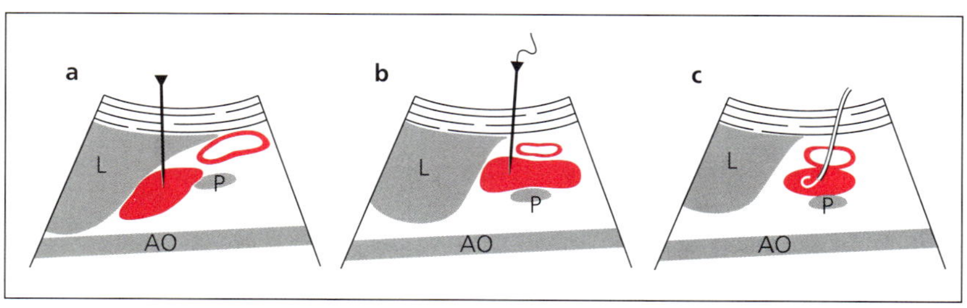

Schema 3.**7**
Schematische Darstellung der ultraschallgesteuerten perkutanen externen Drainageverfahren von Pankreaspseudozysten; AO = Aorta, L = Leber, P = Pankreas (nach Schwerk 1989):
a Transhepatische (oder transgastrale) Feinnadelpunktionen
b Externe Katheterdrainage nach Seldinger-Technik: Der Führungsdraht wird ultraschallgesteuert in die Pseudozyste eingebracht unter Vermeidung der Passage innerer Organe
c Transgastrale externe Katheterdrainage

Tabelle 3.**12** Ergebnisse der perkutanen Aspirationspunktionen und Katheterdrainagen von liquiden Raumforderungen

Diagnose	Erfolgsrate (%)	Komplikationsrate (%)
Pankreaspseudozysten	60–90%	4–7%
Leber- und Milzabszesse	90–95%	5–7%
abdominale und retroperitoneale Abszesse	70–80%	5–10%

implantation behandelt werden. Voraussetzung für eine perkutane Katheterdrainage ist weiterhin eine „sichere“ Drainageroute, wenn möglich unter Umgehung parenchymatöser Organe und des Magen-Darm-Traktes. Erfolgsraten und Komplikationsraten sind der Tab. 3.**12** zu entnehmen. Insgesamt haben sich ultraschallgeleitete Punktionen und Katheterdrainagen von Pankreaspseudozysten teils zur definitiven Therapie, teils als passagere Behandlungsverfahren bewährt.

Abszesse: Die Letalitätsrate nicht diagnostizierter und unbehandelter Leber- und Milzabszesse liegt bei nahezu 100%. Ultraschallgesteuerte, gegebenenfalls repetitive Nadelpunktionen bzw. Katheterdrainagen gelten mittlerweile als sichere und wirksame Methoden zur definitiven Therapie mit Heilungsraten von über 90%. Die Indikation zur repetitiven Punktion oder primären Katheterdrainage ist abhängig von Lokalisation, Größe und Konsistenz der Formation (Abb. 3.**170a–c**). Grundsätzlich sollten primäre Katheterdrainagen bei Abszessen in parenchymatösen Organen zurückhaltender indiziert werden. Sie empfehlen sich nach unserer Erfahrung bei großen Abszessen (>10 cm im Durchmesser) oder bei zähem Abszeßmaterial, welches sich durch Punktionen nicht aspirieren läßt. Die Komplikationsraten von Abszeßdrainagen liegen zwischen 5 und 10%.

Für bestimmte Abszesse in verschiedenen anatomischen Regionen sind jedoch spezifische Techniken zu beachten. Retroperitoneale Abszesse sollten möglichst durch das Retroperitoneum unter Schonung der Abdominalhöhle angegangen werden. Unter Beachtung von Kontraindikationen (z. B. zu nahe gelegene oder interponierte Darmschlingen) stellt die primäre Katheterdrainage von intraabdominellen, nicht parenchymatösen Abszessen mit einer Erfolgsquote von ca. 80% eine erfolgreiche Behandlungsform dar. Mit Komplikationen im Sinne von Blutung, vorübergehender Septikämie oder Organverletzung muß in 5–10% der Fälle gerechnet werden. Die Mortalitätsrate liegt bei unter 1% (Tab. 3.**12**).

ZUSAMMENFASSUNG

Ultraschallgesteuerte Feinnadelpunktionen (FNP) und Katheterdrainagen stellen in der Hand des Geübten eine hervorragende Methode zur Diagnose und gegebenenfalls sogar Therapie von abdominellen Raumforderungen dar. Die FNP erreicht eine Sensitivität von über 80% bei einer Spezifität von nahezu 100%. Die Erfolgsrate therapeutischer Maßnahmen (perkutane Aspirationspunktionen und Katheterdrainagen) liegt bei Pankreaspseudozysten zwischen 60–90%. Abdominale Abszesse lassen sich in über 80% durch interventionelle Verfahren heilen.

Sonographische Gallensteinanalyse und extrakorporale Stoßwellenlithotripsie

Chr. Jakobeit

ÜBERBLICK

Die extrakorporale Stoßwellenlithotripsie (ESWL) von Gallensteinen hat sich seit 1985 als sicheres, effektives und schonendes alternatives Therapieverfahren bei der symptomatischen Cholezystolithiasis bewährt. Unabhängig vom Prinzip der Stoßwellenerzeugung (elektrohydraulisch, piezokeramisch, elektromagnetisch) ist die biliäre ESWL auf eine sonographische Steuerung angewiesen. Eine subtile Sonographie ist aber auch für die Indikationsstellung, die Steuerung der Desintegration und die Verlaufsbeobachtung nach der ESWL erforderlich. Optimale apparative Ausstattung (5-MHz-Schallkopf) und Untersuchungstechnik (Patientenlagerung) sind unabdingbar.

Auswahlkriterien für die extrakorporale Stoßwellenlithotripsie (ESWL)

ESWL-Einschlußkriterien

Die meisten Einschlußkriterien (Tab. 3.**13**) sind sonographisch erfaßbar: Steingröße (Abb. 3.**171**), -reflexibilität und -zahl, Gallenblasenwanddicke und -kontraktilität sowie ein normaler Durchmesser des Ductus hepatocholedochus. Auf eine komplette abdominelle Sonographie vor geplanter ESWL darf nicht verzichtet werden, da bei 3% der Patienten relevante – bisher nicht bekannte – pathologische Befunde diagnostiziert werden können (Gallengangsteine, Tumoren der Leber, des Pankreas und der Nieren).

Sonographische Steindifferenzierung

Der ideale Stein für die ESWL ist der sonoluzente Solitärstein unter 20 mm.
Wünschenswert ist eine Optimierung der Steindifferenzierung hinsichtlich der ESWL-Therapiechancen. Für die sonographische Steindifferenzierung ist vorzugsweise ein hochauflösender 5-MHz-Schallkopf (Anular/Konvex-Array) mit angepaßter akustischer Sendeleistung (<10–40%) einzusetzen. Steine mit weichem Oberflächenreflex, flauem Schallschatten (mit Kometenschweif-Artefakten) und homogenem feingranulärem Binnenstrukturmuster (gleichmäßig kristallinaufgebaute Steine = Cholesterinsteine) sind ideale Steinkandidaten (Abb. 3.**172a** u. **b**). Dagegen sind Steine mit hartem Oberflächenreflex (schalige Verkalkung), ausgeprägtem Schallschatten und mangelhafter Darstellbarkeit des Steinbinnenraumes (Abb. 3.**173a** u. **b**) sowie Steine mit inhomogenem Binnenstrukturmuster (charakteristisch sind sogenannte „schwarze Löcher" im Steininneren = Pigmentsteine, Abb. 3.**173c**) nicht primär für die ESWL geeignet.

Ultraschallgeleitete Steinzertrümmerung

Während der ESWL ist die Sonographie – vorzugsweise unter Anwendung eines „Inline"-Schallkopfes – unersetzlich zum kontinuierlichen Zielen auf die respiratorisch bewegten Steine und zur Beurteilung des Fragmentierungsgrades. Anzustreben ist eine staubförmige Steindesintegration (sogenanntes „Pulverisieren"), (Abb. 3.**172b**).

Tabelle 3.**13** Gallenblasenstein-ESWL: Indikationen

Symptomatische Steine
Cholesterinsteine
Steingröße unter 30 mm
Steinzahl 1–3
(bei kleineren Steinen auch mehrere)
Gallenblasenwand normal
Gallenblase funktionstüchtig
Ductus choledochus normkalibrig
Gerinnung intakt

Beurteilung des Fragmentierungseffektes

Nach der ESWL müssen zunächst der Fragmentierungsgrad und die Größe der Restfragmente bestimmt werden. Infolge initialer Differenzierungsprobleme direkt nach der ESWL (insbesondere bei großem Fragmentvolumen und Artefaktphänomenen) ist die exakte Größenbestimmung und Zählung der Fragmente häufig erst nach dem spontanen Abfluß der kleinsten Steinbruchstücke (Gallenblasen-Spontanclearance) möglich – in der Regel 1–2 Tage nach der ESWL (Abb. 3.**174** u. 3.**175**). Bei der Größenbestimmung müssen die Fragmentkonfigurationen berücksichtigt werden (es sollte stets der größte Durchmesser notiert werden), ebenso methodisch bedingte Meßfehler durch sonographische Artefakte (Abb. 3.**176**). Bewährt hat sich folgende Einteilung des Fragmentierungsgrades (Tab 3.**14**).

Tabelle 3.**14** Typische Fragmentformationen nach ESWL

Steindesintegration
– Schlick
– polymorphe Fragmente unter 5 mm
Partielle Steindestruktion
– multiple residuierende Fragmente über 5 mm Durchmesser
– große Reststeine mit Oberflächenläsionen (Absprengungen, Einkerbungen)

Bei vielen, sehr kleinen Fragmenten empfiehlt sich die Angabe des Fragmentvolumens in Prozent des Gesamtgallenblasenvolumens (Abb. 3.**177**). In den ersten 3 Tagen nach der ESWL sollten tägliche Ultraschallkontrollen durchgeführt werden, um die Spontanclearancerate abzuschätzen und größere Restfragmente über 5 mm zu erkennen (hier ist eine erneute ESWL sinnvoll – Abb. 3.**176**).

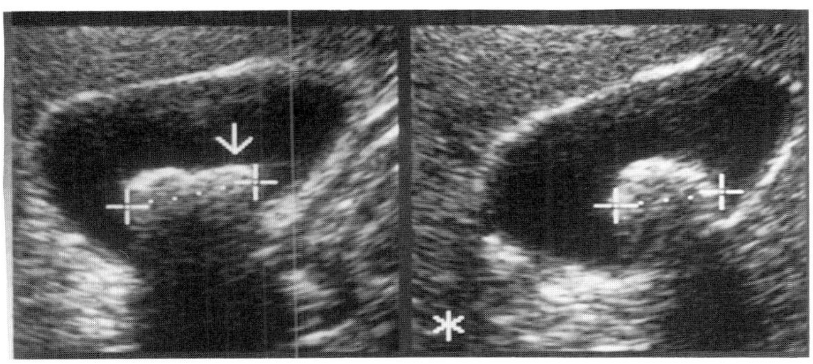

Abb. 3.**171**
Polygonaler Stein: korrekte Volumenbestimmung vor ESWL – nur in 2 Ebenen möglich

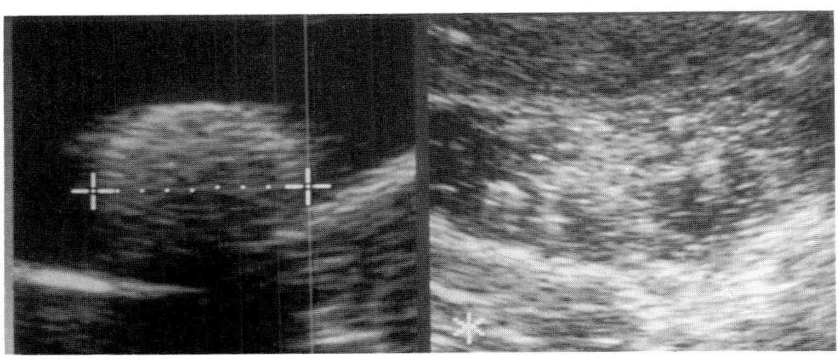

a b

Abb. 3.**172a** u. **b**
Sonographische Steindifferenzierung:
a Idealer Steinkandidat für ESWL: flauer Oberflächenreflex, homogene feingranuläre Binnentextur als Hinweis auf homogene kristalline Formation (= reiner Cholesterinstein)
b Optimale pulverförmige Desintegration nach 1000 Stoßwellen

Langzeitnachkontrollen

Unter der nachfolgenden Chemolitholyse-Begleittherapie (Urso-/Chenodeoxycholsäure) sollten die Kontrollzeiträume nicht zu kurz gewählt werden: 3–6 Monate, um Patient und Arzt nicht ungeduldig werden zu lassen. Unverzichtbar ist die sonographische Untersuchung des Patienten in variablen Lagerungspositionen. In Rückenlage sind die Restfragmente, der Schwerkraft folgend, im Infundibulum zu finden; in Linksseitenlage und stehend im Fundus. Bei Verzicht auf diese Untersuchungstechniken werden kleinste Steinrestchen den Untersuchungen entgehen (Abb. 3.**178a** u. **b**) und die Gallenblase fälschlicherweise für steinfrei erklärt. Nach zu frühem Absetzen der Lyse-Therapie kann es dann zum erneuten Steinwachstum kommen. Der Prozentsatz derartiger „Pseudorezidive" ist unbekannt. Gelegentlich bleiben aber trotz korrekter Chemolitholysetherapie Steinreste (Pigmente) übrig (Abb. 3.**179**) – hierbei muß es jedoch nach den bisherigen Erfahrungen durchaus nicht regelhaft zu einem erneuten Steinwachstum kommen. Die bisherigen Langzeitbeobachtungen nach ESWL-Therapie haben bei Solitärsteinen und guter Gallenblasenfunktion Steinrezidivraten von unter 20% nach 5 Jahren gezeigt.

Ungewöhnliche Fragmentformationen und ESWL-Läsionen

Gelegentlich beobachtet man unmittelbar nach der ESWL Aggregatformationen in der Gallenblase (Abb. 3.**180**). Diese Fragmentaggregate zerfallen in der Regel innerhalb weniger Tage spontan wieder. Direkte ESWL-Läsionen (Hautödem, Gallenblasenwandödem) sind als passagere – klinisch nicht relevante – Phänomene in Abhängigkeit von der applizierten Energie bei subtiler Nachkontrolle gelegentlich zu sehen (Abb. 3.**181a**). Nur bei einem Patienten haben wir ein Leberhämatom (Abb. 3.**181b**) beobachtet – bei gleichzeitig bestehender Aerobilie nach endoskopischer Papillotomie. Spätkomplikationen nach der ESWL sind auf Fragmentwanderungen (Tab. 3.**15**) zurückzuführen und in 1–3% zu finden (Abb. 3.**182** u. 3.**183**). In der Regel kommt es bei diesen – meist asymptomatischen – Patienten unter zuwartender oder milder medikamentöser Begleittherapie (Spasmolytika) zur spontanen Fragmentwanderung per vias naturales.

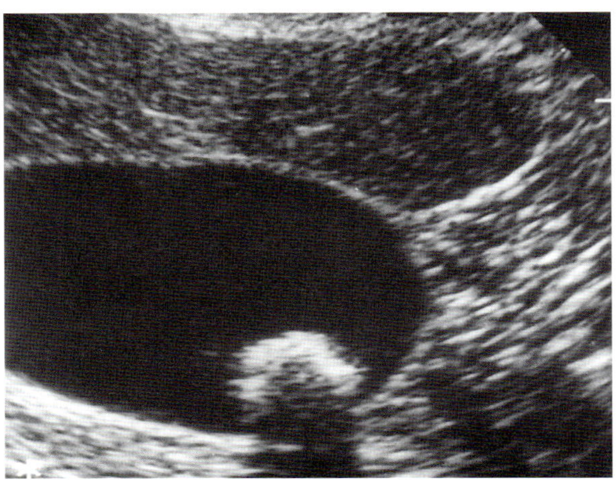
a

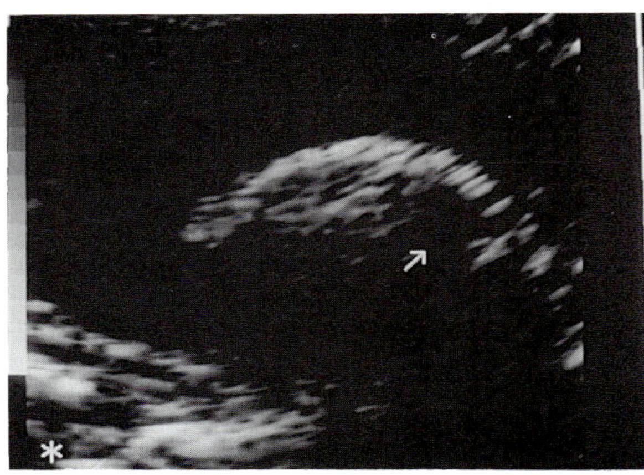
b

Abb. 3.**173a–c**
Sonographische Steindifferenzierung:
a Für die ESWL weniger geeigneter Steinkandidat: schaliger Oberflächenreflex als Hinweis auf kalkhaltige Schale eines Mischsteins
b Charakteristika eines Pigment(misch)steins: inhomogenes Binnenreflexmuster mit echoarmen Zonen („schwarze Löcher" = Pfeil)

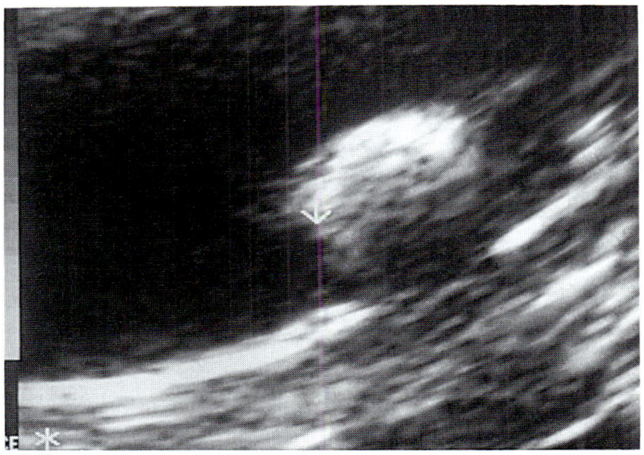

Abb. 3.**174**
Während der ESWL: beginnender Steinzerfall bei 250 Stoßwellen (Pfeil), fast vollständige Desintegration nach 1500 Stoßwellen (Abb. 3.**175**)

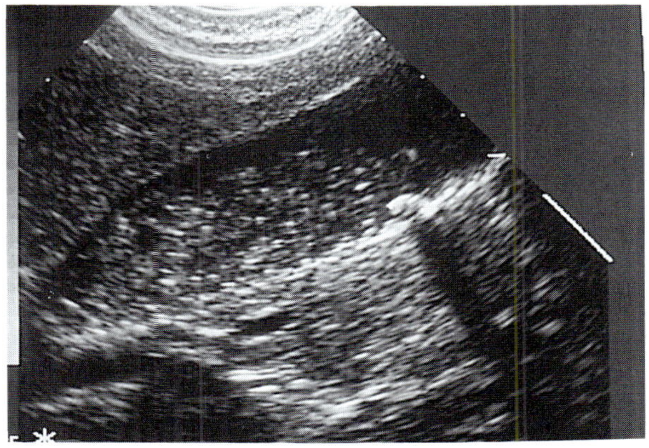

Abb. 3.**175**
Multiple kleine und kleinste Restfragmente 1 Tag nach ESWL am Boden der Gallenblase – individuelle Vermessung nach Lagewechsel möglich

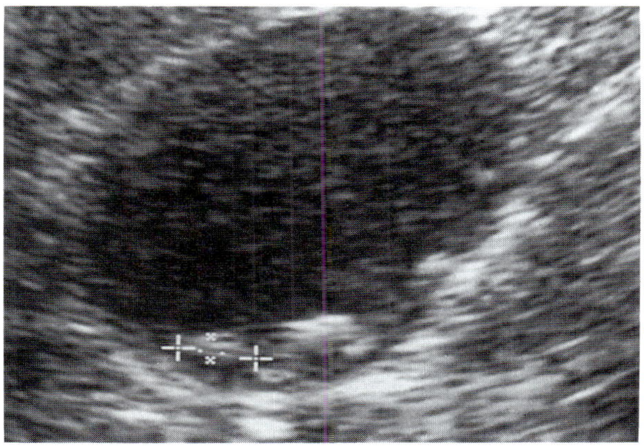

Abb. 3.**176**
Korrekte Fragmentvermessung nach ESWL: Restfragment von 7 × 3 mm – hier ist eine erneute Lithotripsie indiziert

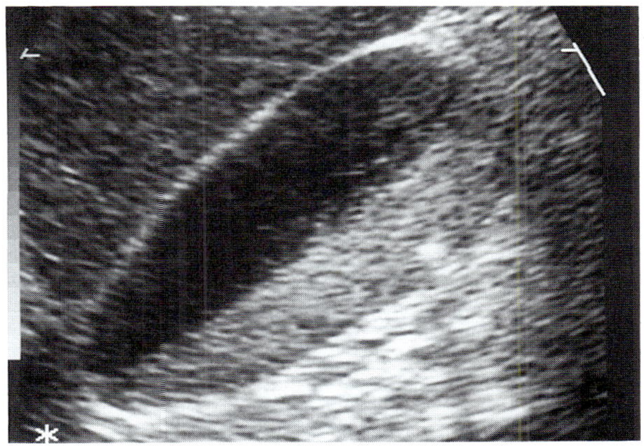

Abb. 3.**177**
Problematische Restfragmentzählung bei dicht gelagerten Fragmenten nach erfolgreicher ESWL – hier ist eine Abschätzung des Fragmentvolumens in Prozent des Gesamtgallenblasenvolumens sinnvoll (hier ca. 40%)

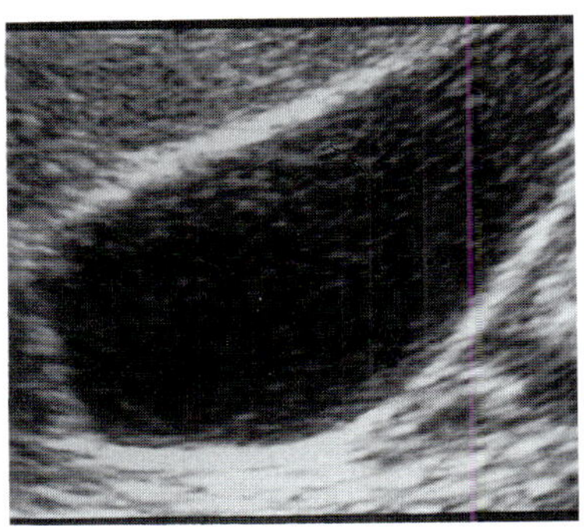

a

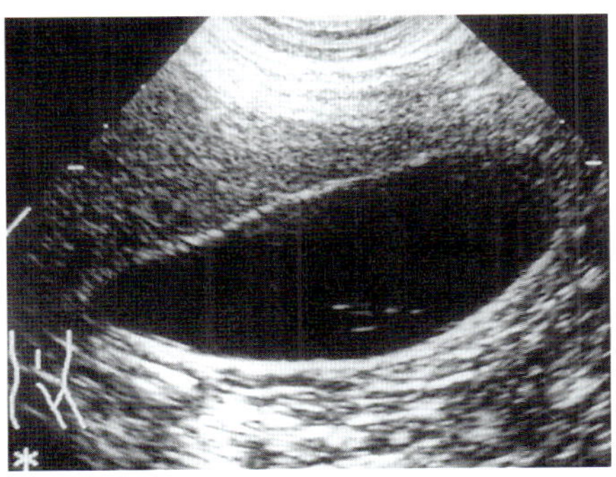

b

Abb. 3.**178a** u. **b**
In Rückenlage scheinbar steinfreie Gallenblase, in Linksseitenlage kleinste aufschwimmende Steinreste um 1 mm

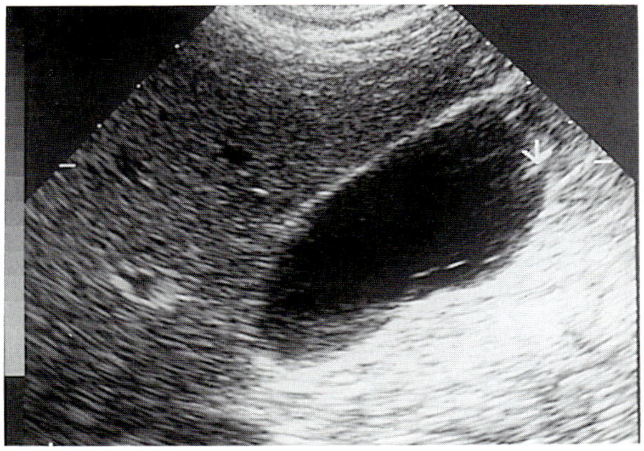

Abb. 3.**179**
Trotz konsequenter Chemolitholysetherapie in der Gallenblase verbleibende Stein-(Pigmente-)reste (nur im Rollmanöver erkennbar), Pfeil: Chinesenhutartefakt, keine Steinreste

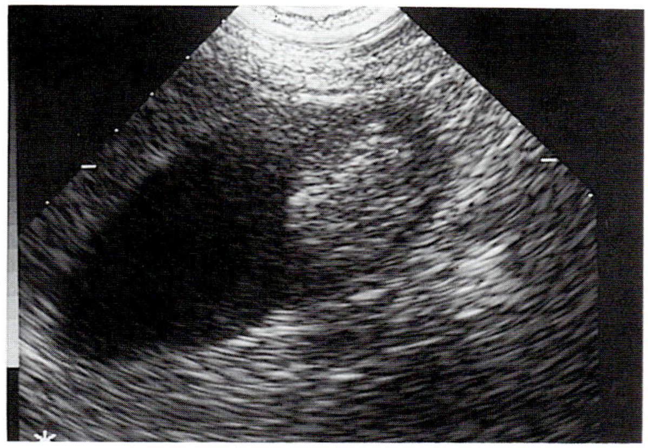

Abb. 3.**180**
Fragmentaggregat nach ESWL im Fundus der Gallenblase – spontaner Zerfall in wenigen Tagen

a

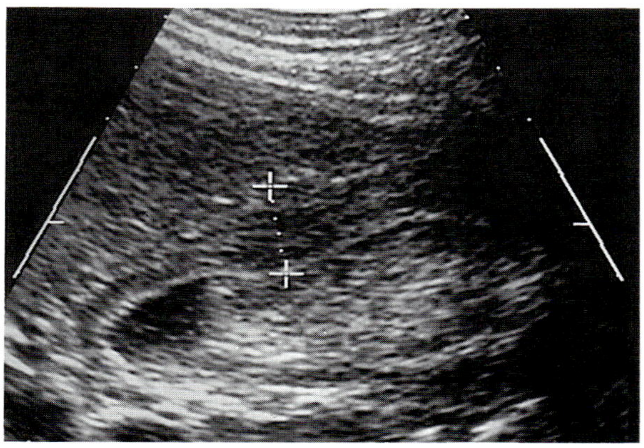

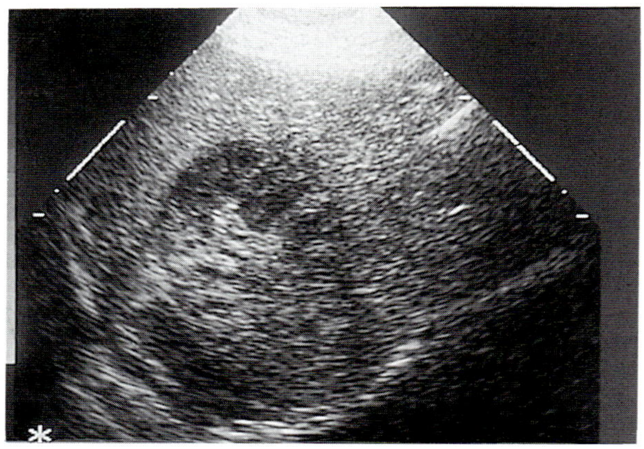

b

Abb. 3.**181a** u. **b**
ESWL-Läsionen:
a Unmittelbar nach ESWL: Gallenblasenwandödem – spontane Rückbildung innerhalb 24 Stunden
b Leberhämatom (Hämatobiliom?) nach Gallenblasenstein-ESWL (und vorheriger endoskopischer Papillotomie mit diskreter Aerobilie)

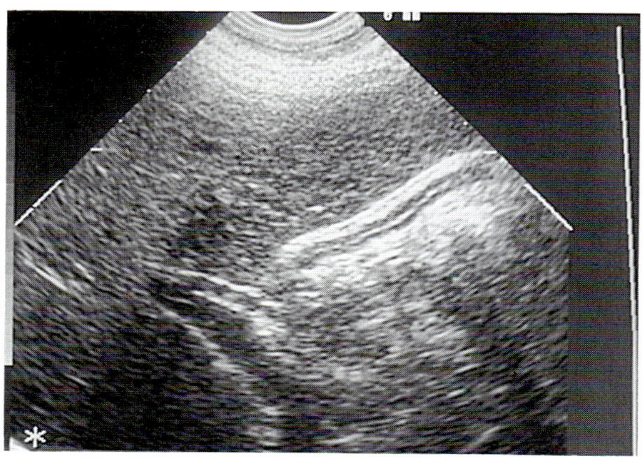

Abb. 3.**182**
Spätkomplikation 3 Monate nach ESWL: asymptomatischer Zystikusverschluß bei einzig residuierendem Restfragment und flüssigkeitsleerer Gallenblase: Spontane Fragmentwanderung per vias naturales nach weiteren 3 Monaten mit danach unauffälliger Gallenblase

Tabelle 3.**15** Spätkomplikationen nach ESWL

Zystikusverschluß
Ohne/mit Cholezystitis
Choledochusobstruktion
Biliäre Pankreatitis (selten)

ZUSAMMENFASSUNG

Die subtile Sonographie mit hochauflösenden Ultraschallköpfen (5 MHz) ist unverzichtbar bei der Indikationsstellung zur ESWL („Filterfunktion"), während der Lithotripsie („Überwachungsfunktion") und bei der Langzeitbeobachtung nach der ESWL („Kontrollfunktion"). Differenzierte Lagerungsmanöver sind bei den Nachkontrollen für die Erfassung kleinster Steinreste unverzichtbar.

a 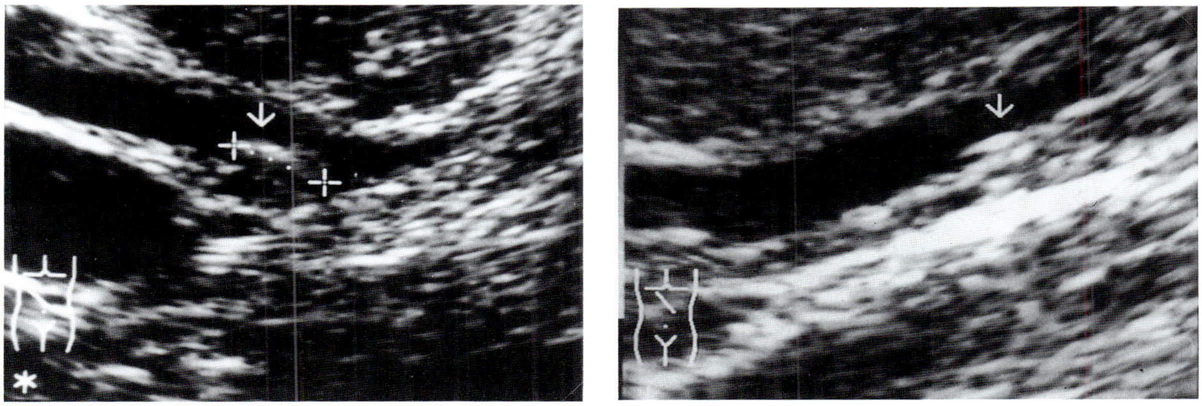 b

Abb. 3.**183a** u. **b**

a Spätkomplikation nach ESWL: erweiterter Ductus hepatocholedochus (8 mm) mit scheibenförmigen 8 × 2 mm großem Fragment bei symptomatischer Fragmentwanderung (Spontanabgang oder Spasmolytikagabe!)

b Dilatierter Ductus hepatocholedochus mit kleinsten Fragmenten von ca. 1 × 2 mm am Boden des Gallenganges (Pfeil) bei asymptomatischer Fragmentwanderung 8 Stunden nach Gallenblasenstein-ESWL (bei spontanem Fragmentabgang über die Papille Steinfreiheit innerhalb von 72 Stunden)

Sonographische Auswahlkriterien für die laparoskopische Cholezystektomie

Chr. Jakobeit

ÜBERBLICK

Die laparoskopische Cholezystektomie (LapCE) als neues alternatives chirurgisches Operationsverfahren zur konventionellen Cholezystektomie erfordert eine suffiziente präoperative Sonographie zum rechtzeitigen Erfassen von Kontraindikationen und Problemen bei der Operation. Nach der Cholezystektomie ist die Sonographie die Methode der Wahl, um operative/postoperative Komplikationen (Galleleck, Hämatom, Abszeß) rechtzeitig zu erkennen.

Kontraindikationen zur laparoskopischen Cholezystektomie

Die Gallenblasenperforation (erkenntlich an freier Flüssigkeit im Abdomen und pericholezystitischer Abszedierung – Abb. 3.**184**), das Gallenblasenempyem und eine Peritonitis sollten sonographisch und klinisch vorher erkannt werden. Beim Nachweis einer Choledocholithiasis oder einer Cholangiektasie (Choledochus-Durchmesser über 5 mm) sollte eine endoskopisch retrograde Cholangiographie (ERC) erfolgen, um eine biliäre Obstruktion auszuschließen bzw. eine Choledocholithiasis vorher endoskopisch-operativ zu therapieren.

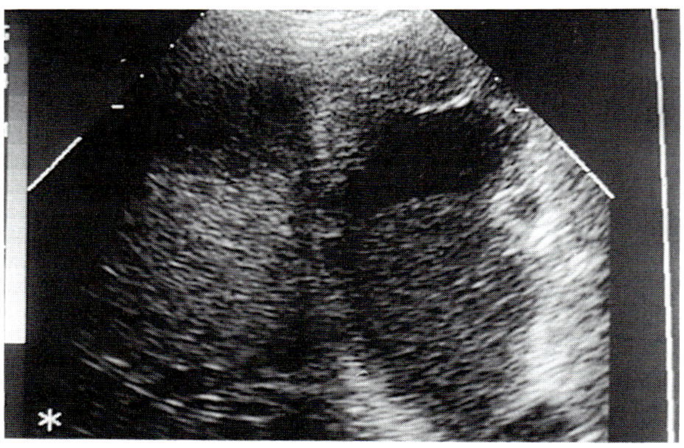

Abb. 3.**184**
Gallenblasenempyem mit ausgeprägter Cholezystitis und pericholezystischer Abszedierung

Gallenblasenkriterien vor laparoskopischer Cholezystektomie

Die wichtigsten, den Chirurg interessierenden Kriterien vor laparoskopischer Cholezystektomie sind sonographisch bestimmbar:

- maximale Steingröße,
- Gesamtsteinvolumen,
- Flüssigkeitsrestvolumen der Gallenblase,
- Gallenblasengröße und -lage,
- Gallenblasenwanddicke sowie der
- Durchmesser des Ductus hepatocholedochus.

Eine Steingröße unter 20 mm bei unauffälliger Gallenblasenwand und normaler Flüssigkeitsfüllung einer Gallenblase, die über den Leberrand herausragt, läßt eine problemlose laparoskopische Cholezystektomie erwarten. Bei einer Steinfüllung der Gallenblase von über 50% können sich Probleme mit der Faßzange ergeben. Ein Gallenblasenfundus, der weit unter dem Leberrand liegt, kann eine schwierige LapCE signalisieren, insbesondere dann, wenn Verwachsungen vorliegen. Bei einer Gallenblasenwandverdickung ohne sonographisches Schichtungsphänomen droht eine erhöhte Blutungsgefahr aus dem Leberbett. Sonographisch leicht zu bestimmen sind die Dicke der Bauchwand und auch Verwachsungen zur vorderen Bauchwand (hierbei sind hochauflösende Ultraschalltransducer und die Beobachtung der respiratorischen Verschieblichkeit notwendig), um Probleme bei der transkutanen Troikar-Punktion vorab zu erkennen (SZ 3.**12**).

SZ 3.**12** Sonographische Auswahlkriterien für eine unproblematische laparoskopische Cholezystektomie (Ziel: Minimierung der Komplikationsrate und der Umsteigerate auf konventionelle Cholezystektomie)

Gallenblasenwanddicke unter 4 mm

Überragen des Gallenblasenfundus über den kaudalen Leberrand

Gute Flüssigkeitsfüllung der Gallenblase

Sonographischer Ausschluß von Verwachsungen

Ausschlußkriterien:

Gallenblasenkarzinom

Gallenblasenepyem mit pericholezystitischem/intrahepatischem Abszeß

Postoperative Kontrollen

Bei unkompliziertem Operationsverlauf empfiehlt sich eine routinemäßige sonographische Kontrolle am darauffolgenden Tag, um einen unauffälligen klinischen Verlauf auch sonographisch zu bestätigen. Bei Verdacht auf intra-/postoperative Komplikationen sind noch am Operationstage und an den darauffolgenden Tagen subtile Nachkontrollen des Gallenblasenlagers sowie der subhepatischen Region notwendig, um typische Komplikationen wie Galleleck, Hämatom oder Infiltration/Abszesse zu erkennen.

ZUSAMMENFASSUNG

Die Sonographie ist heute unverzichtbar, um eventuelle Probleme bei geplanter laparoskopischer Cholezystektomie vorher abzuschätzen und die typischen Kontraindikationen zur laparoskopischen Cholezystektomie wie Gallenblasenperforation und Peritonitis rechtzeitig nachzuweisen und das sonst nötige Umsteigen auf die konventionelle Cholezystektomie zu vermeiden. Nach der operativen Intervention ist die Sonographie die Methode der Wahl, um postoperative Komplikationen rechtzeitig zu erkennen

Einführung in die farbkodierte Doppler-Sonographie

B. Beuscher-Willems

ÜBERBLICK

Nach einer kurzen Nennung des Farbdopplerprinzips wird in diesem Kapitel die Geräteeinstellung beschrieben, da jede Sonographie mit der richtigen Geräteeinstellung beginnen sollte. Es folgen einige wichtige Gebiete der Anwendung. Beispiele zeigen, wie die Farbkodierung die Differenzierung sonographisch schwer beurteilbarer Befunde ermöglicht.

Farbdopplerprinzip

Die Farbdopplersonographie entspricht einem flächenhaften Abtasten (Mapping) bewegter Teilchen in Organen.

Die Bewegung wird durch Frequenzänderung erfaßt. Beim Mapping mit dem PW-Doppler ohne Farbe wird das Meßfenster (Sample volume) mit dem Curser an verschiedene Stellen des auszumessenden Gefäßes plaziert, und es entstehen verschiedene Doppler-Kurven, die eine Frequenz- bzw. Geschwindigkeitsänderung (je nach Auslegung im Ultraschallgerät) über die Zeit anzeigen.

Bei der Farbkodierung sind unzählige Meßfenster über dem Untersuchungsgebiet verteilt. Die Frequenzänderung wird elektronisch mit Farbe belegt, so daß eine flächige Farbdarstellung resultiert. In der Regel wird die rote Farbe mit einer Bewegung auf die Doppler-Sonde zu und die blaue Farbe mit einer Bewegung von der Sonde weg verbunden. In neueren Geräten können die Farben und die Ausrichtung nach Belieben geändert werden.

Mit der Farbbelegung werden Blutgefäße deutlich sichtbar. Genaues Auffinden und punktuelles Messen von maximalen Flußgeschwindigkeiten mit dem CW- bzw. PW-Doppler werden über die erkennbaren Farbänderungen und Farbmischung (Turbulenzen) leichter.

Geräteeinstellung

Zunächst erfolgt eine optimale Einstellung des normalen 2-D-Sonobildes mit Einstellung des Monitors, der Ausgangsleistung, Gesamtverstärkung und des Tiefenausgleichs, wie in Teil 1 im Kapitel „Einstellung des Ultraschallgerätes“ beschrieben.

Frequenz: Die Wahl des Schallkopfes und der Schallkopffrequenz wird von der gewünschten Untersuchung bestimmt. Von der Schallkopffrequenz sind die Eindringtiefe und die erfaßbare Geschwindigkeit abhängig. Je höher die Schallkopffrequenz, um so geringer ist die Eindringtiefe und um so niedriger die noch erfaßbare Geschwindigkeit. Sollen niedrige Geschwindigkeiten erfaßt werden, ist also eine möglichst hohe Schallkopffrequenz bei geringer Eindringtiefe zu wählen.

Ausgangsleistung: Die Ausgangs- bzw. Sendeenergie (Angabe z. B. mW/cm^2 I-SPTA, örtlicher Spitzenwert für das zeitliche Mittel) sollte gering gehalten werden, um mögliche und noch nicht ganz geklärte Interaktionen der Ultraschallwellen im Körper zu minimieren. Dies gilt insbesondere für die Anwendung bei Schwangeren und Kindern.

Die maximale Sendeenergie ist abhängig von der Schallkopfart und gerätetechnisch fest vorgegeben. Sie kann stufenweise vermindert werden (Angabe in dB).

Bei zu hoher Sendeenergie kommt es darüber hinaus zu Artefakten in der Farbkodierung, wie z. B. Zeichen von Turbulenzen und gefäßüberschreitender Farbgebung.

Gesamtverstärkung und Tiefenausgleich: Sie werden im oberen Bereich eingestellt (Angabe in dB). Hierzu wird die Gesamtverstärkung (meist über einen Drehknopf) erhöht und der Tiefenausgleich mit Schieberegler etwas über die Mitteleinstellung des Reglerfeldes eingestellt.
Als nächstes wird ein Bildausschnitt mit einem Blutgefäß gesucht und die Farbe hinzugeschaltet. Das Feld der Farbbelegung kann in der Größe verändert werden. Je kleiner das Feld, um so besser ist die Farbauflösung.

Wandfilter: Mit dem Wandfilter können geräteabhängig besonders niedrige Frequenzbereiche, die noch erfaßt werden sollen, angewählt werden. Je niedriger der Wandfilter eingestellt wird (z. B. 50 Hz), um so niedriger sind die noch erfaßten Flußgeschwindigkeiten, aber um so höher ist das Rauschen. Auch hängt die minimal erfaßbare Geschwindigkeit von der Bildaufbaurate ab. Mit dem Frequenzfilter können störende Frequenzbereiche herausgefiltert werden.
Es gibt auch Farbfilter, die nach einem anderen Prinzip arbeiten.

Doppler-Frequenz: Die Einstellung der maximal meßbaren Doppler-Frequenz erfolgt an einem Kipp- oder Drehschalter (Scale). Die mögliche maximal erfaßbare Frequenz ist von der Pulswiederholfrequenz abhängig (pulse repetition frequency, PRF), diese wiederum von der Eindringtiefe und der Schallkopffrequenz. Die Maximalfrequenz bzw. -geschwindigkeit wird am Monitorbildrand oberhalb und unterhalb der Farbscale angegeben. Die Geschwindigkeit wird nach dem zu erwartenden Frequenzspektrum des Untersuchungsgebiets gewählt. Orientierend kann gelten, daß in Parenchymgefäßen niedrigere Frequenzen und Geschwindigkeiten notwendig sind als in Widerstandsgefäßen.
Die Frequenz muß so hoch gewählt werden, daß die PRF doppelt so groß ist wie die maximal zu erfassende Geschwindigkeit. Wird die Geschwindigkeit zu niedrig gewählt, kommt es zur scheinbaren Strömungsumkehr (Aliasing).

Nullinienverschiebung: Um die maximal mögliche erfaßbare Geschwindigkeit wenigstens noch in eine Richtung zu erhöhen, kann die Nullinie nach oben oder unten verschoben werden (zero-shifting).

Angle: Wie bei der PW- und CW-Doppler-Anwendung ist die erfaßte Frequenz vom Einfallswinkel (Angle) des Doppler-Strahles abhängig. Bei gleicher Geschwindigkeit nimmt mit abnehmendem Doppler-Winkel die Frequenzänderung (Doppler-Shift) zu. Je näher der Winkel bei 0 Grad liegt, um so geringer ist der Meßfehler. (Zur Verkleinerung des Winkels kann während der Untersuchung der Schallkopf gekippt werden. Auch lassen einige Geräte eine elektronisch gesteuerte Schallwellenablenkung zu.)
Eine Frequenzänderung (Doppler-Shift) kann somit nur mit Eingabe eines Einfallswinkels korrekt in Geschwindigkeit umgesetzt werden. Für die automatische Umrechnung durch das Sonogerät muß der Einfallswinkel durch die Markierung der Flußrichtung im Blutgefäß markiert werden.

Widerstandsindex, Pulsalitätsindex

Stenosen können morphologisch beschrieben und mittels Flußgeschwindigkeiten semiquantitativ erfaßt werden. Zur Beurteilung einer Stenose darf nicht allein die Maximalgeschwindigkeit bewertet werden, da diese zu großen Meßfehlern unterliegt und erheblich von Geräteeinstellung, Doppler-Winkel und Herzzeitvolumen abhängt. Daher hat sich die Anwendung von Indizes bewährt. Zur Berechnung der Indizes müssen in der Geschwindigkeits- bzw. Doppler-Frequenzkurve folgende Parameter ermittelt werden:

- maximale systolische Geschwindigkeit- bzw. Frequenzverschiebung (V_{max}),
- minimale Geschwindigkeit (V_{min}),
- mittlere Geschwindigkeit, über die äußere Hüllkurve zu messen (V_{mean}).

Widerstandsindex (Resistanceindex, RI = Pourcelot-Index):

$$RI = (V_{max} - V_{min}) : V_{max}$$

Pulsatilitätsindex (PI):

$$PI = (V_{max} - V_{min}) : V_{mean}$$

Erniedrigte Werte weisen auf eine Obstruktion hin.
Die Angabe von Normalwerten für Flußgeschwindigkeiten sind sehr ungenau, da sie von sehr vielen Faktoren wie Geräteeinstellung, Anschallwinkel und Herzminutenvolumen abhängen. Die angegebenen Werte sollen nur eine Orientierungshilfe sein.
Zur Einschätzung der Flußgeschwindigkeiten intraabdomineller Gefäße hilft ein Vergleich mit der maximalen Flußgeschwindigkeit der Bauchaorta. Bei paarigen Gefäßen kann auch der Seitenvergleich weiterführen. Stenosegrade können durch den Vergleich maximaler Flußgeschwindigkeiten vor, in und hinter einer Stenose abgeschätzt werden.

Normwerte (Tab. 3.**15**)

	PI	RI	V_{max}	V_{min}
Aorta abdominalis	2–6		50–120	
A. femoralis communis	5–10		100 cm/s	
A. poplitea	6–12			
A. tibialis posterior	7–15			
A. renalis		0,6–0,8	60–180	30 cm/s
Truncus coeliacus		0,6–0,8	100–240	
A. mesenterica superior		0,75–0,9	120–220	
A. mesenterica inferior		0,8–0,9	100–150	

Anwendungsbeispiele

Arterielles und venöses Gefäßsystem

A. carotis communis (Abb. 3.**185**), A. carotis interna (Abb. 3.**186**), A. carotis externa (Abb. 3.**187**) und A. vertebralis werden nach pathologischem Auskultationsbefund, Schwindel oder nach zerebralen Insulten zur Suche nach Plaquebildung, Gefäßstenosen und deren Schweregradbeurteilung untersucht. Die farbkodierte Doppler-Sonographie wird weiter dort angewendet, wo kleine Gefäße normalerweise nicht sichtbar sind, intraluminale Prozesse (Thrombosen) ausgeschlossen werden müssen und wo es um die Differenzierung Arterie/Vene oder Zyste/Blutgefäß geht (Abb. 3.**188** u. 3.**189**).

Aorta abdominalis sowie die Beckengefäße werden zu ihrer Identifizierung wie zur Frage der Plaquebildung, Stenosen, Aneurysmata und Dissektion, Viszeralgefäße mit Truncus coeliacus (Abb. 3.**190** bis 3.**194**) und A. mesenterica superior zur Klärung einer Angina abdominalis farbdopplersonographisch untersucht; Nierenarterien in ihrem Verlauf vom Abgang aus der Aorta bis zur Niere und der Aufteilung in Polarterien, Segmentarterien (Abb. 3.**195**) und Bogenarterien (Vasa arcuatae).

Am Venensystem erfolgt die Anwendung zur Darstellung von Lebervenen, V. lienalis und Portalgefäße mit Venengeflechten und Klärung eines Umgehungskreislaufes bei portaler Hypertonie.

Die Darstellung der Beinvenen geschieht mit der Frage der tiefen Beinvenenthrombose (Abb. 3.**196** bis 3.**199**), der Beinarteriendarstellung zur Eingrenzung der Indikation der Angiographie bei Verdacht auf periphere arterielle Verschlußkrankheit, insbesondere bei Diabetikern mit Mediasklerose und nur eingeschränkt verwertbaren Doppler-Verschlußdruckmessung (Abb. 3.**200**).

Niere

Die Nierengefäßanatomie läßt sich mit der FKDS darstellen; Venen und Arterien sind untereinander und vom erweiterten Nierenbecken zu differenzieren. An den Segment- und Interlobararterien können Widerstands- und Pulsalitätsindizes zum Ausschluß von Nierenarterienstenosen bestimmt werden. Maligne Nierentumoren grenzen sich sowohl durch einen Randsaum verdrängter Gefäße wie auch durch mehrere Tumorgefäße von anderen benignen Läsionen ab (Abb. 3.**201**).

Lymphknoten

Eine sichere Unterscheidung entzündlicher/tumoröser Lymphknoten ist sonographisch nicht möglich; für Malignität sprechen (nur gültig für periphere Lymphknoten!) ein Längen-/Dickenverhältnis <2:1 und eine pathologische Gefäßarchitektur (Abb. 3.**202** u. 3.**203 a** u. **b**).

Fokale Leberveränderungen

Neben dem wichtigen Anwendungsbereich der FKDS in der Gefäßdiagnostik besitzt diese einen hohen Stellenwert in der Differenzierung fokaler Leberveränderungen; neue Farbdopplerverfahren werden weitergehende differentialdiagnostische Aussagen ermöglichen (Abb. 3.**204**–3.**207**).

Portale Hypertension

Die Kollateralgefäßdarstellung gelingt mit der FKDS sehr viel besser als im üblichen B-Bild; vor allem läßt die Dopplerfunktion die Flußrichtung (Flußumkehr) erkennen (Abb. 3.**208**–3.**212**).

Schilddrüse

Die Schilddrüsenuntersuchung wird u. a. bei Knotenbildung und Hyperthyreose zur Unterscheidung diffuser Veränderungen von Adenomen und hypervaskularisierten Knoten durchgeführt (Abb. 3.**213** bis 3.**215**).

Gastrointestinaltrakt

Der Nachweis von Doppler-Signalen in verdickten Wänden des Magen-Darm-Traktes vermag entzündliche oder tumoröse Läsionen von Wandödem oder eitrig-liquiden Veränderungen zu differenzieren (Abb. 3.**216**).

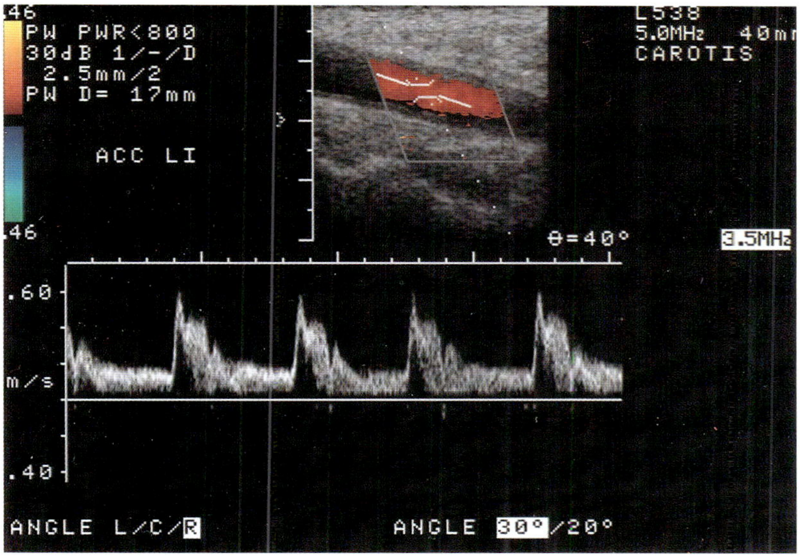

Abb. 3.**185**
A. carotis communis, Normalbefund. Linearschallkopf, Schallkopffrequenz 5,0 MHz. Eindringtiefe 40 mm, Farbdopplerfrequenz mit maximaler Geschwindigkeit von 0,46 m/s, elektronische Schallwellenablenkung um 30 Grad nach rechts in der Farbkodierung sichtbar. Sendeleistung des Spektraldopplers (PW-Doppler) (800 mW/cm^2), Nullinienverschiebung in der Doppler-Kurve erkennbar, Einfallswinkel PW-Doppler 40 Grad

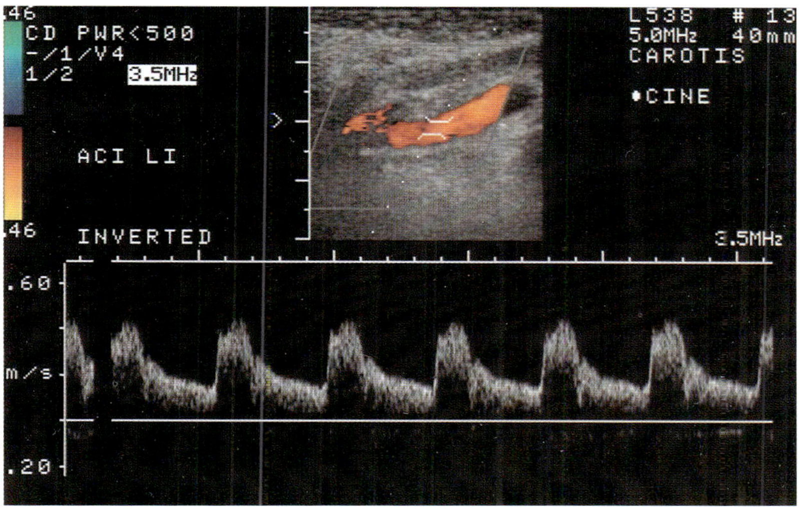

Abb. 3.**186**
A. carotis interna, Normalbefund. Geräteeinstellung wie in Abb. 3.**185.** Im Vergleich dazu Spektralkurve mit höherer diastolischer Flußgeschwindigkeit

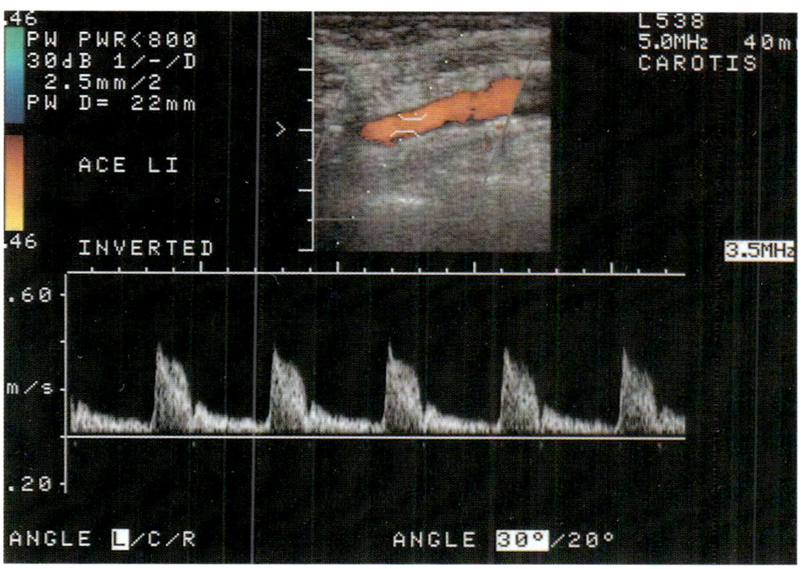

Abb. 3.**187**
A. carotis externa, Normalbefund, gleicher Patient wie Abb. 3.**185** u. Abb. 3.**186**. Spektralkurve der A. carotis externa zeigt typischerweise eine niedrigere diastolische Flußgeschwindigkeit

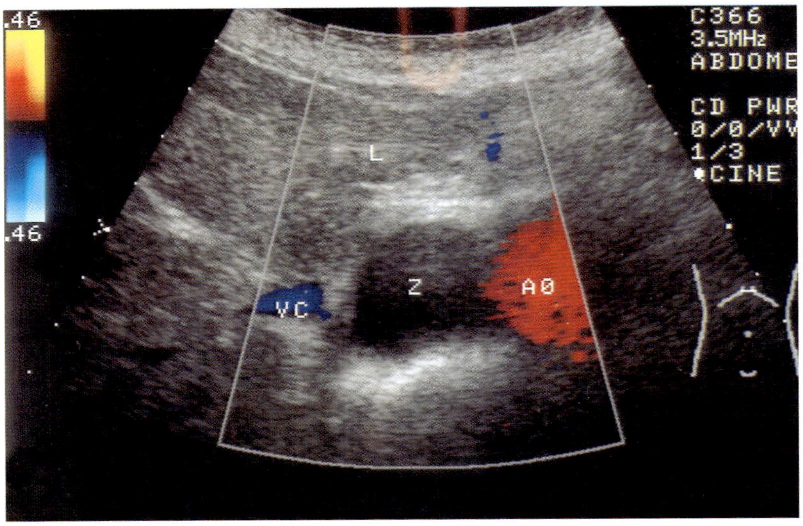

Abb. 3.**188**
Echofreie Struktur zwischen V. cava (VC) und Aorta (AO); Aneurysma? Die FKDS zeigt keine Flußsignale, somit kein Blutgefäß, sondern z. B. eine Zyste (Z), L = Leber

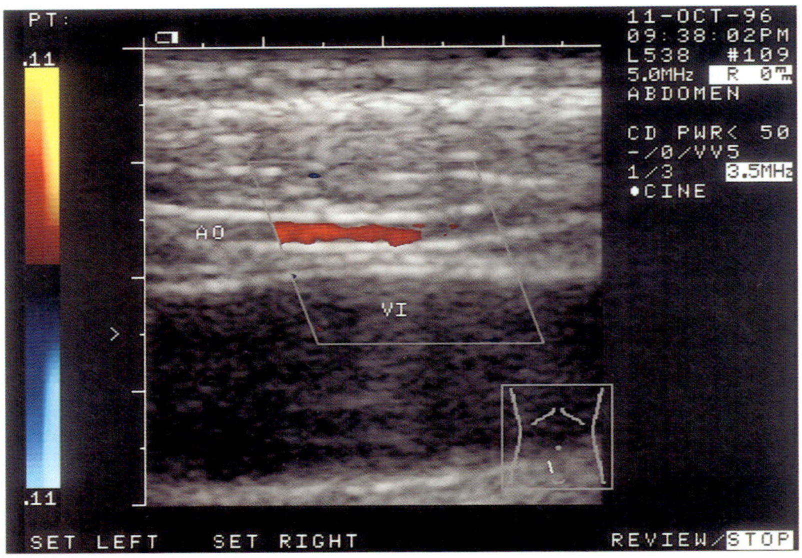

Abb. 3.**189**
Rechte A. ovarica (AO) ventral der V. iliaca (VI). Wegen ihres geringen Lumens (vgl. hierzu den Durchmesser der AI) wäre sie ohne die Farbgebung vom übrigen Gewebe nicht differenzierbar

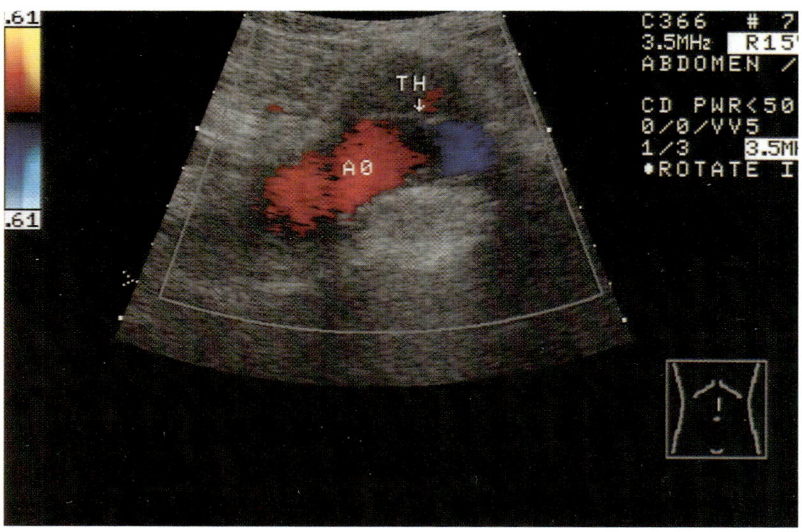

Abb. 3.**190**
Disseziierendes Aortenaneurysma. Konvexschallkopf, Schallkopffrequenz 3,5 MHz. Eindringtiefe ca. 90 mm, Farbdopplergeschwindigkeit 0,61 m/s. TH = Thrombosiertes Aortenaneurysma, der Intimaeinriß ist durch einen kleinen Jet gerade noch erkennbar (Pfeil), AO = Aorta. Die scheinbare Flußumkehr mit Farbwechsel von rot nach blau stellt einen Artefakt bei Benutzung von Konvexschallköpfen dar (Richtungsänderung der Schallwellen am Scheitelpunkt des Schallkopfes). Der Artefakt ist von einer Turbulenz durch den Farbwechsel über schwarz (Nulldurchgang) ohne auftreten heller Farbanteile zu unterscheiden

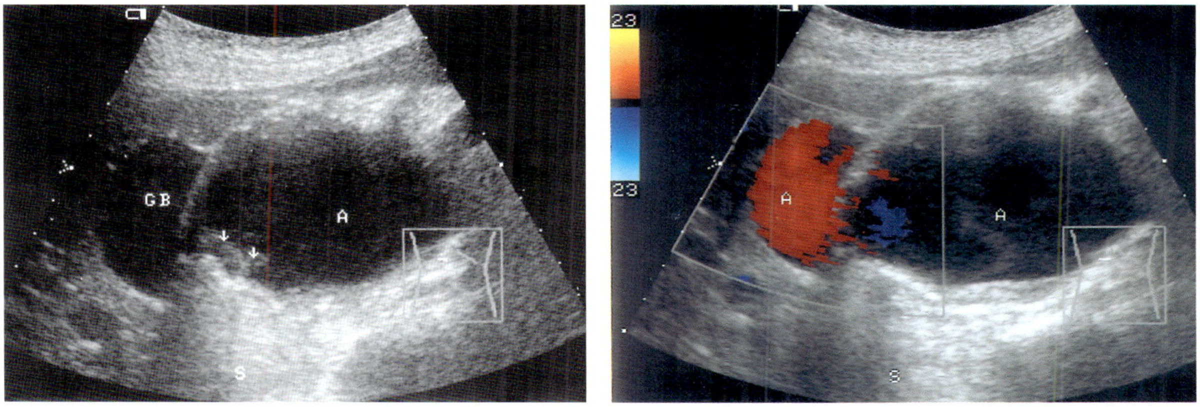

a b

Abb. 3.**191a** u. **b**
Aortenaneurysma (A) bis in subhepatischen rechten Oberbauch ragend. Ohne die farbkodierte Doppler-Sonographie hätte der rechte kraniale Aneurysmateil als Gallenblase (GB) fehlgedeutet werden können; S = Schallschatten von Wandkalk (Pfeile)

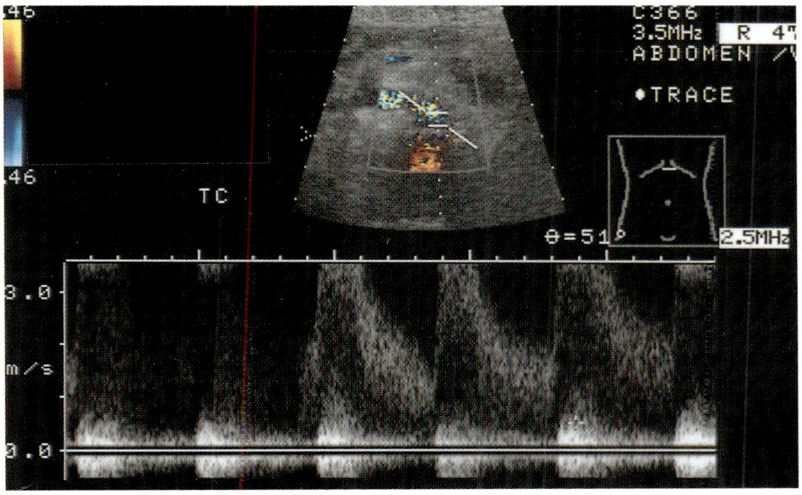

Abb. 3.**192**
Stenose des Truncus coeliacus. Konvexschallkopf, Schallkopffrequenz 3,5 MHz. Eindringtiefe ca. 70 mm. Farbdopplergeschwindigkeit 0,46 m/s, Doppler-Winkel 51 Grad. Trotz Nulllinienverschiebung kann in der Doppler-Kurve die maximale Geschwindigkeit nicht voll erfaßt werden

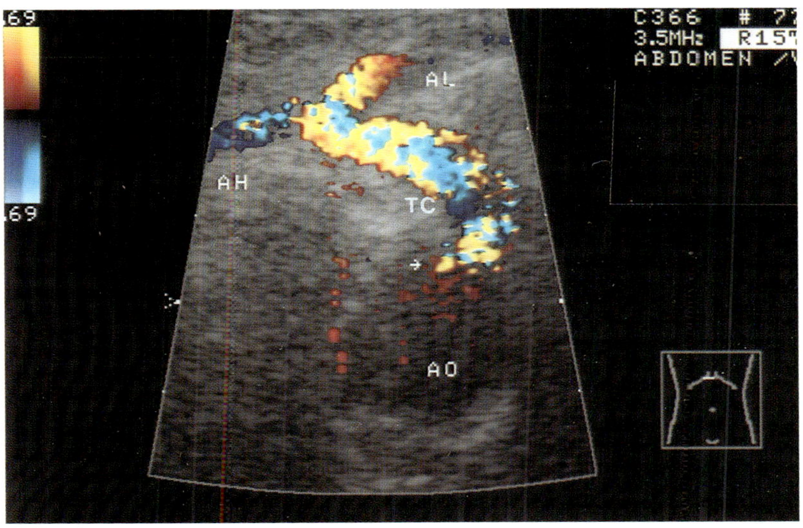

Abb. 3.**193**
Stenose des Truncus coeliacus, gleiche Patientin wie in Abb 3.**192**, Ausschnittvergrößerung. Deutliche Farbmischung als Zeichen der Turbulenzen bei hohen Geschwindigkeiten aufgrund der Stenose (Pfeil) auch bei einer Doppler-Geschwindigkeit von 0,69 m/s; AH = A. hepatica communis, AL = lienalis, TC = Truncus coeliacus, AO = Aorta

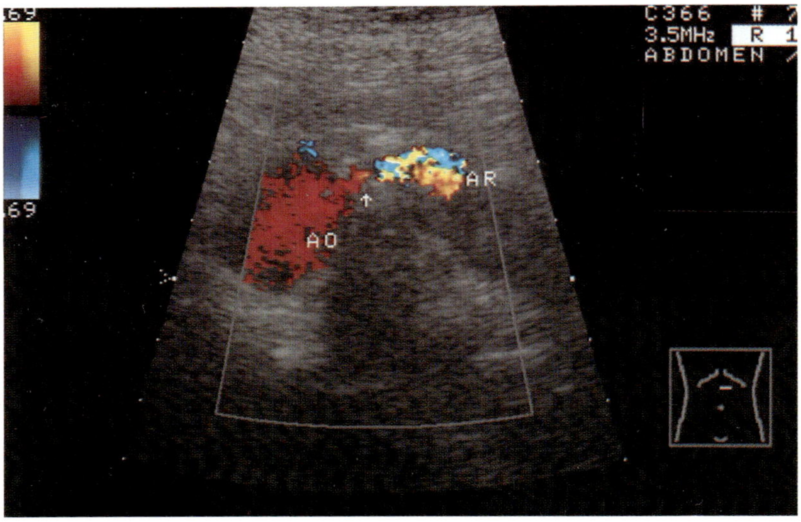

Abb. 3.**194**
Abgangsstenose der linken Nierenarterie. Konvexschallkopf, Schallkopffrequenz 3,5 MHz. Eindringtiefe ca. 80 mm, Farbdopplergeschwindigkeit 0,69 m/s. Im Bereich des Abgangs aus der Aorta abdominalis (AO) besteht eine hochgradige Stenose (Pfeil) der Nierenarterie (AR) mit Farbmischung als Zeichen der erhöhten Flußgeschwindigkeit mit Turbulenzen

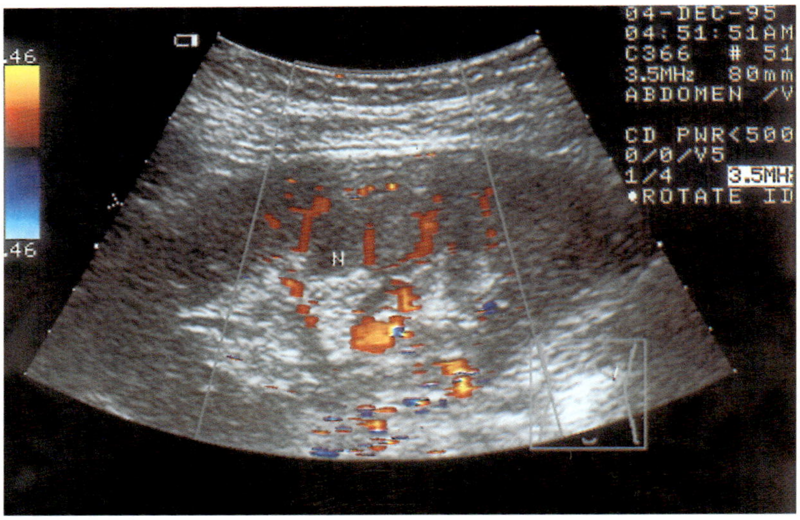

Abb. 3.**195**
Nierenarterienverlauf: Darstellung von Segmentarterien, Aa. interlobares zwischen den Markpyramiden und Aa. arcuatae parallel zu deren Basen (s. Schema 1.**32**, S. 99). Normalbefund. Konvexschallkopf, Schallkopffrequenz 3,5 MHz. Eindringtiefe 140 mm, maximale Farbdopplergeschwindigkeit 0,46 m/s. Farbdopplersendeleistung <500 mW/cm^2

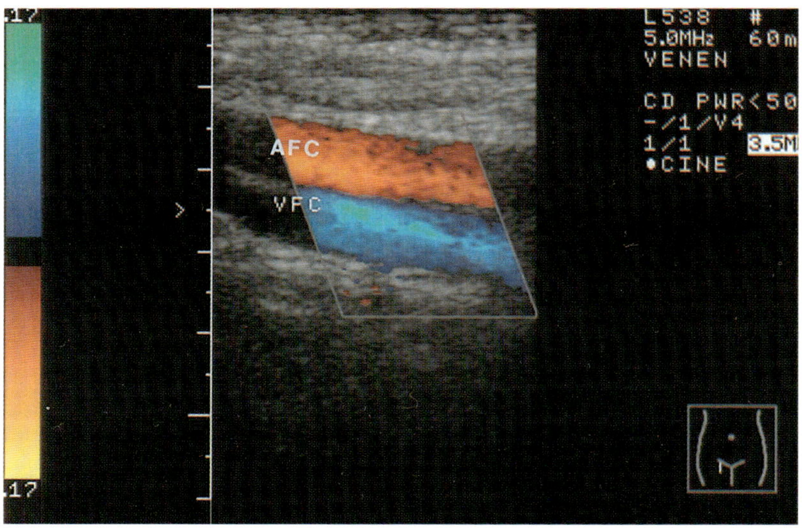

Abb. 3.**196**
Oberschenkelgefäße, Normalbefund. Linearschallkopf, Schallkopffrequenz 5 MHz. Eindringtiefe 60 mm. Farbdopplergeschwindigkeit 0,17 m/s, Farbdopplersendeleistung <500 mW/cm^2. Farbskalaumkehr, elektronische Schallwellenablenkung; VFC = V. femoralis communis, AFC = A. femoralis communis

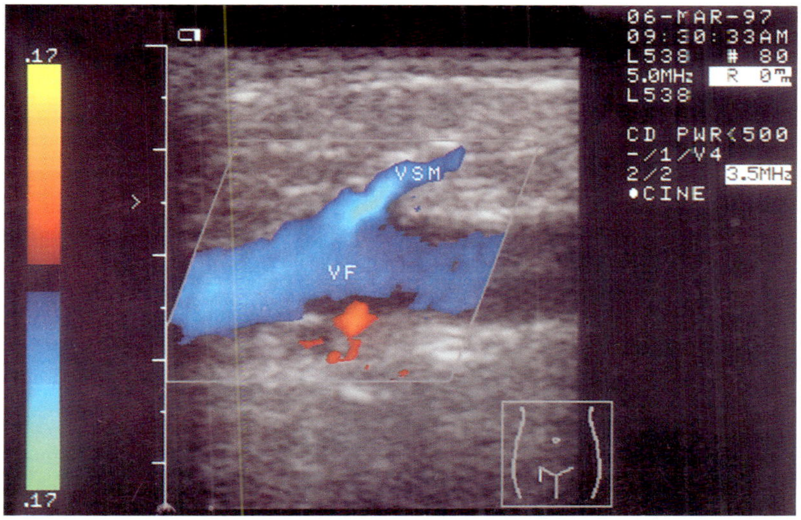

Abb. 3.**197**
Gleicher Gefäßabschnitt wie in Abb. 3.**198**: freier Fluß in der V. femoralis (VF) und der V. saphena magna (VSM)

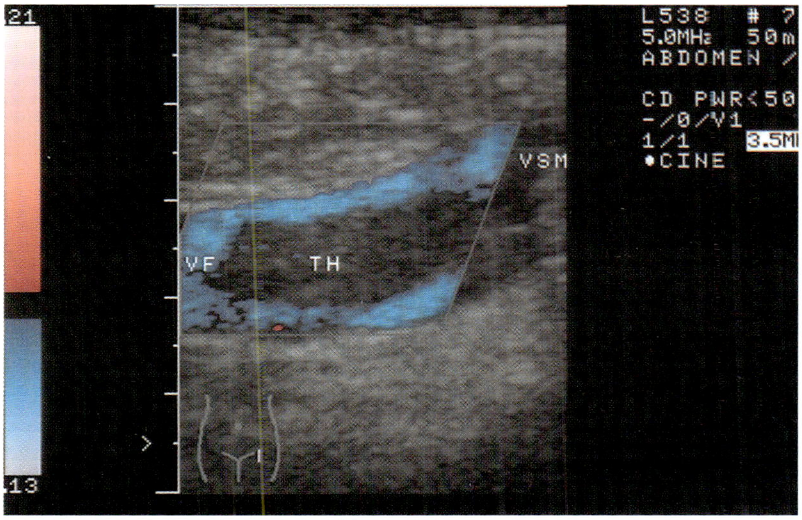

Abb. 3.**198**
Tiefe Oberschenkelvenenthrombose. Linearschallkopf, Schallkopffrequenz 5,0 MHz. Eindringtiefe 50 mm. Farbdopplergeschwindigkeit 0,21 m/s, Farbdopplersendeleistung >500 mW/cm^2. Mit der Farbe kann der umflossene Thrombus gut dargestellt werden; VF = V. femoralis, TH = Thrombus, VSM = V. saphena magna

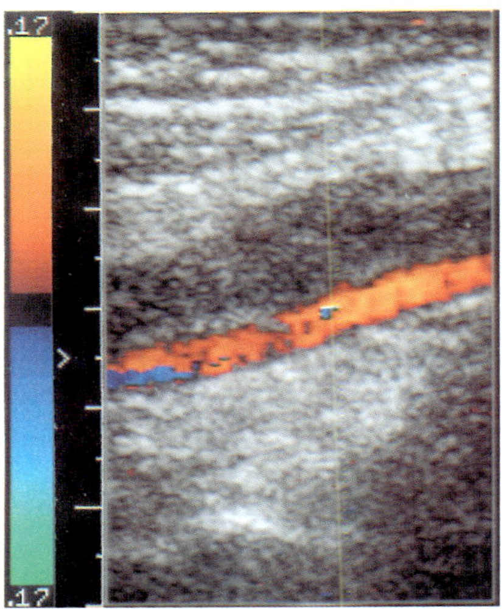

Abb. 3.**199**
V.-poplitea-Thrombose: fehlender Fluß in der FKDS als entscheidendes Kriterium für eine Thrombose: fehlender Fluß in der echoarm strukturierten V. poplitea. Schallrichtung von der Kniekehle (Bauchlage); die V. poplitea (rot codiert) daher applikatorfern

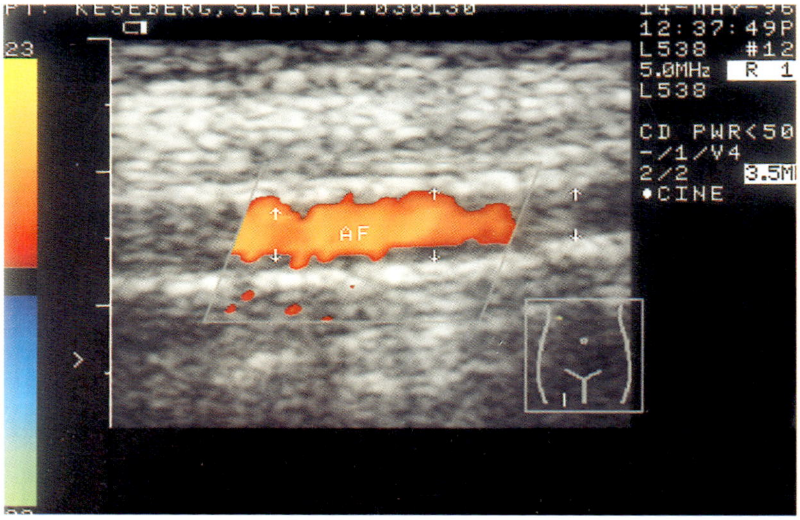

Abb. 3.**200**
Unregelmäßige Wandbegrenzung ohne Lumenaussparung bei Mediasklerose (Pfeile) der A. femoralis (AF)

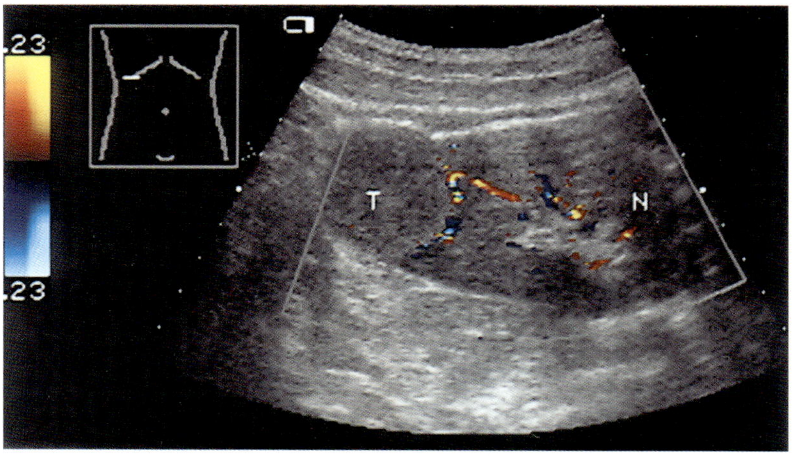

Abb. 3.**201**
Nierenzellkarzinom (T): Der Gefäßrandsaum vermittelt eine bessere Abgrenzung vom übrigen Nierenparenchym (N); zusammen mit intratumoralen Gefäßen spricht er für Malignität

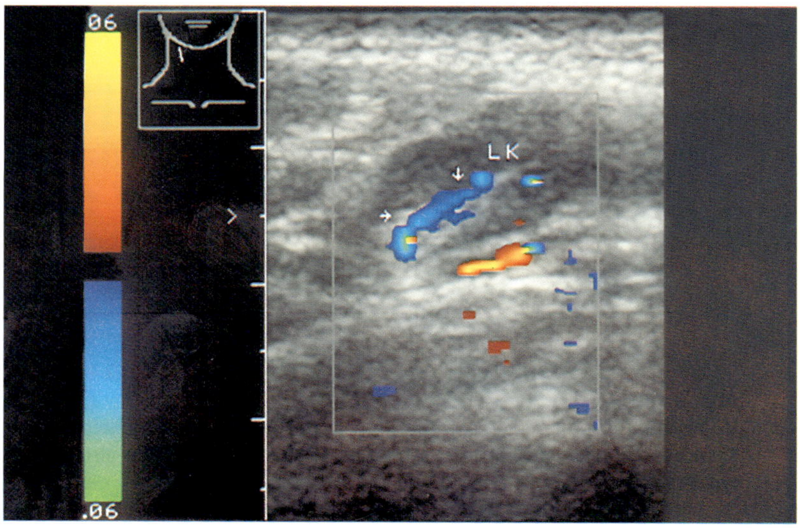

Abb. 3.**202**
Entzündlicher Lymphknoten (LK; Morbus Pfeiffer): normales Hilusgefäß (Pfeile)

a 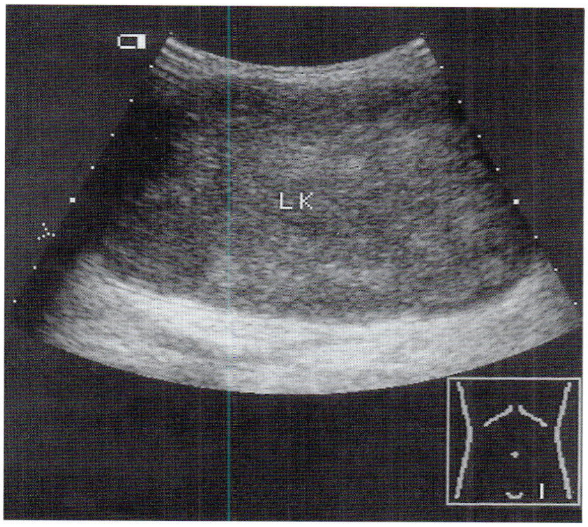

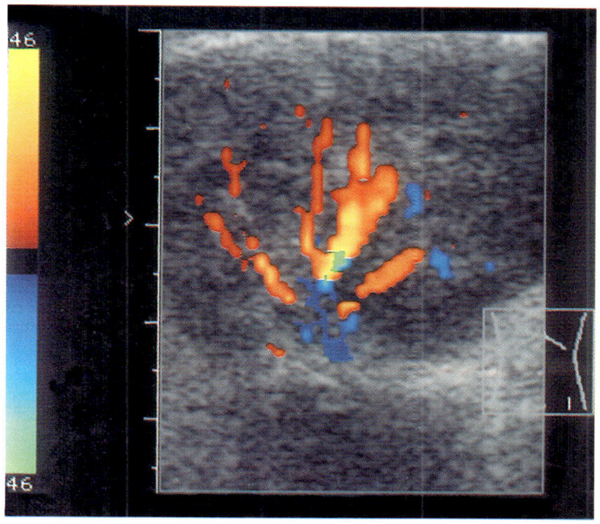

b

Abb. 3.**203 a** u. **b**
Hochmalignes Non-Hodgkin-Lymphom:
a Konventionelles B-Bildsonogramm: echoarme homogene Lymphknotenstruktur
b Die farbkodierte Doppler-Sonographie weist einen intensiven atypischen Blutfluß auf

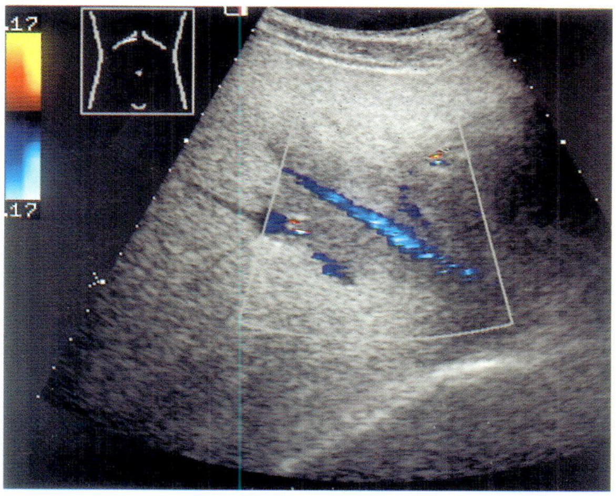

Abb. 3.**204**
Zonale Fettverteilungsstörungen sind schwer von diffusen Tumorinfiltrationen zu unterscheiden. Ungehindert durchziehende Gefäße wie hier sprechen gegen Tumoren und für Fettverteilungsstörungen

a 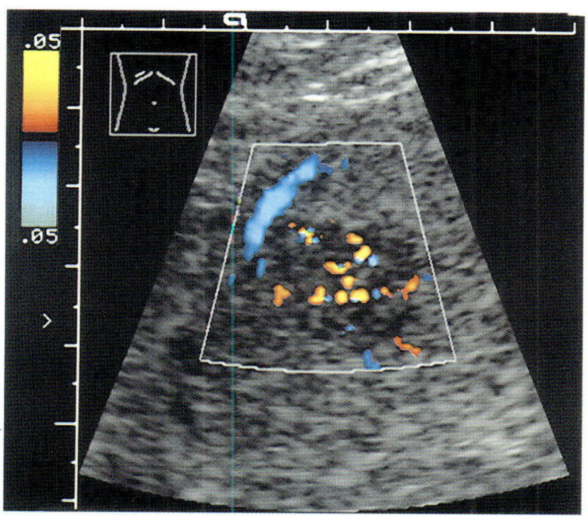

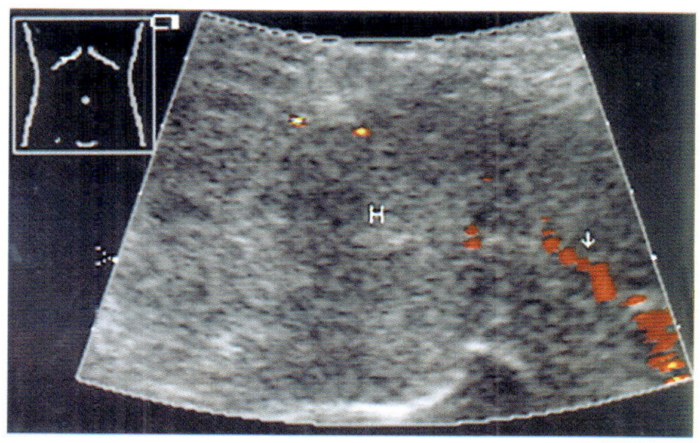

b

Abb. 3.**205 a** u. **b**
a Fokale noduläre Hyperplasie: Intratumorale „Radspeichen"- und Randgefäße (beim Adenom läßt sich kaum eine Vaskularisation darstellen!)
b Kavernöses Hämangiom (H); zuführendes Gefäß (Pfeil; in der kontrastverstärkten Color-Dopplersonographie zeigt sich wie im Angio-CT ein Irisblendenphänomen)

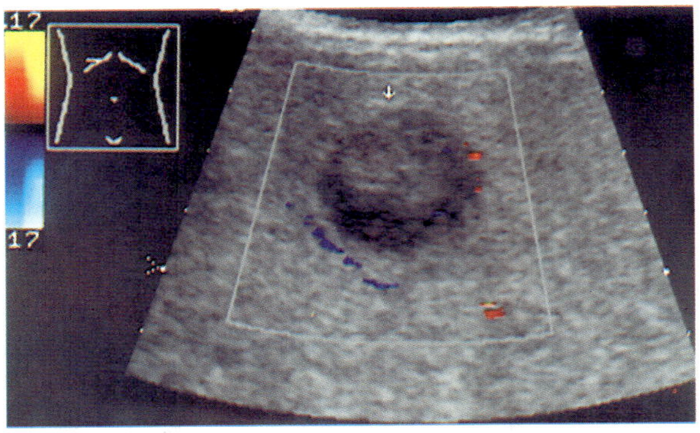

Abb. 3.**206**
Lebermetastase eines malignen Melanoms (FNP): Der intensive echoarme Randsaum ist nicht mit Farbdopplersignalen belegt; anders der Randsaum bei Hämangiomen oder bei Schilddrüsenadenomen; (s. Abb. 3.**213**)

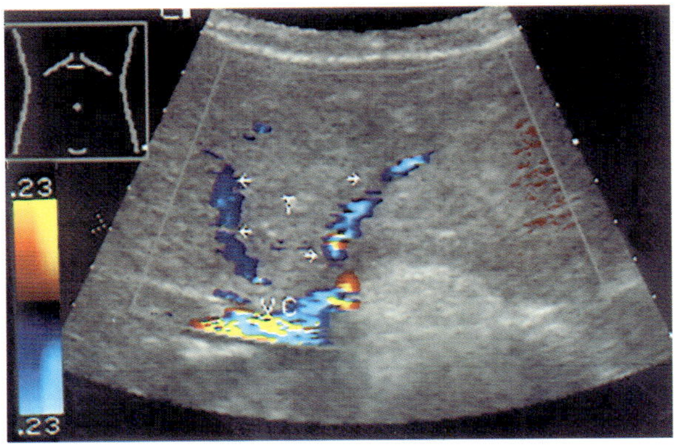

Abb. 3.**207**
Lebermetastasierung (T) mit Lebervenenarrosion (Pfeile); VC = V. cava

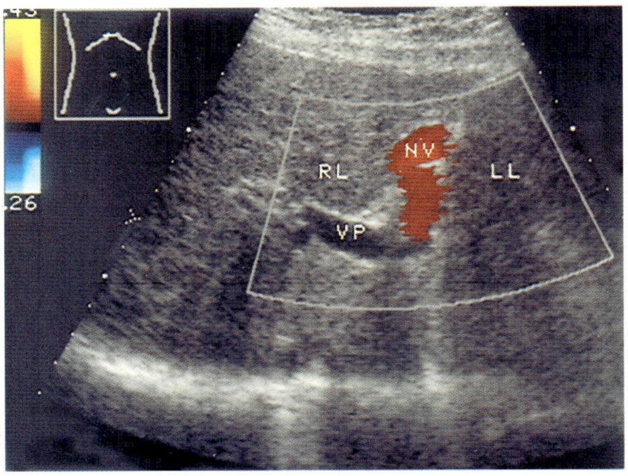

Abb. 3.**208**
Portaler Umgehungskreislauf: rekanalisierte Nabelvene (gleiche Patientin wie Abb. 3.**209 ff.**); hepatofugaler Fluß in V. portae (VP) und Umbilikalvene (NV) im Lig. teres zwischen rechtem und linkem Leberlappen (RL; LL), Oberbauchschnitt

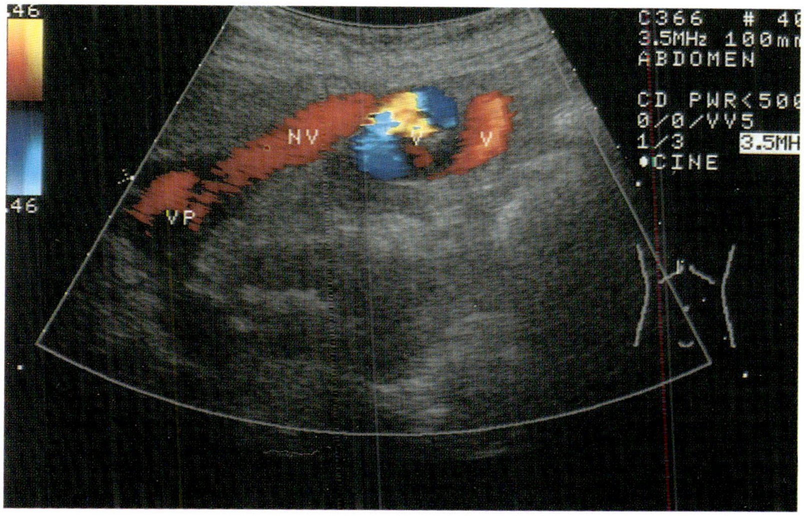

Abb. 3.**209**
Rekanalisierte Nabelvene. Konvexschallkopf, Schallkopffrequenz 3,5 MHz. Eindringtiefe 100 mm, Farbdopplergeschwindigkeit 0,46 m/s, Farbdopplersendeleistung <500 mW/cm^2. Durch die Farbbelegung zeigt sich ein hepatofugaler Blutfluß in der Nabelvene (NV) und Venenkonvoluten (V): Der gewundene Venenverlauf mit Änderung der Flußrichtung wird über den Farbwechsel mit Auftreten heller Farben (hier gelb) angezeigt;
VP = V. portae, NV = Nabelvene

a

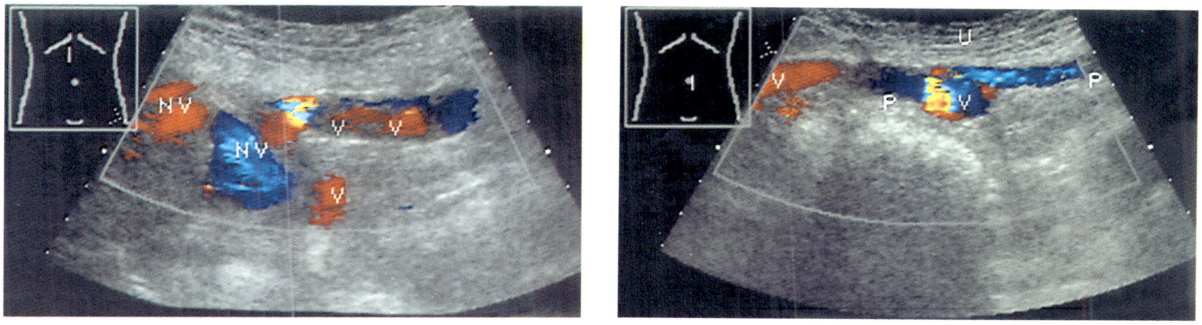

b

Abb. 3.**210a** u. **b**
Portaler Umgehungskreislauf:
a Abfluß intraperitoneal Richtung Nabel
b Abfluß extraperitoneal in der Bauchwand
NV = Nebelvene, VV = Venenkonvolute, U = Nabel, P = Peritoneum

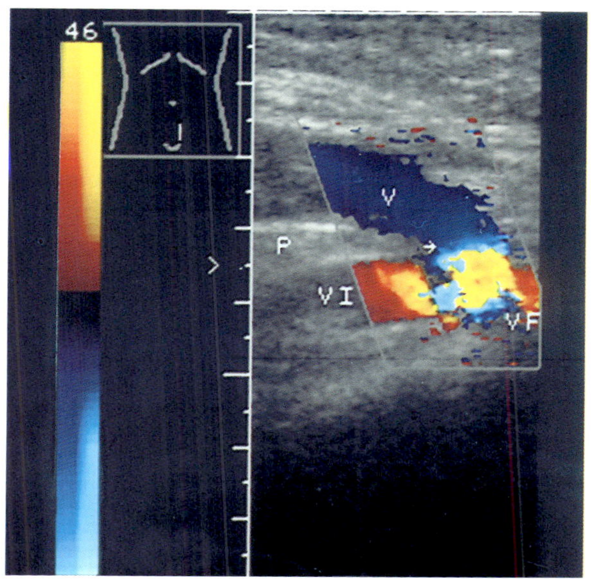

Abb. 3.**211**
Porto-systemische Kollateralenbildung mit dem Fluß von extra- nach intraperitoneal (Pfeil) in die V. iliaca (VI);
V = Kollateralvene, VF = V. femoralis, P = Peritoneum

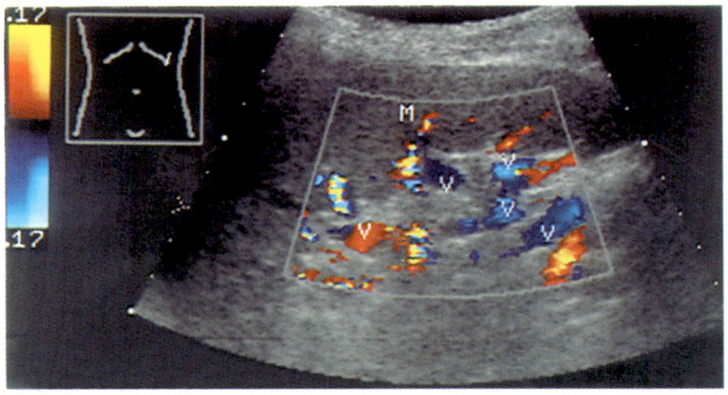

Abb. 3.**212**
Porto-systemische Kollateralen: Milzhiluskollateralen (V); M = Milz

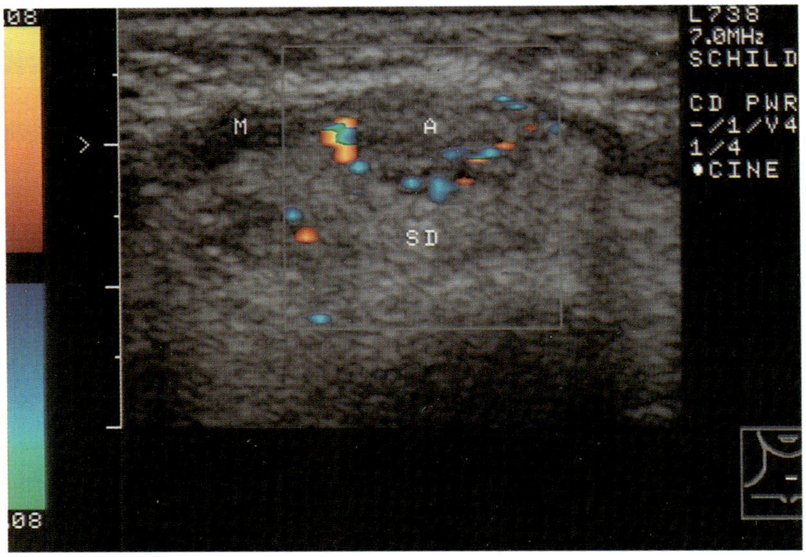

Abb. 3.**213**
Schilddrüsenadenom. Der Knoten A läßt sich durch die farbbelegten umgebenden Blutgefäße besser abgrenzen. Linearschallkopf, Schallkopffrequenz 7,0 MHz. Eindringtiefe 30 mm, Farbdopplersendeleistung <100 mW/cm^2, Farbdopplerfrequenz mit maximaler Geschwindigkeit von 0,08 m/s; SD = Schilddrüse, A = Adenom, M = Muskel

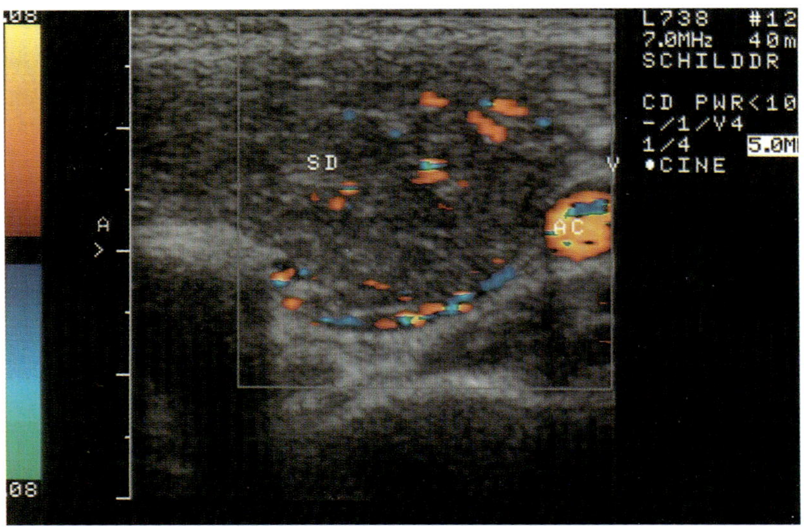

Abb. 3.**214**
Hyperthyreose bei Basedowstruma (SD): Schilddrüsenvergrößerung mit Hypervaskularisation. Farbbelegte Blutgefäße in der Struma, Geräteeinstellung wie in Abb. 3.**186**; AC = A. carotis communis. Durch den niedrigen Geschwindigkeitsbereich kommt es zum Artefakt der scheinbaren Turbulenz und Farbumkehr (Aliasing, Zumischung von blau und etwas grün zu rot); V = V. jugularis

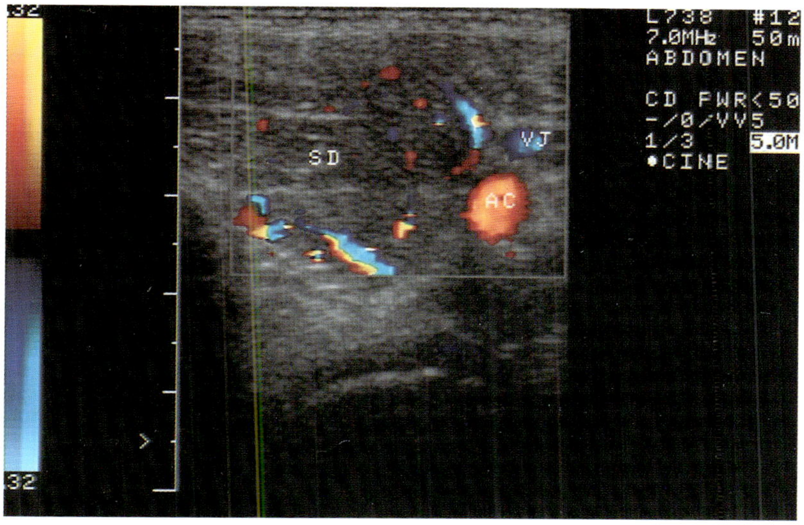

Abb. 3.**215**
Basedowstruma. Durch Anheben der Geschwindigkeit hier auf 0,32 m/s verschwindet das Aliasing in der A. carotis und es entsteht eine homogene Farbbelegung

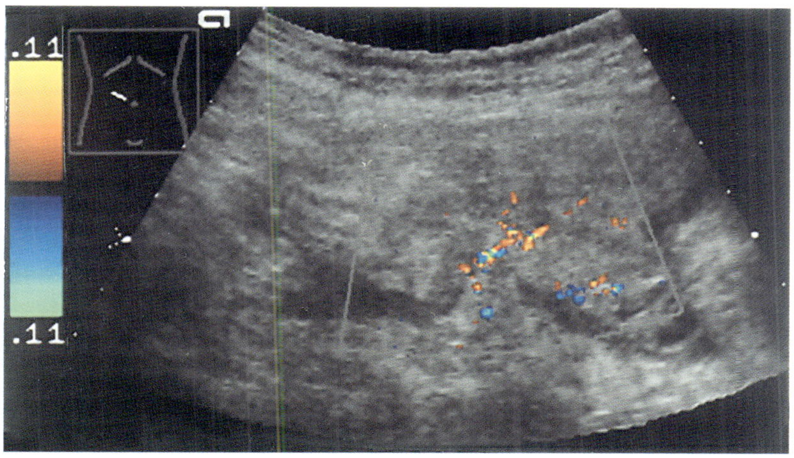

Abb. 3.**216**
Zökumkarzinom in einem Perityphlitischen Abszess: Die Farbdoppler-Signale belegen in der Abszesstruktur eine Tumorvaskularisation

ZUSAMMENFASSUNG

Die Beurteilung eines Farbdopplerbildes setzt eine gute Geräte- und Bildeinstellung voraus. Hierzu müssen alle am Ultraschallgerät zur Verfügung stehenden Parameter nach Studium der Bedienungsanleitung eingestellt werden.

Die Farbkodierung erleichtert das Auffinden von Gefäßen und die Ermittlung von Flußverhältnissen.

Die Differenzierung schwierig beurteilbarer Ultraschallbefunde, wie Schilddrüsenknoten, echoarme Bänder und Rundherde bei einer kavernösen Transformation, werden möglich.

Die Orte maximaler Flußgeschwindigkeiten werden durch die Farbe gekennzeichnet.

Durch Anwendung der punktuellen Doppler-Vermessung und Errechnung von Indizes können Stenosen semiquantitativ beurteilt werden.

Literatur

Bartels, H.: Uro-Sonographie. Springer, Berlin 1986

Braun, B., R. Günther, W. B. Schwerk: Ultraschalldiagnostik. Lehrbuch und Atlas. Ecomed-Verlag, 1998

Bundschu, H.-D., W. Hust, D. Preim: Abdominelle Ultraschalldiagnostik in der Praxis, 3. Aufl. Hippokrates, Stuttgart 1992

Felix, R., B. Ramm: Das Röntgenbild. Thieme, Stuttgart 1988

Gladisch, R.: Praxis der abdominellen Ultraschalldiagnostik. Schattauer, Stuttgart 1992

Kriessmann, A., A. Bollinger, H. M. Keller: Praxis der Doppler-Sonographie. Thieme, Stuttgart 1990

Laubenberger, Th.: Technik der Medizinischen Radiologie, 5. Aufl. Deutscher Ärzte-Verlag, Köln 1990

Lissner, J. (Hrsg.): Radiologie I, 3. Aufl. Enke, Stuttgart 1986

Lutz, H.: Ultraschallfibel Innere Medizin, 3. Aufl. Springer, Berlin 1989

Maier, R.: Ultraschalldiagnostik der Schilddrüse. Schattauer, Stuttgart 1988

Meckler, U., J. Bönhoff, W. Caspary, N. Gritzmann, K.-H. Hennermann, P. Herzog, W. Stelzel, R. Strnad, J. Turna: Ultraschall des Abdomens. Deutscher Ärzteverlag, Köln 1998

Meckler, U., W. Wermke: Sonographische Differentialdiagnostik. Systematischer Atlas. Dt. Ärzteverlag Köln 1997

Neuerburg-Heusler, D., M. Hennerici: Gefäßdiagnostik mit Ultraschall, 2. Aufl. Thieme, Stuttgart 1995

Rettenmaier, G., K. Seitz: Sonographische Differentialdiagnostik. 2 Bde. Springer, Berlin 1990

Röthlin, M., B. Bouillon, H.-J. Klotter: Checkliste Sonographie für Chirurgen. Thieme, Stuttgart 1991

Swobodnik, W., M. Herrmann, J. E. Altwein, R. F. Basting (Hrsg.): Atlas der Ultraschallanatomie. Thieme 1988

Weill, F. S.: Ultraschalldiagnostik in der Gastroenterologie. Springer, Berlin 1987

Weill, F. S., E. Bihr, P. Rohmer, F. Zeltner: Renal Sonography, Znd Ed. Springer, Berlin 1987

Weiss, H., A. Weiss: Ultraschall-Atlas. Edition Medizin, 1990

Wolf, K.-J., F. Fobbe: Farbkodierte Duplexsonographie. Thieme, Stuttgart 1993

Anhang

Anschriften der regionalen und überregionalen Institutionen

Bundesverbände und Gesellschaften

Deutsche Gesellschaft für Ultraschall in der Medizin e.V. (DEGUM), Sekretariat: Lerchenweg 11, 71287 Weissach, Tel. (0 70 44) 3 39 83

Kassenärztliche Bundesvereinigung (KBV), Herbert-Lewin-Str. 3, 50931 Köln-Lindenthal, Tel. (02 21) 40 05-0

Kassenärztliche Vereinigungen, Landesgeschäftsstellen

Bayern:	Arabellastraße 30	81925 München	Tel. (0 89) 9 20 96-0	Fax (0 89) 9 20 96-3 24
Berlin:	Bismarckstraße 95–96	10625 Berlin	Tel. (0 30) 3 10 03-0	Fax (0 30) 31 00 33 02
Brandenburg:	Gregor-Mendel-Straße 10–11	14469 Potsdam	Tel. (03 31) 2 86 80	Fax (03 31) 2 86 81 75/ 2 86 81 91
Bremen:	Schwachhauser Heerstr. 26–28	28209 Bremen	Tel. (04 21) 34 04-0	Fax (04 21) 3 40 41 09
Hamburg:	Humboldtstraße 56	22083 Hamburg	Tel. (0 40) 2 28 02-0	Fax (0 40) 22 80 24 20
Hessen:	Georg-Voigt-Straße 15	60325 Frankfurt/Main	Tel. (0 69) 7 95 02-0	Fax (0 69) 79 50 25 00
Koblenz:	Emil-Schüller-Straße 14–16	56073 Koblenz	Tel. (02 61) 3 90 02-0	Fax (02 61) 39 00 21 11
Mecklenburg-Vorpommern:	Neumühler Straße 22	19057 Schwerin	Tel. (03 85) 74 31-0	Fax (03 85) 7 43 12 22
Niedersachsen:	Berliner Allee 22	30175 Hannover	Tel. (05 11) 3 80-03	Fax (05 11) 3 80 32 36
Nordbaden:	Kesslerstraße 1	76185 Karlsruhe	Tel. (07 21) 59 61-0	Fax (07 21) 5 96 11 88
Nordrhein:	Emanuel-Leutze-Straße 8	40547 Düsseldorf	Tel. (02 11) 59 70-0	Fax (02 11) 5 97 02 87
Nord-Württemberg:	Albstadtweg 11	70567 Stuttgart	Tel. (07 11) 78 75-0	Fax (07 11) 7 87 52 74
Pfalz:	Maximilianstraße 22	67433 Neustadt	Tel. (0 63 21) 8 93-0	Fax (0 63 21) 89 31 19
Rheinhessen:	Isaac-Fulda-Allee 14	55124 Mainz	Tel. (0 61 31) 3 26-0	Fax (0 61 31) 3 26-1 50
Saarland:	Faktoreistraße 4	66111 Saarbrücken	Tel. (06 81) 40 03-0	Fax (06 81) 4 00 33 50
Sachsen:	Fetscherstraße 72	01307 Dresden	Tel. (03 51) 44 78 90	Fax (03 51) 4 41 57 78
Sachsen-Anhalt:	Doctor-Eisenbart-Ring 2	39120 Magdeburg	Tel. (03 91) 6 27 60 00	Fax (03 91) 6 27 84 03
Schleswig-Holstein:	Bismarckallee 1–3	23795 Bad Segeberg	Tel. (0 45 51) 8 83-0	Fax (0 45 51) 8 83-2 09
Südbaden:	Sundgauallee 27	79114 Freiburg	Tel. (07 61) 8 84-0	Fax (07 61) 8 41 07
Südwürttemberg:	Haldenhaustraße 11	72770 Reutlingen	Tel. (0 71 21) 9 17-0	Fax (0 71 21) 9 17-1 00
Thüringen:	Zum Hospitalgraben 8	99425 Weimar	Tel. (0 36 43) 5 59-0	Fax (0 36 43) 55 91 91
Trier:	Balduinstraße 10–14	54290 Trier	Tel. (06 51) 46 03-0	Fax (06 51) 4 60 31 71
Westfalen-Lippe:	Robert-Schimrigk-Straße 4–6	44141 Dortmund	Tel. (02 31) 94 32-0	Fax (02 31) 9 43 22 67

Sachverzeichnis

C

D

E

F

G

O

P